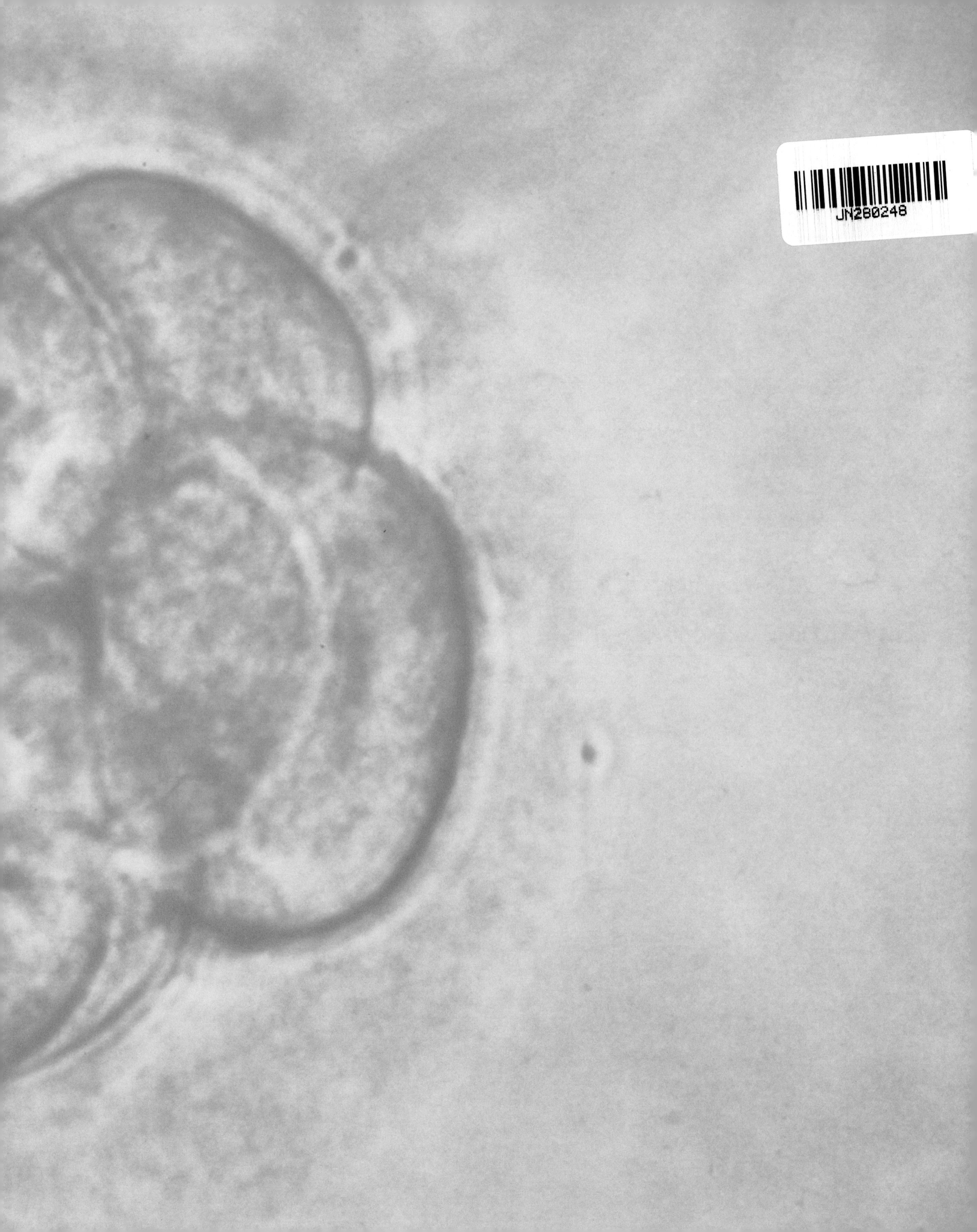

みえる人体

構造・機能・病態

[監訳] 佐藤達夫
　　　 松尾　理

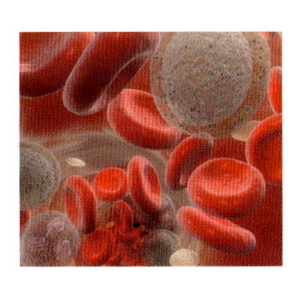

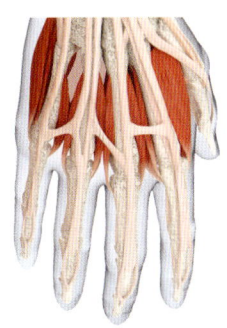

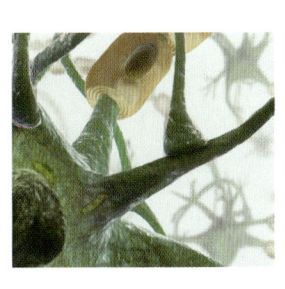

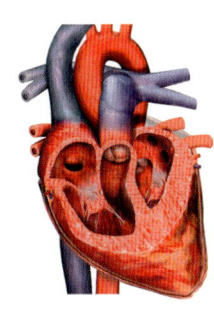

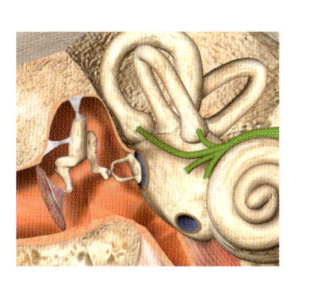

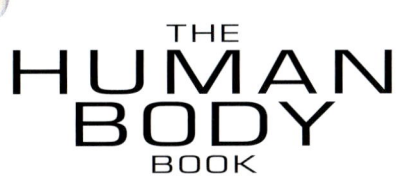

THE
HUMAN
BODY
BOOK

STEVE PARKER

FOREWORD BY
PROFESSOR ROBERT WINSTON

南江堂

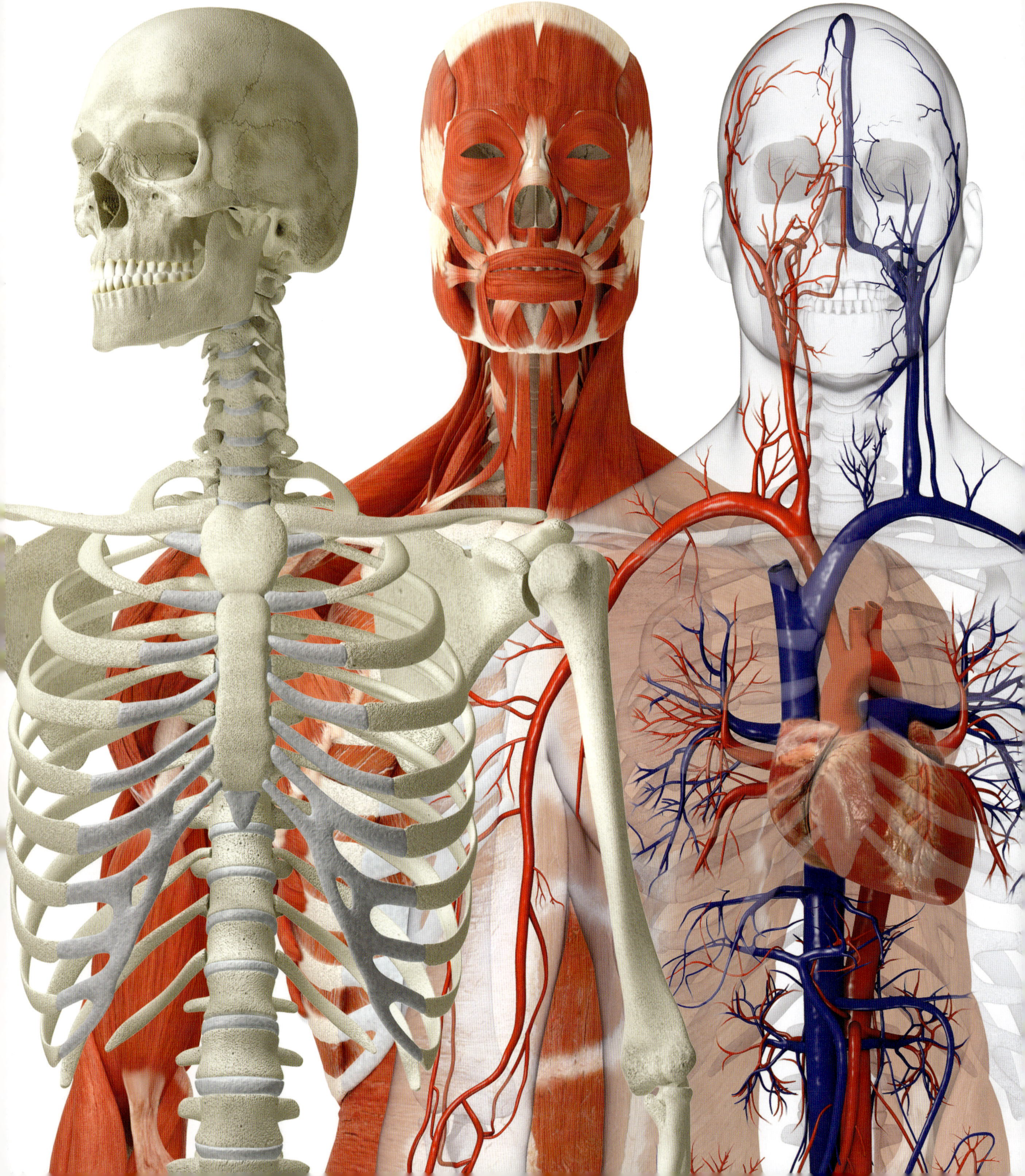

訳者一覧

監訳

佐藤	達夫	さとう　たつお	東京有明医療大学名誉学長／東京医科歯科大学名誉教授
松尾	理	まつお　おさむ	近畿大学名誉教授

翻訳

岡田	隆夫	おかだ　たかお	順天堂大学医学部教授
石井	裕子	いしい　ゆうこ	順天堂大学医学部助教
平田	和明	ひらた　かずあき	聖マリアンナ医科大学医学部教授
佐藤	巖	さとう　いわお	日本歯科大学生命歯学部教授
小澤	一史	おざわ　ひとし	日本医科大学大学院医学研究科教授
川上	順子	かわかみ　よりこ	東京女子医科大学医学部教授
神山	暢夫	こうやま　のぶお	東京女子医科大学医学部講師
鯉淵	典之	こいぶち　のりゆき	群馬大学大学院医学系研究科教授
松尾	理	まつお　おさむ	近畿大学名誉教授
渋谷まさと		しぶや　まさと	女子栄養大学短期大学部教授
大橋	俊夫	おおはし　としお	信州大学名誉教授／信州大学医学部特任教授
河合	佳子	かわい　よしこ	東北医科薬科大学医学部教授
鳥越	甲順	とりごえ　こうじゅん	東海大学医学部教授
窪田	隆裕	くぼた　たかひろ	大阪医科大学名誉教授
別府	正志	べっぷ　まさし	東京医科歯科大学医歯学教育システム研究センター講師
鳥羽三佳代		とば　みかよ	東京医科歯科大学医学部附属病院クオリティー・マネジメント・センター特任講師
石川	智則	いしかわ　とものり	東京医科歯科大学大学院医歯学総合研究科講師
佐藤	達夫	さとう　たつお	東京有明医療大学名誉学長／東京医科歯科大学名誉教授

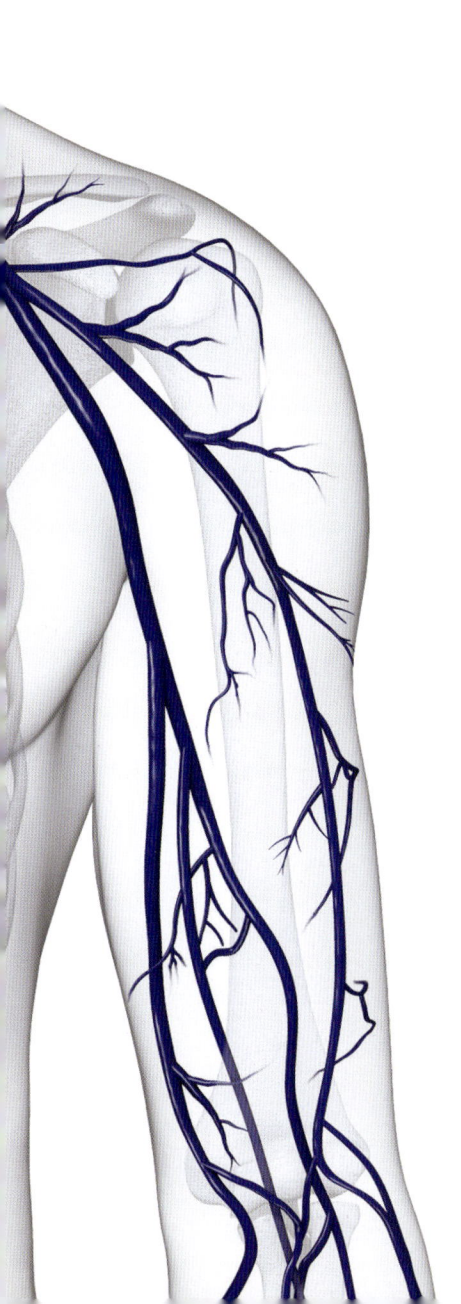

目次

原書の序／監訳者の序	6

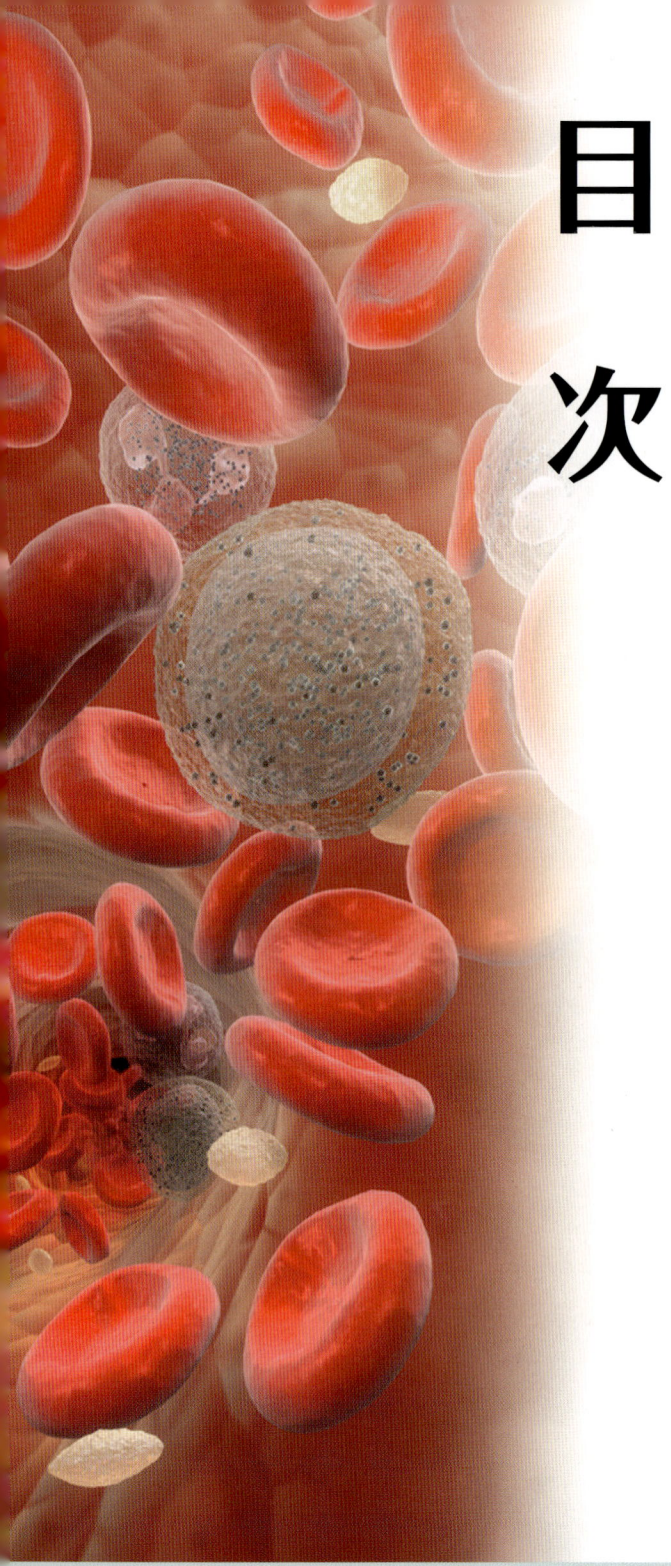

人体の構成と機能　8
（岡田 隆夫, 石井 裕子）

はじめに	10
人体の画像解析	12
器官系	14
体の支持と運動	16
情報処理	18
体液	20
体内環境の調整	22
器官系から細胞まで	24
細胞	26
DNA	28
ゲノム	30
細胞の種類と組織	32

骨格系　34
（平田 和明）

骨格	36
骨構造	38
関節	40
頭蓋	42
脊柱	43
肋骨, 骨盤, 手部, 足部	44
骨損傷	46
関節疾患	50

筋系　54
（佐藤 巌）

全身の筋	56
顔面, 頭部, 頸部の筋	60
筋と腱	62
筋と腱の疾患	64

神経系　66
（小澤 一史, 川上 順子, 神山 暢夫）

神経系	68
神経線維とニューロン	70
神経インパルス	72
脳	74
脳の構造	76
原始脳	78
脊髄	80
末梢神経	82
自律神経系	84
記憶, 思考, 情動	86
触覚, 味覚, 嗅覚	88
耳, 聴覚, 平衡感覚	90
眼と視覚	92
脳血管障害	94
脳と脊髄の疾患	96
脳の感染症, 外傷, 腫瘍	98
耳と眼の疾患	100

内分泌系　102
（鯉淵 典之）

内分泌腺の局在	104
ホルモンの産生部位	106
ホルモンの作用機構	108
ホルモン分泌の異常	109

心臓血管系　112
（松尾 理）

心臓血管系の解剖	114
血液と血管	116

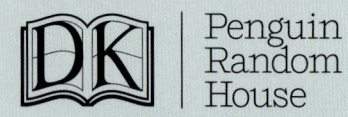

DK Penguin Random House

A DORLING KINDERSLEY BOOK
http://www.dk.com

Original Title: The Human Body Book
Copyright© 2007 Dorling Kindersley Limited, London

Japanese Version
Copyright© 2009 Nankodo Co., Ltd., Tokyo

Japanese translation rights arranged with Dorling Kindersley Limited, London through Fortuna Co., Ltd., Tokyo

For sale in Japanese territory only.

Printed and Bound in China by Leo Paper Products

心臓の構造	118
心臓の拍動	120
冠状動脈性心疾患	122
心筋の障害	124
心臓の構造異常	125
循環と心拍数の異常	126

呼吸器系　128
　　　　　　　（渋谷まさと）

呼吸器系の解剖	130
肺	132
ガス交換	134
呼吸と発声	136
呼吸器疾患	138

皮膚，毛，爪　144
　　　　　　　（佐藤　巖）

皮膚，毛，爪の構造	146
皮膚と上皮組織	148
皮膚の損傷と疾患	151

リンパと免疫　154
　　　　　　　（大橋　俊夫，河合　佳子）

リンパ・免疫系	156
免疫機構	158
炎症反応	160
感染との戦い	162
アレルギー	166
HIVとエイズ	167
自己免疫疾患とリンパ系疾患	168

消化器系　170
　　　　　　　（鳥越　甲順）

消化器系の解剖	172
口とのど	174
胃と小腸	176
肝臓，胆嚢，膵臓	178
大腸	180
消化	182
栄養と代謝	184
上部消化管の疾患	186
肝臓，胆嚢，膵臓に関する疾患	188
下部消化管の疾患	190

泌尿器系　192
　　　　　　　（窪田　隆裕）

泌尿器系の解剖	194
腎臓の構造	196
尿路障害	198

生殖とライフサイクル　200
　　　　　　　（別府　正志，鳥羽　三佳代，石川　智則）

男性生殖器系	202
女性生殖器系	204
胎芽までの過程	206
胎児の発達	208
分娩の準備	210
分娩	211
出産	212
新生児期	214
成長と発育	216
思春期	218
加齢	220
遺伝	222
遺伝様式	224
女性特有の疾患	226

男性特有の疾患	228
性行為感染症（STD）	229
不妊症	230
妊娠と出産の疾患	232
遺伝病	234
がん	236

用語解説　　（佐藤　達夫）**238**

索引　　**247**

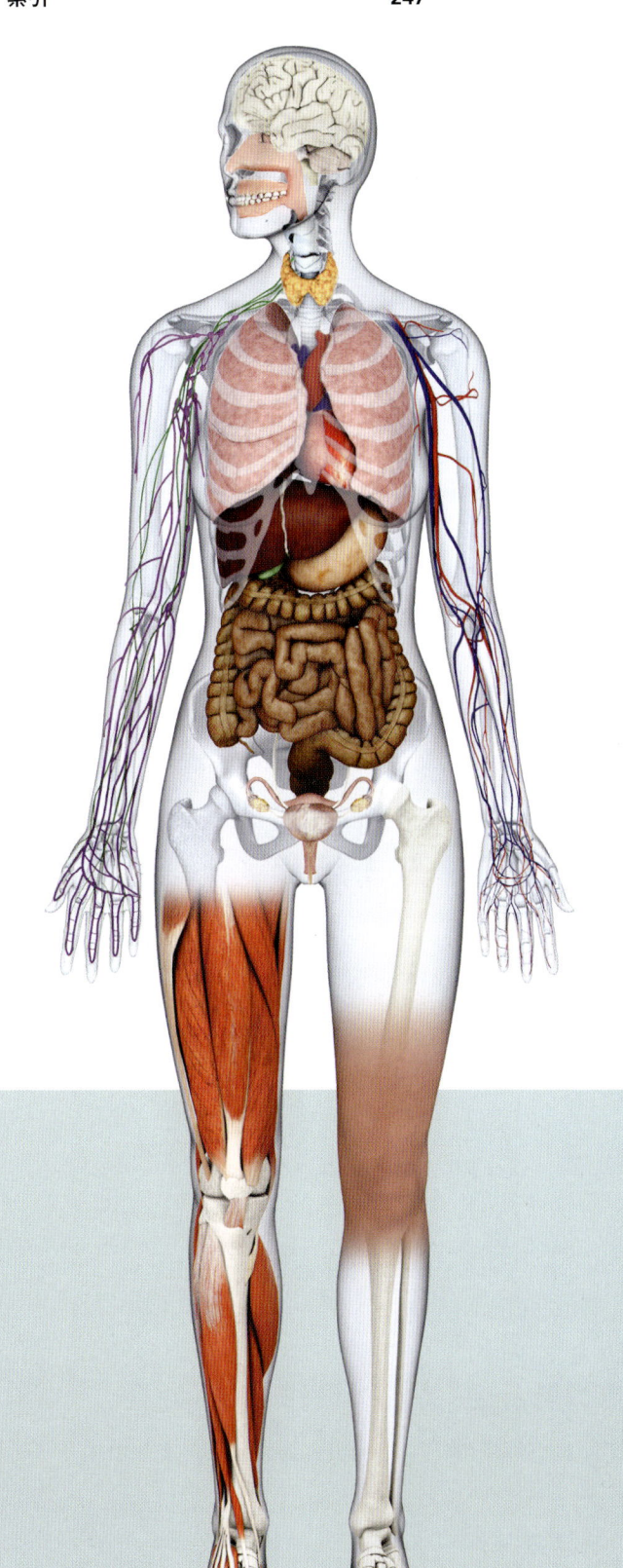

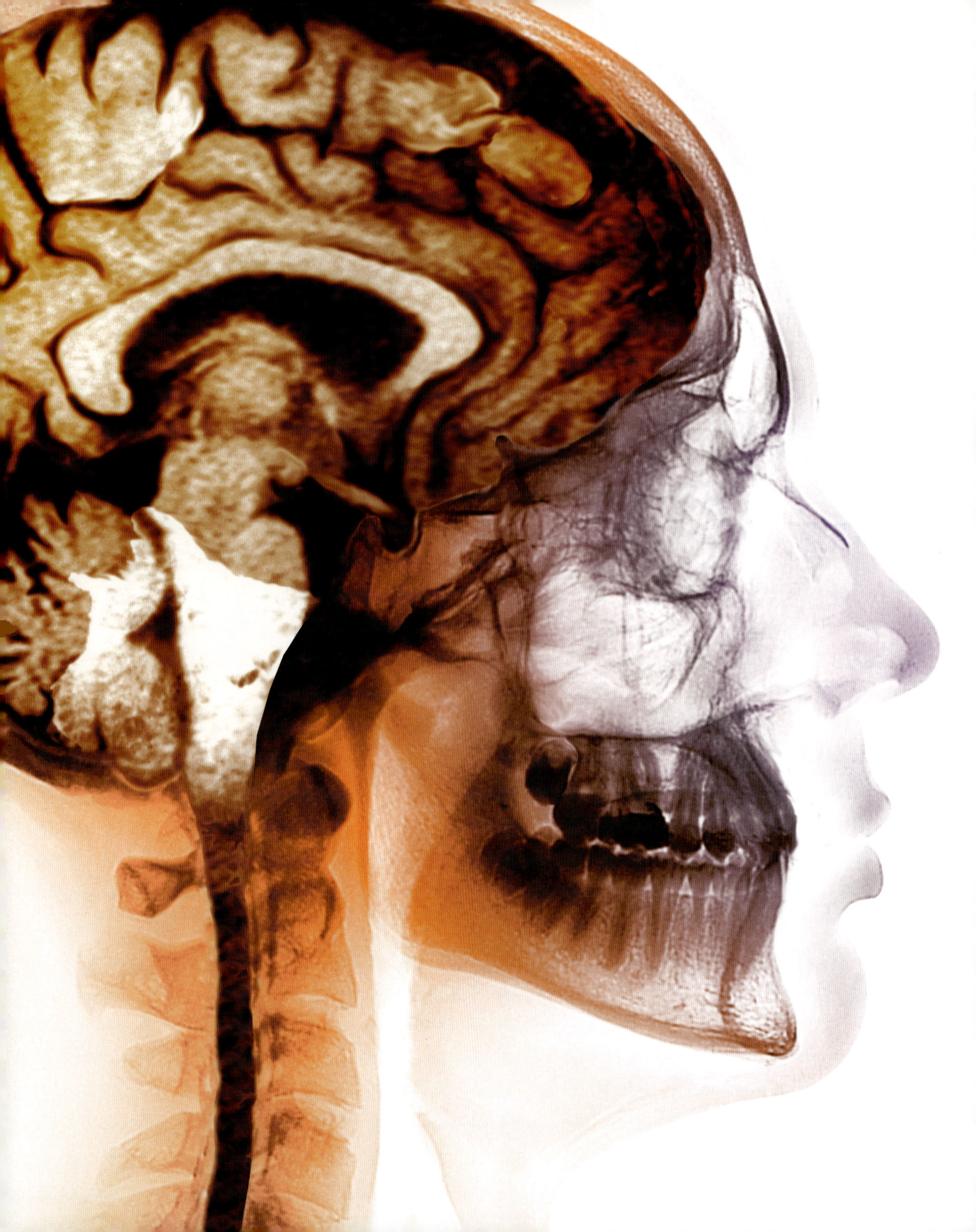

原書の序

本書は，人体内部の構造を今までになく詳細に示したすばらしい本である．本書に収められた画像を作成できるにいたったのは，最近の多大な技術の進歩のおかげに他ならない．私たち人間は数百年を通じて解剖を行ってきたが，現在，新たな技術によって，私たち自身の皮膚の下にあるものをさらに細部にわたり解明できるようになっている．私たち自身の体の内部を見ることを可能にした最初のものは，コンピューター連動断層撮影（CT）である．CTは，X線を照射して，人体を通過させたそのX線を記録することにより断面の画像を得る方法である．さらに，高度なコンピューター処理によってこれらの像を統合すると，精密で的確な3次元像を構築することができる．最近になって，危険を伴わない核磁気共鳴撮影を用いた断層撮影法が実用化されるようになった．腕時計が腕からむしり取られるくらい強力な磁気のもとにヒトの身体を置いたとすると，体中の組織に存在する分子の向きが，身体に悪影響を与えることなく全てコンパスの針のように整列する．さらに，その磁場をかけた組織に電波をあてると，異なる組織構造は異なる振動を示す．これらの振動を検出しコンピューター処理することによって，同様に3次元画像を構築することができる．そういうわけで，私たちは今や，極めて正確な人体の解剖画像を得られるようになった．もちろん本書の中には顕微鏡による画像も収載されている．顕微鏡学的な解剖図と3次元画像とを組み合わせることが大いに理解の助けとなって，身体の内部の類まれなる驚異をじっくりと見て取ることができるようになっている．本書は，身体のはたらきに興味のある大人や若者にとって有用であるだけでなく，看護師や理学療法士などにとっても，より専門的な意味で適したものとなるだろう．私が医学生だった40年前，解剖学を学ぶことが心躍る経験であったことは疑いない．しかし，そのころにこれらの美しく正確な図を見ることができたなら，と思わずにはいられない．

PROFESSOR ROBERT WINSTON

監訳者の序

20世紀末の20年ほどの間に，医学教育は大きく変貌を遂げた．新しい世紀に入ると，2001年に医学教育および歯学教育のモデルカリキュラムが公表され，2004年には臨床実習開始前の全国共用試験が正式に実施されるにいたった．この改革の骨子は，臨床実習の重視，そして膨大になった学習すべき履修事項の整理・標準化であるが，同時に，従来の解剖学，生理学，生化学，病理学などの各学科目が互いの関連なしに別個に教授されていた縦割り教育を改めて，学科の壁を取りはらった横断的カリキュラムを組むことが推奨されている．しかし，実際の教育の現場になると，縦割りから横断への転換には戸惑うことが少なくない．これは1つに，教科書の問題でもある．縦割りの教科書にはそれぞれ優れたものが多く存在する．しかし，複数科目の横断的かつ包括的な教科書となると，簡単にはいかない．バランスがとりにくいのである．また，バランスがとれていたとしてもレベルに問題が残ることが往々にしてあり，実際に使用したくなる教科書にはなかなか遭遇しないのが現実である．しかし，この不満が本書の出現によって大いに解消されたと考え，教育に熱心な先生方と語らい日本語版を世に送ることとした．構造，機能および病態の綜合化という理想に近づいた参考書ないし教科書として，本書が医療科学を志す若い学徒の伴侶となって，大いに役立つことを期待している．なお，日本語版制作にあたってお世話になった，南江堂教科書編集部の諸氏に感謝申し上げる．

2009年9月

佐藤達夫
松尾　理

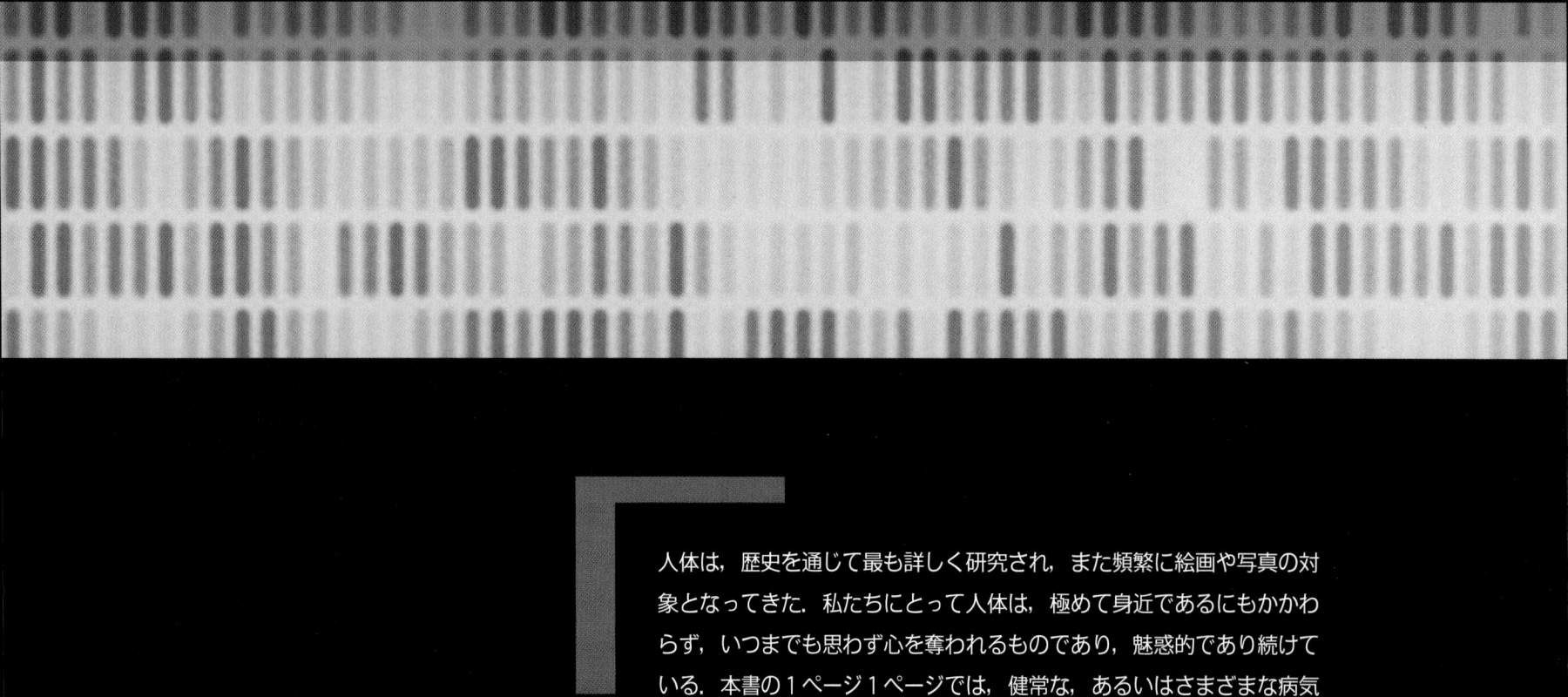

人体は，歴史を通じて最も詳しく研究され，また頻繁に絵画や写真の対象となってきた．私たちにとって人体は，極めて身近であるにもかかわらず，いつまでも思わず心を奪われるものであり，魅惑的であり続けている．本書の1ページ1ページでは，健常な，あるいはさまざまな病気

人体の構成と機能

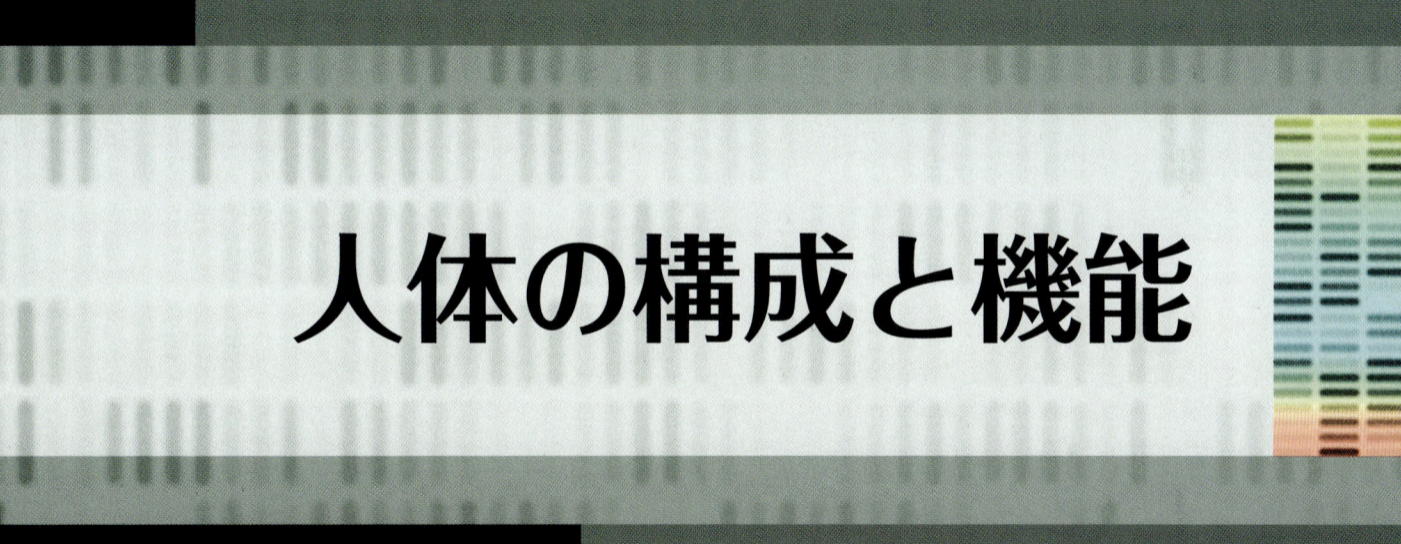

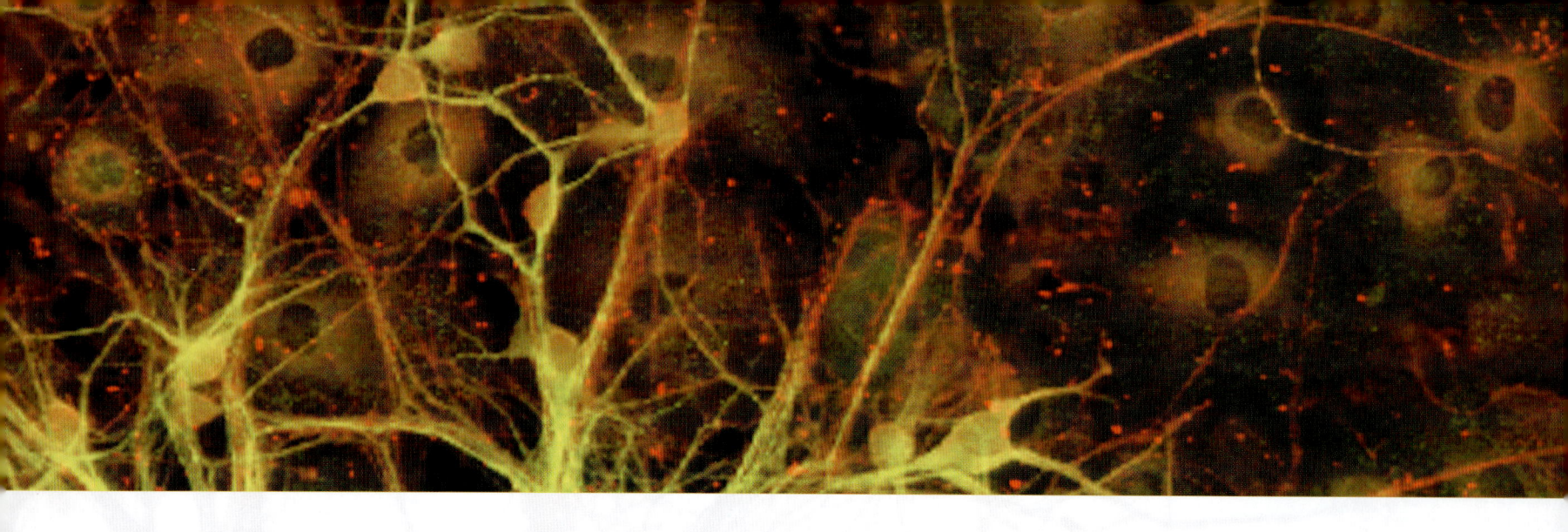

はじめに

地球上の人口はすでに70億に達しようとしている．1分ごとに250人以上の赤ん坊が誕生し，一方，毎日15万人が死亡している．その結果，世界の人口は1秒に3人増えている計算になる．これらの人々1人ひとりが人体という非常に複雑かつ驚異に満ちた肉体を持ち，そして生き，考え，悩み，将来を夢みている．人間の特徴は自分自身に対する好奇心が旺盛なことである．私たちは絶えず自分自身の身体内部を調べ，膨大な知識を蓄え，それをさらに増やして私たち自身の体内で起こっていることを理解しようとしている．本書は，人体というものをさまざまな視点から明らかにすることにより，私たちの好奇心を満足させることを目的として著されたものである．

人体を構成する構造の階層性

本書では人体の内部構造と機能の理解を助けるため，工学的な考え方，つまり人体を「生きた機械」としてとらえるアプローチを採用している．つまり人体をいくつかのシステム（器官系）が統合されたものと考える．各システムはそれぞれ大きな役割を担っている．例えば心臓血管系では，心臓が血液を血管内に拍出することによって酸素と栄養素を血流に乗せて全身に供給している．各器官系は器官と呼ばれる大きな部品によって構成される．また，例えば消化器系は胃や小腸，肝臓などによって構成されている．さらに階層を下れば，器官はさまざまな組織によって構成され，組織は細胞によって形づくられる．

人体を建物に例えるならば，細胞はさしずめそれを構成する微細なレンガと言うことができよう．ただし，細胞はただ壁を作っているレンガではなく，さまざまな活動を行うダイナミックな存在である．細胞は絶えず成長し，分化し，いろいろな機能を果たし，自己を複製し，そして死んでいく．人体は少なくとも200種類の細胞が約100兆個集まってできている．現在では科学の進歩により，細胞よりもさらに小さなレベル，つまり細胞内にある細胞小器官，そしてさらに小さな究極の構成因子である分子や原子のレベルまで探求することが可能となってきた．

解剖学

人体の構造，そして細胞や組織，さらに器官がどのように配置されているのかを研究するのが人体解剖学である．人体の構成要素は，しばしば切り出され，よく見えるように，また理解しやすいように切開されたり，切断面が示されたり，あるいは構造の模式図が提示されたりする．しかし現実には身体内部というものは混雑していて，組織や器官は押し合いへし合いの状態である．体内に空いたスペースなどはなく，喧騒に満ち溢れている．私たちが体を動かしたり，呼吸したり，心臓が血液を拍出したり，食物を食べたり，食べた物が胃腸内を輸送されたりするその度ごとに，器官は押されたり引かれたりしてその位置を微妙に変えている．例えば，食物を飲み込んだ時，食物は食道の中を単に下に向かって落っこちて行くのではない．食道は通常は扁平につぶれているため，食物は筋の収縮によって胃に向かって押し下げられていくのである．

生理学

工場やオフィスの解剖学的構造図を見れば，部屋の中の装飾，機械

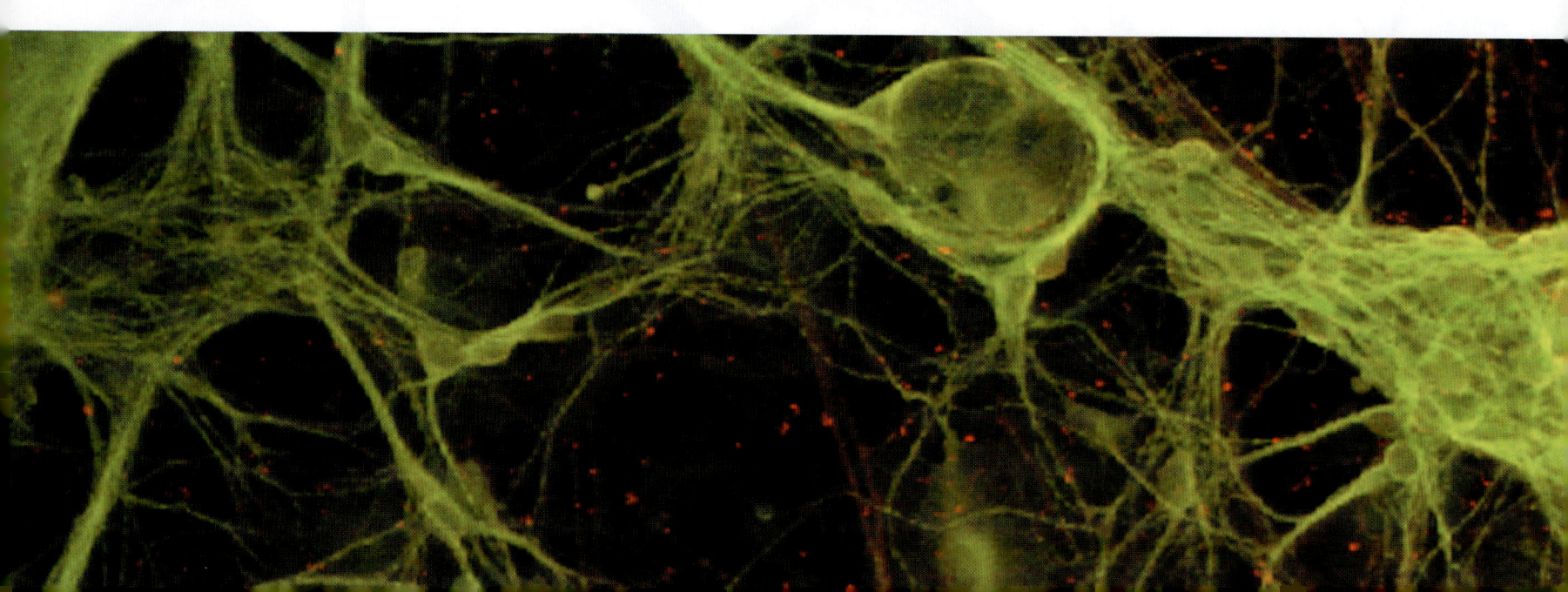

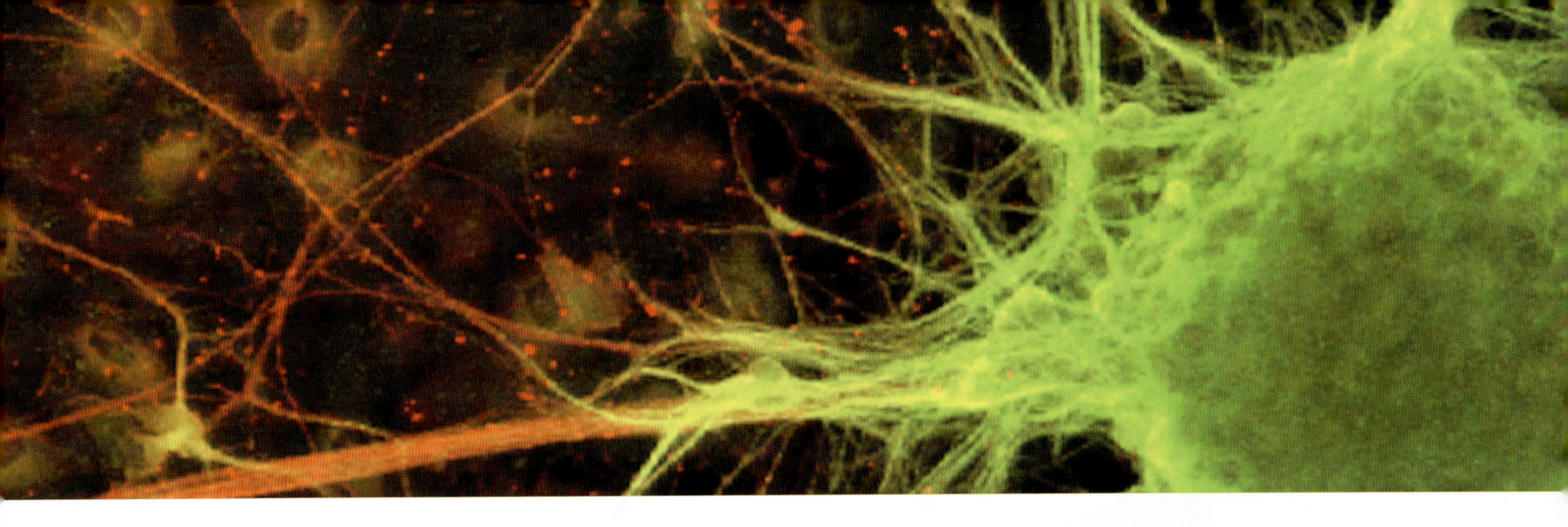

や家具の配置，そして電気の配線や水道管や空調設備の配管の様子がよくわかる．しかしこれはある一瞬をとらえた静止画像であり，理解を完全なものとするためには，建物の中の動き，つまり人や物資や情報などの動きを見る必要がある．人体においても，構造だけではなく，各器官がどのような仕事のために，どのように機能しているかを知る必要がある．これが生理学であり，解剖学と生理学とは双子の兄弟に例えることができる．生理学では，原子，イオン，分子レベルでの化学的な動きに注目し，酵素反応，ホルモンの刺激，DNA合成，さらに食物からどのようにしてエネルギーを取り出し，蓄え，そして消費するかといったことを研究する．研究がより高度に，より詳細に進むにつれて，より多くの生化学的反応が明らかとなり，多くの生理学的疑問に対する解答が導き出されてきた．これらの研究の多くは病気の予防，治療，緩和を目的としてなされたものであり，これらの研究成果によって，近年の薬や治療法の進歩がもたらされたことを銘記しておくべきであろう．

健康と疾病

健康を維持し，病気を避ける最善の道を探るために，医学は，毎年毎年膨大な量の知識・証拠を蓄え続けている．現在，各個人が持つ遺伝素因——これは偶然によって支配される——が，健康な一生を送ることができるか否かを決定する最初の分かれ道となることがわかっている．近い将来，体外受精などの生殖補助医療の一環として行われる着床前遺伝子診断や遺伝子治療によって，遺伝素因に起因する疾患のいくつかは避けることができるようになるであろう．一方，さまざまな生活習慣も，健康状態に多大な影響を与える．食事を例にとると，それが過剰であれば肥満を招き，逆に不足していれば栄養失調となる．このことは，成長途上にある子どもにおいては特に重要である．また，私たちはこれら以外のさまざまな原因によっても病気になる．例えば，ウイルスや細菌の感染，事故や長期間の過剰なトレーニングによる外傷，欠陥遺伝子による遺伝病，環境中の毒素への曝露などである．

本書の構成について

本書はあらゆるレベルでの人体の構造と機能を解説している．最初に器官系の階層構造を，DNAなどの分子レベルから細胞小器官や細胞，そして組織や器官にいたるまで説明している．次いで，主として機能に焦点をあてて各器官系を解説する．各章の最初は各器官系の概説であり，続いて各器官や組織がどのように機能し，どのような仕事をしているのかが説明されている．各章の最後では，各器官系に関連する一般的な病気についても言及している．遺伝をはじめとして，加齢，感染，外傷など，いろいろな問題にも触れている．章の順番は，支持と運動のための筋・骨格系から始まり，制御と調節を行う神経系と内分泌系，次いで生命維持，防御，栄養などをつかさどる心臓，肺，皮膚，免疫，消化，排泄へと進む．最後の章では，生殖と遺伝，および加齢を論じている．

情報連絡ネットワーク
ニューロン（神経細胞）の顕微鏡写真である．細い糸のような軸索と樹状突起が神経細胞体どうしをつないでいるのがわかる．ニューロンは，全身，特に脳や脊髄において高密度に電気的信号を送り出す．各ニューロンは数百もの他のニューロンと結合し，濃密な情報ネットワークを形成している．

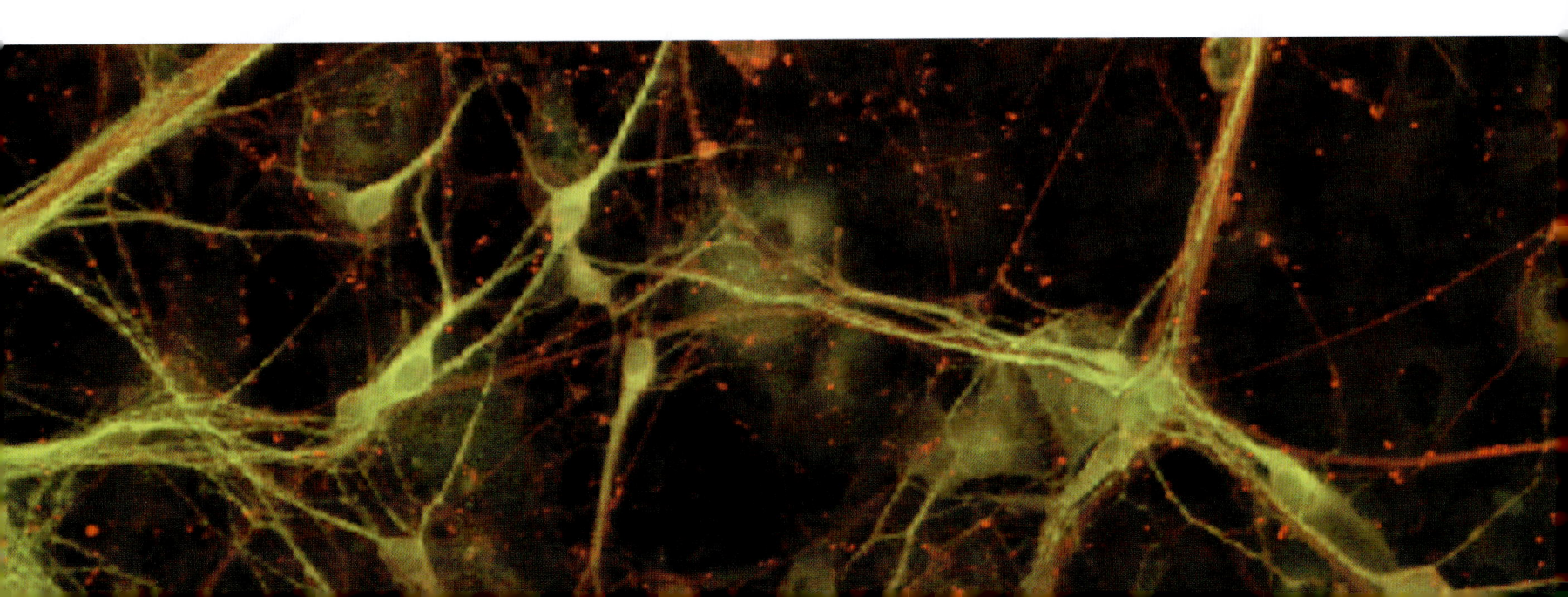

人体の画像解析

病気を診断し，病気の進行度を明らかにし治療効果を判定するために，画像解析は必須である．近年の画像診断技術の革新的な進歩のおかげで，患者に身体的負担をほとんどかけることなく詳細な情報を得ることができるようになった．そのため，病気の存在を確認したり，病気の広がり具合を調べたりするための外科手術は，ほとんど必要がなくなっている．顕微鏡も生物学的研究の進展に大きく貢献してきた．

X線の発見により非侵襲的検査の発展がもたらされた．体内を覗くことができなければ，身体内部に生じる病変は外科的に病変部を露出させないかぎり診断できない．コンピューターを用いた画像診断のおかげで，医師は迅速な診断を行うことが可能となり，多くの症例において病気からの回復の可能性を大きく上昇させた．コンピューターは大もとの画像を処理したり強調したりすることによって，私たちにもはっきりと見ることができるようにしてくれる．例えば，X線ではぼやけていた部分を符号化し，そして再画像化することによってはっきりとした輪郭を浮かび上がらせたり，判別しやすいようにカラー化したりしてくれる．強調された画像の価値も高いが，時によっては直接に目で見ることが必要な場合もある．この直接に目で見る技術も，内視鏡（次ページ参照）などの発達によって侵襲的ではなくなってきている．本書でも，数々の美しいイラストとともに，実際の人体から得られた画像を数多く紹介している．

顕微鏡

光学顕微鏡は拡大レンズを用いて光束に焦点を結ばせる．光学顕微鏡では，光束が薄くスライスした標本を透過し，最大で2,000倍まで標本を拡大して観察することができる．それ以上に拡大するためには，原子の構成要素である電子の束を用いる必要がある．走査電子顕微鏡では，電子束が金でコートされた標本の表面で反射し，3次元の像を観察することができる．

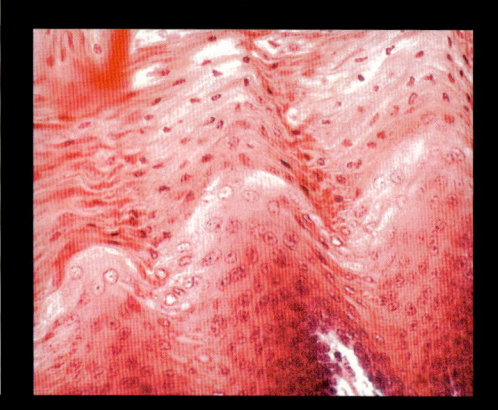

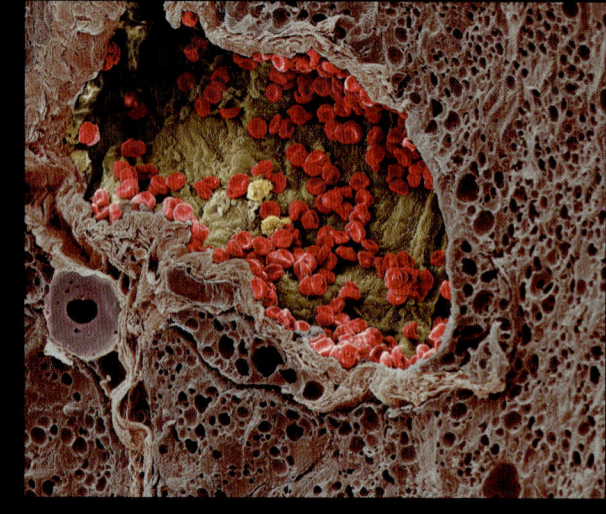

腫瘍への血流の走査電子顕微鏡写真
走査電子顕微鏡では，標本を急速凍結した後に破砕（freeze-fracture）して観察する．この写真は，中に血球を含む血管が皮膚がんの一種である黒色腫の中に入っている様子を示している．

ミトコンドリアの透過電子顕微鏡写真
透過電子顕微鏡を用いると，標本を数百万倍に拡大して観察することができる．このカラー化した写真は，細胞小器官の一種であるミトコンドリアを12,000倍拡大して示したものである．

舌乳頭の光学顕微鏡写真
これは舌表面の微細な突起である舌乳頭の光学顕微鏡写真である．光学顕微鏡用の標本は通常，核などの細胞内構造が観察しやすいように色素によって染色される．

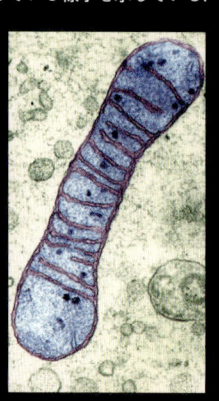

血管造影
肩や頸部，頭の下部の動脈から造影剤（ここでは赤く色づけされている）を注入して撮影したX線写真である．骨は白く写っている．このようにしてX線写真を撮影する方法を血管造影法という．

X線
X線は可視光と同様に電磁エネルギーを持っているが，波長は可視光よりもはるかに短い．X線が身体を透過して写真のフィルムにぶつかることによって，陰影画像を得ることができる．骨のような密な組織はより多くのX線を吸収するため，白く写る．一方，筋のような軟部組織は灰色に写る．中空の臓器や液体の充満した臓器の明瞭な像を得るためには，その臓器をあらかじめX線を吸収しやすい液体（造影剤）で満たしておく必要がある．例えば，食道を観察するためには，被検者は造影剤の一種であるバリウムを飲み込まなくてはならない．

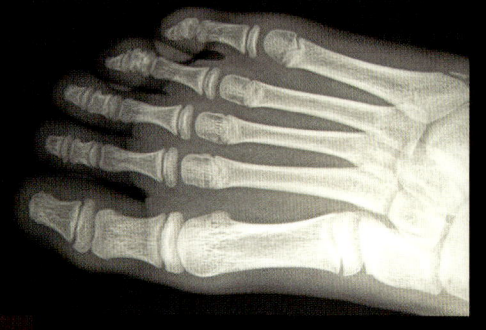

足の単純X線写真
単純X線写真は，骨のような密度の高い組織を観察するのに有用である．これは9歳の子どもの足のX線写真である．骨端近くの空隙は，その部分が軟骨であることを意味しており，ここで骨がまだ成長を続けていることを示している．

MRIとCTスキャン

コンピューター連動断層撮影（CT：computerized tomography）や核磁気共鳴画像（MRI：magnetic resonance imaging）を用いると，さまざまな組織の様子を詳細に描き出すことができる．CTスキャンでは，弱いX線を照射しながら検出器が被検者の周囲を回り，コンピューターが密度の異なるいろいろな組織によって吸収される電磁エネルギーの違いを算出して，各々の測定値から人体断面の像を合成する．MRIでは，被検者は磁場の中に横たわる．そうすると水素原子は棒磁石のようにふるまい，同じ方向に整列する．この状態で電磁波のパルスを照射すると，水素原子の整列がいったん崩れ，再び整列する際に電磁波を放出する．この電磁波から画像を合成する．

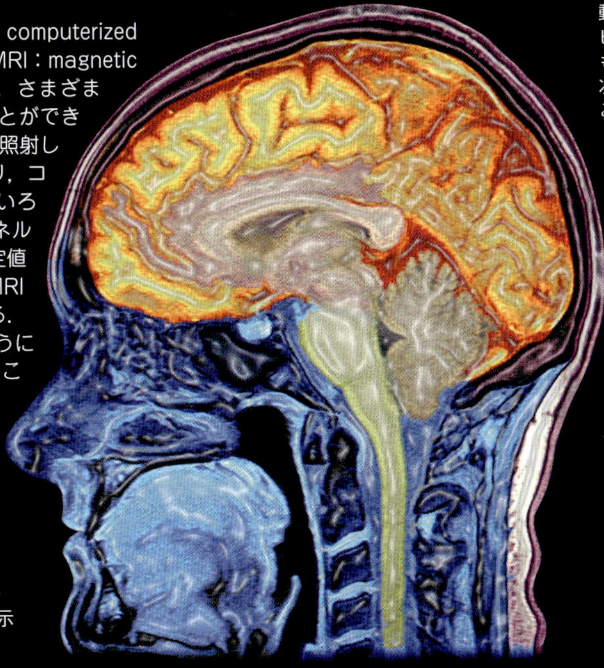

頭部のMRI画像
頭部のMRI強調画像である．脳はオレンジ色，脊髄は黄色，筋と骨は青色で示されている．

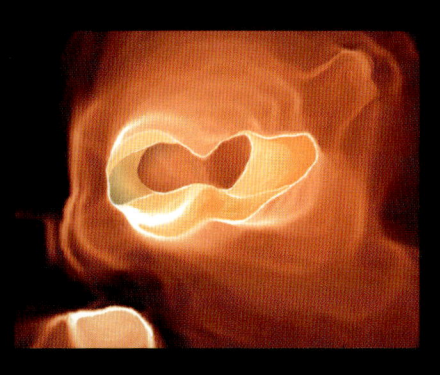

動脈のスキャン
動脈のCT断層像を，コンピューターを用いていくつも重ねることによって，3次元の立体画像を描出することができる．この写真は狭窄した頸動脈の内腔面を示したものである．

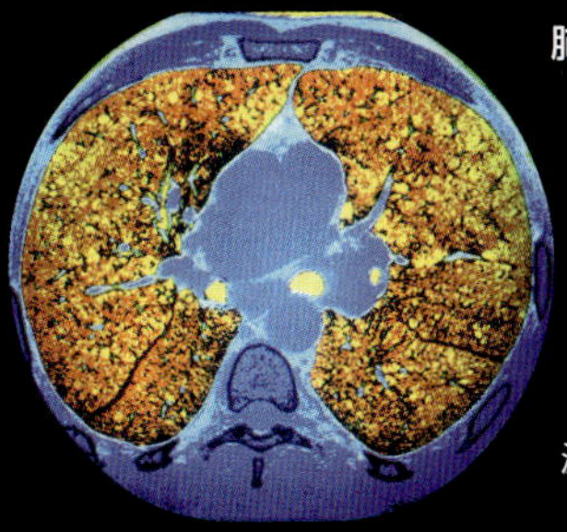

肺のCTスキャン
胸部の水平断面を示す．健康なヒトの肺は，スポンジ状の肺胞（オレンジ色）と気道（黄色）からなり，周囲にあるもっと密度の高い組織とは，はっきりと区別できる．左右の肺に挟まれるようにして存在する心臓と大血管は明るい青色，脊椎（背骨）や肋骨，胸骨は濃い青色で表示されている．

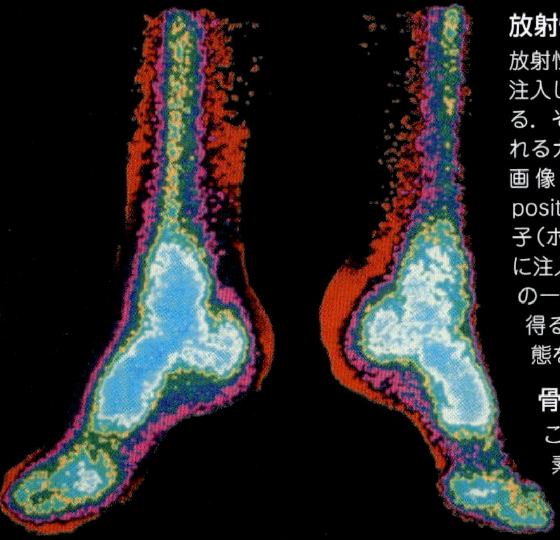

放射性核医学検査とPETスキャン

放射性核医学検査では，放射性元素を体内に注入して，目的とする臓器・組織に集積させる．そして放射性元素が崩壊する時に放出されるガンマ線から，コンピューターを用いて画像を描かせる．ポジトロンCT（PET：positron emission tomography）は，陽電子（ポジトロン）を放出する放射性元素を体内に注入して画像を描出する放射性核医学検査の一種である．PETは，解剖学的な画像を得ることよりも神経活動のような機能の状態を知るのに適している．

骨の放射性核医学検査
ここでは，青色で表示された骨に放射性元素が集積している．細胞の活性が上昇するがんなどの診断に用いられる．

PETスキャン
側面像での脳の活性が示されている．上段の図は被検者が話を聞いている時で，聴覚野の活動が盛んである．下段は聞いた言葉をそのまま繰り返してしゃべっている時であり，しゃべるための筋をコントロールするために，運動野の活動も活発になっている．

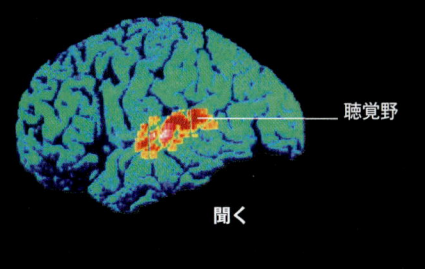

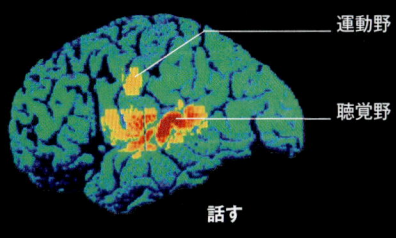

聞く — 聴覚野

話す — 運動野／聴覚野

超音波

身体の検査したい部位にトランスデューサーをあて，そこから非常に高い周波数の音波（高周波のため音として聞き取ることはできない）を発射する．発射された超音波は組織にぶつかって反射しトランスデューサーに戻ってくるが，組織の密度によって反射率が異なっている．コンピューターを用いて反射の様子から画像を合成する．超音波検査は，子宮内の胎児の発達の程度を観察するためにも用いられる．これは，超音波検査が放射線を用いないので極めて安全なためである．この方法を改変した心エコーでは，心臓の拍動をリアルタイムで観察することができる．

胎児超音波検査
羊水中の約6ヵ月の胎児をはっきりと見ることができる．

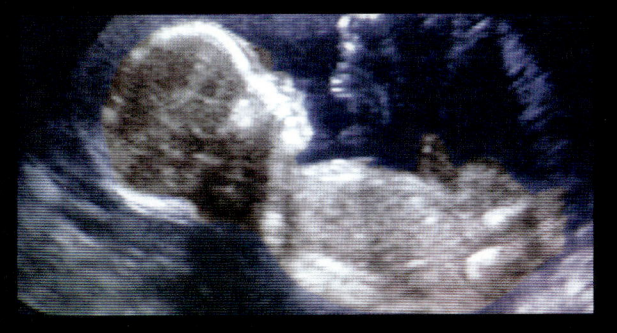

内視鏡

身体にもともと開いている孔（鼻や口，肛門など）や切開して開けた孔から，望遠鏡のような内視鏡を体内に挿入して身体の内面を観察することができる．棒のような硬いタイプもあるが，光ファイバーを利用した，しなやかでよく曲がり，挿入時に曲がり具合をコントロールできるものが多い．先端には光源があり，液体やガスを注入したり吸い出したりできるもの，外科的切除のためのメスがついたもの，標本を採取（生検）するためのはさみがついたもの，あるいは傷害された組織を焼灼するためのレーザーを備えたものなどがある．観察したい臓器ごとにいろいろな内視鏡が開発されている．気道の観察のためには気管支鏡，食道や胃の観察には胃内視鏡，腹腔の観察には腹腔鏡，大腸には直腸鏡などを用いる．

気管
気管支鏡で見た気管の内面である．リング状の軟骨によってつぶれないようになっていることがよくわかる．

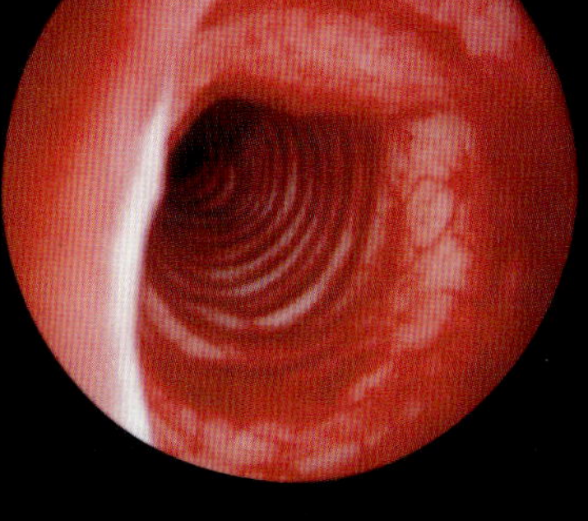

電気活動

皮膚表面に接着した電極を用いて，活動している筋や神経などからの電気的信号を記録することができる．電気信号は，雑音を取り除き，増幅してリアルタイムに表示することができる．これらの信号の多くは，棘波状あるいは波のような形をしている．心臓の電気的活動を記録する心電図（ECG；下図参照）や，脳の神経の活動に由来する脳波（EEG）などが代表的である．

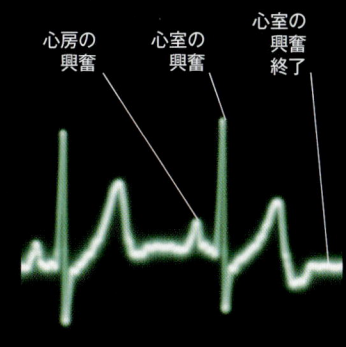

心房の興奮／心室の興奮／心室の興奮終了

骨格系
（詳細は 34–53 ページ）

骨格は，硬く可動性のある，身体を支える骨組みである．骨は骨格筋の起始・終着部位となることで身体運動を可能にしている．骨は他の器官系のためにもはたらいており，例えば，骨の内部はスポンジ状の赤色骨髄となっていて，ここで血球が産生される．骨は電解質の貯蔵所でもあり，正常な神経の機能を維持するためのカルシウムが不足した際などは，骨からカルシウムが引き出され利用される．

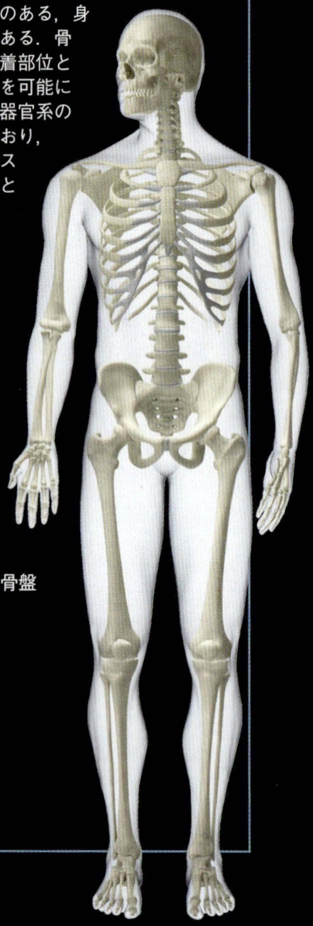

構成要素
- 頭蓋骨，脊椎骨，肋骨，胸骨（軸骨）
- 四肢骨，肩甲骨，骨盤（付加骨）
- 靱帯

筋系
（詳細は 54–65 ページ）

骨格筋は収縮することによって骨を動かし，身体運動を可能にする．その動きは，大きな力を発生する力強いものから繊細なものまで，さまざまある．不随意筋は，血流配分や消化などの内臓機能を調節するために自動的にはたらく．筋の収縮は神経によってコントロールされており，酸素やエネルギーの供給は血流に依存している．

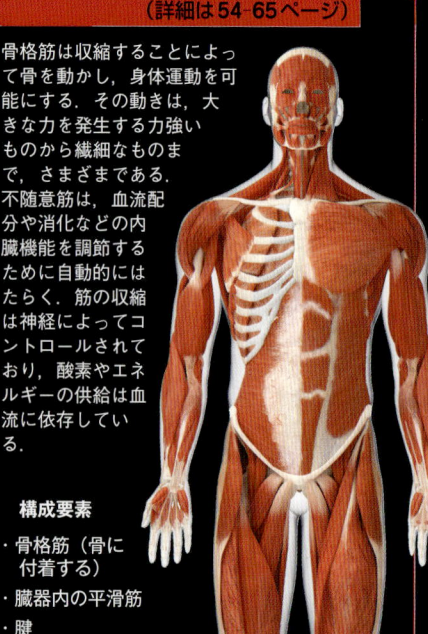

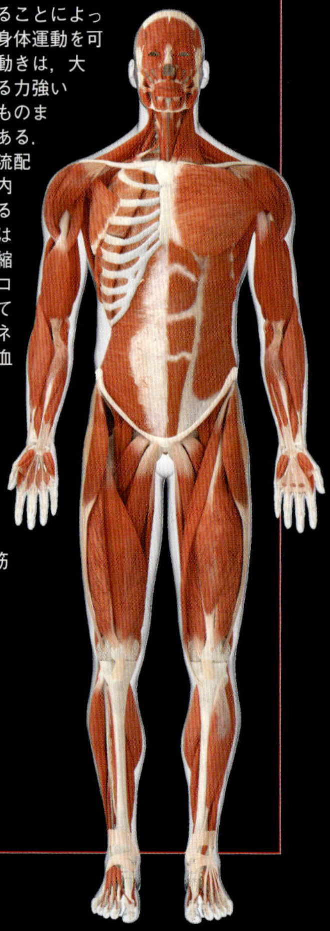

構成要素
- 骨格筋（骨に付着する）
- 臓器内の平滑筋
- 腱
- 心筋

神経系
（詳細は 66–101 ページ）

脳は意識と創造性の宿る場であり，神経は脊髄を通って全身に網の目状に広がり，遠心線維によって全身の動きをコントロールする．脳は同時に，外界と体内の状態の変化に関する情報を受け取っている．脳は内分泌系と協力して全身の器官系のはたらきをモニターし調節しているが，そのすばやい調節の大部分は意識されずに行われる．

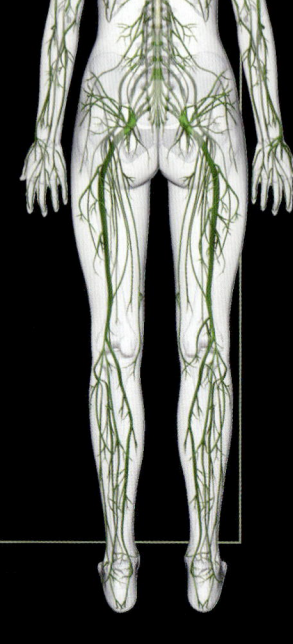

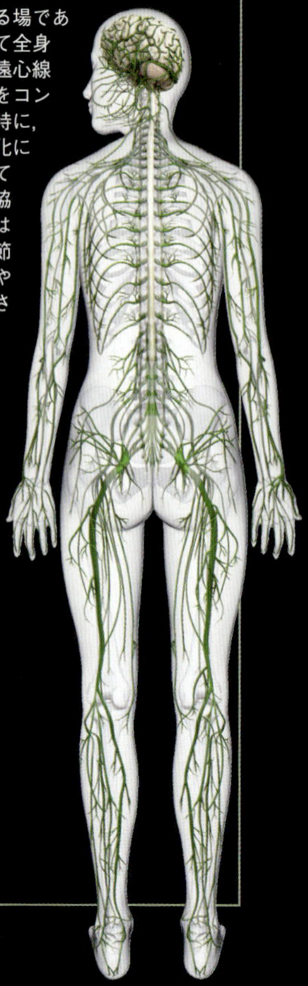

構成要素
- 脳
- 脊髄
- 末梢神経
- 感覚器

内分泌系
（詳細は 102–111 ページ）

内分泌系の腺や細胞は，ホルモンと呼ばれる化学情報伝達物質を産生する．ホルモンは血流やその他の体液によって運ばれ，生理的フィードバックを利用して体内環境を最適なレベルに維持している．ホルモンは，成長や思春期に起こる変化，生殖機能といった，長期にわたる調節も行っている．内分泌系は脳を介して神経系と密接に連携し，両者は2重に全身の器官系のモニターと調節を行っている．

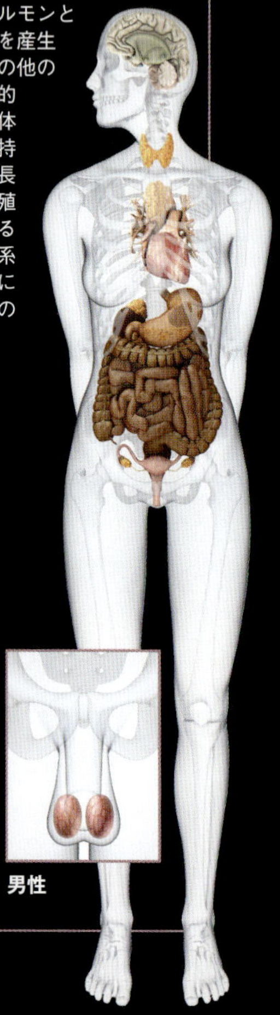

構成要素
- 下垂体
- 視床下部
- 甲状腺
- 胸腺
- 心臓
- 胃
- 膵臓
- 小腸
- 副腎
- 卵巣（女性の場合）
- 精巣（男性の場合）

男性

心臓血管系
（詳細は 112–127 ページ）

心臓血管系（循環器系）の最も主要な仕事は，全身に向かって血液を拍出することである．心臓とそれに続く血管は全身の臓器・組織に酸素と栄養素に富んだ血液を供給する．そして，血液が臓器・組織を流れ去る時に老廃物を持ち去る．循環器系は，栄養素，ホルモン，および免疫細胞など，生命維持のために必須の物質の運搬も行っている．

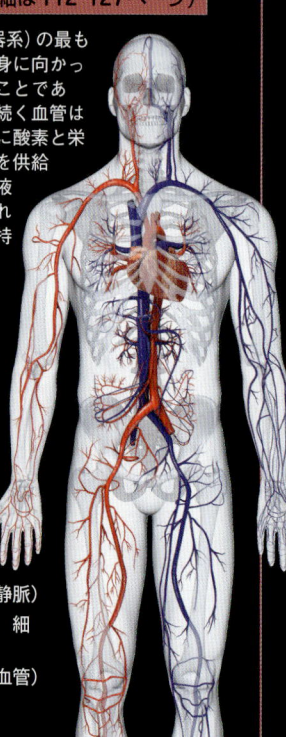

構成要素
- 心臓
- 血液
- 大血管（動脈，静脈）
- 小血管（細動脈，細静脈）
- 微細血管（毛細血管）

呼吸器系
（詳細は 128–143 ページ）

気道と呼吸筋の収縮による胸郭の動きによって，空気が肺の中に吸い込まれたり，吐き出されたりする．そして肺の奥深くでガスの交換が行われる．つまり，生命維持に必須の酸素が空気から吸収され，二酸化炭素が空気中に放出されて，その空気が体外に吐き出される．呼吸器系のもう1つの仕事に発声がある．

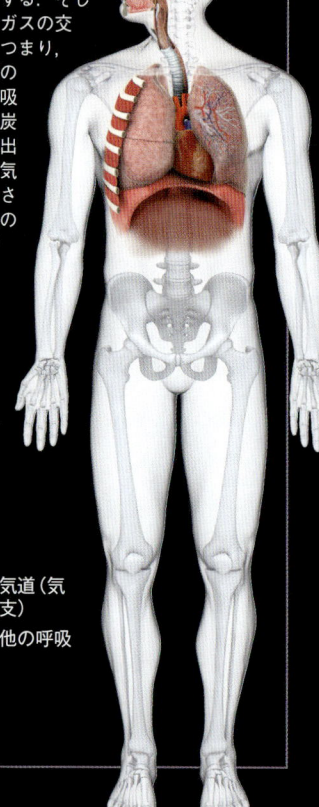

構成要素
- 鼻腔，その他の頭蓋内の気道
- 喉頭
- 気管
- 肺
- 大小の肺内の気道（気管支，細気管支）
- 横隔膜，その他の呼吸筋

器官系

人体の器官系は，本当の意味で協力し合ってはたらいている．つまり，各器官系が各々の役割を果たすことによって，身体全体としての健康の維持と無駄のない活動が可能となっている．

他の命あるものと同様に，人体の生物学的主目標は子孫を残すことである．しかし，私たちは単なる遺伝子の乗り物であるわけではなく，また，生殖器が主体でそれを維持するために他の器官系が付随しているような存在とは全く違う．実際，皮肉なことには，生殖器系は生存のために必須ではない唯一の器官系なのである．

私たちの身体に器官系がいくつあるか，また各器官系がそれぞれどこまでを包含するかということについては異論が多い．例えば，筋，骨，関節は筋・骨格系としてまとめて扱われることもある．これらの器官系はそれぞれ単独に解説されることが多いが，全ての器官系は物理的にも生理的にも相互に依存しており，他の器官系の補助を必要としている．一方，それぞれの役割は違っても，大部分の器官系に共通してみられる組織がある．結合組織がその例であり，臓器の形を維持し，衝撃をやわらげるはたらきをしている．

皮膚，毛，爪
（詳細は 144–153 ページ）

皮膚，毛，および爪は，身体の表面を覆ってその内部を保護しており，外皮系とも呼ばれる．外皮系は物理的な侵害をはねつけ，微生物の侵入を防ぎ，放射線を吸収する．暑い時には，皮膚は汗を出すことによって体温調節のためにもはたらいている．皮膚直下の皮下脂肪層は，断熱材，エネルギー貯蔵所，さらには衝撃吸収装置としてもはたらいている．

構成要素
- 皮膚
- 毛
- 爪
- 皮下脂肪層

リンパ・免疫系
（詳細は 154–169 ページ）

物理的，細胞性，化学的な方法を駆使した免疫系の防御メカニズムのおかげで，私たちは感染症や体内で生じる異常な細胞の増殖の脅威に対する抵抗力を持っている．ゆっくりと全身を循環しているリンパ液は，栄養素の供給および老廃物の除去の一翼を担っている．リンパは必要に応じて，免疫を担当する白血球の供給も行う．

構成要素
- 白血球（リンパ球など）
- 抗体
- 脾臓
- 扁桃
- 胸腺
- リンパ液
- リンパ管，リンパ節

消化器系
（詳細は 170–191 ページ）

消化管は，口腔から肛門まで太さがさまざまに変化する9mほどの長さの管であり，複雑多岐にわたる仕事を営んでいる．消化器系は，食物を切り裂き噛み砕くことから始まって，一時的な貯蔵，消化，老廃物の除去を行い，吸収された栄養素を肝臓に送って利用可能な物質に合成する．消化器が効率よく機能するためには，内分泌系と神経系が重要な役割を果たす．また消化には心理状態も大きな影響を及ぼす．

構成要素
- 口腔と咽頭
- 食道
- 胃
- 膵臓
- 肝臓
- 胆嚢
- 小腸（十二指腸，空腸，回腸）
- 大腸（結腸，虫垂，直腸）
- 肛門

泌尿器系
（詳細は 192–199 ページ）

腎臓が尿を生成することによって，血液中の老廃物や過剰な物質が除去され，身体に含まれる水と電解質の量が調節される．尿の生成は数種類のホルモンによって調節されるが，それ以外にもさまざまな要因による影響を受ける．尿生成に影響を与える因子としては，血流量，血圧，水や食物の摂取量，水の喪失量（発汗，出血など），外部環境（特に気温），また睡眠と覚醒といった1日を周期とする身体の周期的変化である．

構成要素
- 腎臓
- 尿管
- 膀胱
- 尿道

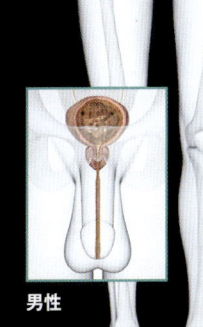

男性

生殖器系
（詳細は 200–237 ページ）

他の器官系とは異なり，生殖器系は女性と男性とで大きく異なっており，人生の中の1時期のみ機能し，また外科的に切除しても生命に影響を与えることはない．男性における精子形成は常時行われているが，女性における卵の成熟は周期的である．男性における精子の放出は，尿の通り道である尿道から起こるが，精子と尿が同時に排出されることはない．

構成要素
女性：
- 卵巣，卵管，子宮
- 腟，外性器
- 乳房

男性：
- 精巣，精管，精嚢，尿道，陰茎
- 前立腺，尿道球腺

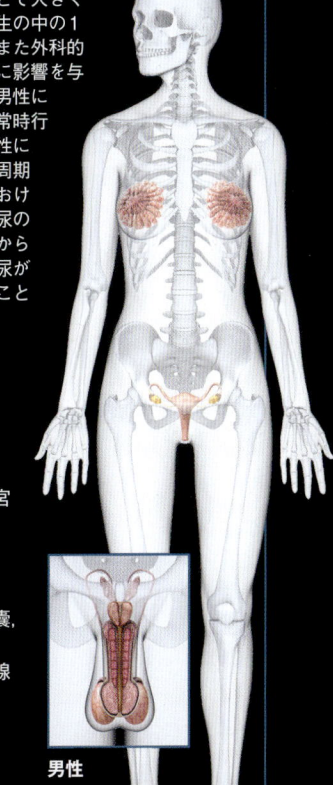

男性

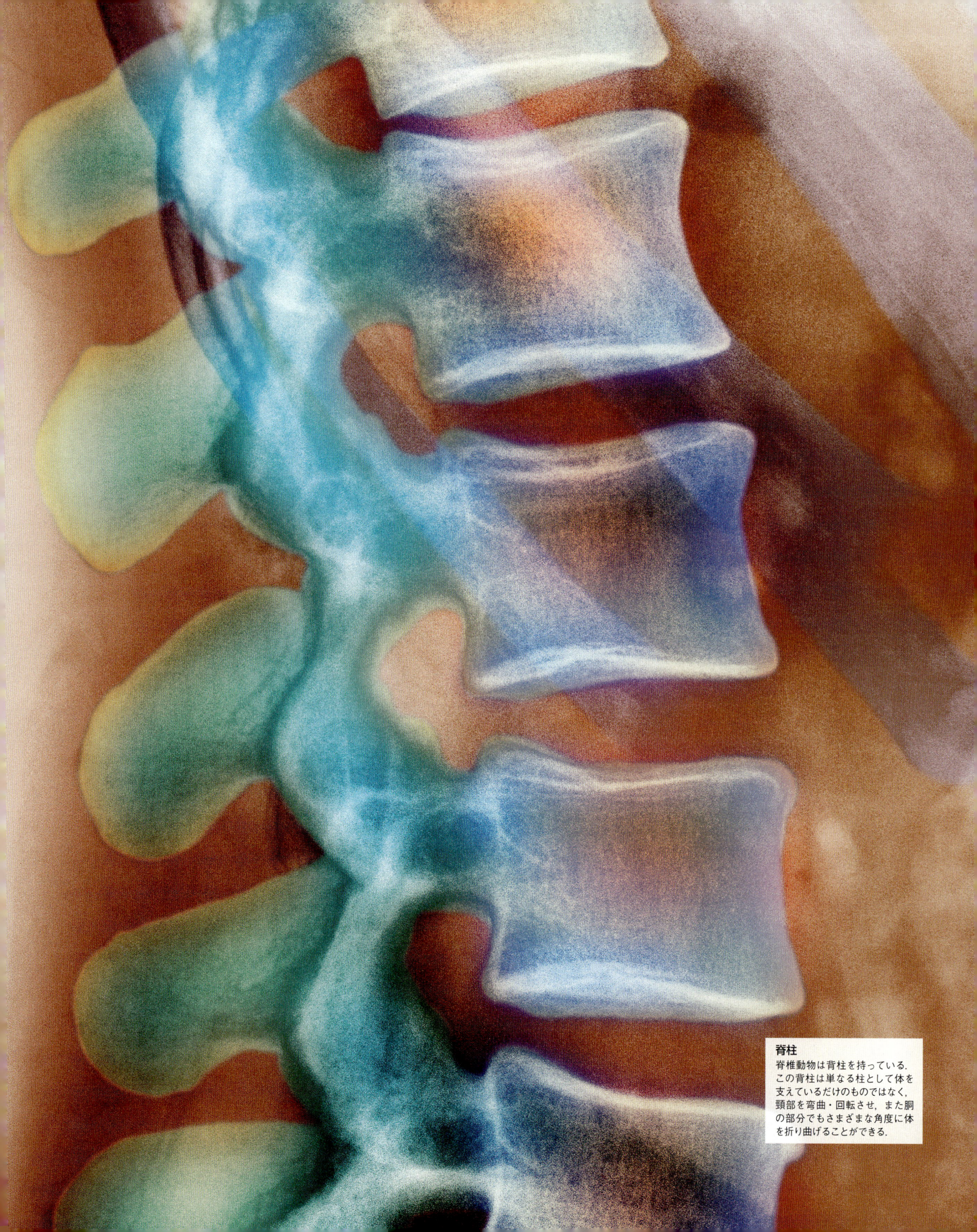

脊柱
脊椎動物は背柱を持っている．
この脊柱は単なる柱として体を支えているだけのものではなく，頸部を弯曲・回転させ，また胴の部分でもさまざまな角度に体を折り曲げることができる．

体の支持と運動

私たちの体を構成する筋，骨，関節は，骨組みを形づくって身体を支えると同時に，極めて多様な動きを可能にしてくれる．筋と骨は他の諸器官と相互に作用し合っている．特に神経系は，運動の調節，すなわち多くの筋の協調運動に欠かすことができない．また血液は，多量のエネルギーを消費する筋に必要な，酸素や栄養素を供給している．

細胞の種類と組織	32–33
骨格系	34–53
筋系	54–65
皮膚，毛，爪	144–153

私たちの身体の筋は休むことがない．私たちが眠っている間も呼吸は続いているし，心臓も拍動を続け，腸管も蠕動して消化を進めている．眠っている間は大部分の骨格筋は弛緩しているが，一部の筋はときどき収縮して私たちに寝返りを打たせている．寝返りを打つのは，神経や血管が体重のために押しつぶされて血流が途絶えたり，損傷を受けることがないようにして全身を守るためである．

筋の協調運動

瞬きをするなどの単純な動きは別にして，大部分の動きは多くの筋が協調して収縮することにより可能となっている．微笑みを浮かべるなどの繊細な動きのためには 20 もの顔面の筋が参加しているし，字を書くためには腕，手，手くびの 60 以上の筋がはたらいている．腕を動かすためには肩の筋を収縮させればよいが，物を体の上に持ち上げるには，身体のバランスをとるためにより多くの筋がはたらくことになる．この間，他の筋はただ休んでいるのではなく，収縮している筋の拮抗筋も，ある程度の張力を発生することで，収縮している筋の出す力を調節している．

負荷と柔軟性

骨にもわずかながら柔軟性があり，ある程度の負荷に対しては砕けたり折れたりすることなく耐えることができる．筋や骨，関節にある感覚受容器も，傷害からこれらの組織を守るためにはたらいている．これらの組織の中や，それに付随する腱や靱帯などの中には，微小な感覚受容器が組み込まれており，それらが張力や圧を感知する．これらの受容器からの情報は神経を通して脳に伝えられ，不快感や痛みという形で警告が発せられる．この警告に従って，身体は痛みを取り除くように反応する．

姿勢とフィードバック

これらの感覚器からのフィードバック情報は，姿勢や体の各部位の位置に関する情報，つまり固有感覚を脳に伝えるはたらきもしている．この情報のおかげで私たちは，目で見ることなく，手を握り締めているとか膝が曲がっているということを知ることができる．新しい運動を習う時には，目で動きの進行を観察し，皮膚で身体の動きを感知し，そして脳が試行錯誤を繰り返しながら筋の収縮状態を調節する．練習を繰り返すうちに，運動神経を通しての指令の発信と固有感覚器からのフィードバックとがうまくかみ合うようになり，運動はスムーズになっていく．習熟すれば，ついには意識することなく行えるようになる．このような運動のコントロールは，脳の後下方にある小脳によって行われるようになり，私たちはもはやその運動のために意識を集中させる必要がなくなる．

筋と骨の相互作用

筋と骨，関節の相互作用は，動きを可能にするという機能的な面だけではなく，互いの組織を健常に保つうえでも重要である．安静時には心臓が拍出する血液（心拍出量）のうち 5 分の 1 程度が骨格筋を流れるにすぎない．しかし，激しい運動をすると心拍出量の 3 分の 2 が骨格筋に流れるようになり，心臓が激しくはたらくため，心筋が強くなる．あまり激しく筋を収縮させると，骨に過大な力がかかり骨折する場合がある．逆に，筋収縮に伴う骨への負荷が日常的に弱すぎると，骨は弱く，脆くなっていく．

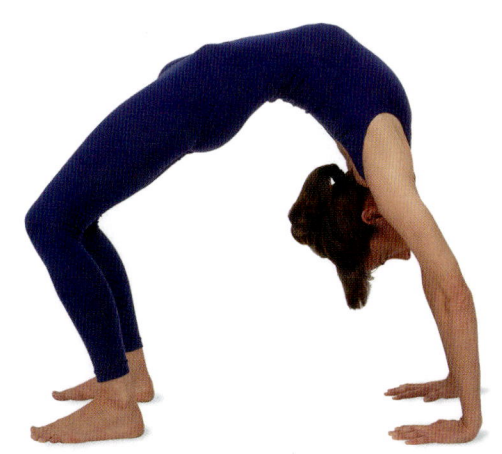

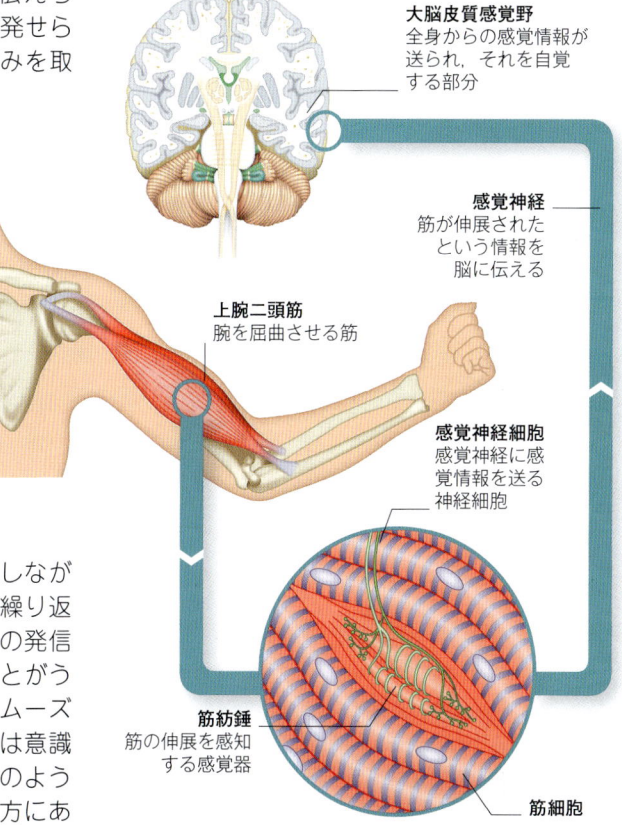

身体をしなやかに保つために
身体の可動域を広げ，筋・骨格系の健康を維持するためには，日常的に「3つのS」，すなわち，強さ strength，持久力 stamina，柔軟性 suppleness を心がけた運動をすることが大切である．運動時にウォームアップとクールダウンを行うことで，けがにつながる突然の負荷を避けることができる．

大脳皮質感覚野
全身からの感覚情報が送られ，それを自覚する部分

感覚神経
筋が伸展されたという情報を脳に伝える

上腕二頭筋
腕を屈曲させる筋

感覚神経細胞
感覚神経に感覚情報を送る神経細胞

筋紡錘
筋の伸展を感知する感覚器

筋細胞

感覚情報のフィードバック
神経終末が筋の中で微小な感覚器（筋紡錘）を形成している．筋紡錘は張力や伸展によって興奮し，信号を脳に送る．この信号は大脳皮質感覚野に達し，そこで身体にどのような変化が起こっているかが自覚される．

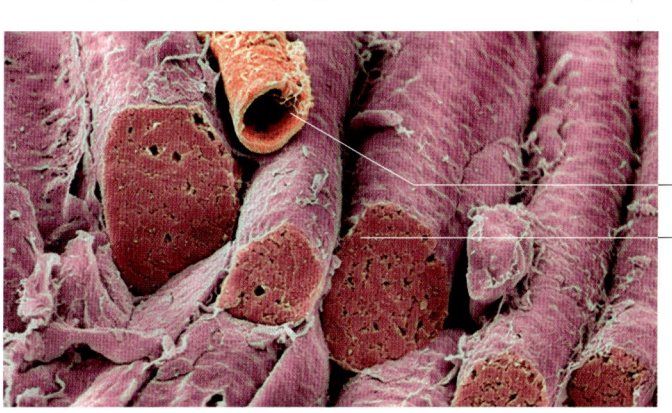

血管

筋線維

筋線維
毛のように細長い筋線維の，断面の擬似カラー電子顕微鏡写真である．筋線維の中には，それよりもさらに細い筋原線維の束が詰まっている．

情報処理

私たちが生きていくためには身体内外の情報を得ることが不可欠である．私たちの体は複雑かつダイナミックにはたらいているため，身体の中で，相互に影響しながらはたらく器官・組織のみならず，独自にはたらいている器官・組織も，それぞれ調節・調整する必要がある．そのためには，それぞれの器官・組織間で情報交換が行われなくてはならない．このような指揮・調整機能，データ処理機能を担っているのが，神経系と内分泌系である．

神経系	66-101
内分泌系	102-111

情報処理の過程とは，入力，評価，意志決定，そして出力である．入力とは，視覚や聴覚などさまざまな感覚器から入ってくる情報である．そして，中央演算装置（CPU：central processing unit）としてはたらいているのが脳であり，脳からの出力によって筋の収縮が引き起こされたり，腺からの分泌が起こったりする．このような脳からの指令を伝える役割を担っているのが，神経とホルモンである．

電気的信号と化学的信号

神経系が情報のやりとりに使う「言語」は，微小な電位変動（活動電位）である．活動電位の振幅は10分の1ボルト程度と小さく，持続時間は1,000分の1秒にも満たない．そして，発生する微小な活動電位は膨大な数にのぼる．さらに，長い繊細な糸のような神経線維で形成されるネットワーク上を，この活動電位が毎秒数百万個も行き来している．感覚器からの情報は電気信号として脳内に流れ込み，そこでふるい分けられ，分析され，評価される．これにより，数百万の電気信号が脳内の広範な領域を複雑に駆け巡ることになる．そして決定が下され，指令が電気信号として送り出される．脳からの指令は，電気信号として運動神経を通して筋に送られ，筋を刺激するとともに，複数の筋群を協調させて身体運動を引き起こす．もう1つの情報伝達者であるホルモンは，必要な時期に，必要な量だけ内分泌腺から分泌される．50種類以上のホルモンが血中を流れているが，それぞれのホルモンは，その分子化学構造に適合した受容体を持つ特定の細胞だけを刺激して，代謝的変化を引き起こす．一般的に言って，神経による効果は速く（1秒以内）出現するのに対し，ホルモンの効果は長く持続し，分，日，あるいは月の時間単位で現れる．成長ホルモンなどは，1回分泌されただけではその効果は数日しかもたないが，何年間にもわたって分泌が持続するために，その効果も長く続くことになる．

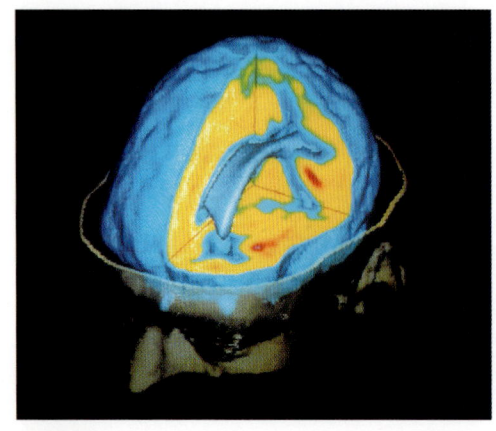

脳の活動
話している時の脳の3次元機能的MRI画像である．赤色は活動レベルの高い部位，黄色は中程度，緑は活動レベルの低い部位を示す．

体内時計

私たちの体には活動状態を周期的に変化させる体内時計が組み込まれている．人々を実験的に時間変化のない環境（一定の明るさと温度，いつでも食べることができるなど）に置いたとしても，人々は，およそ24時間周期で眠り，起床し，食べ，活動する．左右の眼球から伸びる視神経が脳の中で交叉する部分のすぐ上に，視交叉上核があり，そこが体内時計としてはたらいている．この体内時計は，外界から入ってくるさまざまな情報，例えば明るさや気温の変化，私たちが時計で実際に知る時刻などによって，絶えず調整されている．そしてこの視交叉上核は，脳の中で周期的に活動レベルを変化させる部位，すなわちホルモン分泌や組織の修復，体温調節，尿の産生，消化にかかわる部位などに，時刻に関する情報を送り出し，体内の活動レベルを周期的に変化させている．

体内環境のモニタリング

体内時計の調整のされ方からもわかるように，脳の情報処理中枢にもたらされる情報は，いわゆる五感のみに由来するものではない．体内時計の調整に用いられる情報は，より精巧かつ複雑な感覚情報のほんの一例にすぎない．私たちの体内には何千もの微小な感覚受容器が備わっており，血圧や体温，また酸素や二酸化炭素，血糖値など重要な化学物質の濃度を，絶えずモニターしている．これらのデータは脳の中の自動的に判断・処理する中枢に送られるため，意識されることはない．このようにして私たちがほとんど気づくことなく，膨大な量の情報処理が絶えることなく脳の中で行われている．

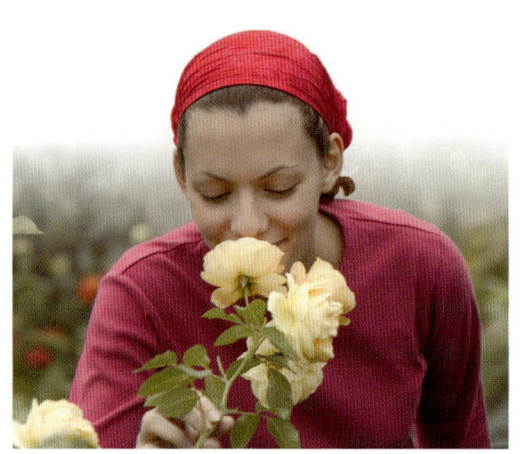

注意の集中
鼻は，絶えずにおいに関する情報を脳に送り続けている．しかし私たちはこの情報を無視することもできるし，逆にこの情報に注目して注意を集中することもできる．

凡例
- アルドステロン（赤）
- メラトニン（青）
- コルチゾール（黄）

概日周期
ホルモン分泌は24時間周期で変化する．睡眠ホルモンとも呼ばれるメラトニンの分泌は，体内時計による調節を受けると同時に体内時計を調整するはたらきも持つ．アルドステロンは尿の産生を調節するホルモンであり，コルチゾールは血糖値の調節や組織の修復，ストレスへの耐性を高めるなど，さまざまなはたらきをする．

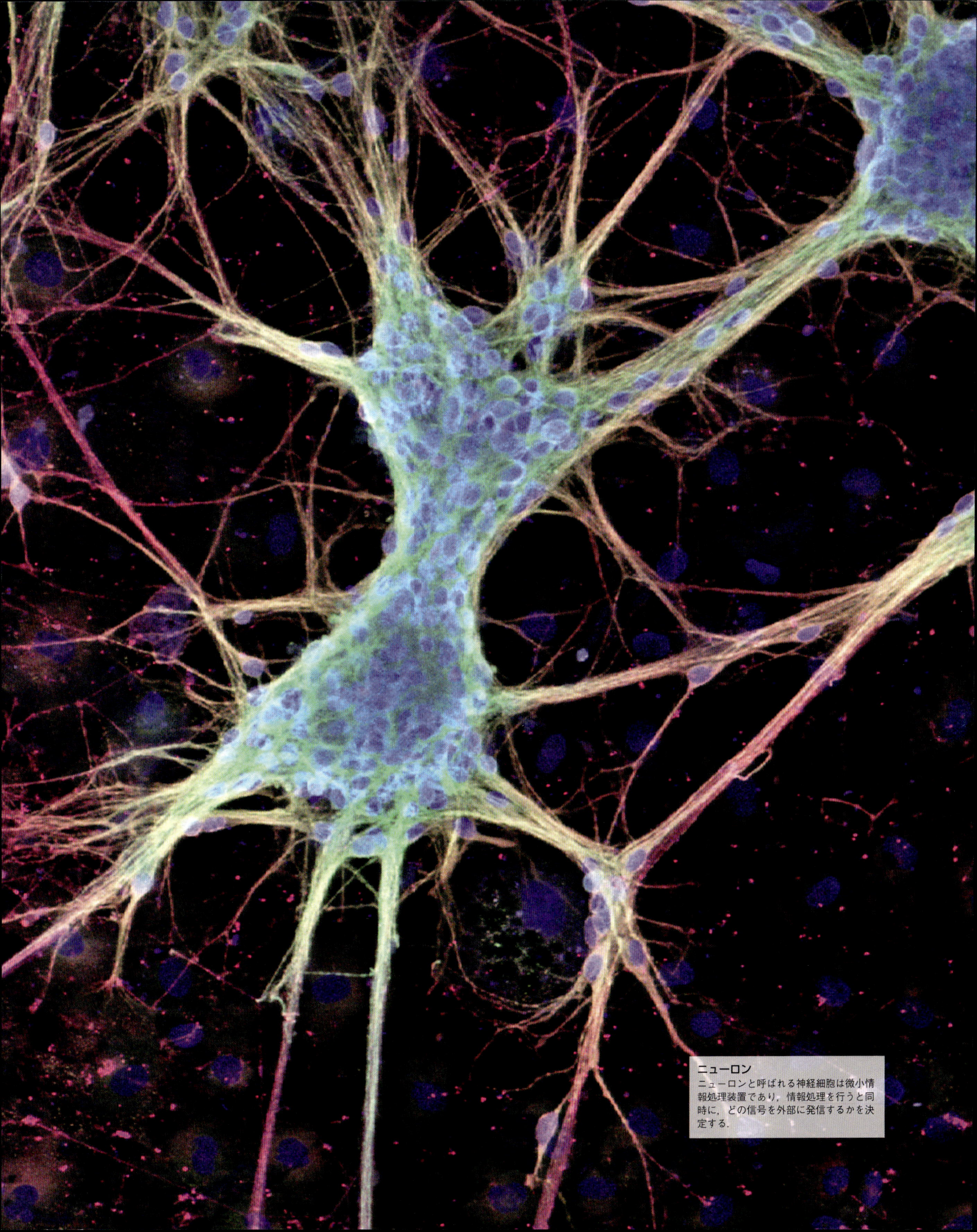

ニューロン
ニューロンと呼ばれる神経細胞は微小情報処理装置であり，情報処理を行うと同時に，どの信号を外部に発信するかを決定する．

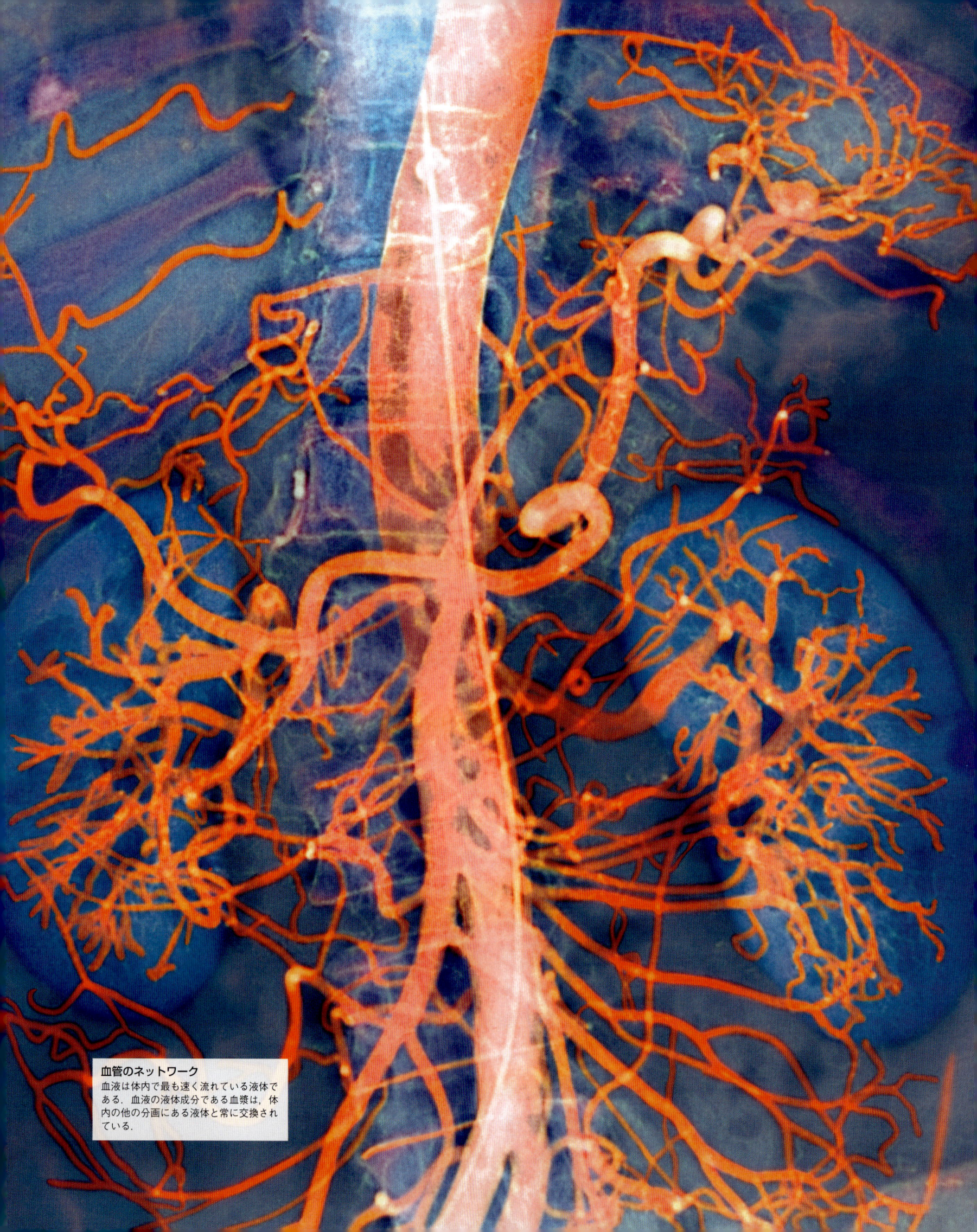

血管のネットワーク
血液は体内で最も速く流れている液体である．血液の液体成分である血漿は，体内の他の分画にある液体と常に交換されている．

体液

体重のおよそ3分の2が水であり，この水にさまざまな重要な化学物質が溶解している．そしてこの体液は，私たちの身体が正常に機能するために，数え切れないほどの重要な役割を果たしている．体液は血液やリンパに代表されるが，細胞の中にも，また組織と組織の間隙にも多く存在する．

心臓血管系	112-127
リンパと免疫	154-169

大部分の臓器・組織では，その重さの70-80%が水である．つまり脳や腸の4分の3は水でできており，血漿では90%以上を水が占める．一方，骨の水分含有量は25%程度，脂肪ではさらに少なく10-15%である．

体液の分画

私たちの身体に含まれる体液は生理学的観点からいくつかのグループに分類することができ，それを分画と呼んでいる．まず，体液は細胞内液と細胞外液の2つに大別することができる．細胞質とも呼ばれる細胞内液は，文字通り細胞の中にある液体であり，細胞外液は，細胞内以外の体内に含まれる全ての液体のことである．細胞外液をさらに細かく分画すると，細胞間・組織間を満たす間質液，血漿とリンパ，骨・関節・腱や靱帯などの強靱結合組織に含まれる水分，唾液やその他の消化液，粘液，汗，尿などの細胞透過液などがある．

体液の役割

水は，物を溶かす溶媒としては極めて優れた性質を備えている．何千種類もの物質が水に溶け，生命維持のために欠かすことのできない体内でのさまざまな生化学的反応に利用されている．体液は効率の良い輸送手段としても利用されている．体液は，循環することで全身の細胞に栄養を与え，ま

血漿
心臓の収縮によって血流に圧力が与えられ，血漿が毛細血管壁から外に押し出される．

血漿とリンパの交代
血漿は毛細血管から漏れ出して間質液となる．間質液の一部はリンパ管に流入してリンパ液となる．このリンパ液は，リンパ管が太い静脈に合流するため，再び血液循環系に戻される．

リンパ
リンパ管は間質液を集め，循環させる．そしてリンパ液は再び血液循環系に注ぐ．

間質液
ほとんど圧力がかからないため流れに方向性はなく，細胞や組織の周囲をゆっくり流れる．

た老廃物を回収している．さらに体液は，運動時の筋などのような活動している部位で熱せられ，その熱をより冷たい部位に送って温めている．これは体温調節機序の一部でもある．また，脳や眼，脊髄のような繊細な組織を守るための緩衝材としてもはたらいている．さらに，体液には，組織や臓器が相互にずれ動く時の潤滑剤として，摩擦を小さくするはたらきをするものもある．このような役割を果たしている体液は量としては少ないが，肺の周囲の胸膜液，心臓のまわりの心膜液，関節の中にある滑液などがそれにあたる．

血液とリンパ

血液の循環とリンパの循環は密接に関連しており，両者は絶えず交換されている．血漿は，酸素と二酸化炭素の運搬に重要な役割を果たす赤血球を浮かべ，流れに乗せて運んでいる．また血漿は毛細血管領域において，血管内から組織へと漏れ出して間質液となる．漏れ出した液体の大部分は再び血管内に戻るが，一部は毛細リンパ管に流れ込んでリンパ液となる．リンパ液は，抗体を作って感染症から私たちを守っている白血球を全身に送り出してい

る．リンパ管系を循環したリンパ液は再び血液循環系に戻り，血漿となる．

水バランスと再利用

平均的な成人の身体には，約40Lの水が含まれている．そして私たちの体からは毎日，尿や汗，呼気中の水蒸気，糞便として水が失われている．また，消化管の腺が唾液や消化液を産生する場合のように，水は，化学反応を引き起こすために分泌されもする．体内に存在する水の量を維持して，失われる量とのバランスをとるためには，毎日最低でも2Lの水を摂取する必要がある．しかし，もし私たちの体に，水の消費を節約し驚異的なリサイクルをするシステム（血漿とリンパが互いに行き来するのもその一例である）が備わっていなかったとしたら，私たちはその100倍以上の量の水を飲まなければならなかったであろう．

主要な体液の量

リンパ 1.4 L
間質液 16.6 L
細胞内液 20.3 L
静脈内血液 4.15 L
動脈内血液 1.1 L
毛細血管内血液 0.28 L

体液全体のうち，細胞の中の液体（細胞内液）と，細胞間あるいは組織の間にある液体（間質液）が，最も大きな割合を占める．この円グラフでは，唾液やその他の分泌液，骨や関節・強靱結合組織に含まれる液体などは省いてある．

血漿の成分

血液の容積の約55%を占め，その90%が水からなる血漿は，血球成分を浮かべて輸送する．血漿には重要な物質が数多く含まれている．

血漿タンパク	アルブミン（毛細血管からの血漿の漏出を減らす），フィブリノゲン（血液凝固に関与する），グロブリン（抗体など）などがある．
電解質	溶解するとイオン化する無機塩であり，ナトリウム，塩素，カリウム，カルシウム，リン酸などが主である．
ホルモン	インスリンやグルカゴン（血糖値を調節する），甲状腺ホルモン（代謝レベルを調節する），性ホルモンなどがある．
栄養素	グルコース（エネルギー産生），アミノ酸，コレステロールやトリグリセリドなどの脂肪（細胞の構成要素，エネルギー産生）など．
老廃物	二酸化炭素，乳酸，クレアチニン，尿酸など．これらは呼吸や腎臓のはたらきによって血流中から取り除かれる．

体内環境の調整

私たちの身体を構成する細胞や組織はとてもデリケートであり，容易に故障を起こす．細胞や組織は，その周囲の環境が化学的にも物理的にも，あらゆる意味で安定し，平衡するように絶えず調整されていなくては，十分に機能することができない．体内ではいくつもの器官系が協調して体内環境維持のためにはたらいている．このプロセスを生体恒常性（ホメオスタシス）という．

心臓血管系	112-127
呼吸器系	128-143
皮膚・毛・爪	144-153
消化器系	170-191
泌尿器系	192-199

全ての細胞の内部で起こっている化学反応は，さまざまな条件の変化によって影響を受ける．ここでいう条件とは，体液の浸透圧，酸素の供給量，グルコースやその他の栄養素の供給量，酸・塩基平衡，そして温度や圧力などの外部環境である．私たちの身体は，これらの変化に対して内部環境を狭い範囲で一定に保つ必要がある．さもないと化学反応が円滑に進まなくなり，老廃物が蓄積する，エネルギーが枯渇する，などといった好ましくない影響が急速に拡がっていく．

ホメオスタシスのためにはたらく器官系

いくつもの器官系がホメオスタシスのためにはたらいている．呼吸器系は，栄養素からエネルギーを取り出すために必要で，かつ全く体内に貯蔵しておくことができない酸素を，絶えず供給している．消化器系は食物を取り込み，消化して栄養素を供給している．栄養素の一部は古くなった細胞や組織の補修や保守のためにも使われる．循環器系は，酸素や栄養素を身体のすみずみにまで送り届けるとともに，老廃物を集めてそれらの処理を受け持つ泌尿器系や呼吸器系へと運んでいる．皮膚や毛，爪などの外皮とその附属器は，絶えず変化している外部環境，すなわち気温や湿度の変化，放射線などから身体内部を守るはたらきをしている．

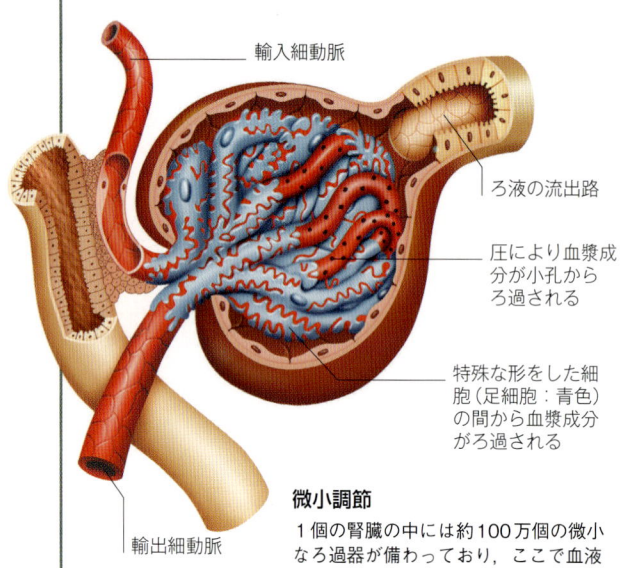

微小調節
1個の腎臓の中には約100万個の微小なろ過器が備わっており，ここで血液をろ過することで，血液中に含まれる水や塩，電解質の量が調節されている．

（図ラベル：輸入細動脈／ろ液の流出路／圧により血漿成分が小孔からろ過される／特殊な形をした細胞（足細胞：青色）の間から血漿成分がろ過される／輸出細動脈）

フィードバック調節

体内の2つの主要な制御機構である神経系と内分泌系は，フィードバックという方法を用いて，主としてホメオスタシスのためにはたらいている．例えば，組織の水分がわずかに減少すると，血液やその他の体液が濃縮されることになる．各種の受容器が水分量の変化をモニターしており，このような変化が感知されると，その情報を脳に送り警告を発する．脳の中のホメオスタシスのためにはたらく部位は，それに応じて一連の調節機序を発動させる．すなわち，尿量を調節するホルモンのはたらきにより腎臓からの水の排泄を節約するように調節が行われ，同時に神経系はのどの渇きを自覚させることで水を飲む行動に私たちを駆り立て，水分の不足を補わせる．このようにして体液の濃度が正常レベルに戻ったことを受容器が感知すると，受容器からの警告は止まる．このように，内部環境の変化を常にモニターすることによって安定した内部環境が維持され，細胞や組織は最大の効率で機能することが可能となる．

体温調節

ホメオスタシスの複雑さを最もわかりやすい形で示しているのが，体温をほぼ一定に保つためにはたらいている体温調節機構であろう．体温調節は原理的にはサーモスタットを内蔵したヒーターと同じである．サーモスタットの感知器が温度の低下を感知すると，加温のスイッチが入る．そして温度があらかじめ設定されているレベルまで上昇すると，スイッチが切れる．私たちの体では，活動している骨格筋において多量の熱が発生し，その熱は血流に乗って全身に拡散する．しかし温度が1℃以上変化すると，細胞内での化学反応に影響が出始める．特に，酵素として化学反応を触媒するタンパク質は温度変化に対する感受性が高い．タンパク質は温度が上がりすぎると変形をきたし，正常な3次元構造を維持することができなくなってしまうからである．身体内では温度を感知する神経末端が体温調節機構のスイッチを入れる．すると皮膚血管が拡張し，皮膚血流を増して外界への熱の放散を増加させる．同時に発汗も起こり，汗の水分が蒸発する時に気化熱が奪われることで身体の冷却はさらに促進される．このようにして，身体内の物理・化学的な条件はほぼ一定の値に保たれ，平衡状態が維持される．

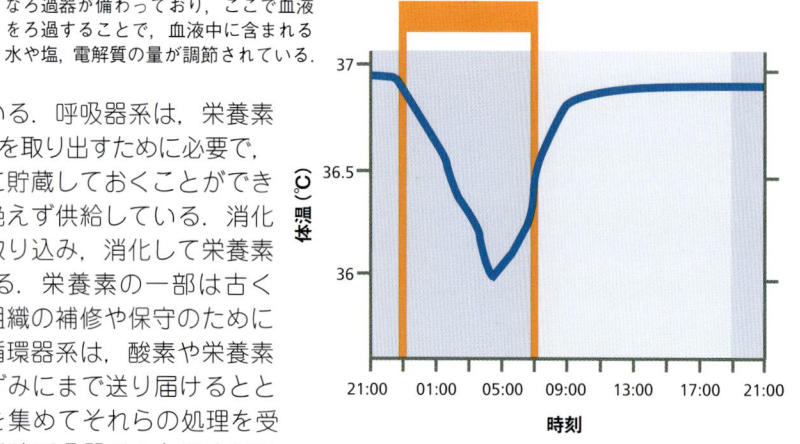

動的平衡
覚醒して活動している時の核心温は約37℃であるが，睡眠時には36℃程度まで低下する．環境によって平衡点が変化することを動的平衡と呼ぶ．

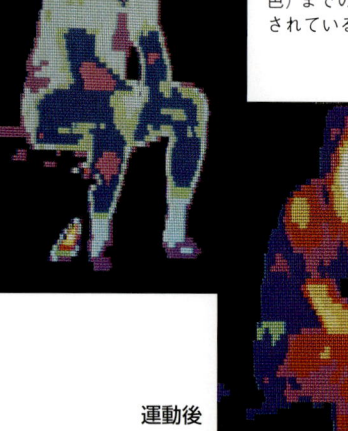

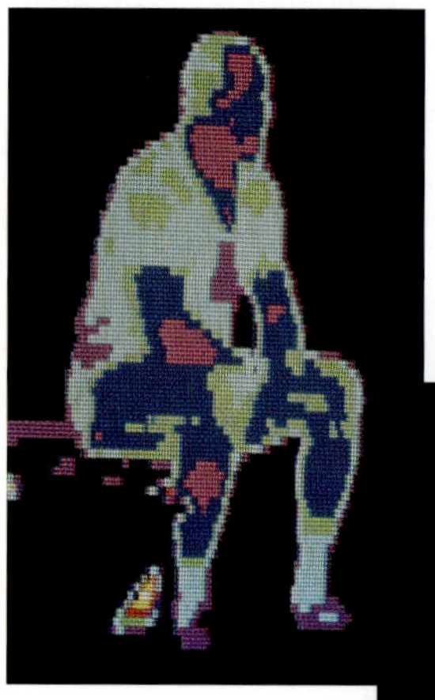

（グラフ：横軸 時刻 21:00–21:00，縦軸 体温（℃）36〜37，睡眠帯域）

運動前
運動前のサーモグラム（温度記録図）．温度の低い部分（青色）から高い部分（赤色）までの分布が示されている．

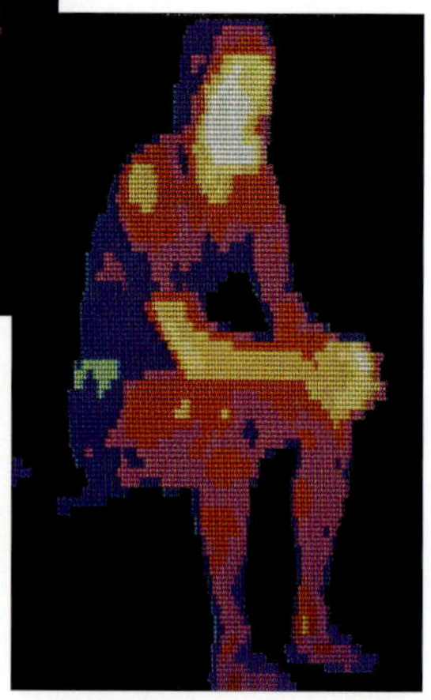

運動後
運動後は，運動前に比して露出している皮膚の温度が上昇しているのがわかる．

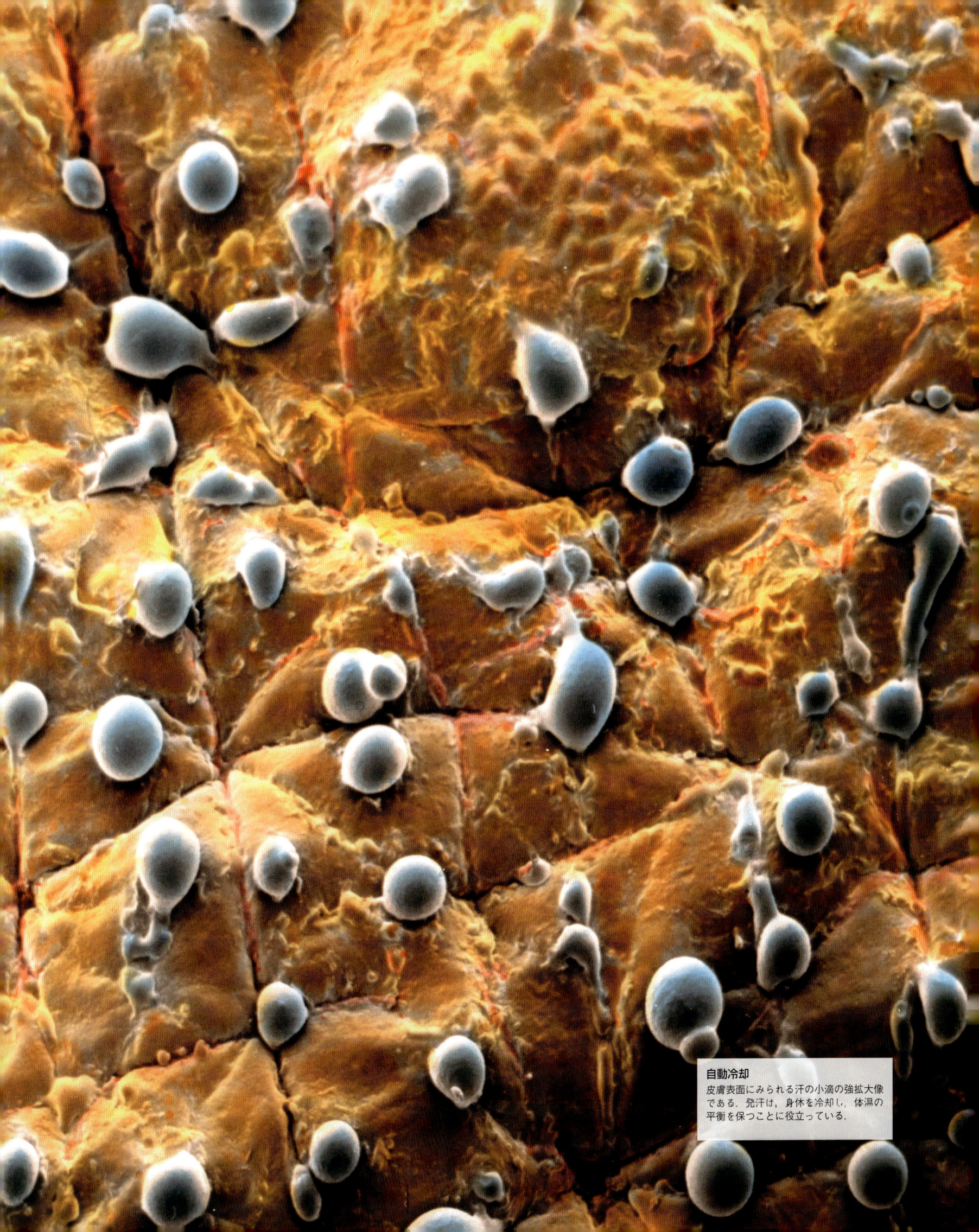

自動冷却
皮膚表面にみられる汗の小滴の強拡大像である。発汗は,身体を冷却し,体温の平衡を保つことに役立っている.

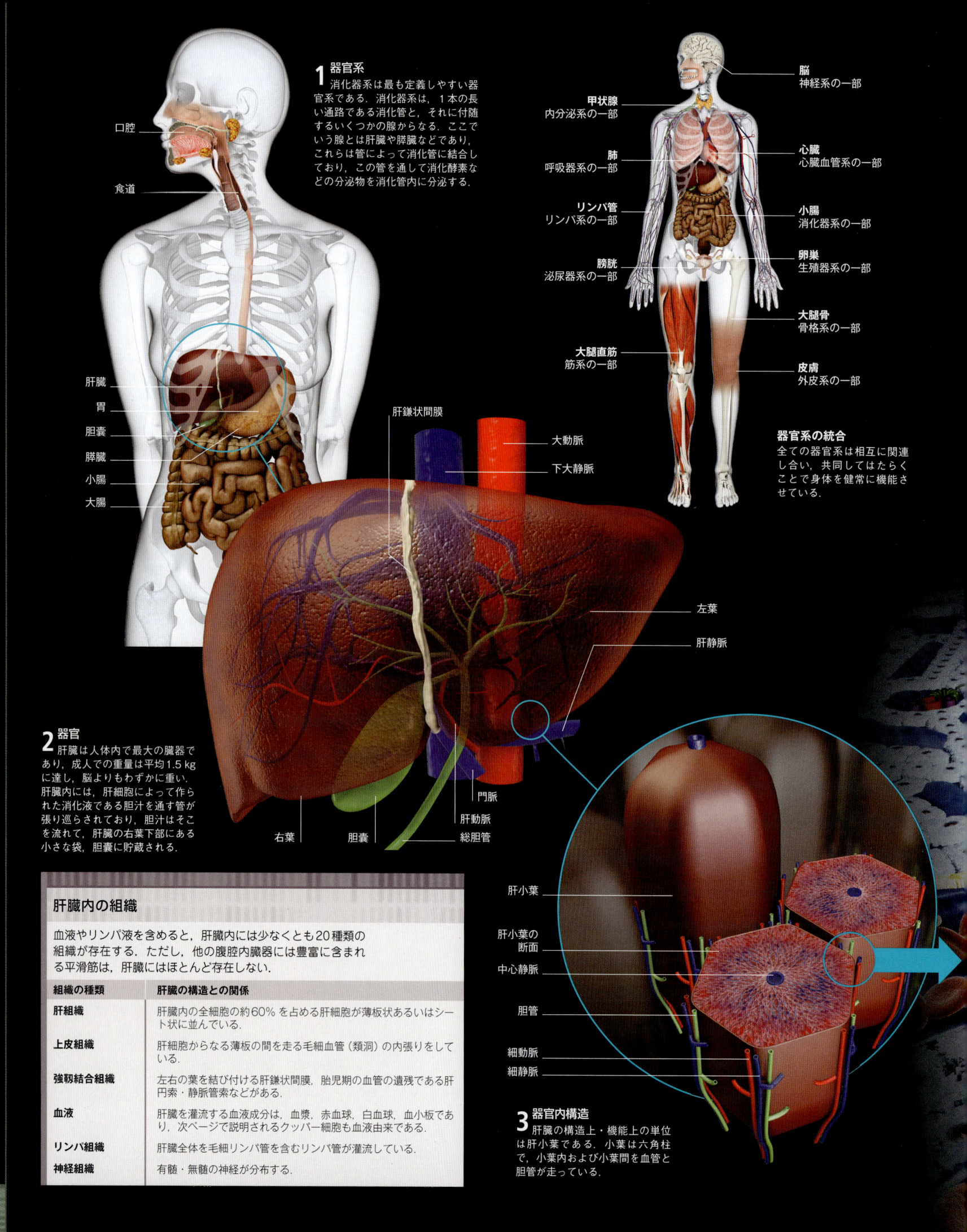

人体の構成と機能／器官系から細胞まで

1 器官系

消化器系は最も定義しやすい器官系である．消化器系は，1本の長い通路である消化管と，それに付随するいくつかの腺からなる．ここでいう腺とは肝臓や膵臓などであり，これらは管によって消化管に結合しており，この管を通して消化酵素などの分泌物を消化管内に分泌する．

左図ラベル: 口腔／食道／肝臓／胃／胆嚢／膵臓／小腸／大腸

右図ラベル:
- 脳 — 神経系の一部
- 甲状腺 — 内分泌系の一部
- 肺 — 呼吸器系の一部
- 心臓 — 心臓血管系の一部
- リンパ管 — リンパ系の一部
- 小腸 — 消化器系の一部
- 膀胱 — 泌尿器系の一部
- 卵巣 — 生殖器系の一部
- 大腿骨 — 骨格系の一部
- 大腿直筋 — 筋系の一部
- 皮膚 — 外皮系の一部

器官系の統合

全ての器官系は相互に関連し合い，共同してはたらくことで身体を健常に機能させている．

2 器官

肝臓は人体内で最大の臓器であり，成人での重量は平均1.5 kgに達し，脳よりもわずかに重い．肝臓内には，肝細胞によって作られた消化液である胆汁を通す管が張り巡らされており，胆汁はそこを流れて，肝臓の右葉下部にある小さな袋，胆嚢に貯蔵される．

肝臓図ラベル: 肝鎌状間膜／大動脈／下大静脈／左葉／肝静脈／門脈／肝動脈／総胆管／右葉／胆嚢

肝臓内の組織

血液やリンパ液を含めると，肝臓内には少なくとも20種類の組織が存在する．ただし，他の腹腔内臓器には豊富に含まれる平滑筋は，肝臓にはほとんど存在しない．

組織の種類	肝臓の構造との関係
肝組織	肝臓内の全細胞の約60%を占める肝細胞が薄板状あるいはシート状に並んでいる．
上皮組織	肝細胞からなる薄板の間を走る毛細血管（類洞）の内張りをしている．
強靭結合組織	左右の葉を結び付ける肝鎌状間膜，胎児期の血管の遺残である肝円索・静脈管索などがある．
血液	肝臓を灌流する血液成分は，血漿，赤血球，白血球，血小板であり，次ページで説明されるクッパー細胞も血液由来である．
リンパ組織	肝臓全体を毛細リンパ管を含むリンパ管が灌流している．
神経組織	有髄・無髄の神経が分布する．

3 器官内構造

肝臓の構造上・機能上の単位は肝小葉である．小葉は六角柱で，小葉内および小葉間を血管と胆管が走っている．

ラベル: 肝小葉／肝小葉の断面／中心静脈／胆管／細動脈／細静脈

器官系から細胞まで

器官系は，大まかに言うと階層構造をなしている．つまり，器官系が階層構造の頂点に位置し，その下に器官，それから器官を形づくる組織がさらにその下にあり，最下層に組織を構成する細胞がある．

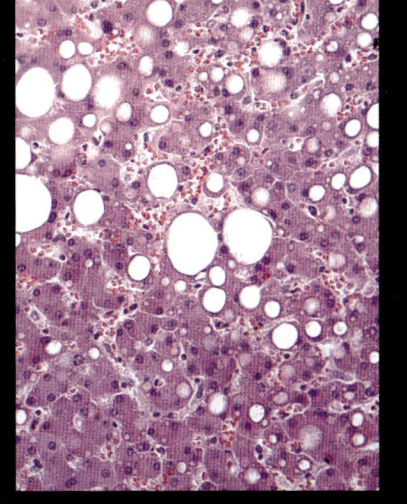

1つの器官系は器官の集合体とみなすことができ，各器官はそれぞれ1つの重要な役割を担っている．全ての器官系は統合されてはたらき，また同時に相互依存的でもある．しかし，各器官系はそれぞれ独自の構成要素を持ち，境界も明瞭である．各器官系の主たる構成要素は，器官と組織である．例えば心臓血管系は，中心となる器官である心臓と，それによって全身に向かって拍出される液体性の組織，すなわち血液からなる．大部分の器官は複数の異なった組織で構成されている．例えば脳も，神経組織のみからなっているのではなく，結合組織や脳表面を覆う上皮組織も含んでいる．一方組織は，同じような構造で，同じ特定の任務を果たす，同じ種類の細胞が集合したものである．

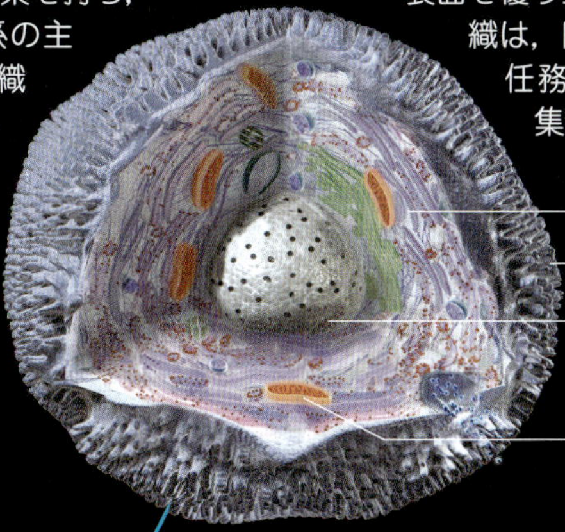

肝組織の顕微鏡像
肝細胞はピンクがかった紫色，その核は濃い紫色に染色されている．白く円形に抜けて見える部分は組織中の脂肪沈着である．

クッパー細胞
肝マクロファージとも呼ばれ，肝臓に特異的な白血球の一種である．古くなった血球やその他の不要なものを貪食し，消化する．

4 組織
肝臓に特徴的な組織は肝細胞の薄板（シート）であり，この薄板は枝分かれしながらさまざまな角度で並んでいる．この薄板を毛細血管と毛細胆管が貫き，物質交換と胆汁の分泌が行われる．

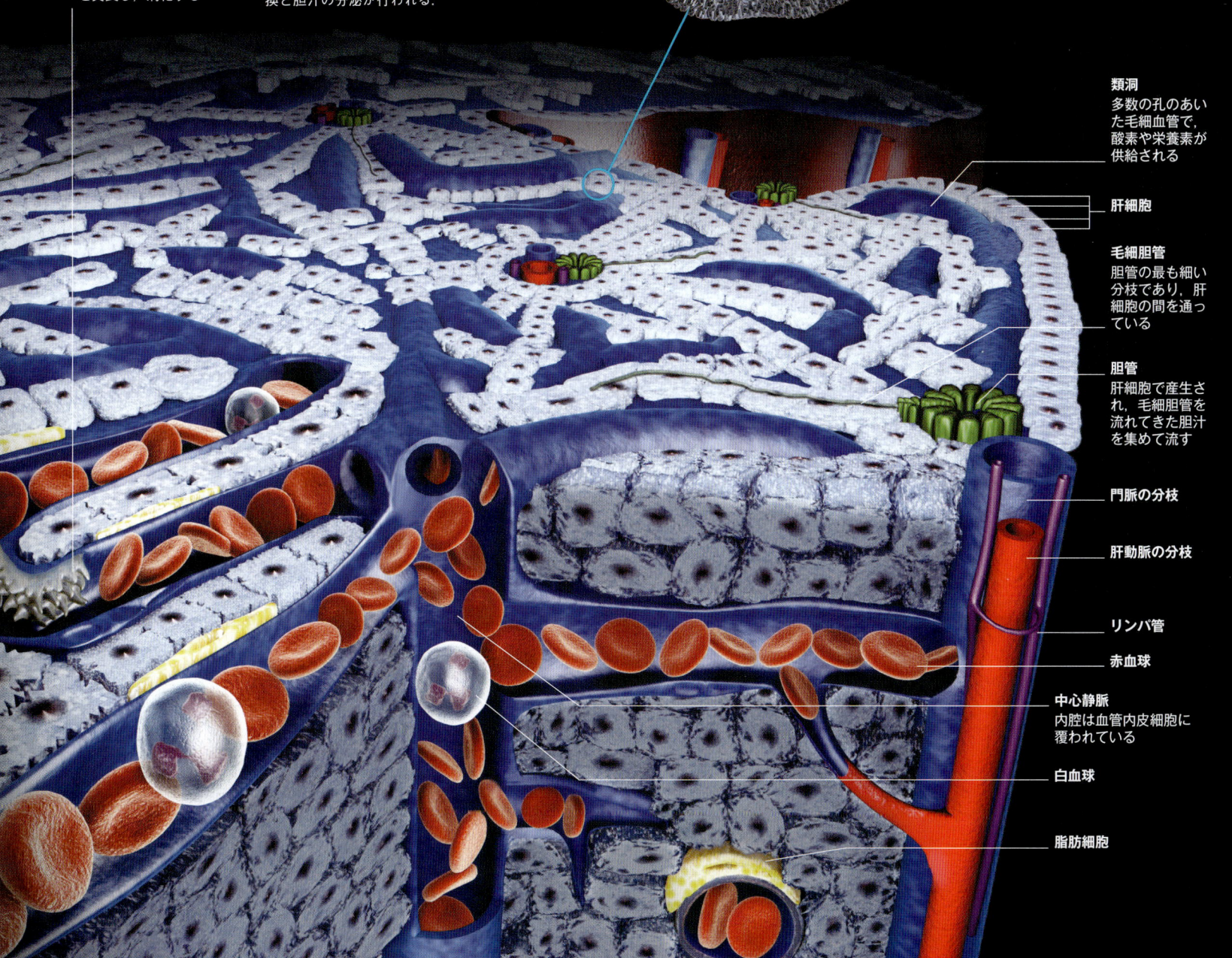

- 細胞質
- 細胞膜
- 核
- ミトコンドリア

5 細胞
全ての組織の最小構成単位であり，栄養素からエネルギーを産生することができる．肝細胞は他の細胞と同様に，細胞小器官（オルガネラ）と呼ばれる微細構造を細胞内に有している．

- **類洞** 多数の孔のあいた毛細血管で，酸素や栄養素が供給される
- **肝細胞**
- **毛細胆管** 胆管の最も細い分枝であり，肝細胞の間を通っている
- **胆管** 肝細胞で産生され，毛細胆管を流れてきた胆汁を集めて流す
- **門脈の分枝**
- **肝動脈の分枝**
- **リンパ管**
- **赤血球**
- **中心静脈** 内腔は血管内皮細胞に覆われている
- **白血球**
- **脂肪細胞**

人体の構成と機能／細胞

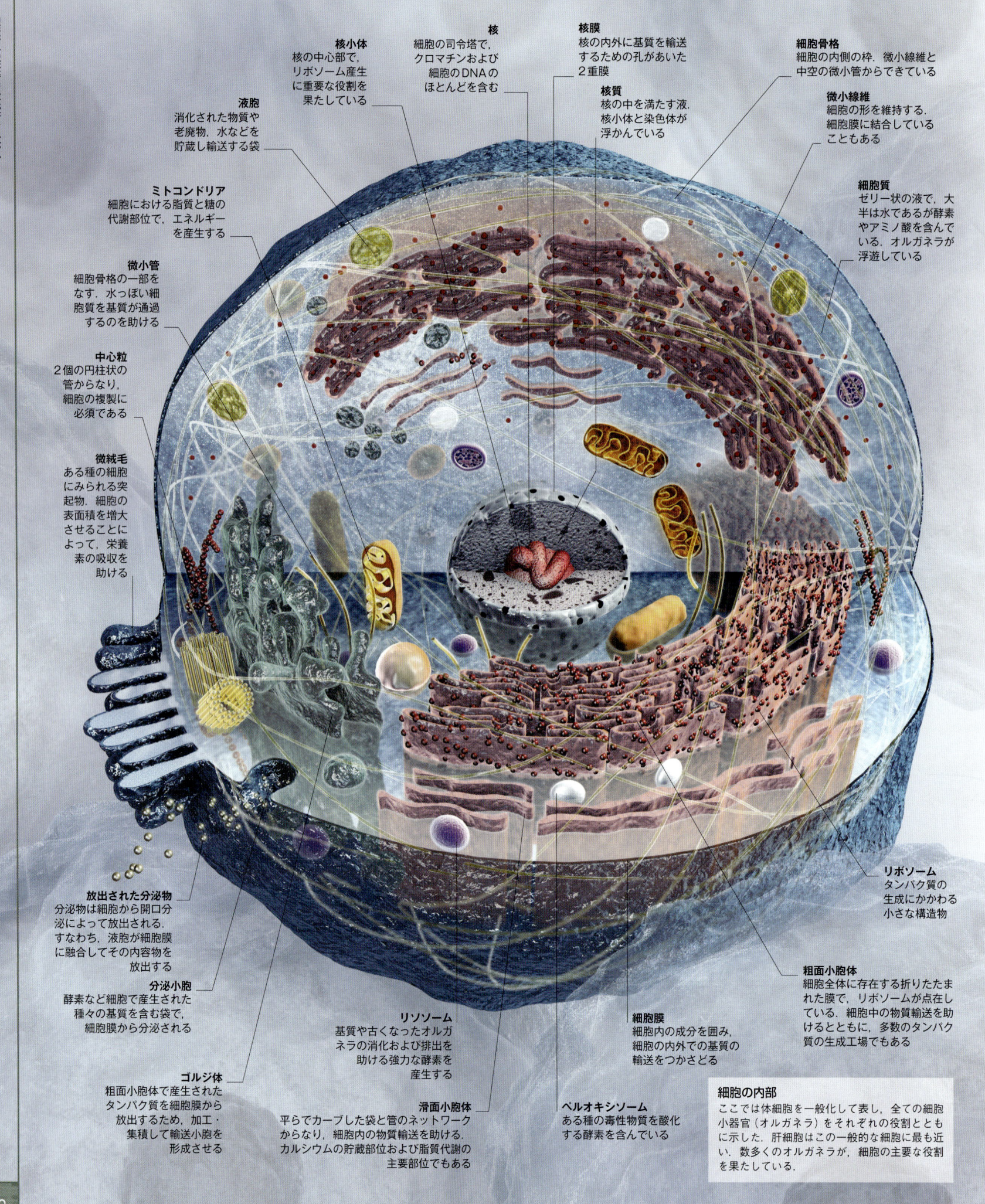

核小体
核の中心部で，リボソーム産生に重要な役割を果たしている

核
細胞の司令塔で，クロマチンおよび細胞のDNAのほとんどを含む

核膜
核の内外に基質を輸送するための孔があいた2重膜

細胞骨格
細胞の内側の枠．微小線維と中空の微小管からできている

液胞
消化された物質や老廃物，水などを貯蔵し輸送する袋

核質
核の中を満たす液．核小体と染色体が浮かんでいる

微小線維
細胞の形を維持する．細胞膜に結合していることもある

ミトコンドリア
細胞における脂質と糖の代謝部位で，エネルギーを産生する

細胞質
ゼリー状の液で，大半は水であるが酵素やアミノ酸を含んでいる．オルガネラが浮遊している

微小管
細胞骨格の一部をなす．水っぽい細胞質を基質が通過するのを助ける

中心粒
2個の円柱状の管からなり，細胞の複製に必須である

微絨毛
ある種の細胞にみられる突起物．細胞の表面積を増大させることによって，栄養素の吸収を助ける

放出された分泌物
分泌物は細胞から開口分泌によって放出される．すなわち，液胞が細胞膜に融合してその内容物を放出する

分泌小胞
酵素など細胞で産生された種々の基質を含む袋で，細胞膜から分泌される

ゴルジ体
粗面小胞体で産生されたタンパク質を細胞膜から放出するため，加工・集積して輸送小胞を形成させる

リソソーム
基質や古くなったオルガネラの消化および排出を助ける強力な酵素を産生する

滑面小胞体
平らでカーブした袋と管のネットワークからなり，細胞内の物質輸送を助ける．カルシウムの貯蔵部位および脂質代謝の主要部位でもある

ペルオキシソーム
ある種の毒性物質を酸化する酵素を含んでいる

細胞膜
細胞内の成分を囲み，細胞の内外での基質の輸送をつかさどる

リボソーム
タンパク質の生成にかかわる小さな構造物

粗面小胞体
細胞全体に存在する折りたたまれた膜で，リボソームが点在している．細胞中の物質輸送を助けるとともに，多数のタンパク質の生成工場でもある

細胞の内部
ここでは体細胞を一般化して表し，全ての細胞小器官（オルガネラ）をそれぞれの役割とともに示した．肝細胞はこの一般的な細胞に最も近く，数多くのオルガネラが，細胞の主要な役割を果たしている．

細胞

細胞は，身体の基本的な構造単位かつ機能単位である．細胞は生命体を構成する最小単位であると同時に，それ自身が生命を持っていると言える．つまり，細胞1つが生命現象を可能にする能力を持っており，全ての細胞が全ての機能を備えているわけではないにしても，生殖，運動，呼吸，消化，排泄といった生命体特有の機能を有している．

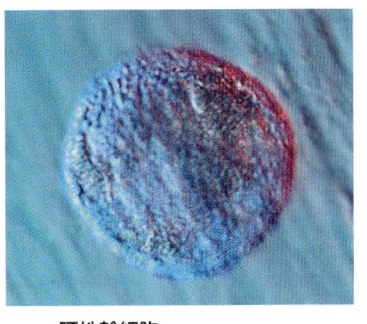

細胞の解剖学

大部分の細胞の大きさは顕微鏡レベルである．典型的な細胞の直径は20-30μmで，つまり1mmの間に40個ほどの細胞が並ぶことができる．ニューロン（神経細胞）や筋線維細胞（筋線維）といった非常に特化した細胞は，30cm以上の長さに達するものもあるが，恐ろしく薄くできている．多くの細胞は外側を柔軟な「皮膚」，つまり細胞膜によって囲まれている．細胞の中には細胞小器官（オルガネラ）と呼ばれるさまざまな構造があり，各オルガネラは特徴的な形，大きさ，および機能を持っている．これらオルガネラはでたらめに浮遊しているのではない．細胞は高度に組織化されており，シートや膜につながった数多くの仕切りや部屋が内部にあり，常に変化する小さなチューブフィラメントによる柔軟な格子状の細胞骨格で支えられている．

胚性幹細胞
全ての細胞は，体性幹細胞または胚性幹細胞という，どちらかの未分化な細胞（幹細胞）から生じる．

細胞膜

細胞膜は，細胞の中身を守るということと，細胞の内外に物質を移動させるという2種類の役割を果たせるよう，いくつかの特徴を備えている．この膜の主要成分はリン脂質であり，それが2重層を形成している．各々のリン脂質分子は，親水性の頭部と疎水性の尾部を持っている．2重層は，リン脂質の尾部どうしが接合して，頭部を細胞の外側および内側に向けて並んだものである．リン脂質の膜にはタンパク質分子が混在しており，また他の細胞によって認識されるための糖鎖が散在している．

透過性2重膜
典型的な細胞膜は，リン脂質の2重層とそこに埋もれたようなタンパク質で構成されている．

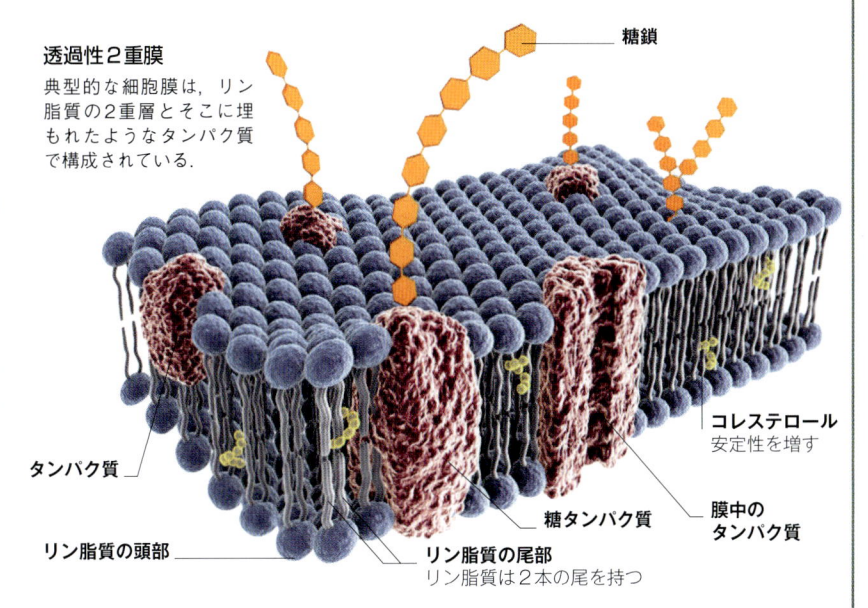

- 糖鎖
- コレステロール（安定性を増す）
- タンパク質
- 糖タンパク質
- 膜中のタンパク質
- リン脂質の頭部
- リン脂質の尾部（リン脂質は2本の尾を持つ）

オルガネラの膜

細胞内に多量に存在する膜は，細胞質を区画に区切り，これらの区画どうしでの物質移動を制御している．またリボソームや他の構造が結合する部位として，また物質の貯蔵場所として機能している．さらに，物質が移動するためのチャネルを形成している．重要なオルガネラの中には，独自の膜に囲まれているものもある．

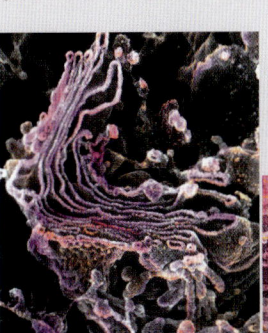

ゴルジ体
平らに何層にも重ねられた膜状の袋の中には，小胞体から渡されたタンパク質が存在し，修飾されて再び輸送される．

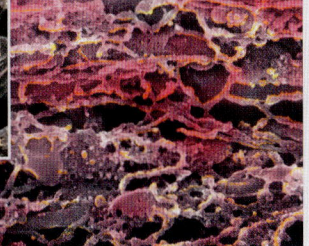

小胞体
高度に折りたたまれ弯曲した小胞体の膜は，通常，入り組んでいながらも連続した1つの空間を形成している．

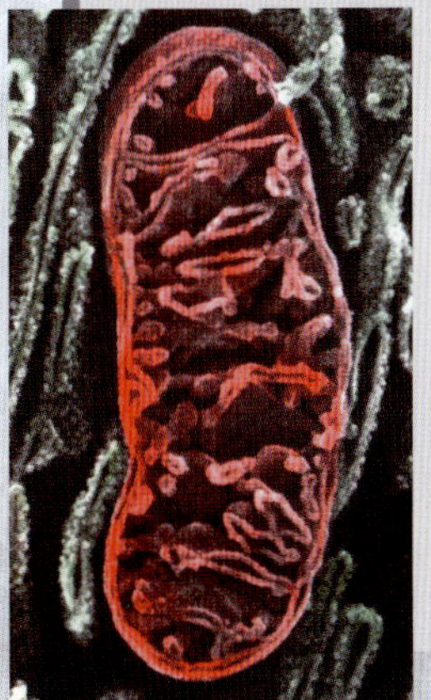

ミトコンドリア
内膜は，糖や脂質からエネルギーを産生するための表面積を増やすため，棚状に不完全に区切られている．ミトコンドリア外膜はなめらかで，特に機能は持っていない．

輸送

細胞膜を通しての物質輸送は3種類のプロセスのどれか1つを用いて行われている．まず，グリセロール，水，酸素，二酸化炭素のような小さい分子は，拡散によって膜を透過する．また，リン脂質層を透過できない分子は，促通拡散によって通過する．無機質や栄養素などの基質の濃度が，細胞の内側より外側で低い場合，これらの基質はエネルギーを必要とする能動輸送によって透過される．

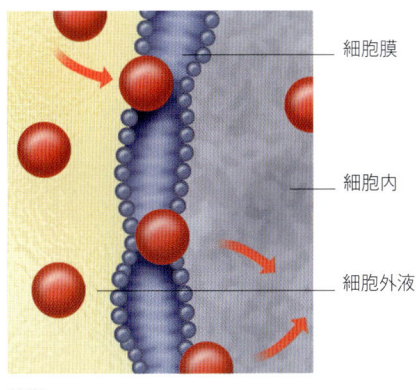

拡散
分子には，それが高濃度に存在する場所から低濃度の方へと移動する性質がある．これを拡散という．

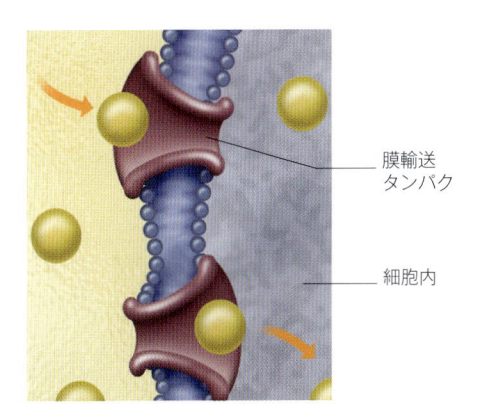

- 細胞膜
- 細胞内
- 細胞外液

促通拡散
膜輸送タンパクが，細胞外の特定の分子，例えばグルコースが結合することによって分子構造を変化させ，その分子を細胞内に放出する．

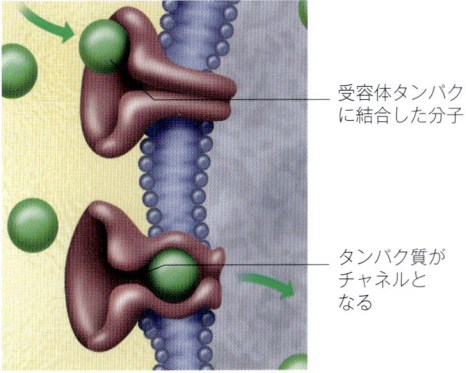

- 膜輸送タンパク
- 細胞内

能動輸送
ある分子が細胞膜の輸送タンパクに結合すると，タンパク質がチャネルとなってその分子を細胞内へと輸送する．

- 受容体タンパクに結合した分子
- タンパク質がチャネルとなる

DNA

しばしば生命分子と呼ばれるDNA（デオキシリボ核酸）は，ほとんど全ての細胞に存在している．DNAは一種の化学暗号であり，その配列は遺伝子と呼ばれ，身体とそれを構成する各部品が，成長し，分化し，機能するための情報，そしてDNA自身の構造を維持するための情報を含んでいる．

ほぼ全てのヒトの細胞で，DNAは，染色体という46本のX形をした状態にパッケージされ，細胞の核内に収められている．DNAの莫大な情報リストは，1染色体あたり1本の長くて薄い分子の形をとり，2重鎖構造をしている．2重鎖は2本の長いらせん状の鎖で，互いに結合しており，ねじれたはしごのように横木どうしがつながることで，分子の「バックボーン」としてはたらいている．このはしごは，4つの塩基，すなわち，アデニン（A），グアニン（G），チミン（T），シトシン（C）と呼ばれる化学物質で構成されている．AはつねにTと，GはCと対となる．この構造はDNAに2つの特徴を与えている．1つは塩基の配列が染色体の遺伝暗号となることであり，もう1つは，互いに塩基が結合することで正確なDNA自身のコピーを作ることができることである．

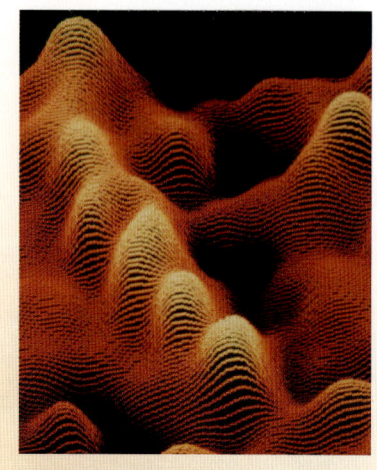

細胞質

細胞

核
細胞の制御センターとしてはたらき，染色体を含んでいる

染色体
DNA分子からなるX状の構造をしている

超らせん状DNA
DNA二重らせんのコイルはそれ自身がねじれて超らせん状になっている

顕微鏡下のDNA
このDNAの走査トンネル顕微鏡写真は約100万倍に拡大したもので，らせんのねじれが左側の一連の黄色の山として示されている．

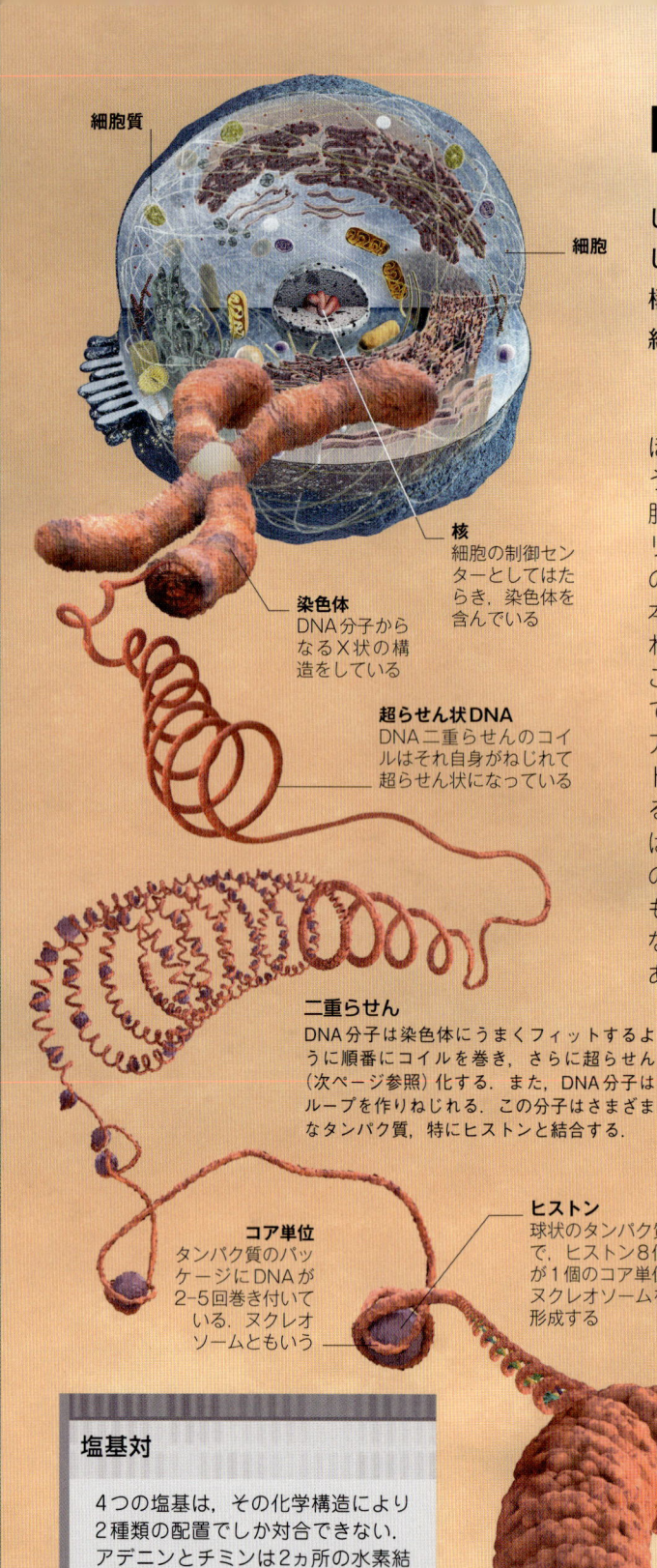

二重らせん
DNA分子は染色体にうまくフィットするように順番にコイルを巻き，さらに超らせん（次ページ参照）化する．また，DNA分子はループを作りねじれる．この分子はさまざまなタンパク質，特にヒストンと結合する．

コア単位
タンパク質のパッケージにDNAが2-5回巻き付いている．ヌクレオソームともいう

ヒストン
球状のタンパク質で，ヒストン8個が1個のコア単位，ヌクレオソームを形成する

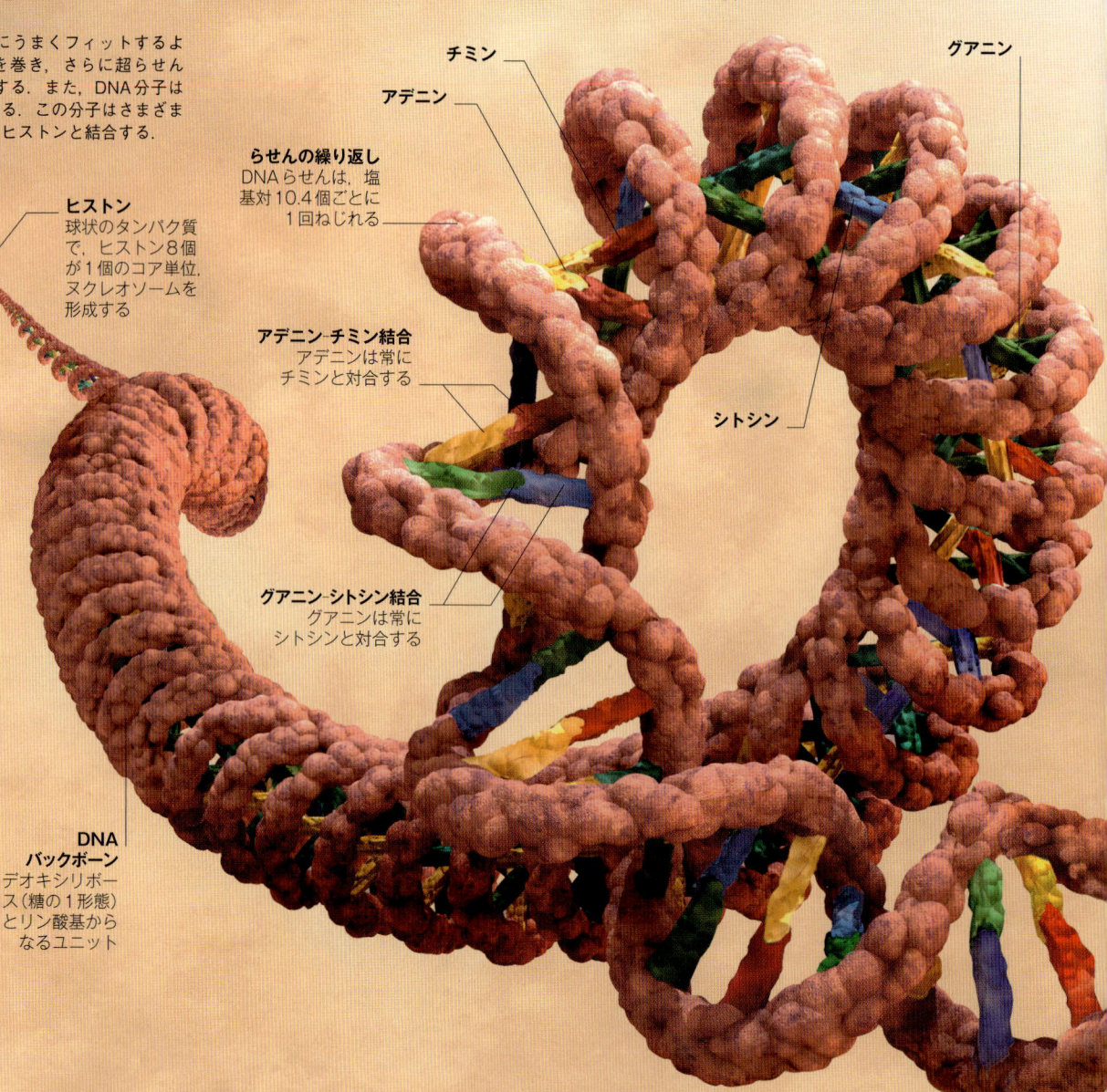

チミン

アデニン

グアニン

シトシン

らせんの繰り返し
DNAらせんは，塩基対10.4個ごとに1回ねじれる

アデニン-チミン結合
アデニンは常にチミンと対合する

グアニン-シトシン結合
グアニンは常にシトシンと対合する

DNAバックボーン
デオキシリボース（糖の1形態）とリン酸基からなるユニット

塩基対
4つの塩基は，その化学構造により2種類の配置でしか対合できない．アデニンとチミンは2ヵ所の水素結合部位を持ち，グアニンとシトシンは3ヵ所の水素結合部位を持つという構造の違いによる．

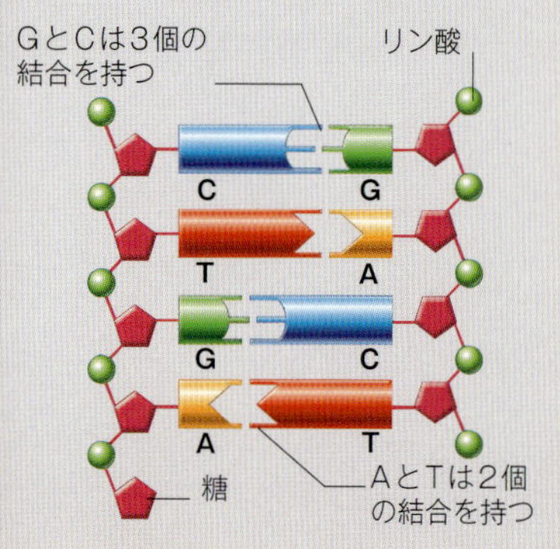

GとCは3個の結合を持つ
リン酸
糖
AとTは2個の結合を持つ

DNAはどのようにはたらくか

DNAの鍵となる機能の1つは，タンパク質を生成する情報をもたらすことである．タンパク質には，身体の主要な構造分子となるものや体内で化学反応を制御する酵素となるものがある．このタンパク質生成は2つの段階，すなわち転写と翻訳を経て行われる．転写では，DNAの情報がmRNA（メッセンジャーRNA）と呼ばれる中間分子にコピーされる．これはDNAと同様に核酸（ヌクレオチド）で構成されている．mRNAは細胞の核から出てリボソームというタンパク質生成ユニットへと移動する．タンパク質は約20種類のアミノ酸がいくつもつながって構成されており，その配列によって，異なったタンパク質が作られる．翻訳段階では，mRNAはタンパク質の構成単位であるアミノ酸の鋳型としてはたらく．アミノ酸配列はトリプレットコドンという3塩基を1単位としたmRNAの長さで決められる．各コドンの塩基配列は，特定のアミノ酸のコード（ここでは遺伝暗号と名づける）である．mRNAは，ひと続きのアミノ酸配列から特定のタンパク質を作るための情報をもたらしている．

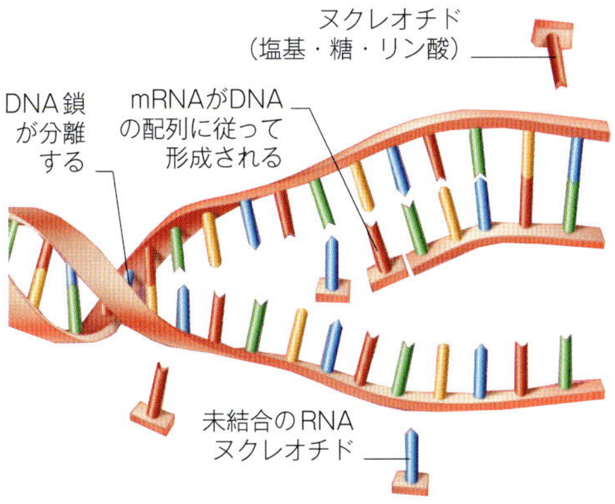

1 転写
細胞の核内で，DNAの2重鎖は一時的に分かれ，片方の鎖がmRNAを作るための鋳型としてはたらく．鋳型鎖のDNAの塩基に対応した塩基を持つRNAヌクレオチドが，露出したDNA塩基と共有結合を形成して固定されていく．これにより，DNA情報の鏡像が形成される．

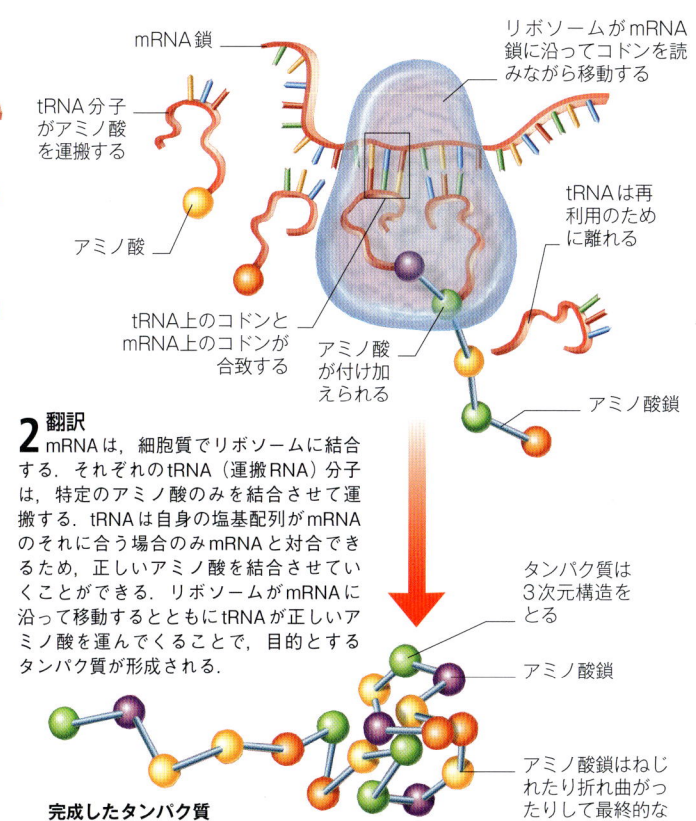

2 翻訳
mRNAは，細胞質でリボソームに結合する．それぞれのtRNA（運搬RNA）分子は，特定のアミノ酸のみを結合させて運搬する．tRNAは自身の塩基配列がmRNAのそれに合う場合のみmRNAと対合できるため，正しいアミノ酸を結合させていくことができる．リボソームがmRNAに沿って移動するとともにtRNAが正しいアミノ酸を運んでくることで，目的とするタンパク質が形成される．

完成したタンパク質

らせんと超らせん

DNAの何重にも巻かれた構造は，極小の空間に驚くべき長さのDNAをパッケージすることを可能としている．1本のDNAの長さは基本的に染色体の長さに等しく，これをほどくと約5cmの長さとなる．各細胞には46本の染色体がある（ただし，成熟した赤血球のような特殊な細胞には核がなくDNAを欠くものもある）．細胞が分裂しない時は，DNAは核内でクロマチンと呼ばれるゆるいらせんで曲がりくねり，もつれあった状態の構造をしている．このクロマチン構造のおかげで，タンパク質の形成などが可能になる．細胞が分裂を開始しようとする時は，DNAのらせんは超らせんへと変化し，より短く，より圧縮されて，典型的なX形の染色体として観察できるようになる．

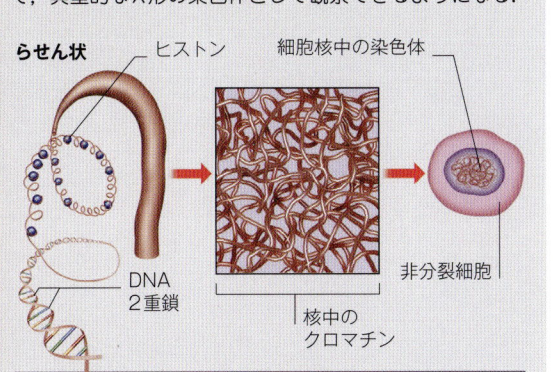

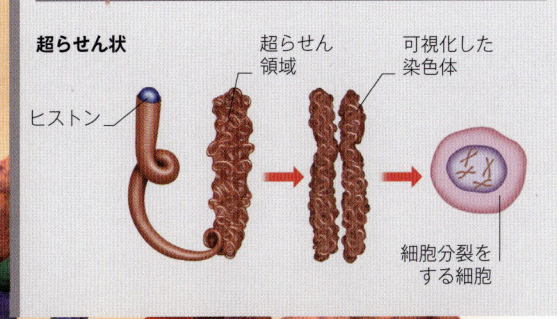

遺伝子とは何か？

遺伝子とは，1つのタンパク質を作るのに必要な一連のDNAである．つまり遺伝子は，そのタンパク質のアミノ酸配列を全てコードしているDNAのセクションである．ただし，これらのセクションはDNAの同じ鎖上にある必要もないし，同じ染色体に乗っている必要もない．DNAのあちこちの鎖にタンパク質の各部分のコードがばらばらに含まれている場合もある．一般的には，DNAの遺伝子中にはイントロンとエキソンと呼ばれる部分があり，最初はどちらも転写されて未成熟mRNAを形成する（下図参照）．そして未成熟mRNAからイントロンのみが切り取られ，エキソンどうしが結合して翻訳に必要な成熟mRNAとなる．また，遺伝子にはタンパク質をコードするDNAを制御する領域もあり，遺伝子の転写速度に影響を与えている．

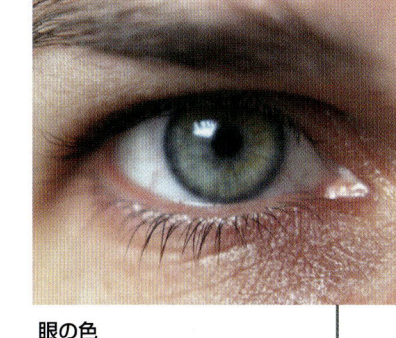

眼の色
虹彩の色は少なくとも3種類の遺伝子によって影響を受ける．bey 1およびbey 2は15番染色体に，geyは19番染色体に乗っている．

遺伝子のパーツ
遺伝子中のイントロンとエキソンと呼ばれる領域は，まずともにmRNAへと転写される．そして，イントロンから転写された部分だけが残されて成熟mRNAとなる．この成熟mRNAからタンパク質が作られる．

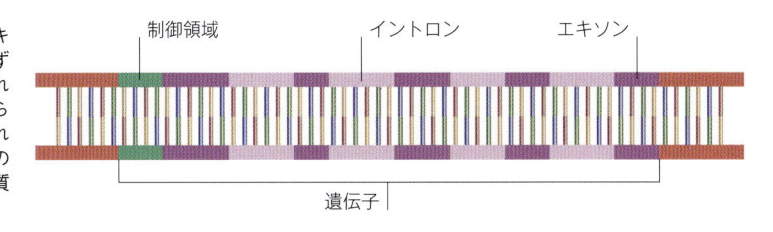

遺伝子サイズの範囲
遺伝子はそれぞれにサイズが大きく異なり，通常そのサイズは塩基対の数で表される．小さな遺伝子は数百塩基対の長さしかないが，一方で数百万塩基対にもなる遺伝子もある．β-グロビン遺伝子は最も小さい遺伝子の1つであり，ヘモグロビン分子の一部をコードしている．右図は大きな遺伝子とβ-グロビン遺伝子を比較したものである．

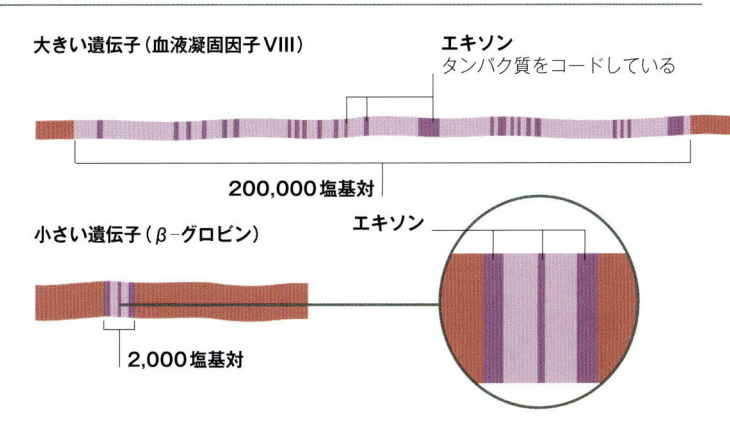

大きい遺伝子（血液凝固因子VIII） — 200,000塩基対
小さい遺伝子（β-グロビン） — 2,000塩基対
エキソン：タンパク質をコードしている

ゲノム

ゲノムとは，生命にとっての遺伝情報のフルセットであり，1個の細胞から複雑な成人の身体全体までの形成を制御している．ヒトゲノムは約30,000から35,000の遺伝子からなり，ほぼ全ての種類の体細胞に，2セット46本の染色体として存在している．

染色体とDNA

ヒトゲノムの塩基配列を国際的に解読しようとするヒトゲノムプロジェクトは2003年に達成された．この研究から，合計で32億塩基対からなる46本の染色体中に，3万以上の個々の遺伝子が同定された．DNAの大半は遺伝子をコードしておらず，非コード領域あるいは「ジャンク（がらくた）」DNAと呼ばれたが，それらが遺伝子の機能を制御している可能性もある．ジャンクDNAは非コード領域とは異なり，その構造は遺伝子とは似ていない．ゲノムをマッピングすることによって，どの遺伝子がどの代謝経路に関与しているのかを知ることができる．

有用および「無用」
タンパク質その他の物質を作るための情報を持つのはゲノムDNAのわずか3％と推測されている．非コード領域や「ジャンク」DNAの中には，他の遺伝子がタンパク質を作る際の速さを決めるなど，未知の用途を持つものもあるかもしれない．

- 3％ コードされているDNA（遺伝子）
- 23％ 非コード領域
- 74％ ジャンクDNA

核型
染色体のペアを順番に並べた写真は「核型」と呼ばれる．これによって，余分な染色体や，欠失したり壊れたり，あるいは異常なバンドの染色体が存在するかどうかを明らかにすることができる．この例は男性のものである（大きく曲がったX染色体と小さなY染色体が右下にみられる）．

染色体
この走査電子顕微鏡写真では，けばだったブラシのような染色体と，その中に2重鎖DNAのらせんおよび超らせんが観察できる．

染色体の補完
ヒト細胞における染色体の完全なセットは46本である．この中には22本の相同染色体のペアが含まれる．おのおのの染色体ペアは，片方が母親由来で，もう片方が父親由来である．これらの染色体は，最も大きい1番染色体から最も小さい22番染色体まで番号がつけられている．23番目のペアは性染色体で，XXでは女性になり，この図で示したようにXYでは男性になる．化学染色剤で染色すると，染色体にはバンドパターンと呼ばれる濃淡の線がみられる．これらのバンドパターンは，研究者が染色体上にある遺伝子の位置をマッピングするのに用いられる．

凡例
- 染色されないバンド
- 濃く染色されるバンド
- 薄く染色されるバンド

第7番染色体
初めて塩基配列が同定された染色体の1つで，約1億5,900万塩基対からなり，全ゲノムDNAの約5％以上を占める．短腕（7pと呼ばれる）には約6,000万塩基対が，残りの塩基対は長腕（7q）に存在する．染色体の一般的標識方法によって「住所」がわかれば，遺伝子の位置を同定することができる．例えば，嚢胞性線維症（CFTR）の遺伝子は7q31.2に局在している．

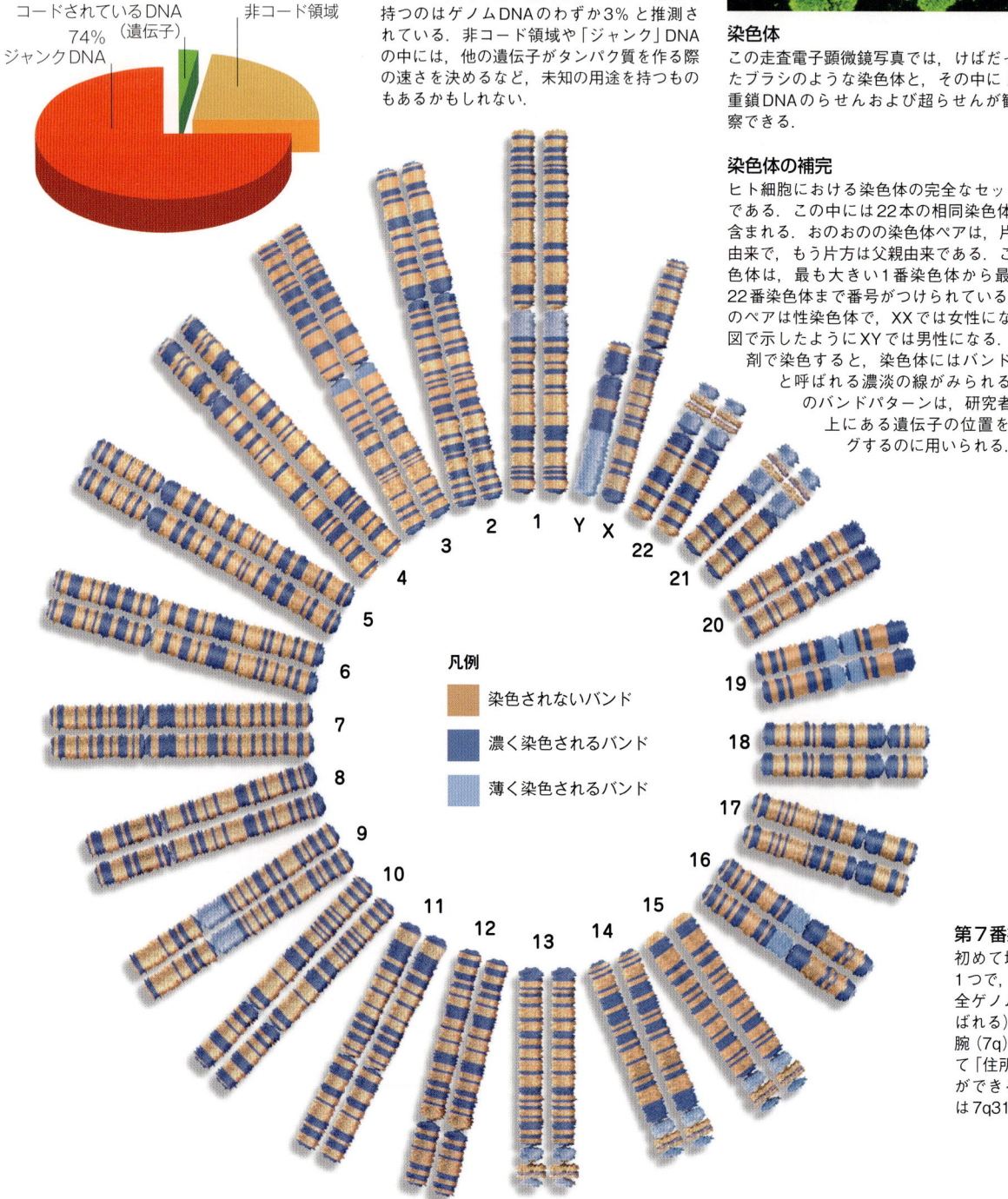

- p22.2
- p21.3
- p21.1
- p15.2
- p14.3
- p14.1
- p12.3
- p12.1
- q11.22
- q11.23
- q21.11
- q21.2
- q22.1
- q23.3
- q31.2 嚢胞性線維症
- q31.32
- q32.1
- q33
- q36.1
- q36.3

染色体

NO.	遺伝子	遺伝子機能の例
1番	3,100	膵液分泌，腫瘍抑制，コラーゲンタイプ，凝固因子V（F5）
2番	1,900	赤毛，骨と軟骨の成長（BMPR2）
3番	2,000	ロドプシン網膜色素（RHO），嗅覚（嗅覚受容体），DNA修復（MLH1）
4番	1,200	赤毛（HCL2），凝固因子XI，象牙質（DSPP）
5番	1,300	味覚受容体，成長ホルモン受容体，胚の分化（NIPBL）
6番	1,500	視覚色素（RDS）の制御，鉄バランス（HFE），免疫系（HLA-B）
7番	1,500	コラーゲンタイプ，色盲（青色/黄色），成長速度制御因子
8番	1,000	線維芽細胞増殖因子受容体1，脂質輸送および分解（LPL）
9番	1,100	血液型，過剰量のコレステロール除去（ABCA1）
10番	1,100	線維芽細胞増殖因子受容体2，腫瘍抑制（PTEN）
11番	1,800	白皮症（OCA1），βヘモグロビン（HBB），副甲状腺ホルモン，カルシトニン
12番	1,400	インターフェロン，コラーゲンタイプ，筋タンパク質の制御（PPP1R12A）
13番	550	コレステロール低下因子，凝固因子VIIおよびX
14番	1,300	甲状腺刺激ホルモン因子，凝固因子C
15番	950	茶色および青色の眼色（Bey1/Bey2），茶色の髪色（HC13），白皮症（OCA2）
16番	1,100	αヘモグロビン，皮膚の色—メラニン（MC1R），脂肪酸の分解（MLYCD）
17番	1,500	成長ホルモン，腫瘍抑制（FLCN），肝臓での尿素産生（NAGS）
18番	400	炎症の制御（MEFV），腫瘍抑制（SMAD4）
19番	1,700	緑色の眼色（Gey1），茶色の髪色（HCL1），神経細胞の保護（PRX）
20番	700	胚分化（JAG1），神経系の機能（PRNP）
21番	350	心筋および耳におけるカルシウムチャネル（KCNE1）
22番	700	腫瘍抑制（CHEK2），正常な神経機能（NEFH）
X	1,300	色盲（赤/緑），母性-胎児間境界の役割，脳の発達（CDKL5）
Y	300	性決定，骨格の発達（SHOX）（X染色体上にも存在する）

ミトコンドリア遺伝子

ミトコンドリアは独自のDNA（mtDNAとも呼ばれる），RNA，およびリボソームを持ち，それゆえミトコンドリア独自のタンパク質を多数生成することができる．染色体上に配置されている核DNAとは異なり，ミトコンドリアDNA分子は16,500塩基対からなる環状の2本鎖の形態をとっている．それぞれの鎖には37遺伝子が存在し，13個のタンパク質と22個のtRNA，2個のリボソームRNA（rRNA）をコードしている．ヒトでは1,000個以上の同一のmtDNA分子が存在する．ミトコンドリアDNAは遺伝学的系統を研究するのに用いられるが，それはミトコンドリアDNAは遺伝子変異の速度が速く主に母系遺伝するため，ある種の遺伝系統の由来を追跡することができるからである．

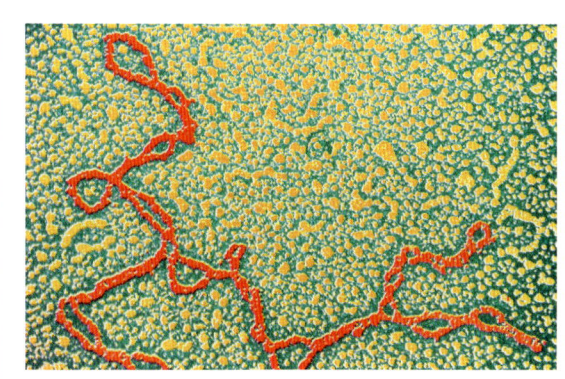

ミトコンドリアの核様体
核様体と呼ばれるミトコンドリアDNAは，末端が存在する他のDNAとは異なり，閉じたループを形成する．この電子顕微鏡写真では，いくつかの環状ループがみられ，分子がしばしばねじれていることを示している．

幹細胞

幹細胞は「始原細胞」あるいは未分化細胞である．この細胞は自己複製してその細胞群を維持するとともに，ある条件下では特定の細胞に分化する能力を持っている．胚性幹細胞は初期胚で生じ，最終的な身体において200種類以上の分化した細胞になる能力を持っている．成人の幹細胞は特定の組織にあり，そこですばやく増殖することにより細胞数を維持している．骨髄では，毎秒数百万もの異なった血球が産生されている．

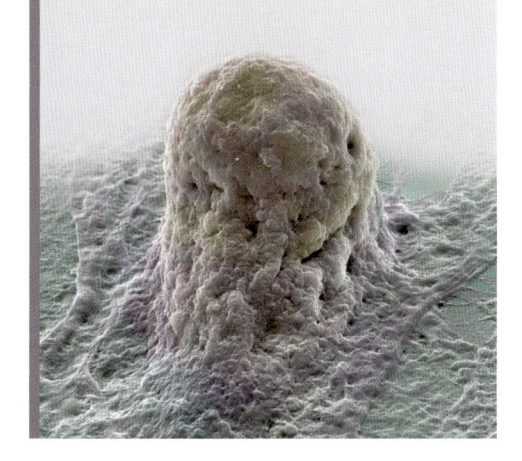

細胞の遺伝的制御

全ての細胞で全ての遺伝子が活性化してはたらいているわけではない．遺伝子がタンパク質や他の基質を産生可能にするプロセスを，遺伝子発現という．ある種の遺伝子の中には，大半の細胞でスイッチがONになり発現しているものがある．これらは，エネルギー産生のためのグルコースの代謝や細胞膜の生成といった基本的な生命のプロセスや，「ハウスキーピング」に関与する遺伝子である．他の遺伝子はスイッチがOFFになっている．これらは，ホルモンや筋細胞に認められるアクチンやミオシン線維といった特定のタンパク質など，特定の産物を生成する遺伝子である．細胞の分化は，成長因子や他の遺伝子産物である制御因子などによって，遺伝子のスイッチがONまたはOFFされて起こる．

細胞の分化

受精卵の分割によってできた最初の細胞は「全能性」である．それらが多数に分割されるにつれて，あらかじめプログラミングされていた指令が作用し始める．細胞間の接触パターンや化学的環境などの情報によって，特定の部位の細胞が特定の細胞，例えば神経や筋，皮膚などといった組織に分化していく．

前駆細胞
さまざまな細胞のどれにでもなることができる．ある系統の子孫細胞は分化して特化する能力を保持しているが，その他の系統では決まった細胞となる

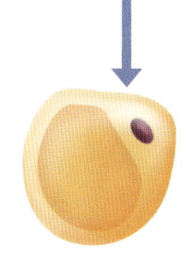

精子
燃料補給のためのミトコンドリアを持っている

筋細胞
長くて細い細胞で，収縮性のタンパク質を持っている

神経細胞
非常に特化した形と結合様式を備えている

上皮細胞
素早く増殖して死ぬようプログラムされている

脂肪細胞
食事がエネルギー所要量に満たない時に備えエネルギーを貯蔵する

細胞の種類と組織

ヒトの身体には200種類以上の分化した細胞が存在する。同種の細胞は密集して増殖し、他とは明確に区別できる組織を形成する。ただし、中には複数の種類の細胞からなる組織もある。

組織の型

組織を形づくる各細胞は、すべて同一の構造と同一の機能を持っている。初期胚の特定の細胞層から派生した4種類の主要組織型がある。すなわち、結合、筋、神経、上皮である。結合組織には、血液、骨、軟骨、腱、および靭帯などの結合組織の一種である。表皮と各器官を覆う組織は全て上皮組織である。言うまでもなく、筋組織は筋、神経組織は神経を形成している。

細胞の種類

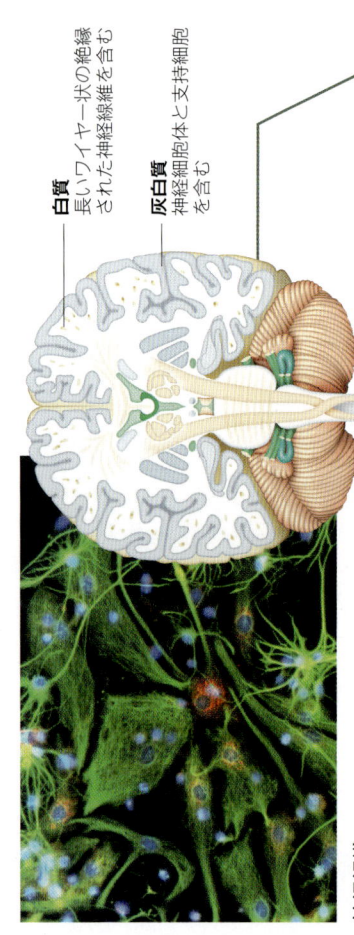

細胞は、組織内で果たす特定の機能に応じてさまざまな形と大きさをとり、細胞分裂の速度もそれぞれ異なっている。物理的な剥離や摩耗を被りやすいため持続的に置換されなければならない、上皮細胞（表面を覆い並んでいる）の分裂速度が最も速い。一方、神経細胞（ニューロン）のような構造的に複雑な細胞では、分裂速度は遅いか、あるいは全く分裂しない。

上皮細胞
これらの細胞は、皮膚を形成し、大半の器官の表面および中空器官の内腔を覆う。ここで示した細胞は小腸の内腔表面のものである。

錐細胞
錐体細胞は光感受性の細胞であり、目の網膜に存在する。この細胞は明るい光により活性化され、色覚を担っている。

平滑筋細胞
平滑筋の、大きく広がった紡錘形の細胞は筋線維とも呼ばれる。この形態は、内部にあるタンパク質のひもをスライドさせることで収縮を可能にしている。

神経細胞
それぞれの細胞は、神経シグナルを受けるための短い突起（樹状突起）と、シグナルを他の細胞に送るための長い「ワイヤー」（軸索）の構造を持つ。

精子
各々の精子は、父方由来の遺伝物質のセットを含む頭部と、卵に向かって推進するための長い鞭状の尾部を持っている。

卵細胞
この巨大な細胞は、母方由来の遺伝物質のセットと、初期胚を形成するための最初の細胞分裂に必要なエネルギー源を含んでいる。

赤血球
赤血球は、酸素を運搬するヘモグロビン分子の袋である。2枚の皿を逆向きに重ねたような形は、素早く最大量の酸素を吸収するのに役立つ。

脂肪細胞
脂肪細胞は、分厚く、脂肪が詰め込まれている。これは食物の供給がないときに備え合うエネルギー源としてたくわえられているものである。

神経組織

この蛍光免疫染色組織顕微鏡写真は、情報伝達を担う神経細胞（ニューロン）を支持し、神経組織にあってグリア細胞を示す。この細胞は神経膠細胞とも呼ばれる。図中には星状グリア細胞（明るい緑色で蜘蛛のような形）もあり、これらはニューロンに栄養素を供給している。

白質 — 長いワイヤー状の絶縁された神経線維を含む

灰白質 — 神経細胞体と支持細胞を含む

脳の前頭断面

疎性結合組織

結合組織の中には、皮膚の下層の一部にあるように、線維組織の中に疎に埋もれた細胞からなるものがある。ここでは、エラスチン（暗い線）とコラーゲン線維（幅の広い紫色の縞）の中に、線維芽細胞の核（暗い点）がみられる。

皮膚結合組織 — 図に示した皮膚の真皮と、その下にある器官を結合している

弾性軟骨 — 軽く柔軟で、喉頭を開いたままに保てる

ガラス軟骨 — 頑丈だが柔軟でもあり、ほとんどのタイプの軟骨に共通している

喉頭

弾性軟骨

軟骨組織（一種の結合組織）は細胞が占める割合と組成成分の違いによって分類される。この喉頭蓋の顕微鏡写真は、丸みを帯びた細胞（軟骨細胞）がエラスチン線維の間にみられる。この組成のために、軟骨は軽く強靭で弾力性に富んだ強靭なものになる。

骨格筋組織

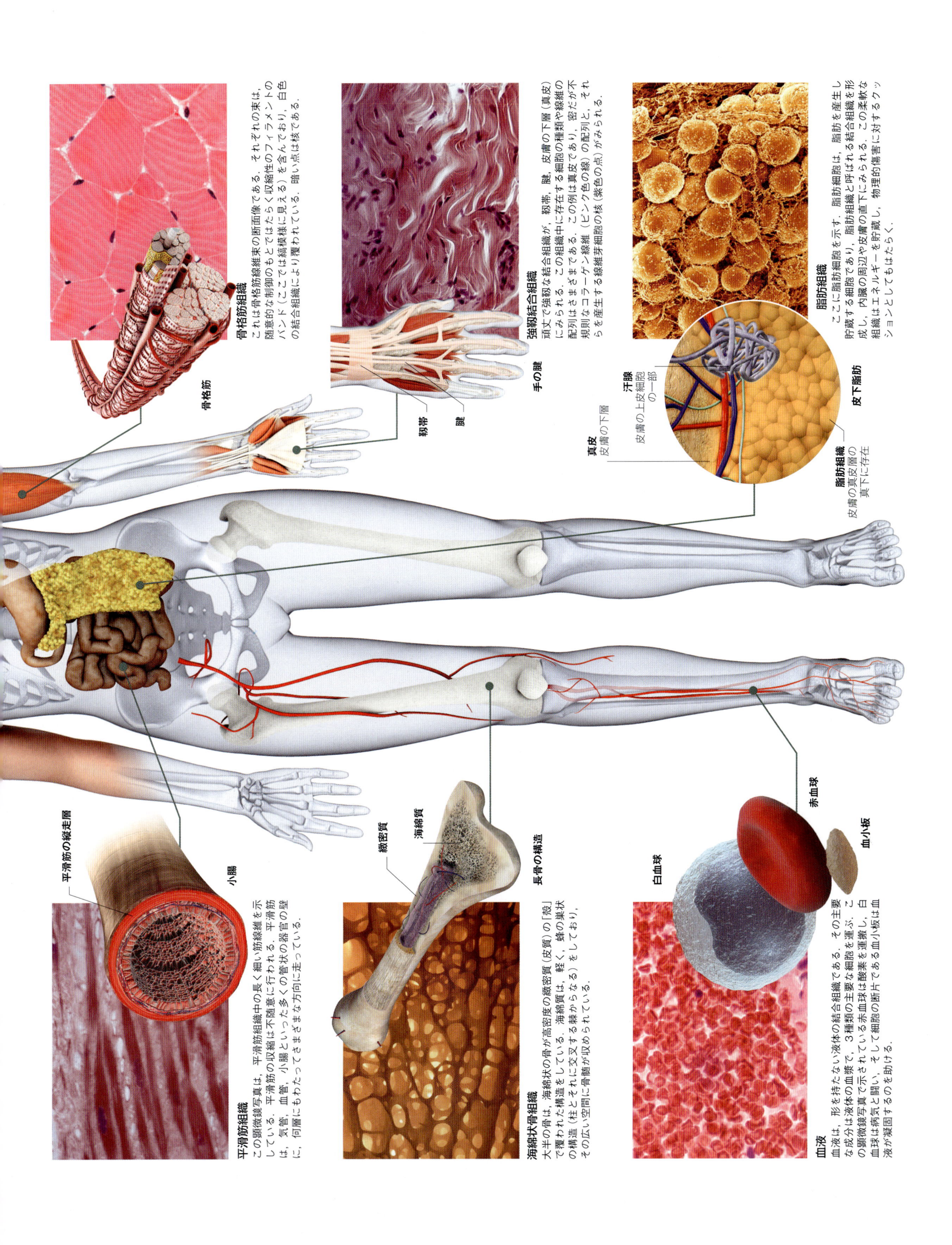

これは骨格筋線維束の断面像である。それぞれの束は、随意的な制御のもとではたらく収縮性のフィラメントのバンド（ここでは縞模様に見える）を含んでおり、白色の結合組織により覆われている。暗い点は核である。

骨格筋

強靱結合組織

頑丈で強靱な結合組織が、靱帯、腱、皮膚の下層（真皮）にみられる。この組織中に存在する細胞の種類や線維の配列はさまざまである。この例は真皮であり、密だが不規則なコラーゲン線維（ピンク色の線）と、それらを産生する線維芽細胞の核（紫色の点）がみられる。

靱帯
腱
手の腱

脂肪組織

ここに脂肪細胞を示す。脂肪細胞は、脂肪を産生し貯蔵する細胞であり、脂肪組織と呼ばれる結合組織を形成し、内臓の周辺や皮膚の直下にみられる。この柔軟な組織はエネルギーを貯蔵し、物理的な傷害に対するクッションとしてもはたらく。

汗腺
皮膚の上皮細胞の一部
真皮
皮膚の下層
皮下脂肪
脂肪組織
皮膚の真皮層の真下に存在

平滑筋組織

この顕微鏡写真は、平滑筋組織中の長く細い筋線維を示している。平滑筋の収縮は不随意に行われる。平滑筋は、気管、血管、小腸といった多くの管状の器官の壁に、何層にもわたってさまざまな方向に走っている。

平滑筋の縦走層
小腸

海綿状骨組織

大半の骨は、海綿状の骨が高密度の緻密質（皮質）の「殻」で覆われた構造をしている。海綿質は、軽く、蜂の巣状の構造（柱とよばれる交叉する棘からなる）をしており、その広い空間に骨髄が収められている。

緻密質
海綿質
長骨の構造

血液

血液は、形を持たない液体の結合組織である。その主要な成分は液体の血漿で、3種類の主要な細胞を運ぶ。この顕微鏡写真で示されている赤血球は酸素を運搬し、白血球は病気と闘い、そして細胞の断片である血小板は血液が凝固するのを助ける。

赤血球
血小板
白血球

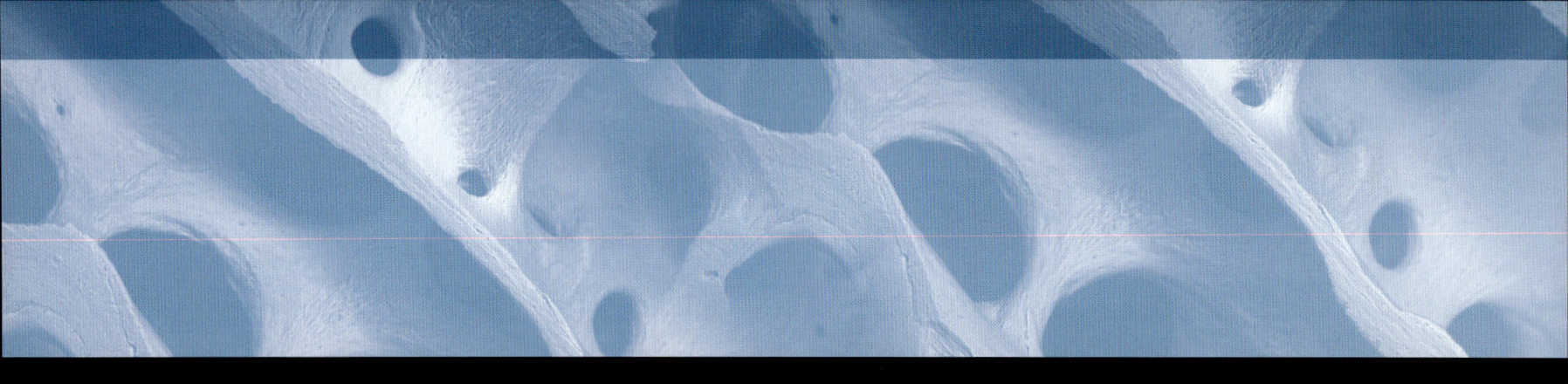

精密な構造の関節部において，骨と骨格筋は緊密な連結をしている．骨は，強固な骨組み（骨格）と，多様な運動を可能とする安定した関節を構成する．また，骨は心臓血管系にも機能的にかかわりを持っており，骨髄からは何百万もの新しい血液細胞が刻々と放出されている．健康的な食事に伴う十分な無機質の摂取，特にカルシウムの摂取および定期的で適度な運動により，多くの骨疾患や関節疾患のリスクを下げることが可能である．

骨格系

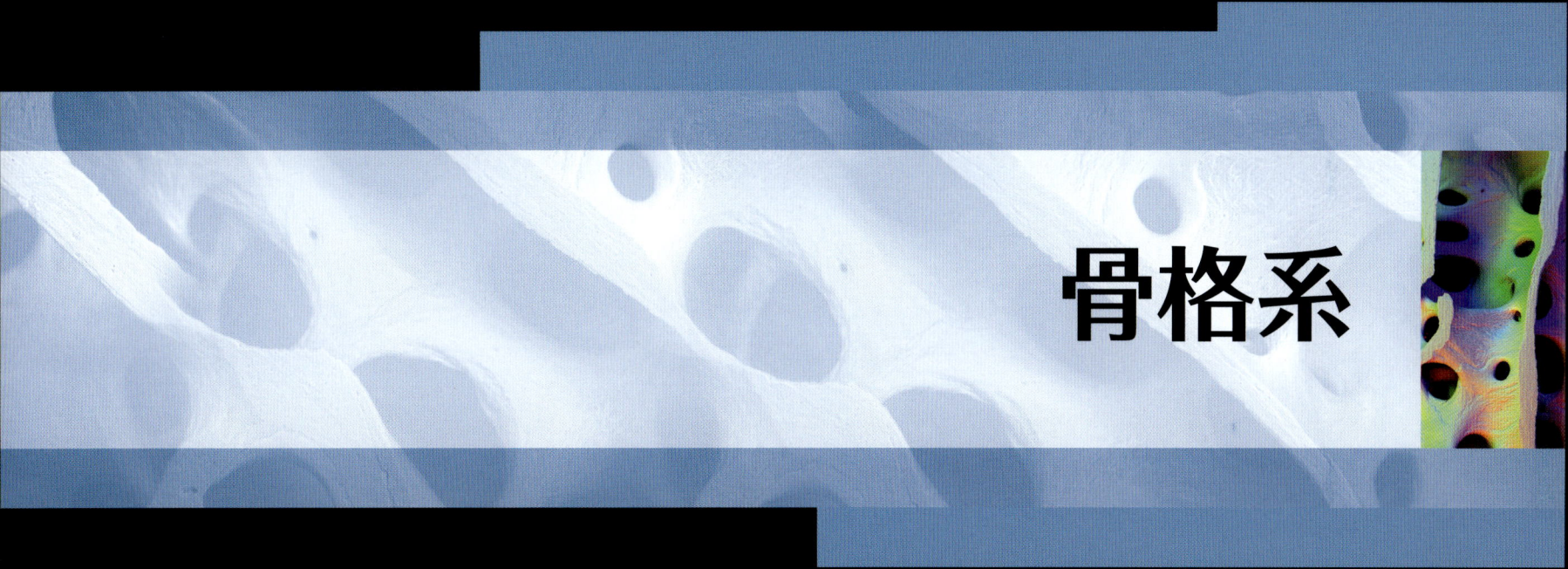

骨格

骨格は健康なヒトの体重の約5分の1を占めている。この人体内部の可動的な骨組みにより、人体の全ての部位と組織が支持されている。また、骨格は、頭蓋が内部に脳を収納するように、ある特定の器官を保護する役割も持つ。さらに骨は、重要な無機質、特にカルシウムを蓄積し、新たな血球の産生も行うのである。

骨格は、平均的には206個の骨から構成されている。変異もあり、およそ20人に1人に過剰な肋骨がある。また、頭蓋を構成するそれぞれの骨の数にも変異がある。骨は活動的な組織であり、およそ22%が水で、軽量で柔軟な構造にもかかわらず非常に堅牢である。骨格は、その重量、強さおよび耐久性において、先端技術による合成材料で作られた同様のフレームよりも優れている。骨が損傷した場合、骨自体が修復機能を発揮する。また、乗馬や重量挙げなどにより骨に運動刺激が加わる際には、そのストレス部位において、骨の厚みと強度が増す骨改変も起こる。骨格は、軸骨格と付属肢骨格の2つに分類される。軸骨格は頭蓋、脊柱、肋骨、胸骨から成り、付属肢骨格は肩甲部、上腕部、前腕部、手部、殿部、大腿部、下腿部、足部の骨である。206個の骨のうち、80個が軸骨格、64個が上肢骨で、62個が下肢骨である。

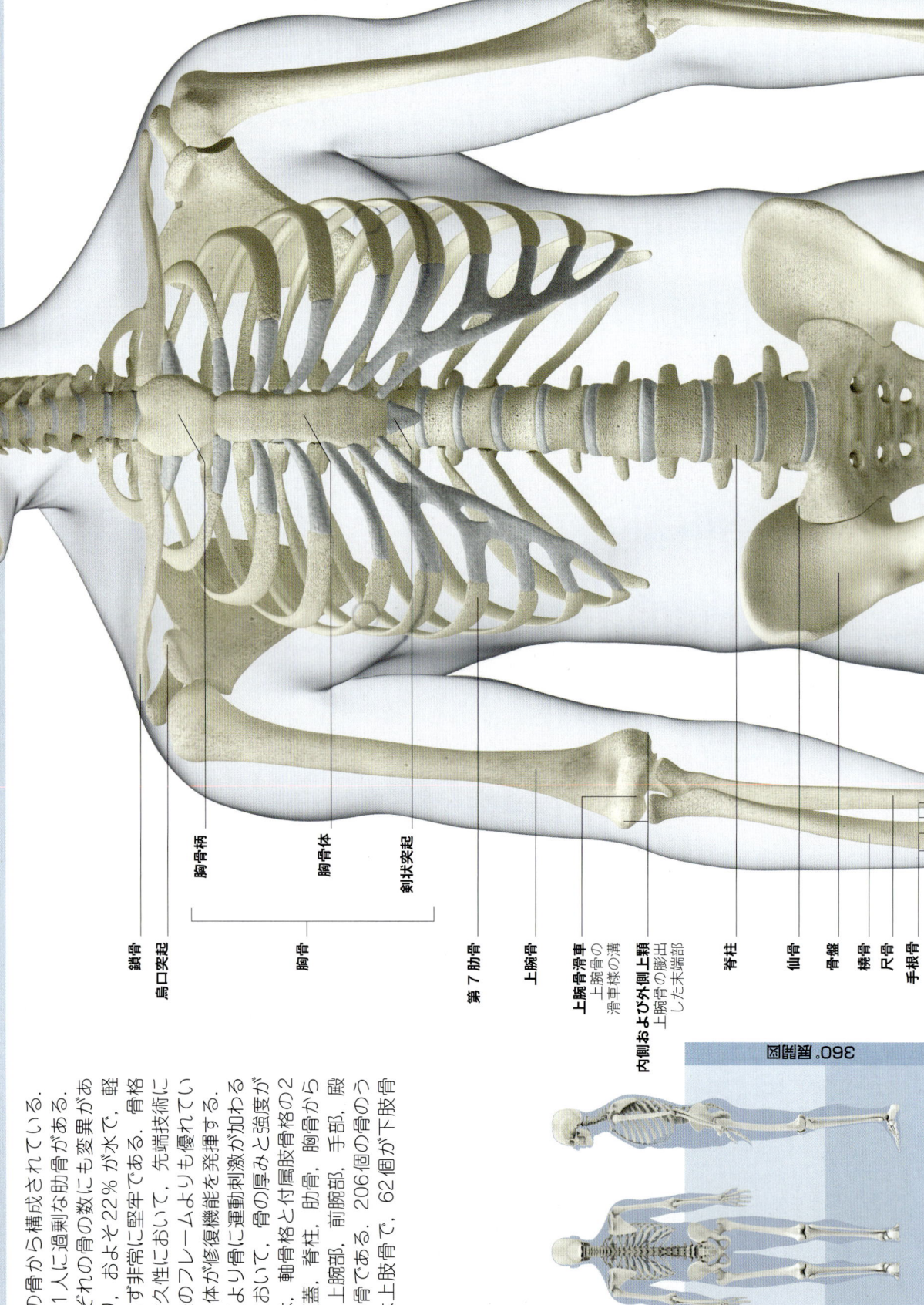

頭蓋
下顎骨

鎖骨
烏口突起
胸骨柄
胸骨
胸骨体
剣状突起
第7肋骨
上腕骨
上腕骨滑車
上腕骨の滑車様の溝
内側および外側上顆
上腕骨の膨出した末端部
脊柱
仙骨
骨盤
橈骨
尺骨
手根骨

360° 図鑑

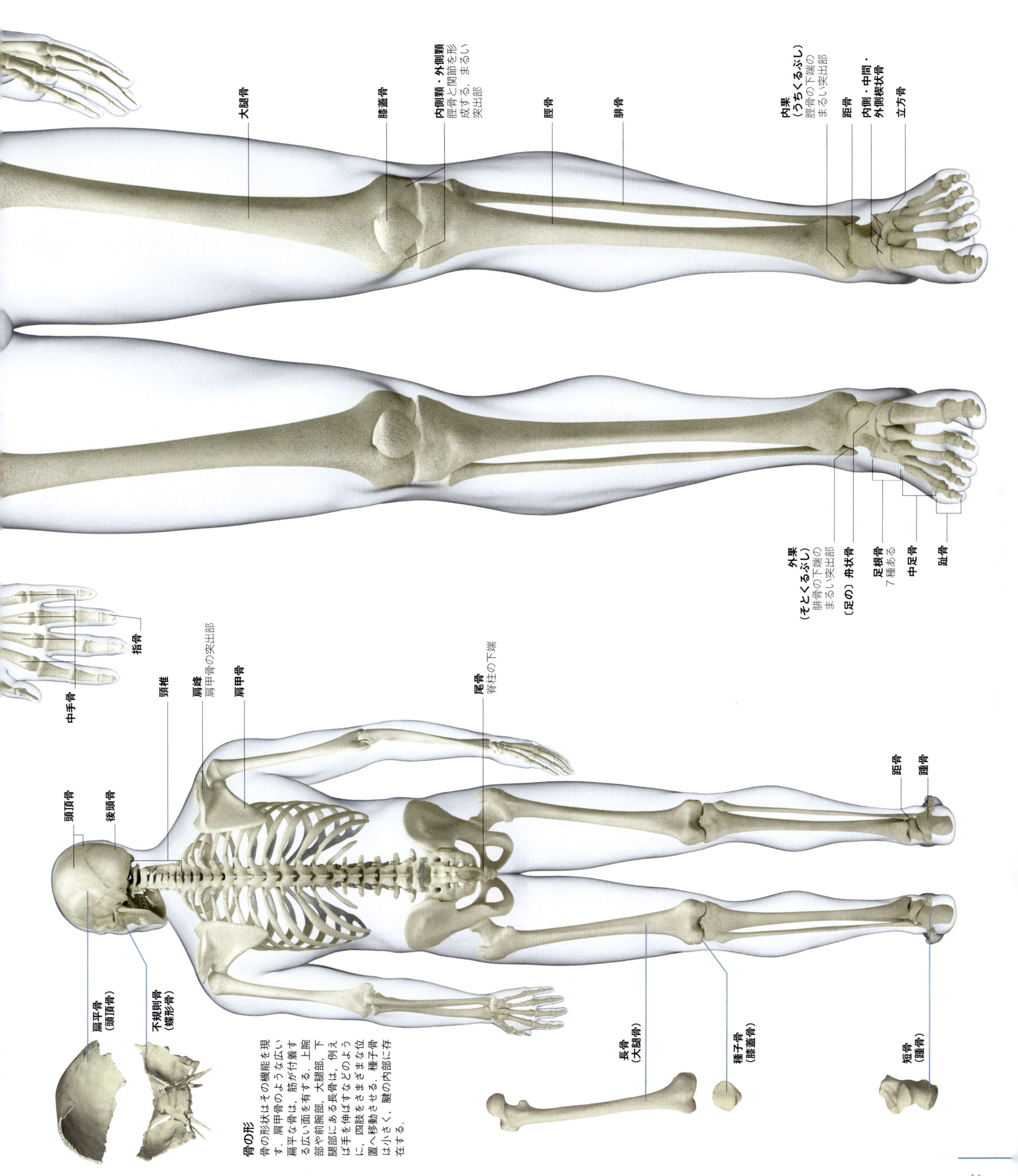

大腿骨
膝蓋骨
内側顆・外側顆
脛骨と関節を形成する、まるい突出部
脛骨
腓骨
内果（うちくるぶし）
脛骨の下端のまるい突出部
距骨
内側・中間・外側楔状骨
立方骨

外果（そとくるぶし）
腓骨の下端のまるい突出部
（足の）舟状骨
足根骨　7種ある
中足骨
趾骨

指骨
中手骨
頸椎
肩峰　肩甲骨の突出部
肩甲骨
尾骨　脊柱の下端

頭頂骨
後頭骨

距骨
踵骨

扁平骨（頭頂骨）
不規則骨（蝶形骨）

長骨（大腿骨）
種子骨（膝蓋骨）
短骨（踵骨）

骨の形

骨の形状はその機能を現す。肩甲骨のような広い扁平な骨は、筋が付着する広い面を有する。上腕部や前腕部、大腿部、下腿部にある長骨は、例えば手を伸ばすなどのように、四肢を移動させる。種子骨は小さく、腱の内部に存在する。

37

骨構造

骨は結合組織の1つで，アルミニウムのように軽いにもかかわらず，鋼鉄のように強い．骨は特殊な細胞とタンパク質の線維で構成されている．不動状態にあったり死亡していたりする場合を除いて，骨は絶えず破壊と再生を繰り返している．それぞれの骨は成長の過程でその大きさと形状を適合させ，ストレスにも反応する．

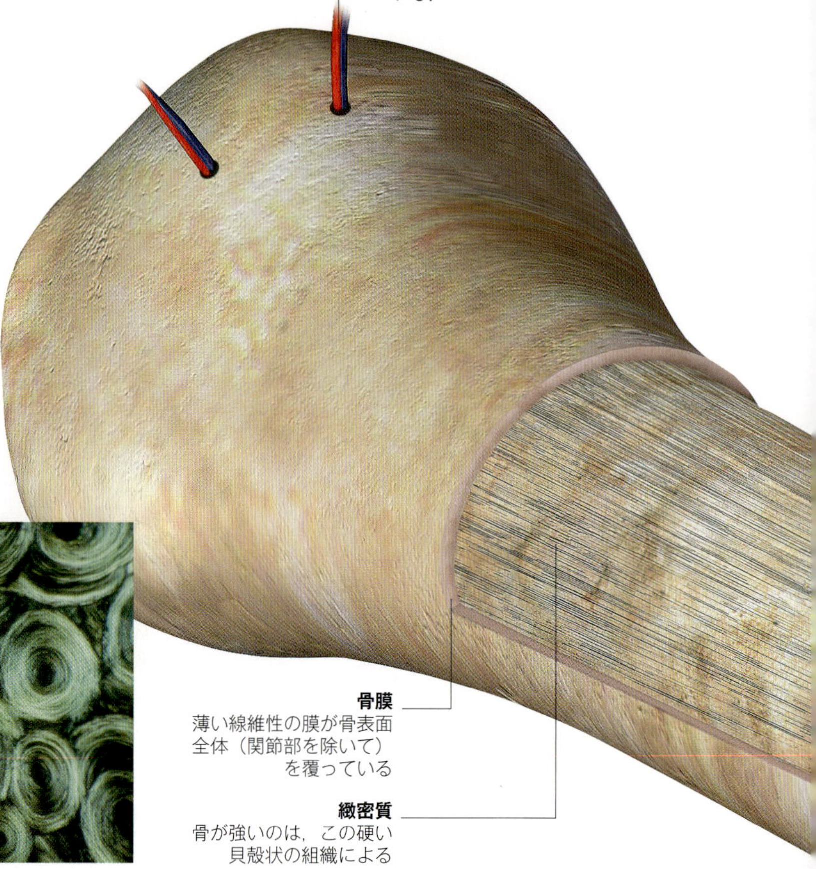

血管
血管が豊富なネットワークを形成し，骨を栄養する．

骨の内部
下肢などの長骨は，最も多くの種類の骨組織を有している．海綿質と緻密質の比率は年齢や活動性により変化し，骨にかかる身体的ストレスを反映している．

骨の構造

大腿骨，脛骨または上腕骨のような長骨の骨幹部には髄腔がある．髄腔には，血球を生産する赤色骨髄と，大部分が脂肪組織である黄色骨髄，そして豊富な血管が存在する．髄腔の周囲には海綿質の層があり，蜂の巣状の腔所にも骨髄が存在する．海綿質の周囲には，硬く，緻密で強い緻密質の殻状の層がある．また，骨の表面を覆う骨膜と髄腔を連絡する小管が存在する．骨組織は，特殊な細胞とタンパク質の線維，おもにコラーゲンでできていて，それらの間隙には，水分，無機質の結晶，塩分基質，および炭水化物その他の物質が存在する．骨の細胞には，骨新生の際に骨を石灰化する骨芽細胞(osteoblasts)，健常な骨組織を維持する骨細胞(osteocytes)，さらに，変性した骨組織や不必要な骨組織を吸収する破骨細胞(osteoclasts)がある．

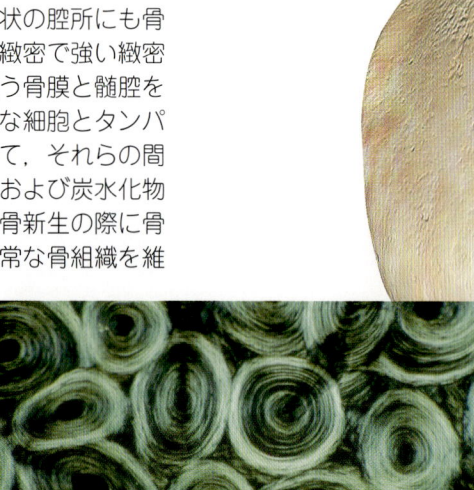

骨膜
薄い線維性の膜が骨表面全体（関節部を除いて）を覆っている．

緻密質
骨が強いのは，この硬い貝殻状の組織による．

緻密質
緻密質（皮質骨）は骨単位（オステオン）と呼ばれる小さな円柱状構造で構成される．顕微鏡観察から，これらがしっかりと束ねられており，この構造が強度を高めていることがわかる．

骨の細胞

健康な骨は，骨髄において血球とともに産生される3種類の細胞によって維持される．骨の成長において，まず最初に骨芽細胞が骨を製造する．次に，それらは周囲の骨組織を維持する骨細胞に変化する．破骨細胞は多数の核を持つ大型の細胞であり，不必要な骨，あるいは病的な骨を破壊する．

骨の中の骨細胞

この強拡大の写真では，皮質骨の骨小腔に存在する骨細胞が示されている．

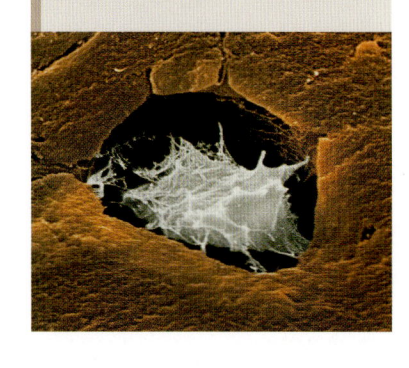

骨成長

胎児期および幼児期において，大部分の骨は軟骨構造から発生する．骨化は，無機塩とその結晶，おもにリン酸塩とカルシウム炭酸塩の沈着によって，軟骨組織が骨組織に変化するプロセスである．小児期における身長の増大の多くは，長骨の伸長によっている．長骨の遠位端あるいは近位端の付近は，長さの増大と骨化が起こる骨端板（骨端軟骨）の部位である．ここでは，軟骨細胞（次ページ参照）が増殖し，骨幹方向に柱状に形成される．軟骨細胞は増大したのち死滅し，そのスペースが新しい骨細胞によって占められる．このようにして骨端板は骨幹の長軸成長方向に移動し，骨幹と骨頭の間にとどまる．

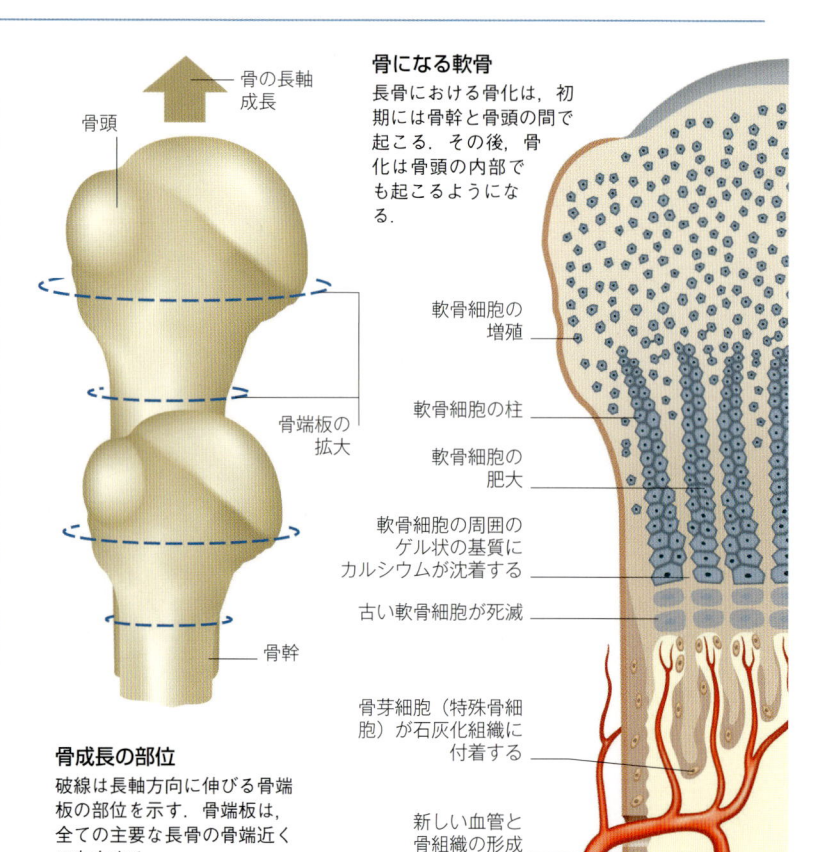

骨の長軸成長
骨頭
骨端板の拡大
骨幹

骨成長の部位
破線は長軸方向に伸びる骨端板の部位を示す．骨端板は，全ての主要な長骨の骨端近くに存在する．

骨になる軟骨
長骨における骨化は，初期には骨幹と骨頭の間で起こる．その後，骨化は骨頭の内部でも起こるようになる．

- 軟骨細胞の増殖
- 軟骨細胞の柱
- 軟骨細胞の肥大
- 軟骨細胞の周囲のゲル状の基質にカルシウムが沈着する
- 古い軟骨細胞が死滅
- 骨芽細胞（特殊骨細胞）が石灰化組織に付着する
- 新しい血管と骨組織の形成

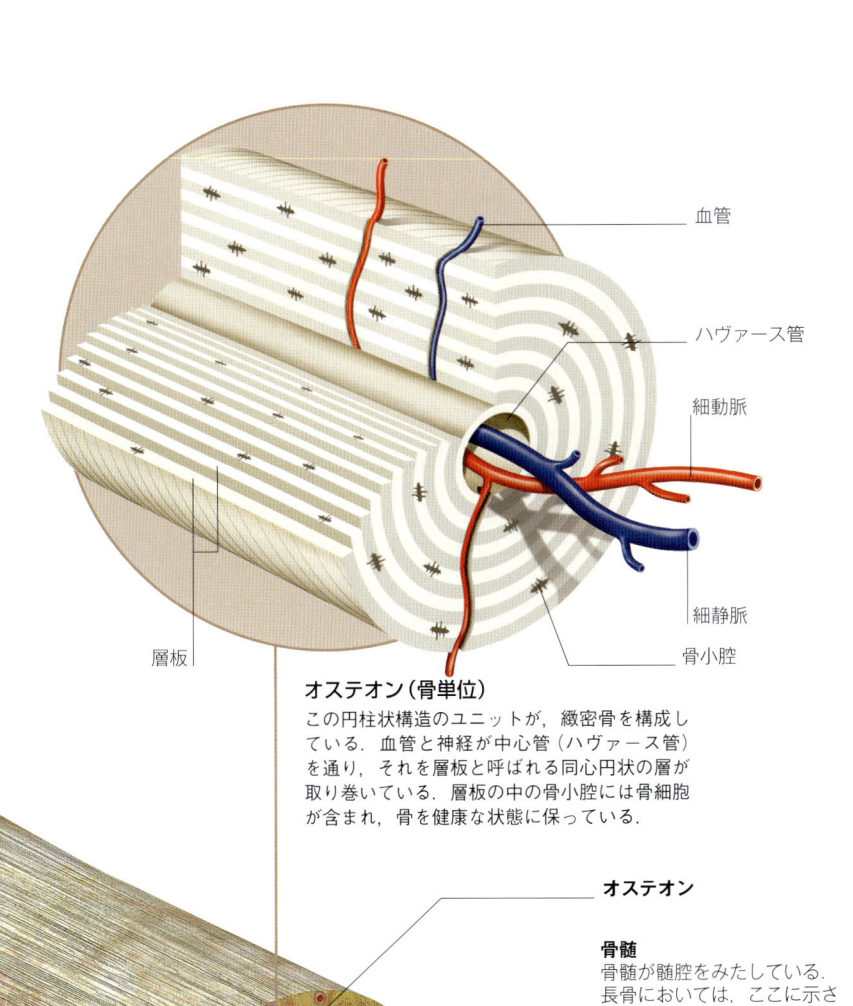

軟骨

軟骨は強靱であり，高い適応能（変形能）を持つ組織である．タンパク質や炭水化物など多くの物質が含まれたゲル状の基質を含んでおり，さまざまな種類の線維が埋め込まれたその基質と，軟骨組織全体を形成し維持する軟骨細胞から構成されている．軟骨細胞は，軟骨小腔と呼ばれる小腔に収まっている．通常，軟骨には血管は存在せず，栄養と酸素は拡散によって得ており，老廃物の排泄もその逆方向の拡散による．軟骨には，ガラス軟骨，線維軟骨，弾性軟骨があり，これらは基質，軟骨細胞，および線維成分のそれぞれの占める比率により分類される．最も柔軟性のある軟骨は弾性軟骨であり，この柔軟性は，弾性線維が多く基質が少ないことによる．弾性軟骨は，耳介，喉頭蓋，喉頭などの部位で軽量かつ柔軟な構造を支持する．

血管
ハヴァース管
細動脈
細静脈
骨小腔
層板

オステオン（骨単位）
この円柱状構造のユニットが，緻密骨を構成している．血管と神経が中心管（ハヴァース管）を通り，それを層板と呼ばれる同心円状の層が取り巻いている．層板の中の骨小腔には骨細胞が含まれ，骨を健康な状態に保っている．

ガラス軟骨
密なコラーゲン線維によって，この軟骨は特に強靱で耐性を備えている．ガラス軟骨は，関節内の骨端部，肋骨の軟骨部，気管，鼻部などの軟骨にみられる．

線維軟骨
この軟骨は，少量の基質ゲルと多くの密なコラーゲン線維束からなる．線維軟骨は，顎関節の関節円板，膝関節の関節半月，椎間円板などにみられる．

オステオン

骨髄
骨髄が髄腔をみたしている．長骨においては，ここに示されるように最初は赤色骨髄であるが，のちに黄色骨髄に変化する

海綿質
格子状の構造であり，骨のスパイク（骨梁）が力学的ストレスが最大となる方向に配列されている

静脈

骨端
骨頭は広がった形をとり，おもに海綿質を含んでいる

骨幹
骨幹部の大部分は骨髄と緻密質からなる

動脈

血液工場
赤色骨髄は，造血性組織を含み，おもな機能は，赤血球，白血球，血小板の3種類の血液細胞を産生することである．出生時には赤色骨髄は全ての骨に存在するが，成長とともに長骨では徐々に黄色骨髄となり，造血能は失われる．

血液細胞の形成
この顕微鏡画像は，血流に向かう赤血球の点在する赤色骨髄を示す．

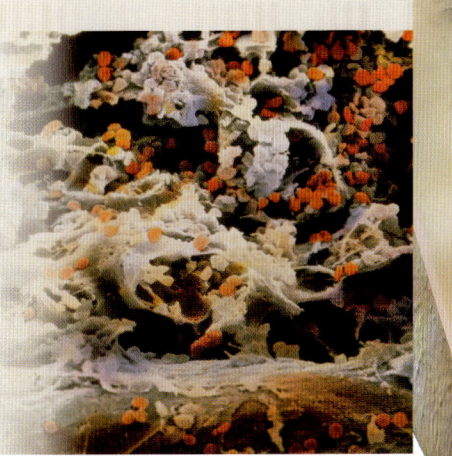

関節

2つの骨の連結部を関節と呼ぶ．関節は，その形態と，それが可能とする動きの種類によって分類される．人体には300以上の関節が存在する．

滑膜性の連結

全身で最も多く存在し，最も広範な部位に用いられ，可動性の高い関節が滑膜性の連結である．この関節は，酷使されずに適度な運動に用いられるのであれば，数十年間は十分に機能可能である．滑膜性の連結は，外面の保護的カバーである関節包によって包まれている．関節包内面の滑膜は，関節面が最少の摩耗でなめらかに動作するように，すべりやすいオイル状の滑液を産生する．全身にはおよそ230ヵ所の滑膜性の連結がある．

滑膜性の連結の分類
滑膜性の連結の可動範囲は，関節軟骨（p.41参照）の形状とその接続の様式によって決まる．

半可動関節と不動関節

全ての関節が広い可動域を持っているわけではない．ある関節は成長に適応するための関節であり，また優れた安定性のために機能するものもある．これらの関節の骨は通常，軟骨あるいはコラーゲンのような基質でできた強靱な線維によって連結されている．頭蓋の不動関節は，成長完了時にそれぞれの頭蓋骨が介在する結合組織によってしっかり結合され，縫合を形成する．

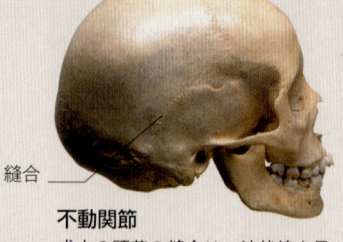

縫合

不動関節
成人の頭蓋の縫合は，波状線を呈する．幼児期の縫合は，脳の急速な成長膨大に対応できるようにゆるく結合している．

恥骨結合

半可動関節
恥骨結合のように多少柔軟性がある関節では，骨は線維軟骨で結合している．

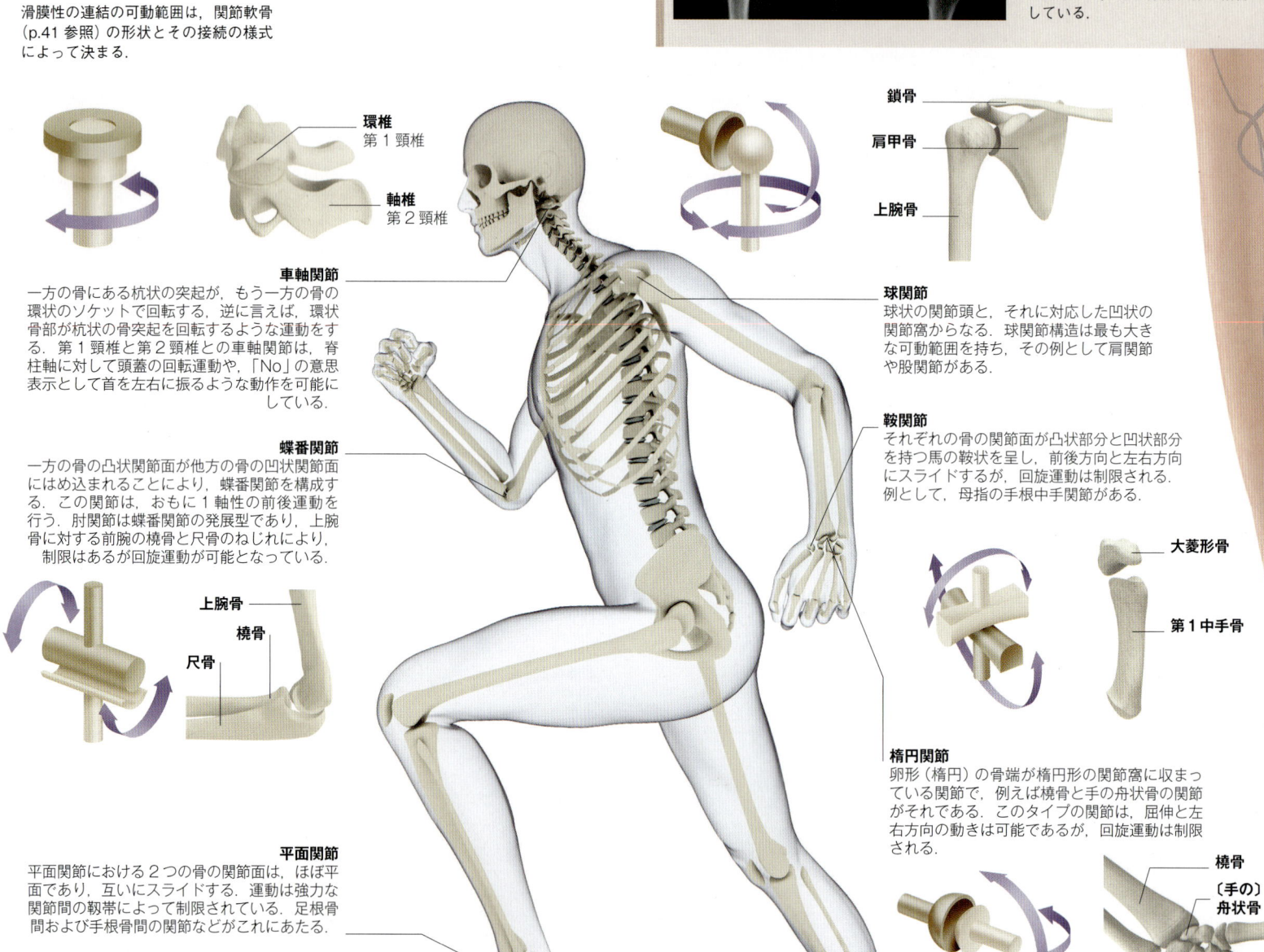

環椎 第1頸椎
軸椎 第2頸椎

車軸関節
一方の骨にある杭状の突起が，もう一方の骨の環状のソケットで回転する．逆に言えば，環状骨部が杭状の骨突起を回転するような運動をする．第1頸椎と第2頸椎との車軸関節は，脊柱軸に対して頭蓋の回転運動や，「No」の意思表示として首を左右に振るような動作を可能にしている．

蝶番関節
一方の骨の凸状関節面が他方の骨の凹状関節面にはめ込まれることにより，蝶番関節を構成する．この関節は，おもに1軸性の前後運動を行う．肘関節は蝶番関節の発展型であり，上腕骨に対する前腕の橈骨と尺骨のねじれにより，制限はあるが回旋運動が可能となっている．

上腕骨
橈骨
尺骨

平面関節
平面関節における2つの骨の関節面は，ほぼ平面であり，互いにスライドする．運動は強力な関節間の靱帯によって制限されている．足根骨間および手根骨間の関節などがこれにあたる．

足根骨
平面関節
中足骨

鎖骨
肩甲骨
上腕骨

球関節
球状の関節頭と，それに対応した凹状の関節窩からなる．球関節構造は最も大きな可動範囲を持ち，その例として肩関節や股関節がある．

鞍関節
それぞれの骨の関節面が凸状部分と凹状部分を持つ馬の鞍状を呈し，前後方向と左右方向にスライドするが，回旋運動は制限される．例として，母指の手根中手関節がある．

大菱形骨
第1中手骨

楕円関節
卵形（楕円）の骨端が楕円形の関節窩に収まっている関節で，例えば橈骨と手の舟状骨の関節がそれである．このタイプの関節は，屈伸と左右方向の動きは可能であるが，回旋運動は制限される．

橈骨
〔手の〕舟状骨

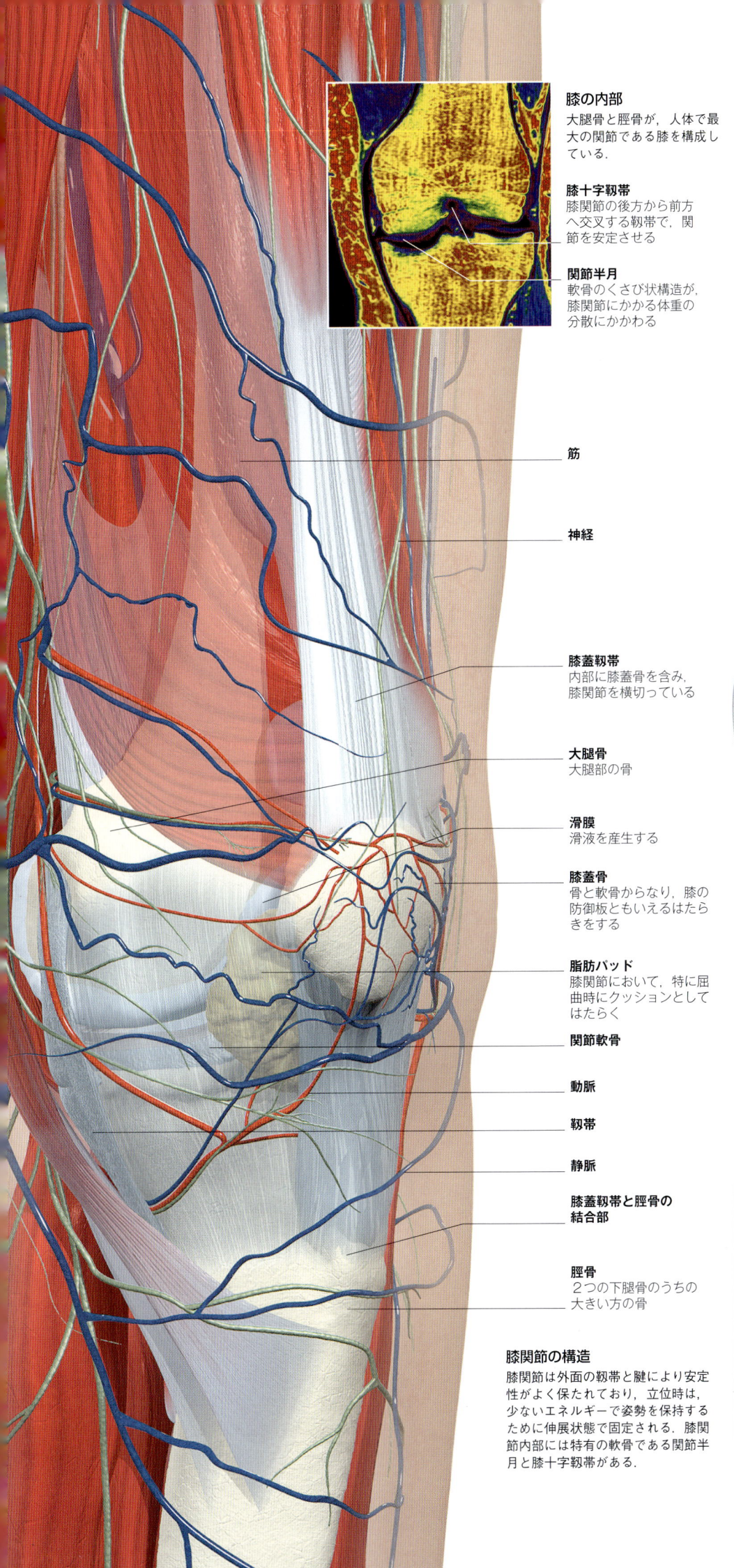

関節の内部

滑膜性の連結の骨端は，平滑で若干の圧縮性を持つ関節軟骨によって覆われ，保護されている．関節の周囲は強靭な結合組織からなる関節包に包まれており，関節包は骨端に付着している．滑膜は関節の繊細な内張りであり，持続的に粘調な滑液を関節腔内に分泌し，関節をなめらかに保っている．また，滑液は関節軟骨に脂肪とタンパク質を与えるはたらきをし，常に再吸収されている．関節包が線維性に肥厚したものである靭帯は，それぞれの骨を固定する．靭帯は，骨が離れすぎたり不自然な方向へ動いたりするのを防ぐ．筋は関節部で腱によって骨に結合し，安定性を保つために緊張したり，運動のために収縮したりする．

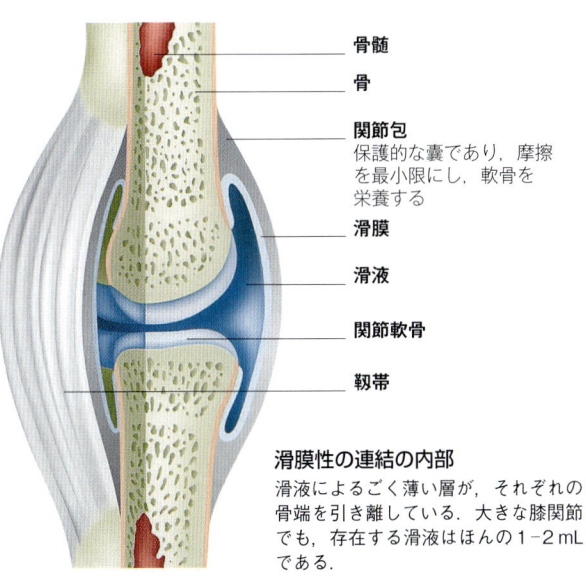

膝の内部
大腿骨と脛骨が，人体で最大の関節である膝を構成している．

膝十字靭帯
膝関節の後方から前方へ交叉する靭帯で，関節を安定させる

関節半月
軟骨のくさび状構造が，膝関節にかかる体重の分散にかかわる

筋

神経

膝蓋靭帯
内部に膝蓋骨を含み，膝関節を横切っている

大腿骨
大腿部の骨

滑膜
滑液を産生する

膝蓋骨
骨と軟骨からなり，膝の防御板ともいえるはたらきをする

脂肪パッド
膝関節において，特に屈曲時にクッションとしてはたらく

関節軟骨

動脈

靭帯

静脈

膝蓋靭帯と脛骨の結合部

脛骨
2つの下腿骨のうちの大きい方の骨

膝関節の構造
膝関節は外面の靭帯と腱により安定性がよく保たれており，立位時は，少ないエネルギーで姿勢を保持するために伸展状態で固定される．膝関節内部には特有の軟骨である関節半月と膝十字靭帯がある．

骨髄

骨

関節包
保護的な嚢であり，摩擦を最小限にし，軟骨を栄養する

滑膜

滑液

関節軟骨

靭帯

滑膜性の連結の内部
滑液によるごく薄い層が，それぞれの骨端を引き離している．大きな膝関節でも，存在する滑液はほんの1–2 mLである．

ショックアブソーバー（緩衝材）としての軟骨

滑膜性の連結の骨端を覆っている関節軟骨はガラス軟骨（p.39参照）である．突然の殴打や振動による膝関節への衝撃があると，この軟骨はショックアブソーバーとして機能し，衝撃力を放散したり，より硬い組織である骨の損傷を防いだりする．ある関節には，軟骨に強靭な線維を含むものがある．例えば脊柱の椎体間の線維軟骨のパッドである椎間円板がそれである．線維軟骨は，顎関節，橈骨手根関節，膝関節の関節半月にも存在する．

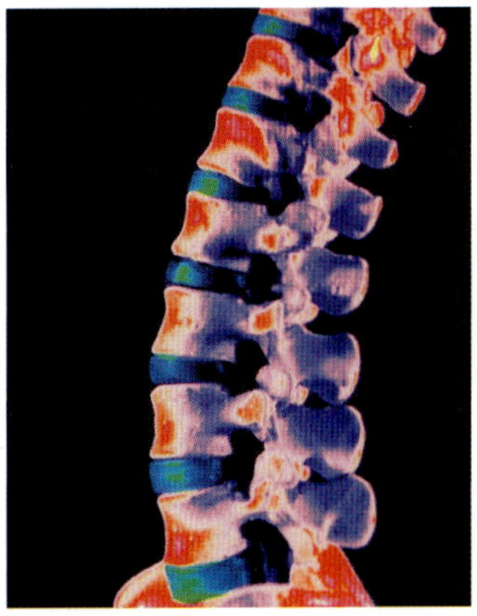

脊柱の軟骨
線維軟骨の椎間円板は，脊柱の安定と保護という重要な役割をする．

頭蓋

ヒトの頭部は29個の骨から構成される．頭蓋そのものは22個の骨から構成されており，下顎骨を除いた21個の骨は固定されている．残りの7個の骨は，頭部上方に位置する舌骨と，中耳に存在する3対の小さな耳小骨である．

頭蓋

2つの骨群が頭蓋を構成する．上部の8個の骨は，脳を収め保護するドーム状の脳頭蓋（頭蓋冠）を構成する．他の14個の骨は顔面骨を構成する．22個の骨のうち21個は，成長に伴い縫合という連結線で強く結合するようになる．下顎骨は固定されずに左右の顎関節で頭蓋と連結する．

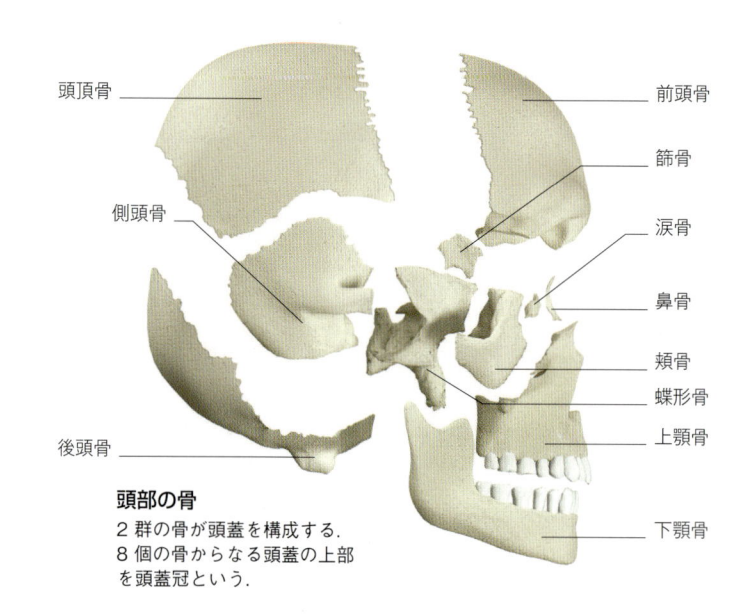

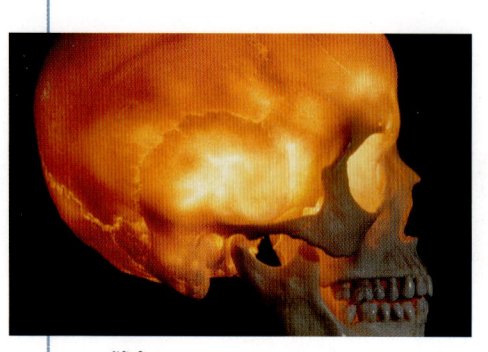

頭部の骨
2群の骨が頭蓋を構成する．8個の骨からなる頭蓋の上部を頭蓋冠という．

縫合
バックライトにより強調されている頭蓋のラインが頭蓋骨の結合縁である．

副鼻腔

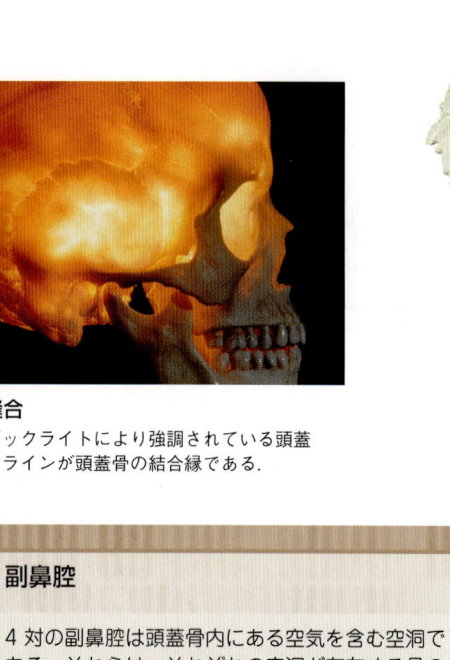

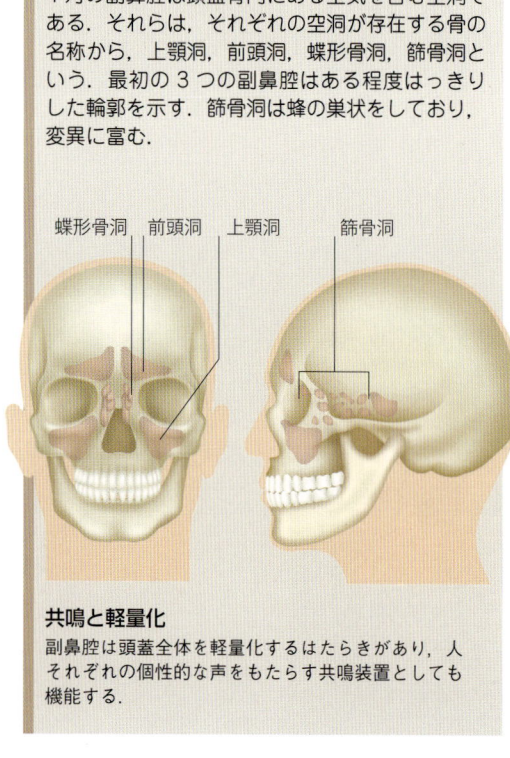

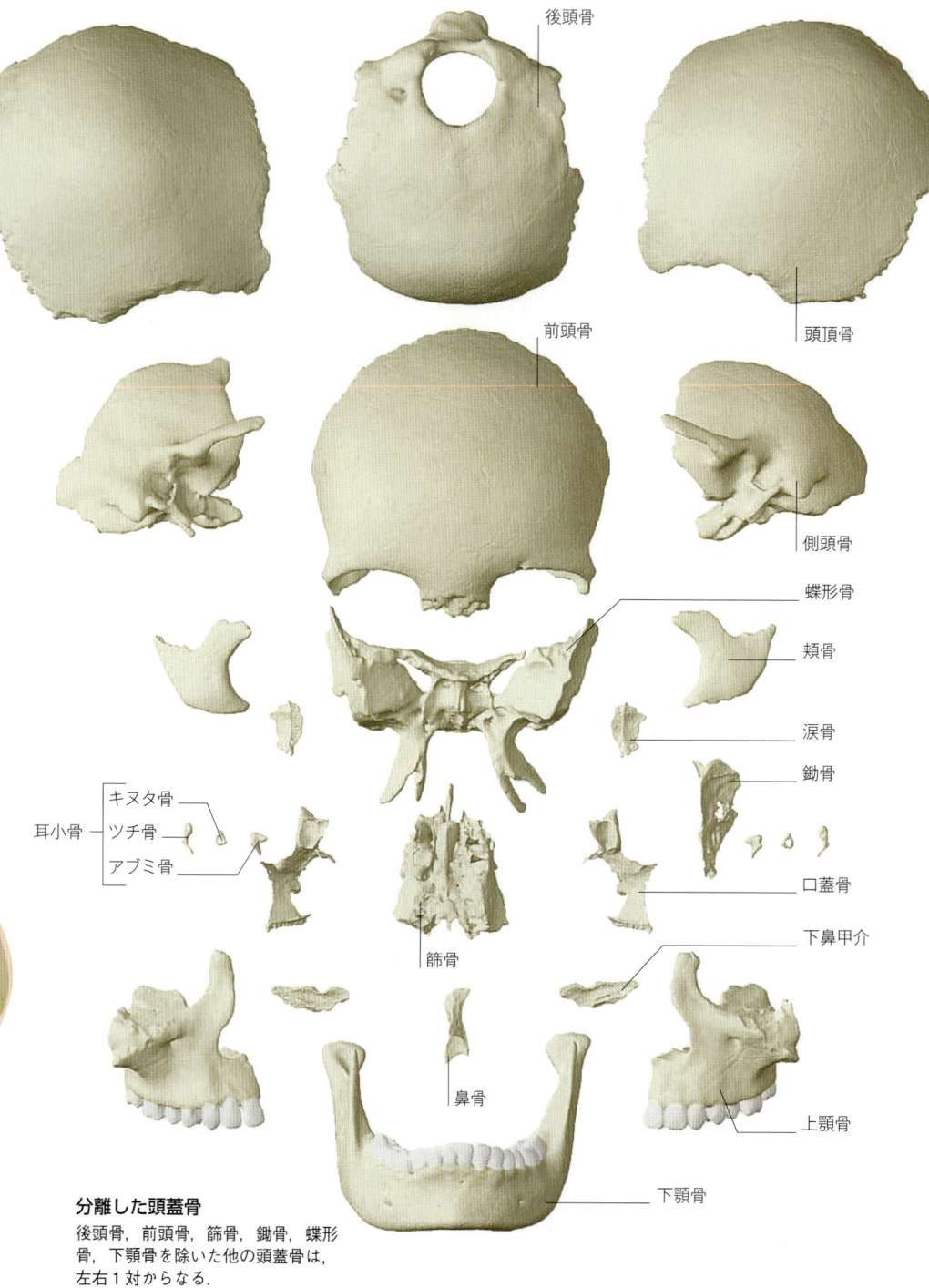

4対の副鼻腔は頭蓋骨内にある空気を含む空洞である．それらは，それぞれの空洞が存在する骨の名称から，上顎洞，前頭洞，蝶形骨洞，篩骨洞という．最初の3つの副鼻腔はある程度はっきりした輪郭を示す．篩骨洞は蜂の巣状をしており，変異に富む．

共鳴と軽量化
副鼻腔は頭蓋全体を軽量化するはたらきがあり，人それぞれの個性的な声をもたらす共鳴装置としても機能する．

分離した頭蓋骨
後頭骨，前頭骨，篩骨，鋤骨，蝶形骨，下顎骨を除いた他の頭蓋骨は，左右1対からなる．

脊柱

脊柱は，椎骨柱，あるいは単に背骨とも呼ばれる．この強靱であるが柔軟な支柱は，頭部と体幹を直立に保持し，同時に頸部と背部の屈曲と回旋運動を行うことも可能にする．

脊柱の機能

脊柱は，7個の頸椎，12個の胸椎，5個の腰椎，5個の仙椎が癒合した仙骨，および尾骨からなる．これらの椎骨は一連の可動関節によって連結される．それぞれの関節の椎骨間には，線維軟骨の強靱な弾力性パッドである椎間円板があり，衝撃を吸収するために圧迫によって軽く圧縮されている．脊柱の周囲の強靱な靱帯と多くの筋群は椎骨を安定させ，運動を制御する．また，脊柱は脊髄を保護する役割を持ち，椎間孔を通路として脊髄神経根が通過できる（p.81参照）．

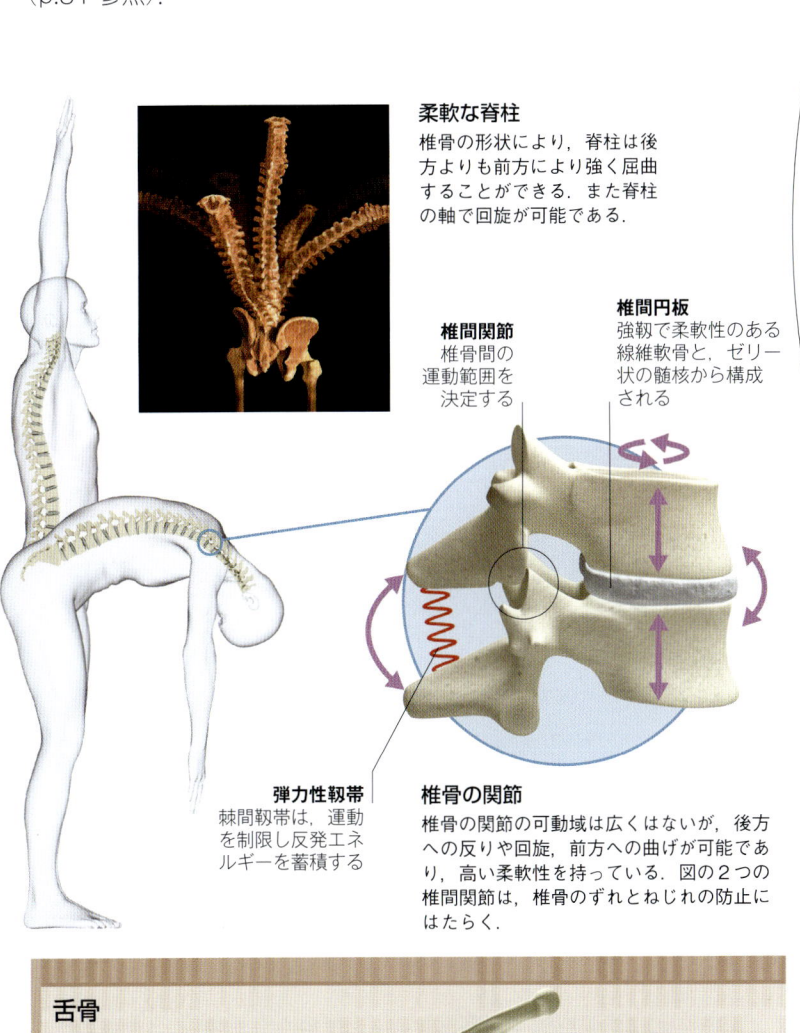

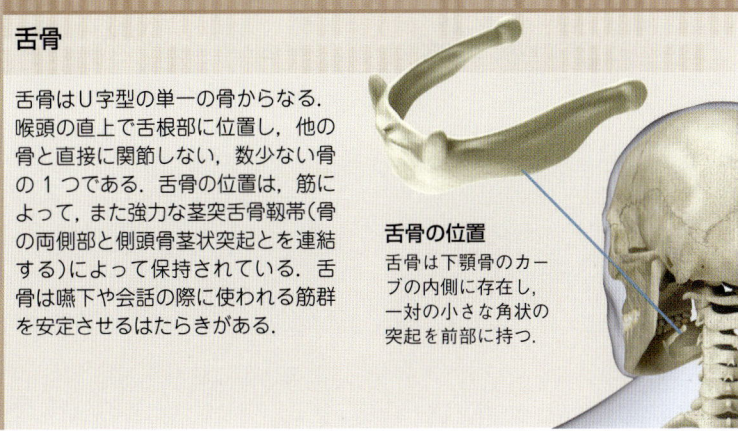

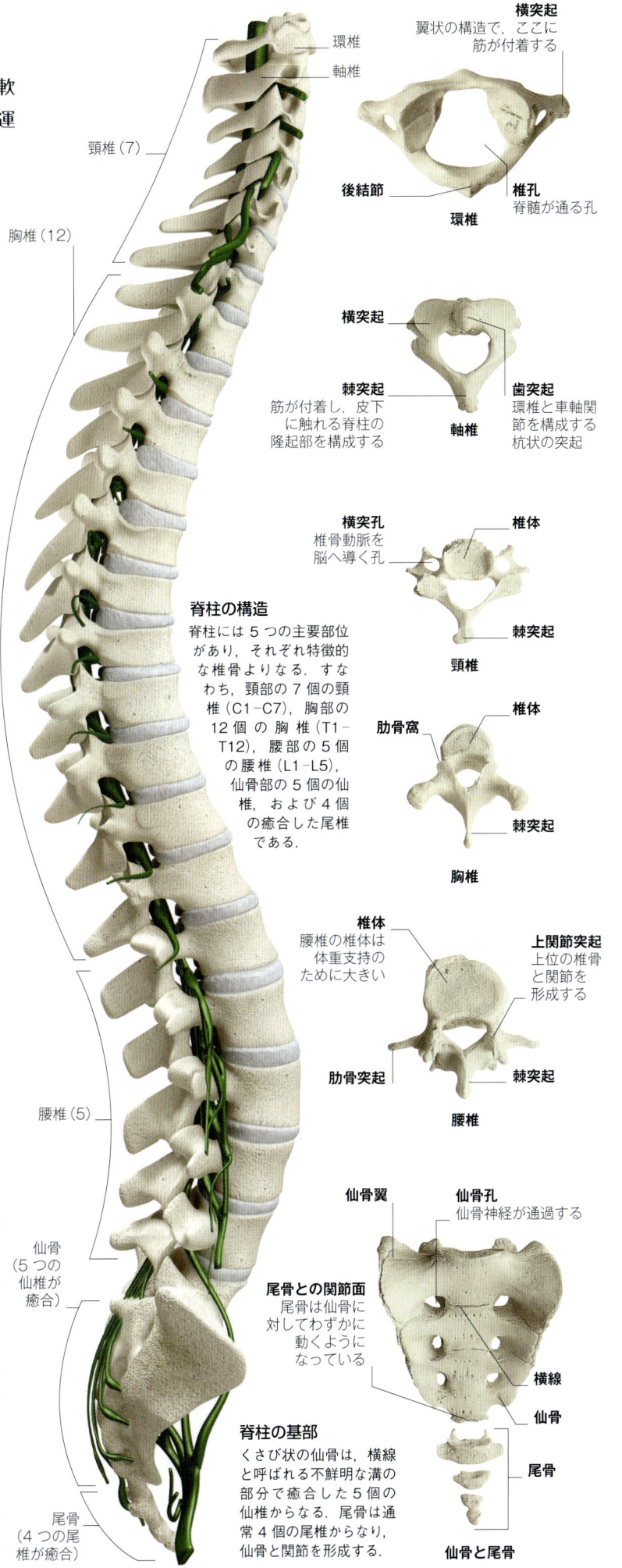

柔軟な脊柱
椎骨の形状により，脊柱は後方よりも前方により強く屈曲することができる．また脊柱の軸で回旋が可能である．

椎間関節
椎骨間の運動範囲を決定する

椎間円板
強靱で柔軟性のある線維軟骨と，ゼリー状の髄核から構成される

弾力性靱帯
棘間靱帯は，運動を制限し反発エネルギーを蓄積する

椎骨の関節
椎骨の関節の可動域は広くはないが，後方への反りや回旋，前方への曲げが可能であり，高い柔軟性を持っている．図の2つの椎間関節は，椎骨のずれとねじれの防止にはたらく．

舌骨

舌骨はU字型の単一の骨からなる．喉頭の直上で舌根部に位置し，他の骨と直接に関節しない，数少ない骨の1つである．舌骨の位置は，筋によって，また強力な茎突舌骨靱帯（骨の両側部と側頭骨茎状突起とを連結する）によって保持されている．舌骨は嚥下や会話の際に使われる筋群を安定させるはたらきがある．

舌骨の位置
舌骨は下顎骨のカーブの内側に存在し，一対の小さな角状の突起を前部に持つ．

- 頸椎（7）
- 胸椎（12）
- 腰椎（5）
- 仙骨（5つの仙椎が癒合）
- 尾骨（4つの尾椎が癒合）

脊柱の構造

脊柱には5つの主要部位があり，それぞれ特徴的な椎骨よりなる．すなわち，頸部の7個の頸椎（C1-C7），胸部の12個の胸椎（T1-T12），腰部の5個の腰椎（L1-L5），仙骨部の5個の仙椎，および4個の癒合した尾椎である．

脊柱の基部

くさび状の仙骨は，横線と呼ばれる不鮮明な溝の部分で癒合した5個の仙椎からなる．尾骨は通常4個の尾椎からなり，仙骨と関節を形成する．

環椎
- 横突起：翼状の構造で，ここに筋が付着する
- 後結節
- 椎孔：脊髄が通る孔

軸椎
- 横突起
- 棘突起：筋が付着し，皮下に触れる脊柱の隆起部を構成する
- 歯突起：環椎と車軸関節を構成する杙状の突起

頸椎
- 横突孔：椎骨動脈を脳へ導く孔
- 椎体
- 棘突起

胸椎
- 椎体
- 肋骨窩
- 棘突起

腰椎
- 椎体：腰椎の椎体は体重支持のために大きい
- 上関節突起：上位の椎骨と関節を形成する
- 肋骨突起
- 棘突起

仙骨
- 仙骨翼
- 仙骨孔：仙骨神経が通過する
- 尾骨との関節面：尾骨は仙骨に対してわずかに動くようになっている
- 横線

仙骨と尾骨

肋骨，骨盤，手部，足部

生命維持に不可欠な胸部と腹部の内臓を守る肋骨および骨盤は，骨格の2大機能である支持と保護の役割を担っている．骨盤は，殿部と大腿部の強力な筋群の付着部となっている．手の関節，手部，足の関節，足部には，全身にある骨の半数以上が含まれており，それらの骨は統合的な運動をするために極めて重要である．

胸郭

大部分のヒトの肋骨は12対であるが，20人に1人は，1本あるいはそれ以上の過剰肋骨がある．全ての肋骨は脊柱に関節している．上位7対の肋骨は真肋で，肋軟骨によって直接胸骨と関節を形成する．次の2対あるいは3対は仮肋で，それぞれ上位の肋軟骨に連結する．それ以外の肋骨は浮遊肋で，これは胸骨には連結しない．肋骨は傾斜することが可能なので，胸郭全体は可動性である．

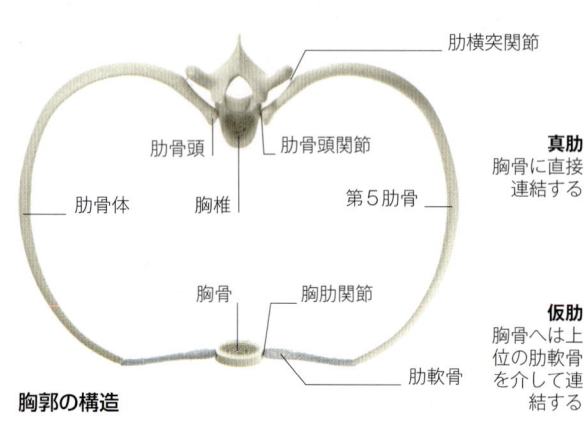

重要な器官の保護
後方では肋骨と胸椎，前方では胸骨が，胸部の心臓や肺，および上腹部の肝臓や胃を保護する．

- 胸骨柄
- 胸骨体 } 胸骨
- 剣状突起
- 左肺
- 心臓の位置
- 肋軟骨
- 横隔膜
- 肝臓
- 胃
- **浮遊肋** 胸骨には連結しない

真肋 胸骨に直接連結する

仮肋 胸骨へは上位の肋軟骨を介して連結する

胸郭の構造
それぞれの肋骨は，対応する胸椎と2ヵ所で関節を形成する．胸骨と肋骨を連結させている柔軟な肋軟骨によって，呼吸時の胸郭の容量変化が可能となっている．

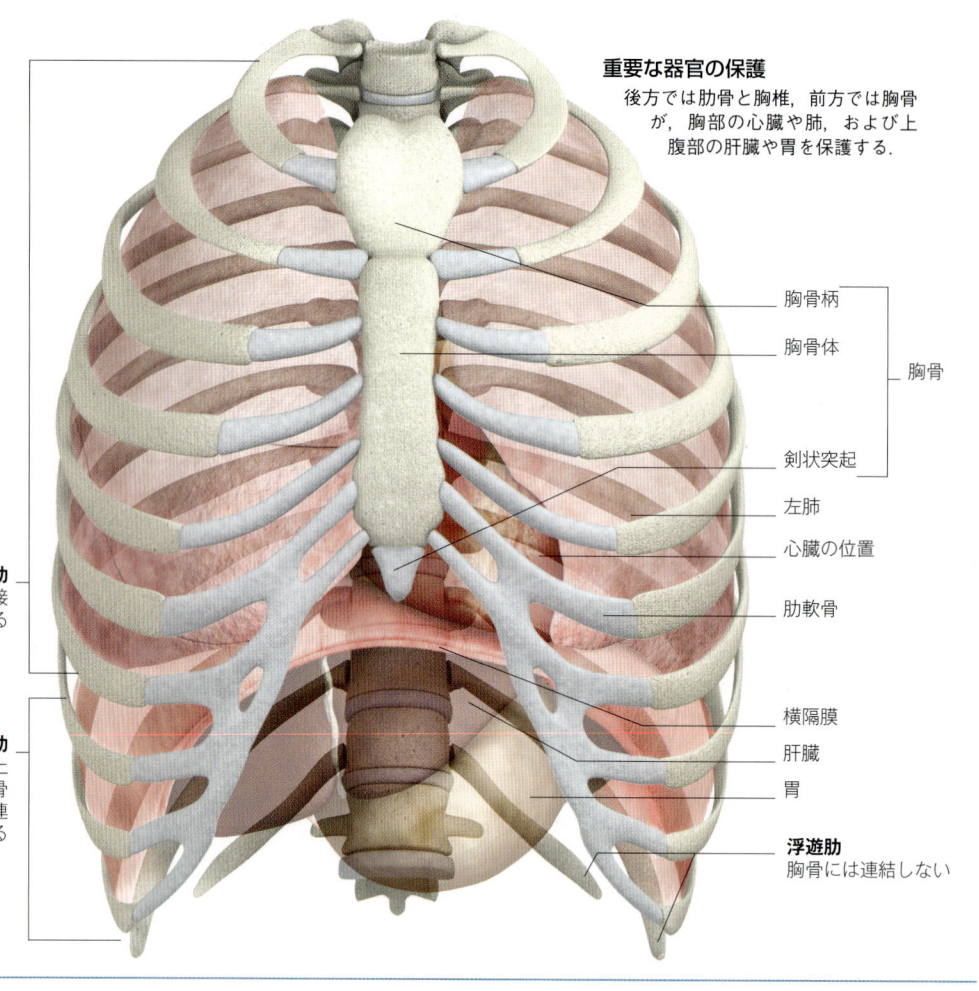

- 肋横突関節
- 肋骨頭
- 肋骨頭関節
- 肋骨体
- 胸椎
- 第5肋骨
- 胸骨
- 胸肋関節
- 肋軟骨

骨盤

骨盤は鉢状の構造で，左右の寛骨と，後方のくさび状をした仙骨と尾骨からなる．寛骨は3つの骨要素からなり，後方にあるのは大きな翼状の腸骨であり，これは皮下に触れることができる．前方下部には坐骨があり，その上部に恥骨がある．後部には1対の仙腸関節があり，前部には線維軟骨による半可動性の恥骨結合が存在する．女性では，骨盤は浅く広い形状をしており，出産時に新生児が通過できるように骨盤上口および骨盤下口が大きい．

女性の骨盤前面
- 尾骨
- 恥骨結合
- 坐骨
- V字型の恥骨下角は90°より大きい

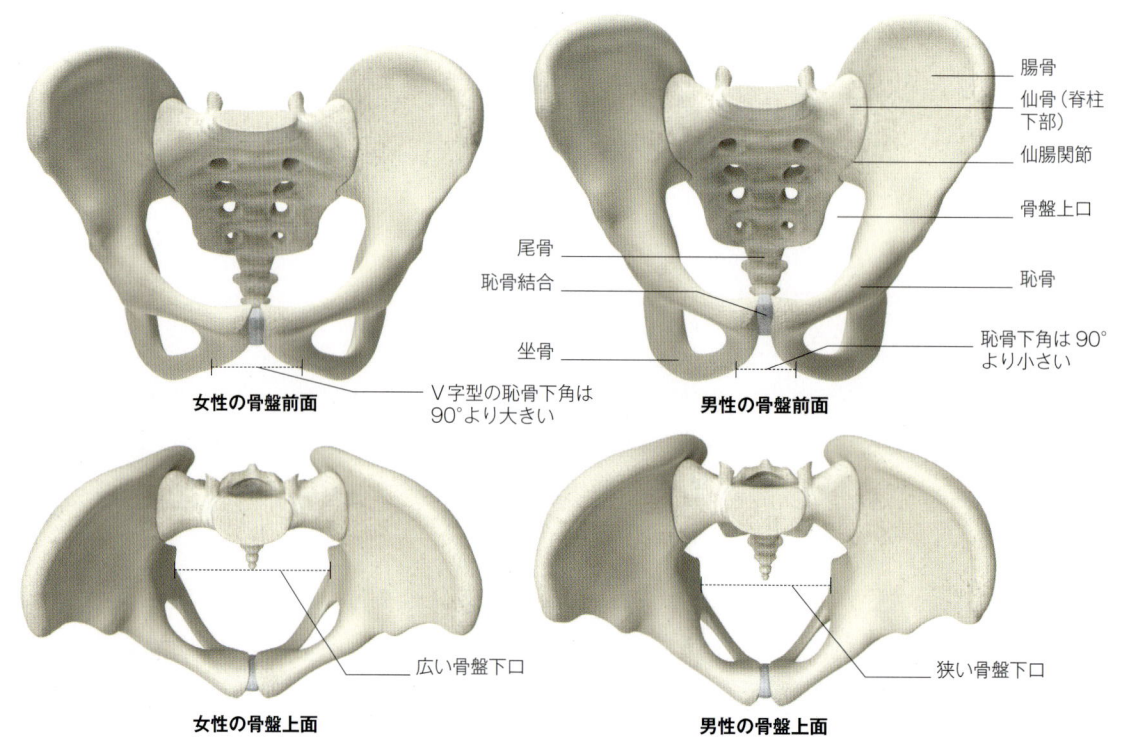

男性の骨盤前面
- 腸骨
- 仙骨（脊柱下部）
- 仙腸関節
- 骨盤上口
- 恥骨
- 恥骨下角は90°より小さい

女性の骨盤上面
- 広い骨盤下口

男性の骨盤上面
- 狭い骨盤下口

手の関節と手部

手根部は8個の手根骨で構成され，近位列と遠位列の2列にそれぞれ4個ずつが並んでいる．手根骨は，主として平面関節（p.40参照）でそれぞれ連結され，前腕骨とは橈骨手根関節を形成する．手掌には5本の中手骨がある．中手骨の遠位端は，母指では2個の指骨と，その他の指では3個の指骨と関節を形成する．これらの構造は，前腕にある数種の筋を含む50種以上もの筋により運動し，これが卓越した可動性と繊細性を実現させている．

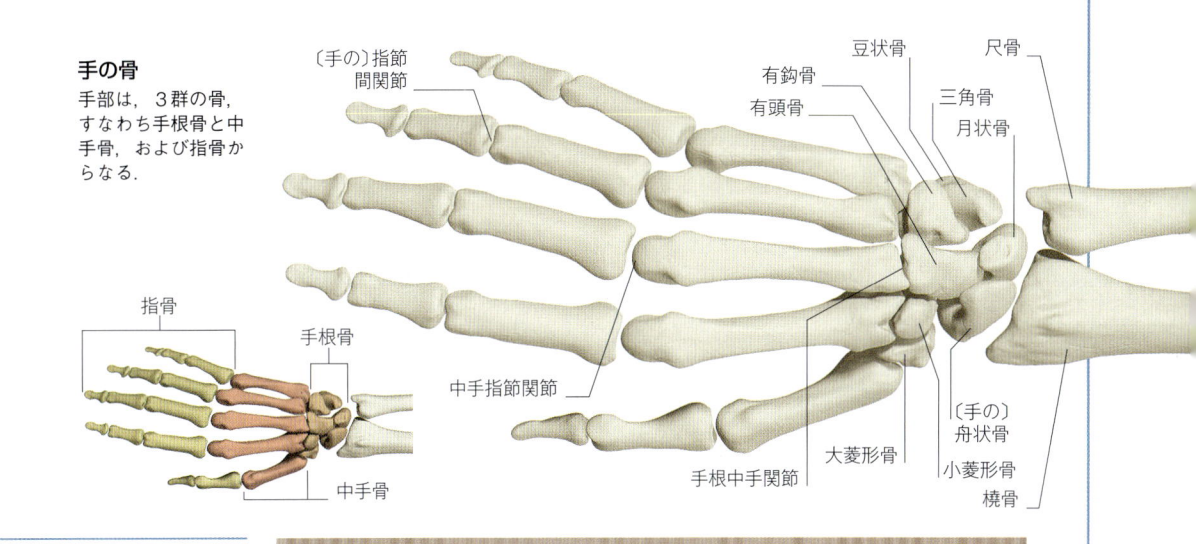

手の骨
手部は，3群の骨，すなわち手根骨と中手骨，および指骨からなる．

ラベル: 指骨／中手骨／手根骨／〔手の〕指節間関節／中手指節関節／手根中手関節／有鈎骨／有頭骨／大菱形骨／小菱形骨／〔手の〕舟状骨／橈骨／豆状骨／三角骨／月状骨／尺骨

足の関節と足部

足の関節と足部は，それを構成する足根骨が7個であること以外は，手の関節と手部と同様の構成である．足の関節と足部の骨の構造は，精密さと可動性を犠牲にして強度と体重移動時における安定性確保の目的を第一としているため，頑丈にできている．足底は，5本の中足骨により支持されている．手と同様に，母趾は2個の趾骨で，その他の趾は3個の趾骨からなる．踵の部位の骨は踵骨と呼ばれる．

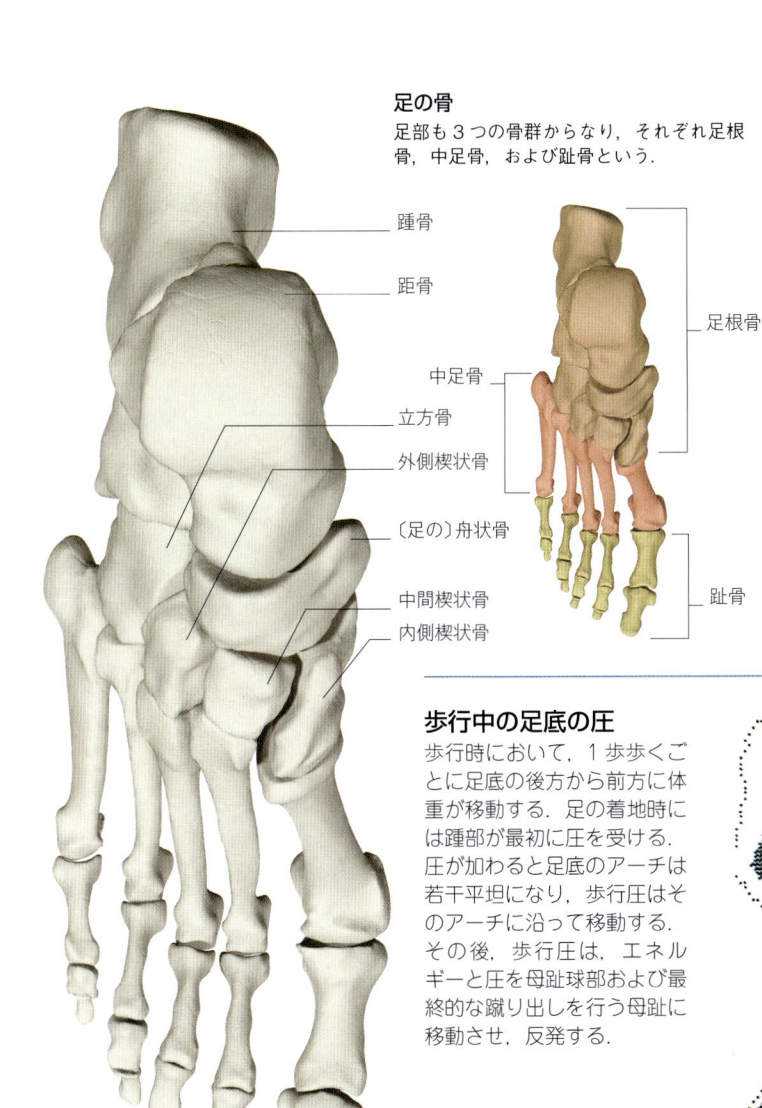

足の骨
足部も3つの骨群からなり，それぞれ足根骨，中足骨，および趾骨という．

ラベル: 踵骨／距骨／足根骨／中足骨／立方骨／外側楔状骨／〔足の〕舟状骨／中間楔状骨／内側楔状骨／趾骨

靱帯

靱帯は，強力な線維性結合組織からなるバンド状あるいはひも状の組織で，骨を支持し，関節周囲で骨端部を連結する．靱帯は強靭な弾性タンパク質のコラーゲンでできている．手あるいは足の関節部では，非常に多くの靱帯が複合的に結合する．それぞれの靱帯は，互いに結合させている骨から名称がつけられる．例えば，踵腓靱帯は踵骨と腓骨を結合する．足部の靱帯は足が着地した時に伸展してエネルギーを蓄え，踏み出し時のバネとして，反発し収縮してエネルギーを放散する．これにより歩行時のエネルギー消費が大幅に抑えられる．靱帯は，緊張や牽引によりさまざまな傷害を受けやすい．特にスポーツ時には損傷が起こりやすい．

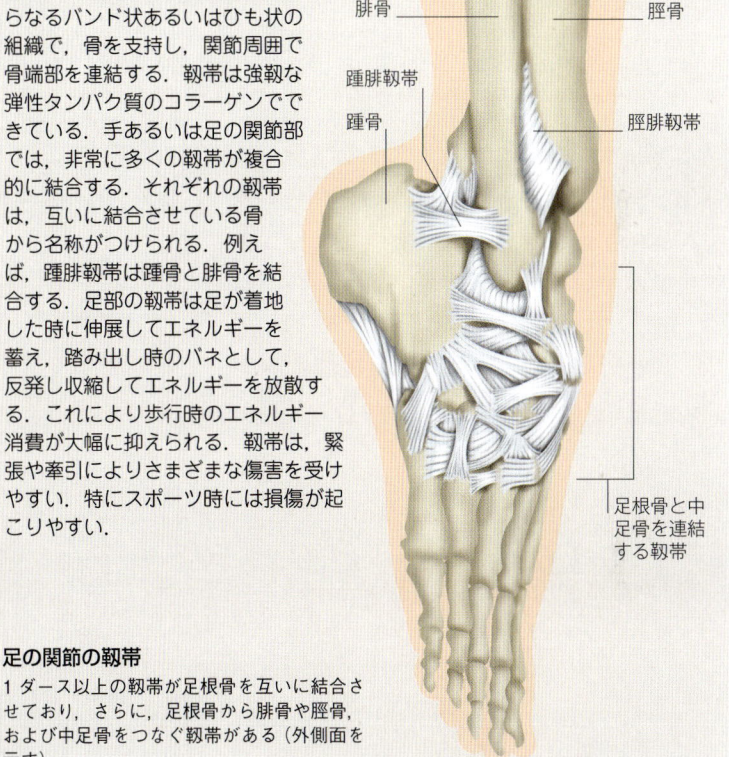

ラベル: 腓骨／脛骨／踵腓靱帯／踵骨／脛腓靱帯／足根骨と中足骨を連結する靱帯

足の関節の靱帯
1ダース以上の靱帯が足根骨を互いに結合させており，さらに，足根骨から腓骨や脛骨，および中足骨をつなぐ靱帯がある（外側面を示す）．

歩行中の足底の圧

歩行時において，1歩歩くごとに足底の後方から前方に体重が移動する．足の着地時には踵部が最初に圧を受ける．圧が加わると足底のアーチは若干平坦になり，歩行圧はそのアーチに沿って移動する．その後，歩行圧は，エネルギーと圧を母趾球部および最終的な蹴り出しを行う母趾に移動させ，反発する．

足の加重域
左の図から順に，歩行時に体重がどのように踵から母趾球，さらに母趾へと移動するかを示している．

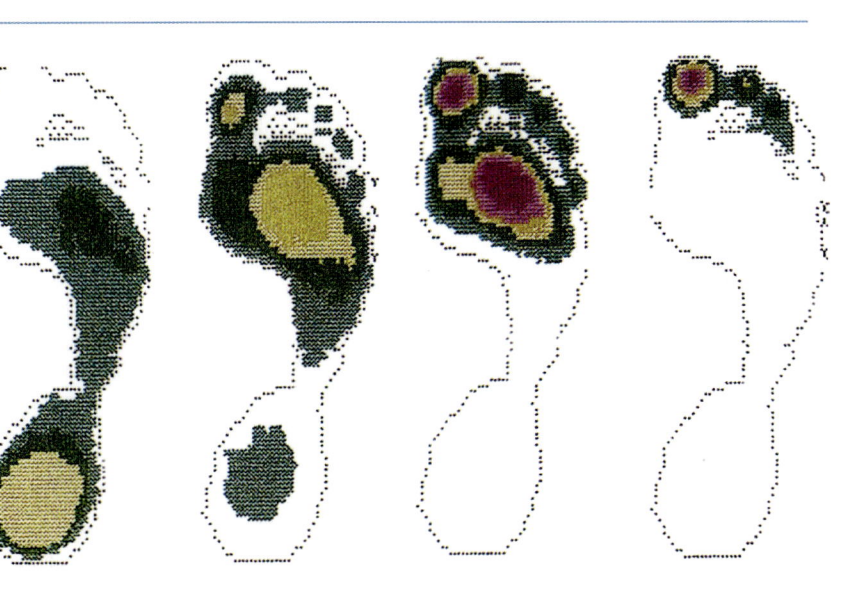

骨損傷

骨の強度は加齢とともに低下し，同時に高齢者では転倒しやすくなるため，骨折のリスクは増加する．幼い年代でも骨折はよく起こり，多くは子どもの不注意からくる事故による．骨の健康状態に影響する他の要因としては，栄養あるいはホルモンの不足，運動不足や肥満などがある．

骨折

骨折は，骨表層の小さな亀裂から，骨が2分される完全な骨折までさまざまである．

骨折は，突然の衝撃，圧迫あるいは繰り返されるストレスなどが原因となる．骨折端を正常な位置からずらす力が加わると，転位骨折が起こる．転位骨折にはその打撃の角度と強さによってさまざまなタイプがある．圧迫骨折は，椎骨などのような海綿骨が押し潰された時に起こる．疲労骨折は，持続あるいは反復する骨へのストレスが原因となり，長距離ランナーなどにみられ，また高齢者では咳のような軽度のストレスでも骨折が起こりうる．骨を脆弱化する栄養不良や骨粗鬆症のような慢性的な疾病によっても，骨折の発生は増加する．皮下にとどまっている骨折は，非開放骨折あるいは単純骨折と呼ばれ，感染の危険性は低い．骨折端が皮膚を貫通しているものは開放骨折あるいは複雑骨折と呼ばれ，骨組織中に汚染物質が入る危険性があり，細菌感染の原因となる．

骨修復

骨は，乾燥していて脆く，不活性なイメージがある．しかし実際は，大量の血液供給を受け，自己回復力のある活発な組織である．体内の他の部位と同様に，骨折後は血液が凝固する．線維組織と新しい骨の成長が骨折部に架橋し，その結果，骨の強度を回復させる．しかし，修復過程を効果的にし，修復後の変形を防ぐためには，しばしば医学的治療が必要とされる．骨折の転位がある場合は，正常な位置に戻す整復手技を，麻酔のうえ行うことがある．また，骨折端の正常な治癒のために骨の固定も行う．

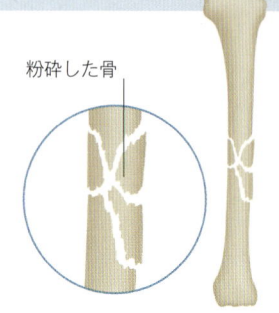

粉砕骨折
直接的な打撃により，骨がいくつかの破片に粉砕される．このタイプの骨折は交通事故によって起きやすい．

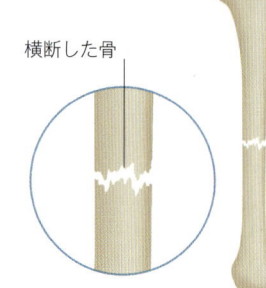

横骨折
強力な外力は，骨を横断する骨折を起こすことがある．この骨折は通常安定しており，骨折端は動きにくい．

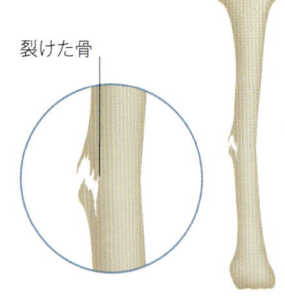

若木骨折
長骨が屈曲するような外力により，長骨の一側に亀裂が入る．この骨折は骨が柔軟な小児に起こりやすい．

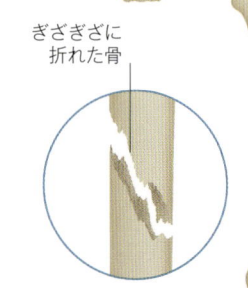

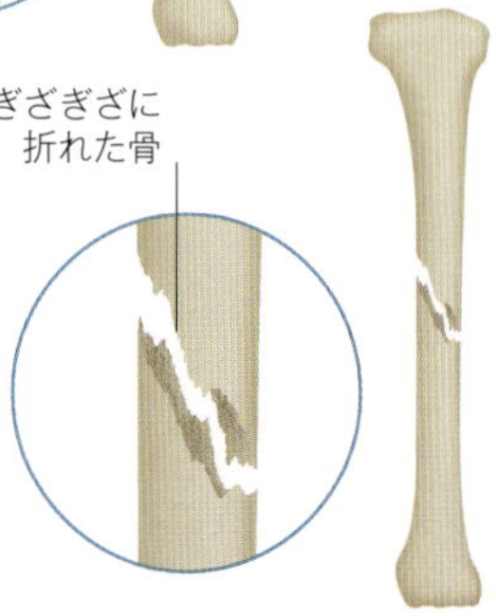

螺旋骨折
鋭くねじれるような外力が，骨幹の斜め方向の骨折を起こすことがある．複雑な骨折端の整復は困難を伴う．

一般的な骨損傷

典型的な骨損傷は，年齢と活動性レベルにより異なっている．肘部の骨折は小児期によく起こり，遊びの最中の転倒により肘関節の直上部を骨折することが多い．青年層では，チームスポーツの活動中に下腿骨に損傷が起こりやすい．加齢により，骨は自然と薄く，弱く，脆くなり，それに伴い，わずかな外力により骨折しやすくなる．股関節は特に脆弱になり，転倒の結果，骨折がしばしば起こる．高齢者でもう1つよくみられる損傷はコーレス骨折であり，通常は，転倒を防ごうとして腕を伸ばし手をついた際に起こる手首の骨折である．

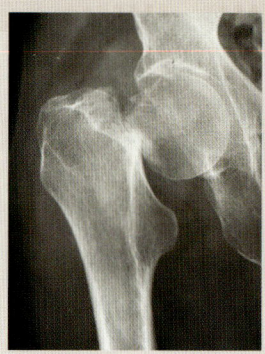

股関節骨折
通常は高齢者に起こる大腿骨頸部の骨折である．

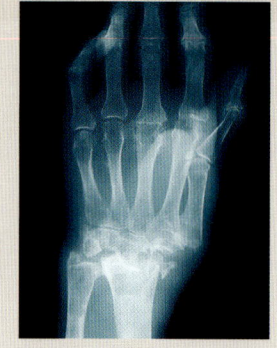

コーレス骨折
転倒時に手関節を背屈した際に起こる橈骨遠位端の骨折である．

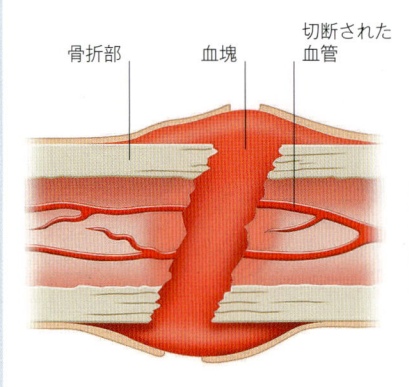

即時反応
血管から血液がもれ，凝固する．白血球が損傷した細胞と破片を貪食するために集まる．

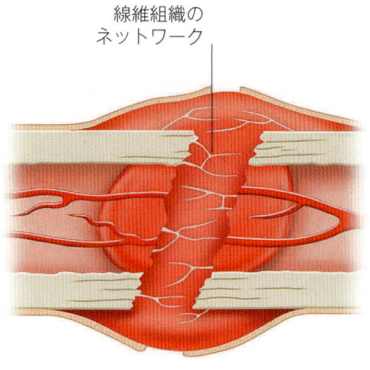

数日後
線維芽細胞が骨折部に新しい線維組織を産生する．四肢は通常，ギプス固定あるいは副木による固定がなされる．

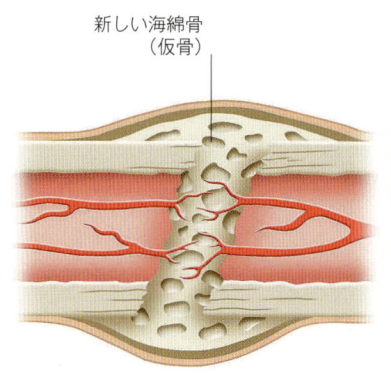

1-2週間後
骨芽細胞が増殖し，新しい骨組織を形成する．骨組織は，初期は海綿状で，仮骨部位に浸潤する．

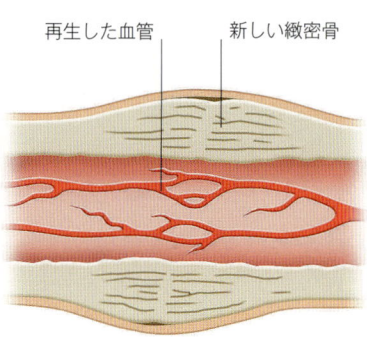

2-3ヵ月後
骨折部において血管が再交通する．新たな骨組織は緻密骨に骨改変（リモデリング）され，仮骨は新しい骨を形成する．

脊椎骨折

重度の脊椎損傷は，脊柱の運動の正常範囲を超えるような圧迫，回転，屈曲などの強度の外力により起こる．

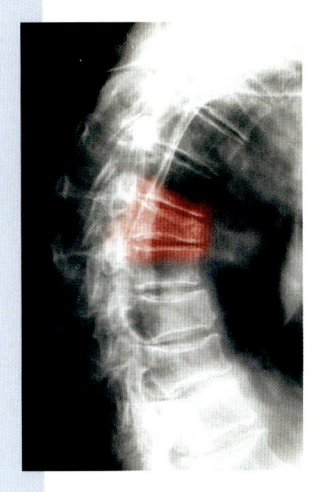

多くの脊柱の損傷は軽症で，軽度の打撲によるものである．しかし，強烈な転落や事故によって，1つあるいは複数の椎骨の脱臼や骨折が起こることがある．脊髄や脊髄神経が損傷されれば，知覚や運動機能が失われることとなる．特に頸部で損傷が重度な場合には麻痺が起こる．骨粗鬆症のような骨疾患は椎骨に起こりやすく，骨折の危険性は増加する．脊椎骨折の予後は，脊柱が安定な状態にあるか，脊髄または脊髄神経の損傷を起こしやすい不安定な状態であるかに左右される．

圧迫骨折
このX線写真において，赤色で示した部分は椎体が潰れた脊椎骨折の部位である．このタイプの骨折は高齢者によく起こる．

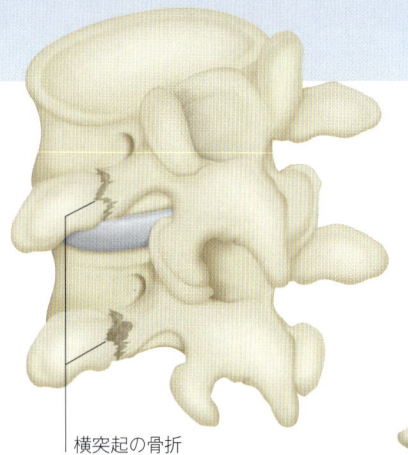

安定した骨折
横突起の骨折は，椎骨が安定した状態にあるため通常は軽傷であり，神経損傷の原因となる正常位置からの転位がない．このタイプの骨折は腰椎に最もよくみられる．

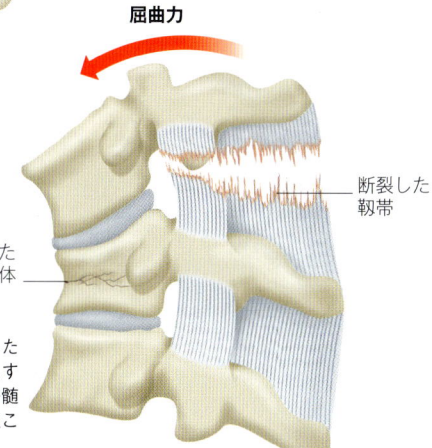

不安定な骨折
極度の屈曲や回転により靱帯が断裂した場合は，椎骨は正常な位置から逸脱する．これは脊柱の安定性を失わせ，脊髄あるいは脊髄神経の永久的な損傷を起こしかねない．

坐骨神経痛

坐骨神経の根の圧迫は，殿部と大腿後面の痛みの原因となる．

坐骨神経は人体で最も大きな末梢神経であり，その神経根が圧迫されると，下肢まで放散する痛みの原因となる．重症例では，痛みに下肢の筋力低下が伴う．坐骨神経の根（脊髄との連結部）の圧迫の原因は，通常，椎間板の逸脱である．他の原因としては，筋攣縮，長時間の不自然な姿勢での座位，高齢者の変形性関節症などがある．まれに，腫瘍が原因になることもある．

坐骨神経
長大な坐骨神経は，脊髄から神経根として出て，大腿で枝を分枝し，下腿から足部まで走行する．

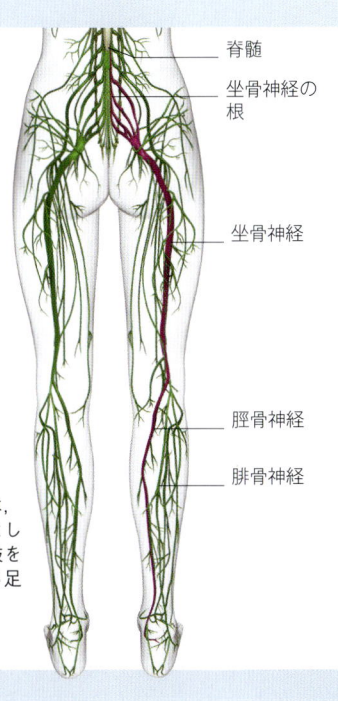

鞭打ち症（外傷性頸部症候群）

急激な頸部の屈曲による頸椎の損傷．

鞭打ち損傷は，通常，自動車事故で起こる．後方からの衝突が起こると，自動車は前方に押されるので，頭部が最初は後方に，次いで前方にと急激に移動する．鞭のような後方への移動により頸椎の過伸展が起こり，その次に急激に屈曲し，頭部が前方に移動して顎が弧状に胸部まで下がる．この激しい動きにより，頸椎の靱帯の損傷や，頸椎関節の部分的な転位，あるいはこの両者が起こる．

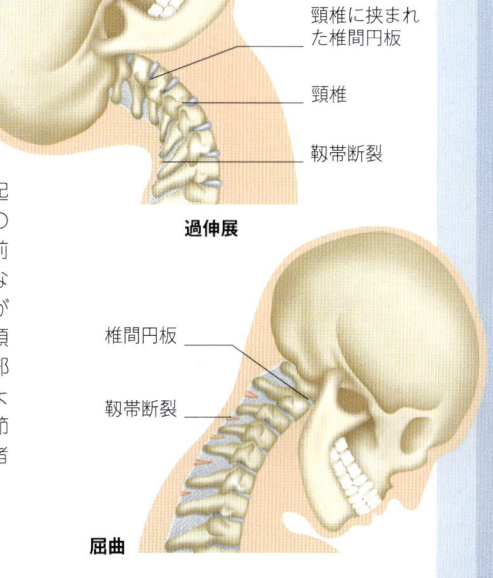

椎間円板の脱出（椎間板ヘルニア）

椎間円板の脱出（ヘルニア，ずれ）は椎体の間にある衝撃吸収パッドの突出である．

椎間にあるクッション状の軟骨板（パッド）は，硬い外側の部分と中央部のゼリー状の部分からなる．摩耗や破れなどの傷害，あるいは無理な姿勢でのリフティングなど過大な加圧により，外側の線維輪が破裂する．この外力により中心部の髄核が引き出され，脱出する．脱出（ヘルニア）部が，近くの脊髄神経根を圧迫する原因となる．椎間円板脱出の症状には，傷害部付近の背部の鈍い痛み，筋攣縮およびこわばりがあり，通常は下肢において，脱出部が脊柱の上部の場合には上肢において，その脊髄神経が支配する領域の痛み，ほてり，しびれ，筋力低下がある．椎間円板全体がずれるのではないので，"slipped disc"（椎間円板のずれ）という用語は誤解を招く．

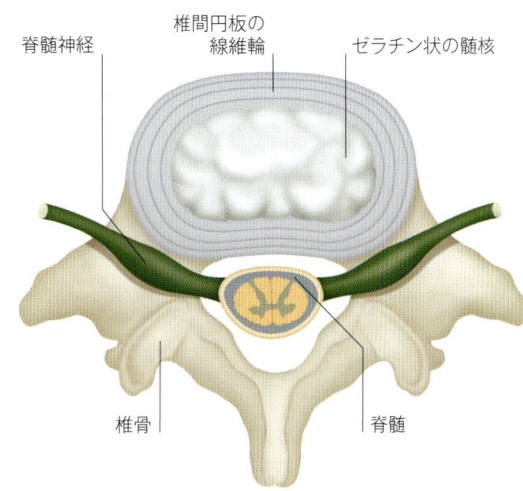

正常な椎間円板
椎間円板の外側の線維輪は無傷で，ゼラチン状の髄核を完全に覆っている．椎間円板は上下の椎体間に存在する．

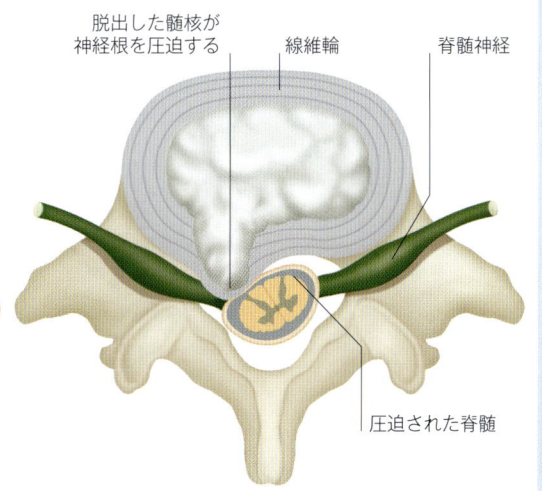

脱出した椎間円板
椎間円板が加圧されて，線維輪の弱い部分から髄核が膨出する．脊髄神経の圧迫が痛みをもたらす．

脊柱の弯曲

後弯症と前弯症は，それぞれ，脊柱の上部と下部における強度の弯曲である．

脊柱には，主として2ヵ所の生理的弯曲が存在する．胸部における胸椎の後方弯曲と，下背部における腰椎の前方弯曲である．上部胸椎の弯曲が増強すると猫背となり，後弯症と呼ばれる．前弯症は腰椎の弯曲が増強し，背部にくぼみを作る．この状態は一方が他方を代償することにより，同時に起こることがある．原因は骨や関節に発生する問題であり，例えば変形性関節症，骨粗鬆症，不良姿勢，体重超過などである．

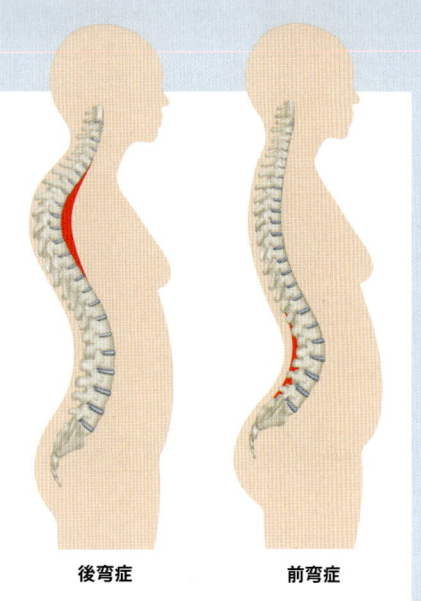

後弯症　　前弯症

脊柱弯曲のタイプ
後弯症は脊柱上部に起こるが，前弯症は脊柱下部にみられる（正常な弯曲は赤色で示してある）．

骨髄炎

通常，骨の感染症は細菌により，痛みと機能障害，さらに骨破壊をもたらす．

骨髄炎は若年層と老年層に好発するが，免疫抑制剤投与患者や鎌状赤血球症患者のような，免疫力の低下したヒトでも起こりうる．子どもにおいては四肢長骨に最も好発するが，成人では椎骨と骨盤に多い．急性骨髄炎の原因菌は黄色ブドウ球菌であることが多く，症状は腫脹，疼痛，発熱である．慢性骨髄炎は結核などにより引き起こされ，腫脹や発熱はみられない．

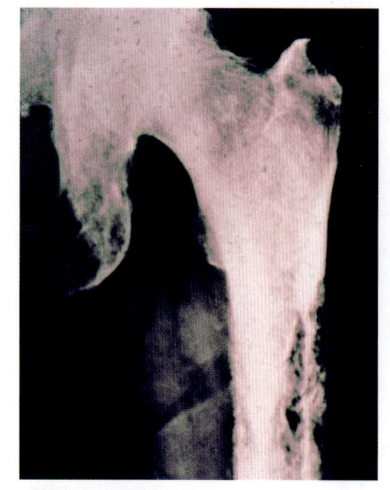

感染した大腿骨
骨髄炎の下肢病変部（右下部の暗い部分）が大腿骨骨幹部に明瞭に認められる．

骨粗鬆症

加齢により増加する骨粗鬆症では，骨組織の減少と菲薄（ひはく）化が起こり，骨は弱く，脆く，骨折しやすくなる．

正常な骨の成長と修復が行われるために，骨組織は破壊と新生を繰り返している．性ホルモンはこの過程を開始し，維持するために必須であり，中年以降における男女の性ホルモンの産生低下により，骨は顕著に菲薄化し多孔性になる．閉経期以降，女性ではエストロゲンのレベルが急速に低下し，これは重度の骨粗鬆症を引き起こしうる．男性におけるテストステロンの減少はゆるやかであり，一般的に男性は骨粗鬆症になりにくい．運動は正常な骨の維持に必須であり，活動性が低下すると骨粗鬆症の進展を招く．骨粗鬆症により骨密度が低下すると骨折を起こしやすくなり，脊椎の圧迫骨折によって脊柱弯曲が起こったり，ちょっとした転倒により股関節や手関節部の骨折が起こったりする．骨粗鬆症を進展させる他の要因として，喫煙，ステロイド剤投与，関節リウマチ，甲状腺機能亢進症，慢性腎不全などがある．

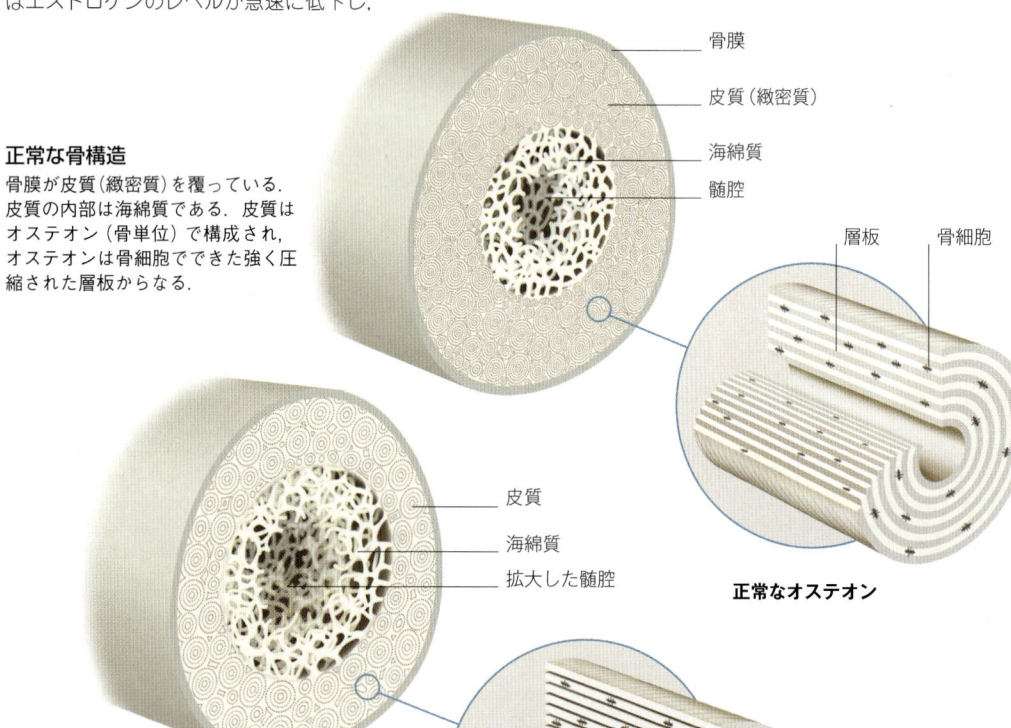

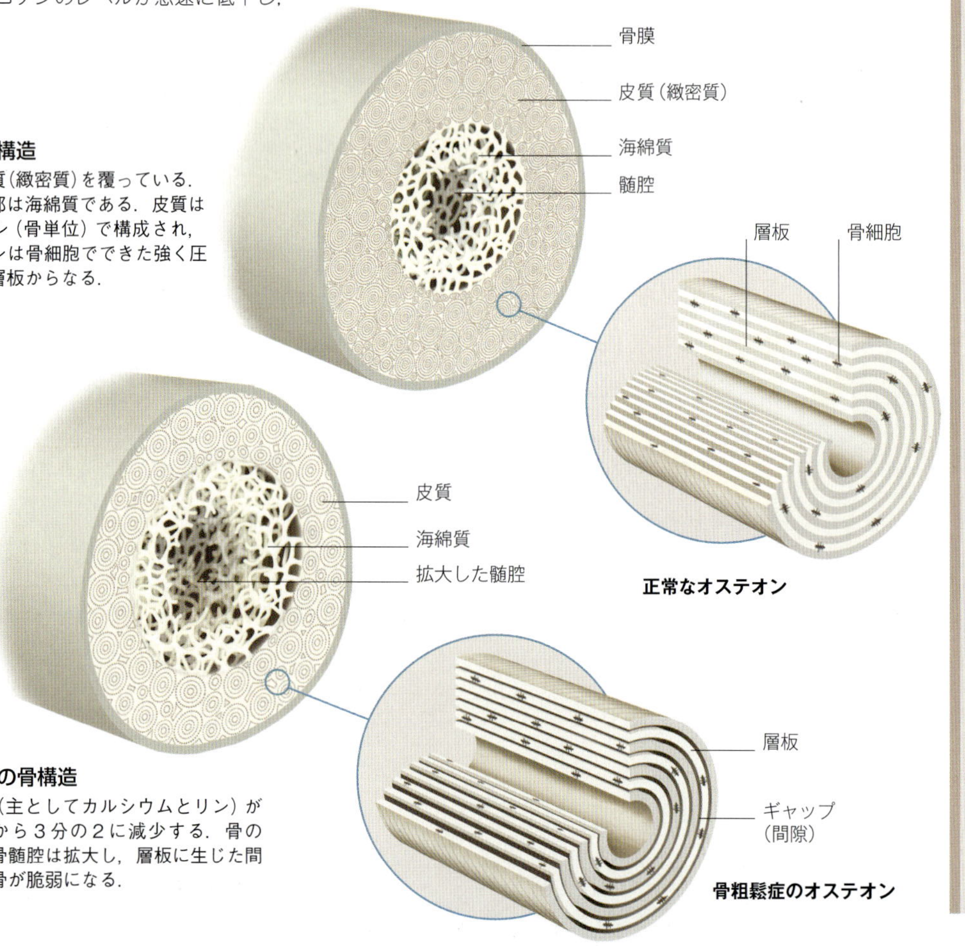

なぜ骨粗鬆症は起こるのか

骨組織は，コラーゲン線維の骨組みに無機質（おもにカルシウム塩）が沈着して構築される．骨の成長と修復のために，常に骨の破壊と再構築が行われている．骨粗鬆症は，コラーゲン線維と無機塩，骨細胞の破壊の割合が，新しい骨組織の構築よりも大きくなった時に発症する．

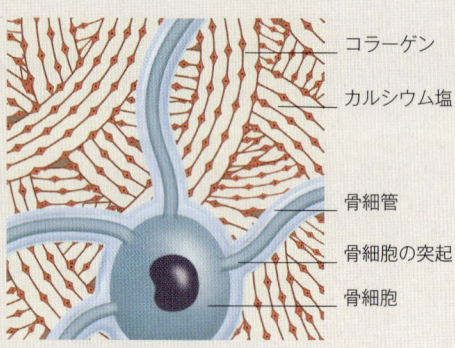

正常な骨構造
骨膜が皮質（緻密質）を覆っている．皮質の内部は海綿質である．皮質はオステオン（骨単位）で構成され，オステオンは骨細胞でできた強く圧縮された層板からなる．

（骨膜／皮質（緻密質）／海綿質／髄腔）
（層板／骨細胞）

骨粗鬆症の骨構造
骨塩濃度（主としてカルシウムとリン）が3分の1から3分の2に減少する．骨の中心部の骨髄腔は拡大し，層板に生じた間隙により骨が脆弱になる．

（皮質／海綿質／拡大した髄腔）

正常なオステオン

骨粗鬆症のオステオン
（層板／ギャップ（間隙））

正常な骨組織
骨細胞（骨を維持する細胞）はコラーゲン線維の形成とカルシウムの沈着に関与する．カルシウムはホルモンに反応して骨組織と血液間の骨細管の中を移動する．

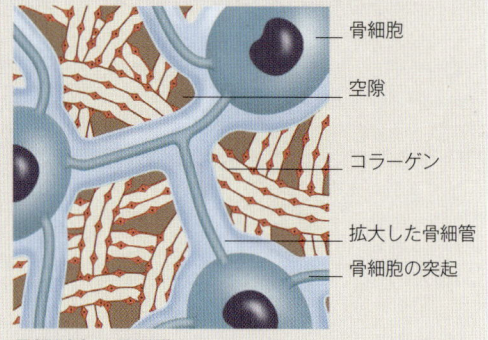

（コラーゲン／カルシウム塩／骨細管／骨細胞の突起／骨細胞）

骨粗鬆症の骨組織
骨粗鬆症では，コラーゲン線維の骨組みと沈着した無機質の崩壊が，その形成よりも速まっている状態である．骨細管は拡大し，新たな空隙が現れ，骨は脆弱化する．

（骨細胞／空隙／コラーゲン／拡大した骨細管／骨細胞の突起）

骨軟化症

ビタミンDの欠乏によるカルシウムとリンの減少は，骨の脆弱化をもたらす．

骨軟化症では，無機質，特にカルシウムの減少により骨が弱くなる．その他の症状は骨の軟化と変形である．主な原因は，カルシウムとリンを体内に吸収するために必須のビタミンDの欠乏である．ビタミンDは食事と皮膚への日光照射により得られる．ビタミンDの供給不足は，日光不足やアンバランスな食事，あるいは小児脂肪便症やある種の腎疾患といった，ビタミンの吸収を障害する疾患による．小児におけるこの病態は，くる病として知られている．

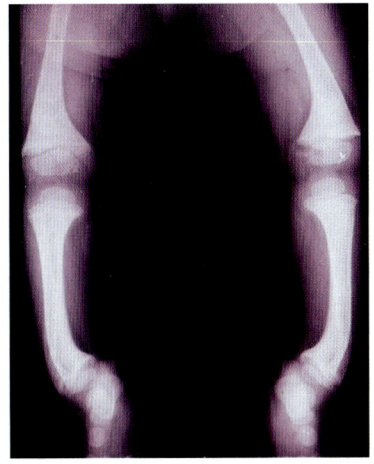

くる病
これは，くる病と診断された小児の下肢のX線写真である．この疾患が小児の成長期の早い時期に起こると，膝の部分の特徴的な弯曲は永久的な機能障害となる．

パジェット病

骨形成と骨破壊のバランスの異常が骨の変形をもたらす．

パジェット病（別名，変形性骨炎）はどの部位の骨にも起こりうるが，好発部位は，骨盤，鎖骨，椎骨，頭蓋，下肢骨である．骨組織が通常より多く破壊され，急速に異常な骨に置き換わる．冒された骨は，弱化し，弯曲し，疼痛をもたらし，骨折を起こしやすい．肥大した骨が神経を圧迫すれば，しびれ，うずき，筋力低下，機能障害を起こす．若年ではまれで，50歳以上に好発する．

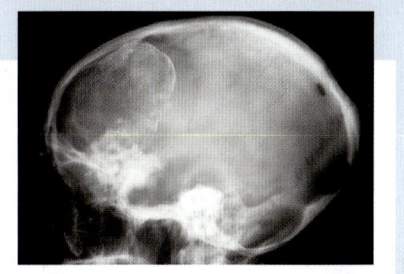

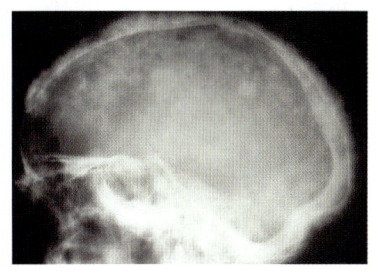

骨肥厚
正常な頭蓋（上）とパジェット病の頭蓋（下）．骨濃度の増強した部位が白い斑点状（綿花様）に見える．

悪性骨腫瘍

悪性骨腫瘍は，骨自体から発生する原発性悪性骨腫瘍と，頻度のより高い，他器官のがんが転移する続発性悪性骨腫瘍がある．

原発性悪性骨腫瘍

骨の内部から発生した悪性腫瘍を原発性悪性骨腫瘍という．原発性悪性骨腫瘍は，小児および思春期に最も好発する．大腿骨のような長骨に発生する骨肉腫は，最も典型的な原発性悪性骨腫瘍である．罹患した下肢には疼痛と腫脹が認められ，骨折しやすくなる．もう1つの原発性悪性骨腫瘍である軟骨肉腫は，主として骨盤，肋骨，胸骨に発生する．

続発性悪性骨腫瘍

続発性悪性骨腫瘍は原発性悪性骨腫瘍よりも発生頻度が高く，全身の他の部位の原発腫瘍からのがん細胞の転移による．このタイプは転移性骨腫瘍ともいう．続発性悪性骨腫瘍は高齢者に好発し，この年齢層は他の部位のがんに罹患しやすいことが主な原因である．骨に転移しやすいのは，乳腺，肺，甲状腺，腎臓，前立腺のがんであるが，時に原発病巣が不明のことがある．症状は，夜間に増強する激しい痛み，腫脹，局所の圧痛である．最も転移しやすい部位は，頭蓋，胸骨，骨盤，椎骨，肋骨であり，しばしば大腿骨頭と上腕骨頭にも発生する．

続発性悪性骨腫瘍

がん細胞は血流により骨に到達する．乳腺，甲状腺，膀胱，前立腺が最も骨転移を起こしやすい原発部位である．

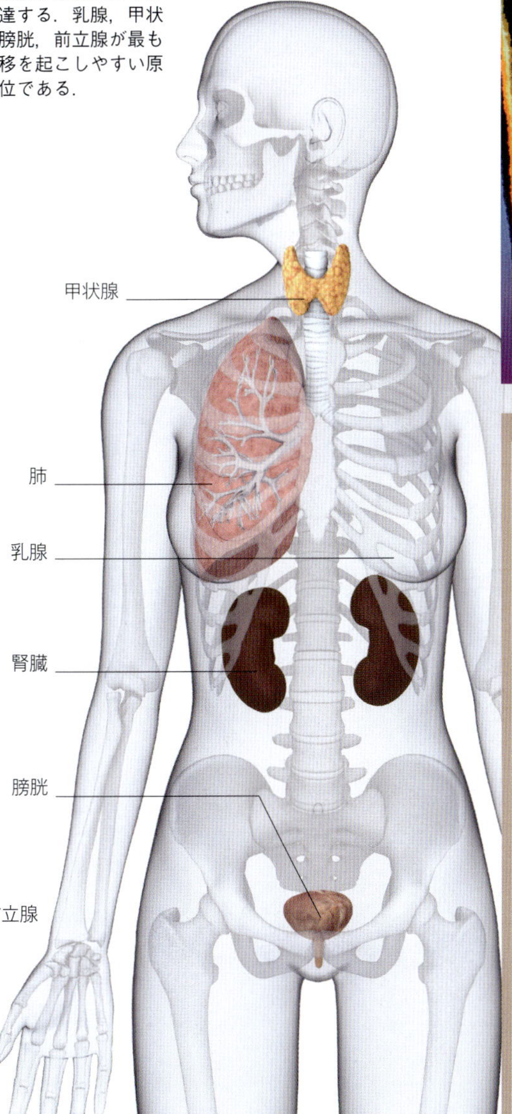

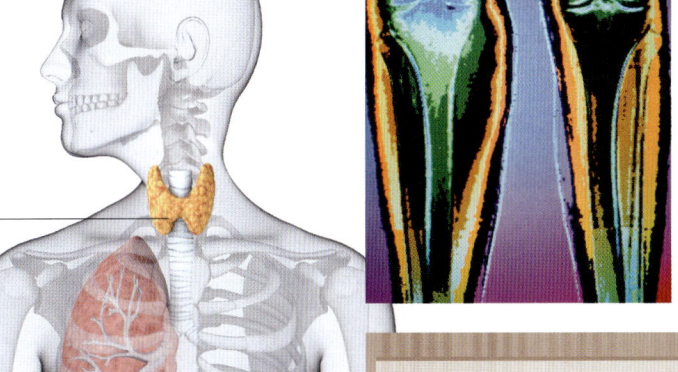

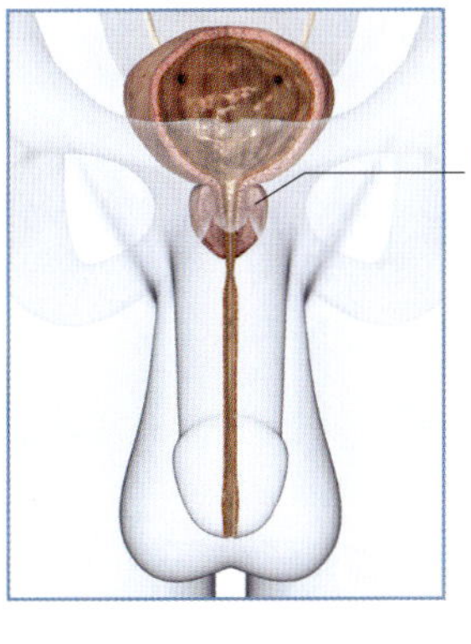

前立腺
男性の膀胱の下部に位置する前立腺は，精液成分を分泌するはたらきを持つ．前立腺がんは全身の骨に転移しやすい．

甲状腺
肺
乳腺
腎臓
膀胱
前立腺

軟骨肉腫
原発性骨腫瘍が膝関節直上の大腿骨下端にみられる（図の左上の濃い青色で示された領域）．外観上，下腿の腫脹と弯曲が認められる．

骨腫瘍

骨の腫瘍には良性のものと悪性のものがある．良性腫瘍と非侵襲性の悪性腫瘍では，体の他の部位への進展はない．良性腫瘍が最もよくみられる部位は，大腿骨などの四肢長骨と，手の骨である．このような骨腫瘍は小児や思春期に発症しやすく，40歳以降では非常にまれである．疼痛と腫大および腫瘍部の変形が認められ，弱化した骨は骨折しやすくなる．

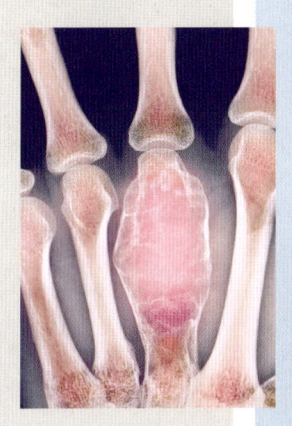

中手骨の腫瘍
このX線写真は中手骨にできた大きな良性腫瘍を示している．腫瘍は腫脹し，その部位にある神経，血管，腱を圧迫することがある．

関節疾患

関節は特定の方向で運動が可能なようにデザインされているので，正常範囲を越える運動や，不自然な方向への運動で傷害される．損傷は，直接の打撃，転落，スポーツなどの身体活動中によく起こる．関節のトラブルは酷使することによっても生じ，また先天性欠損も，関節の障害（pp.52-53参照）の原因となりうる．

靭帯損傷

無理に正常な範囲を超えて関節が動くと，過度な動きを防ぐ機能を持つ靭帯は，伸展したり断裂したりすることがある．

靭帯は強靭で柔軟性のある線維組織のバンドであり，関節周囲の骨端を互いに連結させる．突然または予期せぬ激しい動きによって関節内の骨が大きく開離し，靭帯の線維の過剰な伸展や断裂が起こることがある．その結果，腫脹，疼痛，筋攣縮が起こる．関節の「捻挫」は通常，靭帯の部分的な断裂による．捻挫が軽度な場合は，安静，冷却，圧迫，関節の挙上が通常の治療である．重症の場合は関節が不安定化したり転位したりすることがあり，積極的な治療が必要となる．

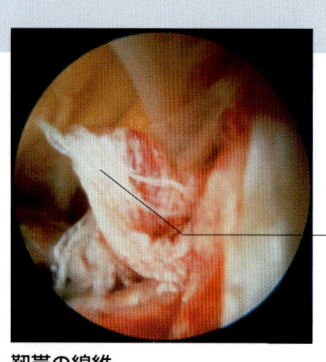

靭帯の線維
関節鏡（関節を観察するための望遠鏡のような管）により観察された，膝前十字靭帯の断裂．これは，走行方向を変えるような動作の多いスポーツで起こりやすい傷害である．

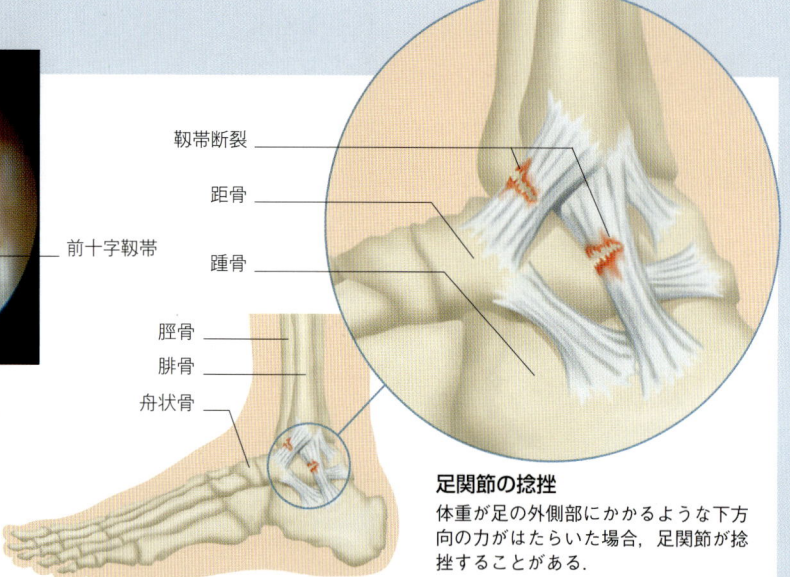

靭帯断裂／距骨／踵骨／脛骨／腓骨／舟状骨

足関節の捻挫
体重が足の外側部にかかるような下方向の力がはたらいた場合，足関節が捻挫することがある．

関節半月の損傷

軟骨は多くの関節の骨端を覆っているが，「遊離軟骨」という用語は通常，膝関節に特有なものである．

膝関節には，パッド状の弯曲した軟骨でできた，半月板と呼ばれる「関節円板」がある．これらはほぼC字形をしていて，強靭な線維軟骨でできている．関節半月は大腿骨下端と脛骨上端の間にあり，内側半月は膝関節の内側部に，外側半月は外側部にある．これらの関節半月は，膝関節を安定させ，立位時に膝をロックし，骨のクッションとしてもはたらく．関節半月は，しばしばスポーツ中に，急激な膝の捻転により挫滅あるいは断裂することがある．痛みを伴う場合，外科的に損傷した軟骨片を取り除く．

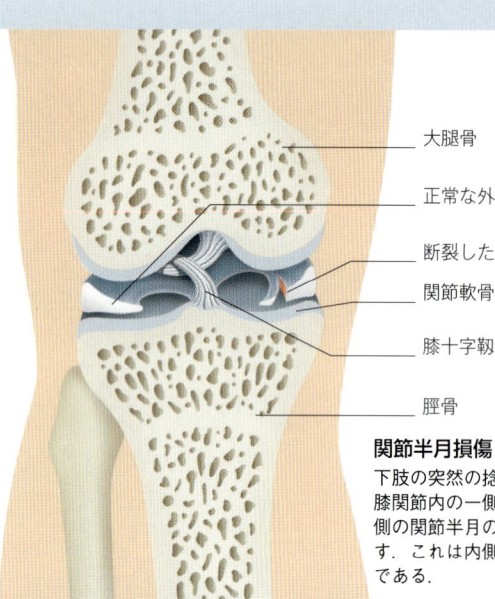

大腿骨／正常な外側半月／断裂した内側半月／関節軟骨／膝十字靭帯／脛骨

関節半月損傷
下肢の突然の捻転により，膝関節内の一側あるいは両側の関節半月の断裂をきたす．これは内側半月の損傷である．

軟骨軟化症

軟骨軟化症は膝関節の障害であり，関節の屈伸時の疼痛や安静後の硬直をきたす．疼痛は膝関節の前面に発生し，膝蓋骨後面の軟骨の異常が原因である．根本的な原因は不明であるが，誘因として突然の激しい運動や頻回の膝関節損傷がある．

損傷した関節半月の線維

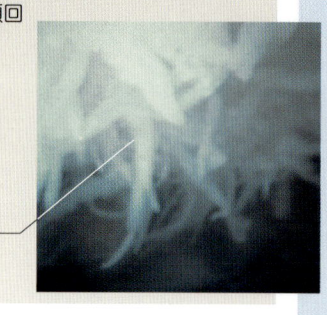

五十肩

五十肩は，疼痛と関節の炎症による運動制限が特徴である．

五十肩あるいは癒着性関節包炎の原因は，外傷や肩関節の酷使や，上腕骨骨折後あるいは脳卒中後の肩の固定化と関連すると考えられるが，時に原因不明のものもある．疼痛は激しく，上腕と肩をまったく動かせなくなることもある．鎮痛剤や抗炎症剤も理学療法とともに症状の軽減に役立つが，通常，その症状は時間の経過に伴い改善する．

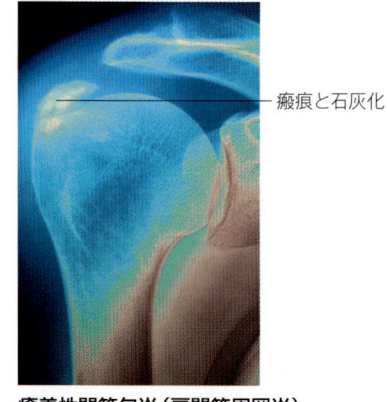

瘢痕と石灰化

癒着性関節包炎（肩関節周囲炎）
瘢痕組織と無機質の沈着は五十肩の典型的な所見であり，X線写真で示された右肩関節に認められる．

腱膜瘤

腱膜瘤は母趾基部における軟部組織の炎症性肥厚と骨の過形成である．

腱膜瘤は通常，母趾が他の足趾の方向へ曲がる外反母趾が原因となる．この疾患は一般に女性に好発し，家族発生する傾向がある．第1中足骨は身体の正中線方向に曲がるが，母趾骨は反対方向に曲がる．腱膜瘤は歩行痛を伴う．痛みが激しい場合は，手術により矯正可能で，母趾の再形成のために適度に骨を摘出する．

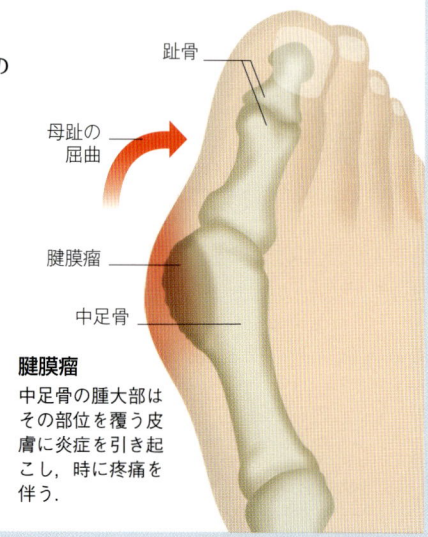

趾骨／母趾の屈曲／腱膜瘤／中足骨

腱膜瘤
中足骨の腫大部はその部位を覆う皮膚に炎症を引き起こし，時に疼痛を伴う．

関節脱臼

骨端部が関節内の正常な位置から外れ、極端に転位することを脱臼という。

しばしば痛みを伴い、部分的な脱臼は骨の一部だけが逸脱するもので、完全なものでは、例えば上腕骨頭が肩甲骨関節窩から完全に脱出する肩関節脱臼などがある。脱臼は転落やスポーツ傷害でしばしば起こる。まれに脱臼により神経や血管、他の軟部組織を損傷することがあり、急激に腫脹し疼痛をもたらす。罹患側は正常側の関節とは明らかに異なった外観を呈する。一部には脱臼を起こしやすい人々がおり、それは骨端部の軽度な変異や靭帯の弛緩が原因で、遺伝的傾向が認められる。

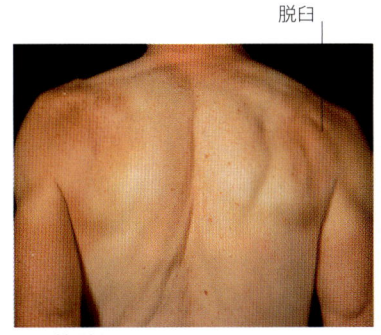

肩関節脱臼
右肩関節の周囲は、左の正常側と比較すると、腫脹し、ゆがんでいる。

滑液包炎

滑液包（関節部やその付近の緩衝パッド）の炎症は、疼痛、発赤、腫脹をもたらす。

滑液包は滑液でみたされた囊で、関節周囲で緩衝および潤滑パッドとして機能し、筋や腱、骨の間の摩擦や摩耗を減少させる。関節部に長期または繰り返しの圧迫や、急激に過剰なストレスが加わることで、滑液包の炎症と腫脹が起こる。この疾患は全身のさまざまな部位に起こるが、最も好発する部位は膝関節と肘関節である。滑液包炎の疾病素因としては、関節リウマチ、痛風、関節傷害の既往などがあり、まれに細菌感染による滑液包炎がある。治療法は安静と抗炎症剤の投与、そして可能であれば滑液包の穿刺による過剰な滑液の排出を行う。時にステロイド剤の局所への注入を行うことがある。

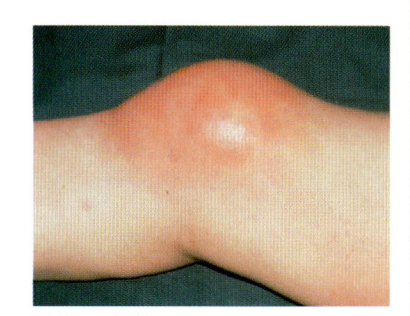

腫脹した膝部
膝関節滑液包の腫脹と圧痛は、しばしば頻回の膝をつく動作により起こり、古典的には「女中膝」と呼ばれる。

小児の股関節疾患

小児における骨と関節の異常の大部分は外傷によるものであるが、先天性疾患や骨感染症、あるいは若年性関節リウマチ（スティル病）などの後天性疾患によって、疼痛、変形を伴う股関節異常が起こることもある。

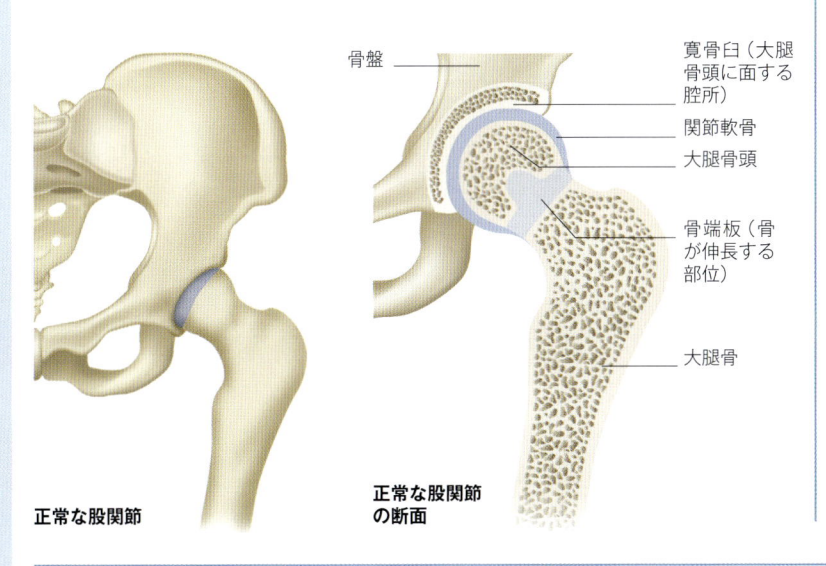

正常な股関節

正常な股関節の断面

先天性股関節形成不全

骨盤の寛骨臼の平坦化あるいは位置の異常により、大腿骨頭が関節不能な状態である。

先天性股関節脱臼（CDH）とも呼ばれ、通常は出生直後の検診で発見される。本疾患により股関節が軽度に弛緩状態にあれば、用手的な操作によって脱臼が誘発される。寛骨臼から大腿骨頭が完全に転位している場合は、偽関節を形成している（右図）。出生時に股関節脱臼が発見されると、乳児期まで経過観察するか、あるいは治療として副木、ハーネスかギプス包帯、または手術も行われる。しかし、症状が非常に軽度であれば見逃される可能性がある。その場合、小児期に跛行が認められることにより疾患が明らかになる。

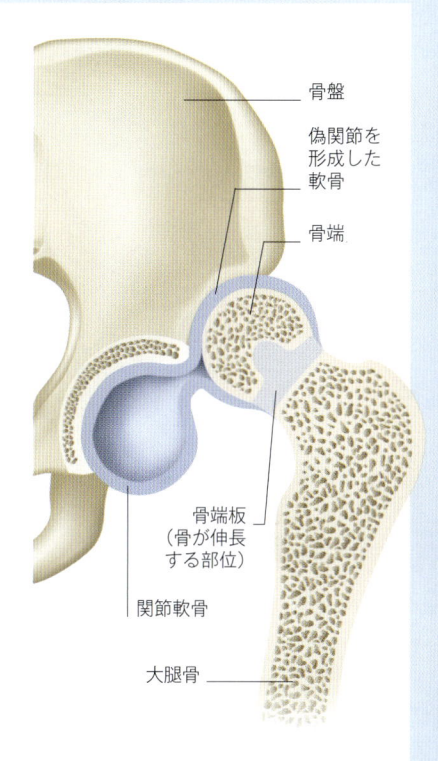

ペルテス病

この疾患は大腿骨頭の血液循環の異常によると考えられている。

ペルテス病では、球形の大腿骨頭が軟化し変形をきたし、大腿部と鼠径部の疼痛により跛行の原因となる。片側の股関節のみが冒されることが多い。本疾患は女児よりも男児に多く、4歳から8歳頃に発症する傾向がある。血液循環の異常が原因と考えられている。治療は、将来的に変形性関節症を予防するために、安静や副木固定、時には牽引や外科手術が必要となる。

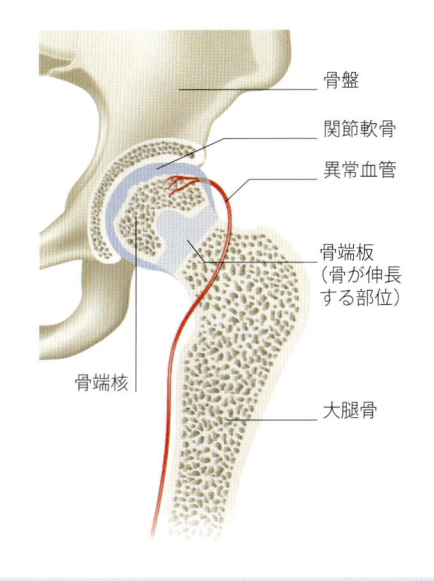

大腿骨頭すべり症

大腿骨頭または近位骨端が、外傷や漸進的な転位によりずれる。

球状の大腿骨頭（骨端）が、やわらかな軟骨部の骨端板（骨が成長する部位）で骨幹から分離する。ここは通常、骨端がすべりやすい部位である。この転位は、緩徐か突然かにかかわらず、急速な成長期である思春期に起こる傾向があり、この時期には成長ホルモンにより組織が軟化することが原因として考えられる。外科的修復では、転位した骨を正常な位置に戻して金属ピンで固定する。

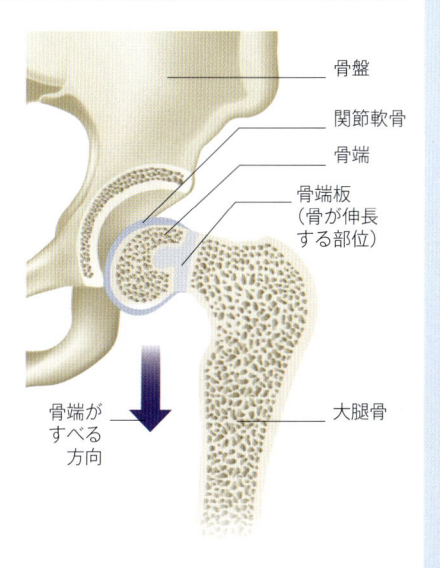

関節炎

「関節炎」は関節障害をきたす数種の異なる疾患の総称として用いられ，疼痛，腫脹，運動制限の原因となる．この中で最も一般的な疾患は変形性関節症であり，高齢者によくみられる．関節リウマチは小児を含むさまざまな年齢層に起こりうるが，通常は40歳以上に発病する．

変形性関節症

変形性関節症では，関節内の骨端を覆う軟骨（関節軟骨）が変性し，疼痛と腫脹の原因となる．

変形性関節症は，しばしば関節リウマチ（次ページ参照）と混同されるが，この2疾患は異なった原因と経過を示す．変形性関節症は単一の関節だけに生じることがあり，局所的な摩耗と亀裂が誘因となり，時に疼痛を伴う炎症を起こす．関節の変性は先天性疾患，外傷，感染あるいは肥満などによって促進される．関節軟骨は加齢とともに摩耗するものであるため，軽度の変形性関節症は60歳以上の人々の多くに生じる．典型的な症状は，運動によって悪化し安静によって沈静化する疼痛と腫脹，安静後の短時間のこわばり，運動制限，関節を動かした時のコツコツ音（crackling noise），関連痛（傷害部位からは離れているが罹患関節と同じ神経支配である領域の疼痛）などである．多くの軽症例に対症療法と生活スタイルの改善が効果的である．

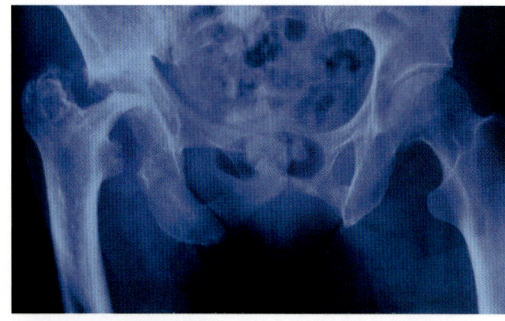

股関節の変形性関節症
このX線写真左側に写った右股関節が，変形性関節症により著しく冒されているのがわかる．通常丸みを帯びた形状の大腿骨頭が，ここでは平らになっている．

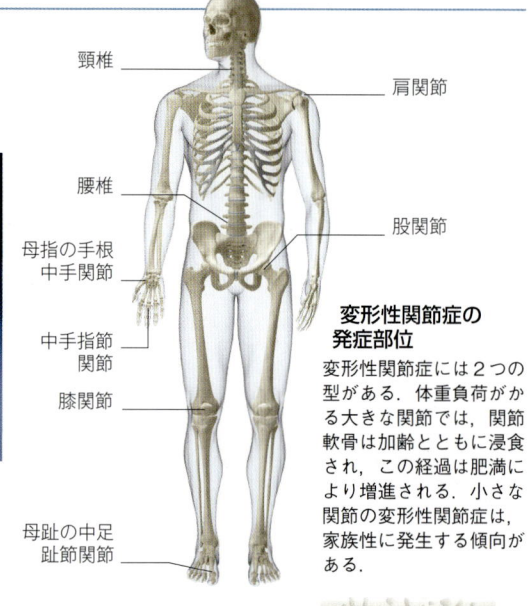

変形性関節症の発症部位
変形性関節症には2つの型がある．体重負荷がかかる大きな関節では，関節軟骨は加齢とともに浸食され，この経過は肥満により増進される．小さな関節の変形性関節症は，家族性に発生する傾向がある．

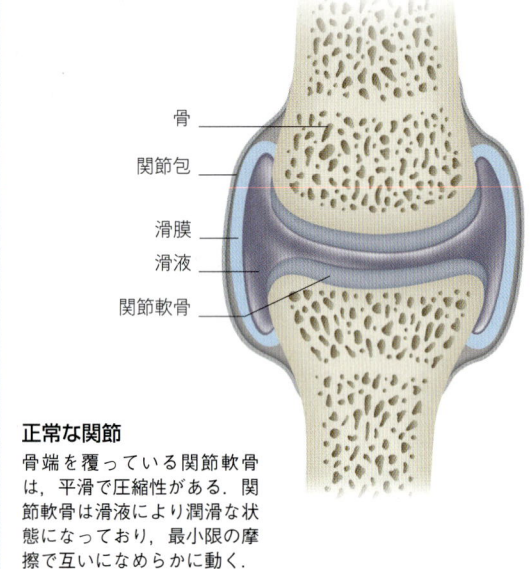

正常な関節
骨端を覆っている関節軟骨は，平滑で圧縮性がある．関節軟骨は滑液により潤滑な状態になっており，最小限の摩擦で互いになめらかに動く．

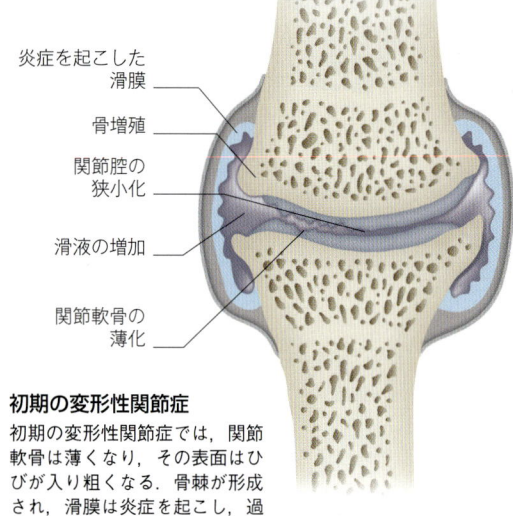

初期の変形性関節症
初期の変形性関節症では，関節軟骨は薄くなり，その表面はひびが入り粗くなる．骨棘が形成され，滑膜は炎症を起こし，過剰な滑液を産生する．

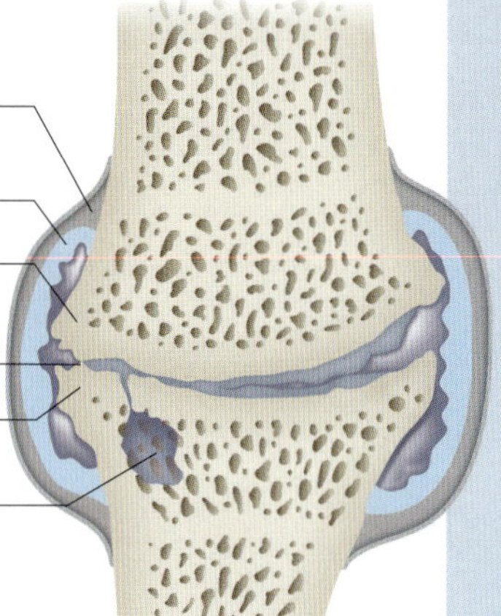

進展した変形性関節症
重症な変形性関節症では，関節軟骨とその下層の骨に亀裂が浸食される．骨が互いに摩擦し，肥厚し，増殖して，非常な不快感を起こす．関節包も肥厚する．

関節置換術

股関節の変形性関節症の症状が投薬治療で改善しない場合は，人工関節あるいは人工器官で置換を行う．関節置換術は大腿骨頸部骨折の治療にも用いることがある．人工股関節は金属やセラミック，プラスチックなどでできており，球状の骨頭を伴うシャフトと，臼状の寛骨臼から構成される．膝関節や肩関節，手の小さな関節も人工関節への置換が可能である．手術後は疼痛は軽快するが，筋の強化と完全な機能回復のために理学療法が必要である．

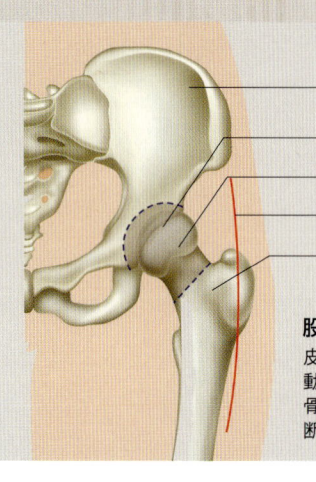

股関節置換の準備
皮膚切開の後，筋と靱帯を移動し股関節を露出させる．寛骨臼を整えて，大腿骨頭を切断する．

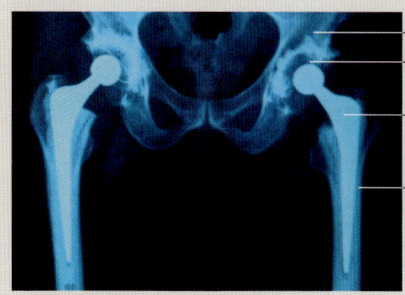

両側股関節置換
このX線写真は両側下肢の人工股関節（明るい青色）を示す．球状の大腿骨頭と固定のための「スパイク」がはっきり見える．

関節リウマチ

この自己免疫性の関節炎では，免疫システムが，自己組織である関節を傷害する．全身性の疾患であり，他の器官に影響が及ぶこともある．

関節リウマチは，免疫システムが自己組織，特に関節内面の滑膜を攻撃する抗体を産生した時に発症する．関節は腫脹，変形し，疼痛と運動制限を伴う．初期の一般症状は，発熱，蒼白な皮膚，筋力低下である．特徴的なこととして，多くの小関節が対称的なパターンで冒される．すなわち，例えば手や足が両側性に同程度の炎症を起こすという点がある．無痛性の小さな腫れや小結節（炎症組織細胞の集合）が，おもに前腕部の圧迫を受ける部位に形成され，関節部の皮膚が薄く，脆くなる．

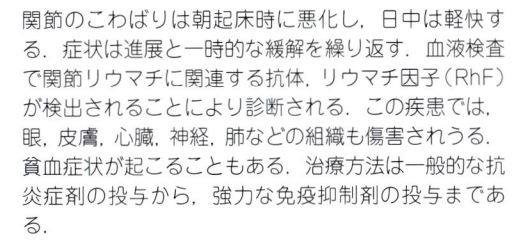

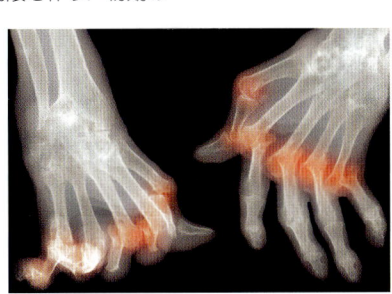

関節のこわばりは朝起床時に悪化し，日中は軽快する．症状は進展と一時的な緩解を繰り返す．血液検査で関節リウマチに関連する抗体，リウマチ因子（RhF）が検出されることにより診断される．この疾患では，眼，皮膚，心臓，神経，肺などの組織も傷害されうる．貧血症状が起こることもある．治療方法は一般的な抗炎症剤の投与から，強力な免疫抑制剤の投与まである．

関節の炎症
このX線写真は，関節リウマチによる中手指節間関節における強度の傷害を示している（赤色部分）．関節の炎症により指が異常に屈曲する．

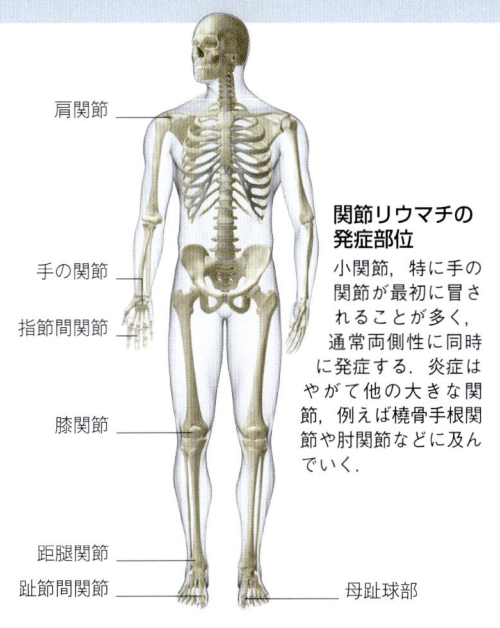

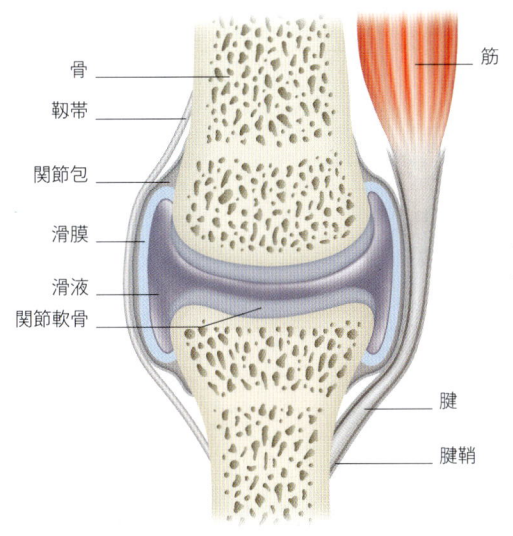

関節リウマチの発症部位
小関節，特に手の関節が最初に冒されることが多く，通常両側性に同時に発症する．炎症はやがて他の大きな関節，例えば橈骨手根関節や肘関節などに及んでいく．

正常な関節
正常な関節の関節軟骨は平滑で無傷な状態である．靱帯が安定性を保持し，腱は筋収縮時に腱鞘内をスライドする．

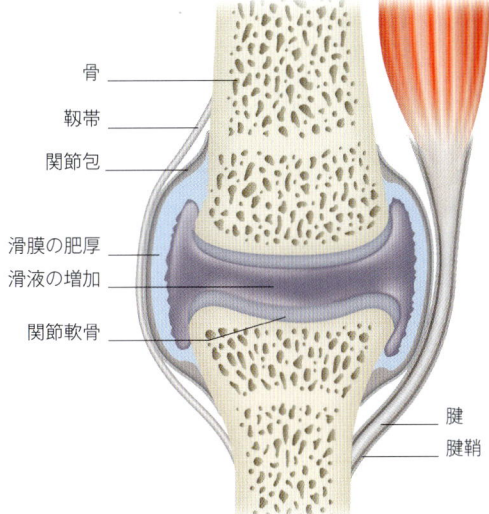

初期の関節リウマチ
滑膜の炎症と肥厚が関節腔全体に広がる．過剰な滑液が蓄積する．

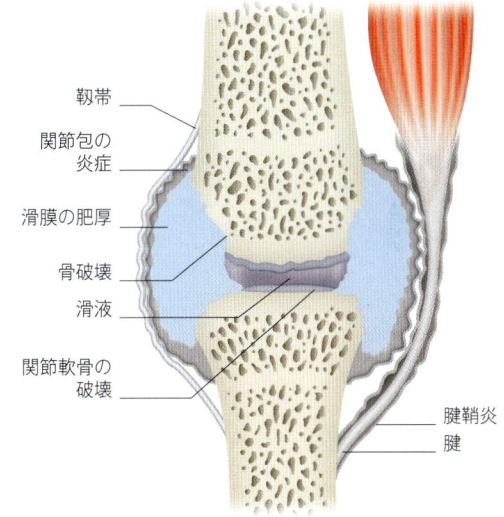

進展した関節リウマチ
滑膜が肥厚するとともに関節軟骨と骨端の破壊が起こる．関節包と腱鞘にも炎症が及ぶ．

痛風

痛風は，尿酸の結晶が関節内に形成され，激しい疼痛を生じる関節疾患である．どの関節にも発症するが，母趾が好発部位である．

痛風は結晶物が原因となる関節疾患で，激しい疼痛，腫脹および発赤を，単一あるいは数ヵ所の関節に生じる．この疾患は女性よりも男性に多く発症し，通常，女性では閉経期以降に発症する．原因は明らかではないが，遺伝傾向があり，代謝異常から体内で尿酸が過剰に蓄積されることによる．正常では，尿酸は溶解した状態で血液により集められ，尿中に排出される．しかし痛風では，この尿酸が関節内の滑液に溶出し，針状の結晶を形成する．発症した関節では，発赤，熱感，腫脹および激しい疼痛が生じる．痛風は自然発生的に起こるが，飲酒やある種の手術，あるいは利尿剤や化学療法剤の薬物投与などが誘因となることもある．薬物療法により疼痛発作の軽減と再発の予防をはかる．

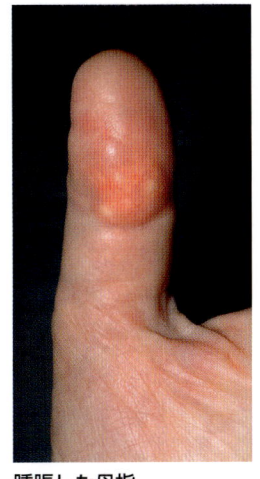

腫脹した母指
尿酸結晶（薄い黄色に見える部分）が母指の軟部組織に沈着している．尿酸結晶は最終的に白亜色の物質として皮膚から排出される．

関節吸引
これは，局所麻酔下で注射針とシリンジを用いて，腫脹した関節から過剰な浸出液を除去する手法である．関節吸引は診断や治療，またはその双方に活用できる．例えば，関節液の特徴的な内容物（痛風の尿酸結晶など）を検査すると同時に，関節の腫脹と疼痛を軽減するために関節液を除去することができる．同様の手技を用いて，関節内への直接的な薬剤注入も行われる．

膝関節の吸引
膝関節を弛緩させた状態で，膝蓋骨を固定する．注射針を膝蓋骨下の関節腔に挿入し，関節液を吸引する．

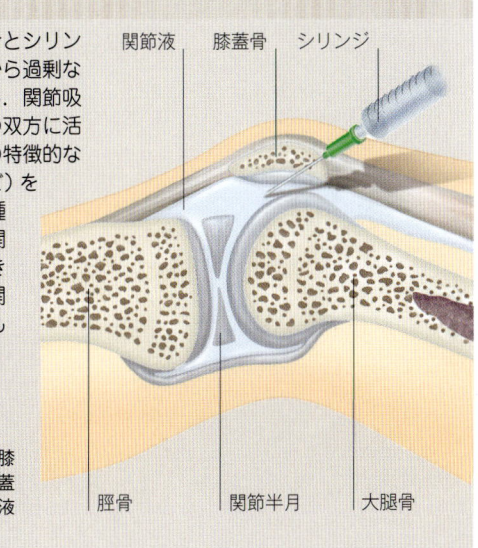

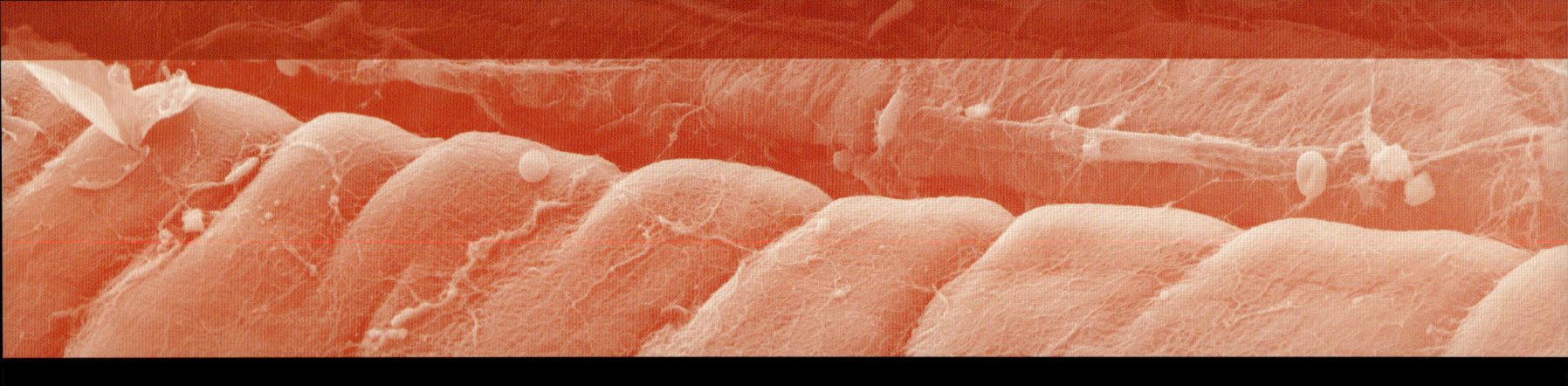

筋系は，いろいろな種類の筋を動かすことにより，多種多様な挙動を生み出す．筋組織は身体の動作を生じるとともに，体の内部においては，心臓の鼓動や食物を消化する腸の蠕動運動に始まり，血管の太さや眼の焦点調節まで，さまざまな過程を担う．筋系は運動機能をつかさどり，ほどよい使用により衰えを予防できるものであり，また病気よりもけがが問題となりやすい．しかし，筋も，それを刺激したり調整するための神経系なしでは役には立たない．

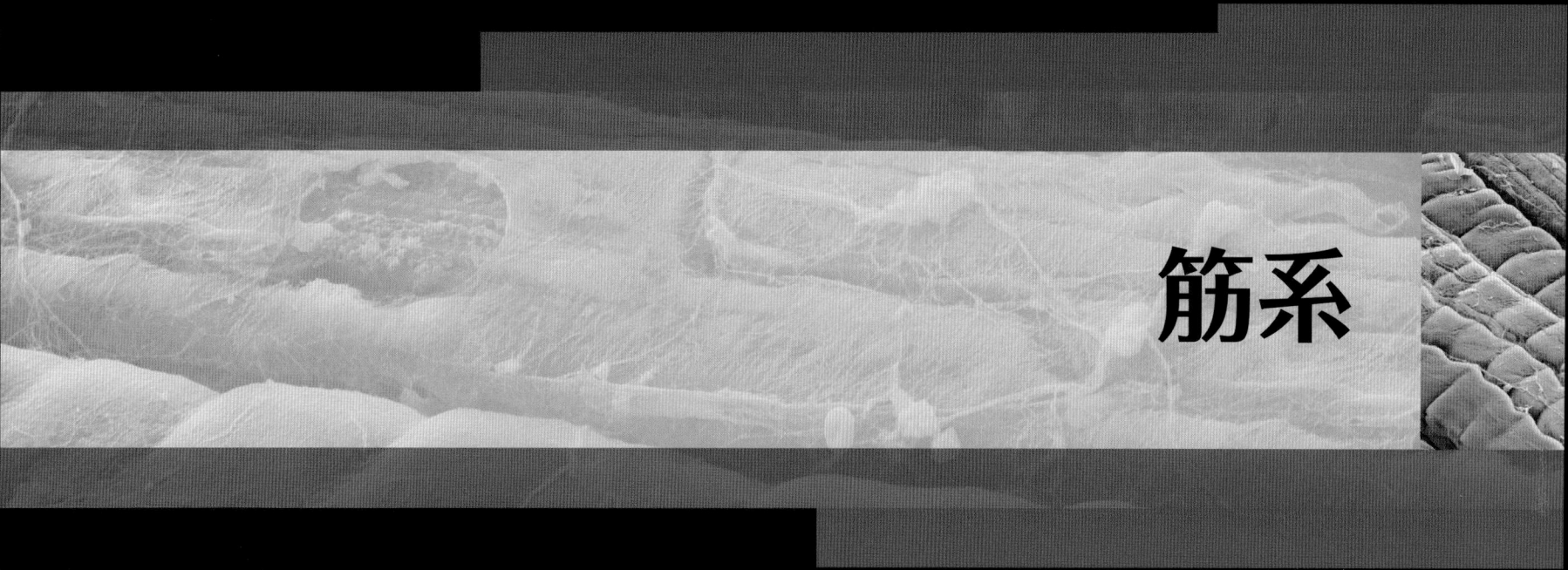

筋系

全身の筋

筋（筋肉）は、身体の「肉」であり、皮膚の下にふくらんだり波打ったりしながら存在し、何層にも縦横に交叉しながら骨に向かって走行している。筋の数は同じだが割合はずかに低い。筋は関節をつなげており、両端は細くなって、線維性の腱に移行して骨と結合している。骨との結合部のうち、体の中心側にあるものは動く度合いが小さく、起始と呼ばれる。もう一方の筋の末端（停止）は中心から離れた側にあり、大きく動く。また、途中で分かれてそれぞれ違った骨に付着する筋もある。筋には、その形から名前がつけられているものもある。例えば、肩にある三角筋は三角形をしている。右図において、皮膚の下にある浅層の筋は左半身に、中間と深層の筋が右半身に示されている。

一般的な男性の身体はおよそ640の筋を有し、それは体重の約5分の2を占める。女性の場合、筋の数は同じだが割合はわずかに低い。筋は関節をつなげており、両端は細くなって、線維性の腱に移行して骨と結合している。骨との結合部のうち、体の中心側にあるものは動く度合いが小さく、起始と呼ばれる。もう一方の筋の末端（停止）は中心から離れた側にあり、大きく動く。また、途中で分かれてそれぞれ違った骨に付着する筋もある。筋には、その形から名前がつけられているものもある。例えば、肩にある三角筋は三角形をしている。右図において、皮膚の下にある浅層の筋は左半身に、中間と深層の筋が右半身に示されている。

前頭筋 眉を上げる
眼輪筋 目を閉じる
上唇挙筋 上唇の挙上と突き出し
口輪筋 口をすぼめる
下唇下制筋 下唇を下げる
オトガイ筋 下唇を上げ、オトガイ部にしわを作る
胸骨舌骨筋 舌骨を下げる

小頬骨筋 上唇の挙上
大頬骨筋 口角の挙上

胸鎖乳突筋 頭部を傾け、回す
僧帽筋 肩甲骨を回転させ後方に引く
三角筋 上腕を体幹から離して前・外側・後方に挙上する
大胸筋 上腕を体幹に引き寄せ、上腕を内回
上腕三頭筋の長頭 肘を伸ばし、腕をまっすぐにする
広背筋 上腕を肩へ引き寄せる（肩関節の屈曲）
前鋸筋 脊柱から肩甲骨を遠ざける
上腕二頭筋 肘で前腕を曲げて手のひらを上に向ける
腹直筋 脊柱を屈曲し、骨盤を前に引く
外腹斜筋 体幹の屈曲と回転
胸棟骨筋 肘を曲げて前腕を屈曲
浅指屈筋 手と手くびの関節を屈曲

斜角筋（前斜角筋） 呼吸と頭の屈曲
肩甲舌骨筋 喉頭の引き下げ
小胸筋 肩甲骨を動かす
外肋間筋 肋骨を挙上
内肋間筋 隣接した肋骨どうしを近づける

腹横筋 体幹の屈曲と回転
白線 左右の腹直筋を分ける腱様構造
橈側手根屈筋 手根の屈曲
鼠径靭帯
腸腰筋 股関節の屈曲
恥骨筋 大腿を体軸方向へ引き寄せる

短母指外転筋 母指を手のひら側に引く

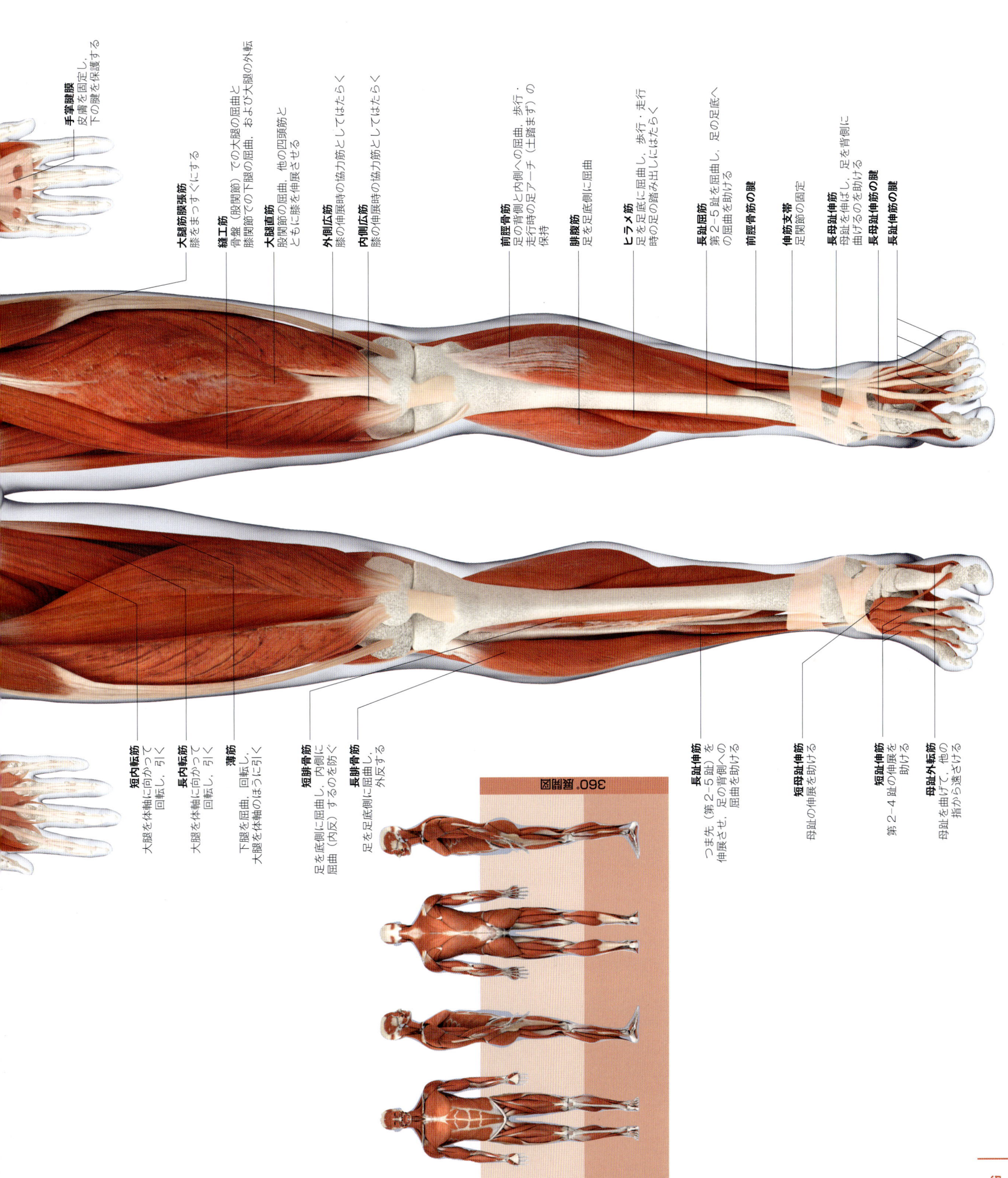

手掌腱膜
皮膚を固定し、下の腱を保護する

大腿筋膜張筋
膝をまっすぐにする

縫工筋
骨盤（股関節）での大腿の屈曲と膝関節での下腿の屈曲、および大腿の外転

大腿直筋
股関節の屈曲、回転し、他の四頭筋とともに膝を伸展させる

外側広筋
膝の伸展時の協力筋としてはたらく

内側広筋
膝の伸展時の協力筋としてはたらく

前脛骨筋
足の背側と内側への屈曲、歩行・走行時の足アーチ（土踏まず）の保持

腓腹筋
足を足底側に屈曲

ヒラメ筋
足を足底に屈曲し、歩行・走行時の足の踏み出しにはたらく

長趾屈筋
第2-5趾を屈曲し、他の足の屈曲を助ける

伸筋支帯
足関節の固定

長母趾伸筋
母趾を伸ばし、足を背側に曲げるのを助ける

長母趾伸筋の腱

長趾伸筋の腱

短内転筋
大腿を体軸に向かって回転し、引く

長内転筋
大腿を体軸に向かって回転し、引く

薄筋
下腿を屈曲、回転し、大腿を体軸のほうに引く

短腓骨筋
足を足底側に屈曲し、内側への屈曲（内反）するのを防ぐ

長腓骨筋
足を足底側に屈曲し、外反する

長趾伸筋
つま先（第2-5趾）を伸展させ、足の背側への屈曲を助ける

短趾伸筋
趾の伸展を助ける

短母趾伸筋
母趾を伸展を助ける

長母趾伸筋
第2-4趾の伸展を助ける

母趾外転筋
母趾を曲げて、他の指から遠ざける

360°回転図

57

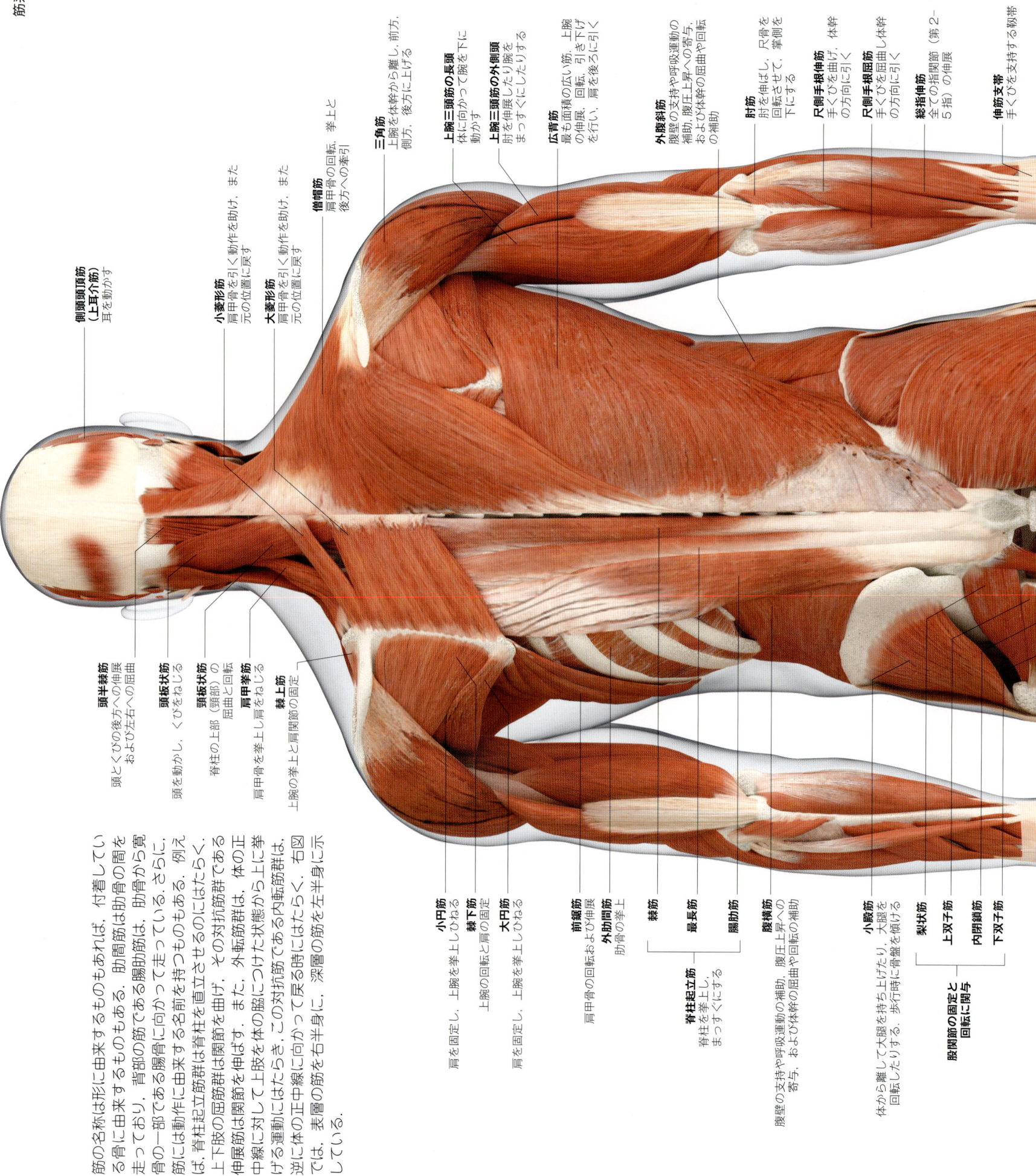

筋系

筋の名称は形に由来するものもあれば、付着している骨に由来するものもある。助間筋は助骨の間を走っており、背部の筋である腸骨筋は、肋骨から寛骨の一部である腸骨に向かって走っている。さらに、筋には動作に由来する名前を持つものもある。例えば、脊柱起立筋群は脊柱を直立させるのにはたらく。上下肢の屈筋群は関節を曲げ、その対抗筋群である伸展筋は関節を伸ばす。また、外転筋群は、体の正中線に対して上肢を体の脇につけた状態から上に挙げる運動にはたらき、この対抗筋である内転筋群は、逆に体の正中線に向かって戻る時にはたらく。右図では、表層の筋を右半身に、深層の筋を左半身に示している。

側頭頭頂筋（上耳介筋） 耳を動かす

小菱形筋 肩甲骨を引く動作を助け、元の位置に戻る

大菱形筋 肩甲骨を引く動作を助け、元の位置に戻る

僧帽筋 肩甲骨の回転、挙上と後方への牽引

三角筋 上腕を体幹から離し、前方、側方、後方に上げる

上腕三頭筋の長頭 体に向かって腕を下に動かす

上腕三頭筋の外側頭 肘を伸展したり腕をまっすぐにしたりする

広背筋 最も面積の広い筋。上腕の伸展、回転、引き下げを行い、肩を後ろに引く

外腹斜筋 腹壁の支持や呼吸運動の補助、腹圧上昇への寄与、および体幹の屈曲や回転の補助

肘筋 肘を伸ばし、尺骨を回転させて、掌側に下にする

尺側手根伸筋 手くびを曲げ、体幹の方向に引く

尺側手根屈筋 手くびを屈曲し体幹の掌側に引く

総指伸筋 全ての指関節（第2〜5指）の伸展

伸筋支帯 手くびを支持する靭帯

頭半棘筋 頭とくびの後方への伸展および左右の屈曲

頭板状筋 頭を動かし、くびをねじる

頸板状筋 脊柱の上部（頸部）の屈曲と回転

肩甲挙筋 肩甲骨を挙上し肩をねじる

棘上筋 上腕の挙上と肩関節の固定

小円筋 肩を固定し、上腕を挙上しひねる

棘下筋 上腕の回転と肩の固定

大円筋 肩を固定し、上腕を挙上しひねる

前鋸筋 肩甲骨の回転およびその伸展

外肋間筋 肋骨の挙上

最長筋 脊柱起立筋。脊柱を挙上し、まっすぐにする

腸肋筋 肋骨を挙上

腹横筋 腹壁の支持や呼吸運動の補助、腹圧上昇への寄与、および体幹の屈曲や回転の補助

脊柱起立筋 脊柱を挙上し、まっすぐにする

小殿筋 体から離して大腿を上げたり、大腿を回転したりする、歩行時に骨盤を傾ける

梨状筋

上双子筋

内閉鎖筋

下双子筋

股関節の固定と回転に関与

筋組織

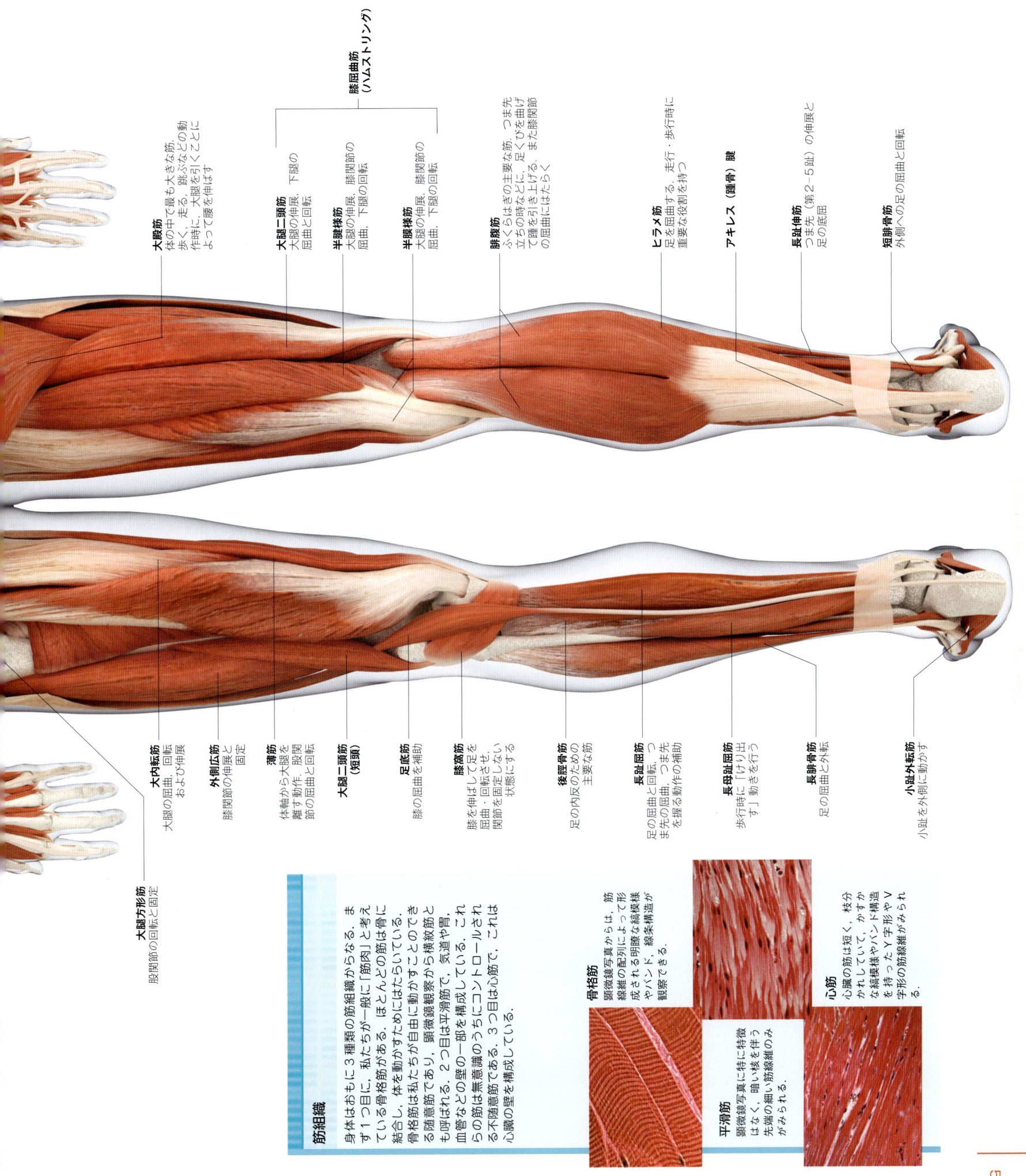

身体はおもに3種類の筋組織からなる。まず1つ目に、私たちが一般に「筋肉」と考えている骨格筋がある。ほとんどの筋は骨に結合し、体を動かすためにはたらいている。骨格筋は私たちが自由に動かすことのできる随意筋であり、顕微鏡観察から横紋筋とも呼ばれる。2つ目は平滑筋で、気道や血管などの壁の一部を構成している。これらの筋は無意識のうちにコントロールされる不随意筋である。3つ目は心筋で、これは心臓の壁を構成している。

骨格筋
顕微鏡写真からは、筋線維の配列によって形成される明瞭な縞模様やバンド、線条構造が観察できる。

平滑筋
顕微鏡写真に特に特徴はなく、暗い細い筋線維の先端がみられる。

心筋
心臓の筋は短く、枝分かれしていて、かすかな縞模様やバンド構造を持ったY字形やV字形の筋線維がみられる。

大殿筋 — 体の中で最も大きな筋。歩く、走る、跳ぶなどの動作時に、大腿を引くことによって腰を伸ばす

膝屈曲筋（ハムストリング）

大腿二頭筋 — 大腿の伸展、下腿の屈曲と回転

半腱様筋 — 大腿の伸展、屈曲、下腿の回転

半膜様筋 — 大腿の伸展、屈曲、下腿の回転

腓腹筋 — ふくらはぎの主要な筋。立ちの時などに、足くびを曲げて踵を引き上げる。また膝関節の屈曲にはたらく

ヒラメ筋 — 足を曲げする。走行・歩行時に重要な役割を持つ

アキレス（踵骨）腱

長趾伸筋 — つま先（第2-5趾）の伸展と足の底屈

短腓骨筋 — 外側への足の屈曲と回転

大腿方形筋 — 股関節の回転と固定

大内転筋 — 大腿の屈曲、回転および伸展

外側広筋 — 膝関節の伸展と固定

薄筋 — 体軸から大腿を離す動作。股関節の屈曲と回転

大腿二頭筋（短頭）

足底筋 — 膝の屈曲を補助

膝窩筋 — 膝を伸ばして足を屈曲・回転させ、関節を固定しない状態にする

後脛骨筋 — 足の内反のための主要な筋

長趾屈筋 — 足の屈曲と回転、つま先の屈曲、つま先を握る動作の補助

長母趾屈筋 — 歩行時に「けり出す」動きを行う

長腓骨筋 — 足の屈曲と外転

小趾外転筋 — 小趾を外側に動かす

顔面，頭部，頸部の筋

顔面，頭部および頸部の筋は，頭の固定と運動，さらに眉，まつげ，唇などの顔の表情を作るために，相互に作用する．これらの筋組織は高度に複雑にはたらくので，実に多様な表情を作ることができる．

顔の筋

顔の筋のあるものは骨に結合しており，またあるものは腱や腱膜と呼ばれる線維性結合組織の密集した膜に結合している．これは顔面筋が他の顔面筋とつながっていることを意味する．多くの顔面筋の末端が皮膚の深層につながっており，この筋群の持つ複雑な特徴によって，わずかな筋の収縮でも顔の皮膚に動きが生み出され，それによって表情や感情を表すことができるのである．ほどんどの顔筋は，第7脳神経である顔面神経（p.82参照）に支配されている．この神経が損傷したり病気に冒されたりすると，顔面の動きや表情が失われ，意思疎通の機能が低下することになる．

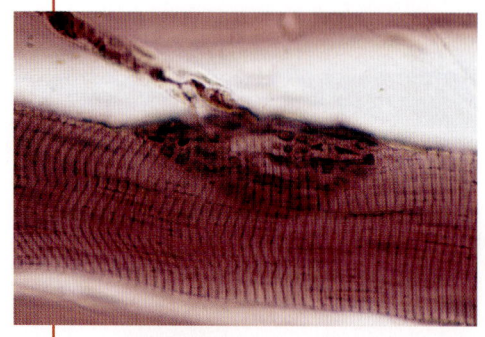

神経筋接合部
この光学顕微鏡写真では，神経線維（左上）が顔の筋線維につながっている．この接合部は運動終板（中央部）と呼ばれており，筋線維が特に興奮する領域である．

笑いじわ

健康な若い人の皮膚はエラスチンを含む丈夫な線維を含有しており，これは例えば笑った後などに皮膚がすぐに元の位置に戻るのに役立っている．加齢に伴いエラスチンは変性し，皮下にある筋と真皮（pp.146-147参照）の結合がゆるくなってくる．これによって皮膚は容易に伸縮することができなくなり，しわができやすくなる．しわは，「カラスの足跡」と呼ばれる外眼角から放射線状に広がるしわに始まり，眉，口のまわり，前耳介，オトガイ（下顎），鼻根に広がっていく．顔のしわは表情筋の筋線維の走行に対して常に直角に配列するため，表情筋の走行パターンを表す．過度の温度変化や日光照射によってしわはできやすくなる．

- 額のしわ
- カラスの足跡
- 頬のしわ

老化の徴候
小じわおよび大じわは，よく使われる筋のまわりに現れる傾向がある．例えば，カラスの足跡は眼輪筋に関係しており，額のしわは前頭筋，頬のしわは上唇挙筋によって作られる．

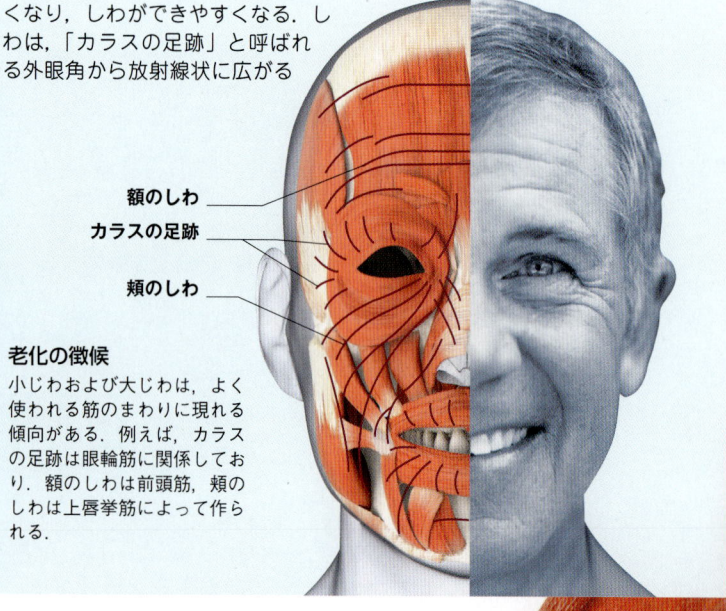

顔面と頸部の筋

唇の周囲を構成する筋は，発音や非言語的表現，摂食および嚥下に関与している．顔面の筋のあるものは，まぶたや鼻孔，唇などの開口部を開閉する括約筋としてはたらく．

- **前頭筋** — 眉を上げる
- **皺眉筋（すうびきん）** — 眉を寄せ，額下部にしわを作る
- **鼻根筋** — 左右の眉の引き下げ
- **眼輪筋** — 目を閉じる
- **鼻孔圧縮（圧迫）筋（鼻筋，横部）** — 鼻孔を閉じる
- **上唇挙筋** — 上唇の挙上と突き出し
- **鼻孔拡大筋（鼻筋，鼻翼部）** — 鼻孔を広げる
- **小頬骨筋** — 上唇の挙上
- **大頬骨筋** — 口角の外側上方への引き上げ
- **笑筋** — 口角を外側に引く
- **口輪筋** — 口を狭め，唇をすぼめる
- **下唇下制筋** — 下唇を引き下げる
- **オトガイ筋** — 下唇を上げ，オトガイ部にしわを作る
- **口角下制筋** — 口角を引き下げる
- **胸骨舌骨筋** — 舌骨を下げる
- **広頸筋** — 下顎と口角を引き下げる

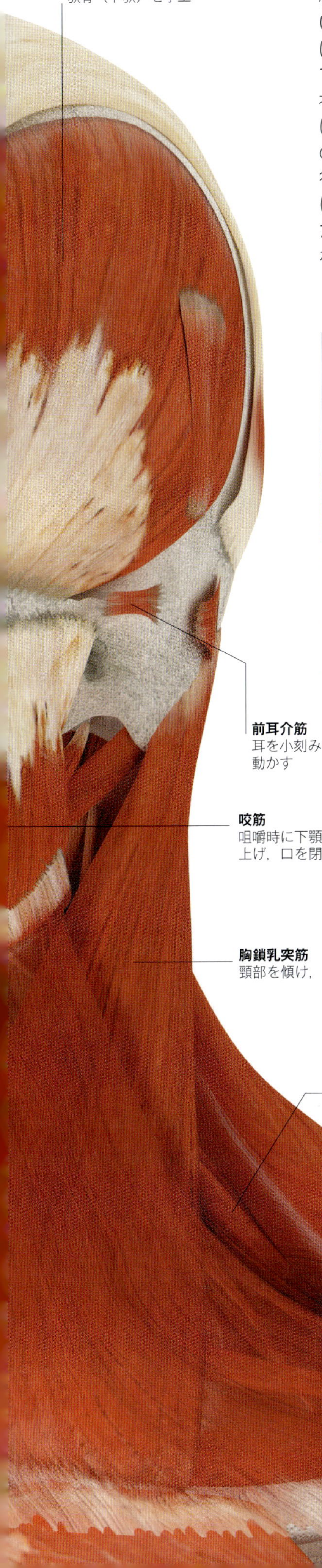

頭と頸の筋

成人の頭は5kg以上の重さがあり，脊柱の上で，ある程度はバランスを保っている．くび，肩の内側および背中の上部にある強力な起立筋が常に活動していて，頭を安定させるために緊張したり，複雑なくびの動きを調整したりするために協調してはたらく．これらの筋は，顔の表情や，しぐさによる意思表示を補う役割も持つ．例えば，頭を一方にわずかに傾けることで疑惑の感情を強調し，また，うなずきやくびを振るしぐさは，それぞれ肯定と否定を示す．

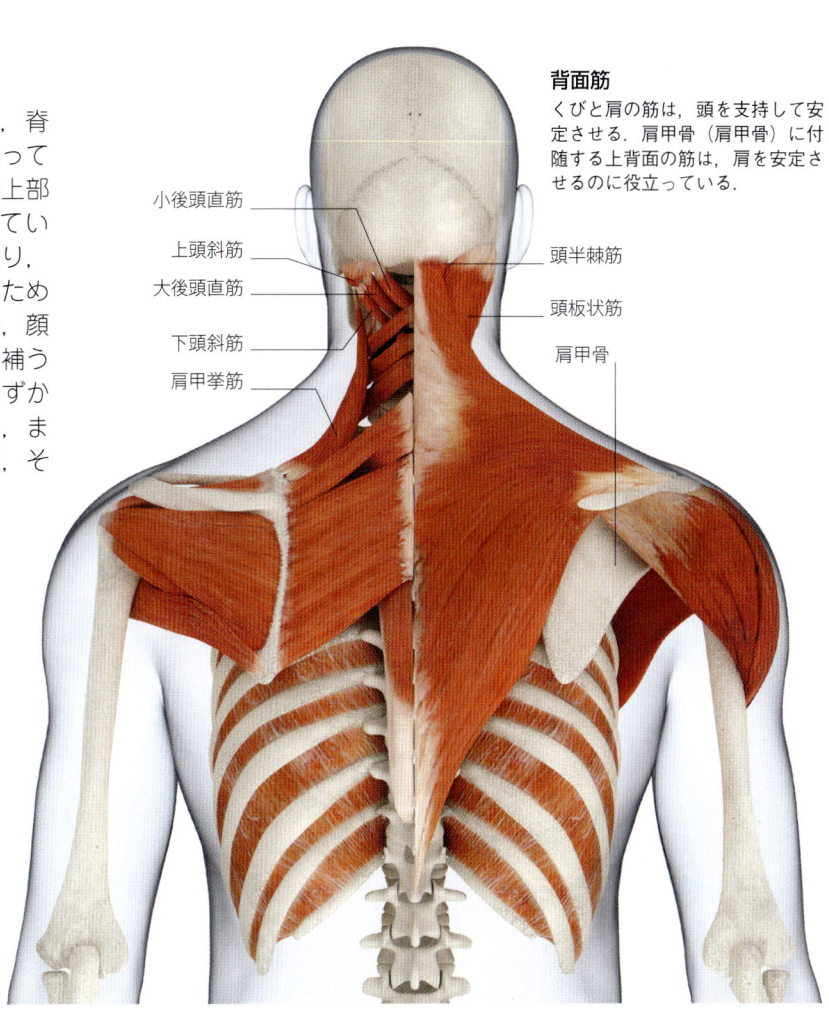

背面筋

くびと肩の筋は，頭を支持して安定させる．肩甲骨（肩甲骨）に付随する上背面の筋は，肩を安定させるのに役立っている．

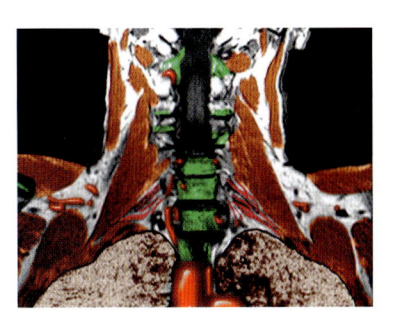

背面図ラベル：
- 小後頭直筋
- 上頭斜筋
- 大後頭直筋
- 下頭斜筋
- 肩甲挙筋
- 頭半棘筋
- 頭板状筋
- 肩甲骨

側面図ラベル：
- 側頭筋：顎骨（下顎）を挙上
- 前耳介筋：耳を小刻みに動かす
- 咬筋：咀嚼時に下顎を持ち上げ，口を閉じる
- 胸鎖乳突筋：頸部を傾け，回す
- 斜角筋：呼吸と頸部の傾斜

頸部の筋の観察

頸部の筋は，脊柱（このCTスキャン像で緑色で示した部分）の上に位置する頭蓋骨を動かし，また気管と食道を包んで支持している．

顔の表情

表情は，非言語コミュニケーションを行う上で最も重要な方法の1つである．顔面筋は，多くの微妙なニュアンスを表現することで，多種多様の感情を伝達することを可能にしている．多くの場合，ほほえみは喜びを示し，しかめっ面は反対に不機嫌を表すが，いつもそうであるわけではない．ほほえみは非常にあいまいな表現で，安心や哀れみを伝えることもあれば，皮肉めいた不賛成を表したりもする．同様に，しかめっ面は，失望や混乱などを含むいろいろな感情に対応している．口と，それに加えて顔の他の部位が，微妙な意味合いのあやを表現する．

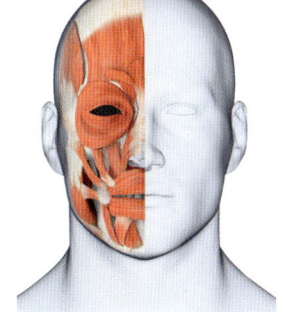

弛緩した「中間的な」表情

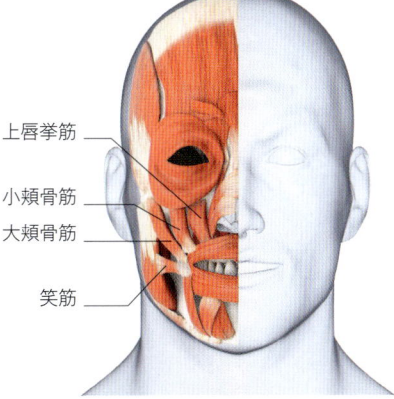

ほほえみ

- 上唇挙筋
- 小頬骨筋
- 大頬骨筋
- 笑筋

上唇鼻翼挙筋が上唇を持ち上げ，大・小頬骨筋と笑筋が口角を斜め上方に引き上げる．

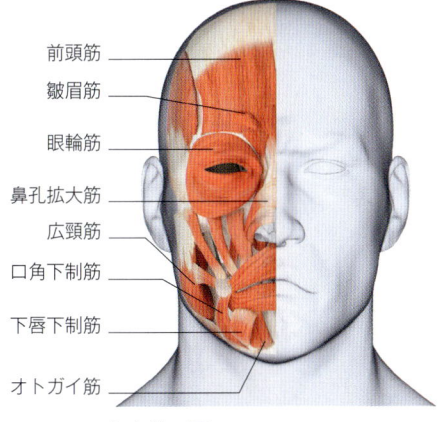

しかめっ面

- 前頭筋
- 皺眉筋
- 眼輪筋
- 鼻孔拡大筋
- 広頸筋
- 口角下制筋
- 下唇下制筋
- オトガイ筋

広頸筋と下制筋は口と口角を引き下げ，オトガイ筋は下顎にしわを作る．また，皺眉筋が眉をしかめ，鼻孔拡大筋が鼻孔を広げ，眼輪筋が眼を細めることにより，表情が作られる．

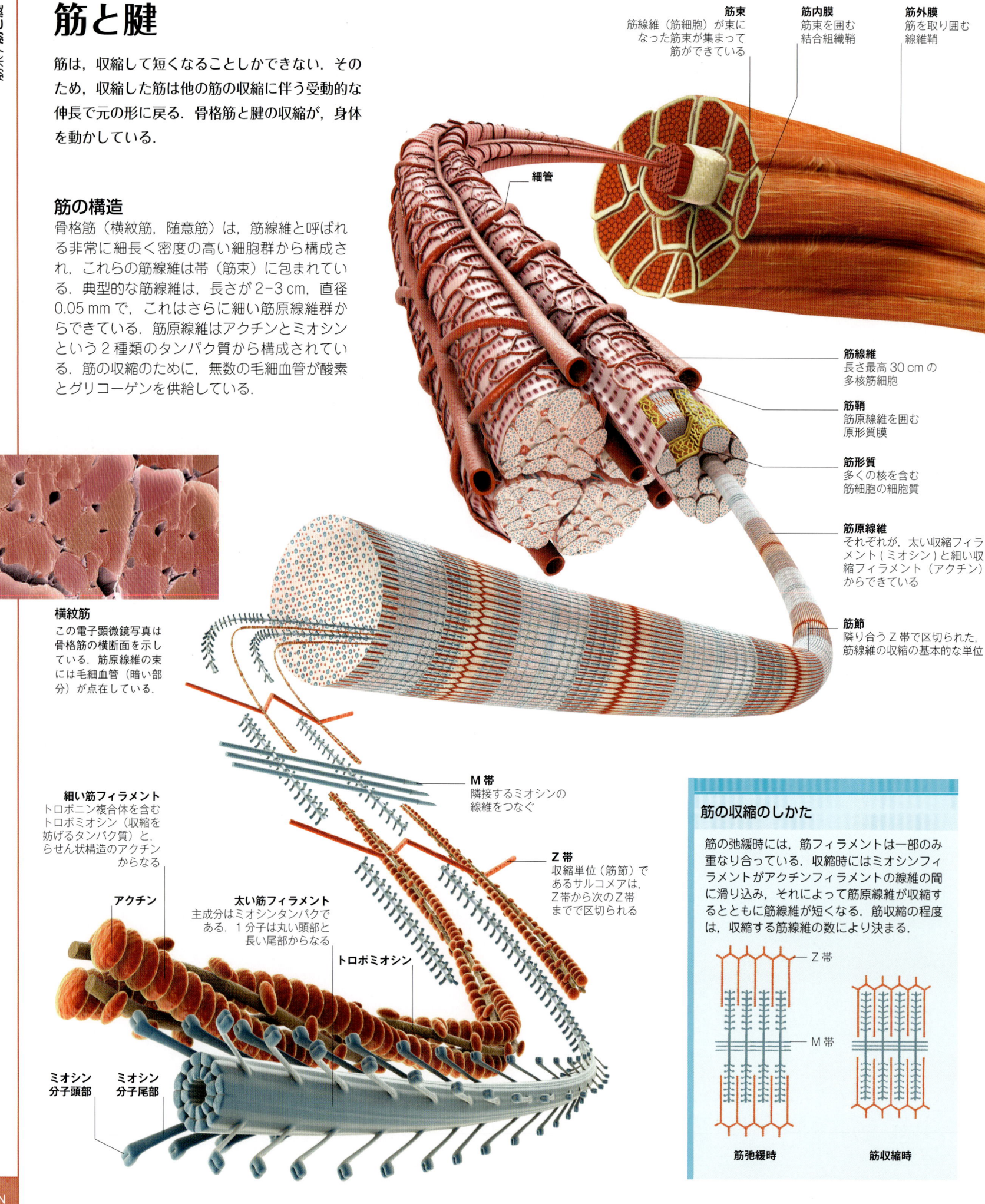

筋と腱

筋は，収縮して短くなることしかできない．そのため，収縮した筋は他の筋の収縮に伴う受動的な伸長で元の形に戻る．骨格筋と腱の収縮が，身体を動かしている．

筋の構造

骨格筋（横紋筋，随意筋）は，筋線維と呼ばれる非常に細長く密度の高い細胞群から構成され，これらの筋線維は帯（筋束）に包まれている．典型的な筋線維は，長さが2〜3 cm，直径0.05 mmで，これはさらに細い筋原線維群からできている．筋原線維はアクチンとミオシンという2種類のタンパク質から構成されている．筋の収縮のために，無数の毛細血管が酸素とグリコーゲンを供給している．

筋束
筋線維（筋細胞）が束になった筋束が集まって筋ができている

筋内膜
筋束を囲む結合組織鞘

筋外膜
筋を取り囲む線維鞘

細管

筋線維
長さ最高30 cmの多核筋細胞

筋鞘
筋原線維を囲む原形質膜

筋形質
多くの核を含む筋細胞の細胞質

筋原線維
それぞれが，太い収縮フィラメント（ミオシン）と細い収縮フィラメント（アクチン）からできている

筋節
隣り合うZ帯で区切られた，筋線維の収縮の基本的な単位

横紋筋
この電子顕微鏡写真は骨格筋の横断面を示している．筋原線維の束には毛細血管（暗い部分）が点在している．

細い筋フィラメント
トロポニン複合体を含むトロポミオシン（収縮を妨げるタンパク質）と，らせん状構造のアクチンからなる

アクチン

太い筋フィラメント
主成分はミオシンタンパクである．1分子は丸い頭部と長い尾部からなる

トロポミオシン

M帯
隣接するミオシンの線維をつなぐ

Z帯
収縮単位（筋節）であるサルコメアは，Z帯から次のZ帯までで区切られる

ミオシン分子頭部

ミオシン分子尾部

筋の収縮のしかた

筋の弛緩時には，筋フィラメントは一部のみ重なり合っている．収縮時にはミオシンフィラメントがアクチンフィラメントの線維の間に滑り込み，それによって筋原線維が収縮するとともに筋線維が短くなる．筋収縮の程度は，収縮する筋線維の数により決まる．

Z帯

M帯

筋弛緩時　　筋収縮時

「てこ」としての体の役割

身体の動きの中で，うなずく，歩くなどの動作では，「てこ」の一方（力点）に力を加えると中心の軸（支点）が傾いて重さ（作用点）が移動するという，「てこ」の原理が利用されている．つまり，筋が力を加え，骨が「てこ」としてはたらき，関節が支点としてはたらく．身体の中には「てこ」の原理を利用したあらゆる構造が存在して多彩な動作を可能にしており，物を持ち上げたり運んだりといったことができるようになっている．

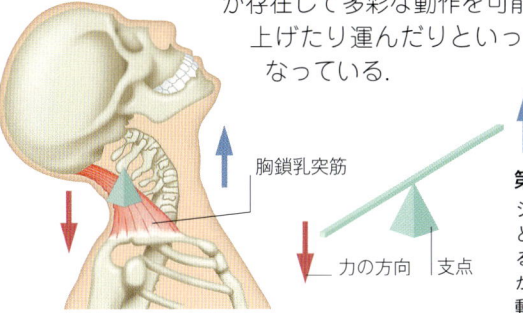

第1種「てこ」
シーソーのように，支点が力点と作用点の間にある場合である．例として，くびの後ろの筋が脊柱を支点として頭を傾ける動作がある．

第2種「てこ」
作用点が力点と支点との間にある場合である．例えばつま先立ちでは，ふくらはぎの筋が力点，かかとと足が「てこ」，つま先が支点となる．

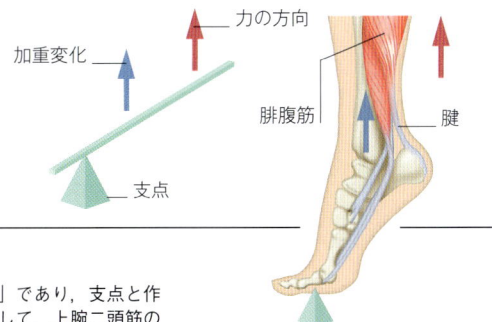

第3種「てこ」
身体の中で最も一般的な「てこ」であり，支点と作用点との間に力点がある．例として，上腕二頭筋の収縮による肘関節（支点）の屈曲などがある．

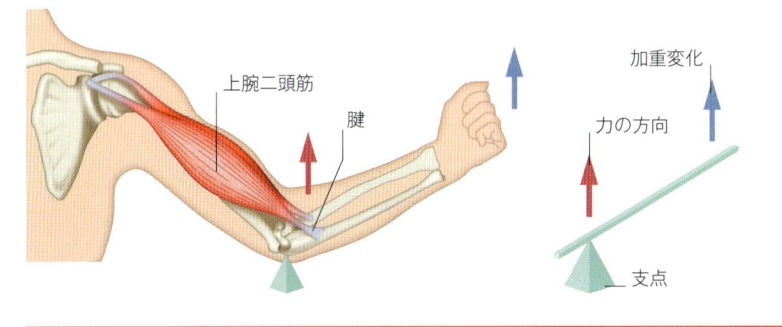

姿勢感覚

筋は，筋紡錘という小さなセンサーを多数含んでいる．筋紡錘は筋線維が特別な形をしたもので，紡錘形の鞘あるいはカプセルの形をしており，その中には種々の神経線維が含まれている．感覚性神経線維と求心性神経線維がこの筋紡錘のまわりに巻き付いていて，筋が伸びている時に，筋の長さや緊張についての情報を脳に送る．運動ニューロンは逆向きの反応を引き起こし，筋を収縮させ，またその緊張を元の状態に回復させる時にはたらく．これと類似した受容器は靱帯と腱にみられる．それらは筋紡錘と同様に，自己受容性感覚と呼ばれる体の位置と姿勢についての感覚受容器としてはたらく．

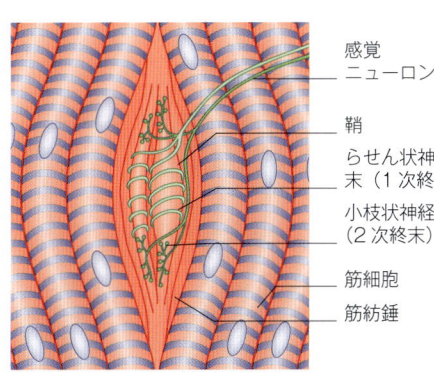

筋紡錘
運動性の信号が筋紡錘に送られると，感覚神経線維によってフィードバックされ，脳が筋の収縮と弛緩を感知する．

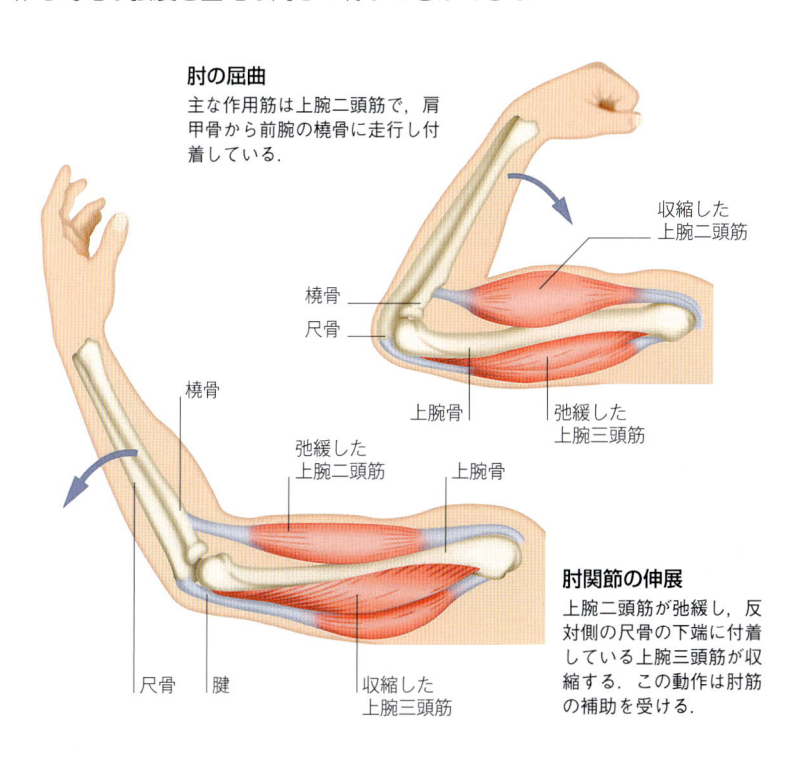

腱

腱は強靱な線維性の結合組織の帯であり，腱のシャーピー線維が骨膜を通過して骨に結合することにより，骨格筋を骨につなげている．足と手では，腱は骨との摩擦からの保護のため，滑液でみたされた腱鞘の中に入っている．手の腱は，手の骨から肘近くの筋まで伸びている．

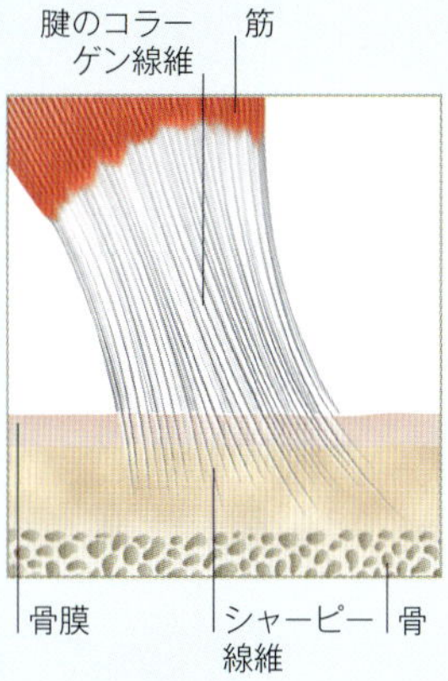

骨と腱の接合
シャーピー線維は貫通性線維として知られており，腱を形成するタンパク質性のコラーゲン線維の延長である．

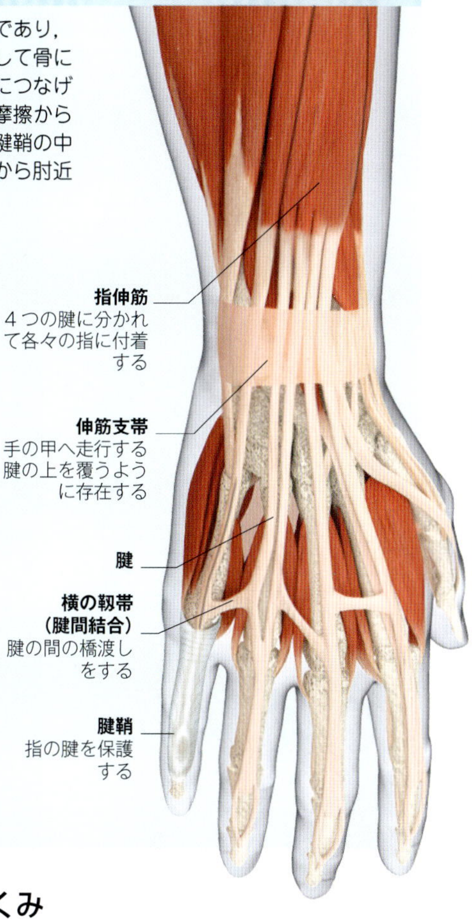

指伸筋
4つの腱に分かれて各々の指に付着する

伸筋支帯
手の甲へ走行する腱の上を覆うように存在する

腱

横の靱帯（腱間結合）
腱の間の橋渡しをする

腱鞘
指の腱を保護する

筋が協調してはたらくしくみ

筋は，ひっぱる動作はできるが押す動作はできないので，互いに拮抗的にはたらく筋が対になって配列することにより，一方の筋が作り出した動作がその拮抗筋により元に戻るしくみになっている．このように筋が収縮してある動作をする時，収縮する方を作用筋，もう一方を対立筋と呼んで区別する．実際のところ，単一の筋の収縮による動作というのはほとんどなく，たいていは作用筋と対立筋が共同してはたらく．対立筋が作用筋の過度の伸展を妨げるので，動作を的確な強度と正確な向きで行うことができる．

肘の屈曲
主な作用筋は上腕二頭筋で，肩甲骨から前腕の橈骨に走行し付着している．

肘関節の伸展
上腕二頭筋が弛緩し，反対側の尺骨の下端に付着している上腕三頭筋が収縮する．この動作は肘筋の補助を受ける．

筋と腱の疾患

筋と腱の損傷は身体動作の最中に起こり，スポーツや事故で急激にひっぱられたり，ひねったりすることによる．また，例えばある種の労働において，反復運動による過度の負担が筋や腱に傷害を与えることがある．まれな筋疾患のいくつかは，筋力の低下や進行性の退縮に関与している可能性がある．

肉離れと筋断裂

筋の過伸展による損傷のうち，軽度のものは肉離れと呼ばれ，重度のものを筋断裂という．

肉離れは筋線維における軟組織の中程度の損傷をさし，通常，急な激しい動作で起こる．筋の内部で起こった限局的な出血が，けいれんやれん縮を伴う痛みと腫れの原因となり，時間がたつとあざになることがある．より多くの筋線維が断裂したさらに重症の場合は，筋断裂と呼ばれる．断裂した筋により激しい痛みと腫れが引き起こされる．重症度の臨床診断の後，治療として安静と抗炎症剤の投与などを行う．極めて重度の場合には外科的な処置を行うこともある．肉離れや筋断裂は，運動前に十分にウォーミング・アップをすることで予防できる．

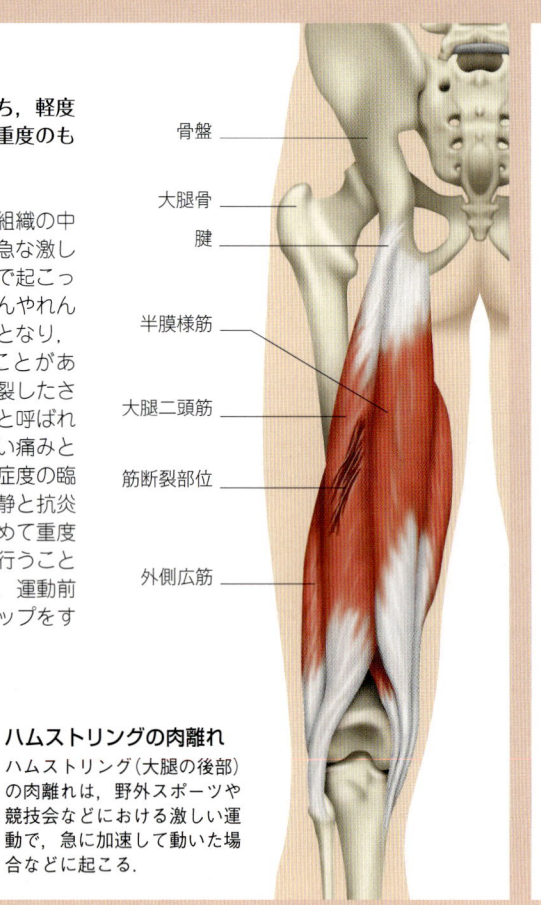

ハムストリングの肉離れ
ハムストリング（大腿の後部）の肉離れは，野外スポーツや競技会などにおける激しい運動で，急に加速して動いた場合などに起こる．

骨盤／大腿骨／腱／半膜様筋／大腿二頭筋／筋断裂部位／外側広筋

軟組織の炎症

治癒の過程においては，体の自己防衛機能によって筋組織に炎症が起こる．

他の軟組織と同様，筋は打撲などの傷害に反応して炎症を起こす(pp.160-161 参照)．細胞や毛細血管の断裂部から血や体液が浸出するにつれて，傷害部位は，熱を持ったり，赤くなったり，腫れたりする．白血球は拡張した血管から遊走し，損傷した筋線維や他の組織に集積する．筋を動かすと違和感や痛みが発生する．炎症が長期化したものは反復運動過多損傷（RSIs）と呼ばれ，基本的に，特定の動作を長期にわたって反復することが原因である．この動作が急激で負荷が大きいほどリスクを増加する．RSIsは，幅広い日常生活中の動作，つまり，工場の生産ライン作業やパソコン操作，またスポーツや楽器の演奏などによって起こりうる．

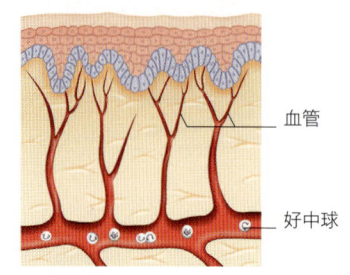

正常組織
血液が，傷害を受けていない血管を流れている．異物の貪食や微生物の攻撃を行っている好中球などの白血球は，正常組織にはほとんどない．

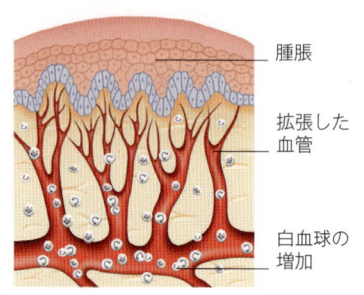

血管／好中球

炎症性組織
損傷した細胞や組織から体液が浸出すると，血管は拡張し，白血球が増加して血管中を輸送される．発熱，疼痛，発赤が起こる．

腫脹／拡張した血管／白血球の増加

腱炎と腱鞘炎

腱そのものに起こった炎症を腱炎，腱を包んでいる膜に起こった炎症を腱鞘炎という．

強度の運動や反復動作により腱の外面と隣接した骨との間で過度の摩擦が起こると，腱炎が引き起こされることがある．腱鞘炎は，過伸展や反復動作により，腱を包んでいる潤滑性の鞘で生じた炎症である．これらの炎症は同時に起こる場合もあり，前述した軟組織の炎症と反復運動過多損傷（RSIs）の一部として起こることもある．腱炎および腱鞘炎は，肩，肘，手くび，指，膝，かかとに発生し，症状としては，硬直や腫脹，疼痛，発熱を伴う皮膚の発赤がみられる．

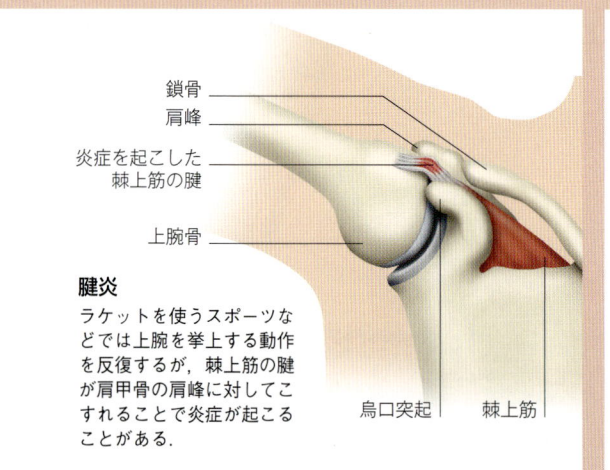

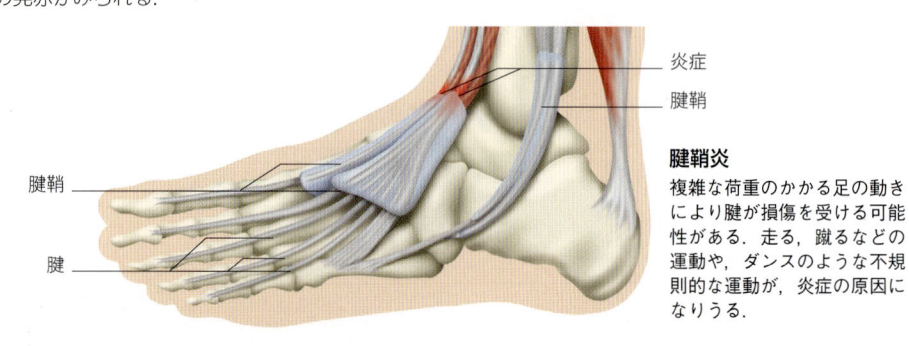

鎖骨／肩峰／炎症を起こした棘上筋の腱／上腕骨／烏口突起／棘上筋

腱炎
ラケットを使うスポーツなどでは上腕を挙上する動作を反復するが，棘上筋の腱が肩甲骨の肩峰に対してこすれることで炎症が起こることがある．

炎症／腱鞘／腱鞘／腱

腱鞘炎
複雑な荷重のかかる足の動きにより腱が損傷を受ける可能性がある．走る，蹴るなどの運動や，ダンスのような不規則な運動が，炎症の原因になりうる．

テニス肘

テニス肘やゴルフ肘は，肘関節付近の骨に付着する腕の筋で起こった腱損傷をいう．

テニス肘の多くは，手くびや手の動きに関与する伸展筋を上腕骨の外側上顆（上腕骨のこぶ状の突起）につないでいる腱の炎症である．ゴルフ肘はテニス肘に似ているが，肘のもっと内部の，内側上顆につながる腱の炎症をさす．

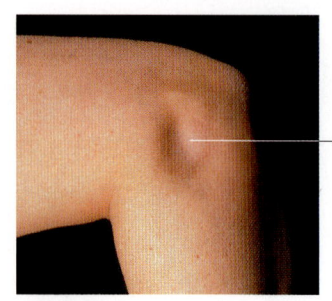

外側上顆の損傷部位

肘の炎症
テニス肘では，抵抗に対して強い力で繰り返し前腕を使うことにより靭帯に小さな裂傷ができ，肘関節の外側に圧痛と疼痛が生じる．

腱の断裂

突然の筋収縮や捻挫によって，腱が完全に断裂することがある．

スポーツ中や，不用意に重いリフティングを行った場合などに，腱が裂けたり断裂したりすることがある．例として，上腕においては上腕二頭筋に付着する腱の裂傷，膝ではそこに伸びている大腿四頭筋の腱の裂傷などがある．また指先を急激に手のひらに向けさせるような衝撃では，指の裏側の伸筋腱が切れることもありうる．重症の場合は腱が骨から引きはがされることがある．腱断裂の主な症状は，痛み，浮腫，および運動障害である．アキレス腱（かかとの後ろの腱）断裂のような外傷では，筋の伸展が治癒の障害となるため，石膏ギプスでの固定が必要となる場合がある．

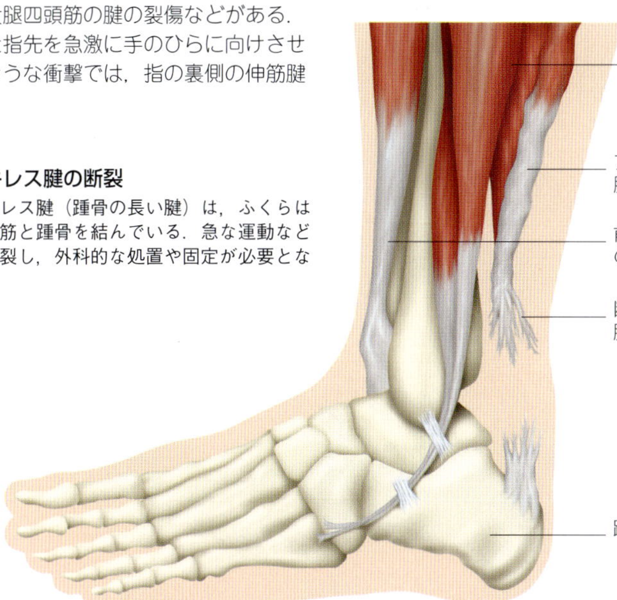

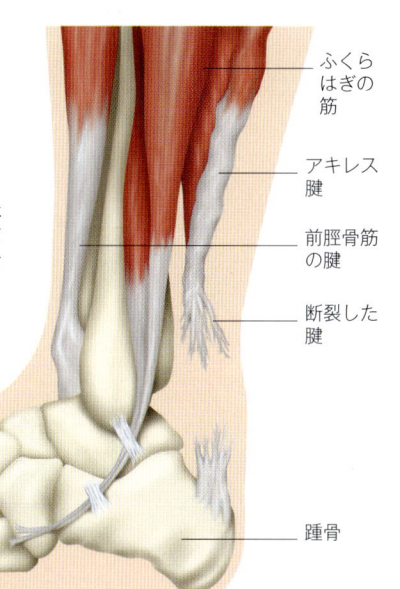

アキレス腱の断裂
アキレス腱（踵骨の長い腱）は，ふくらはぎの筋と踵骨を結んでいる．急な運動などで断裂し，外科的な処置や固定が必要となる．

- ふくらはぎの筋
- アキレス腱
- 前脛骨筋の腱
- 断裂した腱
- 踵骨

重症筋無力症

自己免疫疾患で，慢性の筋力の低下を引き起こす．目と顔面の筋が冒されることが最も多い．

重症筋無力症は，自己抗体によって，筋線維上の神経からの情報が入力する神経受容体が破壊されることが原因で起こる．結果として，筋は収縮に無反応になるか微弱な反応しか示さなくなる．顔や咽頭，眼筋が冒され，発声や視界に問題が生じる．腕や足の筋，呼吸筋はほとんど影響を受けない．胸腺の変異もこの疾患の誘引となるため，免疫抑制剤の投与とともに胸腺の切除を行う場合がある．

重症筋無力症の影響
初期症状に，顔面筋の筋力低下により起こる眼瞼下垂（上図）がある．咀嚼・嚥下に関与する筋も影響を受けるため摂食が困難となる．

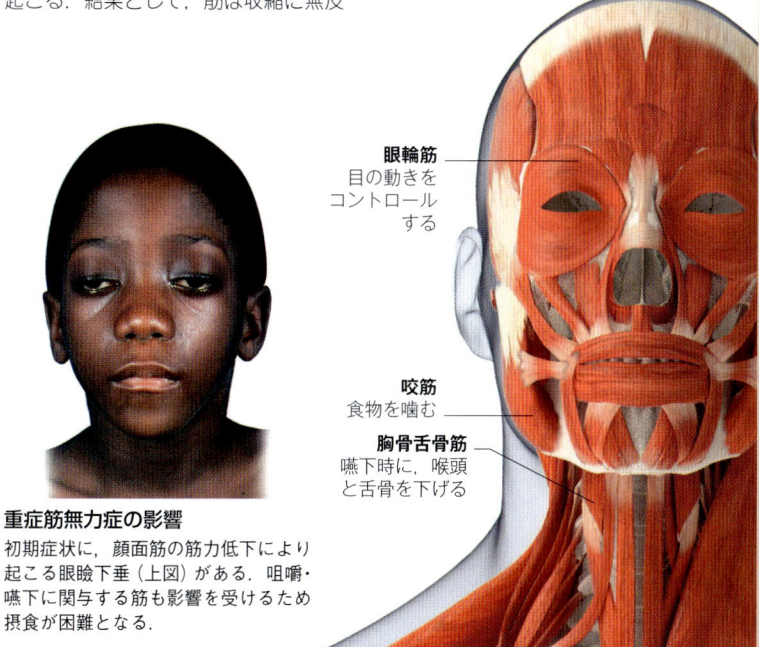

- 眼輪筋：目の動きをコントロールする
- 咬筋：食物を噛む
- 胸骨舌骨筋：嚥下時に，喉頭と舌骨を下げる

筋ジストロフィー

筋ジストロフィーは，家族性，遺伝性の疾患で，筋の変性から運動能力の低下や制限が起こる病気である．

さまざまなタイプの筋ジストロフィーがあるが，共通する症状は筋変性の進行と運動能力の低下である．進行を止める効果的な治療法はみつかっていない．しかし，筋のストレッチや萎縮した筋や腱の外科的な減張切開で可動性が改善する場合もある．よく知られているデュシェンヌ型とベッカー型の筋ジストロフィーはX染色体異常で，患者のほとんどは男児である．

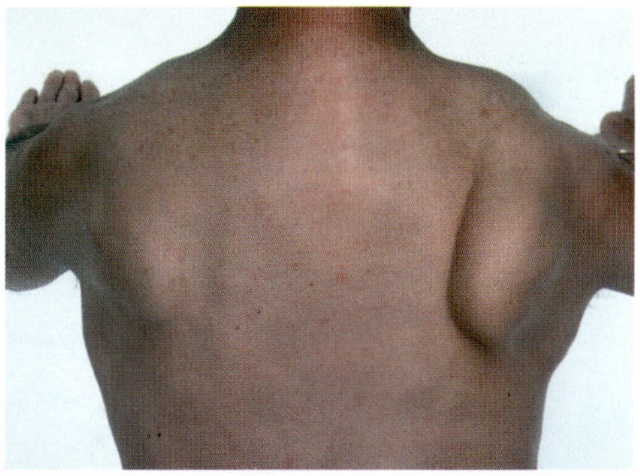

筋ジストロフィーの影響
顔面肩甲上腕型筋ジストロフィーでは，顔面，肩，上腕の筋が弱くなる．両手を前方に伸ばして挙げると，肩甲骨が「翼」状に，つまり肩甲骨の内側が後方へ突出する．

手根管症候群

手くびの神経の圧迫が原因となり，手や手くび，前腕の痛みや，握力の減衰などの症状が起こる．

手根管は屈筋支帯によって形成される狭い通路で，手くびの内部，つまり手くびの骨（手根骨部）の内側に存在する．長い腱が，前腕の筋からこの通路を通って手と指の骨につながっている．正中神経も手根管を通り抜けて手と指の筋へと届き，手の筋運動の制御と指からの感覚の伝達を行っている．手根管症候群（CTS）の場合，正中神経が，この通路において周囲の組織の腫脹によって圧迫される．原因には真性糖尿病や妊娠，手くび損傷，関節リウマチ，反復的な運動などがあるが，原因が明白でない症例もある．CTSは40-60歳の女性に起こりやすく，両手くびに起こることもある．神経の圧迫が原因で，母指から中指までと薬指の片側（正中側）に特に麻痺と痛みが生じる．抗炎症剤と腱をゆるめる外科的処置で症状が緩和する．

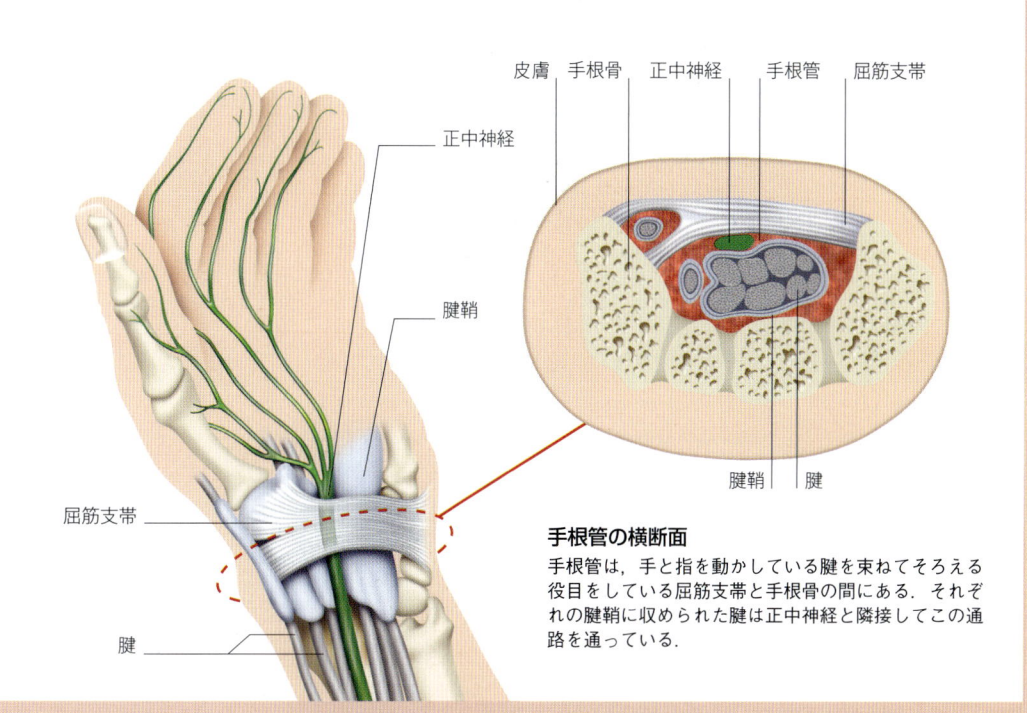

- 正中神経
- 腱鞘
- 屈筋支帯
- 腱
- 皮膚
- 手根骨
- 正中神経
- 手根管
- 屈筋支帯
- 腱鞘
- 腱

手根管の横断面
手根管は，手と指を動かしている腱を束ねてそろえる役目をしている屈筋支帯と手根骨の間にある．それぞれの腱鞘に収められた腱は正中神経と隣接してこの通路を通っている．

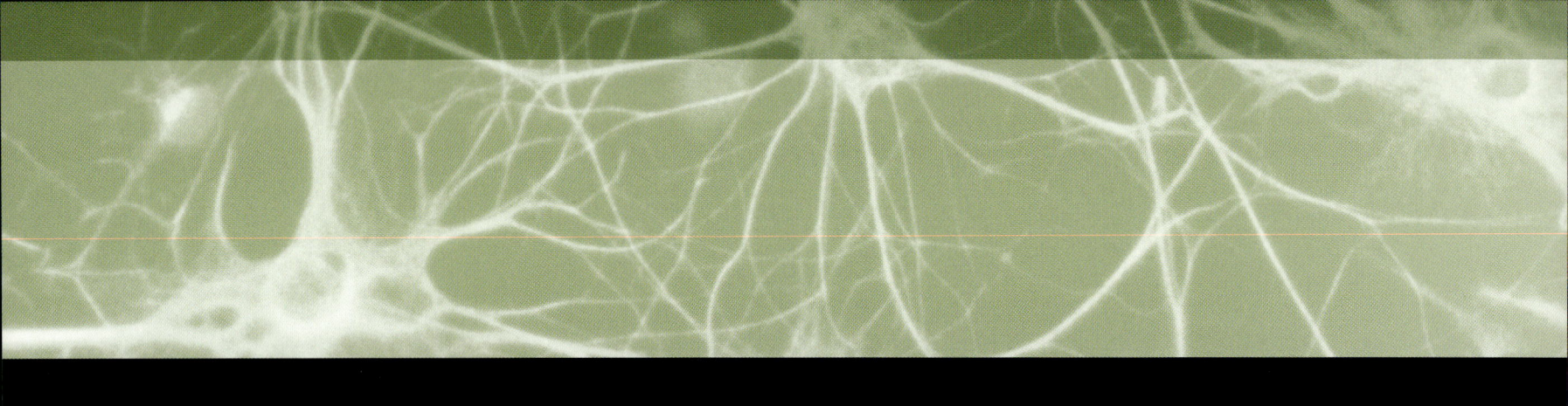

ヒトの脳はさまざまな形で，コンピューターに例えられる．しかし，コンピューターの持つ論理的処理能力に加え，ヒトの脳は，複雑な発達や学習，自覚，情動，創造といった能力を有する．ヒトでは常に，非常に多数の化学的・電気的シグナルが脳と身体の神経ネットワークを通して送られている．しかし，神経組織は繊細であり，生理的な保護と確実な血液供給が必要である．傷害された場合，その修復にはかなりの根気を要するほどの時間がかかる．また神経の変性は，医学領域における最も理解の進んでいない問題でもある．

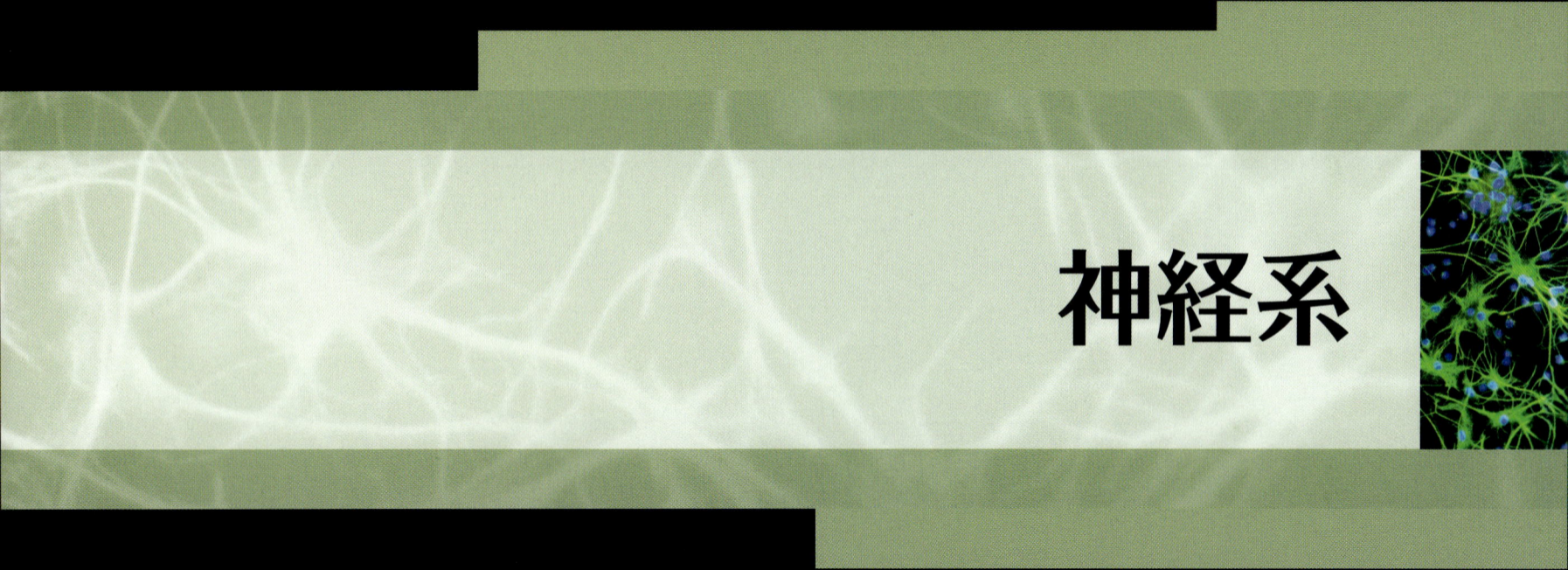

神経系

神経系

神経系は絶えず電気的活性を持ちながら、身体の情報伝達と調節のためのネットワークを構築している。神経系は非常に広大かつ複雑に構築されており、体中の個々の神経をつなぎ合わせたとすると、慎重に見積もっても地球を2周半できるほどの長さになる。

神経系は、解剖学的におよび機能的に、事実上3つの構成要素に大別できる。まず1番目にあげられるのが中枢神経系（CNS：central nervous system）と呼ばれるもので、身体の構造とはたらきの中心をなす。中枢神経系は、脳と脊柱内を走る脊髄からなる。中枢神経系からは43対の神経枝が出ており、12対が脳から、31対が脊髄から伸びている。これらの神経枝は器官や組織の中を走行し、身体のすみずみまで行きわたり、末梢神経系（PNS：peripheral nervous system）の神経ネットワークを構築する。中枢神経系は、末梢神経が感覚入力として受け取る情報と、筋肉や腺への運動性出力として出す命令を調整する。3番目の構成要素は自律神経系（ANS：autonomic nervous system）である。自律神経系は中枢神経系にもその要素が含まれているし、末梢神経系としても脊髄から出ているその要素もある。また自律神経の鎖として脊柱から自律的に行う枝もある。自律神経系のはたらきは原則的に自律的に行われるもので、血圧の調節や心拍数の調整など行われており、無意識の状態で行われている。

耳介側頭神経

顔面神経

脳

鎖骨上神経

胸神経叢

迷走神経

外側胸筋神経

尺骨神経

筋皮神経

肋間神経外側皮枝

肋間神経

肋間神経内側皮枝

肋間神経背側枝

肋下神経

正中神経

橈骨神経

尺骨神経

閉鎖神経

腸骨下腹神経

腸骨鼠径神経

終糸
脊髄から尾骨へと伸びる
線維性組織

大腿神経

膝窩神経

横隔神経
横隔膜へ伸びる

脊髄神経節
脊髄を経由して脳へ感覚情報を送る多数の小結節

脊髄
中枢神経系の一部で、脳より背中を通って下方へ伸び、脊柱によって保護されている

交感神経節鎖
交感神経系の一部で、脊髄傍神経節とも呼ばれ、シグナルを末梢へ運ぶ

陰部神経

上殿神経

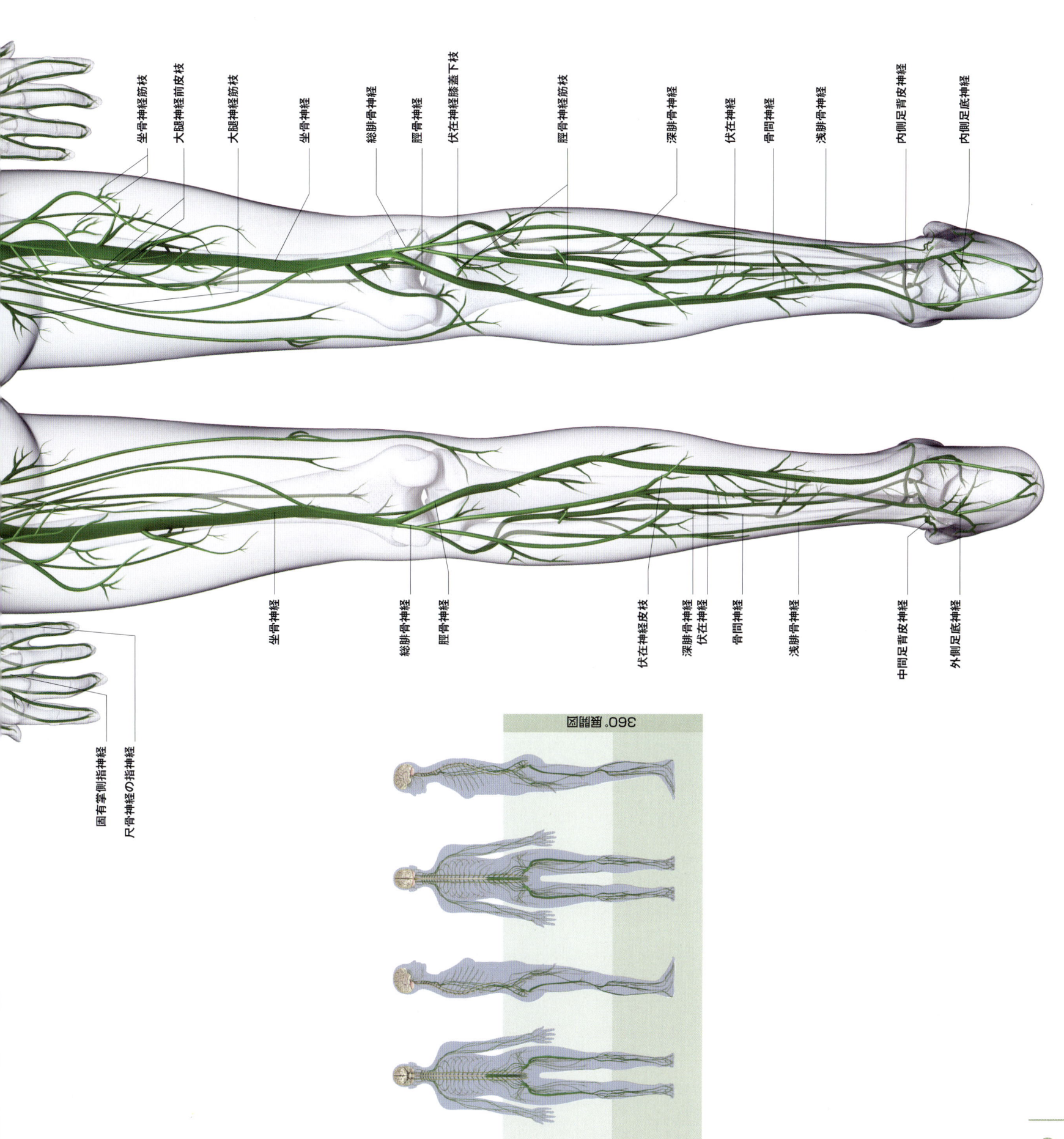

坐骨神経筋枝
大腿神経前皮枝
大腿神経筋枝
坐骨神経
総腓骨神経
脛骨神経
伏在神経膝蓋下枝
脛骨神経筋枝
深腓骨神経
伏在神経
骨間神経
浅腓骨神経
内側足背皮神経
内側足底神経

坐骨神経
総腓骨神経
脛骨神経
伏在神経皮枝
深腓骨神経
伏在神経
骨間神経
浅腓骨神経
中間足背皮神経
外側足底神経

固有掌側指神経
尺骨神経の指神経

360°鳥瞰図

神経線維とニューロン

脳には1,000億を超える神経細胞（ニューロン）が存在し，身体部には100万以上が存在する．ニューロンから投射する神経線維束は体中に分布し，神経の広いネットワークを構築する．ニューロンは相互に連絡し合い，存在する場所によって特異的にその構造および機能が分化している．

ニューロンの構造

典型的なニューロンは，他の全ての細胞と同様に核を持った細胞体を有する．しかし，ニューロンは他の細胞と異なり線維状の長い突起を持ち，これらがシナプスと呼ばれる接合部を介して他のニューロンとつながって，情報を伝達している．この突起には2種類のものがある．まず，樹状突起は，他のニューロンや感覚細胞からの情報を受け取り，それらの情報を神経細胞体に伝達する．また，軸索は，他のニューロンや筋，腺細胞に，細胞体からの情報を伝える．樹状突起は短くて分岐が多いのに対して，軸索は長くて分岐がほとんどみられない．脳と脊髄のニューロンは，グリア細胞によって保護され，栄養されている．

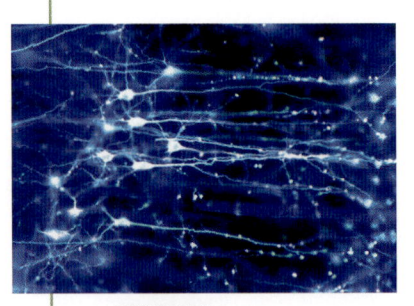

顕微鏡観察
顕微鏡下では，核を持つ神経細胞の細胞体（左側）と突起（右側）を観察することができる．

ニューロンの種類

ニューロンの細胞体の形と大きさはさまざまであり，その突起の種類，数，長さもまた，多様である．ニューロンは，細胞体から伸びる突起の数によって分類される．双極性ニューロンはおもに胎生期にみられるニューロンであり，大人になると眼の網膜や鼻の嗅神経など，限られた場所に存在するだけになる．脳や脊髄で観察されるほとんどのニューロンは多極性ニューロンである．単極性ニューロンはおもに末梢神経系の感覚神経に存在する．

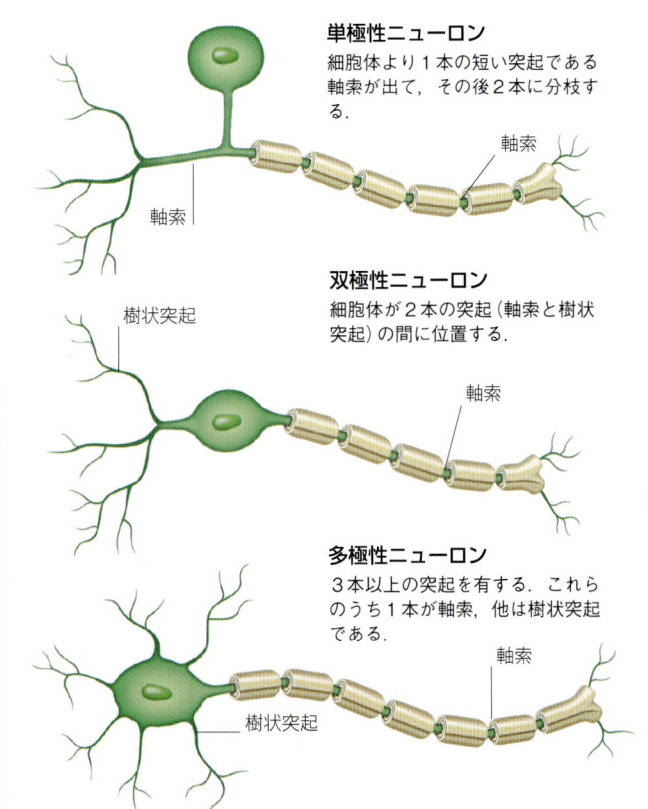

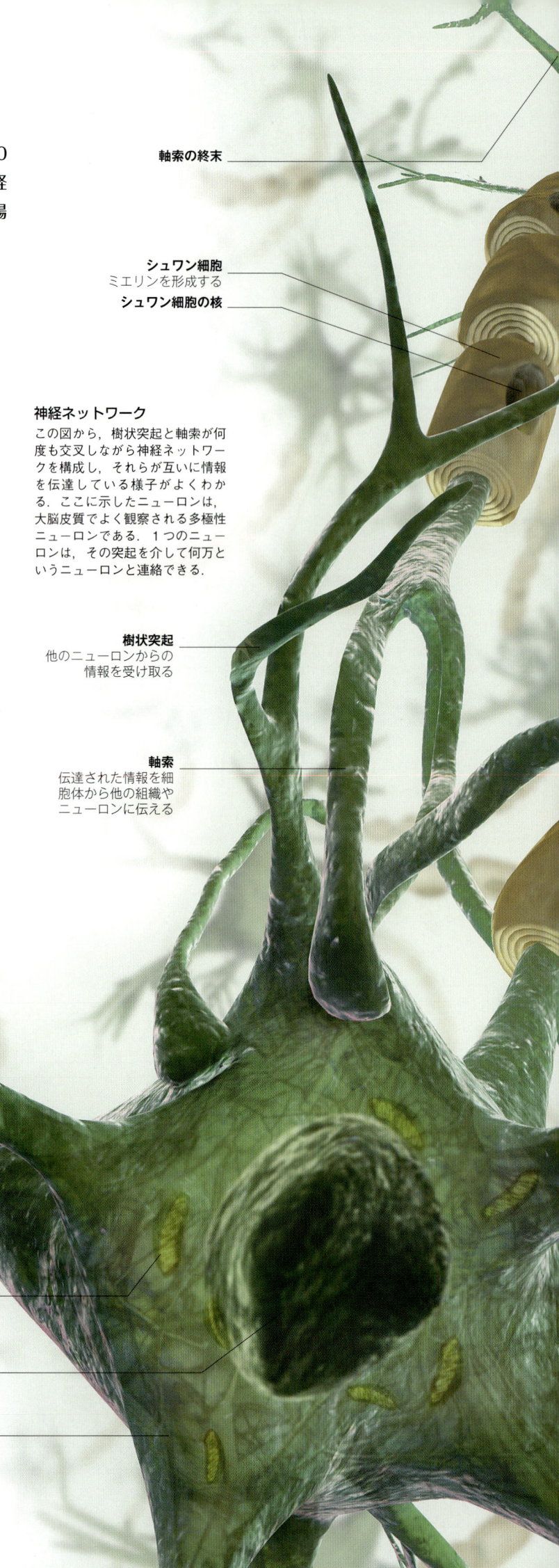

単極性ニューロン
細胞体より1本の短い突起である軸索が出て，その後2本に分枝する．

双極性ニューロン
細胞体が2本の突起（軸索と樹状突起）の間に位置する．

多極性ニューロン
3本以上の突起を有する．これらのうち1本が軸索，他は樹状突起である．

軸索の終末

シュワン細胞
ミエリンを形成する

シュワン細胞の核

神経ネットワーク
この図から，樹状突起と軸索が何度も交叉しながら神経ネットワークを構成し，それらが互いに情報を伝達している様子がよくわかる．ここに示したニューロンは，大脳皮質でよく観察される多極性ニューロンである．1つのニューロンは，その突起を介して何万というニューロンと連絡できる．

樹状突起
他のニューロンからの情報を受け取る

軸索
伝達された情報を細胞体から他の組織やニューロンに伝える

ミトコンドリア
細胞の呼吸とエネルギー産生にかかわる

核
細胞体の中心付近に位置する

細胞体

支持細胞

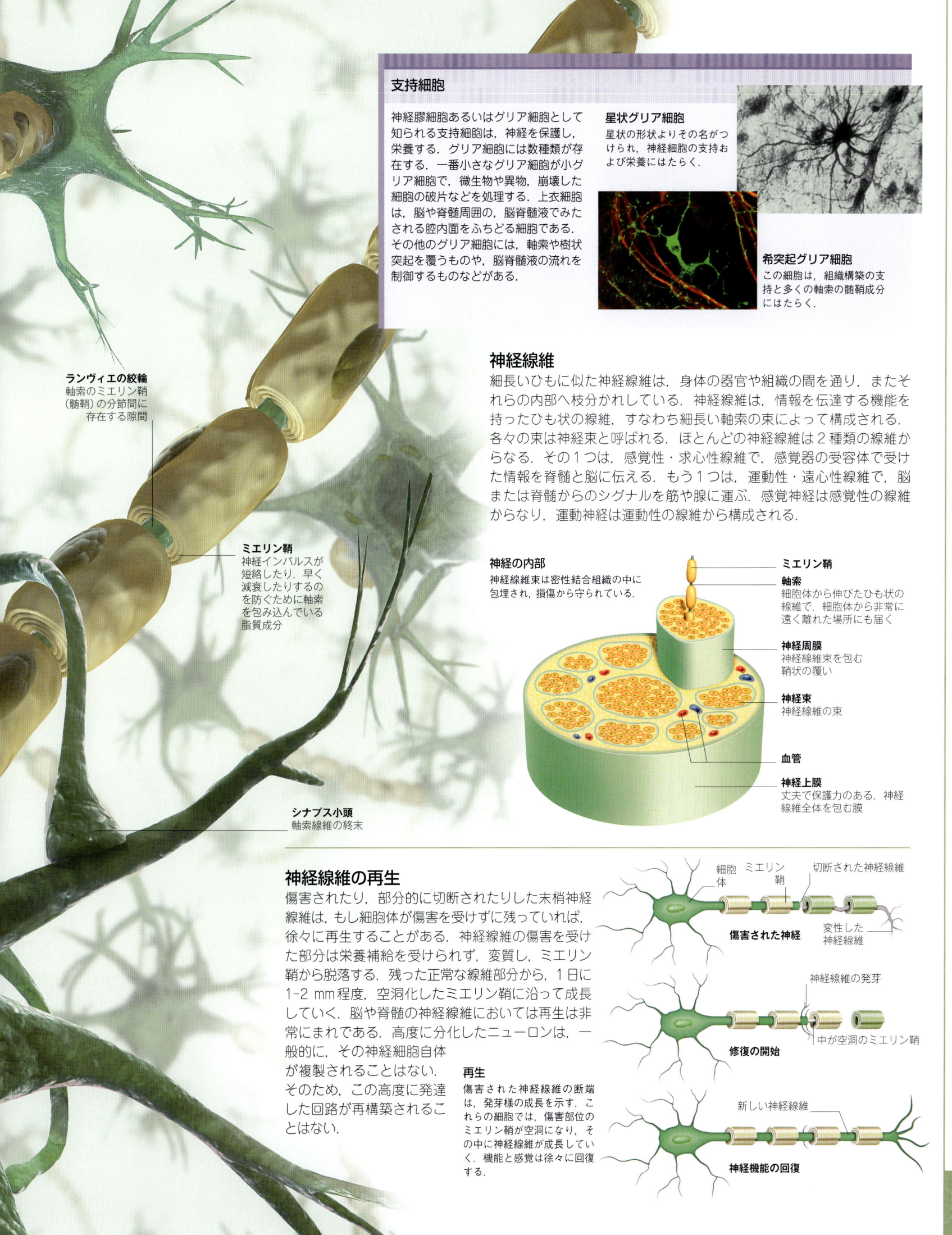

神経膠細胞あるいはグリア細胞として知られる支持細胞は，神経を保護し，栄養する．グリア細胞には数種類が存在する．一番小さなグリア細胞が小グリア細胞で，微生物や異物，崩壊した細胞の破片などを処理する．上衣細胞は，脳や脊髄周囲の，脳脊髄液でみたされる腔内面をふちどる細胞である．その他のグリア細胞には，軸索や樹状突起を覆うものや，脳脊髄液の流れを制御するものなどがある．

星状グリア細胞
星状の形状よりその名がつけられ，神経細胞の支持および栄養にはたらく．

希突起グリア細胞
この細胞は，組織構築の支持と多くの軸索の髄鞘成分にはたらく．

ランヴィエの絞輪
軸索のミエリン鞘（髄鞘）の分節間に存在する隙間

ミエリン鞘
神経インパルスが短絡したり，早く減衰したりするのを防ぐために軸索を包み込んでいる脂質成分

シナプス小頭
軸索線維の終末

神経線維

細長いひもに似た神経線維は，身体の器官や組織の間を通り，またそれらの内部へ枝分かれしている．神経線維は，情報を伝達する機能を持ったひも状の線維，すなわち細長い軸索の束によって構成される．各々の束は神経束と呼ばれる．ほとんどの神経線維は2種類の線維からなる．その1つは，感覚性・求心性線維で，感覚器の受容体で受けた情報を脊髄と脳に伝える．もう1つは，運動性・遠心性線維で，脳または脊髄からのシグナルを筋や腺に運ぶ．感覚神経は感覚性の線維からなり，運動神経は運動性の線維から構成される．

神経の内部
神経線維束は密性結合組織の中に包埋され，損傷から守られている．

- **ミエリン鞘**
- **軸索** 細胞体から伸びたひも状の線維で，細胞体から非常に遠く離れた場所にも届く
- **神経周膜** 神経線維束を包む鞘状の覆い
- **神経束** 神経線維の束
- **血管**
- **神経上膜** 丈夫で保護力のある，神経線維全体を包む膜

神経線維の再生

傷害されたり，部分的に切断されたりした末梢神経線維は，もし細胞体が傷害を受けずに残っていれば，徐々に再生することがある．神経線維の傷害を受けた部分は栄養補給を受けられず，変質し，ミエリン鞘から脱落する．残った正常な線維部分から，1日に1-2 mm程度，空洞化したミエリン鞘に沿って成長していく．脳や脊髄の神経線維においては再生は非常にまれである．高度に分化したニューロンは，一般的に，その神経細胞自体が複製されることはない．そのため，この高度に発達した回路が再構築されることはない．

再生
傷害された神経線維の断端は，発芽様の成長を示す．これらの細胞では，傷害部位のミエリン鞘が空洞になり，その中に神経線維が成長していく．機能と感覚は徐々に回復する．

傷害された神経
- 細胞体
- ミエリン鞘
- 切断された神経線維
- 変性した神経線維

修復の開始
- 神経線維の発芽
- 中が空洞のミエリン鞘

神経機能の回復
- 新しい神経線維

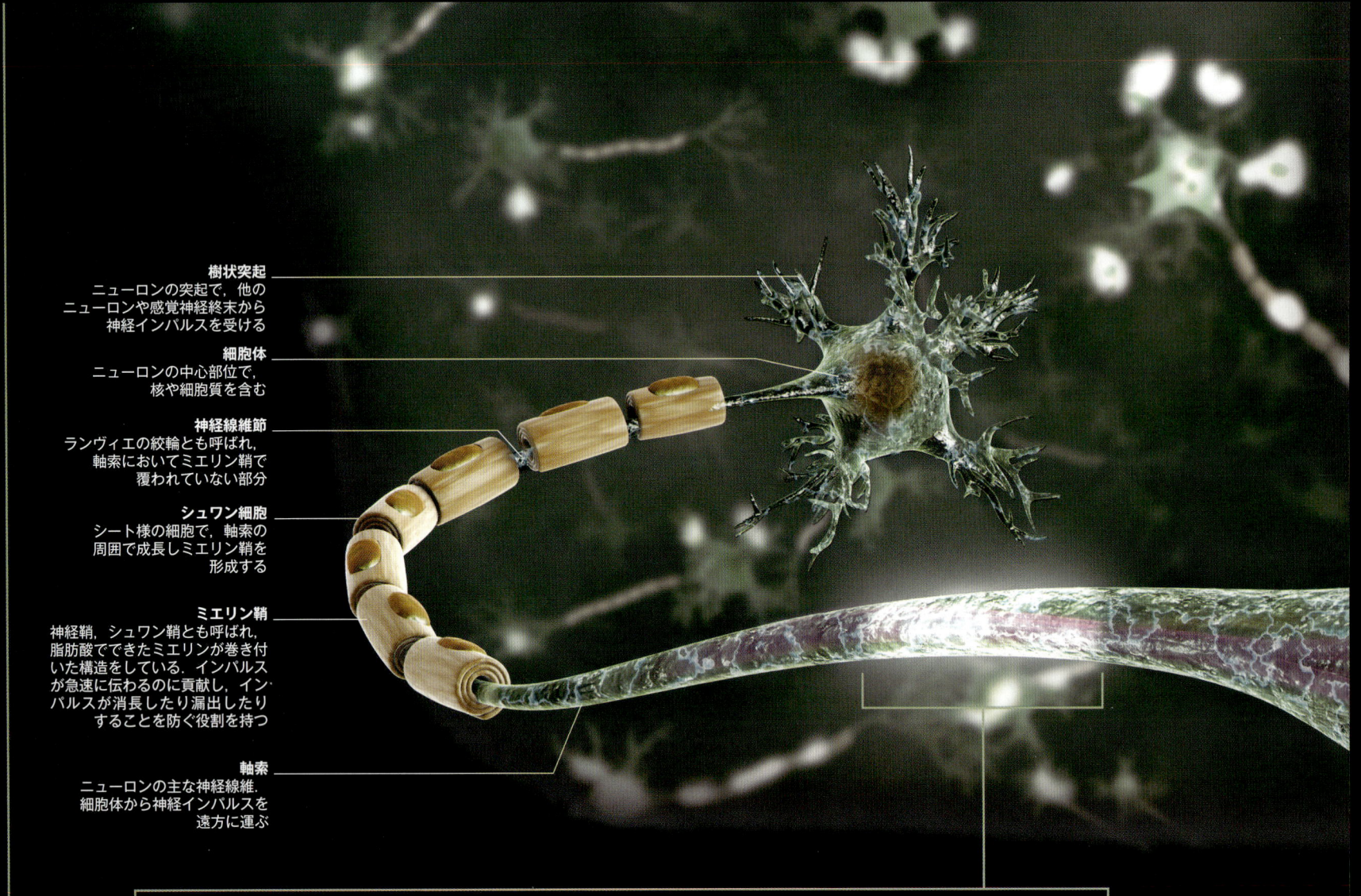

神経系／神経インパルス

樹状突起
ニューロンの突起で，他のニューロンや感覚神経終末から神経インパルスを受ける

細胞体
ニューロンの中心部位で，核や細胞質を含む

神経線維節
ランヴィエの絞輪とも呼ばれ，軸索においてミエリン鞘で覆われていない部分

シュワン細胞
シート様の細胞で，軸索の周囲で成長しミエリン鞘を形成する

ミエリン鞘
神経鞘，シュワン鞘とも呼ばれ，脂肪酸でできたミエリンが巻き付いた構造をしている．インパルスが急速に伝わるのに貢献し，インパルスが消長したり漏出したりすることを防ぐ役割を持つ

軸索
ニューロンの主な神経線維．細胞体から神経インパルスを遠方に運ぶ

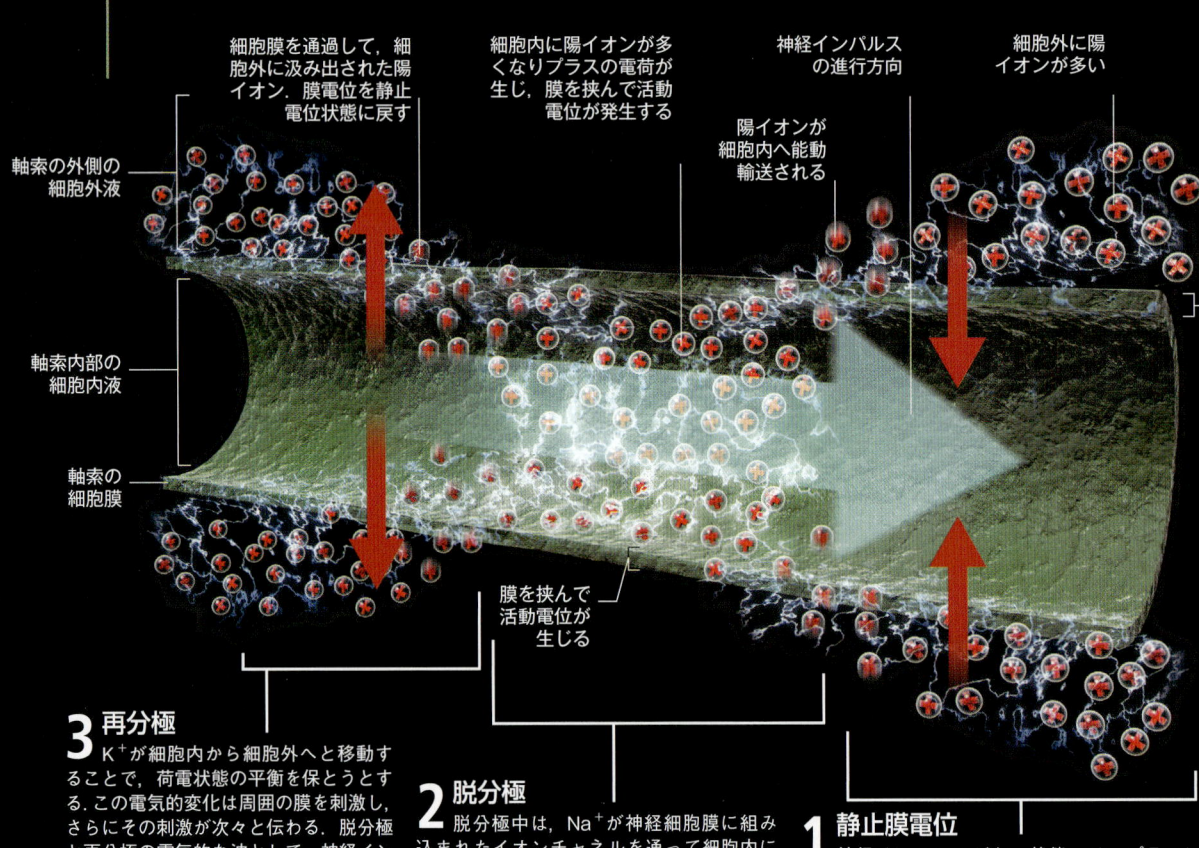

細胞膜を通過して，細胞外に汲み出された陽イオン．膜電位を静止電位状態に戻す

細胞内に陽イオンが多くなりプラスの電荷が生じ，膜を挟んで活動電位が発生する

神経インパルスの進行方向

細胞外に陽イオンが多い

陽イオンが細胞内へ能動輸送される

軸索の外側の細胞外液

軸索内部の細胞内液

軸索の細胞膜

静止膜電位状態．細胞内が細胞外に比べてマイナスに荷電している

膜を挟んで活動電位が生じる

3 再分極
K^+が細胞内から細胞外へと移動することで，荷電状態の平衡を保とうとする．この電気的変化は周囲の膜を刺激し，さらにその刺激が次々と伝わる．脱分極と再分極の電気的な波として，神経インパルスが細胞膜を伝導する．

2 脱分極
脱分極中は，Na^+が神経細胞膜に組み込まれたイオンチャネルを通って細胞内に流入する．初めに膜が脱分極して細胞内外の電気的極性が逆転し，内部のプラスの電荷が増える．その結果，細胞内が+30 mVの状態となり，活動電位が生じる．

1 静止膜電位
神経インパルスがない状態では，プラスに荷電した多量のイオン，特にNa^+が細胞外に存在し，多量の陰イオンが細胞内に存在する．この状態が静止膜電位と呼ばれる状態で，−70 mVを示す．細胞内をマイナスとして，細胞膜を境にプラス・マイナスに分極する．

神経細胞内におけるインパルスの動き
神経インパルスは，神経細胞内で生じるNa^+とK^+の動態が発生源となっている．神経細胞の種類によっても異なるが，神経インパルスは毎秒1-120 mの速さで伝達される．ミエリン鞘をまとった有髄の軸索の方が，無髄のものよりインパルスの伝導速度は速い．これは，有髄の軸索においては，活動電位がミエリン鞘を跳び越えてランヴィエの絞輪ごとに伝わる跳躍伝導が行われるからである．

神経インパルス

神経細胞すなわちニューロンは，興奮性のものである．刺激が加わると，電気の小さな移動性の波が生じて，化学的な変化（神経線維でのシグナル，すなわちインパルス）が生じる．このシグナルは他のニューロンに伝わり，同様の反応を引き起こす．

情報は神経系を通って，神経インパルスあるいは活動電位と呼ばれる小さな電気的シグナルによって運ばれる．このインパルスは体中どこでも同じであり，強さおよそ100 mVで，1秒ほど持続する．伝達される情報は，神経系におけるその発生する場所や頻度（数秒ごとに発生するものから，1秒間に数百発も起こるものまである）に依存する．一般的に，他のニューロンから十分なインパルスを受けたニューロンのイオン分布が変わり，それによってそのニューロン自身が発火する．あるニューロンから別のニューロンへのインパルスの伝達は，シナプスとして知られる神経の接合部を介して行われる．

興奮と抑制

神経伝達物質がそれに対応する受容体に結合すると，神経伝達物質はその受容細胞を興奮させたり抑制したりすることができる．いずれの反応も，神経系を介して情報を連絡する上で重要なものである．受容細胞を興奮させるためには，Na^+イオンが細胞内に流入し，神経インパルスと同様に膜の脱分極を起こす．この脱分極は数ミリ秒で膜を伝わり，消滅していく．もしここでさらなるシグナルが細胞に入れば，新しい神経インパルスが発火するのに十分な強さになる可能性がある．また，受容細胞を抑制するためには，Cl^-イオンが細胞内へ勢いよく流れ込む．この効果は細胞膜を伝わり，その膜の興奮が妨げられる．

シナプス間隙における伝達

電気的なインパルスがニューロン間の接合部位（シナプス）に到達すると，それがきっかけとなって神経伝達物質と呼ばれる化学物質が放出される．神経伝達物質は，シナプス前（送る側）とシナプス後（受ける側）のニューロン間の，非常に狭いシナプス間隙を通過する．この物質はインパルスを受けるニューロンにはたらきかけ，新たなインパルスを生じさせたり，あるいは逆にインパルスの発生を抑制したりするはたらきをする．

マイクロフィラメント
多くの細胞で観察される，最も細く柔軟性を持った成分．細胞の支えや足場としての役割を果たす

ミトコンドリア
エネルギー供給を行う，代表的な細胞構成要素

シナプス小胞
神経伝達物質を含有する小胞．神経インパルスが到達すると細胞膜と融合し，小胞内の分子を放出する

神経伝達物質
化学物質の形で神経インパルスを伝達するはたらきを持つ．シナプス間隙を1ミリ秒で通過する

シナプス前膜
神経インパルスを伝える側のニューロンの軸索終末膜

シナプス後膜
神経インパルスを受け取る側のニューロンの樹状突起の細胞膜

神経微小管
細胞体から軸索終末までシナプス小胞を運ぶ，神経細胞に特有の微小管

陽イオン

シナプス小頭
軸索終末のふくらみ

膜チャネルタンパク
細胞膜に埋没する，複雑なタンパク質．十分量のイオンがこのチャネルに到達し，細胞内に入ると，これを受けた細胞が応答する

受容体
神経伝達物質が結合する細胞膜に組み込まれたチャネルの1部分．荷電イオンを認識すると，受容体の構造が変化する

シナプス間隙
神経インパルスを伝える神経細胞と受け取る神経細胞の間の，幅25 nmの隙間

神経系／脳

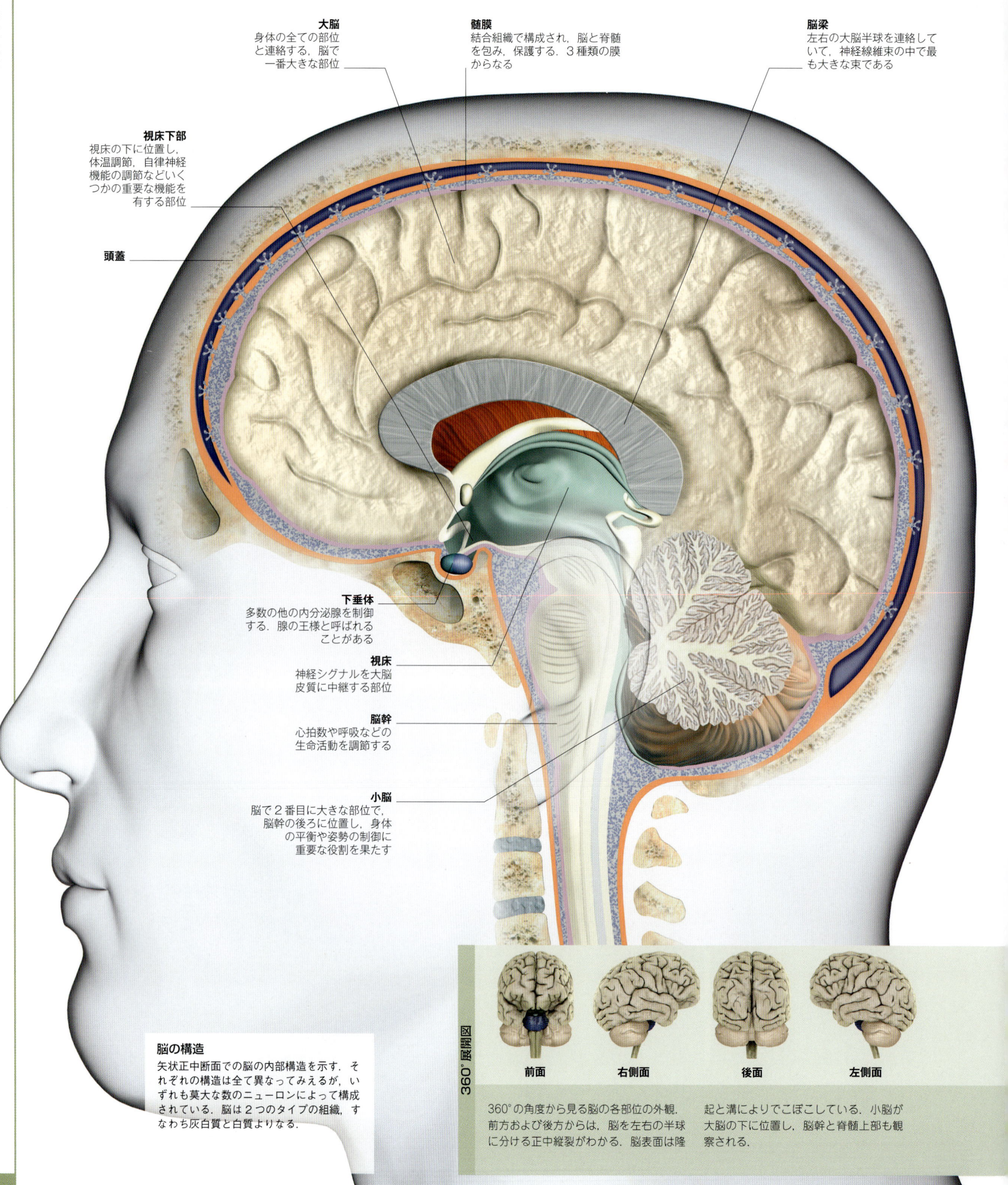

大脳
身体の全ての部位と連絡する．脳で一番大きな部位

髄膜
結合組織で構成され，脳と脊髄を包み，保護する．3種類の膜からなる

脳梁
左右の大脳半球を連絡していて，神経線維束の中で最も大きな束である

視床下部
視床の下に位置し，体温調節，自律神経機能の調節などいくつかの重要な機能を有する部位

頭蓋

下垂体
多数の他の内分泌腺を制御する．腺の王様と呼ばれることがある

視床
神経シグナルを大脳皮質に中継する部位

脳幹
心拍数や呼吸などの生命活動を調節する

小脳
脳で2番目に大きな部位で，脳幹の後ろに位置し，身体の平衡や姿勢の制御に重要な役割を果たす

脳の構造
矢状正中断面での脳の内部構造を示す．それぞれの構造は全て異なってみえるが，いずれも莫大な数のニューロンによって構成されている．脳は2つのタイプの組織，すなわち灰白質と白質よりなる．

360°展開図

前面　　右側面　　後面　　左側面

360°の角度から見る脳の各部位の外観．前方および後方からは，脳を左右の半球に分ける正中縦裂がわかる．脳表面は隆起と溝によりでこぼこしている．小脳が大脳の下に位置し，脳幹と脊髄上部も観察される．

脳

脳は，脊髄と連続しており，不随意運動の動作過程と多くの随意運動の調整の両方を制御する．さらに，脳は意識の場であり，そこでヒトが考えたり学んだりすることが可能となっている．

脳の構造

脳において最も大きな部位は大脳である．大脳表面は非常に多数の折れ曲がりを形成しており，そのパターンは人によって千差万別である．その折れ曲がった部分が浅い場合は「溝」と呼ばれ，深い場合は「裂」と呼ばれる．大脳は裂といくつかの大きな溝によって，4つの機能的な領域，すなわち，前頭葉，頭頂葉，後頭葉，側頭葉の4つの領域に分けられる（p.76参照）．脳表面の隆起部分を「回」という．脳の中央部には，神経情報の中継点である視床が存在する．この視床を取り巻く周辺部位を，辺縁系（p.78参照）と呼ぶ．辺縁系は，生存するための本能や行動，情動に密接に関係する部位である．

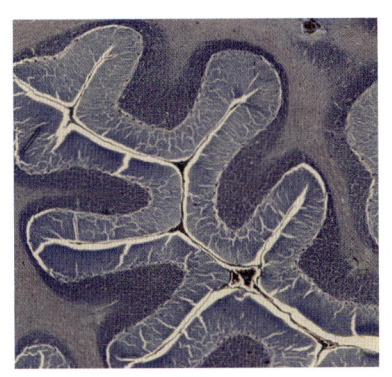

小脳
小脳にも莫大な数のニューロンが存在し，脳の他の部分や脊髄と連絡し，精密な運動の手助けをしている．

脳の保護

脳を保護するためのいくつかの構造が存在する．脳は3種類の髄膜によって包まれており，脳室では脳脊髄液（CSF）と呼ばれる水溶性の液体が産生されている．脳脊髄液は，脳に重大な傷害を与えるような過度の機械的な力を，吸収したり拡散したりする作用を有する．脳脊髄液の化学的組成や圧力の解析が，髄膜炎などといった，脳や脊髄におけるさまざまな疾患や異常の多くを診断するのに用いられる．

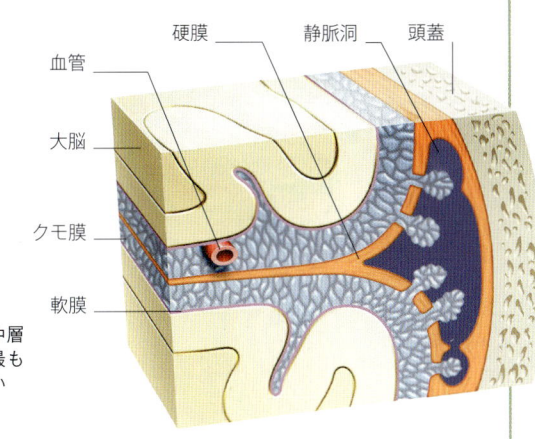

髄膜
最も外層の硬膜には血管が含まれ，中層のクモ膜は結合組織で構成される．最も内層の膜である軟膜は脳に密着している．

脳への血液供給

脳は，重さは身体全体の2%であるにもかかわらず，身体全体に供給される血液の20%を必要とする臓器である．血液による酸素とグルコースの供給がみたされないと，脳機能は急激に低下し，めまいや錯乱，意識喪失などが起こりうる．わずか4-8分以内の酸素欠乏でも，脳は傷害を受け，死にいたる．脳へは，両側頸部を走行する内頸動脈から分枝する動脈と，脊髄に沿って走行する両側の椎骨動脈によって構築される多数の血管網によって，十分な血液が供給されている．

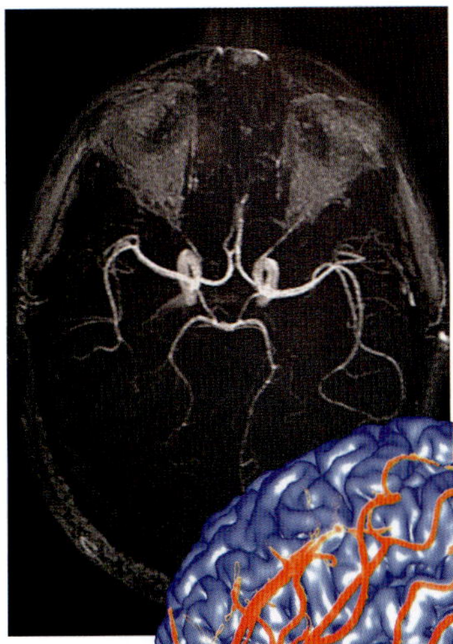

ウィリス動脈輪
ウィリス動脈輪として知られる動脈輪が，脳底部を取り囲んでいる．この動脈輪は，多くの動脈系により，酸素を含んだ血液を脳の全ての部位に運んでいる．仮に1つの動脈が遮断されたとしても，他のルートで血液の供給が補充されるようになっている．

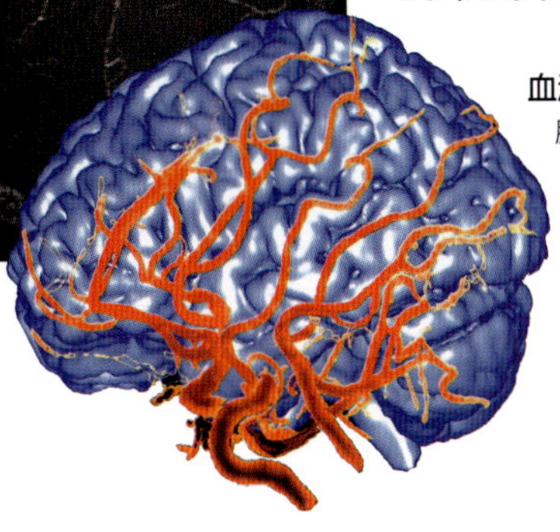

血液の供給
脳は，左図の3次元MRA（磁気共鳴血管造影）において赤色で示されるように，前後2本ずつの動脈により，多量の血液の供給を受けている．図では，これらの動脈によって，青色で示された脳の部位へ酸素を含む血液が供給されているのがわかる．

脳脊髄液の流れ

やわらかい脳組織は，頭蓋骨内の脳脊髄液の中に浮かんだ状態になっている．脳脊髄液は透明な液体で，1日に4, 5回入れ替わっている．タンパク質とグルコースを含み，これらは脳細胞がはたらくためのエネルギーとして役立っている．またリンパ球も含まれ，感染からの防御にはたらいている．すなわち，脳脊髄液は，脳や脊髄の周囲を循環しながらこれらを保護し，栄養を与えているのである．脳脊髄液は側脳室の脈絡叢で産生され，第三脳室へ注ぎ，さらに小脳の前に位置する第四脳室に流れ込む．脳脊髄液の循環は大脳動脈の脈動によって補助される．

1 脳脊髄液の産生（脈絡叢）
脳室に存在している脳脊髄液（CSF）は，脈絡叢と呼ばれる，薄い壁を持つ毛細血管の集合体において産生される．この毛細血管は脳室壁に位置する．

2 脳脊髄液の流路
脳脊髄液は脳の側脳室から，第三脳室，第四脳室へと流れる．さらに，矢印で示すように，脳の後ろや脊髄周囲を回り，脳の前方も循環する．

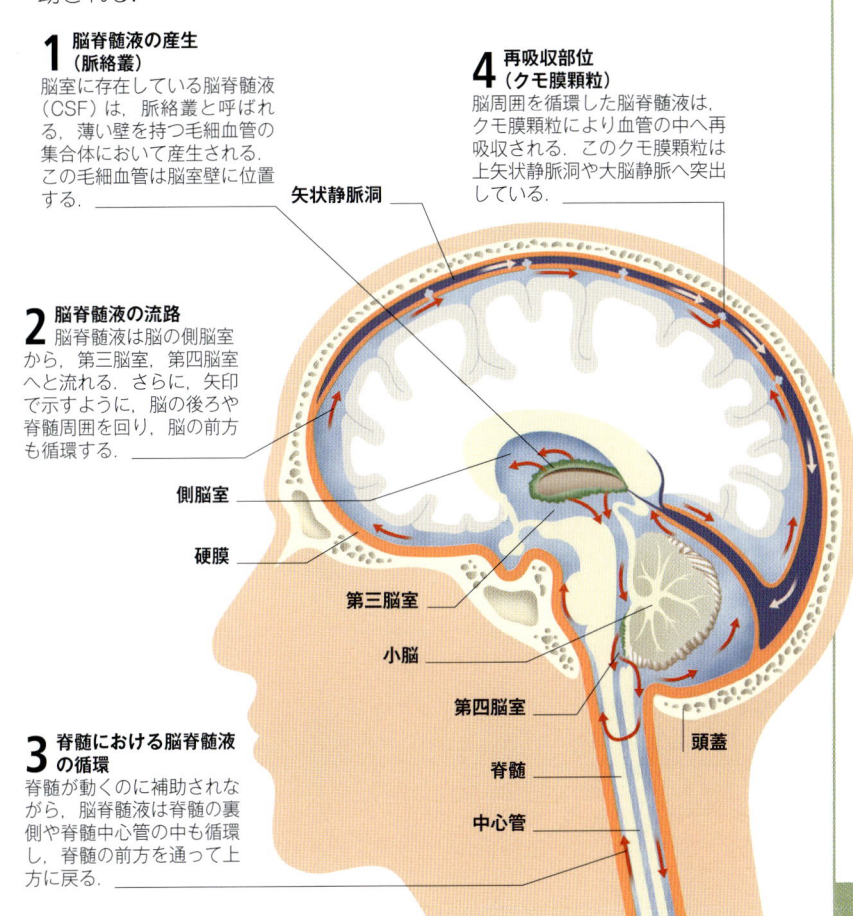

3 脊髄における脳脊髄液の循環
脊髄が動くのに補助されながら，脳脊髄液は脊髄の裏側や脊髄中心管の中も循環し，脊髄の前方を通って上方に戻る．

4 再吸収部位（クモ膜顆粒）
脳周囲を循環した脳脊髄液は，クモ膜顆粒により血管の中へ再吸収される．このクモ膜顆粒は上矢状静脈洞や大脳静脈へ突出している．

脳の構造

脳は身体全体の約50分の1の重量，大人で平均約1.4 kgを占める．解剖学的に，脳は4つの主な部位から構成される．すなわち，大きなドーム状の大脳と，深部に位置する間脳（視床とその周囲の構造），下後部の小脳，そして幹部の脳幹である．

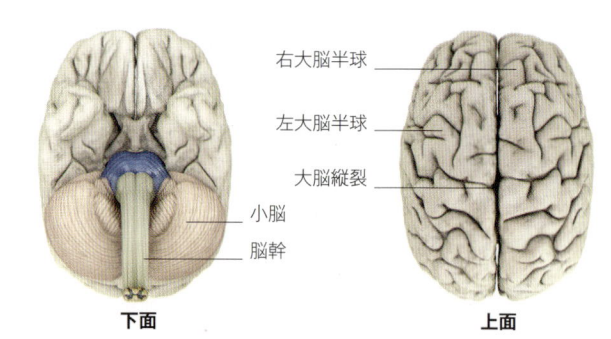

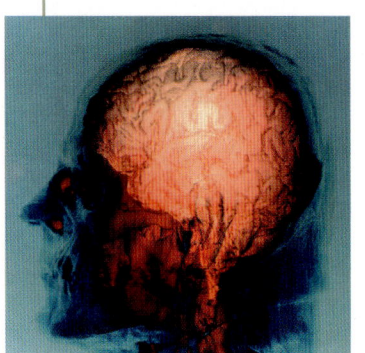

右大脳半球
左大脳半球
大脳縦裂
小脳
脳幹

下面　　上面

脳の外観

脳を最も明白に特徴づけているのは，脳全体の5分の4以上を占める大脳である．大脳は表面が折りたたまれてできた溝に覆われており，この表層を大脳皮質という．大脳は視床とその周辺構造（間脳），ならびにこの下部にある脳幹を部分的に包んでいる．大脳より小さな小脳は，脳の全容量の10分の1を占めている．小脳は，筋に送られる運動の情報を統御し，筋の動きを円滑にし，調整する役割を持つ．

脳の外部構造

大脳は大脳縦裂によって2つの部分（大脳半球）に分けられる．小脳は小さな球状構造をしており，筋の調節にかかわる．小脳の下部には脳幹が位置し，生命現象を維持するための基本的な機能を制御している．

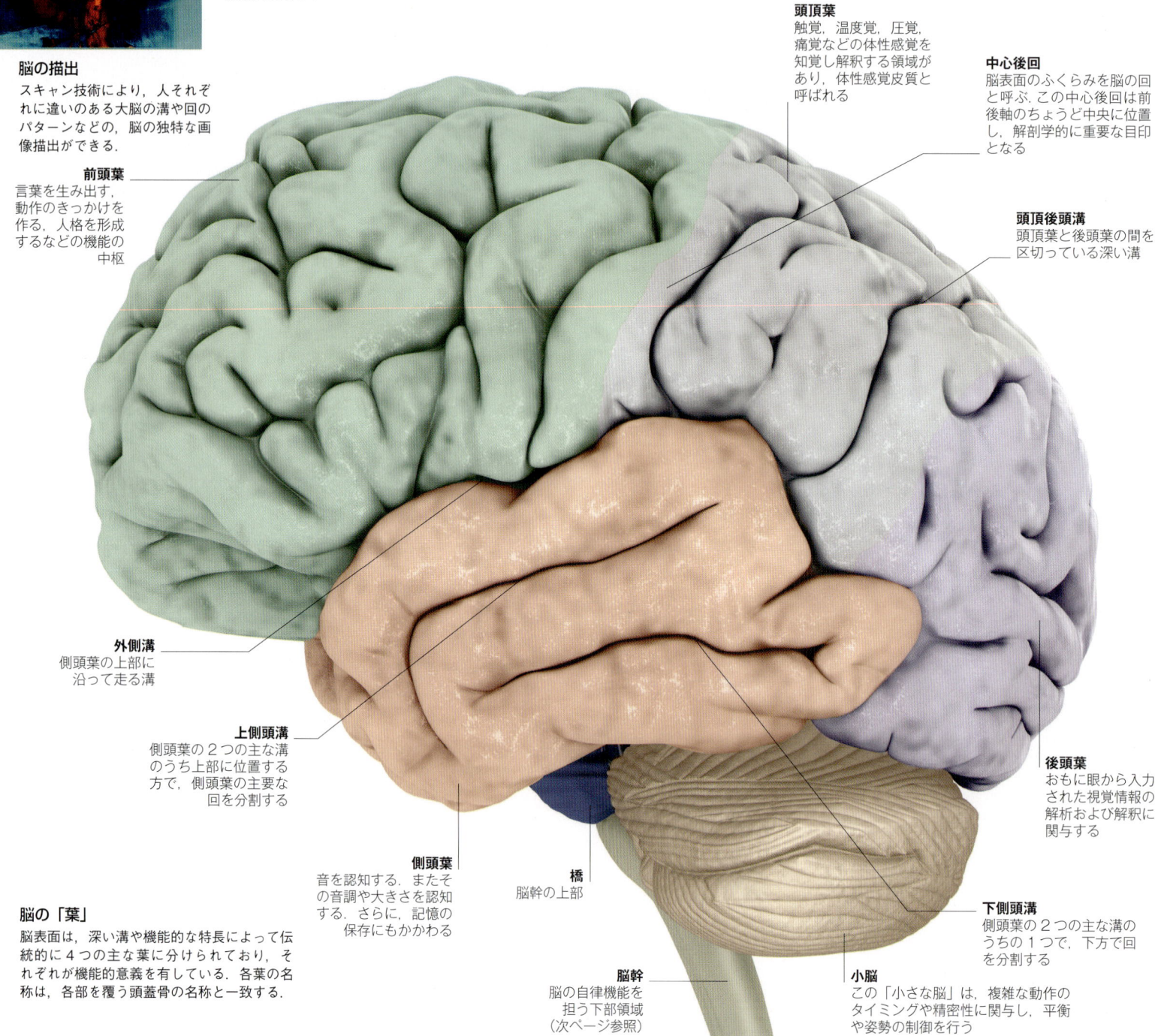

脳の描出
スキャン技術により，人それぞれに違いのある大脳の溝や回のパターンなどの，脳の独特な画像描出ができる．

前頭葉
言葉を生み出す，動作のきっかけを作る，人格を形成するなどの機能の中枢

外側溝
側頭葉の上部に沿って走る溝

上側頭溝
側頭葉の2つの主な溝のうち上部に位置する方で，側頭葉の主要な回を分割する

脳の「葉」
脳表面は，深い溝や機能的な特長によって伝統的に4つの主な葉に分けられており，それぞれが機能的意義を有している．各葉の名称は，各部を覆う頭蓋骨の名称と一致する．

頭頂葉
触覚，温度覚，圧覚，痛覚などの体性感覚を知覚し解釈する領域があり，体性感覚皮質と呼ばれる

中心後回
脳表面のふくらみを脳の回と呼ぶ．この中心後回は前後軸のちょうど中央に位置し，解剖学的に重要な目印となる

頭頂後頭溝
頭頂葉と後頭葉の間を区切っている深い溝

側頭葉
音を認知する．またその音調や大きさを認知する．さらに，記憶の保存にもかかわる

橋
脳幹の上部

脳幹
脳の自律機能を担う下部領域（次ページ参照）

後頭葉
おもに眼から入力された視覚情報の解析および解釈に関与する

下側頭溝
側頭葉の2つの主な溝のうちの1つで，下方で回を分割する

小脳
この「小さな脳」は，複雑な動作のタイミングや精密性に関与し，平衡や姿勢の制御を行う

中空の脳

脳はある意味，中空であると言える．脳には，脳室と呼ばれる，脳脊髄液 (CSF) (p.75 参照) でみたされた4つの部屋がある．それぞれの大脳半球に1つずつ，合計2つの側脳室があり，脳脊髄液はここで産生される．脳脊髄液は室間孔を通り，視床に近い位置に存在する第三脳室へ誘導される．ここから中脳水道を通って，橋と小脳の間から延髄にかけて位置する第四脳室に循環する．脳脊髄液の総量は約 25 mL である．循環は，頭部の動きや脳の動脈の拍動によって補助されている．

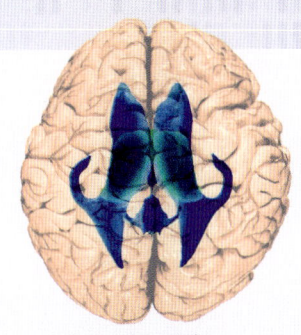

上方から見た脳室
側脳室は前角と後角，および側方に向いた角を持ち，各方向へ広がっている．それらに挟まれた中央にあるのが第三脳室である．

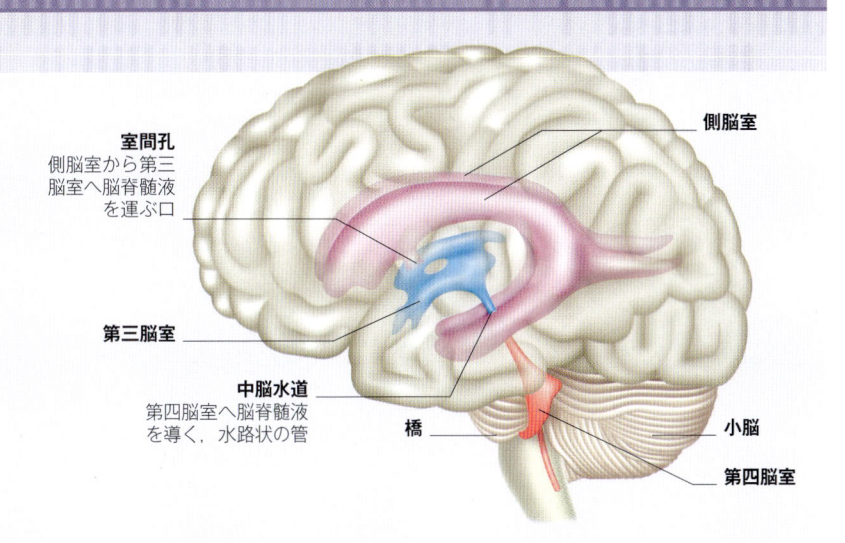

室間孔 側脳室から第三脳室へ脳脊髄液を運ぶ口
側脳室
第三脳室
中脳水道 第四脳室へ脳脊髄液を導く，水路状の管
橋
小脳
第四脳室

灰白質と白質

大脳内部は2つの主要な層から構成される．外層は淡い灰色の層で，灰白質と呼ばれる部分であり，大脳皮質を構成する．大脳皮質は脳の表層全体を形どり，大脳のふくらみやでっぱりを作り出す．灰白質の厚さは平均3-5 mmで，薄く広がり，ちょうど枕カバーのように脳を包んでいる．大脳皮質の奥深く，内部には，島と呼ばれる小さな灰白質の固まりが存在する．これらと大脳皮質には，おもにニューロンの細胞体と，神経インパルスを受け取る樹状突起が多く含まれる．大脳皮質である灰白質の下には灰白質より淡い色をした白質が存在し，大脳のふくらみの内部はこの白質からなる．白質はおもに神経線維によって構成されている．

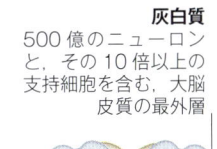

灰白質 500億のニューロンと，その10倍以上の支持細胞を含む．大脳皮質の最外層
白質 下部から上行してきたり，大脳皮質の細胞体から投射してきたりした軸索や線維が通る
脳梁 交連線維と呼ばれ，2つの大脳半球を連絡するいくつかの線維束の中で，一番大きなものである
大脳基底核 大脳深部の灰白質の「島」
運動神経路 運動の制御のための指示を脊髄へ運ぶ大きな線維束で，脳幹下部で交叉する
垂直断面（前頭断面） 脳中部を通る垂直断面からは，対になった構造と，表層の灰白質，内部の白質が観察できる．脳梁は1億以上の神経線維を含み，2つの大脳半球を結ぶ主たる連絡路の役割を果たす．
脳幹

大脳基底核

レンズ核（被殻と淡蒼球）と尾状核，および右図では見えないが視床下核と黒質によって構成される構造．ここでは感覚入力と運動情報が複雑に接続し，特に歩行のような半自律運動の制御が行われる．

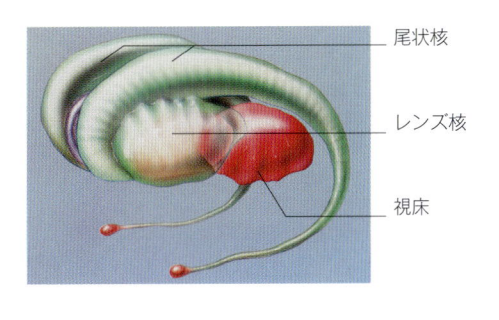

尾状核
レンズ核
視床

垂直方向の情報の連絡

有髄神経線維が集まって，投射線維として知られる神経束を構成し，脊髄および下部脳領域と上位の大脳皮質の間を結ぶ．これらの神経束は内包と呼ばれる連絡路を通過する．さらに，同様の神経束が白質のある部位から他の部位にかけて，白質の上部，外側を通って連絡している．これらの連合神経線維は，大脳皮質の異なる領域や中心部の間で神経のシグナルを直接伝える．

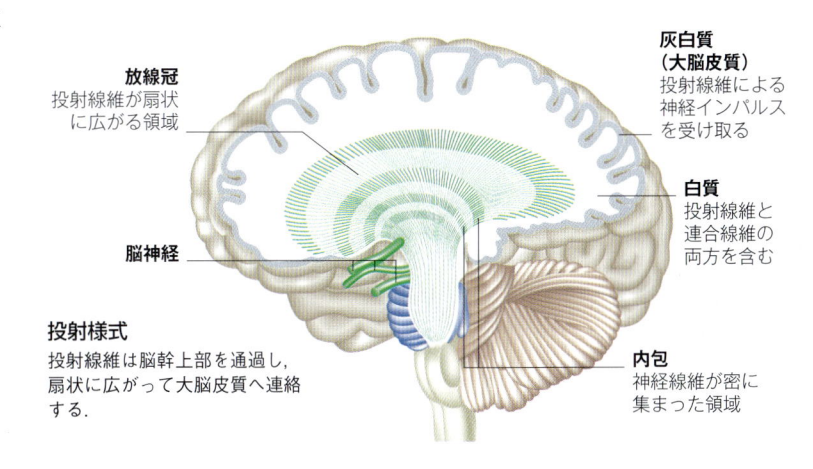

放線冠 投射線維が扇状に広がる領域
灰白質（大脳皮質） 投射線維による神経インパルスを受け取る
脳神経
白質 投射線維と連合線維の両方を含む
投射様式 投射線維は脳幹上部を通過し，扇状に広がって大脳皮質へ連絡する．
内包 神経線維が密に集まった領域

視床と脳幹

視床は脳幹の真上に位置し，2つの卵を横に並べたような形状であり，まるで脳の「心臓」のような形をしている．視床は，運ばれてくる神経情報を，さらに上位の大脳皮質へと連絡する前に処理する主要な中継地点となっている．脳幹には，生きるために必要なさまざまな機能，すなわち心拍動や呼吸，血圧，また嚥下や嘔吐などのいくつかの反射を制御する中枢部位がある．

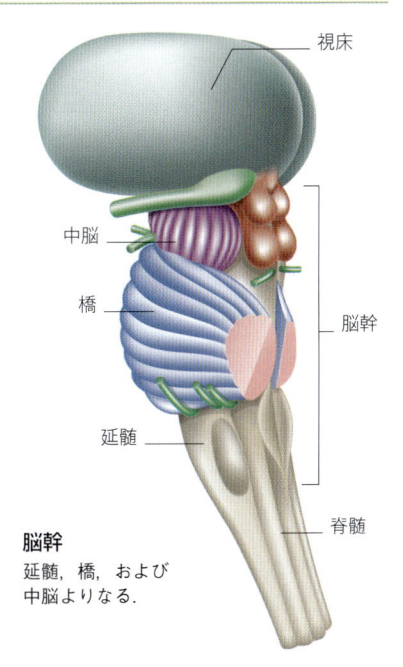

視床
中脳
橋
延髄
脊髄
脳幹 延髄，橋，および中脳よりなる．

原始脳

人間の行動は，常に理性的であるわけではない．ストレス下や危機的状況において，深層に潜む本能がわき上がり，私たちの自覚に取って代わる．このような現象には「原始脳」が関係しており，そのはたらきはおもに，辺縁系として知られる一連の部位に基づく．

辺縁系

辺縁系は，潜在意識や，動物的反応と似た本能行動を支配し，生存や生殖といった行動に関与している．私たちは行動する際，道徳的・社会的・文化的規範を考慮に入れ，自分自身が行動した結果について予測する．これは，先に述べた，生まれつきあるいは生まれてすぐ身につけるような「原始的な」行動が，上位の脳機能である意識的で注意深い考慮によって修正されていることを示す．しかしながら，時として原始的欲望が打ち勝つこともある．その時は辺縁系とそれに関係する構造が優勢になっている．その他の時にはこれらの構造はそれほど大きな機能はしないが，本能や衝動，情動の発現には，複雑かつ重要な役割を果たす．

360°展開図

前面 / 右側面 / 後面 / 左側面

辺縁系は，脳幹の中部と下部にある自律中枢と，高次精神機能と関連し「考える」領域である大脳皮質との中間に位置している．大脳皮質が中脳に対して内側に折りたたむような形をとった内側に，辺縁皮質が存在している．

辺縁系の構造

辺縁系は環状構造をとり，脳の下部中央に位置する．辺縁系は心に深く秘めた気分を外的行動に表す際の調節を行う．また，辺縁系は消化や排尿などの身体機能にも影響を与える．感情の感覚入力との連携も，この系に影響を受けている．

帯状回
海馬傍回や嗅球とともに，行動や情動を調整する辺縁皮質を構成している

脳弓
海馬および他の辺縁系領域からの情報を，乳頭体へと運ぶ神経線維路

脳弓柱

乳頭体
おもに脳弓-視床間の情報伝達の中継点の役割をなす神経が集まる小さな塊．記憶過程に関与する

嗅球
脳の嗅覚処理装置．辺縁系と強固につながっており，このことから嗅覚が強い記憶や感情を呼び起こす理由の説明がつく

中脳
脳幹の一番上に位置する．中脳の辺縁系領域は大脳皮質や視床と連絡し，また大脳基底核として知られる神経細胞体の集団領域にもつながっている

下垂体

橋
脳幹の一部．辺縁系の構成部位ではない

海馬
カーブした帯状の灰白質からなり，学習や新規経験の認識，さらには，記憶，特に短期記憶や最近の出来事に関連した情報などに関与する

扁桃体
身体的欲求に応じた行為や活動に関与する．2つのアーモンド形をした部位．怒りや嫉妬などの感情ともかかわっており，また空腹やのどの渇き，性的欲求といったことを喚起する

海馬傍回
強い情動表現の調節に関与する．また，（物や顔，出来事などではなく）場面や風景の地形的記憶を形成したり呼び起こしたりする

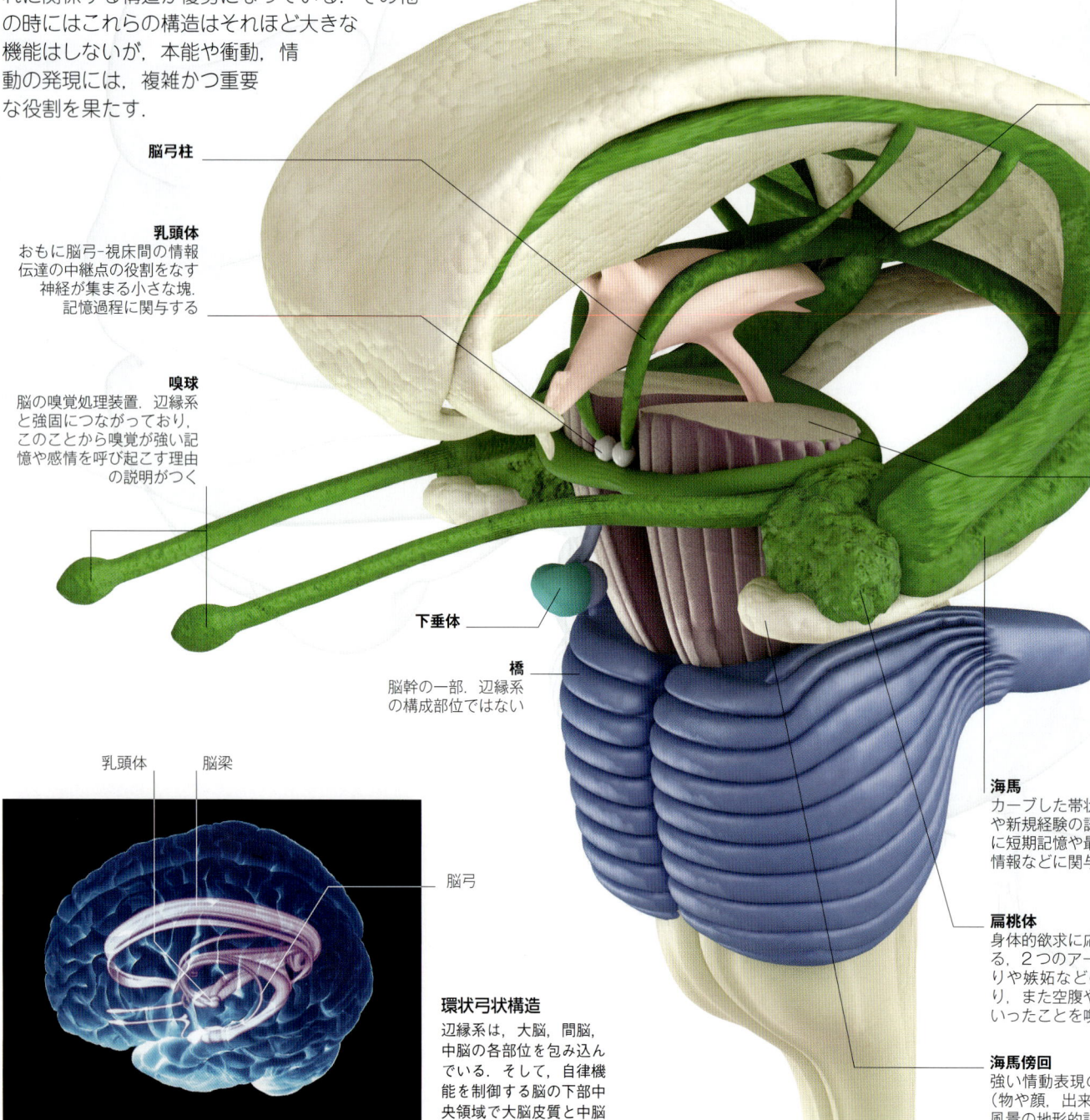

乳頭体 / 脳梁 / 脳弓

環状弓状構造
辺縁系は，大脳，間脳，中脳の各部位を包み込んでいる．そして，自律機能を制御する脳の下部中央領域で大脳皮質と中脳を連結する．

視床下部

視床下部（視床の下に位置する）は，角砂糖ほどの大きさで，多数の小さな神経核が存在する部位であり，辺縁系における生命活動の統御中枢とされている．視床下部はその下方にある下垂体茎を介して，内分泌系の主要な腺である下垂体とつながっている．この主要な内分泌調節機構への関与に加え，視床下部は，周囲の他の辺縁系や自律神経系の交感神経とも，複雑に関連している．視床下部の機能には，体温や栄養状態，水-塩分バランス，血流，睡眠-覚醒周期，ホルモン濃度といった生命維持にかかわる身体の内部状態の監視と制御がある．視床下部は，飢えや渇き，怒り，恐怖などの気分や行動，および感情の惹起にもかかわっている．

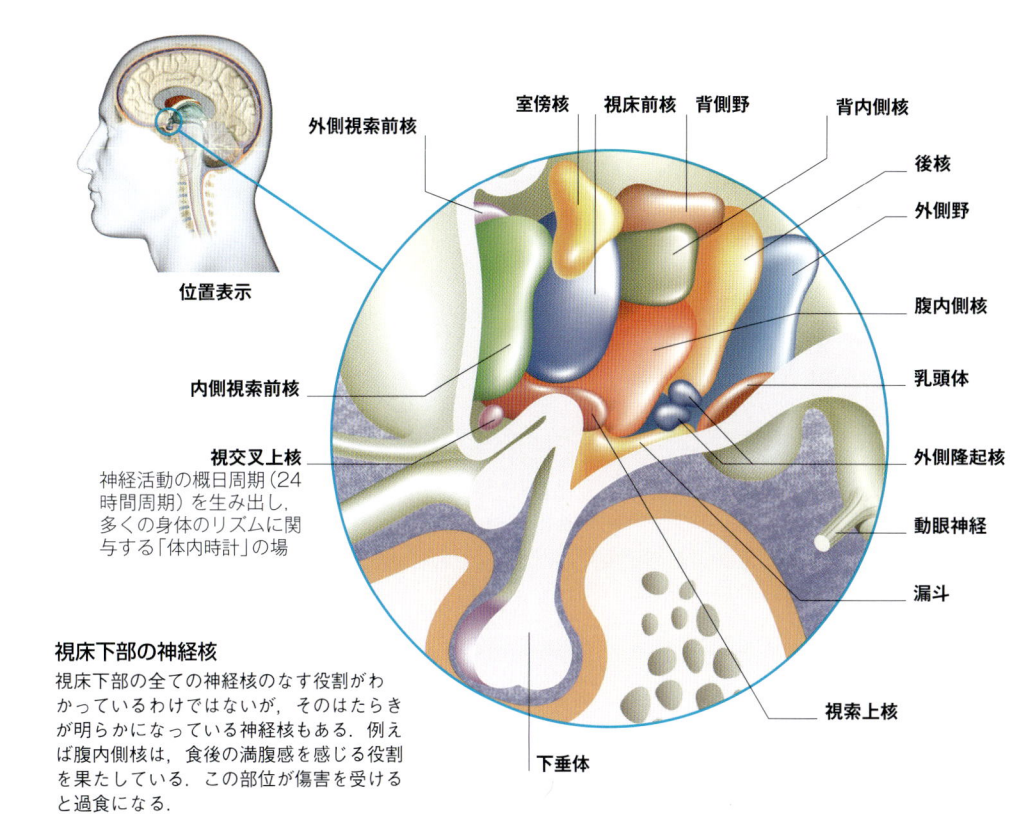

位置表示

外側視索前核

室傍核　視床前核　背側野　背内側核

後核

外側野

腹内側核

乳頭体

外側隆起核

動眼神経

漏斗

内側視索前核

視交叉上核
神経活動の概日周期（24時間周期）を生み出し，多くの身体のリズムに関与する「体内時計」の場

視索上核

下垂体

視床下部の神経核
視床下部の全ての神経核のなす役割がわかっているわけではないが，そのはたらきが明らかになっている神経核もある．例えば腹内側核は，食後の満腹感を感じる役割を果たしている．この部位が傷害を受けると過食になる．

網様体

網様体は，脳幹部のほとんど全領域にわたって存在する細長い神経線維路で，小脳の後ろ，間脳上部，および脊髄下部にその線維が連絡している．網様体はいくつかの異なる神経システムからなり，それぞれのシステムがそれぞれの神経伝達物質（神経間の連結部位，シナプスにおいて神経シグナルを伝える化学物質）を有している．網様体の機能の1つに，網様体賦活系（RAS）として知られる覚醒システムの操作がある．この系は脳の覚醒や警告にはたらく．また網様体には，心拍数や呼吸の調節を行う中枢や，その他の重要な中枢も含まれている．

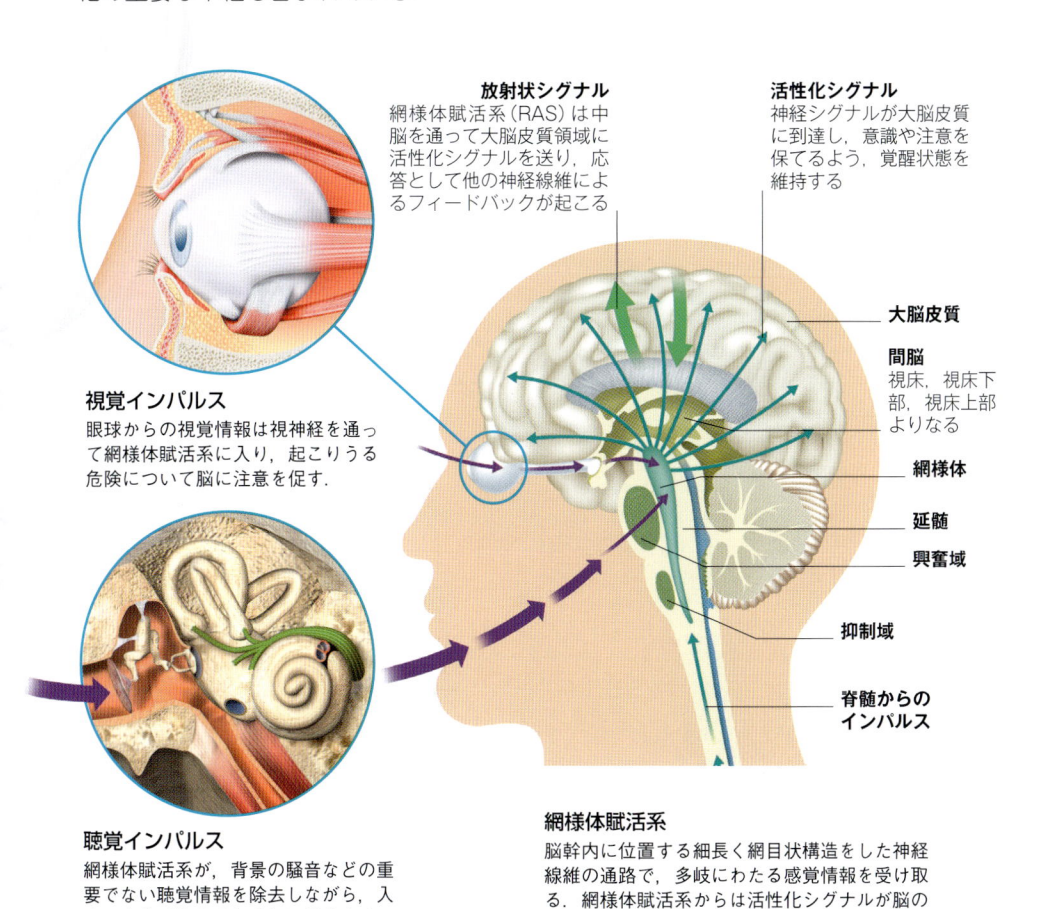

視覚インパルス
眼球からの視覚情報は視神経を通って網様体賦活系に入り，起こりうる危険について脳に注意を促す．

放射状シグナル
網様体賦活系（RAS）は中脳を通って大脳皮質領域に活性化シグナルを送り，応答として他の神経線維によるフィードバックが起こる

活性化シグナル
神経シグナルが大脳皮質に到達し，意識や注意を保てるよう，覚醒状態を維持する

大脳皮質

間脳
視床，視床下部，視床上部よりなる

網様体

延髄

興奮域

抑制域

脊髄からのインパルス

聴覚インパルス
網様体賦活系が，背景の騒音などの重要でない聴覚情報を除去しながら，入力に変化が生じるとそれに反応する．

網様体賦活系
脳幹内に位置する細長く網目状構造をした神経線維の通路で，多岐にわたる感覚情報を受け取る．網様体賦活系からは活性化シグナルが脳の高次中枢に送られる．

睡眠周期

睡眠中，脳を除く身体の大部分は休息している．脳では莫大な数のニューロンがシグナルを送り続けていることが，脳波計によって示されている．睡眠には周期があり，長い位相のREM（rapid eye movement，急速眼球運動）期（通常は夢をみる）と，4つのステージからなるNREM（non-rapid eye movement，非急速眼球運動）期（夢をみることは少ない）に分かれる．NREM期において，ステージ1では睡眠は軽く，比較的容易に覚醒し，脳波は活動的である．ステージ2で脳波は遅くなり始め，ステージ3では速い波と遅い波とが散在し，最終的に最も深いステージであるステージ4では，遅い波だけになる．

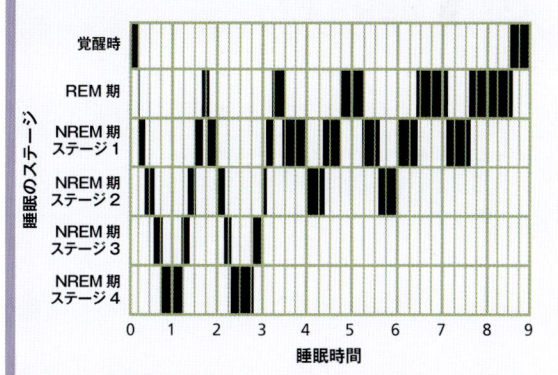

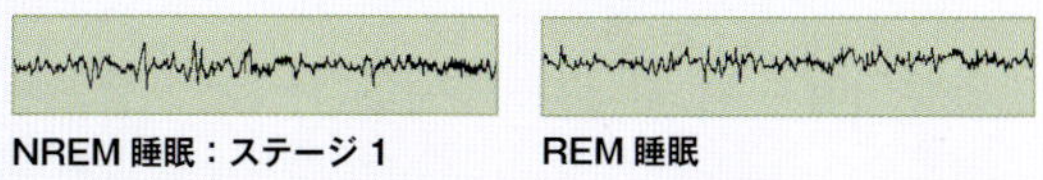

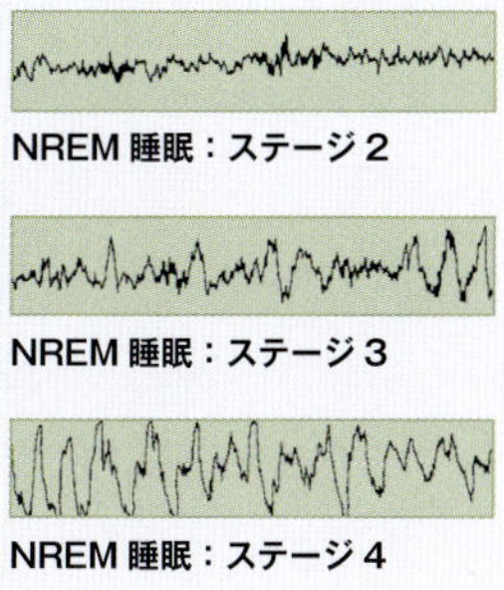

覚醒時
REM期
NREM期ステージ1
NREM期ステージ2
NREM期ステージ3
NREM期ステージ4

睡眠のステージ
睡眠時間

NREM睡眠：ステージ1
REM睡眠
NREM睡眠：ステージ2
NREM睡眠：ステージ3
NREM睡眠：ステージ4

睡眠のステージ
脳波は各睡眠ステージにおける脳の活性に応じて，異なる波形を示す．NREM期のステージが進むにつれ，体温や心拍数，呼吸数，血圧の全てが低下する．REM期ではこれらの機能が多少高まり，通常は夢をみる．

脊髄

脊髄の神経線維は，体幹，上肢および下肢と脳を結んでいる．脳は，頭部にある感覚器とは脳神経によって直接連絡しているが，身体の隅々と情報をやりとりするためには脊髄が必要である．脊髄は，神経シグナルの単なる受動的伝導路ではない．必要な場合には，脳を介さず反射などの運動を行うことができる．

脊髄の解剖

脊髄は長さ約40-45 cmの神経線維の複雑な束である．脳底部から始まり脊柱の腰仙部まで伸びている．形は扁平な円柱状であり，ほぼ全長にわたって鉛筆よりやや幅広で，下方で尾部に向かって糸状に先細りしている．脊髄からは31対の脊髄神経の枝が伸び，これらは皮膚，筋，四肢，胸部，腹部に分布している．脊髄神経は体内の状態に関する情報や皮膚の触覚などの感覚情報を脊髄に運ぶ．また，体中の筋に運動情報を伝え，また胸部や腹部に存在する腺にも連絡する．

神経の交叉

脊髄の左右にそれぞれつながっている神経線維（軸索）の束は，全てがそのまま脳の左側または右側に入るわけではない．脊髄の最上部または脳幹（延髄）において多くの神経線維が交叉して，反対側へ，すなわち左から右，右から左へ入る．このことから，例をあげれば，体の左側からきた触覚のシグナルは右脳の触覚中枢（体性知覚皮質）に到達することになる．同様に，右脳の運動野と右側の小脳から出された運動シグナルは身体の左側の筋に伝わる．異なる神経線維の束や神経路は，やや異なる段階で交叉している．交叉する神経線維のうち，およそ10分の1が脊髄の上部において，残りが延髄において交わっている．

脊髄灰白質
この顕微鏡像は脊髄の横断面で，脊髄の中心に位置する，蝶の形をした灰白質の「羽」部分が茶色に染色されているのが観察できる．

神経線維路
脊髄と脳の特定の領域を連絡する神経線維（軸索）の束

脊髄神経と脊髄との結合
脊髄神経は，椎間板として知られる軟骨性のパッドによって区切られた椎骨間の隙間を通り，脊髄に到達する．この際，神経は前後に分かれ，脊髄の前方および後方より，多数の小根から構築された神経根として出入りする．

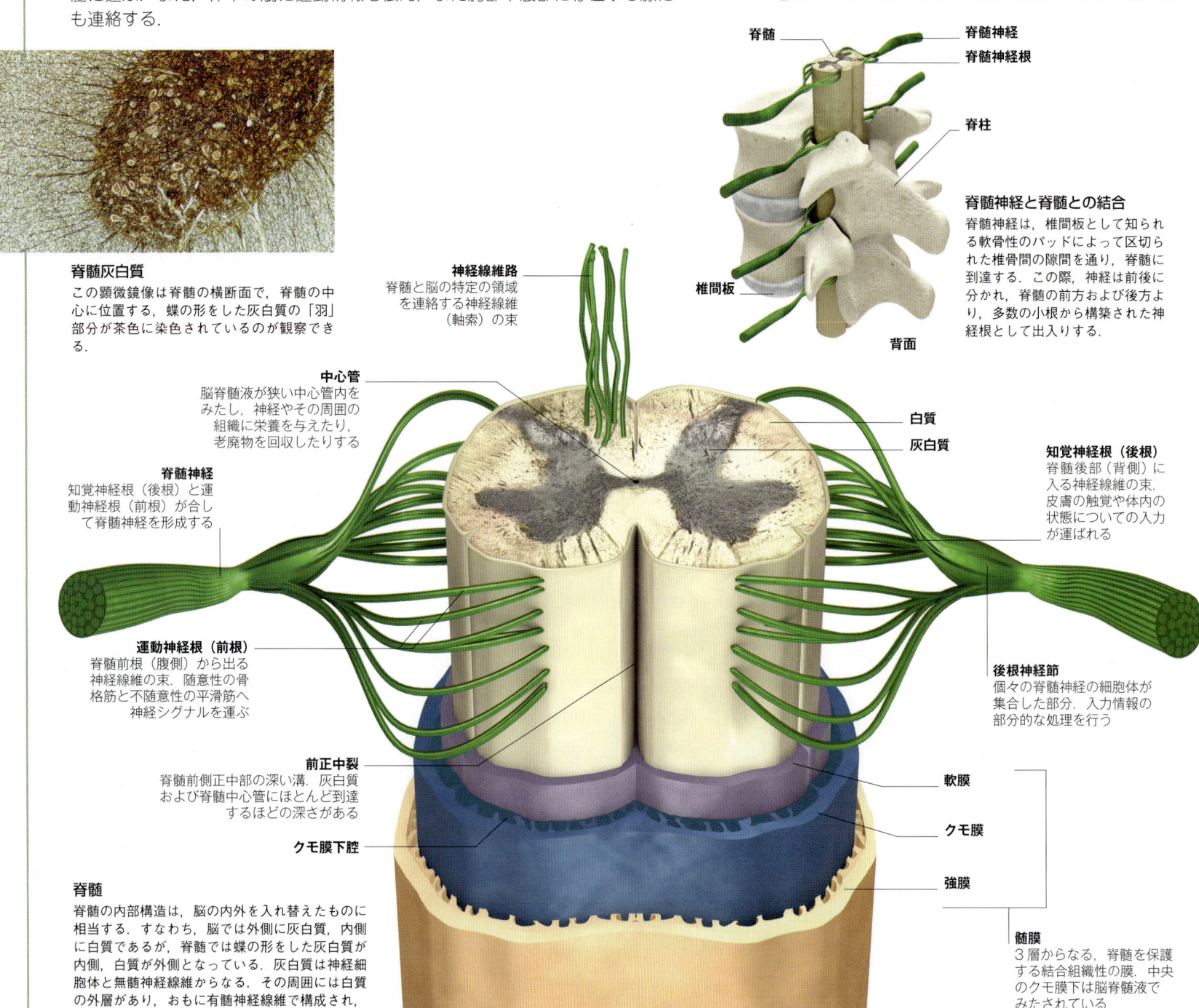

中心管
脳脊髄液が狭い中心管内をみたし，神経やその周囲の組織に栄養を与えたり，老廃物を回収したりする

脊髄神経
知覚神経根（後根）と運動神経根（前根）が合して脊髄神経を形成する

運動神経根（前根）
脊髄前根（腹側）から出る神経線維の束．随意性の骨格筋と不随意性の平滑筋へ神経シグナルを運ぶ

前正中裂
脊髄前側正中部の深い溝．灰白質および脊髄中心管にほとんど到達するほどの深さがある

知覚神経根（後根）
脊髄後部（背側）に入る神経線維の束．皮膚の触覚や体内の状態についての入力が運ばれる

後根神経節
個々の脊髄神経の細胞体が集合した部分．入力情報の部分的な処理を行う

髄膜
3層からなる，脊髄を保護する結合組織性の膜．中央のクモ膜下は脳脊髄液でみたされている

脊髄
脊髄の内部構造は，脳の内外を入れ替えたものに相当する．すなわち，脳では外側に灰白質，内側に白質であるが，脊髄では蝶の形をした灰白質が内側，白質が外側となっている．灰白質は神経細胞体と無髄神経線維からなる．その周囲には白質の外層があり，おもに有髄神経線維で構成され，脳と神経の間の神経インパルスの伝達を担う神経路が通っている．

（ラベル：脊髄，脊髄神経，脊髄神経根，脊柱，椎間板，背面，白質，灰白質，軟膜，クモ膜，強膜，クモ膜下腔，身体の前面）

脊髄の保護

脊髄は，椎骨の積み重ねによって構築される背骨の中の長いトンネル，脊柱管の中に位置する．脊柱は，これを強化する靱帯や筋とともに，脊髄を曲げたり伸ばしたりする．と同時に，脊髄を直接的な打撃などから守っている．脊柱管の中で，脳脊髄液が緩衝材としての役割を果たし，硬膜腔は脂肪や結合組織によって衝撃を和らげるはたらきを果たしている．硬膜外の組織は，骨膜（脊柱管の骨の部分に位置する膜）と髄膜の外層である硬膜の間に位置する．

脊髄の内部

頸部の脊髄横断面を見ると，脊髄が骨の腔所にうまく収まっている様子がわかる．体幹が動く時に脊柱の位置が動くが，脊髄はよく支持され，保護されている．

硬膜外腔
脊髄を保護する．結合組織と血管で構成されている

脳脊髄液
3層構造の髄膜のクモ膜と軟膜の間にあるクモ膜下腔をみたす

知覚神経根（後根）

脊髄神経節

身体の背面

クモ膜下腔

クモ膜

軟膜

骨膜
骨を覆い，骨内の腔所をふちどっている膜

硬膜

運動神経根（前根）

錐体

横突孔（椎骨動脈が通る）

神経根鞘

脊髄神経

身体の前面

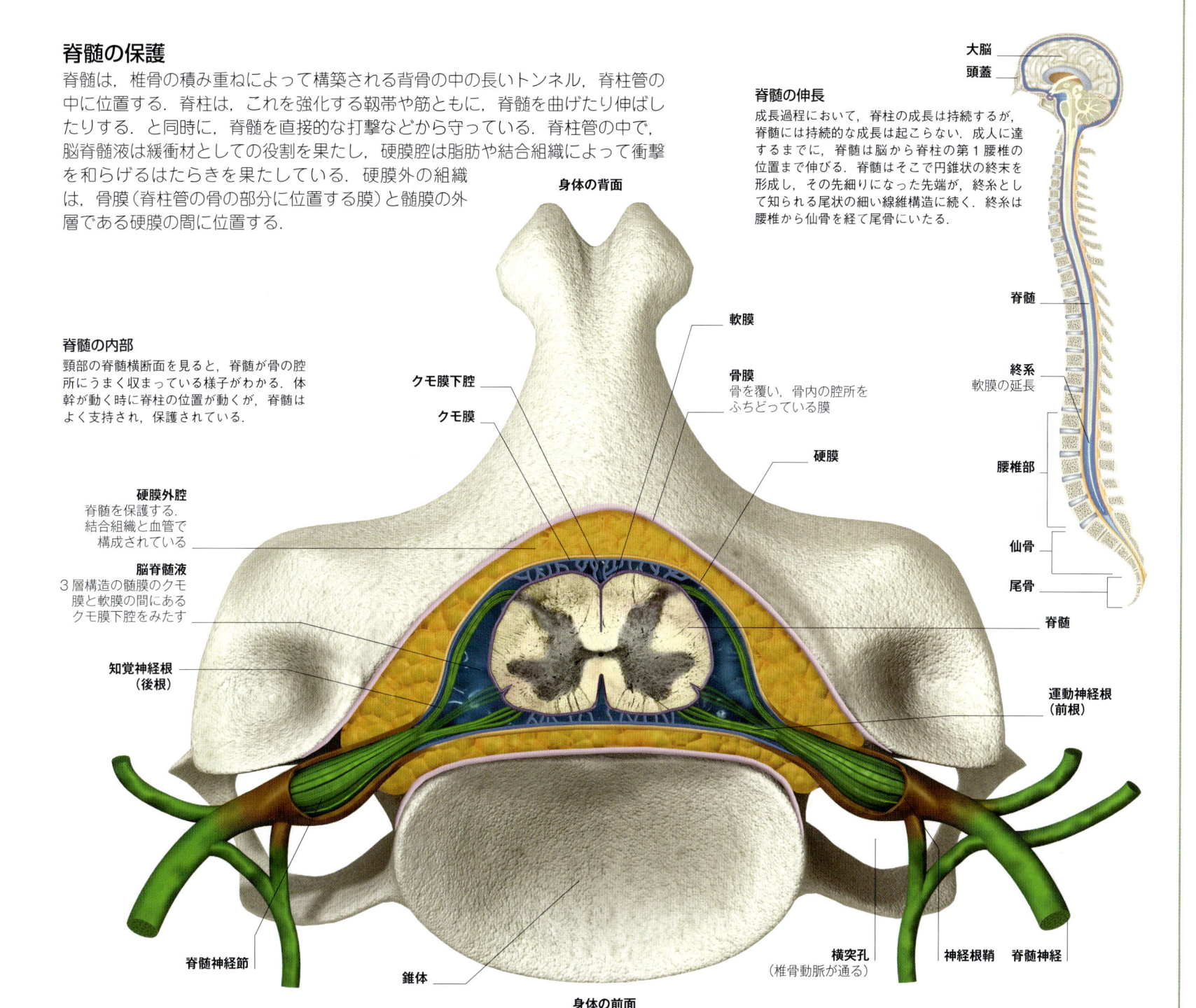

脊髄の伸長

成長過程において，脊柱の成長は持続するが，脊髄には持続的な成長は起こらない．成人に達するまでに，脊髄は脳から脊柱の第1腰椎の位置まで伸びる．脊髄はそこで円錐状の終末を形成し，その先細りになった先端が，終糸として知られる尾状の細い線維構造に続く．終糸は腰椎から仙骨を経て尾骨にいたる．

- 大脳
- 頭蓋
- 脊髄
- 終糸　軟膜の延長
- 腰椎部
- 仙骨
- 尾骨
- 脊髄

脊髄の神経路

脊髄の白質では，神経シグナルが運ばれる方向や，痛みや温度といった伝達または反応する神経シグナルの種類によって，神経線維が主要なまとまりとなってグループを構成する．これらの神経路の中には，神経線維を脳まで送らず少数の局所的な脊髄神経対の間をつなぎ，連絡しているものもある．脊髄の中心にある灰白質は，「角」あるいは「柱」と呼ばれる構造を構築する．

- **上行路**：これらの神経線維の束は，身体の感覚や，痛みなどの内部感覚を脊髄から脳へと運ぶ通路である．
- **下行路**：この神経路は，体幹や四肢の随意運動を引き起こすための運動性シグナルを，脳から骨格筋に運ぶ通路である．

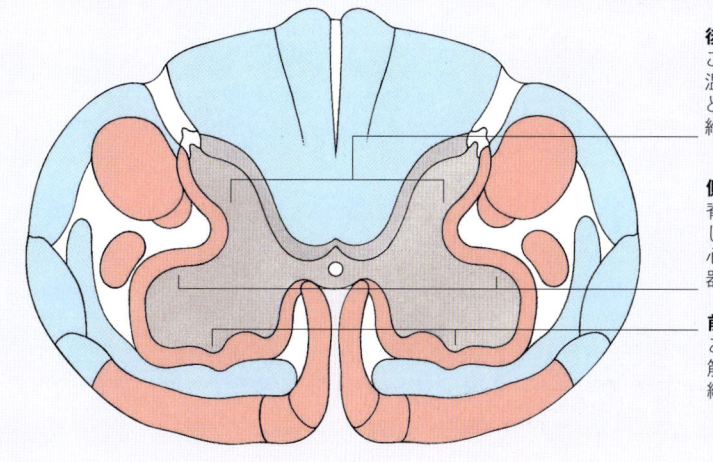

後角
この部位のニューロンは，触覚，温度覚，深部知覚，平衡感覚など，身体に分布する感覚神経線維からの情報を受け取る

側角
脊髄の特定の部位にのみ存在し，この部位のニューロンは心臓や肺，小腸といった内部器官の感知や制御にかかわる

前角
この部位のニューロンは，骨格筋に運動性神経線維を送り，収縮や運動を引き起こす

末梢神経

末梢神経による身体のネットワークは，脳や脊髄との神経情報のやりとりを担っている．感覚性（求心性）神経線維は，眼，耳，皮膚などの感覚器からの情報や，内部器官からの情報を伝達する．運動性（遠心性）神経線維は筋の運動と腺の分泌を制御する．

脳神経

12対の脳神経は，脊髄よりも，脳と直接連絡している．いくつかの脳神経は頭部や頸部の器官や組織の感覚性機能を受け持ち，また他の脳神経は運動性の機能を担う．運動神経線維が優位な神経にも感覚性の神経線維が含まれ，固有知覚の一部として，筋の伸張の程度などを脳に伝える役割を果たす．脳神経の大部分は，例えば視神経などのように，その分布する身体の部分の名前に関連した名称がつけられている．また脳神経はローマ数字で表記されることも決まりごとになっており，例えば三叉神経は第Ⅴ脳神経という．

嗅神経
（Ⅰ，感覚性）
鼻の奥，鼻腔上部にある嗅上皮で嗅覚情報を受容し，嗅球から嗅索を経て，脳の辺縁系中枢へ連絡する．

三叉神経
（Ⅴ，2つの感覚性の枝と1つの混合性の枝）
眼神経と上顎神経は眼，顔，歯からの情報を収集する．下顎神経運動枝は咀嚼筋を制御し，感覚枝は下顎からの知覚情報を運ぶ．

顔面神経
（Ⅶ，混合性）
舌の3分の2の味蕾からの味覚を伝える感覚性の枝と，表情筋への運動制御および唾液腺と涙腺の分泌の制御にかかわる運動性の枝からなる．

脳底部から見た図
この脳底断面を示した図からわかるように，脳神経はおもに脳の下部に集まる．これらのうちいくつかは，脳に神経インパルスを伝える感覚性のものであり，また筋や腺に神経シグナルを伝える運動性のものもある．中には，感覚性と運動性の両方の線維が混在した混合性のものもある．

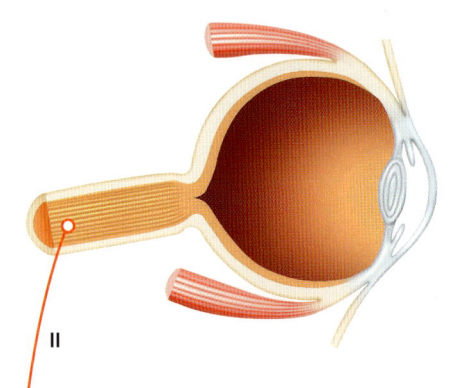

視神経
（Ⅱ，感覚性）
視神経は，網膜の桿体細胞と錐体細胞で受容した視覚情報を脳の視覚中枢へ伝える．両眼の視神経は，視交叉（p.93参照）で交叉し，ここで視索と呼ばれる神経線維束を形成する．それぞれの神経はおよそ100万の感覚性神経線維からなる．

動眼神経（Ⅲ），滑車神経（Ⅳ），外転神経（Ⅵ）
（おもに運動性）
これら3つの脳神経は，眼筋の随意運動の制御を担い，眼球や眼瞼の運動にかかわる．動眼神経は，虹彩の筋を介した瞳孔の収縮と，毛様体筋による焦点変動（視力調節）を制御する．

内耳（前庭蝸牛）神経
（Ⅷ，感覚性）
前庭神経が頭部の位置や平衡についての神経シグナルを内耳にて収集する．蝸牛神経は耳で受け取った音や聴覚情報の神経シグナルを送っている．

舌咽神経（Ⅸ），舌下神経（Ⅻ）
（混合性）
これらの脳神経の運動線維は，舌の運動や嚥下に関与する．感覚性線維は，舌や咽頭における味覚，触覚，温度覚などを伝える．

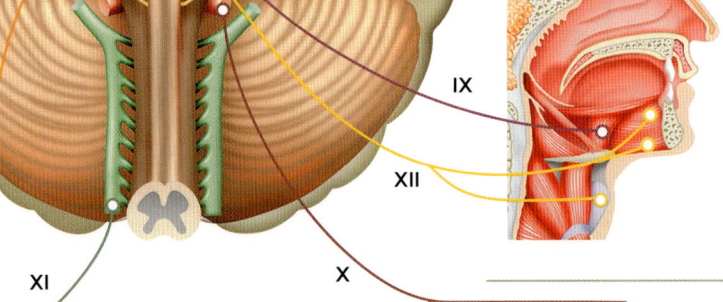

副神経
（Ⅺ，おもに運動性）
副神経は，頭部，頸部，肩部の筋や動きを制御する．また咽頭や喉頭の筋も刺激し，嚥下に関与する．

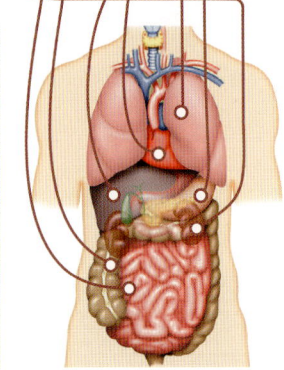

迷走神経
（Ⅹ，混合性）
迷走神経はさまようという意味を持ち，最も長く分岐が多い．感覚性，運動性，副交感性の線維からなり，頭部下部，咽部，頸部，胸部，腹部へと分布する．嚥下，呼吸，心拍，胃酸分泌などの多くの身体生命機能にもかかわっている．

脊髄反射

反射とは，急速かつ不随意性で予測可能な，刺激に対する反応である．ほとんどの反射は生存に関係しており，身体に対する傷害や危害に対して，身体を守ろうとする反応である．例えば，下部呼吸路における刺激物を取り除くために咳き込んだり，鼻道をきれいにしようとくしゃみが出たりする．一般的には，反射は自覚や意識といった高次脳機能と関係なく，1つの完成された神経回路を介して起こる．そのため通常は反射が起きた直後にこれを認識するが，反射が起きるのを阻止するには遅すぎるレベルである．脊髄反射では，脊髄に情報が伝えられたのち，直接あるいは介在ニューロンを介して運動ニューロンと連絡する，という感覚性神経線維の回路が関与する．その結果，反射運動をもたらす指示は，脊髄から直接に関係する筋へ出力される．

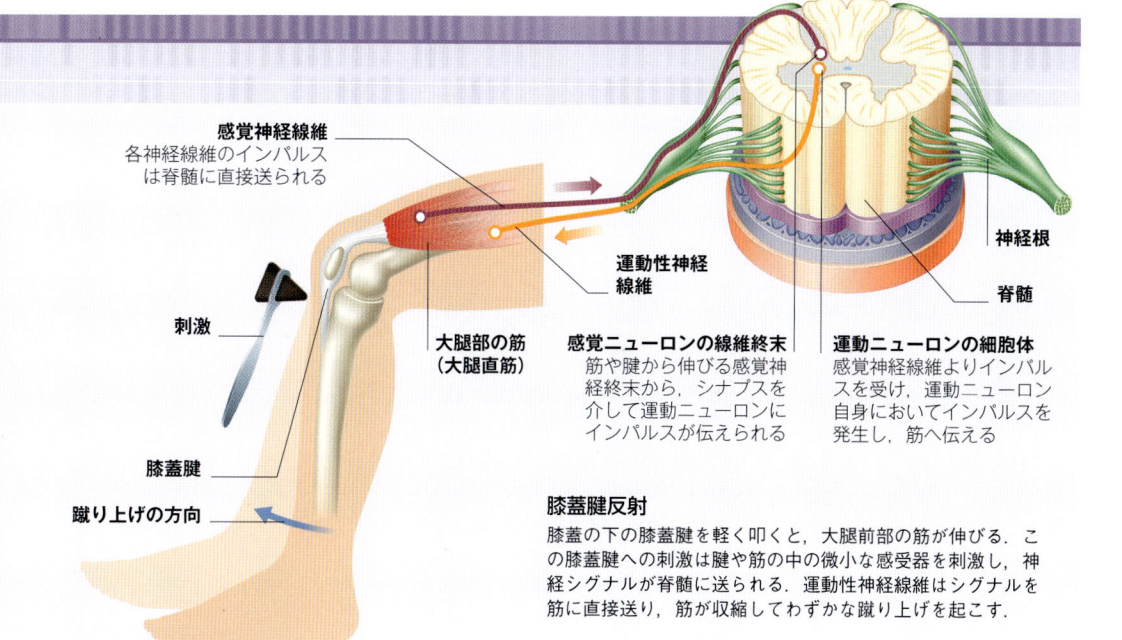

感覚神経線維
各神経線維のインパルスは脊髄に直接送られる

運動性神経線維

神経根

脊髄

刺激

大腿部の筋（大腿直筋）

膝蓋腱

蹴り上げの方向

感覚ニューロンの線維終末
筋や腱から伸びる感覚神経終末から，シナプスを介して運動ニューロンにインパルスが伝えられる

運動ニューロンの細胞体
感覚神経線維よりインパルスを受け，運動ニューロン自身においてインパルスを発生し，筋へ伝える

膝蓋腱反射
膝蓋の下の膝蓋腱を軽く叩くと，大腿前部の筋が伸びる．この膝蓋腱への刺激は腱や筋の中の微小な感受器を刺激し，神経シグナルが脊髄に送られる．運動性神経線維はシグナルを筋に直接送り，筋が収縮してわずかな蹴り上げを起こす．

脊髄神経

31対の脊髄神経は，椎骨と椎骨の間の椎間孔から出ている．それぞれの脊髄神経はいくつかの枝に分岐している．後枝は身体の後ろ側に分布し，前枝は身体の前と側面に分布する．1つの脊髄神経は枝を出し，他の脊髄神経と網目状に互いにつながって神経叢を形成し，そこで神経情報を共有する．神経叢は，2次神経分岐に沿って，複雑な機能や運動を行う領域に神経シグナルを送る．

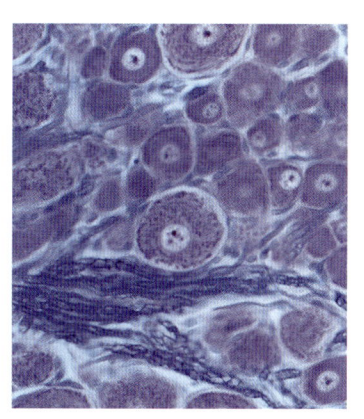

脊髄神経節
この顕微鏡像は，脊髄神経節における神経細胞の集合を示している．ここでは神経インパルスの調節が行われる．個々のニューロン（紫色）は，支持細胞（明るい青色）によって取り囲まれている．

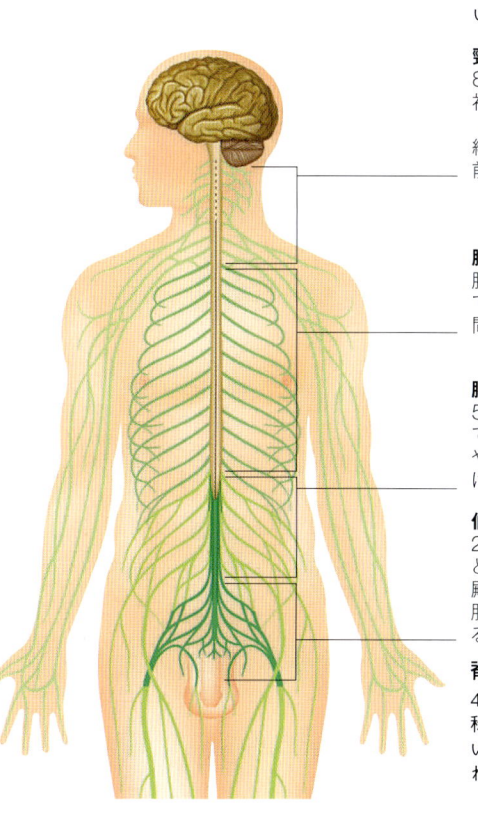

頸神経（C1-C8）
8対の頸神経，頸神経叢（C1-C4）と腕神経叢（C5-C8/T1）が，2つの神経ネットワークを構成する．これらから出る神経は，胸部，頭部，頸部，肩部，上腕，前腕，手，横隔膜へと分布する．

胸神経（T1-T12）
腕神経叢の構成神経であるT1を除いて，胸神経は，肋骨，深部背筋，腹筋の間を走行する肋間神経を構成する．

腰神経（L1-L5）
5対の腰神経のうち4対（L1-L4）によって腰神経叢が構成され，これは下腹部壁や大腿，下腿へと分布する．L4とL5はS1-S4の仙骨神経と相互に連絡する．

仙骨神経（S1-S5）
2つの神経叢，仙骨神経叢（L5-S3）と尾骨神経叢（S4/S5/Co1）は，大腿，殿部，下腿および足の筋や皮膚，さらに肛門や外性器周辺に神経の枝を分布する．

脊髄神経の区分
4つのおもな脊髄神経があり，各部の名称は，頸部，胸部，腰部，仙部，尾部といった脊髄各部の名称がそのまま反映されている．

皮膚分節

皮膚分節とは，脊髄神経の1対の後根神経によって支配される皮膚の領域のことである．神経の枝は，その領域にある皮膚の微細な感覚装置で感知した触覚や圧覚，温度覚，痛覚を運び，脊髄神経の感覚性線維に沿って脊髄神経根へ，そして脊髄の中へと伝える．皮膚分節図では，これらの皮膚感覚領域が示されている．実際は，神経根および感覚の分布は完全に区分けされているわけではなく，多少周辺領域と重なり合っている．

皮膚分節図
第1頸神経（C1）は皮膚などからの感覚神経線維を有さず，顔面と前頭部の感覚情報は三叉神経（V）の枝を介して伝えられるので，ここではV1-V3で表記してある．

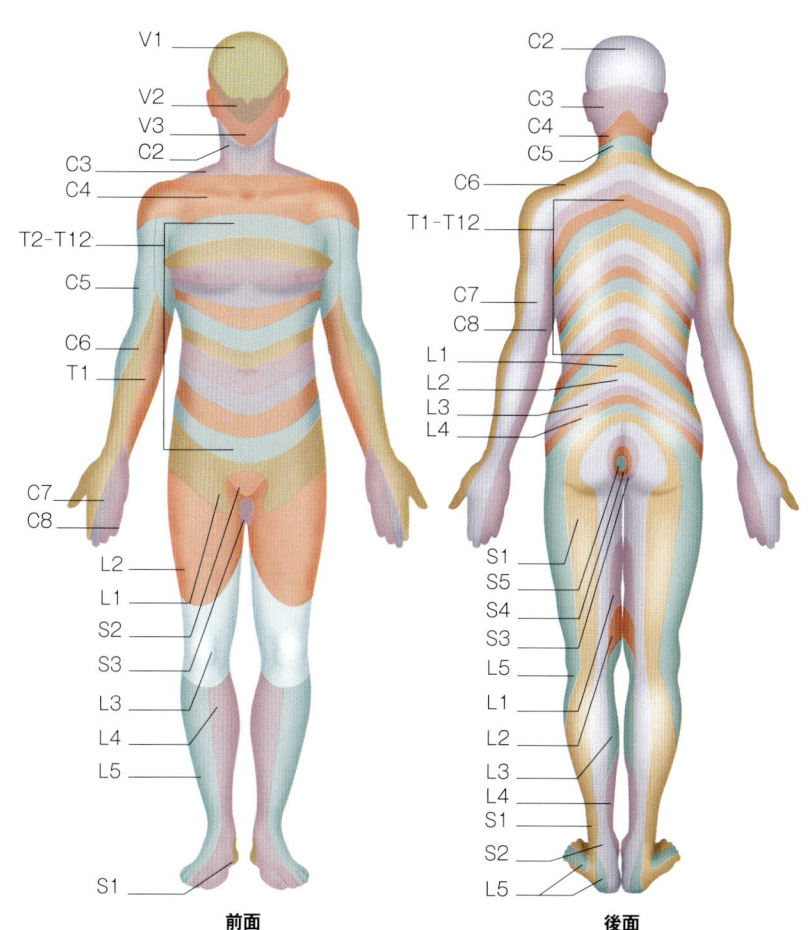

前面　　後面

自律神経系

自律神経系（ANS）は，身体を常に一定の状態に保つこと，すなわち恒常性の維持と呼ばれる過程において，重要な役割を果たしている．自律神経系のはたらきの多くは無意識に行われるものであり，私たちがこのはたらきに気づくことはめったにない．

自律神経機能

自律神経系は，おもな3つの神経系のうちの1つである．中枢神経系と末梢神経系には，自律神経系の線維を含むものがある．自律神経系は，脊髄の両側に沿って神経節（軸索が連絡する神経細胞の集団）の連なりを構成している．自律神経系は主として，瞬時および長期の，いずれの不随意反応も「自動的に」行えるようにはたらく．感覚神経線維は，内臓機能や心拍数などの身体内部の活動に関する情報を伝える．この情報は視床下部や脳幹，脊髄において統合される．また運動性の神経シグナルとしては，自律神経系は3つの主な器官，すなわち多くの臓器や血管周囲に存在する不随意性の平滑筋，心筋，および一部の腺に指令を送る．

涙腺
涙腺の走査電子顕微鏡写真．ここで涙液（赤色で示す）が産生される．自律神経の支配を受けるさまざまな腺のうちの1つである．

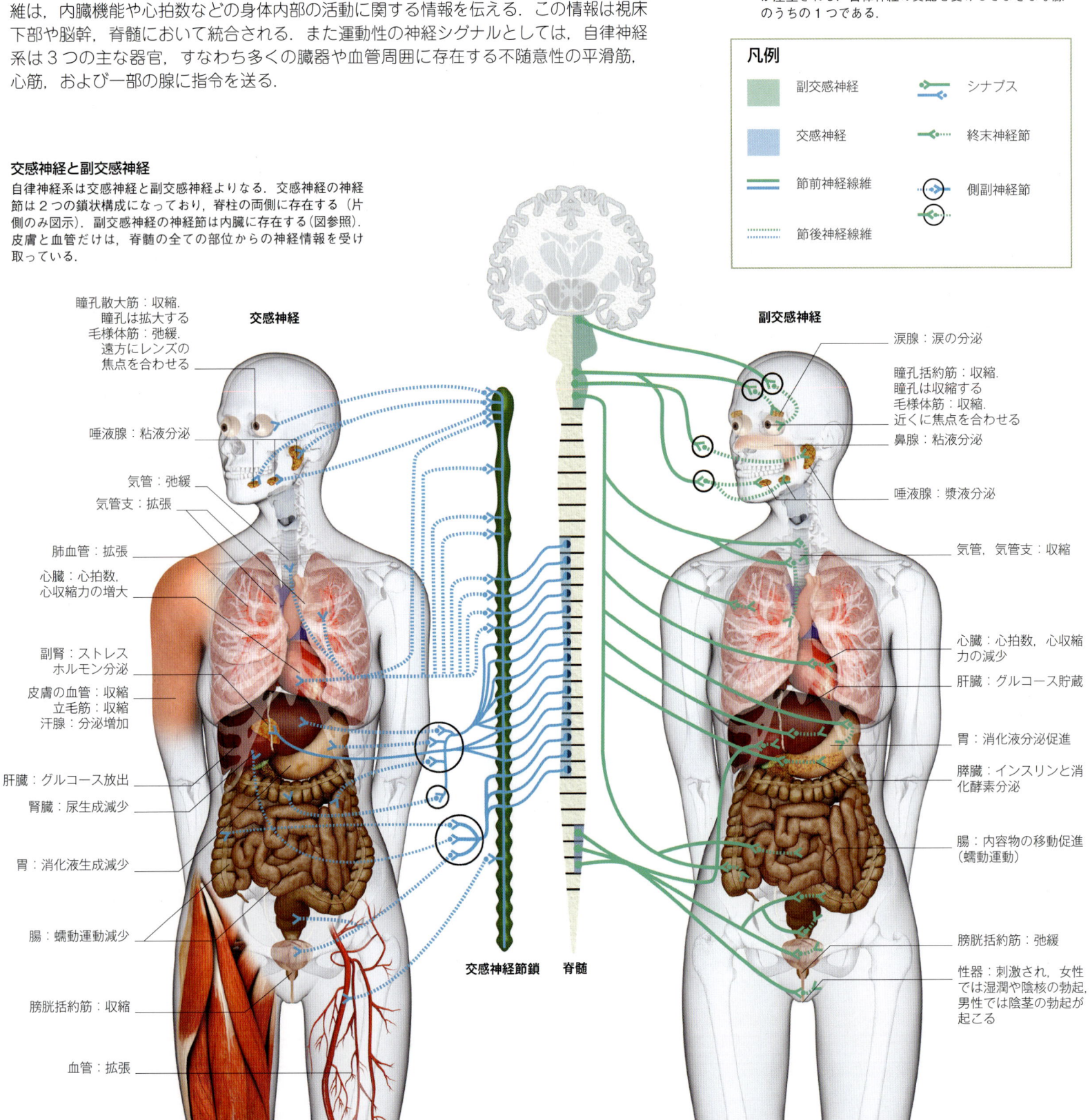

凡例

副交感神経	シナプス
交感神経	終末神経節
節前神経線維	側副神経節
節後神経線維	

交感神経と副交感神経

自律神経系は交感神経と副交感神経よりなる．交感神経の神経節は2つの鎖状構成になっており，脊柱の両側に存在する（片側のみ図示）．副交感神経の神経節は内臓に存在する（図参照）．皮膚と血管だけは，脊髄の全ての部位からの神経情報を受け取っている．

交感神経

- 瞳孔散大筋：収縮．瞳孔は拡大する
- 毛様体筋：弛緩．遠方にレンズの焦点を合わせる
- 唾液腺：粘液分泌
- 気管：弛緩
- 気管支：拡張
- 肺血管：拡張
- 心臓：心拍数，心収縮力の増大
- 副腎：ストレスホルモン分泌
- 皮膚の血管：収縮
- 立毛筋：収縮
- 汗腺：分泌増加
- 肝臓：グルコース放出
- 腎臓：尿生成減少
- 胃：消化液生成減少
- 腸：蠕動運動減少
- 膀胱括約筋：収縮
- 血管：拡張

交感神経節鎖　脊髄

副交感神経

- 涙腺：涙の分泌
- 瞳孔括約筋：収縮．瞳孔は収縮する
- 毛様体筋：収縮．近くに焦点を合わせる
- 鼻腺：粘液分泌
- 唾液腺：漿液分泌
- 気管，気管支：収縮
- 心臓：心拍数，心収縮力の減少
- 肝臓：グルコース貯蔵
- 胃：消化液分泌促進
- 膵臓：インスリンと消化酵素分泌
- 腸：内容物の移動促進（蠕動運動）
- 膀胱括約筋：弛緩
- 性器：刺激され，女性では湿潤や陰核の勃起，男性では陰茎の勃起が起こる

交感神経と副交感神経の作用

交感神経と副交感神経は対照的な反応を引き起こす．交感神経は身体に活動やストレスに対応する準備をさせ，副交感神経は身体を通常の機能の状態に戻しエネルギーを節約させる．

制御を受ける器官	交感神経作用	副交感神経作用
眼	瞳孔散大	瞳孔収縮
肺	気管支拡張	気管支収縮
心臓	心拍数，心収縮力増大	心拍数，心収縮力低下
胃	消化酵素分泌減少	消化酵素分泌増加

均衡のとれた調整

自律神経の分枝は，筋にシグナルを送り，「押したり引いたり」の関係，すなわち拮抗支配を作り出す．これらの相反する作用が互いにはたらき，均衡が保たれている．例えば，瞳孔の大きさの調節は，絶えず不随意的に行われている．虹彩の平滑筋線維は，内輪筋と外縦筋で構成されている．眼の感覚受容器が光刺激に反応し，神経シグナルが脳に運ばれると，これらの平滑筋線維に情報が伝達されて瞳孔の大きさが調節される．

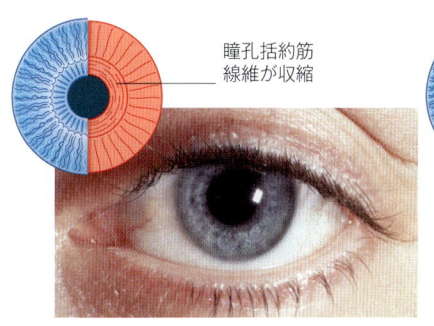

瞳孔括約筋線維が収縮

瞳孔散大筋線維が収縮

瞳孔収縮
周囲が明るい時や近くを見る時には，瞳孔が副交感神経のはたらきによって瞳孔括約筋が収縮を起こし，収縮する．

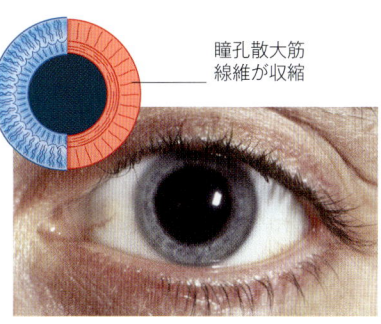

瞳孔散大
瞳孔の散大は交感神経が瞳孔散大筋を収縮させることにより起こり，身体の意識が高まっていることを示す．

随意制御下における反応

随意的な制御下での神経反応は，自律神経系において制御される反応とは対極のものである．感覚神経情報の入力や，意識的な考えや意図といった刺激を受けると，大脳皮質（外層）は特定の運動に対する中枢運動神経制御を企画し，運動神経シグナルとして随意筋に指示を送る．運動の進行中，その運動は筋，腱，および関節の感覚神経線維終末によって感知されている．最新の感覚神経終末情報は小脳で制御され，大脳皮質は正確な神経シグナルを筋にフィードバックすることができるので，運動は協調がとれ目的に合ったものとなる．

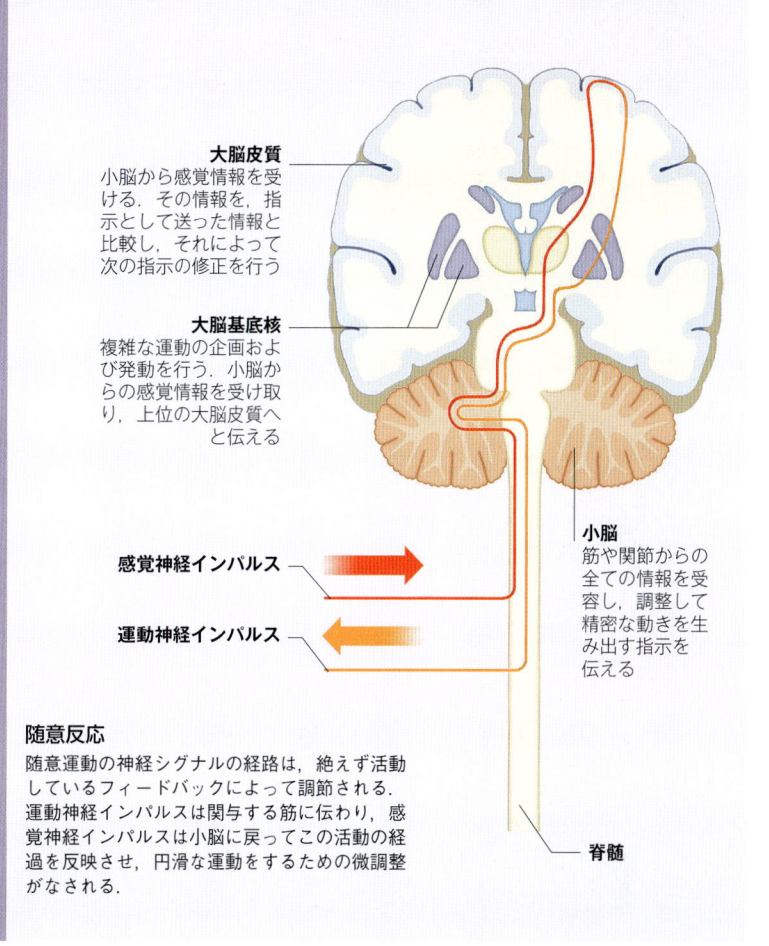

大脳皮質
小脳から感覚情報を受ける．その情報を，指示として送った情報と比較し，それによって次の指示の修正を行う

大脳基底核
複雑な運動の企画および発動を行う．小脳からの感覚情報を受け取り，上位の大脳皮質へと伝える

小脳
筋や関節からの全ての情報を受容し，調整して精密な動きを生み出す指示を伝える

感覚神経インパルス

運動神経インパルス

脊髄

随意反応
随意運動の神経シグナルの経路は，絶えず活動しているフィードバックによって調節される．運動神経インパルスは関与する筋に伝わり，感覚神経インパルスは小脳に戻ってこの活動の経過を反映させ，円滑な運動をするための微調整がなされる．

不随意反応

不随意反応あるいは自律反応にはおもに2つの種類があり，それらは通常，意識的な認識とは無関係である．1つは反射であり（p.83参照），おもに，通常は意識的に制御されている筋において生じる．もう1つの反応は自律運動性の活動である．これらの反応の代表的な神経経路は，脊髄神経に沿って走行し脊髄に入り，神経路を上行して，視床下部，辺縁系の一部といった脳の下部にある自律領域に続いている．これらの部位では受け取った情報を解析・処理し，自律神経経路を介して運動インパルスを不随意筋や腺に伝える．副交感神経と交感神経の反応シグナルは別々の経路を通る．

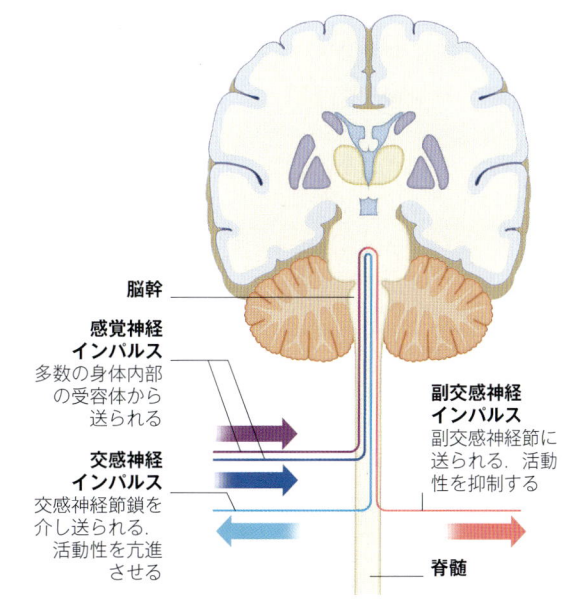

脳幹

感覚神経インパルス
多数の身体内部の受容体から送られる

交感神経インパルス
交感神経節鎖を介し送られる．活動性を亢進させる

副交感神経インパルス
副交感神経節に送られる．活動性を抑制する

脊髄

自律反応
神経シグナルは脊髄神経に沿って伝わり，脊髄を上昇し脳の下部の自律神経領域に到達する．ここで運動インパルスが出力される．

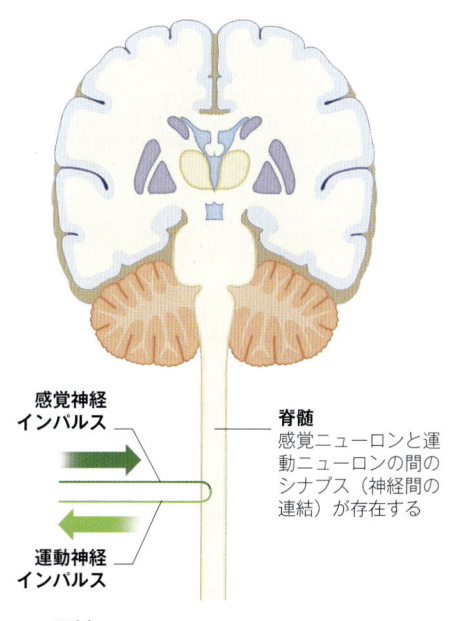

感覚神経インパルス

運動神経インパルス

脊髄
感覚ニューロンと運動ニューロンの間のシナプス（神経間の連結）が存在する

反射
感覚性シグナルが到達し，運動性シグナルが出て行く．この反応は脳の関与なく脊髄の中だけで起こる．もっとも，直後には脳もこれを認識する．

記憶，思考，情動

脳は複雑で，多くの機能が統合されており，精神活動は1つの脳部位でコントロールされているのではない．例えば，記憶をつかさどる単一の部位があるわけではない．同様に，思考，情動，覚醒，感情などには多くの脳の部位が関与している．

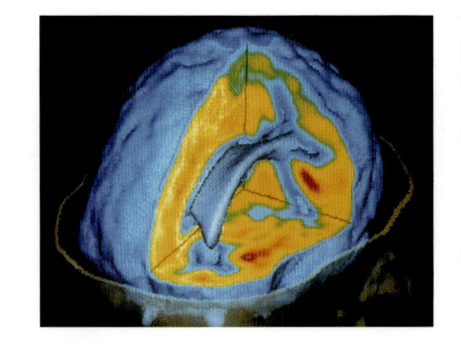

言葉を話す時にはたらく脳の部位
図は被験者が話をしている時に記録されたPETの画像である．赤色で示された2ヵ所は一番活動が活発な部位である．下の赤色部位はブローカ言語中枢で，話すことを調節する役目を担い，上の赤色部位はウェルニッケ言語中枢で，言語の解析を行う．多くの人は，脳の左半球に言語野を持つ．

脳地図

脳には一次感覚野と呼ばれる複数の部位があり，それぞれの部位は感覚情報（特殊感覚）を特定の末梢感覚器から受けている．例えば，一次視覚野には眼から入ってきた視覚情報を解析する役割がある．一次感覚野の周囲には連合野が存在し，この部位は感覚情報どうしを統合して記憶や知識と比較し，感情や情動に反映させる．このようにして，あるものを見た時にそれが何であるかを識別し，見ている物に名前をつけ，前にどこで見たかを思い出し，それに関連していた他の感覚（例えばある特定のにおいなど）を呼び起こし，それによって過去に経験したのと同じ強い感情を再び経験することになる．

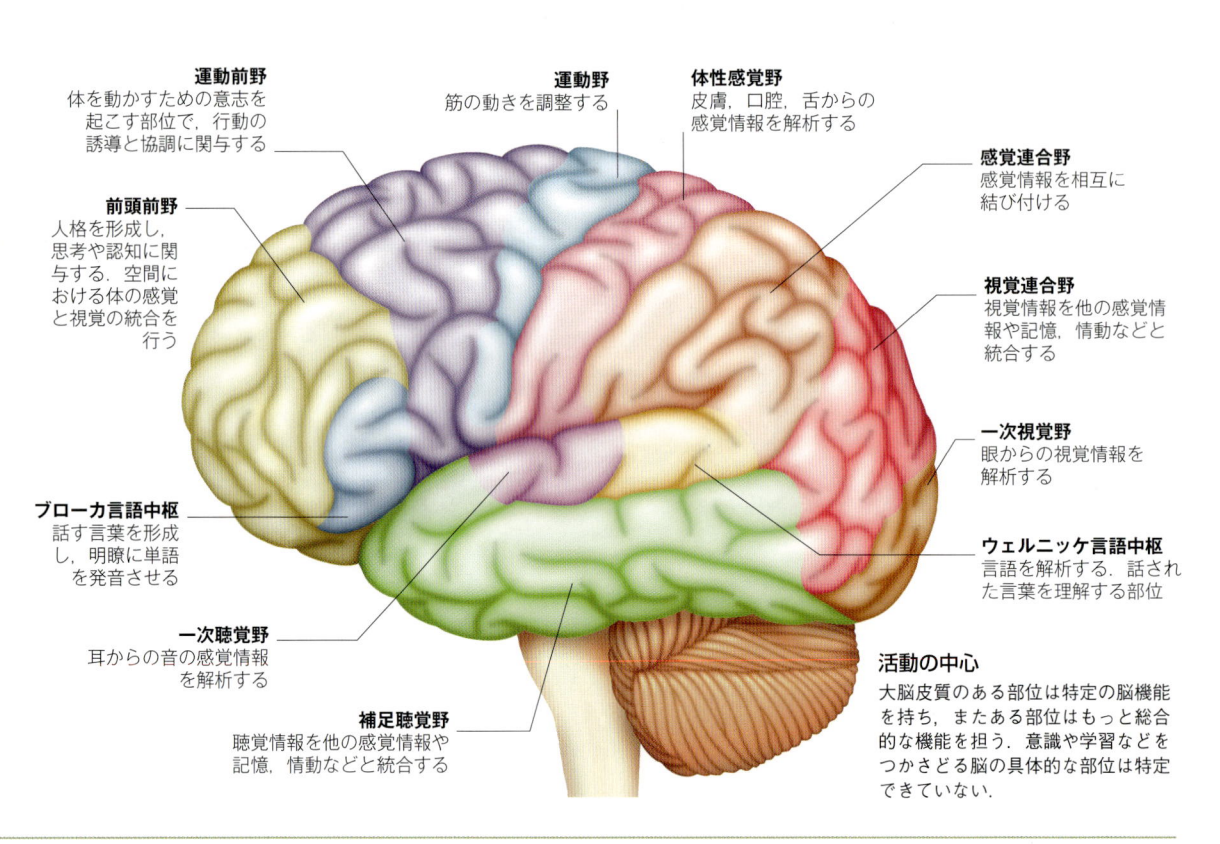

運動前野
体を動かすための意志を起こす部位で，行動の誘導と協調に関与する

運動野
筋の動きを調整する

体性感覚野
皮膚，口腔，舌からの感覚情報を解析する

感覚連合野
感覚情報を相互に結び付ける

前頭前野
人格を形成し，思考や認知に関与する．空間における体の感覚と視覚の統合を行う

視覚連合野
視覚情報を他の感覚情報や記憶，情動などと統合する

一次視覚野
眼からの視覚情報を解析する

ブローカ言語中枢
話す言葉を形成し，明瞭に単語を発音させる

ウェルニッケ言語中枢
言語を解析する．話された言葉を理解する部位

一次聴覚野
耳からの音の感覚情報を解析する

補足聴覚野
聴覚情報を他の感覚情報や記憶，情動などと統合する

活動の中心
大脳皮質のある部位は特定の脳機能を持ち，またある部位はもっと総合的な機能を担う．意識や学習などをつかさどる脳の具体的な部位は特定できていない．

被殻
反復により習得した運動能力などの無意識の記憶を貯蔵する

皮質
特殊感覚や運動に関する記憶の貯蔵

前頭前野
自分が置かれている環境の空間認識など進行中の事柄の理解を制御する

扁桃体
恐怖のような強い感情を伴う記憶の想起に関与する

海馬
長期記憶の形成と空間（場所）の認知

側頭葉
言語や言葉，語彙，話，構文に関係する部位

記憶と想起

記憶は脳の情報の貯蔵庫である．正式に学んだ事柄やデータだけでなく，それ以外の情報，例えば好き嫌いや，強く感情が動いた時の経験なども貯蔵する．記憶に関与する脳の部位は1つではなく，また，全ての記憶を貯蔵している部位もない．例えば，音楽を思い出すこと（想起）には，聴覚情報にかかわる大脳皮質の部位が部分的に関与している．記憶の過程はいくつかの要素により左右されており，それがどのくらい特別な記憶かということや，時間的要素，どの程度情動に影響したか，視覚のような特殊感覚を伴うかどうか，などが大きく関係する．

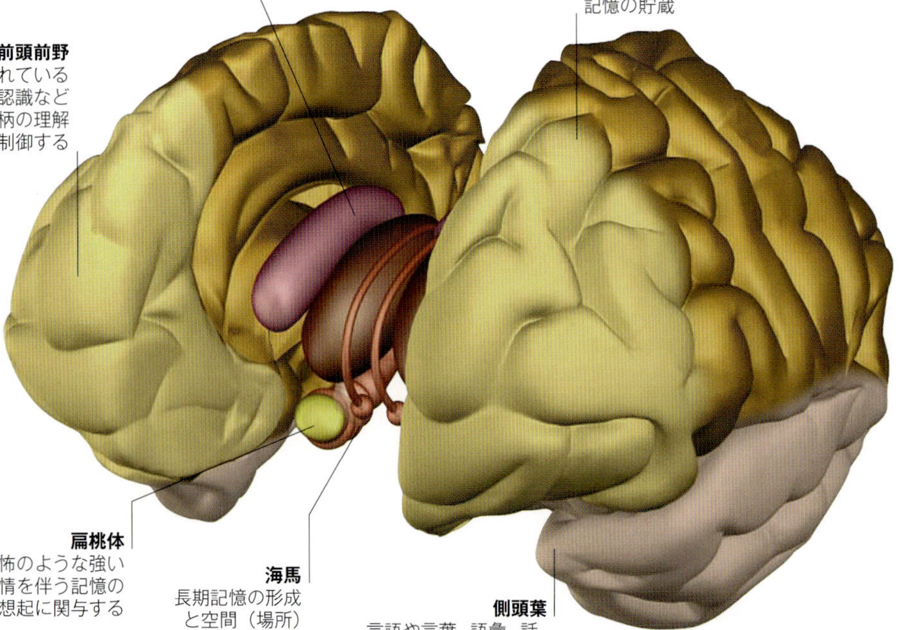

記憶の貯蔵に関係する脳の部位
大脳の外側の灰白質は記憶に大きく関与している．海馬は思考や感覚情報を短期記憶や長期記憶に移行させるはたらきを持つ．海馬が損傷を受けると，損傷を受ける前の記憶を思い出すことはできるが，新しい記憶を保持することができず，数時間や数分前に起こった出来事を思い出すことができなくなる．

記憶の形成

記憶を形成するために，神経細胞（ニューロン）は新しい軸索を伸ばして他の神経細胞と新たなつながりを作ると考えられている．大脳皮質や視床は，脳に入ってくる情報の重要性を絶えずモニターしている．事実情報や感情，また，においなどの特殊感覚情報は，扁桃核や海馬における記憶形成の初期段階に組み入れられるように選別される．このように，記憶のさまざまな要素は，それぞれの関連する脳の部位に割り当てられる．神経細胞は，新しい経路やシナプスを形成することにより，記憶の痕跡と呼ばれる神経細胞どうしの新たな回路を形成する．

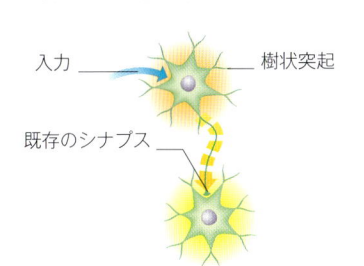

1 入力
ニューロンは，記憶に関連する入力を神経インパルスとして樹状突起で受け取り，入力に対応する一連のインパルスとして，次のニューロンに情報を伝える．

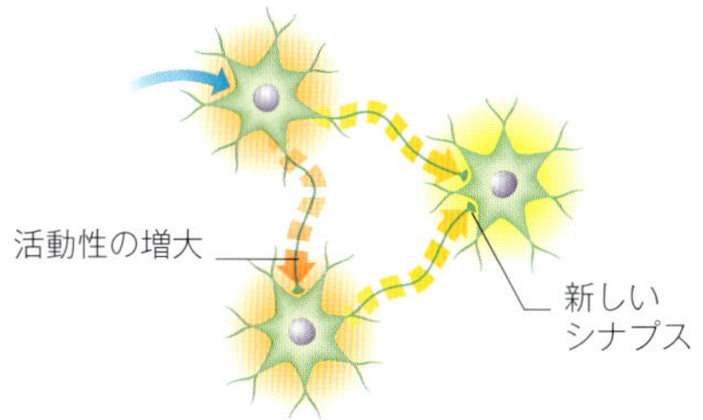

2 経路形成
情報を受けた2番目のニューロンと1番目のニューロンが，3番目のニューロンとつながる．軸索と樹状突起が伸長して新しいシナプスが形成される．

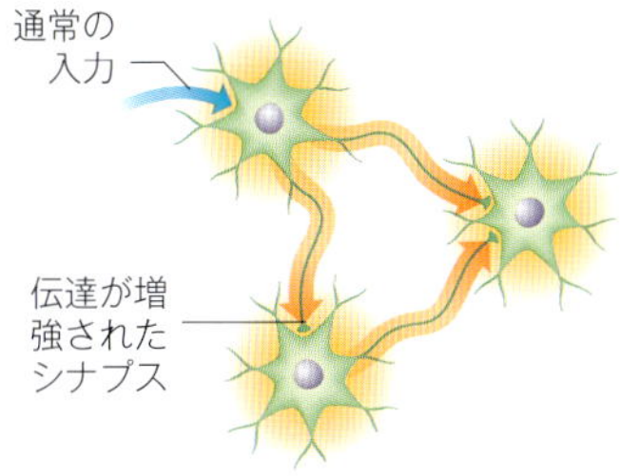

3 活性化
さらなる情報の入力がシナプスの新生を促し，新しい経路を補強する．記憶を想起することは経路を「リフレッシュ」するので，長期にわたる記憶の維持に役立つ．

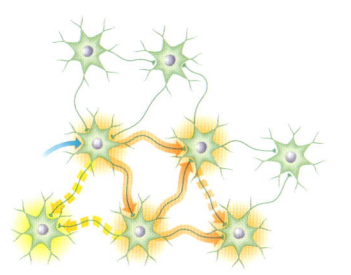

4 統合
持続的な活性化により，記憶の経路は周囲の神経細胞のネットワークに組み込まれ，回路全体が1つの記憶を保持するようになる．

長期記憶か短期記憶か？

記憶とその形成過程の分類方法はいくつかあるが，その1つに時間的な分類があり，これにより記憶を3つに分けることができる．音を聞き取るなどの感覚記憶は，通常，秒単位で消失する．この情報が保持され，その意味が解釈されれば，数分の短期記憶となる．短期記憶から長期記憶へ強化されるためには，情報への注目や情報入力の反復，その情報を連想させる事柄などが必要である．記憶の想起が容易であるかどうかは，その記憶の固定の強さによる．

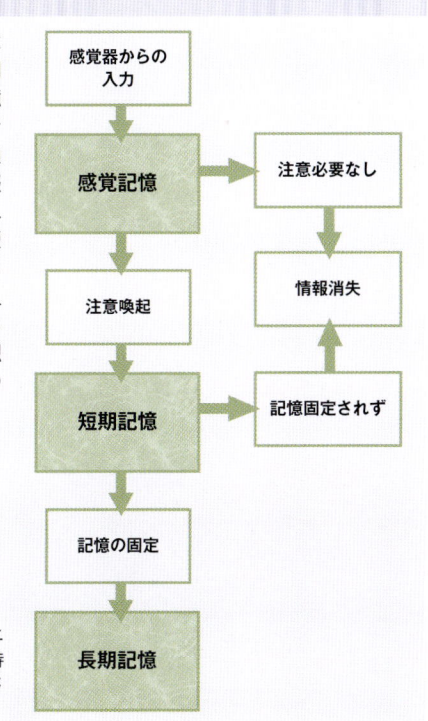

入力から記憶へ
感覚情報は，重要な情報かどうかモニターされ，そうであれば短期的に保持されたり，さらに重視されると固定され蓄えられたりする．

精神活動と脳

fMRI（functional magnetic resonance imaging）のような，リアルタイムで脳の機能を測定できる検査方法は，脳の各部分の活性を知る手段として有効である．fMRIで観察しているのは，脳の局所のわずかな血流の増加である．この局所脳血流の変化により，見えている物を理解する，言葉を理解する，一連の決められた動きをするなどの高次の精神活動において，活性化する脳の部位を知ることができる．思考のような高次の精神活動では，脳のいくつかの部分が同時に活性化されているのが観察され，多くの脳部位の複雑な相互作用が必要であることがわかる．

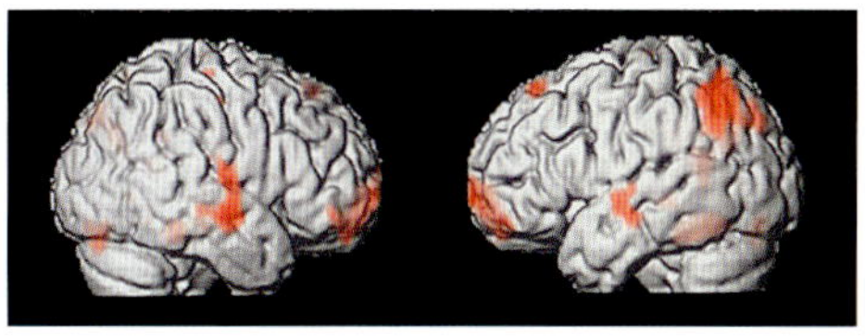

運動の計画時
被験者が与えられた課題を行うことを考えている時の，fMRIの記録である．左右の脳皮質の前頭葉の一部および聴覚野が活動しているのがわかる．

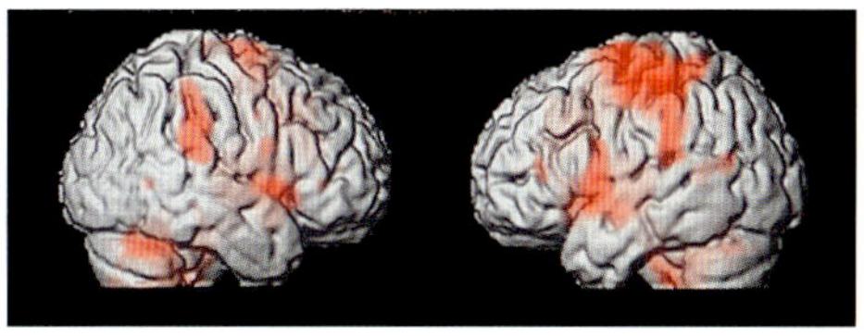

運動時
実際に課題を遂行している時の脳の活動部位である．左の運動前野と運動野の大部分が活性化している．小脳は筋の協調運動を調整している部位であり，同様に活性化している．

情動記憶

多くの記憶は，愛する人を亡くしたり，良い知らせを聞いて喜んだりといった出来事と関連する強い感情（情動）を伴っている．また，関連のある事態を経験することで呼び覚まされる記憶もある．例えば，交通事故を目撃することにより，自分が交通事故にあった時のことを思い出し，その時感じた恐怖や苦痛がよみがえることがあるかもしれない．このような記憶における情動の貯蔵や想起は，おもに側頭葉の扁桃核が担っている．通常，強い情動反応は大脳皮質や視床のコントロールを受ける．

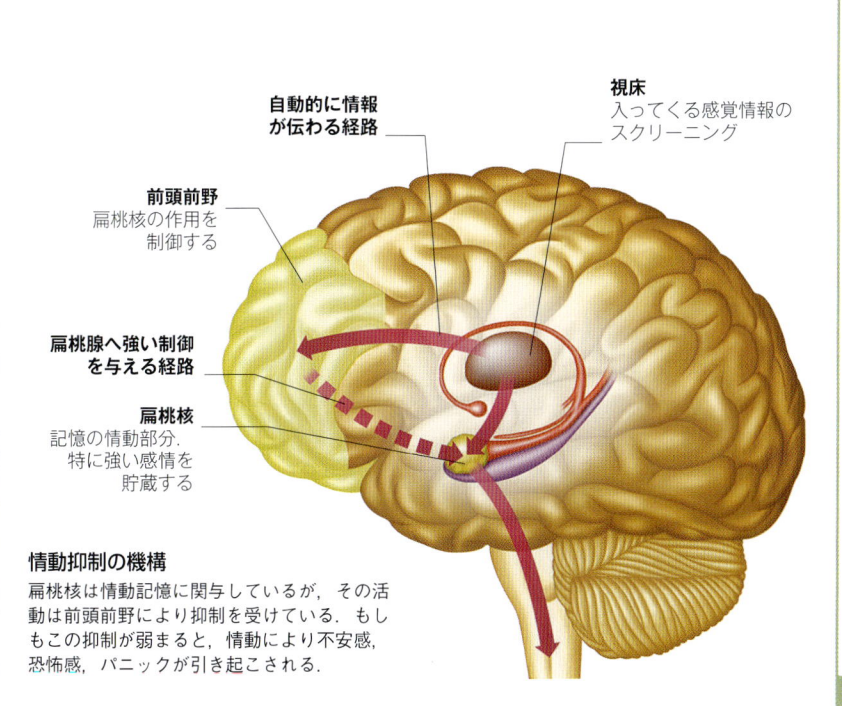

自動的に情報が伝わる経路

視床 入ってくる感覚情報のスクリーニング

前頭前野 扁桃核の作用を制御する

扁桃腺へ強い制御を与える経路

扁桃核 記憶の情動部分．特に強い感情を貯蔵する

情動抑制の機構
扁桃核は情動記憶に関与しているが，その活動は前頭前野により抑制を受けている．もしもこの抑制が弱まると，情動により不安感，恐怖感，パニックが引き起こされる．

触覚，味覚，嗅覚

圧覚，痛覚，温度覚の受容器は身体全体に広く分布している．一方，味覚と嗅覚は特殊感覚であり，受容器は局所に存在して化学物質を感知する．

嗅覚

嗅覚（味覚も同様）は化学物質を感知する化学感覚である．空気中に浮遊する分子や小さな粒子をにおい物質として感知する．ヒトでは嗅覚のほうが味覚よりも感受性が高く，1万以上のにおい物質を嗅ぎ分けることができる．鼻腔の天井部分には，嗅細胞として特化した上皮細胞が存在し，嗅上皮として知られる．においの情報は，危険な煙や毒性ガスのにおいを識別するなど危険を警告すると同時に，食物を楽しむための重要な役割を持っている．嗅覚は年齢を重ねるにつれて鈍くなり，子どもや若者のほうが高齢者より鮮明ににおいを識別することができる．

嗅粘膜の上皮細胞
鼻腔の嗅粘膜に存在する有毛細胞の房は，細菌やにおい物質を取り込んだ粘液を，飲み込んで処理するために奥へと送り込む．

においの感知

鼻腔の粘液ににおい物質が溶解し，嗅細胞の先端に存在する線毛（嗅細胞の毛状の先端部）に到達する．におい物質と線毛上の受容体は鍵と鍵穴のような関係であり，適切な受容体ににおい物質が結合すると，嗅細胞にインパルスが発生する．インパルスは嗅球に存在する糸球体に送られる．

位置表示

- 嗅球
- 僧帽細胞
- 硬膜
- 神経線維
- 篩骨
- 粘液分泌腺
- 基底細胞
- 嗅細胞
- 支持細胞
- 空気の流れ
- におい物質
- 嗅線毛

嗅細胞
におい物質が嗅細胞の線毛に付着することで，神経インパルスが発生する．インパルスは神経線維を伝導していき，篩骨の小さい孔から嗅球へいたる．篩骨は鼻腔と脳を隔てる隔壁である．

触覚

触覚は，皮膚や皮下組織に存在する受容器（p.148参照）によりもたらされる．受容器には周囲にカプセルを持つものと持たないものがある．受容器はさまざまな形と大きさをしており，触覚や温覚，冷覚，圧覚，痛覚などの多岐にわたる刺激を受容する．受容器で発生した感覚信号は，脊髄および脳底部を通って大脳皮質の体性感覚野に到達する．

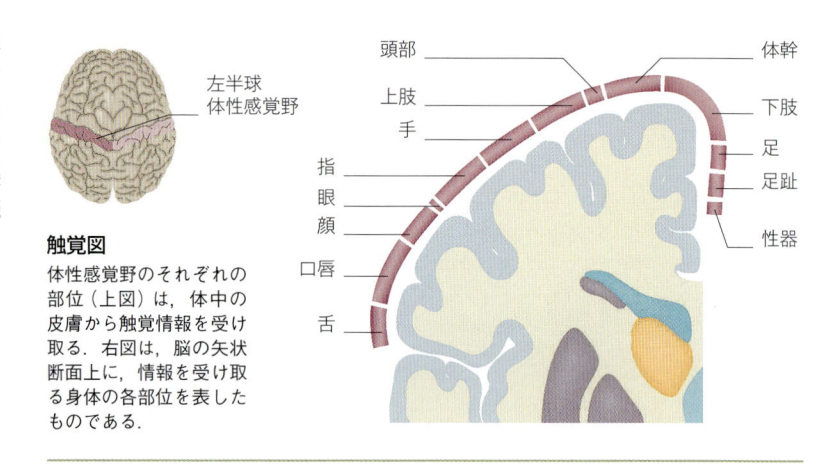

- 左半球体性感覚野
- 頭部
- 上肢
- 手
- 指
- 眼
- 顔
- 口唇
- 舌
- 体幹
- 下肢
- 足
- 足趾
- 性器

触覚図
体性感覚野のそれぞれの部位（上図）は，体中の皮膚から触覚情報を受け取る．右図は，脳の矢状断面上に，情報を受け取る身体の各部位を表したものである．

味覚

味覚の情報伝達の方法は，嗅覚に似ている．味細胞の受容体は，唾液に溶けた化学物質を，嗅覚同様に「鍵と鍵穴」の関係で感知する．味細胞の集団は集まって味蕾を形成している．子どもは約1万の味蕾を持つが，年齢を重ねるにつれ5,000以下に減少する．味蕾は乳頭に存在し，乳頭は舌の表面に散在している．舌だけでなく口蓋や咽頭，食道にも味蕾は存在する．

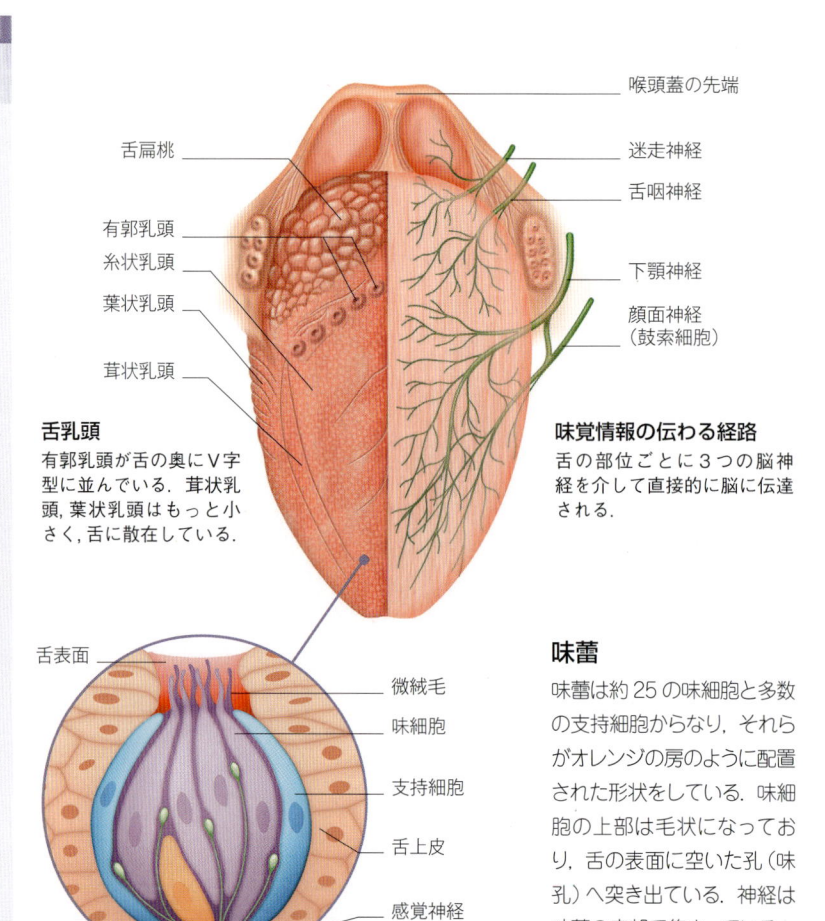

- 喉頭蓋の先端
- 舌扁桃
- 迷走神経
- 有郭乳頭
- 舌咽神経
- 糸状乳頭
- 下顎神経
- 葉状乳頭
- 顔面神経（鼓索細胞）
- 茸状乳頭

舌乳頭
有郭乳頭が舌の奥にV字型に並んでいる．茸状乳頭，葉状乳頭はもっと小さく，舌に散在している．

味覚情報の伝わる経路
舌の部位ごとに3つの脳神経を介して直接的に脳に伝達される．

- 舌表面
- 微絨毛
- 味細胞
- 支持細胞
- 舌上皮
- 感覚神経

味蕾
味蕾は約25の味細胞と多数の支持細胞からなり，それらがオレンジの房のように配置された形状をしている．味細胞の上部は毛状になっており，舌の表面に空いた孔（味孔）へ突き出ている．神経は味蕾の底部で集まっている．

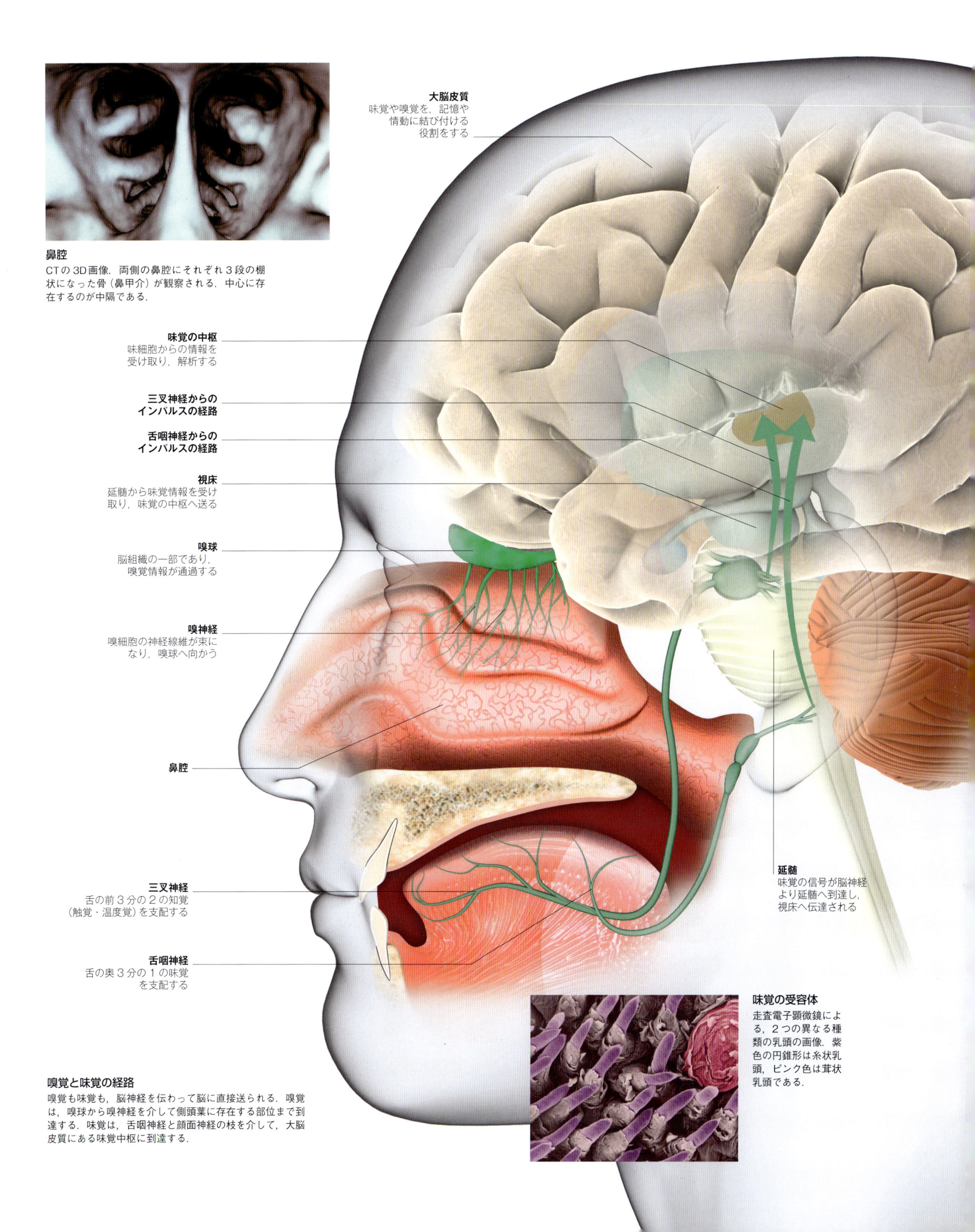

鼻腔
CTの3D画像．両側の鼻腔にそれぞれ3段の棚状になった骨（鼻甲介）が観察される．中心に存在するのが中隔である．

大脳皮質
味覚や嗅覚を，記憶や情動に結び付ける役割をする

味覚の中枢
味細胞からの情報を受け取り，解析する

三叉神経からのインパルスの経路

舌咽神経からのインパルスの経路

視床
延髄から味覚情報を受け取り，味覚の中枢へ送る

嗅球
脳組織の一部であり，嗅覚情報が通過する

嗅神経
嗅細胞の神経線維が束になり，嗅球へ向かう

鼻腔

延髄
味覚の信号が脳神経より延髄へ到達し，視床へ伝達される

三叉神経
舌の前3分の2の知覚（触覚・温度覚）を支配する

舌咽神経
舌の奥3分の1の味覚を支配する

味覚の受容体
走査電子顕微鏡による，2つの異なる種類の乳頭の画像．紫色の円錐形は糸状乳頭，ピンク色は茸状乳頭である．

嗅覚と味覚の経路
嗅覚も味覚も，脳神経を伝わって脳に直接送られる．嗅覚は，嗅球から嗅神経を介して側頭葉に存在する部位まで到達する．味覚は，舌咽神経と顔面神経の枝を介して，大脳皮質にある味覚中枢に到達する．

耳，聴覚，平衡感覚

耳は聴覚に関与するが，同時に頭部の位置と動きを感知し，体のバランスをとる機能（平衡感覚）にも不可欠である．聴覚にかかわる部位と平衡感覚にかかわる部位は別々に存在するが，両方の機能の基礎となるのは有毛細胞という受容体である．

耳の構造

耳の器官は3つの部分に分けられる．外耳は，耳介とゆるやかなS字状をした外耳道からなる．外耳道は音を中耳へ導く．中耳には鼓膜があり，ヒトの体では一番小さい3つの骨である耳小骨が中耳腔に存在する．中耳では音波が増幅され，空中から内耳の液体へと伝えられる．液体の詰まった内耳では，かたつむりのような形状の蝸牛器官の中で，音波が神経の電気信号へ変換される．空気でみたされた中耳は，外空との連絡通路である耳管を介し咽頭とつながっている．それにより外気圧と中耳腔内圧が同じに保たれ，鼓膜が圧の変化でどちらかへ膨張して振動しにくくなるのを防ぐ．

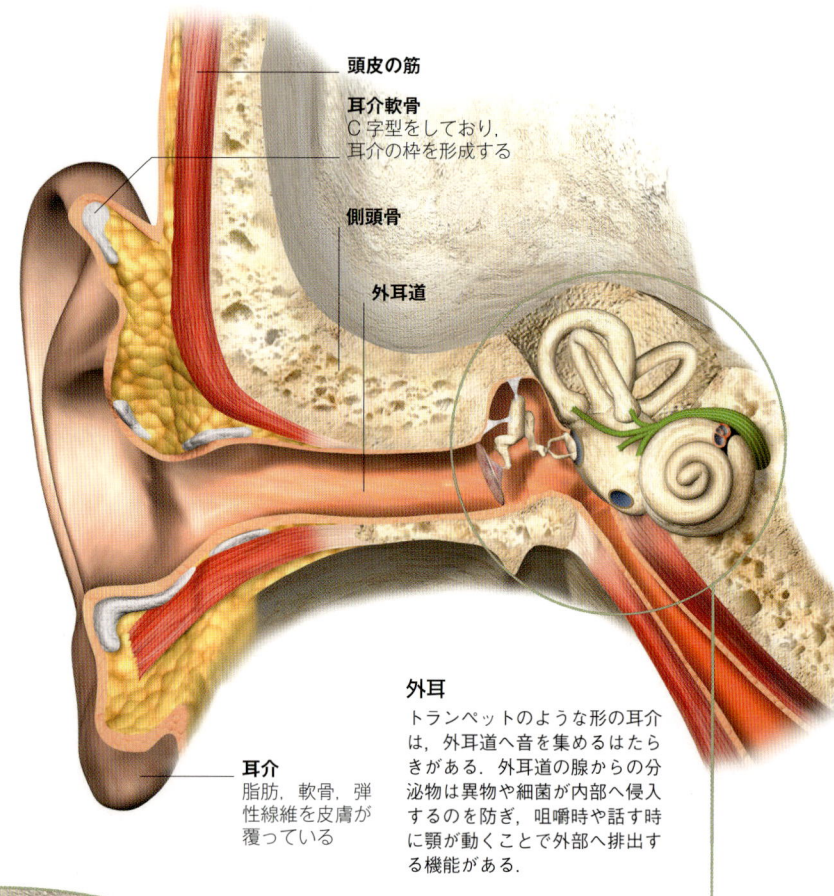

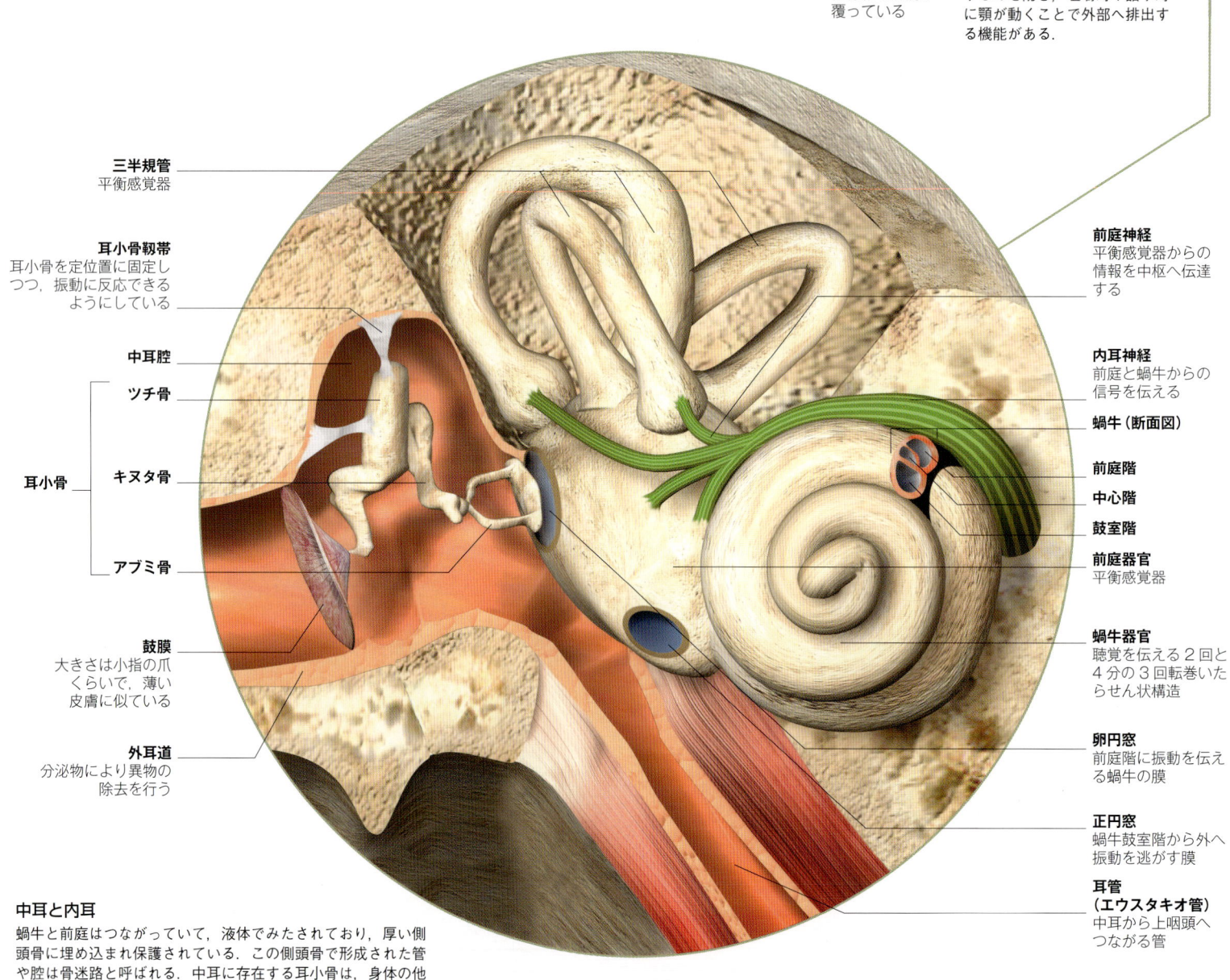

頭皮の筋

耳介軟骨
C字型をしており，耳介の枠を形成する

側頭骨

外耳道

耳介
脂肪，軟骨，弾性線維を皮膚が覆っている

外耳
トランペットのような形の耳介は，外耳道へ音を集めるはたらきがある．外耳道の腺からの分泌物は異物や細菌が内部へ侵入するのを防ぎ，咀嚼や話す時に顎が動くことで外部へ排出する機能がある．

三半規管
平衡感覚器

耳小骨靱帯
耳小骨を定位置に固定しつつ，振動に反応できるようにしている

中耳腔

耳小骨
- ツチ骨
- キヌタ骨
- アブミ骨

鼓膜
大きさは小指の爪くらいで，薄い皮膚に似ている

外耳道
分泌物により異物の除去を行う

前庭神経
平衡感覚器からの情報を中枢へ伝達する

内耳神経
前庭と蝸牛からの信号を伝える

蝸牛（断面図）
- 前庭階
- 中心階
- 鼓室階

前庭器官
平衡感覚器

蝸牛器官
聴覚を伝える2回と4分の3回転巻いたらせん状構造

卵円窓
前庭階に振動を伝える蝸牛の膜

正円窓
蝸牛鼓室階から外へ振動を逃がす膜

耳管（エウスタキオ管）
中耳から上咽頭へつながる管

中耳と内耳

蝸牛と前庭はつながっていて，液体でみたされており，厚い側頭骨に埋め込まれ保護されている．この側頭骨で形成された管や腔は骨迷路と呼ばれる．中耳に存在する耳小骨は，身体の他の大きな骨と同様に，靱帯，腱，関節で連結されている．

音が聞こえるしくみ

耳はエネルギー変換器であり，音波と呼ばれる空気の圧の変動を，神経の電気的な信号に変換する．音波は複雑な周波数のパターンを示すが，鼓膜はそれとまったく同じパターンで振動し，その震動はツチ骨，キヌタ骨に伝わり，レバーを揺り動かすようにアブミ骨を動かす．アブミ骨は，ピストンのように蝸牛の卵円窓を押したり引いたりする．この動きは蝸牛の内リンパ液を振動させ，振動を蝸牛内の管状構造のコルチ器に伝える．

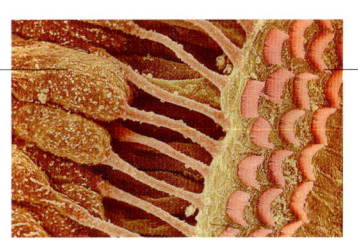

有毛細胞
コルチ器の蓋膜を取り除いたもの．右に，1つの細胞あたり40から100の毛が半円状に並んでいるのが観察できる．

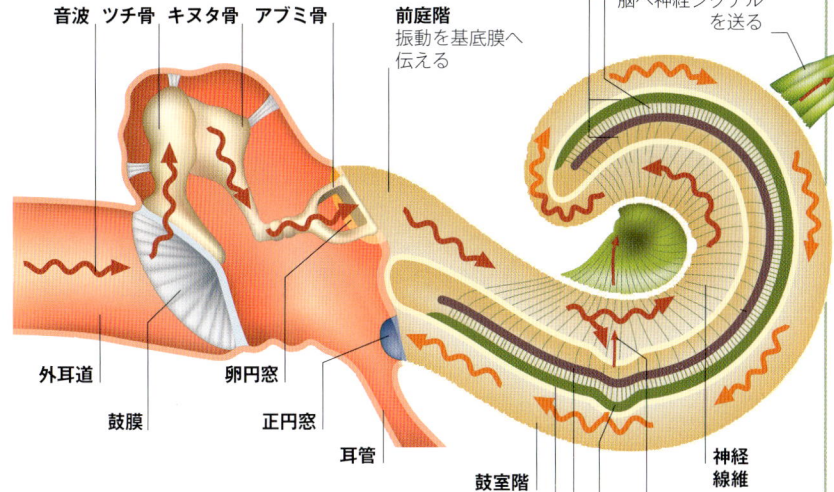

コルチ器
蝸牛の中心階の基底膜上に存在し，基底部から頂点へかけてらせん状を呈する．有毛細胞と支持細胞からなる．

有毛細胞
基底膜と蓋膜の動きを神経シグナルに変換する．

蝸牛神経
脳へ神経シグナルを送る

前庭階
振動を基底膜へ伝える

周波数特性
周波数の違いにより，コルチ器の特定の部位が反応する

蓋膜
有毛細胞の毛の先端が接触している

基底膜
有毛細胞とその神経線維を載せ支持している

聴取可能な音の範囲

ヒトが音として聞ける範囲の周波数は，20–16,000 Hzである．この範囲を超える音波（超音波および超低周波）を聞くことはできない．聴取可能な周波数の範囲は人により異なり，また加齢により狭まるが，特に高い音の聴取能力が低下する．

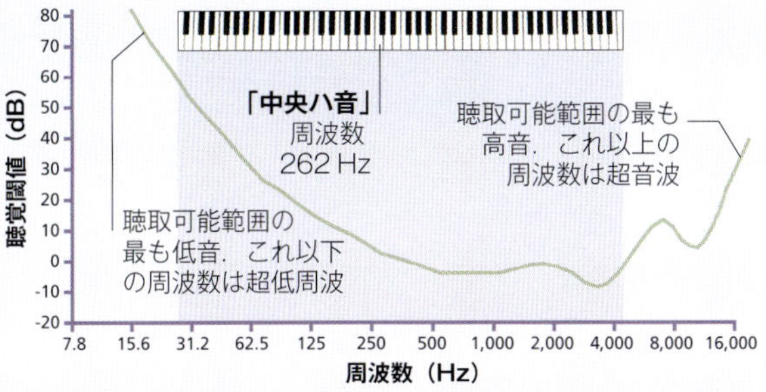

オーディオグラム
各周波数における聴取可能な最も小さい音圧（聴覚閾値）をプロットして描いたグラフをオーディオグラムという．図に示すように，ヒトでは中間の振動数の音に最も感受性が高いことがわかる．

「中央ハ音」 周波数 262 Hz
聴取可能範囲の最も高音．これ以上の周波数は超音波
聴取可能範囲の最も低音．これ以下の周波数は超低周波

振動の伝達
卵円窓へ到達した振動は，蝸牛管のリンパ液を通ってコルチ器へと伝達される．コルチ器では基底膜上に有毛細胞が存在し，有毛部分を上部のゼリー状の蓋膜に入れた状態になっている．コルチ器が振動すると，毛が動き神経のインパルスを発生する．これが蝸牛神経を通り脳の聴覚野へ伝えられる．振動は，前庭階を通り，鼓室階の正円窓から放出される．

体の平衡を保つはたらき

平衡を保つことは単純に1つの感覚に支配されるわけではなく，感覚信号の入力と脳での解析，さらに運動としての出力が関係する．入力情報は，視覚情報（p.92参照），筋や腱の微小受容器を介した情報（p.63参照），足の裏にあるような皮膚圧受容器からの情報（p.148参照）などである．内耳の前庭器官や半規管からの情報もまた，重要な役割を果たす．聴覚で述べた有毛細胞と似た有毛の細胞が関与しており，前庭器官は重力に対する頭の位置を感知し（静止平衡），半規管は主として頭の動きの速度と方向を感知する（動的平衡）．

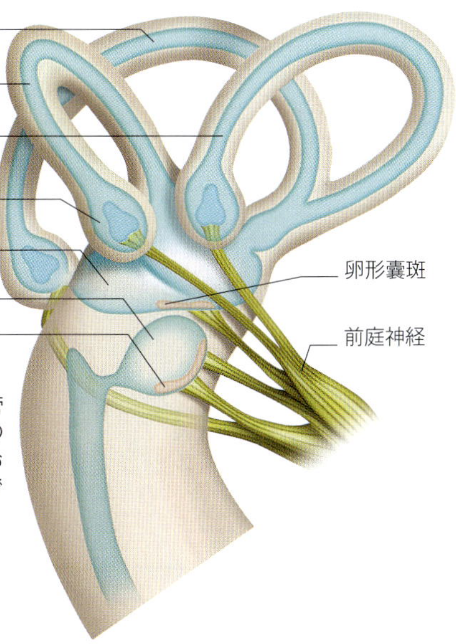

前庭器官
前庭器官は卵形嚢と球形嚢の2つからなり，いずれにも有毛細胞を持つ平衡斑が存在する．有毛細胞の毛の先はゼラチン状の耳石膜の中に伸びており，耳石膜は炭酸カルシウムからなる耳石で覆われている．卵形嚢の平衡斑は水平に配置され，球形嚢では垂直に配置されている．頭が前屈した時には，有毛細胞は地面に対する位置を感知する．

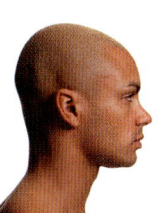

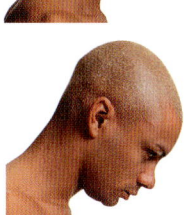

平衡斑のしくみ
炭酸カルシウムの膜
耳石膜
有毛細胞
有毛細胞の毛
卵形嚢が垂直になる
平衡斑は重力で下方向に引かれる
毛が動く
有毛細胞が刺激される

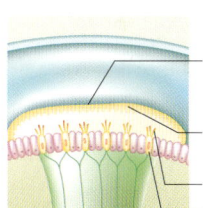

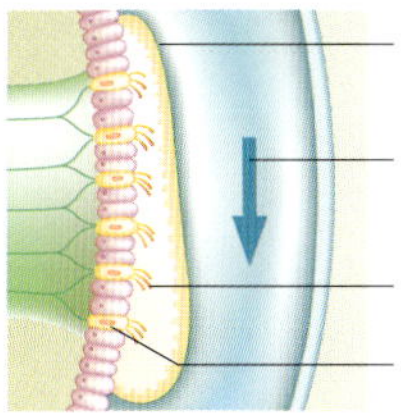

半規管
半規管の基部は，膨大部稜と呼ばれるふくらんだ形状をとり，その部分に有毛細胞がある．有毛細胞の感覚毛はゼラチン状のクプラに埋まっている．頭が回転する時，半規管の中のリンパ液は慣性で回転が遅れる．これがクプラをたわませ，有毛細胞に神経にインパルスを生じさせる．

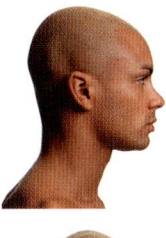

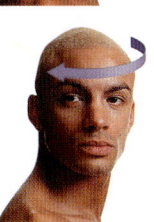

膨大部のしくみ
クプラ
有毛細胞の毛
有毛細胞
膨大部
頭部の回転によりリンパ液が動く
クプラが曲がる
有毛細胞が刺激される

前庭器官と半規管
平衡感覚には前庭器官と半規管が関与する．半規管の3つの半円は互いに直角をなしており，全ての角度の動きに対処できる．

三半規管：後部，上部，側部
アンプラ（半規管基部）
前庭器官：卵形嚢，球形嚢，球形嚢斑
卵形嚢斑
前庭神経

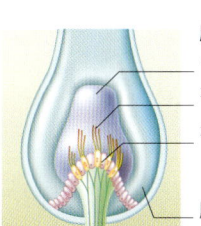

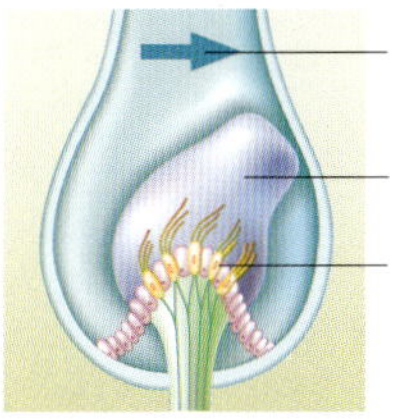

眼と視覚

眼で見ることを通じて，脳には他の感覚の全てを合わせたよりも多くの情報入力がもたらされている．視神経には100万本の神経線維がある．そして意識にのぼる情報の半分以上が，眼からもたらされている．

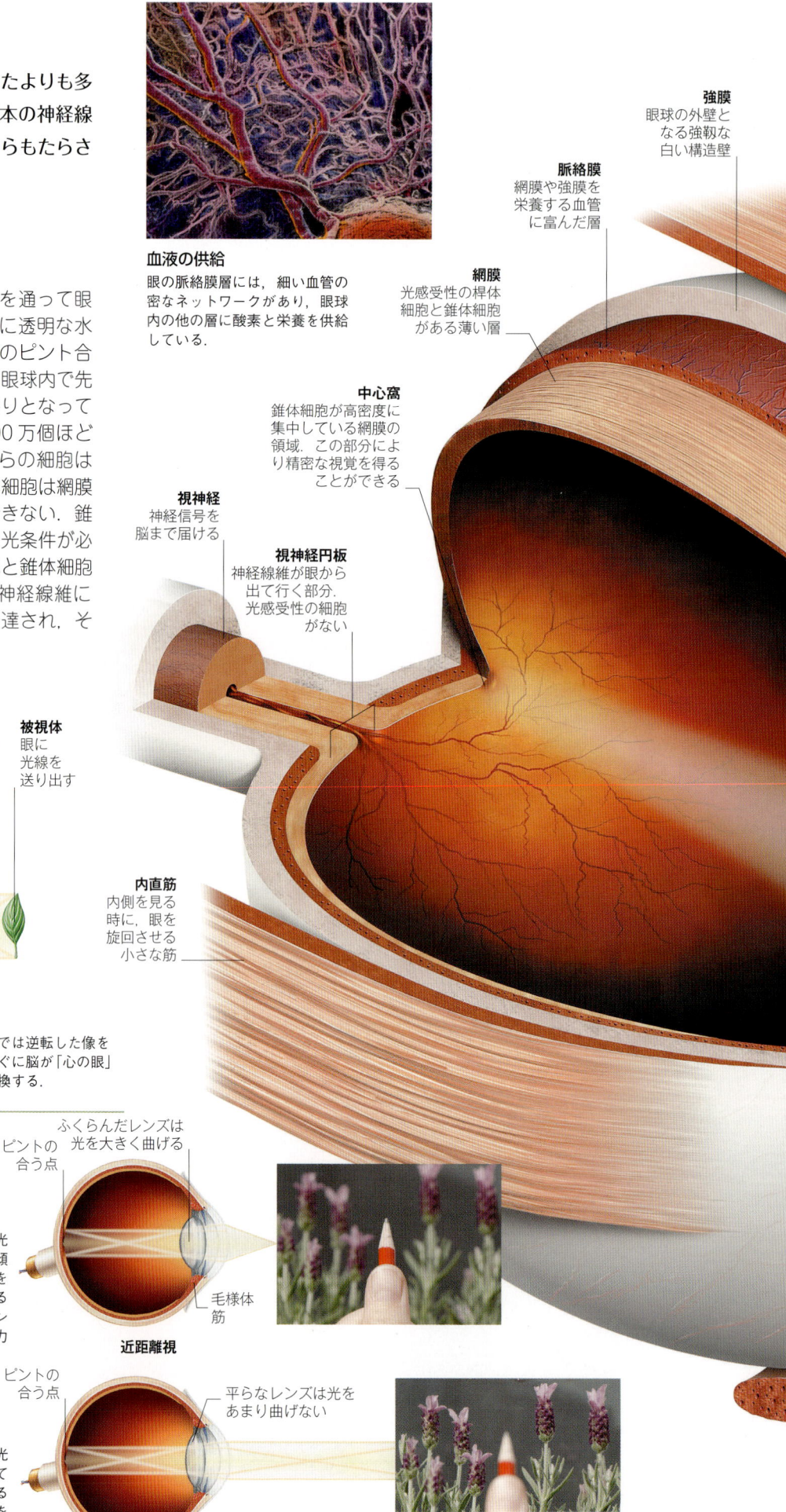

視覚の機序

光線は，眼球の前端にある透明な半球状の部分（角膜）を通って眼球内に入る時に少しだけ曲がる（屈折する）．光線は次に透明な水晶体（レンズ）を通過し，水晶体は形を変えることで像のピント合わせの微調整を行う．この機構を遠近調節という．光は眼球内で先に進み，硝子体と呼ばれる液体を通過して，眼球の内張りとなっている網膜に逆転した像を結像する．網膜には1億2,000万個ほどの桿体細胞と，700万個ほどの錐体細胞がある．これらの細胞は光を受け，そのエネルギーを神経信号に変換する．桿体細胞は網膜の全面に分布しており，弱い光に応答するが色は区別できない．錐体細胞は中心窩に集中しており，作動するには明るめの光条件が必要だが，色および詳細な形状の判別ができる．桿体細胞と錐体細胞は網膜内の介在神経細胞群を経由して，視神経となる神経線維に接続する．このようにして画像は大脳の視覚皮質まで伝達され，そこで正立像となる．

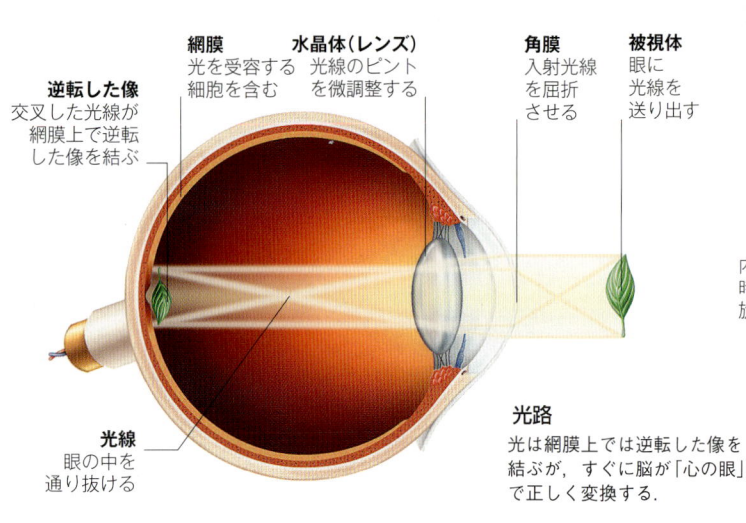

血液の供給
眼の脈絡膜層には，細い血管の密なネットワークがあり，眼球内の他の層に酸素と栄養を供給している．

強膜
眼球の外壁となる強靭な白い構造壁

脈絡膜
網膜や強膜を栄養する血管に富んだ層

網膜
光感受性の桿体細胞と錐体細胞がある薄い層

中心窩
錐体細胞が高密度に集中している網膜の領域．この部分により精密な視覚を得ることができる

視神経
神経信号を脳まで届ける

視神経円板
神経線維が眼から出て行く部分．光感受性の細胞がない

内直筋
内側を見る時に，眼を旋回させる小さな筋

網膜
光を受容する細胞を含む

水晶体（レンズ）
光線のピントを微調整する

角膜
入射光線を屈折させる

被視体
眼に光線を送り出す

逆転した像
交叉した光線が網膜上で逆転した像を結ぶ

光線
眼の中を通り抜ける

光路
光は網膜上では逆転した像を結ぶが，すぐに脳が「心の眼」で正しく変換する．

遠近調節

眼の結像系における屈折力の大部分を角膜が担っている．結像系は光を屈折させ，網膜上に焦点の合った像を結像する．微調整は水晶体で行われる．水晶体は，その周囲にある環状の毛様体筋によって形状を変化させることができる．この筋が収縮すると，弾性のあるレンズはふくらんで厚くなり，近くの物体から届いた光を1点に集めることができるだけの屈折力が生じる．毛様体筋が弛緩すると，レンズは薄く平らになって，遠くのものにピントが合うようになる．

近距離視（近くを見る時）
近くの物体から届く光波は広がろうとする傾向が強いので，それを屈折させて結像させるためには，厚めのレンズによる強めの屈折力が必要になる．

ふくらんだレンズは光を大きく曲げる
ピントの合う点
毛様体筋

遠距離視（遠くを見る時）
遠くの物体から届く光波はほぼ平行になっているので，結像させるのにそれほど屈折力を必要としない．そのため，毛様体筋は弛緩してレンズのふくらみを減らす．

ピントの合う点
平らなレンズは光をあまり曲げない

視覚の神経経路

右眼と左眼の視神経の神経信号は，後頭部にある視覚皮質（または視覚中枢）に向かう途中で，脳底部にある視交叉と呼ばれる交叉点に集まる．この視交叉では，両眼の網膜の左側半分からの情報を担う神経線維がひとまとまりになって左側の視索となり，左側の視覚皮質へ向かっていく．同じように，両眼の網膜の右側半分からの神経線維は右側の視索となり，右側の視覚皮質へと向かう．2つの眼が離れて位置しているために，何かを見る時，少しだけ違う像を見ることになる．この何かが近くにあるほど，左右の眼が見る像の違いは大きくなる．脳の視覚中枢ではこの見え方の違いを比較することで，物までの距離を判断している．このように，2つの眼で見た物を1つの像に組み上げることを両眼視と呼ぶ．

両眼視

両眼による視野は，合わせると180-200°の広さがある．片眼の視野は140-150°である．2つの眼の視野は前方の約100°の領域では重なっていて，ここにある物のみが両眼で見られ，2つの像になる．視覚皮質がこの2つの像を比較することによって，距離や深さを判定できる．

眼の内部

標準的な眼球はだいたい直径25 mmくらいで，強膜，脈絡膜，網膜の3層からなる外壁を持っている．強膜は，眼の前方では白目の部分になり，一番先端では透き通った角膜となっている．レンズと網膜に挟まれて眼の体積の大部分を占めているのは，硝子体と呼ばれる透明なゼリー状の液体である．これにより眼球の球形が維持されている．

上直筋 上を見る時に眼を旋回させる小さな筋

毛様体小帯 毛様体筋の輪の中にレンズを保持している

後眼房 虹彩の後ろ側の，液体でみたされた空間

虹彩 筋からなる輪状構造で，瞳孔の大きさを変えることによって眼に入る光の量を調節している

前眼房 角膜と虹彩の間は眼房水でみたされている

瞳孔 虹彩に開いた孔であり，周囲が暗い時には広がる

角膜 眼の前端にある半球状の透明な「窓」

結膜 角膜と眼瞼の内側の薄く繊細な保護層

毛様体筋 レンズの形を変える環状の筋

水晶体（レンズ） 透明な円板状の組織で，近くを見る時と遠くを見る時では形が変わる

（上下）涙小管 目頭にある数本の孔を通して涙液を排出する

涙嚢 涙を鼻へ抜く

鼻涙管 鼻腔につながっている

涙腺 涙液を分泌して眼を湿らせ，清浄に保つ

涙腺排出管 5-10本の導管が涙液を眼の表面に運ぶ

涙器 涙腺は上眼瞼内部外側方の軟組織の中にあり，1日あたり1-2mLの涙液を産生する．

（左半球の視覚皮質／左側の視索／左眼の視神経／両眼視できる範囲／左眼でしか見えない物／両眼で見える物／脳で立体的な1つの物として認識される／右半球の視覚皮質／右側の視索／視交叉／右眼の視神経／右眼でしか見えない物）

眼球周辺の構造

眼のまわりにある付属器群は視覚には直接関係しないが，眼が健康にうまくはたらけるように補助する役割を持つ．眼瞼となる皮膚の折れ込みは，環状の筋（括約筋）である眼瞼部眼輪筋を備えている．この筋が収縮すると，眼瞼の中心にある隙間が狭くなり，まぶたが閉じる．これは眼を保護するのと同時に，涙液を結膜の表面に塗りつけるはたらきもある．この液体は涙腺から流れ出て表面のちりやホコリを洗い流すとともに，殺菌作用により眼を保護する．また，6本の小さな細長い筋があり，眼球を頭蓋骨にある眼窩の背面につなぎ止めている．これらの筋は外眼筋と呼ばれており，上下左右を見る時に，眼窩のソケット構造の中で眼球を旋回させたり，（正面から見て）ねじったりすることができる．外眼筋は非常に速い動きができ，脳神経である動眼，滑車，外転の各神経の分枝によって支配されている（p.82 参照）．

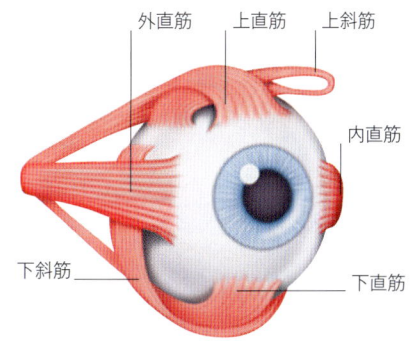

右眼の動眼筋群

6本の外眼筋はそれぞれ30-35 mmの長さがある．互いに協調して収縮または弛緩することによって，眼球を眼窩の中で動かしている．

（外直筋／上直筋／上斜筋／内直筋／下斜筋／下直筋）

脳血管障害

脳血管障害は，脳に血液を供給する血管に起こる障害全てを含む．脳卒中はその中でも重症の疾患で，患者の5人に1人は死亡する．頭蓋内の出血も重症であり，先天的な血管の異常から生じたり，外傷によって起こったりすることがある．片頭痛も頭蓋や脳の血管に関係する疾患であるが，これにより不可逆的な障害が起こることはない．

脳卒中

脳に血液を供給する血管が閉塞したり出血したりすると，血液の供給が障害され，脳の損傷が引き起こされる．

血液の供給が障害されると，神経細胞へ酸素や栄養素が行きわたらなくなり，その神経が支配する体の部分を動かすことができなくなる．その障害は，一過性の場合と回復不可能な場合がある．ほとんどの症例では，卒中の症候は数秒から数分で進行し，その結果，半身の力が抜けたり感覚がなくなったりする．視覚障害，言葉が不明瞭になる，平衡障害などが起こる．脳の回復不能な障害を防ぐためには迅速な治療が大切であり，注意深い経過観察が必要である．あるタイプの脳卒中では，血栓を溶かすために薬を使うことがある．脳卒中の再発を防ぐには長期の治療が必要で，治療には投薬や手術，リハビリ，言語療法などがある．卒中の後遺症はさまざまであり，一過性の症候から，生涯にわたる障害，死にいたるものまである．

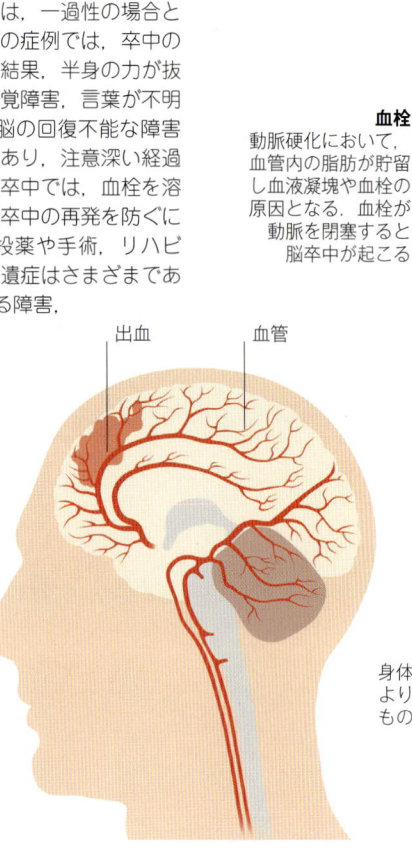

小血管の閉塞
長期にわたる高血圧，糖尿病は脳の小血管を閉塞する．ラクナ梗塞の原因となり，認知症を引き起こす

後大脳動脈

前大脳動脈の枝

脳底動脈

血栓
動脈硬化において，血管内の脂肪が貯留し血液凝塊や血栓の原因となる．血栓が動脈を閉塞すると脳卒中が起こる

外頸動脈

内頸動脈

椎骨動脈

出血　**血管**

脳内出血
脳内で起こった出血による脳内血腫が，高血圧を抱える高齢者の脳卒中のおもな原因である．高血圧は脳の小動脈に負担を与え，血管が破裂する原因となる．

総頸動脈

塞栓
身体の他の部分から血流により脳内の血管へ運ばれたものが，脳血管を閉塞し，脳卒中を引き起こす

血流障害
脳卒中を起こす血流障害の原因として，局所脳動脈の閉鎖から，身体の他の部位から脳へ流れてくる血栓による閉鎖までいくつかあげられる．

クモ膜下出血

時に，脳の表面近くの出血は，クモ膜と軟膜の間のクモ膜下腔に流出する．これがクモ膜下出血である．

最も一般的なクモ膜下出血の原因は，脳動脈が部分的に異常に膨張した部位である動脈瘤の破裂である．もう1つのおもな原因に，動静脈奇形がある．クモ膜下出血が起こると生命の危険があり，緊急の手術が必要となる．動脈瘤からの出血を止めるために，動脈瘤の頸部にクリップを付ける手術が行われる．膨張したり隆起したりした血管に対しては，開頭手術の必要なしに，経血管的にコイルを入れる治療や放射線治療がなされることが多い．

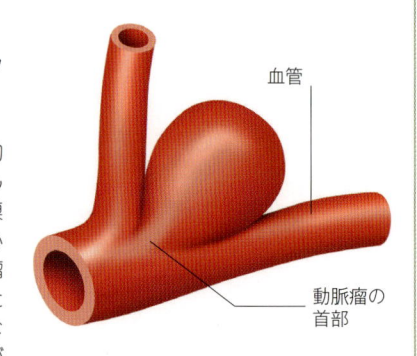

血管

動脈瘤の首部

漿果状動脈瘤
漿果状動脈瘤は動脈の分かれ目に存在し，脳底のウィリス動脈輪によくみられる．出生時から存在すると考えられており，複数存在する場合もある

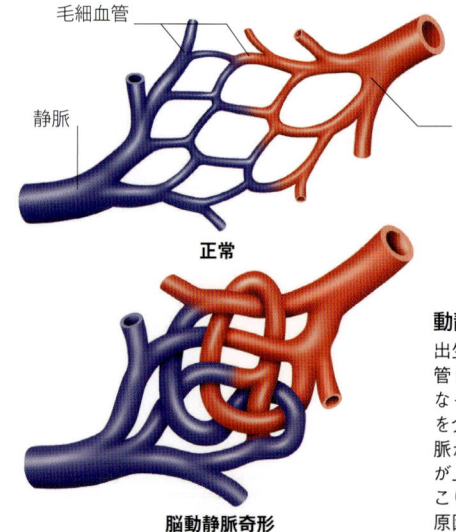

毛細血管

静脈　**動脈**

正常

脳動静脈奇形

動静脈奇形
出生時から存在し，血管がもつれた状態になっている．毛細血管を介さず直接動脈と静脈が結合しており，圧が上昇すると出血が起こり，クモ膜下出血の原因となる．

一過性脳虚血発作

突然に脳の血流が部分的に障害され、一過性に神経が機能を果たさなくなることがある。

一過性脳虚血発作（TIA）は、脳卒中に似た症状を一過性に呈する疾患である。症状は数分から数時間続き、後遺症を残さない。症状が24時間以上続く場合、その発作は脳卒中と分類される（前ページ参照）。血管を閉塞させるものとして塞栓や血栓があるが（下図参照）、その原因はさまざまで、動脈硬化や心臓発作の既往、不整脈、糖尿病などがあげられる。TIA患者の5人に1人は1年以内に脳卒中を起こすとされており、TIAは将来の脳卒中の危険因子である。TIAのリスクは原因因子を治療することで減少する。例えば、低脂肪食や喫煙の中止といった生活習慣の改善は効果が期待できる。

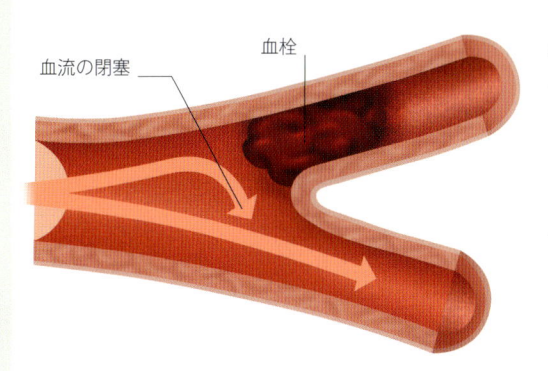

塞栓
血液凝塊の破片が血栓となり、血管が詰まって塞栓となる。血液凝塊は身体の他の部分で形成され、血液中を流れてきて動脈を閉鎖する。血栓は脳血管の中でも成長して大きくなる。

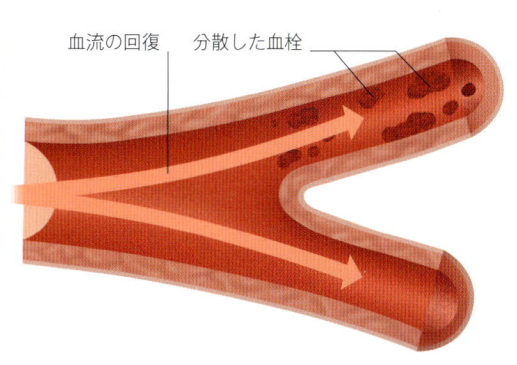

血栓の分散
通常、正常な血流により血管内の血液凝塊は破壊されて分散し、酸素化された血液が再び虚血部位に供給されるようになる。これにより症状は消失するが、発作は再発しやすい。1日から数日のうちに発作を繰り返すこともあれば、数年の間隔をあけて起こることもある。

硬膜下血腫

頭蓋骨内の硬膜とクモ膜の間に起こった出血である。

硬膜下血腫には、頭部を強打することにより起こる急性硬膜下血腫と、一見軽度の頭部外傷を受けた後などに、数日から数週間にわたり徐々に出血して起こる慢性硬膜下血腫がある。症状は頭痛や錯乱、昏迷などで、数分後に現れるものから数ヵ月以上してから現れるものまで、タイプにより時間経過が異なる。原因は血液凝塊による脳組織の圧迫であり、外科的な血腫の除去が必要になることが多い。予後は血液凝塊の大きさや場所によって異なり、通常は順調に回復するが、出血が広い範囲に影響を与えている場合は致死的になることもある。

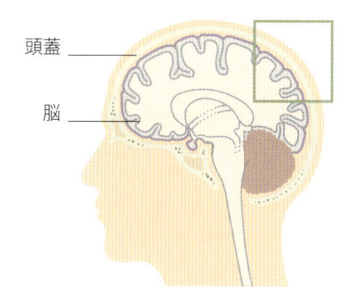

位置表示

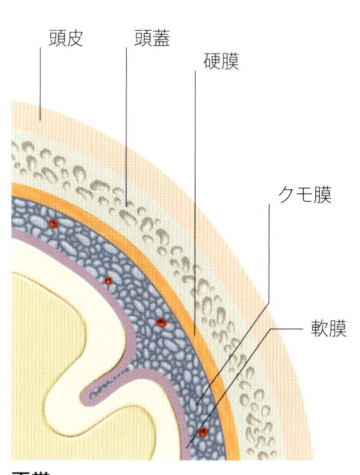

正常
3層の脳脊髄膜が脳を覆っている。一番外側が硬膜で、頭蓋骨を栄養する血管を含む。次がクモ膜で、弾性線維を含む。一番内側が軟膜である。

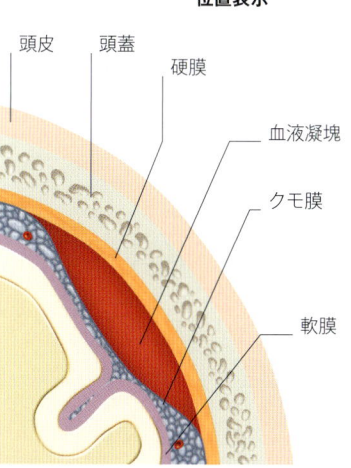

硬膜下血腫
硬膜の血管が破れると、出血し硬膜下腔の硬膜とクモ膜の間に血液が貯留する。たまった血液が凝塊を形成し、これが周囲の脳組織を圧迫する。

片頭痛

約10人に1人は片頭痛を抱えている。時に視力障害や嘔気、嘔吐を伴う激しい頭痛が特徴である。

片頭痛の原因はまだわかっていないが、頭蓋および脳の血管径が変化することが知られている。最近の研究では、神経伝達物質であるセロトニンの活性が関与しているのではないかといわれている。ストレスや空腹、睡眠不足、チーズやチョコレートなどの食物が片頭痛を誘発する。女性では月経周期と関係することが多い。

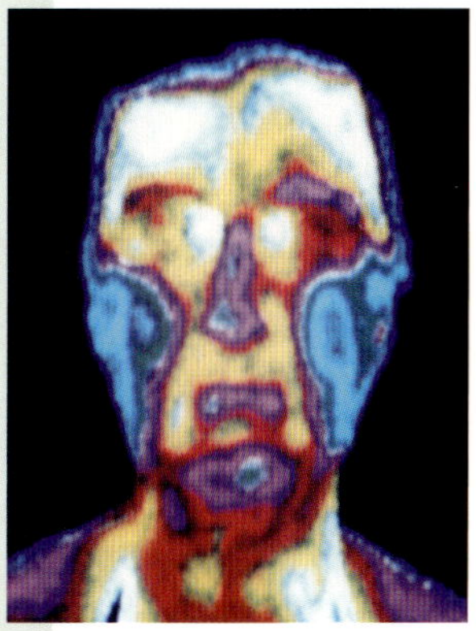

体温変動
片頭痛発作時のサーモグラフを示す。色は温度を示し、青色（冷たい部位）から順に、緑（正常）、赤色、黄色、白色（熱い部位）という温度変化を表す。

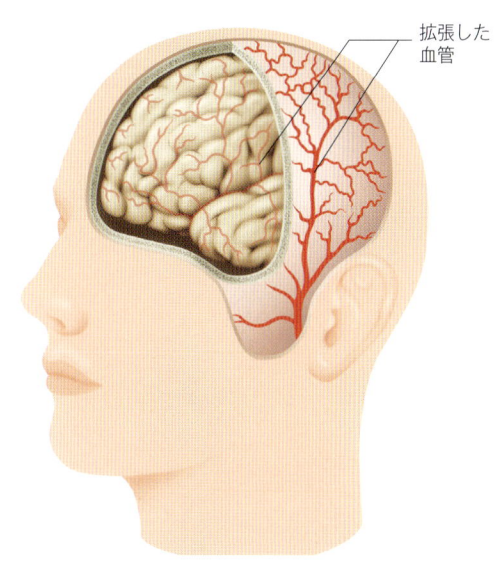

頭痛の経過
片頭痛発作において、強い拍動性の頭痛では脳と頭蓋の血管の半分以上が拡張している。神経伝達物質セロトニンには血管の径を変化させる作用がある。

片頭痛の症状

片頭痛には、前兆があるものとないものの2通りがある。どちらも、症状に先立ち、不安感や気分の変化、味覚や嗅覚の異常、または活力の過多や低下といった前駆症状がある。前兆のある片頭痛の患者では、視野狭窄や視野の色調変化、閃光が見える、半身や顔に針を刺すような感覚、しびれなど、さらにさまざまな症状が発生する。主症状はどちらの片頭痛にも共通で、動くと増悪する激しい拍動性の頭痛が、頭の片側や眼、こめかみに出現する。また、嘔気や嘔吐、明るい光や大きな音への不快感などの症状がみられる。片頭痛の持続時間は数時間から数日である。

脳と脊髄の疾患

脳や脊髄，またそれらと連絡する神経の，構造的・化学的・電気的変化は，麻痺や筋力の低下，協調運動の障害，てんかん，感覚消失などの障害を引き起こす．脳の機能について解明が進み治療の効果が上がっても，これらのおもな疾患の中には，未だ治すことが困難なものがある．これらに対してできるのは，症状を改善することである．

てんかん

繰り返す発作や短時間の意識障害の出現は，脳の電気的活動の異常による．

てんかんの原因は不明なことが多いが，脳腫瘍や脳膿瘍，脳卒中，外傷，化学的不均衡などの原因で引き起こされることもある．てんかん発作には全身発作と部分発作があり，脳に出現する電気的異常の程度による．全身発作には2つのタイプがあり，まず強直間代性発作は，初めに体の強直があり，次に四肢や体幹の制御不能のふるえが始まって，数分以上続く．また，欠神発作（アプサンス）はおもに子どもに起き，短時間外界からの刺激に無反応となるが意識消失はない．部分発作にも2つのタイプがある．まず単純部分発作では，意識消失はなく，頭や眼が一方に傾いたり，腕や手，顔の片側に攣縮が起こったり，ちくちくする感覚を伴ったりする．複雑部分発作は意識障害を伴い，ほとんどが左右どちらかの側頭葉で起こる活動異常による．

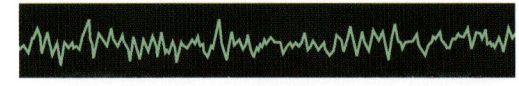

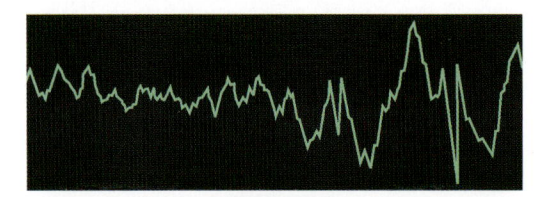

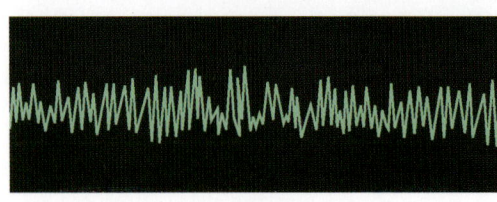

脳の電気活動
正常な脳の電気的活動は，脳波上規則的なパターンを示す（上段）．側頭葉の部分発作（中段）においては電気的活動は不規則になり，全身発作（下段）ではパターンが消失している．

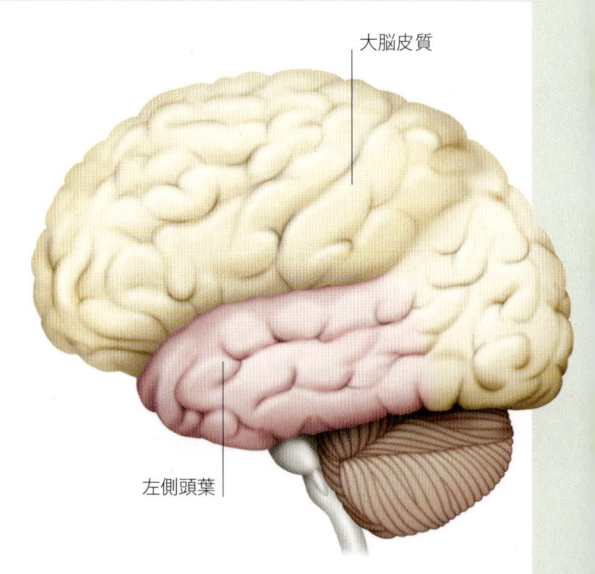

側頭葉てんかん
発作が起こる前に，他の人には聞こえない音が聞こえたりにおいを感じたりすることがある．発作では，不随意の運動，特に咀嚼運動や吸引などがみられ，意識の低下が観察される．また，発作には恐怖や怒りなどの理由のない感情の変化を伴うことがある．

パーキンソン病

大脳の黒質細胞の変性により振戦や動作障害などの症状が現れる，進行性の疾患である．

黒質の細胞は神経伝達物質であるドーパミンを産生する．ドーパミンは，別の神経伝達物質であるアセチルコリンとともに，筋の微調整制御にはたらく．パーキンソン病ではドーパミンがアセチルコリンに比べて減少するために，その制御がうまくいかなくなる．治療には，ドーパミン活性を増大させるか，アセチルコリン活性を減少させる薬物を用いる．治療薬では症状を改善することはできるが，進行した症状を回復させることはできない．治療薬で効果が現れない場合には手術が有効なことがある．症例により，脳深部への電気的刺激を行うことがある．

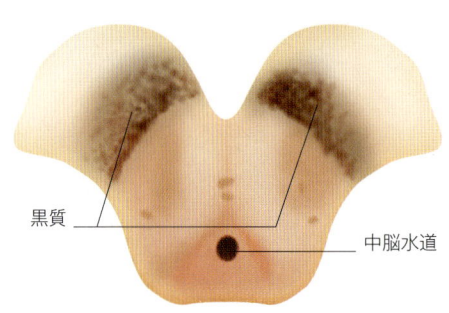

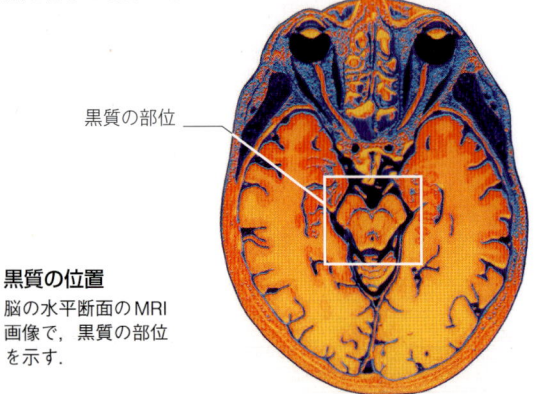

黒質の位置
脳の水平断面のMRI画像で，黒質の部位を示す．

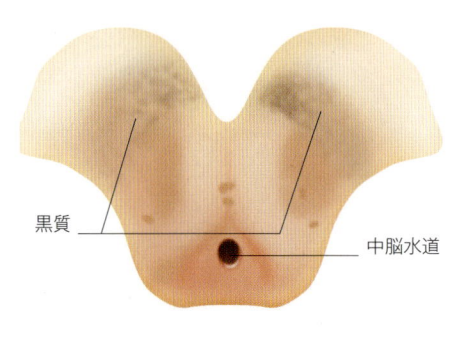

健康な脳
黒質には大きな顆粒を含む神経細胞が存在し，これらがドーパミンを産生する．ドーパミンは神経伝達物質であり，運動の制御のために重要である．

パーキンソン病の脳
黒質の変性に伴いドーパミンの産生が減少する．その結果，運動の制御に障害が起こる．

クロイツフェルト-ヤコブ病

脳組織がプリオンにより進行性に破壊される．プリオンは感染すると脳内で増殖し，脳障害を引き起こす．

クロイツフェルト-ヤコブ病（CJD）では，脳の精神的および身体的活動をつかさどる領域全体が破壊され，死にいたる．感染源は不明のことが多いが，海綿状脳症の牛の肉を食べたことによると考えられる症例も報告されている．薬物により症状を軽減できることがあるが治療方法はなく，通常，症状が最初に出現してから3年以内に死亡する．

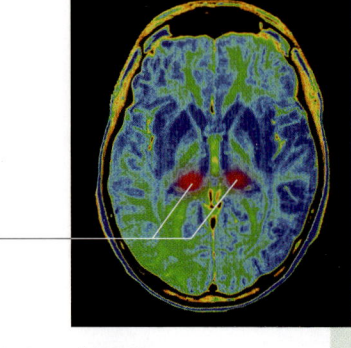

クロイツフェルト-ヤコブ病の脳
クロイツフェルト-ヤコブ病にかかった脳のMRI画像である．傷害部位である視床の一部を赤色で示す．

多発性硬化症

脳と脊髄が進行性に傷害され，運動失調や感覚障害，視力障害が起こる．

多発性硬化症の原因として，神経線維を保護するミエリン鞘に対する免疫異常が示唆されている．ミエリン鞘が傷害されると神経興奮の伝導が妨げられる．症状は多彩で，感覚異常，運動障害，平衡感覚障害などがみられる．例えば，脊髄神経が損傷を受けると身体の平衡を保つのが困難になる．症状が数日から数週間続いた後，数ヵ月から数年の症状がない期間がある．再発と寛解を繰り返すことが特徴だが，症状は徐々に悪化する．治療方法はないが，インターフェロンβは寛解時期を延ばす作用が期待されている．

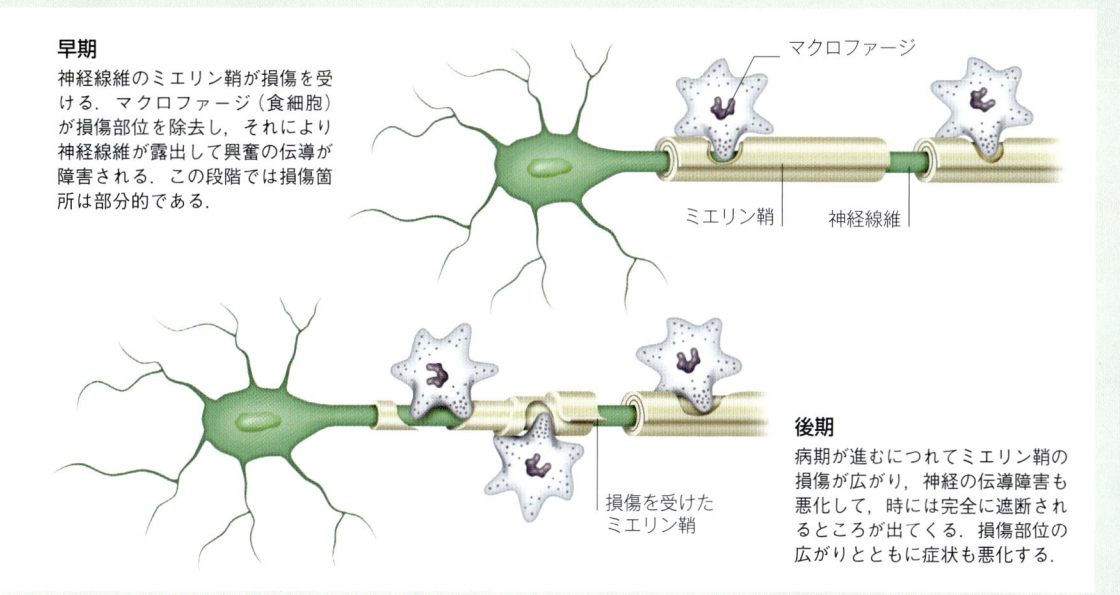

早期
神経線維のミエリン鞘が損傷を受ける．マクロファージ（食細胞）が損傷部位を除去し，それにより神経線維が露出して興奮の伝導が障害される．この段階では損傷箇所は部分的である．

後期
病期が進むにつれてミエリン鞘の損傷が広がり，神経の伝導障害も悪化して，時には完全に遮断されるところが出てくる．損傷部位の広がりとともに症状も悪化する．

認知症

脳神経細胞が減少することにより脳が萎縮し，知的能力の低下をもたらす．

認知症は，記憶障害や昏迷，および前面的な知的機能の低下が組み合わさった症状を呈する．通常は65歳以上の高齢者に出現するが，若年者の認知症も知られている．病気の初期には，記憶障害に気づくことからくる不安やうつ状態におちいる傾向がある．症状が進むと介助が必要になり，最終的に24時間介護を必要とするようになる．この場合，介護者に対する周囲のサポートも大切である．

アルツハイマー病

認知症のうち頻度の高いのがアルツハイマー病である．アルツハイマー病患者の脳では，異常なタンパク質であるβアミロイドの沈着が観察されている．今のところ根治方法はなく，投薬で進行を抑えるのみである．

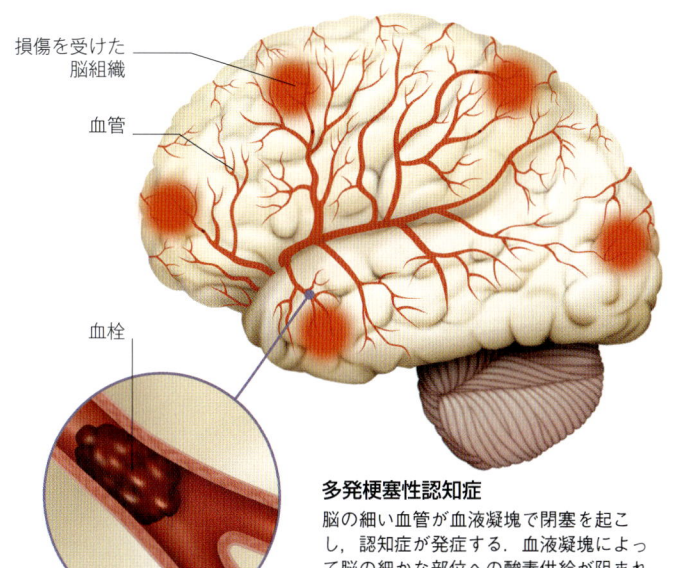

多発梗塞性認知症
脳の細い血管が血液凝塊で閉塞を起こし，認知症が発症する．血液凝塊によって脳の細かな部位への酸素供給が阻まれて，脳組織が壊死する（梗塞）．

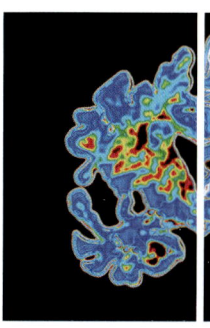

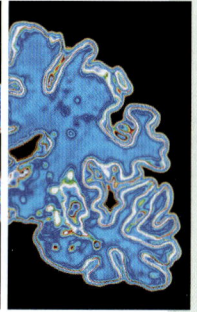

アルツハイマー病の脳
アルツハイマー病患者の脳（左）と正常な脳（右）を比較したCG画像である．アルツハイマー病の患者では，神経細胞の変性と細胞死によって脳が著しく萎縮している．脳の萎縮に伴い，脳表面の溝が深くなっている．

脊椎披裂（二分脊椎）

妊娠初期の胎児期に発達異常が起こって，脊椎が完全に閉鎖しないことによる．

潜在性二分脊椎，髄膜瘤，脊髄髄膜瘤の3つに分類される．潜在性二分脊椎では，のちに重篤な神経系の合併症にかかるのを防ぐため，手術が必要なことが多い．髄膜瘤は通常，手術で完治する．脊髄髄膜瘤が最も重症で，下肢の運動麻痺や運動失調，膀胱直腸障害などを伴うことがある．これらの障害は恒久的で，生涯にわたり介護が必要となる．葉酸は脊椎披裂の予防に良いとされ，妊娠初期（12週まで）はサプリメントとして摂取することが推奨されている．

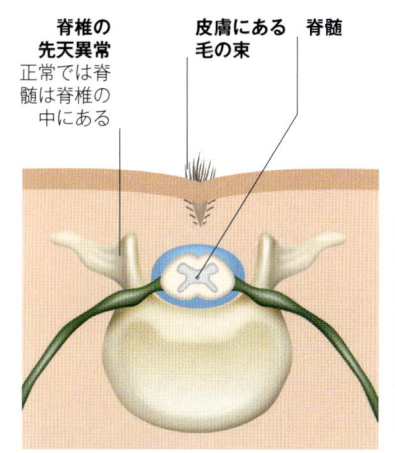

潜在性二分脊椎
脊椎披裂の中で最も軽度のもので，1-2個の椎骨の形成不全がある．脊椎には損傷がなく，脊椎の基部に皮膚のへこみや毛の房が存在したり，あざや脂肪腫が皮膚にみられたりする．

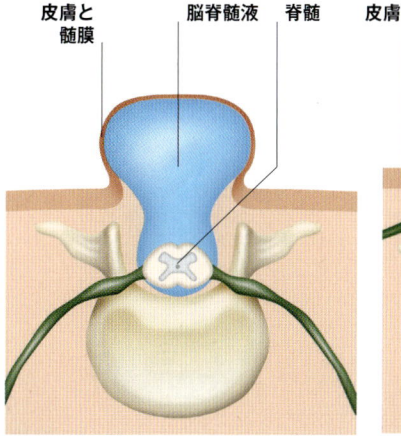

髄膜瘤
脊髄を覆い保護する髄膜が，形成不全の脊椎から飛び出している．これが背中に脳脊髄液でみたされた袋を形成しているが，脊髄そのものには損傷がなく，治療できる．

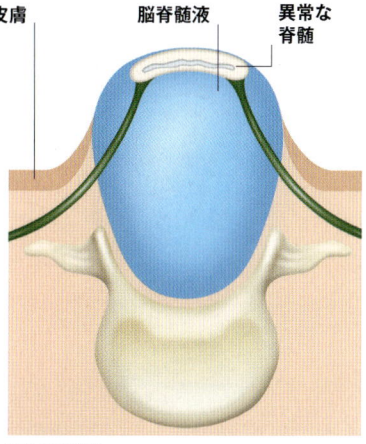

脊髄髄膜瘤
脊髄そのものが脊椎と皮膚の欠損部分から脳脊髄液の袋とともに飛び出している．脊椎披裂の中で最も重症であり，患児は生涯にわたる治療と介護が必要である．

脳の感染症，外傷，腫瘍

脳や神経系の外傷や損傷は，身体的および精神的に，さまざまな障害を引き起こす．頭蓋は密閉された箱のようなもので，脳に浮腫が起こると圧が上昇し，脳構造は圧迫される．これにより神経組織が損傷を受け，体のコントロールやその他の機能が障害される．脊髄損傷では，神経経路の障害により感覚消失や運動麻痺が起こる．

脳の感染症

さまざまなウイルスや細菌，熱帯性寄生虫によって，脳やその周囲の組織の感染が起こりうる．

まれに，耳下腺炎や麻疹などのウイルス感染症に，脳の感染症や脳炎が合併する．時に致死的になることがあり，幼児や高齢者でその危険性が高い．

髄膜炎

髄膜の炎症である髄膜炎は，ウイルスや細菌によって起こる感染症である．普通のかぜのような症状で始まることが多い．その後，頭痛や高熱，嘔気，嘔吐，頸部硬直，光に対する不快感などのはっきりした症状が現れる．子どもでは症状が顕著に出ず，発熱したり，泣いたり嘔吐や下痢をしたりし，食欲不振や意識低下などといった体調不良の徴候として現れる．髄膜炎菌による髄膜炎では，皮膚に赤紫色の発疹が出現する．髄膜炎が疑われる場合はただちに病院での治療が必要となる．腰椎穿刺により診断を確定後，抗生物質の点滴で治療を行う．細菌性髄膜炎では集中治療が必要になることが多く，回復には数週間から数ヵ月の治療期間を要する．時として，記憶障害などの合併症がみられることがある．細菌性髄膜炎は放置すると致死的である．ウイルス性髄膜炎は2週間程度で完治し，特別な治療は必要ない．

脳膿瘍

膿瘍は膿の貯留によりできる．脳膿瘍は比較的まれで通常は細菌感染が原因であり，頭蓋内の他の組織から感染が広がって起こる．治療は，多量の抗生物質と脳浮腫を防ぐステロイド薬の投与により行われる．膿の排出のため手術を行うこともあり，手術では頭蓋に開けた孔から膿をドレナージする．初期に治療をすれば完治することが多いが，時としてけいれんや言語不明瞭，下肢の運動失調などの後遺症が残ることもある．

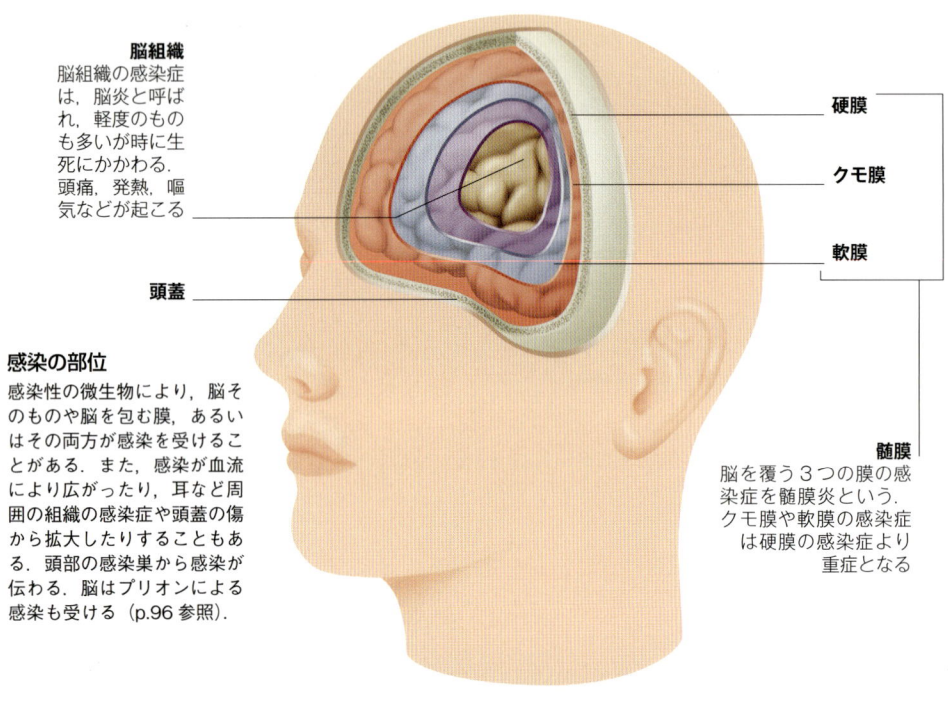

脳組織
脳組織の感染症は，脳炎と呼ばれ，軽度のものも多いが時に生死にかかわる．頭痛，発熱，嘔気などが起こる

硬膜
クモ膜
軟膜
頭蓋

感染の部位
感染性の微生物により，脳そのものや脳を包む膜，あるいはその両方が感染を受けることがある．また，感染が血流により広がったり，耳など周囲の組織の感染症や頭蓋の傷から拡大したりすることもある．頭部の感染巣から感染が伝わる．脳はプリオンによる感染も受ける（p.96 参照）．

髄膜
脳を覆う3つの膜の感染症を髄膜炎という．クモ膜や軟膜の感染症は硬膜の感染症より重症となる

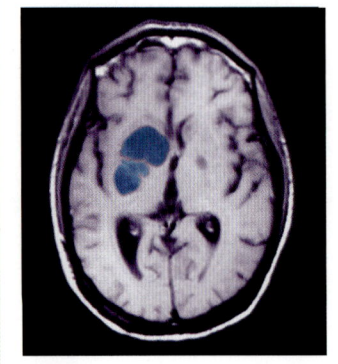

腰椎穿刺

髄膜炎の確定診断には，腰椎穿刺を行う．局所麻酔下で行われ，検査時間は15分程度である．患者は左右どちらかを下にして横になり，その状態で針を脊椎へ挿入し，髄液を採取する．採取した髄液について感染証拠を調べ，また感染源を特定する．腰椎穿刺の後は，頭痛が起こらないように患者は仰臥位で1時間ほど安静にする．

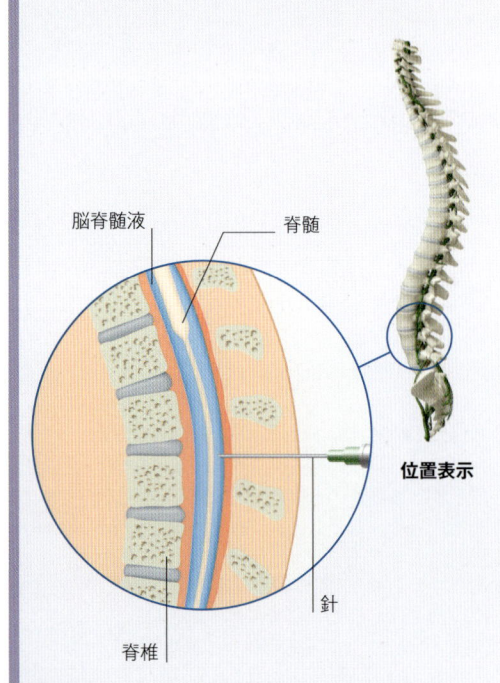

脳脊髄液
脊髄
位置表示
針
脊椎

方法
細い針を腰椎の間に挿入する．通常は，それより下に脊髄がない第3腰椎と第4腰椎の間に入れる．針の先を，ゆっくりと脊髄が存在する腔内まで挿入し，注射器で脳脊髄液を採取する．

脳膿瘍
MRI 画像中に青色で示されている部位が膿瘍で，エイズ患者における真菌感染が原因の例である．エイズ患者では膿瘍のリスクが高くなる．

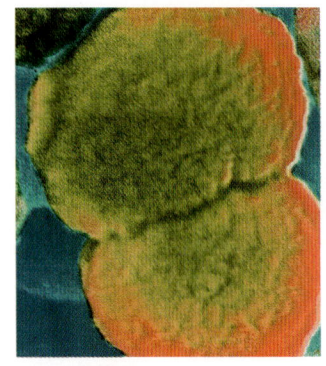

細菌性髄膜炎
髄膜炎菌の電子顕微鏡像．細菌によっては予防接種で防ぐことができる．

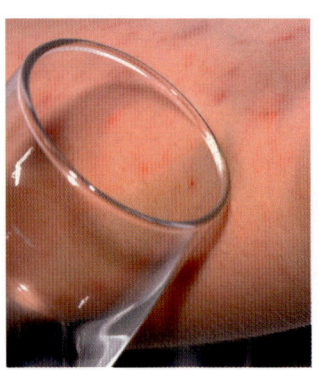

髄膜炎発疹
髄膜炎菌による髄膜炎では，暗赤色から紫色の斑点がみられる．この発疹はガラスで押しても褪色しないのが特徴である．

脳性麻痺

未成熟な脳に何らかの障害が起こることにより，運動や姿勢の制御に異常をきたすことがある．

脳性麻痺は単独の疾患ではなく，胎生期および周産期や，出生後数年の幼児の未成熟な脳が傷害を受けて生じる一連の症候である．脳性麻痺の子どもは四肢の動きや姿勢の正常なコントロールができず，嚥下および言語の障害や慢性の便秘がみられることもあるが，知能は正常である．脳の損傷は進行しないが，身体の障害は成長に伴い変化する．軽度の場合は，活動性が増し，寿命も長く，成人として独立した生活を送ることができることが多い．重症の場合には，長期的に専門的な支援が必要となる．誤飲性肺炎を繰り返しやすい嚥下障害のようないくつかの障害がある症例では，予後が悪いことがある．

脳腫瘍

悪性および良性の腫瘍が，脳や脳膜に発生しうる．

脳組織や脳膜で発生する原発性の腫瘍は，悪性の場合と良性の場合がある．転移性の脳腫瘍は原発腫瘍よりも一般的で，乳がんや肺がん由来のがん細胞が血流により運ばれてきたものであり全て悪性である．一般的に，予後は腫瘍の場所や大きさ，成長速度により決まる．通常，良性腫瘍は成長速度が遅いため予後がよく，多くは手術により完治する．転移性脳腫瘍は予後不良で，余命は6ヵ月程度である．

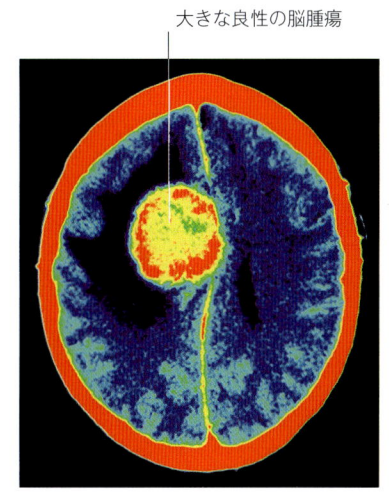

脳腫瘍
髄膜腫のある脳のCT画像である．髄膜腫はクモ膜から派生する良性腫瘍で，成長が遅い．手術で除去できることが多い．

頭部外傷

頭部外傷（頭皮，頭蓋骨，脳の損傷）は，軽度のものから生命にかかわるものまでさまざまである．

軽度の頭部打撲や頭皮の外傷は，通常は軽く，長期的な影響なしに治る．一方，脳に損傷が及んだ場合は非常に深刻となる危険性がある．頭皮と頭蓋骨を貫通すると，直接的に脳が損傷を受ける可能性があり，頭蓋骨に損傷がなくても，頭を強打することにより間接的に脳が損傷を受けることがある（下図参照）．この時に頭蓋骨内で出血したりすると危険である（p.95参照）．重度の頭部外傷には，病院での抗生物質と手術による治療が必要となる．重度の頭部外傷における生存率は50%で，脳機能障害が残ることもある．

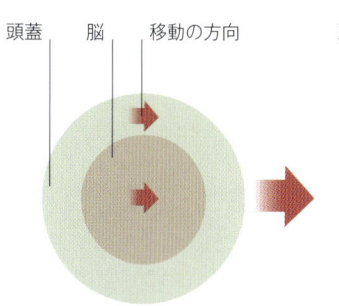

1 高速での移動中
頭蓋骨と脳は同じ速度で移動している．ここで，墜落時のように突然動きが止まることがあれば，脳は損傷する．

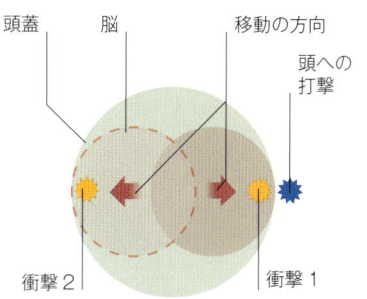

2 急激な減速
脳が頭蓋骨の内壁に激しくぶつかり損傷を受ける．跳ね返って逆側の内壁にぶつかることにより，さらに損傷が拡大する．

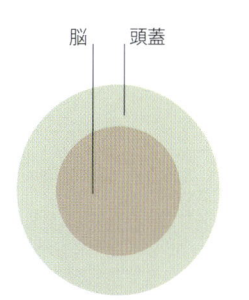

1 固定された状態
脳と頭蓋骨が静止状態にある．ここで，ボクシングなどであるように急に頭が強く叩かれると，脳は損傷する．

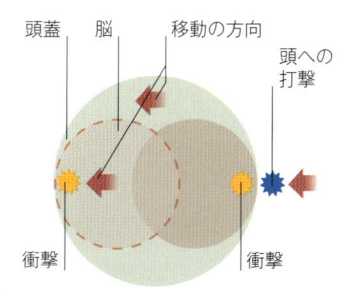

2 急激な加速
脳が頭蓋骨の内壁にぶつかり，続いて跳ね返ることで反対側の内壁にぶつかって損傷を受ける．

麻痺

脳の障害や筋の損傷による筋力の低下には，一時的なものから恒久的なものまである．

麻痺には，小さな顔面筋に起こるものから身体全体の主要な筋に広く発生するものまである．また，随意筋以外にも呼吸筋などの自律神経支配の筋の麻痺といったさまざまなものが考えられ，時に感覚の消失を伴う．脳の運動野の損傷や，脊髄の運動ニューロンやその経路の障害，および筋そのものの障害が原因として考えられる．可能なら原因となる障害を治療する．関節の拘縮や筋萎縮を防ぐために理学療法が有効であり，一時的な麻痺の場合には，理学療法は筋力を低下させないために役立つ．車椅子生活の麻痺患者には介護が必要であることが多い．

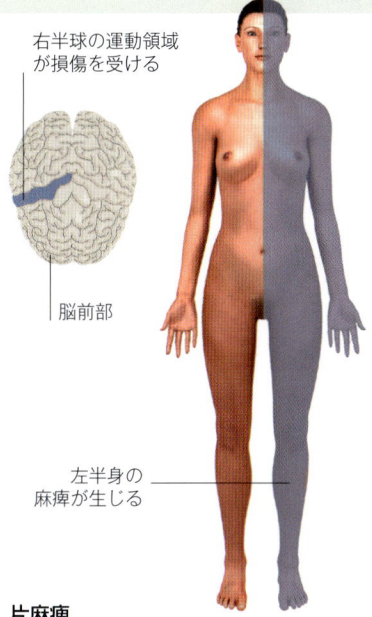

片麻痺
脳の半側の運動領域が損傷を受けると，体の反対側に麻痺が生じる．

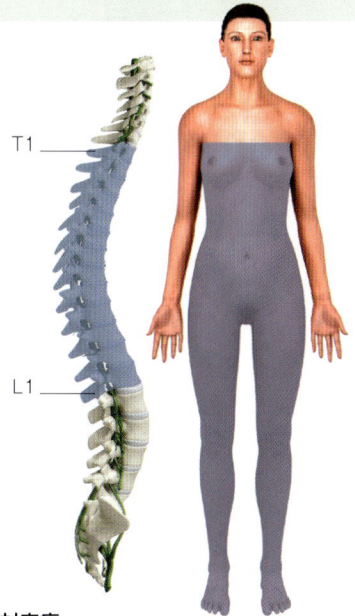

対麻痺
脊髄の損傷により下肢と体幹が麻痺する．直腸および膀胱障害を伴う．

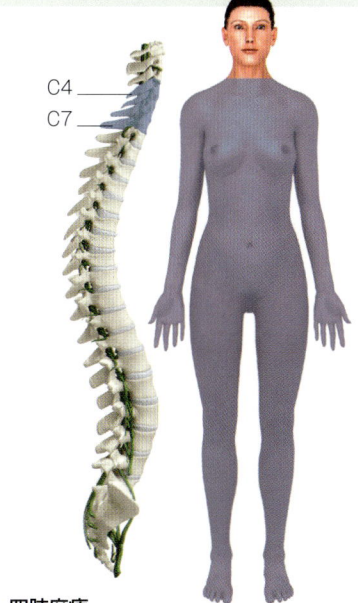

四肢麻痺
頸の損傷によって体幹と四肢が麻痺する．損傷が第1および第2頸椎の間である場合には，生存の見込みはない．

耳と眼の疾患

耳や眼はいろいろな疾患に冒されやすい．音や光の過剰によって引き起こされるものから，年齢による自然な感覚の衰えまでさまざまである．聴覚と視覚は互いに補い合うことができ，どちらか片方の機能が衰えると，もう一方が精度を増し代償的にはたらく．

難聴

聴覚障害は疾病や傷害により，または先天性に生じることがある．多くの人は加齢に伴い聴覚の衰えを感じるようになる．

聴覚を喪失する原因には2通りある．伝音性の障害と，感覚神経性（感音性）の障害である．伝音性の障害は音波が内耳にうまく伝わらないために起こり，往々にして一時的なものである．小児の場合，最も多い原因は滲出性中耳炎である（下参照）．成人では耳あかによる閉塞が原因として最も多い．この他には，鼓膜の損傷によるものや，また，まれではあるが中耳の耳小骨が固着してしまい音を伝えられなくなることがある．感覚神経性の障害として一番多いのは，加齢に伴う蝸牛の劣化によるものである．過剰な騒音やメニエール病によって蝸牛が損傷することもある（次ページ参照）．まれに，聴覚神経腫やある種の薬剤が原因となる場合もある．伝音性の障害に対しては，洗浄して耳あかを除去するなどの単純な手法が効果的である．滲出性中耳炎や耳硬化症に対しては手術が必要になることもある．感音性の聴覚障害は治療できないことが多いが，補聴器が有用である．さらに重度の難聴には，外科的に蝸牛に電極を埋め込むタイプの移植蝸牛刺激装置が役に立つことがある．

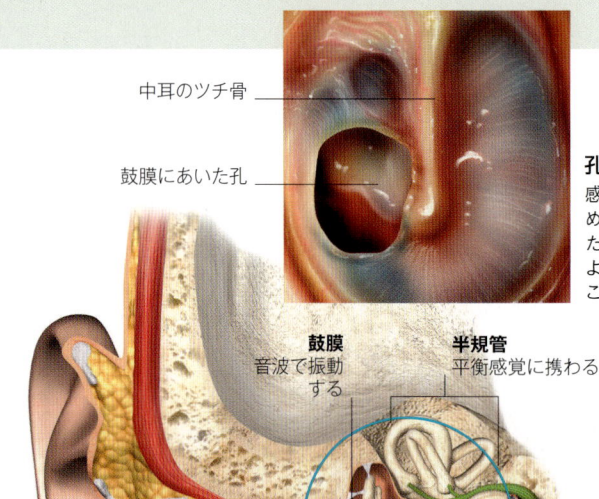

孔のあいた鼓膜
感染症によって中耳に膿汁や液体が蓄積したために，圧力が加わって鼓膜に孔があいたり裂けたりすることがある．飛行機に乗った時などのように，外耳と中耳の間に気圧差ができても起こることがある．治るには1ヵ月ほどかかる．

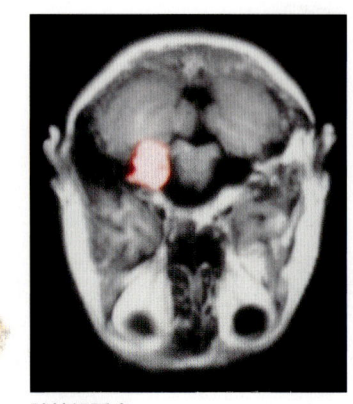

- 中耳のツチ骨
- 鼓膜にあいた孔
- 鼓膜（音波で振動する）
- 半規管（平衡感覚に携わる）
- 外耳孔（鼓膜まで音波を導く）
- 健常な耳
- 耳管
- 中耳にある耳小骨
- 聴神経
- 蝸牛
- ねばねばした液体

聴神経腫瘍
このMRI画像は聴神経腫瘍と呼ばれる良性の腫瘍（赤色の領域）を示している．前庭蝸牛神経の周辺で増殖し神経を圧迫しているので，進行性の難聴が引き起こされる．

滲出性中耳炎
中耳に継続的に液体がたまると難聴になる．子どもに起こりやすい．中耳を換気している耳管が感染症のために詰まって液がたまることが多い．

滲出性中耳炎の処置

中耳が，粘稠なねばねばした糊のような液体でみたされてしまうため，聴覚が障害される．滲出液が抜けない場合には，鼓膜チューブ（グロメット）と呼ばれるプラスチック製のチューブを外科的に鼓膜に埋め込む手術を行い，この管を介して液を排出し，中耳を換気する．グロメットはたいてい6-12ヵ月で抜け落ち，鼓膜の孔はふさがる．

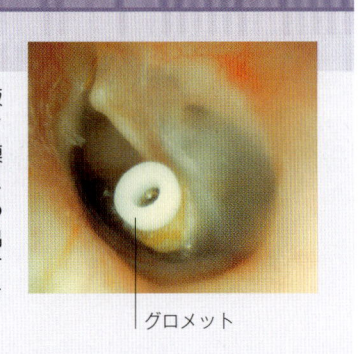

- グロメット

めまい

体が動いているような錯覚や目が回る感覚が，しばしば悪心を伴って起こり，場合によっては強い吐き気を引き起こす．

めまいは，内耳にある平衡器官や，内耳と脳をつなぐ神経，あるいは平衡感覚にかかわる脳の領域などに障害が生じた時に引き起こされる．まれに深刻な基礎疾患の兆候であることもある．めまいはたいてい突然起こって，数秒から数日間で治まり，間欠的なこともあれば連続的なこともある．非常に重いものもあり，ひどい場合には，歩くことや立っていることさえできなくなる．たいていは自然に治るか，または原因疾患を治療することにより消失する．

動揺病（乗り物酔い）

移動中，脳に入ってくる視覚情報と平衡感覚情報が食い違うと，悪心やその他の症状が生じる．

乗り物酔いの症状は，たいてい，悪心，頭痛，頭がくらくらする，無気力，疲労感などから始まる．動揺が続くと初期の症状がさらに悪化することに加え，青ざめる，過剰な発汗，過呼吸，嘔吐などの症状が起きてくる．乗り物酔いを防ぐには，水平線や，前方の遠くにある目標を眺めるのがよい．乗り物酔いを予防したり軽くしたりする薬が市販されている．乗り物酔い症状を防ぐには，薬を乗り物に乗る前に飲んでおいた方がよい．

耳鳴り

耳の中で生じ，ジンジン，ジージー，ヒューヒュー，シューシューなどという音や，うなり声のような音など，さまざまな音を感じることがある．

耳鳴りは短期的に再発を繰り返すこともあるが，多くの場合は長期間続く．この疾患は聴力の低下を伴うことが多く，大きな騒音にさらされることが発症の危険性を高める．耳鳴りは明らかな原因疾患を伴わないこともあるが，たいていはメニエール病（次ページ参照）などの何らかの耳の疾患に関連している．原因疾患を特定してうまく治療できれば軽快しうる．それでも耳鳴りが消えない場合は，耳の中や後ろに補聴器のように装用するマスカーという装置で気をそらすような音を聞くことで改善することがある．

メニエール病

突然ひどく頭がくらくらし，それに伴って，難聴，耳鳴り，耳に圧力を感じる，などの症状が発生する．1回の発作は数分から数日間続く．

メニエール病の正確な原因はまだわかっていない．内耳の液体バランス調節機構（右図参照）に何らかの異常が起こって内耳のリンパ液が増えることによる．発作は突然起こり，数分から数日間続き，発作の間隔は数日から数年あく．発作を繰り返すと聴覚が次第に低下していく．治療法はないが，薬により症状を和らげたり発作の頻度を減らしたりすることはできる．重篤なめまいが起こる場合には，前庭神経の切断や内耳の迷路器官の破壊といった外科手術を考慮することがある．

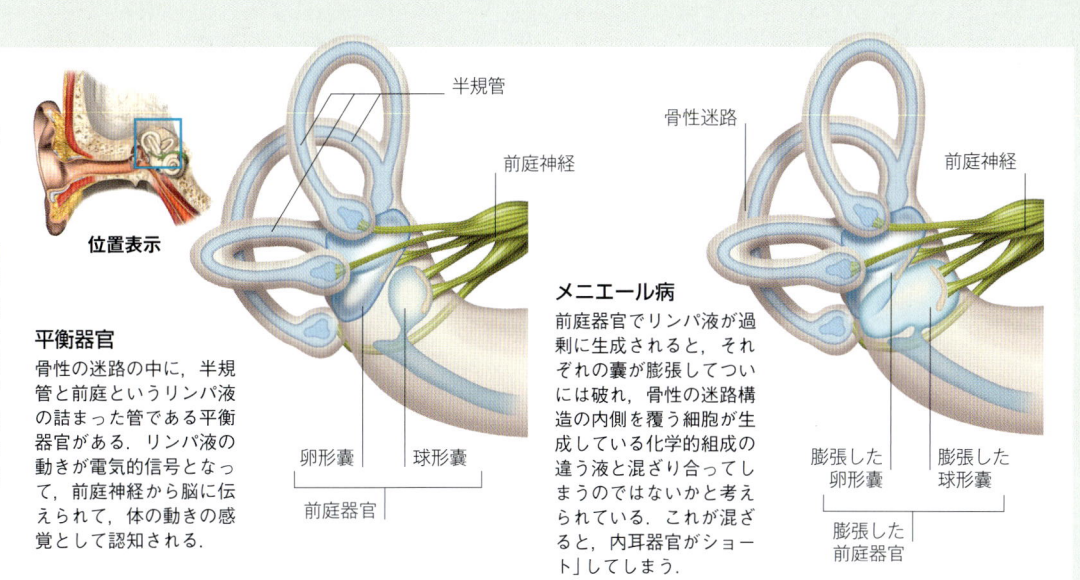

位置表示

平衡器官
骨性の迷路の中に，半規管と前庭というリンパ液の詰まった管である平衡器官がある．リンパ液の動きが電気的信号となって，前庭神経から脳に伝えられて，体の動きの感覚として認知される．

メニエール病
前庭器官でリンパ液が過剰に生成されると，それぞれの嚢が膨張してついには破れ，骨性の迷路構造の内側を覆う細胞が生成している化学的組成の違う液と混ざり合ってしまうのではないかと考えられている．これが混ざると，内耳器官が「ショート」してしまう．

焦点調節異常

屈折異常とも呼ばれる．視覚に起こる最も一般的な障害であり，ピント合わせに問題が生じる．

近くのものを見る時（遠視）あるいは遠くのものを見る時（近視）に焦点調節がうまくいかないのは，眼球が短すぎるか長すぎるために，網膜のちょうど上ではなく網膜より後ろや手前で光線が結像してしまうからである（下図参照）．乱視では角膜の曲率が不均等になっているために，眼のレンズが対象物からの全ての光線を1点に集められず，像がぼやけて見える．老化に伴い近くを見ることが困難になることが多いが，これは水晶体の弾力性がだんだんと失われることにより形を簡単には変えられなくなって起こり，老眼と呼ばれる．屈折異常は普通，眼鏡かコンタクトレンズで補正される．屈折異常を恒久的に直すための手術もある（老眼を除く）．手術にはLASIK（レーザー角膜内切削形成術）やPRK（レーザー屈折矯正角膜切除術）などがあり，LASIKでは角膜の厚みの中層をレーザーで整形するのに対し，PRKでは角膜の表面の一部をレーザーを利用して剃り落として整形する．

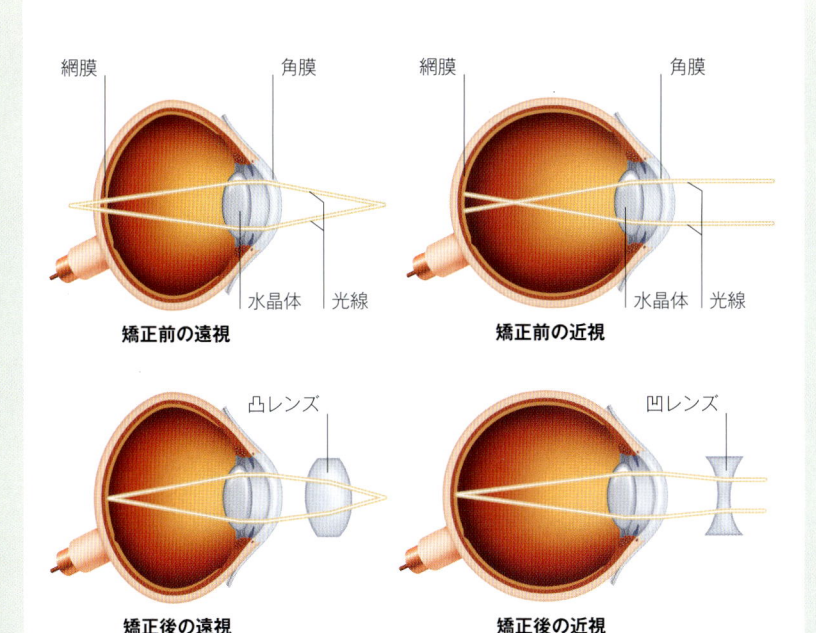

矯正前の遠視 — 網膜，角膜，水晶体，光線
矯正前の近視 — 網膜，角膜，水晶体，光線
矯正後の遠視 — 凸レンズ
矯正後の近視 — 凹レンズ

遠視
遠視の場合，角膜とレンズによる屈折力に比較して眼球の前後径が短すぎる．このため光線は網膜の後ろで結像することになり，像がぼやける．凸レンズを使うと光線が収束する方向に曲がるため，ちょうど網膜の上で結像するようになって視力が改善される．

近視
近視では，角膜とレンズによる屈折力に対して眼球の前後径が長すぎる．このため，光線は網膜の手前で結像し，像がぼやける．凹レンズを用いると光線が発散する方向に曲がるため，ちょうど網膜の上で結像するようになる．

失明の原因

矯正レンズでは直せない重度または完全な視覚障害には，さまざまな原因がある．

失明の危険性は加齢に伴い増加するが，まれに生まれつきの場合もある．原因としては，網膜障害，緑内障（40歳未満ではまれ），糖尿病や高血圧（どちらも高齢者に多い）などがある．60歳以上では，黄斑部変性（最も精緻な視力に関係する網膜の領域に起こる障害）も原因の1つである．

緑内障
緑内障は，眼房水の蓄積によって眼球の内圧が異常に高くなるものである．この圧力によって網膜や視神経の神経線維が恒久的に損傷されることがある．症状は，急性に突然激しい痛みを伴って現れることもあるし，慢性に（右図参照）痛みもなく数年がかりで進行することもある．

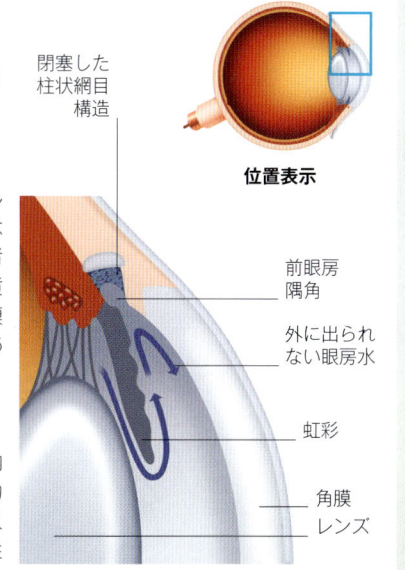

位置表示

慢性緑内障
閉塞した柱状網目構造，前眼房隅角，外に出られない眼房水，虹彩，角膜，レンズ

眼房水は眼球に出入りしながら，その組織を栄養すると同時に，内圧によってその形状を維持している．通常，眼房水は瞳孔を通って前眼房へ出て行き，前眼房隅角にある柱状の網目構造を通って排水される．慢性緑内障ではこの網目構造が詰まってしまい，内圧が亢進する．

白内障
白内障では，普通なら透明なはずのレンズが白濁してしまう．これはレンズを構成するタンパク質の線維が変性するためである．混濁すると眼に入ってくる光線が通過しにくくなり，焦点も合わなくなるために明瞭な視覚が失われる．レンズの混濁の最も一般的な原因は通常の加齢現象と考えられ，75歳以上ではほとんどの人でいくらかの混濁がみられる．時に先天性の白内障が現れることがあり，妊娠の初期に母親が風疹に感染した場合に起きると考えられている．真性糖尿病や太陽光線への曝露も原因となる可能性がある．白内障は外科的に人工レンズを埋め込む処置により改善できる．

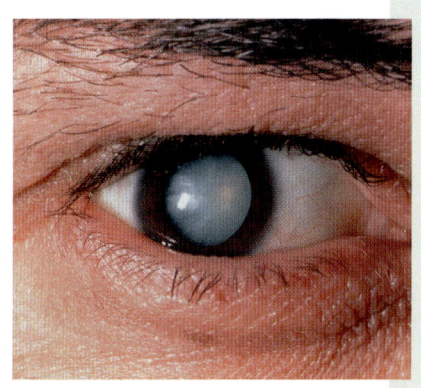

重篤な白内障
瞳孔の後ろに白濁がみられ，レンズの大部分にわたっている．このような白内障では投影力が失われ，視力は失われる．それでも明暗の区別をすることはできる．

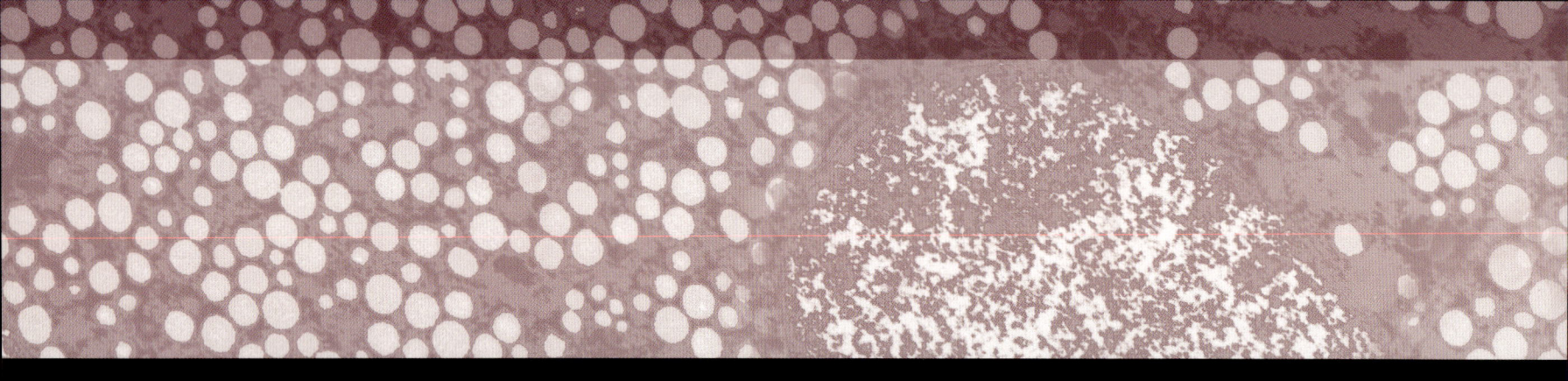

内分泌系は，脳や神経系に比べて脇役のようにみられがちだが，情報伝達に重要な役割を果たしている．ホルモンは遠く離れた臓器へ，必要不可欠な情報を伝える．そして，個々の細胞における物質の取り込みから全身の成長・発達にいたるまで，細胞，臓器，個体のあらゆる段階での機能調節に関与する．今日では，ホルモン分泌の低下に対するホルモンの補充療法や，内分泌器官の機能亢進に対する抑制薬が臨床的に用いられている．それと同時に，細かな作用を持ったホルモンが，現在も次々に発見され続けている．

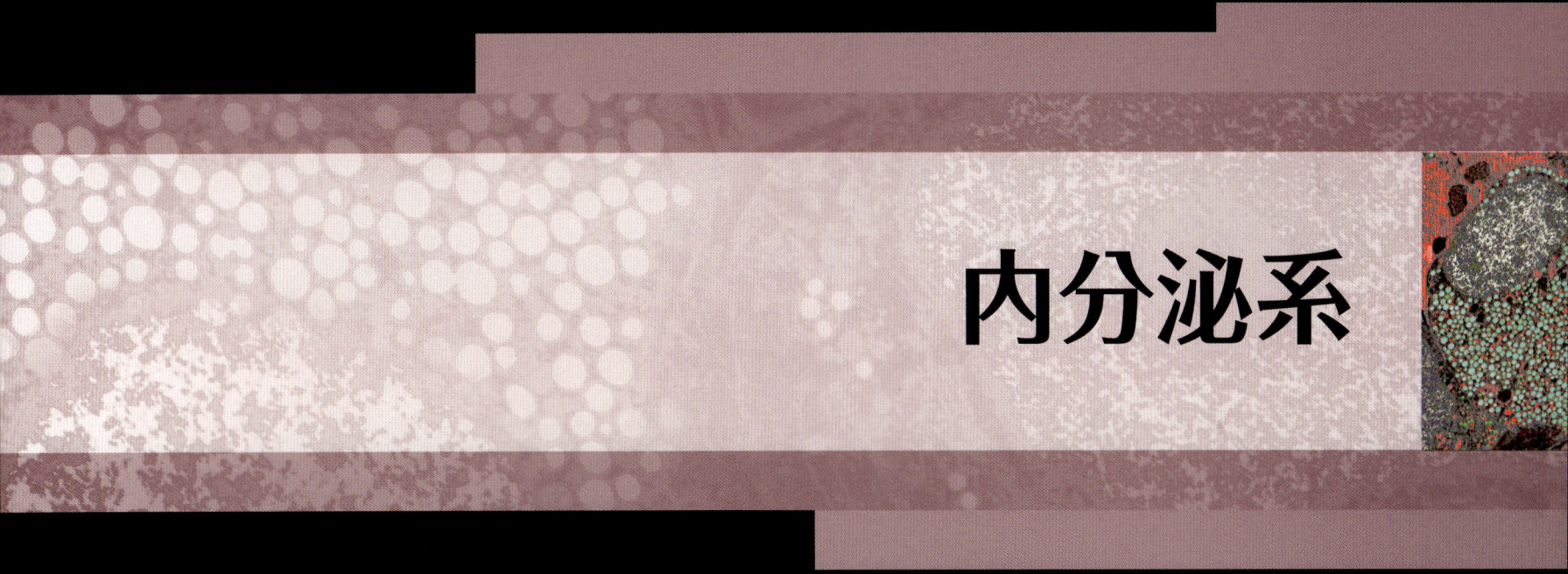

内分泌系

内分泌腺の局在

ホルモンは身体における化学的伝達を担い、内分泌腺で合成される。内分泌腺は導管を持たず、ホルモンを直接血中に分泌する。そのため、ホルモンは血流に乗って全身の細胞に到達することができ、標的組織や標的臓器に作用して、その機能を調節している。

内分泌系は、甲状腺などの内分泌器官と、精巣、卵巣や心臓など他にも機能を持つ臓器の調節・統合を担う内分泌腺で構成される。神経系では身体機能の調節・統合のために電気信号が用いられるが、内分泌系ではホルモンがその役割を担う。これらの2つのシステムは脳で統合されており、相補関係にあるが、両者の反応速度は異なる。神経系の応答は1秒以内に起こり、作用はすぐに減弱するが、ホルモンは持続的に分泌されるため、作用は長期にわたる。例えば、インスリンによる血糖値低下作用のように30分から1時間程度で作用する場合や、黄体形成ホルモン (LH) と女性ホルモンによる性周期や排卵調節のように1カ月単位で調節を行う場合、成長ホルモン (GH) による成長のように10年以上かけて作用を完成させる場合などがある。ホルモンは、化学物質の代謝、体液平衡、尿生成、身体の成長と発達、生殖などの過程を調節する。血中の物質や神経刺激などいくつかの因子が刺激となって、内分泌腺からホルモンが分泌される。ホルモンは血中を移動するので身体のどの部分にも到達可能だが、それぞれのホルモンはその構造に応じて特異的な標的組織や臓器にのみ作用する。

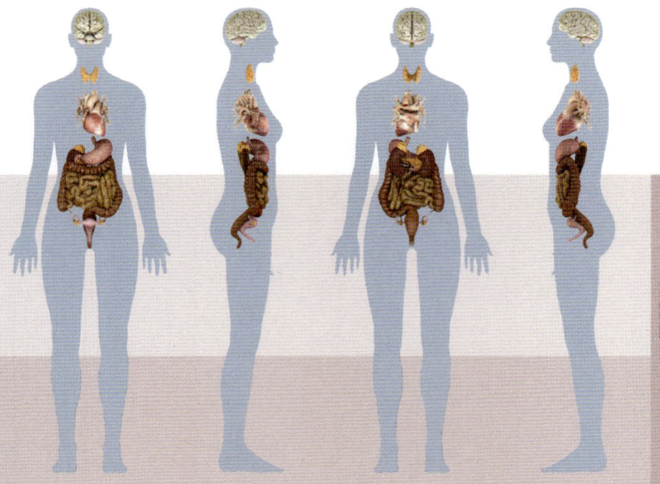

松果体
脳の中央部に位置するエンドウ豆大の内分泌腺で、睡眠-覚醒周期など生体リズムの調節に重要なメラトニンを分泌する。また、メラトニンは性腺に抑制的に作用する

視床下部
内分泌系と神経系の統合に大きく関与する部位。一部の神経細胞が下垂体の調節ホルモンを分泌する

下垂体
他の内分泌腺の機能を調節する多くのホルモンを分泌し、内分泌系の最上位にある臓器である

甲状腺
体重、エネルギー消費、心拍数など代謝調節に関与する。他の内分泌腺と異なり、ホルモンを貯蔵しておくことができる

360°解剖図

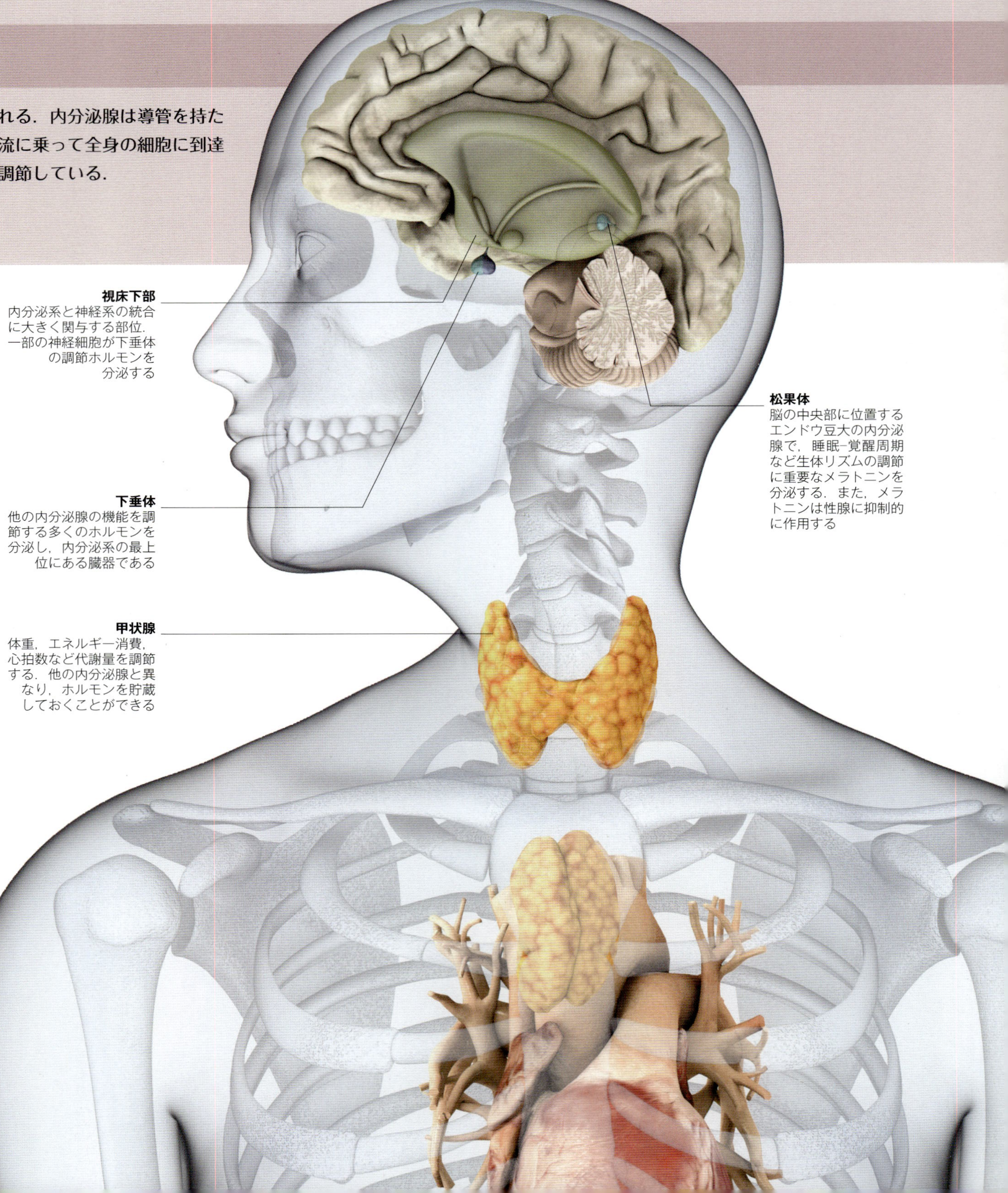

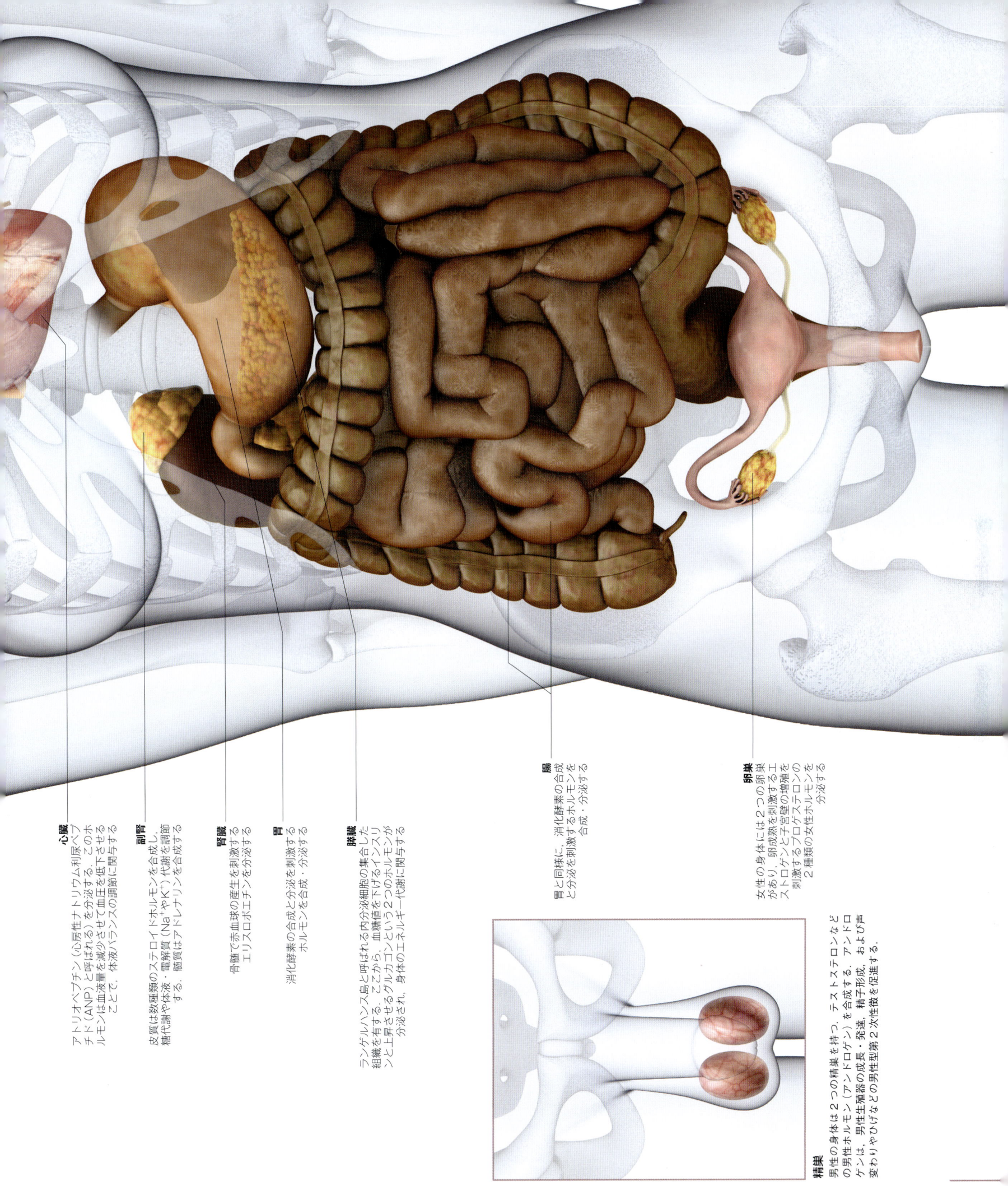

心臓
アトリオペプチン（心房性ナトリウム利尿ペプチド（ANP）と呼ばれる）を分泌する。このホルモンは血液量を減少させて血圧を低下させることで、体液バランスの調節に関与する

副腎
皮質は数種類のステロイドホルモンを合成し、糖代謝や体液・電解質（Na^+やK^+）代謝を調節する。髄質はアドレナリンを合成する

腎臓
骨髄で赤血球の産生を刺激するエリスロポエチンを分泌する

胃
消化酵素の合成と分泌を刺激するホルモンを合成・分泌する

膵臓
ランゲルハンス島と呼ばれる内分泌細胞の集合した組織を有する。ここから、血糖値を下げるインスリンと上昇させるグルカゴンという2つのホルモンが分泌され、身体のエネルギー代謝に関与する

腸
胃と同様に、消化酵素の合成と分泌を刺激するホルモンを合成・分泌する

卵巣
女性の身体には2つの卵巣があり、卵成熟を刺激するエストロゲンと子宮壁の増殖を刺激するプロゲステロンの2種類の女性ホルモンを分泌する

精巣
男性の身体は2つの精巣を持つ。テストステロンなどの男性ホルモン（アンドロゲン）を合成する。アンドロゲンは、男性生殖器の成長・発達、精子形成、および声変わりやひげなどの男性型第2次性徴を促進する。

ホルモンの産生部位

ホルモンは内分泌腺やその他の器官が正常に機能するための化学的情報を運んでいる．ホルモンを産生する細胞は身体のあらゆる部位に存在する．多くは腺構造をとり，甲状腺に代表されるように特異的な機能を持っている．

最上位の内分泌腺

下垂体は，内分泌系の中で最も多大な作用を発現している内分泌腺である．下垂体は2つの異なる構造の内分泌腺からなる．下垂体前葉は腺下垂体とも呼ばれ，下垂体の大部分を占める．その後ろ側に下垂体後葉があり，神経下垂体と呼ばれる．下垂体前葉は8種類のホルモンを産生し，血中へ放出する．下垂体後葉には，下垂体の上にある視床下部の神経分泌細胞で合成された2つのホルモンが軸索を通って輸送され，ここから分泌される．別の視床下部の神経分泌細胞からは下垂体前葉の調節ホルモンが毛細血管に分泌され，血流を介して前葉へ到達し，前葉ホルモンの分泌を調節する．

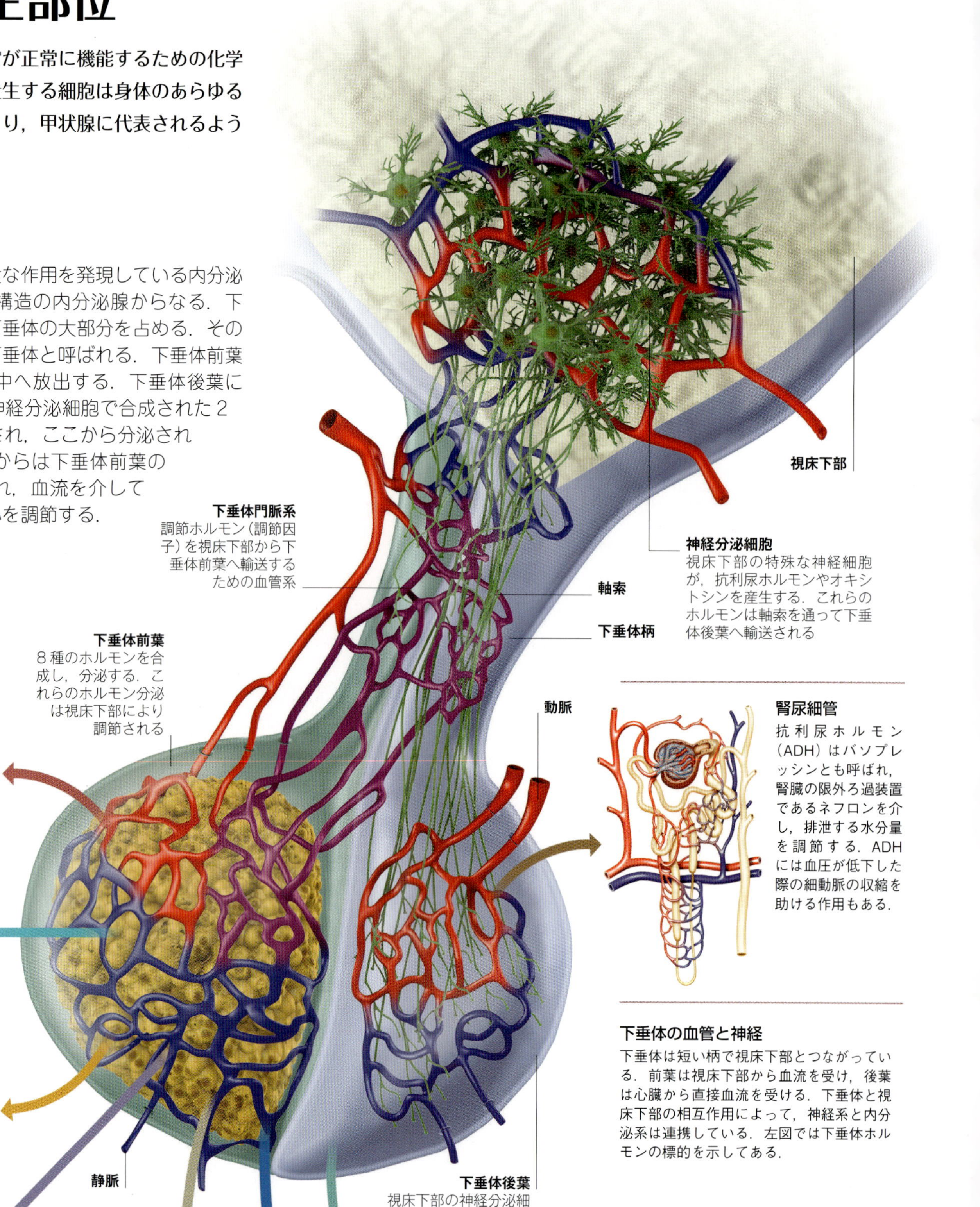

皮膚
前葉と後葉の間の薄い層状の細胞塊（中葉）からメラニン細胞刺激ホルモン（MSH）が分泌されると，皮膚のメラニン細胞におけるメラニン色素の合成が促進され，皮膚が黒化する．

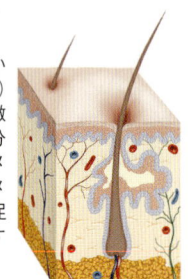

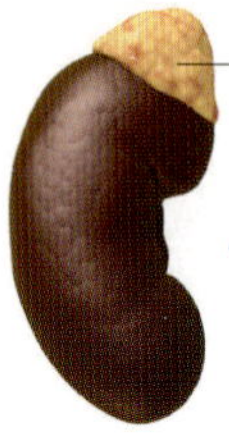

副腎
副腎皮質刺激ホルモン（ACTH）は，副腎を刺激し，ステロイドホルモンの合成を誘導する．ステロイドホルモンは，ストレス反応や脂質・炭水化物・タンパク質・電解質代謝を調節する．

甲状腺
視床下部の甲状腺刺激ホルモン放出ホルモン（TRH）が，甲状腺刺激ホルモン（TSH）の分泌を刺激する．TSHは，甲状腺の機能活性化を介し身体のエネルギー代謝を調節する．

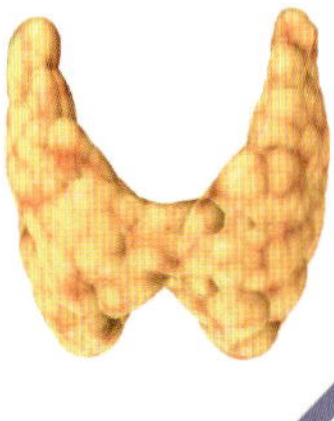

骨と身体の成長
成長ホルモン（GH）は身体全体に作用し，生涯にわたりタンパク質合成や骨成長を促進して新たな組織を作り出す．特に小児の成長・発達には非常に重要である．

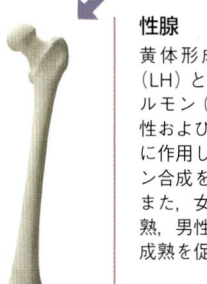

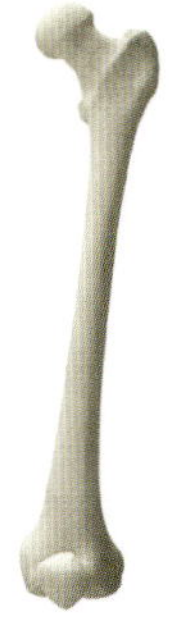

性腺
黄体形成ホルモン（LH）と卵胞刺激ホルモン（FSH）は男性および女性の性腺に作用し，性ホルモン合成を刺激する．また，女性では卵成熟，男性では精子の成熟を促進する．

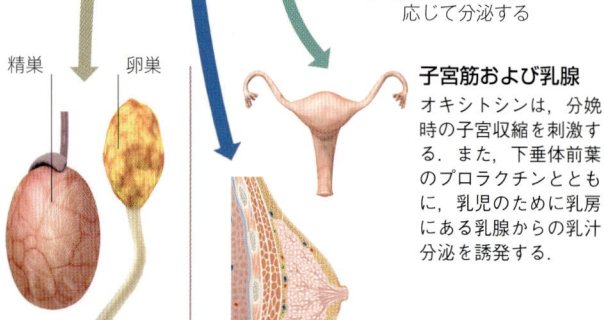

下垂体門脈系
調節ホルモン（調節因子）を視床下部から下垂体前葉へ輸送するための血管系

下垂体前葉
8種のホルモンを合成し，分泌する．これらのホルモン分泌は視床下部により調節される．

下垂体後葉
視床下部の神経分泌細胞で合成されたホルモンを貯蔵し，必要に応じて分泌する

子宮筋および乳腺
オキシトシンは，分娩時の子宮収縮を刺激する．また，下垂体前葉のプロラクチンとともに，乳児のために乳房にある乳腺からの乳汁分泌を誘発する．

視床下部

神経分泌細胞
視床下部の特殊な神経細胞が，抗利尿ホルモンやオキシトシンを産生する．これらのホルモンは軸索を通って下垂体後葉へ輸送される

軸索

下垂体柄

動脈

静脈

精巣　卵巣

腎尿細管
抗利尿ホルモン（ADH）はバソプレッシンとも呼ばれ，腎臓の限外ろ過装置であるネフロンを介し，排泄する水分量を調節する．ADHには血圧が低下した際の細動脈の収縮を助ける作用もある．

下垂体の血管と神経
下垂体は短い柄で視床下部とつながっている．前葉は視床下部から血流を受け，後葉は心臓から直接血流を受ける．下垂体と視床下部の相互作用によって，神経系と内分泌系は連携している．左図では下垂体ホルモンの標的を示してある．

矢印が示すホルモン
- メラニン細胞刺激ホルモン（MSH）
- 副腎皮質刺激ホルモン（ACTH）
- 甲状腺刺激ホルモン（TSH）
- 成長ホルモン（GH）
- 黄体形成ホルモン（LH）および卵胞刺激ホルモン（FSH）
- オキシトシン
- 抗利尿ホルモン（ADH）
- プロラクチン

膵臓

膵臓は，2つの機能をあわせ持つ腺である．腺房を構成する細胞群で消化酵素の合成を行う一方で，内分泌機能も持つ．腺房構造の間にはランゲルハンス島と呼ばれる細胞集塊が約100万個存在する．この中に，身体の主要なエネルギー源であるグルコース（血糖）代謝に関与する細胞が含まれている．β細胞はインスリンを分泌する．インスリンは細胞へのグルコースの輸送を促進したり，肝臓においてグルコースからグリコーゲンへの転換速度を上昇させたりして，糖質貯蔵を促進する．もう1つのホルモンはグルカゴンで，α細胞から分泌される．グルカゴンは，インスリンと拮抗的に，血糖値を上昇させる作用を持つ．δ細胞はソマトスタチンを分泌し，ソマトスタチンはα細胞やβ細胞の機能調節に関与する．

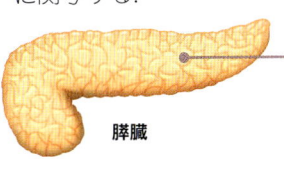

膵臓

膵島
消化酵素を産生する腺房細胞に囲まれて小さな膵島が存在しており，これにはα，β，δという3種類の細胞が含まれている．δ細胞から分泌されるソマトスタチンはインスリンやグルカゴン合成の調節にかかわる．

甲状腺と副甲状腺（上皮小体）

甲状腺は頸部正面に局在し，4個の小さな副甲状腺（上皮小体）が後方の翼状部の先端に埋まっている．甲状腺ホルモンは，体重の維持，血糖からのエネルギー供給，心拍調節など，広範囲の身体機能調節に関与する．他の内分泌腺と異なり，産生したホルモンを貯蔵することができる．副甲状腺は副甲状腺ホルモン（PTH）を産生する．PTHは，骨に作用して貯蔵してあるカルシウムを放出させたり，腸管でカルシウムの吸収を促進したり，腎臓からのカルシウムの排泄を抑制したりして，血中カルシウム濃度を上昇させる．

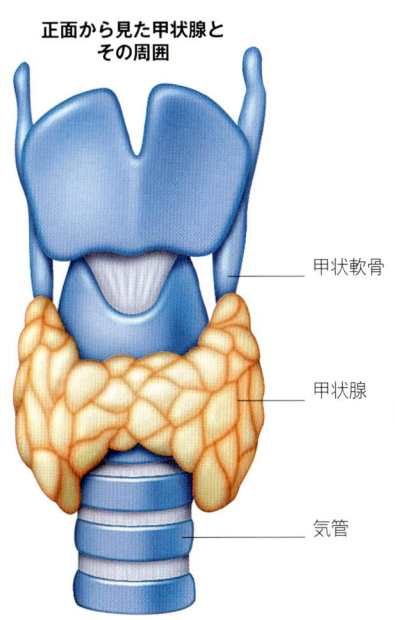

正面から見た甲状腺とその周囲
甲状軟骨／甲状腺／気管

背面
上副甲状腺／下副甲状腺

甲状腺
甲状腺は蝶ネクタイのような形をしており，前方で気管をまたぐようにして局在する．球状にかたまりを形成している濾胞細胞が，サイロキシン（T4）やトリヨードサイロニン（T3）を産生する．これらの甲状腺ホルモンは身体のエネルギー代謝調節にはたらく．

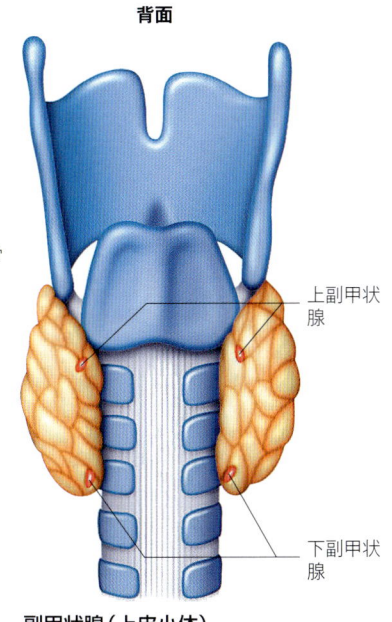

副甲状腺（上皮小体）
副甲状腺は小さく，気管の背部に位置した甲状腺の右葉および左葉の後方端に局在している．通常は4個あるが，その数は時に異なることがある．また，局在部位にも個人差がある．

副腎

内側の髄質と外側の皮質が，それぞれ異なるホルモンを分泌する．副腎皮質ホルモンはステロイドホルモン（p.108参照）で，糖質・脂質・タンパク質などの物質代謝に関係するコルチゾールなどの糖質コルチコイド，塩分や電解質代謝を調節するアルドステロンなどの電解質コルチコイド，卵巣や精巣に作用する副腎アンドロゲンなどがある．髄質は皮質とは異なる内分泌腺として機能している．交感神経系からの入力を受け，アドレナリンなどの「闘争と逃亡」のためのホルモンを分泌する．

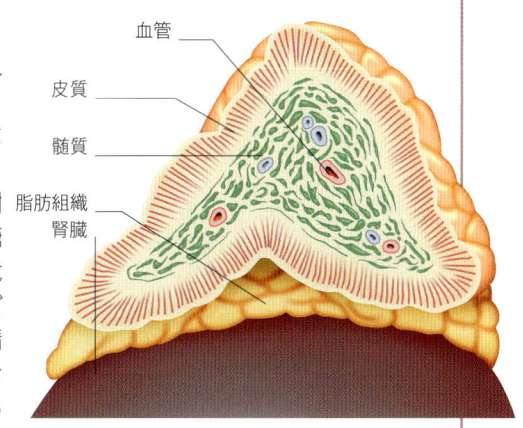

副腎の解剖
それぞれの副腎は，丈の低い円錐形またはピラミッド形をしており，脂肪組織に保護され，腎臓の上部に局在する．副腎は皮質と髄質の2つの部位で構成されている．皮質は副腎全体の10分の9を占め，3つの層からなる．髄質には神経線維と血管が存在する．

副腎ホルモン

副腎皮質ホルモンは，生体の内部環境を整え維持する（ホメオスタシス）ための調節系に関与しており，生命維持に不可欠である．一方，髄質ホルモンは身体のストレス反応に関与する．

アルドステロン	皮質の最外層から分泌される．尿へのナトリウム排泄抑制とカリウム排泄促進を介して，血液量と血圧維持に関与する．
コルチゾール	皮質の中層から分泌される．脂質，タンパク質，炭水化物および電解質の代謝を調節する．また，炎症反応の抑制に関与する．
副腎アンドロゲン	皮質の内層から分泌される．男性では精子形成に関与し，女性では体毛の分布に関与する．副腎皮質刺激ホルモンにより調節される．
アドレナリンとノルアドレナリン	これらの副腎髄質ホルモンは交感神経系とともにはたらき，心拍数や血圧を上昇させ，炭水化物代謝を促進して，活動性上昇に身体を適応させる作用を持つ．

性腺および性ホルモン

最も主要な性腺は，女性では卵巣，男性では精巣である．性腺で合成される性ホルモンは卵子や精子の形成を刺激するとともに，胎児の男性化や女性化に関与する．出生後，思春期までは血中濃度は低く保たれる．思春期になると，男性ではテストステロンなどアンドロゲン（男性ホルモン）の精巣からの分泌が増加し，女性では卵巣からのエストロゲンやプロゲステロンの分泌が増加する．

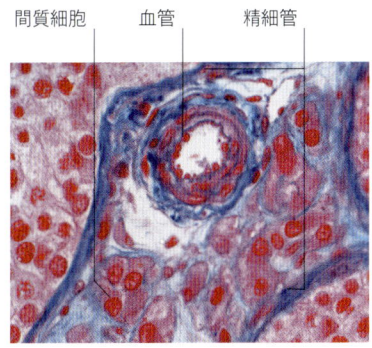

テストステロンの産生部位
この顕微鏡写真でピンク色に染色されているのが精巣の間質細胞で，テストステロンを分泌する．これらの間質細胞は，精細管相互の間の結合組織に局在する．

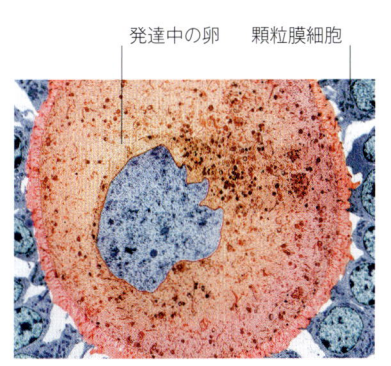

エストロゲンの産生部位
この電子顕微鏡写真では，卵巣における，顆粒膜細胞（青色）に囲まれた発達中の卵（ピンク色）を示している．これらの顆粒膜細胞がエストロゲンを産生する．

ホルモンの作用機構

ホルモンは，標的細胞内の化学反応を変化させる．ただし，細胞内で新たな生化学的反応を誘発するわけではなく，反応速度の調節を行う．それぞれのホルモンは，それぞれ異なる機構で分泌刺激を受ける．

ホルモン分泌の引き金

それぞれの内分泌腺において，ホルモンは異なる分泌刺激を受けて放出される．あるものでは，血中の物質（遊離カルシウムイオンなど）により直接フィードバック調節を受け，ホルモン分泌が変化する（下図参照）．また，視床下部－下垂体系のように，他のホルモンを介するフィードバックシステムによって調節される場合もある．副腎には2つの異なる分泌刺激系がある．外層の皮質からのホルモン分泌は，視床下部ホルモンの刺激により下垂体から分泌される副腎皮質刺激ホルモン（ACTH）により調節されている．内層の髄質では，視床下部から末梢神経を介した神経刺激によってホルモン分泌が刺激される．

血管
血中カルシウム濃度を検出する

甲状腺
カルシトニンが血中カルシウム濃度を下げる

副甲状腺（上皮小体）
副甲状腺ホルモンが血中カルシウム濃度を上昇させる

ホルモン分泌

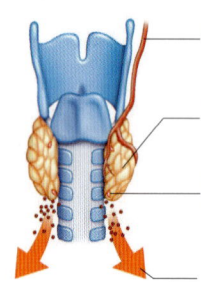

血中濃度変化による分泌調節
血中カルシウム濃度低下により甲状腺からのカルシトニン分泌が抑制され，副甲状腺からの副甲状腺ホルモン分泌が刺激される．その結果，血中カルシウム濃度は上昇する．

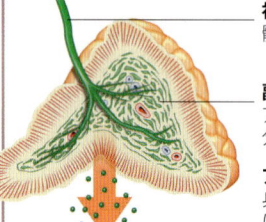

神経線維
髄質を刺激する

副腎髄質
アドレナリンを分泌する

アドレナリン分泌
身体の活動性上昇に備える

神経支配
副腎髄質は，交感神経系を介して視床下部から神経入力を受ける．

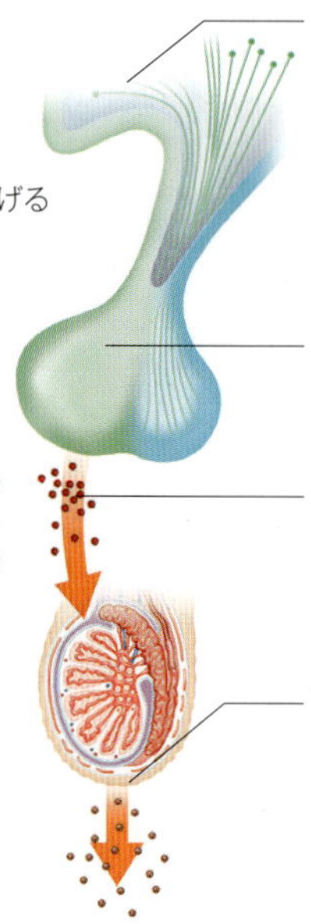

視床下部
性ホルモンの血中濃度を感知する細胞から情報を受け，ゴナドトロピン放出ホルモンを分泌する

下垂体
刺激を受けて，性腺刺激ホルモン（ゴナドトロピン）を分泌する

ゴナドトロピン
黄体形成ホルモン（LH）および卵胞刺激ホルモン（FSH）がある

性腺（図は精巣）
刺激を受け，性ホルモン（男性ではおもにテストステロン，女性では卵巣からおもにエストロゲン）が分泌される

視床下部による下垂体の調節
性ホルモンの血中濃度が低下すると，ゴナドトロピン放出ホルモン（GnRH）が視床下部から分泌され，下垂体へ到達する．それにより性腺刺激ホルモンが分泌されて，性腺の機能が上昇する．

松果体ホルモンの分泌

松果体はエンドウ豆大で，視床のすぐ後ろ側，脳のほぼ中央に位置している．松果体は，睡眠－覚醒周期と24時間の日内リズム形成に関与する．分泌は夜間（暗所）において促進され，網膜で感知された光刺激が神経線維を介し松果体へ伝わると抑制される（pp.18-19参照）．暗所ではこの抑制効果が消失し，松果体は睡眠誘導ホルモンであるメラトニンを分泌する．

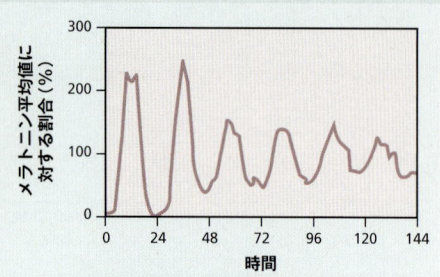

メラトニンの血中濃度
循環血液中のメラトニン濃度は，夜間もしくは暗所で増加する．明暗周期によりホルモン分泌の上昇や低下が生じる．

ホルモンの作用機構

化学的に，ホルモンは2種類に分けられる．タンパク質やアミノ酸からなるものと，ステロイド分子からなるものである．作用メカニズムは異なるものの，どちらもある物質の合成速度を変化させるように機能する（合成酵素の生成や活性を調節する）という点では，共通する機能を持つと言える．標的細胞においては，これらの2種のホルモンは異なる機構で作用する．タンパク質やアミン類ホルモンは，細胞表面に固定された受容体に作用する．一方，ステロイドホルモンは，細胞内の可動性のある受容体に作用する．

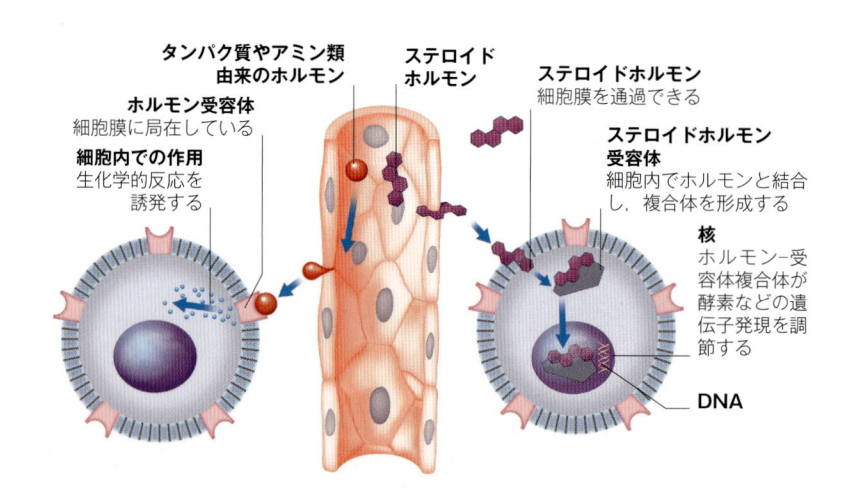

タンパク質やアミン類由来のホルモン

ホルモン受容体 細胞膜に局在している

細胞内での作用 生化学的反応を誘発する

ステロイドホルモン
細胞膜を通過できる

ステロイドホルモン受容体
細胞内でホルモンと結合し，複合体を形成する

核
ホルモン－受容体複合体が酵素などの遺伝子発現を調節する

DNA

タンパク質やアミン類由来のホルモン
タンパク質やアミン類由来のホルモンは水溶性であり，脂質の多い細胞膜を通過することができない．これらのホルモンは細胞膜にある受容体に結合し，細胞の生化学的反応を調節する酵素を活性化する．

ステロイドホルモン
ステロイドホルモンは脂溶性で，細胞膜を通過して細胞質へ移動できる．そこで受容体と結合し，核へと移動する．核内で，このホルモン－受容体複合体により，生化学的反応を促進する酵素の遺伝子発現などが促進される．

フィードバック調節機構

血液中のホルモン濃度は，フィードバック機構またはフィードバックループと呼ばれるシステムによって調節されている．このシステムは，サーモスタットがセントラルヒーティングシステムを調節するのとほぼ同様の機構により機能している．血中を循環したり，血中に分泌されたりしたある特定のホルモンの濃度が，検出され，コントロール装置へとその情報が伝わる．多くのホルモンでは，そのコントロール装置は脳に局在する視床下部－下垂体系である．下図に甲状腺ホルモンを例として示した．あるホルモンの血中濃度が正常値以上になった場合，コントロール装置はホルモン合成を減らすように機能する．同様に，ホルモン濃度が下がった場合にもコントロール装置が作動して，ホルモン濃度が必要なレベルまで上がるように合成を増加させる．

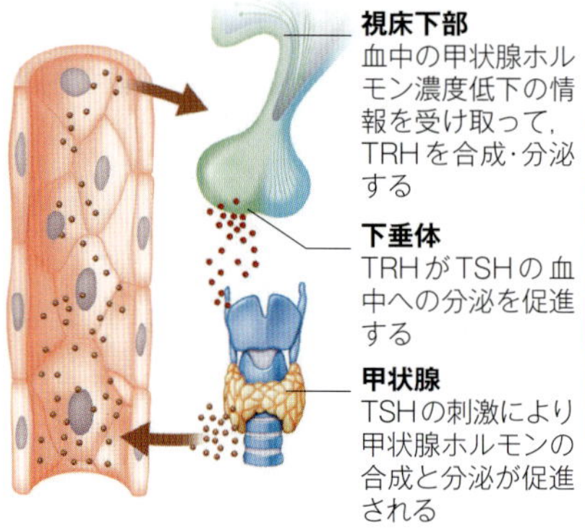

視床下部
血中の甲状腺ホルモン濃度低下の情報を受け取って，TRHを合成・分泌する

下垂体
TRHがTSHの血中への分泌を促進する

甲状腺
TSHの刺激により甲状腺ホルモンの合成と分泌が促進される

甲状腺ホルモンの血中濃度上昇機序
甲状腺ホルモンの血中濃度が低下すると，視床下部は甲状腺刺激ホルモン放出ホルモン（TRH）を合成・分泌する．TRHにより，下垂体で甲状腺刺激ホルモン（TSH）の分泌が促進される．

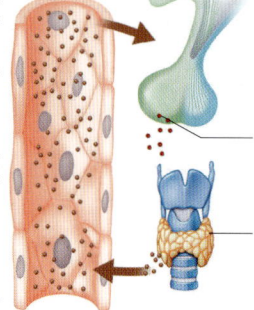

視床下部
甲状腺ホルモンの血中濃度上昇を感知し，TRHの合成・分泌を減少させる

下垂体
血中へのTSH分泌が減少する

甲状腺
ホルモンの合成が減少する

甲状腺ホルモン血中濃度低下の機序
血中に高濃度に存在する甲状腺ホルモンにより，負のフィードバック作用で視床下部のTRH合成・分泌が減少する．それにより下垂体のTSH分泌も減少し，結果，甲状腺ホルモンの合成が減少する．

ホルモン分泌の異常

ホルモンの中には，たくさんの臓器に対して多様な作用を持つものがある．したがって，ホルモン分泌の異常は，全身にわたる異常を生じることがある．「亢進症」とはホルモンの分泌過多により標的を異常に活性化してしまうことである．一方，「低下症」はホルモンの作用が低下している状態である．自己免疫疾患や血流の遮断による内分泌腺の障害によって，これらの異常が生じることがある．

下垂体腫瘍

下垂体は多くのホルモンを分泌し，また多くの内分泌腺の機能を調節している．したがって，下垂体の異常は多岐にわたる障害をもたらす．

下垂体は内分泌系で中心的な役割を担っているため，下垂体の腫瘍は多様な症状を引き起こす．下垂体腫瘍は下垂体のどこからでも発生するが，前葉由来のものが多い（悪性ではない）．一例が，成長ホルモン（GH）を過剰に分泌する腫瘍である．GHの過剰により，顔面骨や手足の骨，そして舌などの組織の異常成長が生じる．また体毛が粗雑になり，声が低くなる．この状態は先端巨大症と呼ばれる．また，プロラクチンを過剰に産生したり，副腎皮質を過剰に刺激したりする腫瘍もある（右参照）．

プロラクチン産生腫瘍

下垂体腫瘍の約40％がプロラクチン産生腫瘍である．この腫瘍は前葉に発生してゆっくりと増殖し，悪性にはならないが，過剰のプロラクチンを分泌する．通常，このホルモンは妊娠時の乳房の発達や分娩後の乳汁合成を促進する．出現する症状は，女性では生理不順や不妊，男性では乳房の発育や勃起障害（インポテンス）などである．また，性欲の低下と乳頭からの乳汁分泌も生じる．ほとんどの場合，服薬によって腫瘍を縮小させ，プロラクチン分泌を低下させることができる．効果がない場合は手術や放射線治療が必要になる．

下垂体腫瘍
腫瘍の腫大に伴い下垂体の直上を通過する視神経が圧迫され，頭痛や，視野の一部欠損などの視覚障害を生じることがある．

- 前大脳動脈
- 圧迫された視神経
- 下垂体腫瘍：腫瘍の上にある視神経が圧迫されている
- 下垂体：正常に機能しなくなることがある
- 下垂体
- 頭蓋骨

クッシング症候群

この特徴的な症候群は，副腎皮質ステロイドホルモンの作用が過剰になるために生じる．

副腎皮質ステロイドホルモンは，代謝率や塩分・水分バランス，血圧などを調節している．クッシング症候群ではこのホルモンの分泌調節が障害され分泌過剰となる．そのため，顔が丸くなって赤みを帯び，体重が増加し，体毛が増え，月経不順または無月経となり，筋力が低下し，抑うつ状態となるなどの症状が出る．最も主要な原因は副腎皮質ステロイド薬の長期間にわたる経口摂取で，内因性の副腎皮質ホルモン作用を相加的に上昇させるために生じる．それ以外には，副腎皮質ステロイドホルモンを産生する副腎腫瘍や，副腎皮質刺激ホルモンを分泌する下垂体腫瘍などが原因となる．

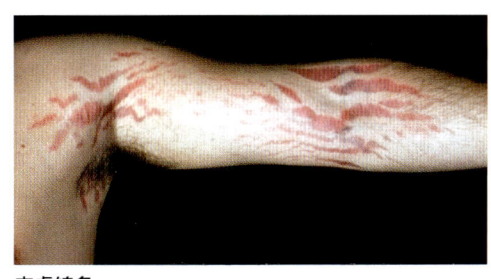

皮膚線条
クッシング症候群の特徴的な症状として，皮膚が傷つきやすくなり赤色や赤紫色の線条が生じることがある．特に腹部に目立つが，それ以外に大腿や腕にも生じる．

甲状腺機能亢進症

甲状腺ホルモンは生体代謝により産生されるエネルギーの消費速度を調節するはたらきがあり，甲状腺ホルモンが過剰になると，代謝を「スピードアップ」させる．

甲状腺機能亢進症の3分の2はバセドウ病が原因である．この疾患は自己免疫疾患で，抗体が甲状腺を刺激し，過剰に甲状腺ホルモンを産生させる．最もよくみられるホルモン分泌異常症であり，特に20-50歳台の女性に多い．血中甲状腺ホルモン濃度の上昇により代謝率が上昇し，エネルギー消費の増加によって体重が減少する．また，心拍は速く不整となり，手指のふるえ（振戦），発汗，不安，不眠，筋力低下，排便の増加などを生じる．腫大した甲状腺は頸部の隆起（甲状腺腫）として観察される．甲状腺機能は薬物によりコントロールできる．

バセドウ病
バセドウ病による甲状腺機能亢進症により，眼球の突出が生じることがある．そのために目を見開いたような容貌になり，また時に目のかすみを生じることがある．

- 正常／正常な目：眼球は眼窩内に収まっている
- 異常／眼球突出：眼球が前方へ押し出され，異常に突出してくる
- 正常な眼球の位置
- 腫大した組織：眼球を圧迫し押し出している

甲状腺機能低下症

この病態では甲状腺ホルモンの分泌が減少し，そのために身体機能が徐々に低下する．

甲状腺機能低下症では，甲状腺ホルモン（トリヨードサイロニンやサイロキシン）の合成が減少する．これらのホルモンは多くの代謝過程の速度を調節しているため，その欠乏により身体機能が低下する．結果として，疲労感，体重増加，腸管活動の低下と便秘，顔や眼瞼のむくみ，皮膚の肥厚，脱毛，声のかすれ，寒冷耐性の低下などの症状が生じる．通常，橋本病と呼ばれる自己免疫性の甲状腺炎が原因となる．橋本病では，抗体が誤って自身の甲状腺を破壊する．家族性の発症もしばしばみられ，高齢者ほど多い．甲状腺は頸部にあり，塊状に腫大する（甲状腺腫）．これよりも頻度としては少なく発展途上国で多くみられるのは，食物中の電解質ヨードの欠乏による機能低下症である．また，さらにより少ない頻度ではあるが，下垂体腫瘍により下垂体が障害されて起こる機能低下症もある．これらの甲状腺機能低下症の治療には，合成甲状腺ホルモンが用いられる．

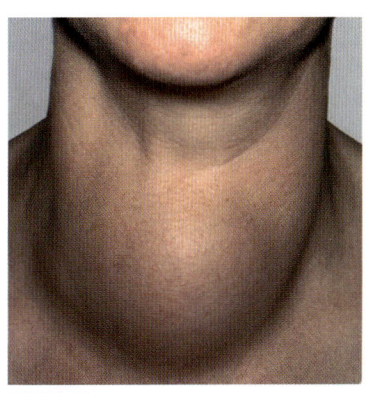

甲状腺腫
甲状腺の腫大（甲状腺腫）は，甲状腺炎，甲状腺機能亢進症や低下症，もしくは甲状腺がんなどにより生じる．

糖尿病

身体の主要なエネルギー源はグルコースである．グルコースはインスリンというホルモンの助けを借りて，血中から細胞へ吸収される．糖尿病ではこの過程が正しく作用しないため細胞は十分なグルコースを摂取できず，多量のグルコースが血中に残る．糖尿病には2つの主要な病型（1型および2型）がある．それ以外に，妊娠糖尿病が妊娠時に生じることがある．

血糖値の調節

必要量のエネルギーを正確に細胞へ供給するために，身体は血糖値を常に調節する必要がある．

消化の際，身体は食物や飲料より栄養分を分解し，エネルギー源や自己修復のための物質を作らなければならない．主なエネルギー源はグルコース（血糖）で，血流を介して細胞へ輸送される．過剰のグルコースは肝臓に蓄積され，必要に応じて再利用される．血糖値は常に一定になるように調節される．血糖値が低いと，細胞は必要量のエネルギーを受け取ることができない．血糖値の調節は，膵臓のランゲルハンス島と呼ばれる場所に存在する2種類の細胞から放出されるホルモンにより調節される．β細胞は血糖値を低下させるインスリンを分泌し，α細胞は血糖値を上昇させるグルカゴンを分泌する．

β細胞 インスリンを産生する
α細胞 グルカゴンを産生する

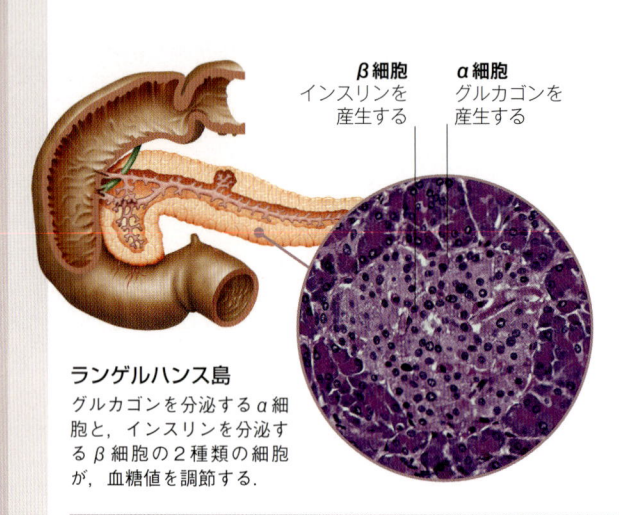

ランゲルハンス島
グルカゴンを分泌するα細胞と，インスリンを分泌するβ細胞の2種類の細胞が，血糖値を調節する．

血糖値が高い時
食後は常に，食塊中のグルコースが吸収されることにより血糖値が上昇する．血糖値上昇により膵臓のβ細胞が刺激され，インスリンが分泌される．インスリンにより，過剰のグルコースはグリコーゲンや脂肪酸として貯蔵され，その結果，血糖値は空腹時の値に戻る．

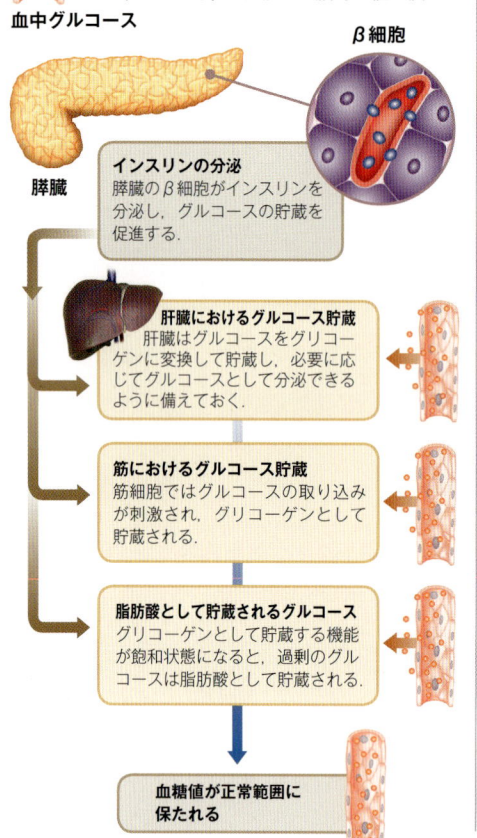

血中グルコース **β細胞** **膵臓**

インスリンの分泌
膵臓のβ細胞がインスリンを分泌し，グルコースの貯蔵を促進する．

肝臓におけるグルコース貯蔵
肝臓はグルコースをグリコーゲンに変換して貯蔵し，必要に応じてグルコースとして分泌できるように備えておく．

筋におけるグルコース貯蔵
筋細胞ではグルコースの取り込みが刺激され，グリコーゲンとして貯蔵される．

脂肪酸として貯蔵されるグルコース
グリコーゲンとして貯蔵する機能が飽和状態になると，過剰のグルコースは脂肪酸として貯蔵される．

血糖値が正常範囲に保たれる

血糖値が低い時
数時間食事を摂取しないと，血糖値は低下する．血糖値低下が膵臓のα細胞を刺激し，グルカゴンが分泌される．グルカゴンは体内の貯蔵部位からのグルコースの分泌を促進し，血糖値は上昇する．

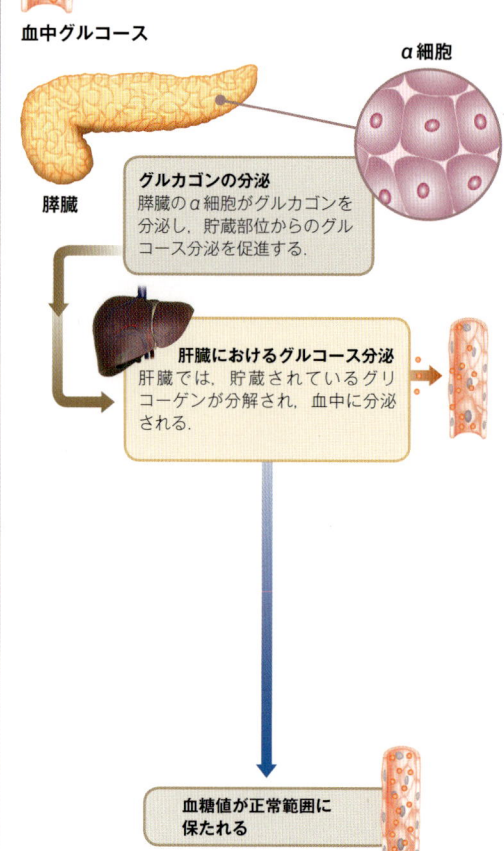

血中グルコース **α細胞** **膵臓**

グルカゴンの分泌
膵臓のα細胞がグルカゴンを分泌し，貯蔵部位からのグルコース分泌を促進する．

肝臓におけるグルコース分泌
肝臓では，貯蔵されているグリコーゲンが分解され，血中に分泌される．

血糖値が正常範囲に保たれる

1型糖尿病

1型糖尿病は，膵臓β細胞の破壊により，インスリンの分泌がごく少量しかない，もしくはまったくないために生じる．

1型糖尿病発症には自己免疫機転（pp.168-169参照）が関与しており，免疫系がβ細胞を非自己と誤認し，破壊してしまう．原因は明らかではないが，膵臓のウイルス感染や炎症により引き起こされる可能性がある．通常，小児期や若年期に急激に発症する．口渇，空腹感，多尿，疲労感，眼のかすみ，そして体重減少などの症状が生じる．治療しないとケトン体と呼ばれる酸性物質が血中に過剰に蓄積し，ケトアシドーシス（代謝性アシドーシス）を引き起こす．このような状態になった場合，早急に治療を受ける必要があり，無処置の場合は昏睡状態に陥る可能性がある．また，慢性的な合併症が生じる場合もある（2型糖尿病の項参照）．治療は定期的なインスリン注射が主体となる．根治療法はなく，膵臓移植により症状は改善するが，拒絶反応を防ぐために免疫抑制剤の服用を継続する必要がある．

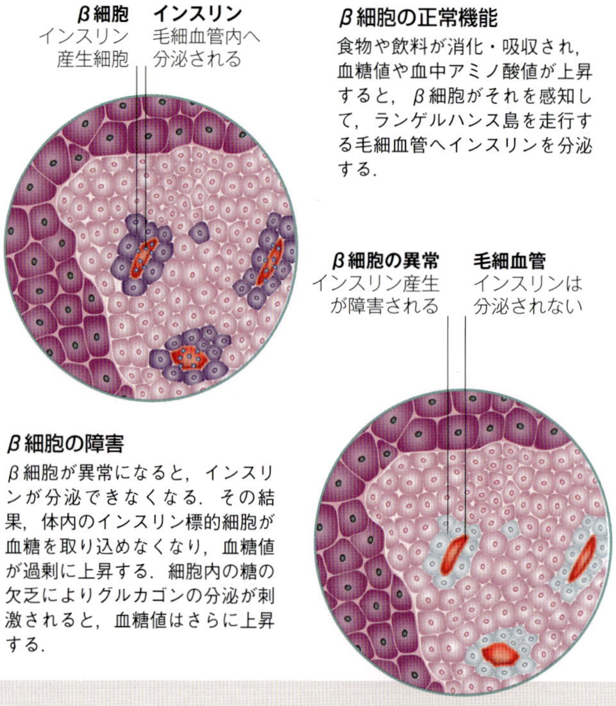

β細胞 インスリン産生細胞
インスリン 毛細血管内へ分泌される

β細胞の正常機能
食物や飲料が消化・吸収され，血糖値や血中アミノ酸値が上昇すると，β細胞がそれを感知して，ランゲルハンス島を走行する毛細血管へインスリンを分泌する．

β細胞の異常 インスリン産生が障害される
毛細血管 インスリンは分泌されない

β細胞の障害
β細胞が異常になると，インスリンが分泌できなくなる．その結果，体内のインスリン標的細胞が血糖を取り込めなくなり，血糖値が過剰に上昇する．細胞内の糖の欠乏によりグルカゴンの分泌が刺激されると，血糖はさらに上昇する．

インスリン療法

体内で合成できなくなったインスリンを補充するため，インスリンの注射が行われる．インスリン注射は体内のインスリン分泌パターンを再現するように行われる．短時間作用型のインスリンは食前に投与し，グルコース摂取に対応して高濃度になるようにする．長時間作用型のインスリンは1日1回ないしは2回投与し，インスリンの基礎濃度を一定に保つようにする．

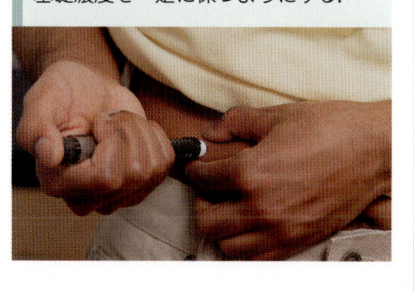

2型糖尿病

最も一般的な糖尿病である2型糖尿病は，標的細胞がインスリン作用に抵抗性を持つようになったり，体型に見合うだけのインスリンが分泌できなくなったりした場合に生じる．

2型糖尿病では，膵臓はインスリンを分泌することができる．しかし，必要なだけのインスリンを分泌したり，分泌されたインスリンに十分反応したりすることができない．原因は不明だが先天的に糖尿病的な体質を持つこともある．2型糖尿病は肥満に伴って生ずることも多く，食物が溢れた現代社会では大きな問題となっている．病態はゆるやかに進行する．最初は，口渇，疲労感，および頻回の排尿などで発症することが多い．しかし，数年にわたり気づかれず，合併症がもとで発見されることもある．持続的な高血糖は身体の微細な血管に損傷を与える．また，2型糖尿病患者は，高コレステロール血症や動脈硬化（p.122参照），高血圧を発症しやすい．健康的な食事と継続的な運動，そして日々の血糖値測定により状態を改善することができる．しかし，インスリン分泌を促進し，細胞のグルコース取り込みを促進するため，服薬が必要になることもある．

網膜症
網膜において毛細血管が傷害されると，新生血管が過剰に発達し，視覚に障害が生じる

腎症
腎臓の毛細血管障害により腎機能に異常が生じる

冠動脈性心疾患
動脈硬化により生じることが多く，糖尿病があると通常より若年で発症しやすい

神経症
神経線維への血流低下により，神経線維が傷害を受ける

細小血管障害
血管壁が厚くなり，組織への酸素の供給が制限される

足病変
血流の低下と知覚障害により，皮膚の潰瘍と壊死が生じる

糖尿病の合併症
糖尿病が長期にわたりコントロール不良となった場合に生じる合併症を図に示している．

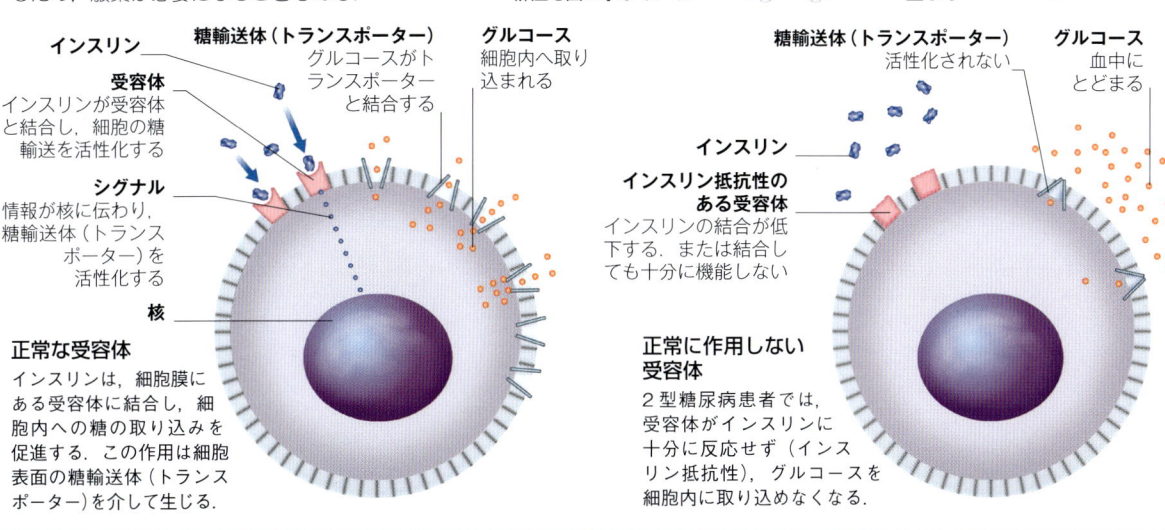

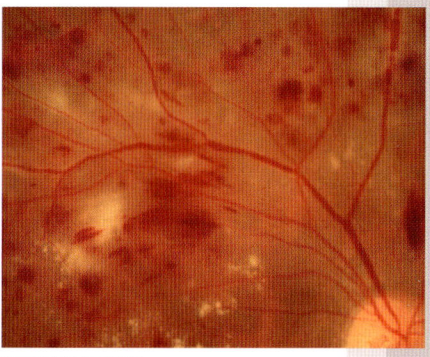

妊娠糖尿病

このタイプの糖尿病は，妊娠女性約50人に1人の割合で発症する．肥満傾向，30歳以上，家族歴に糖尿病のある場合などが発症しやすい．胎盤から分泌されるホルモンの一部に抗インスリン作用を有するものが存在し，この作用を打ち消すだけのインスリンを分泌できなければ，血糖値が上昇し，妊娠糖尿病が発症する．症状には，疲労感，口渇，多尿，および膣炎や膀胱炎の合併などがある．糖尿病がコントロールされないと，胎児が巨大化し，分娩が困難になる．診断は尿検査による尿糖の有無で行う．妊娠糖尿病は低カロリー食でコントロールでき，多くが出産後に消失するが，出産から数年後に2型糖尿病を発症する場合もある．

インスリン
受容体
インスリンが受容体と結合し，細胞の糖輸送を活性化する

糖輸送体（トランスポーター）
グルコースがトランスポーターと結合する

グルコース
細胞内へ取り込まれる

シグナル
情報が核に伝わり，糖輸送体（トランスポーター）を活性化する

核

正常な受容体
インスリンは，細胞膜にある受容体に結合し，細胞内への糖の取り込みを促進する．この作用は細胞表面の糖輸送体（トランスポーター）を介して生じる．

糖輸送体（トランスポーター）
活性化されない

グルコース
血中にとどまる

インスリン
インスリン抵抗性のある受容体
インスリンの結合が低下する．または結合しても十分に機能しない

正常に作用しない受容体
2型糖尿病患者では，受容体がインスリンに十分に反応せず（インスリン抵抗性），グルコースを細胞内に取り込めなくなる．

糖尿病性網膜症
この図は，障害された網膜の血管（糖尿病性網膜症）を示す．しみのように見えるのは，動脈瘤と血管から漏出した血液である．

肥満

過剰な体脂肪の蓄積は，肥満と呼ばれる．通常は過食と運動不足により生じる．肥満症はおもに先進国で大きな問題となっていたが，現在では世界中で増加傾向にある．肥満は多くの重篤な疾患の原因となる．代表的なものに，動脈壁への脂肪沈着による冠動脈性心疾患（p.122参照）や脳卒中（p.94参照），2型糖尿病（上の項参照）などがある．特に腹部内臓周囲に過剰な脂肪が沈着している場合，発症の可能性が増加する．それ以外に，乳がんや大腸がんなどの可能性も増加する．過剰な体重は筋や関節に負担をかけ，顔や頸部の脂肪は睡眠中の呼吸を妨げる．肥満の評価法の1つに，BMI（body mass index）がある．この指数をもとに，体格から求めた標準体重よりも20％以上重い場合に，肥満と定義される．しかし，BMIは骨格や筋の割合を除外できないため，筋肉質の場合，過体重とされてしまうこともある．もう1つの有効な基準はウエスト周囲径の測定である．日本では，男性で85，女性で90 cmの周囲径ならば内臓脂肪蓄積の可能性があるとされる．

過剰な体脂肪
体脂肪は，皮膚直下に蓄積することもあれば（皮下脂肪），腹腔内に蓄積することもある（内臓脂肪）．脂肪の分布には一部性差がある．男性では腹部周囲や内臓に脂肪が蓄積しやすく，女性では腰や大腿，殿部に蓄積しやすい．

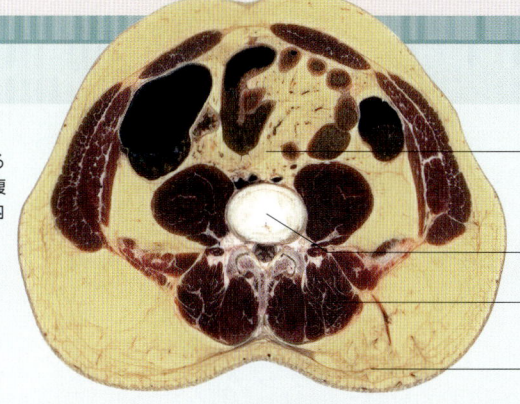

内臓脂肪
腹腔や臓器の周囲に蓄積している

脊柱

背筋

皮下脂肪
皮膚の直下に蓄積している

腹部の横断図

過体重 BMI 25以上
理想体重 BMI 20-25
低体重 BMI 20以下

BMI（body mass index）
BMIは，体型に見合った体重かどうかを判定するために用いられ，その数値は，体重[kg]/(身長[m])^{2}で表される．理想的な値は20から25の範囲（左図で赤色で示した範囲）である．BMIが25以上なら過体重，30以上なら肥満となる．BMIが20以下なら低体重である．（訳注：日本においては，BMI 18.5以上25未満を正常，25以上を肥満，18.5未満を低体重としている．）

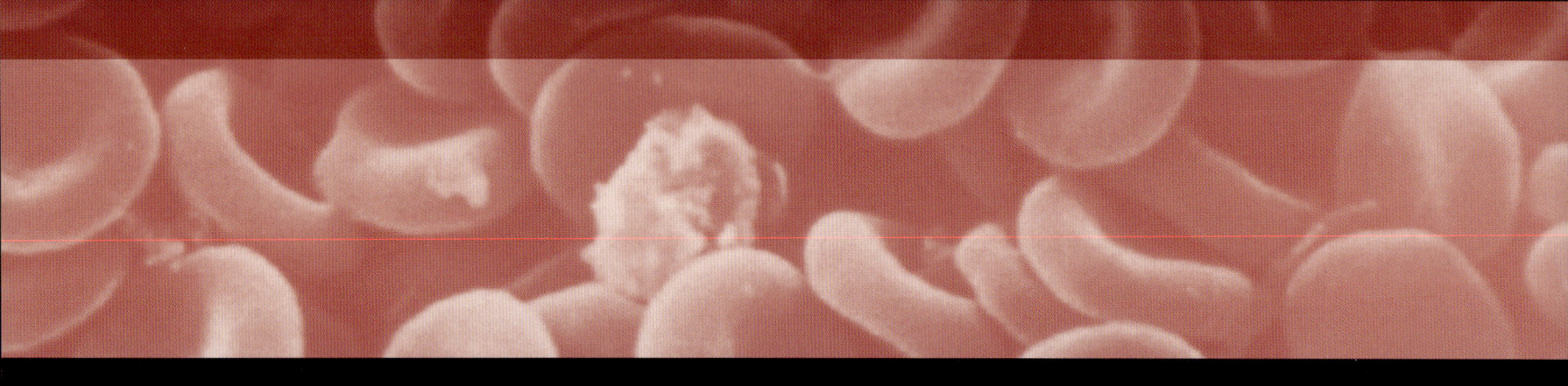

律動的に収縮を繰り返す心臓，拍動している血管，傷口から流れ出てくる血液——心臓血管系は，人間の機能発現に深く関係している．身体の全ての部位が，生命を与える血液が常に一定に流れてくる，ということの恩恵を受けている．この生命維持のためにこの上なく重要な心臓は，ほとんどが筋でできている．酷使されれば心臓は弱り，それ自身への血液供給が障害されることがある．心臓や循環器系の障害は，喫煙や，肥満をもたらす過剰な食事，身体の機能が正常にはたらかなくなるほどの運動不足，などといった不摂生や過剰摂取により引き起こされる．

心臟血管系

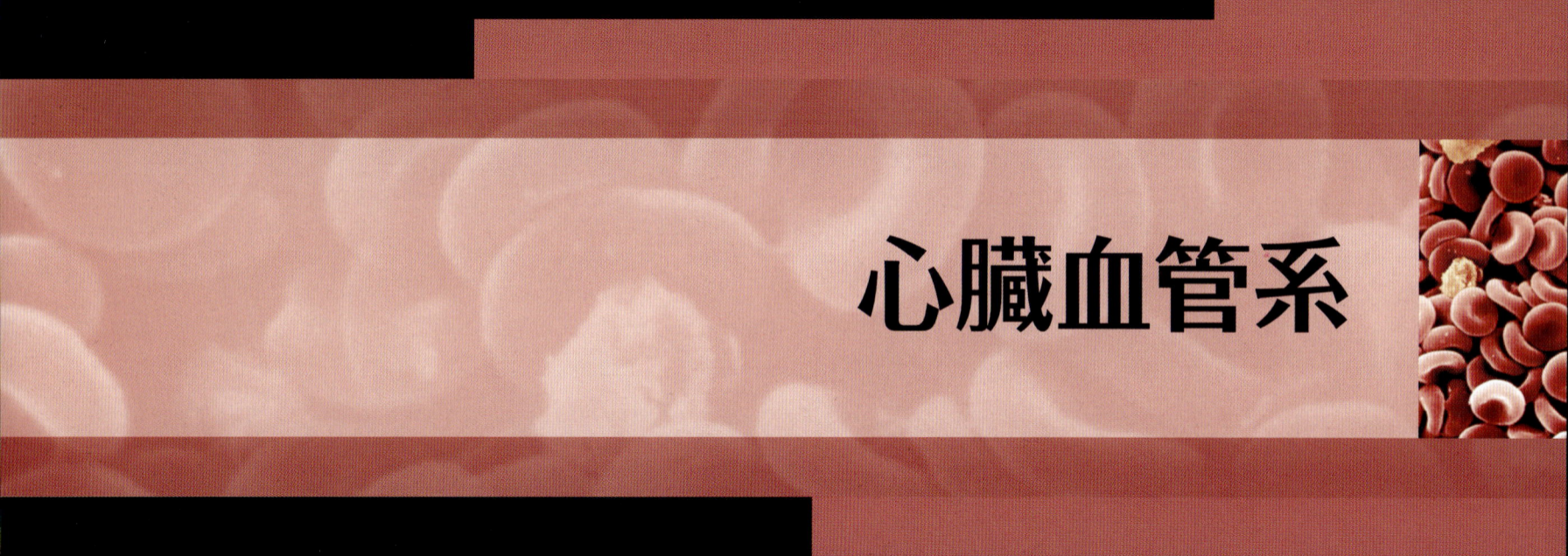

心臓血管系の解剖

循環器系（あるいは心臓血管系）は、酸素と栄養素を全身の細胞に運搬し、またそれらの細胞からCO_2やその他の老廃物を除去する役目を担っている。神経系やリンパ系と同様に、循環系のネットワークは身体の全ての部位に広がっている。

心臓血管系は、心臓、血管、および血液からなっている。心臓の運動は愛や勇気のような感情に大いに影響を受けるが、心臓は筋でできた単なるポンプにすぎない。心臓の規則的な拍動により、血液は動脈と呼ばれる弾力性のある管に送られる。さらに、動脈が枝分かれして細くなった血管の中を通って、酸素を豊富に含んだ血液が身体中に送られる。動脈は最後には毛細血管に枝分かれする。毛細血管の壁は薄く、酸素や栄養素、電解質などは、血管壁を通り抜けて細胞や組織に達する。排出された老廃物は結合してより大きな血管となり、最後には合して再び心臓へ血液を戻す。静脈となって、毛細血管は結む血液を運ぶ血管（通常は静脈）を青色で、酸素を豊富に含んだ血液を運ぶ血管（通常は動脈）を赤色で示している。この入り組んだネットワークの長さは15万kmにもなり、これは地球4周分の長さに相当する。

- 側頭動脈
- 顎動脈
- 顔面動脈
- 総頚動脈
- 腋窩動脈

- 上腕動脈（赤色）
- 肺静脈
- 胃動脈
- 総肝動脈
- 総腸骨動脈
- 尺骨動脈
- 橈骨動脈
- 骨間動脈
- 外側大腿回旋動脈

- 大脳静脈または矢状静脈洞
- 浅側頭静脈
- 眼角静脈
- 顔面静脈

- 内頚静脈
- 外頚静脈
- 下甲状腺静脈

- 鎖骨下静脈
- 腋窩静脈
- 上大静脈
- 大動脈弓
- 橈側皮静脈
- 肺静脈（青色）
- 心臓
- 上腕静脈
- 下行大動脈
- 胃動脈
- 下大静脈
- 尺側皮静脈
- 上腸間膜静脈
- 尺骨静脈
- 橈骨静脈
- 総腸骨静脈

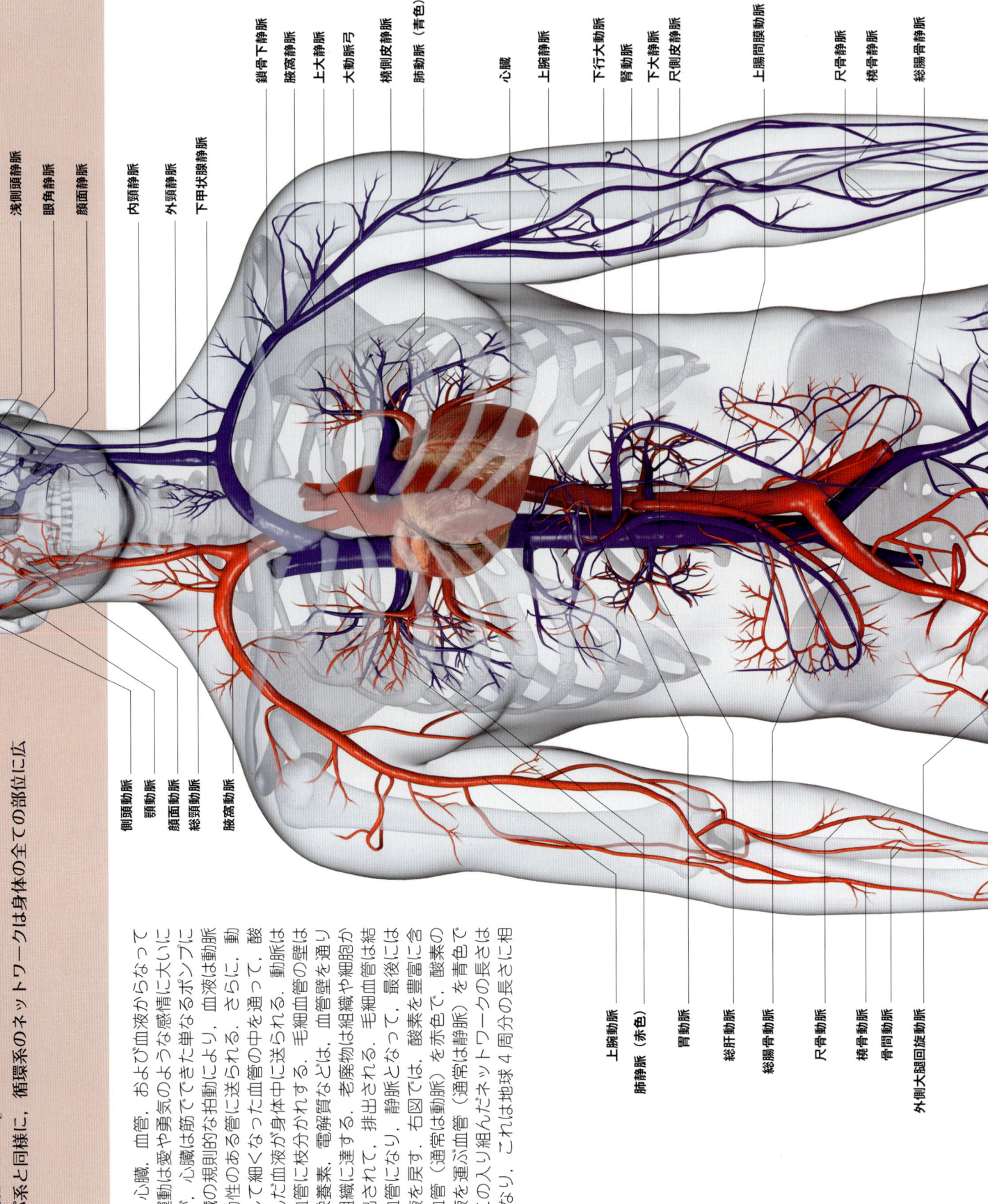

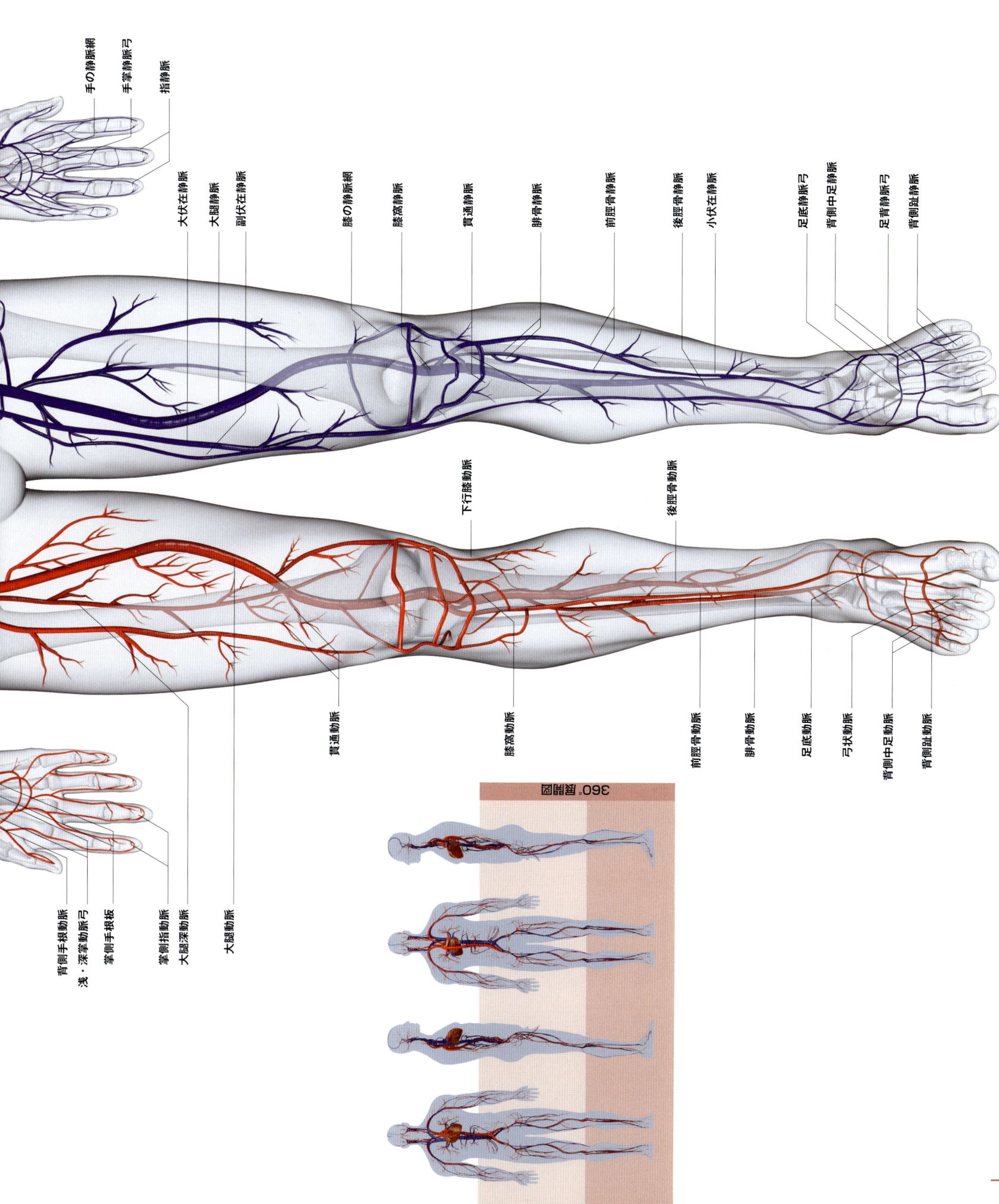

- 手の静脈網
- 手掌静脈弓
- 指静脈
- 大伏在静脈
- 大腿静脈
- 副伏在静脈
- 膝の静脈網
- 膝窩静脈
- 貫通静脈
- 腓骨静脈
- 前脛骨静脈
- 後脛骨静脈
- 小伏在静脈
- 足背静脈弓
- 背側中足静脈
- 足底静脈弓
- 背側趾静脈

- 下行膝動脈
- 後脛骨動脈

- 貫通動脈
- 膝窩動脈
- 前脛骨動脈
- 腓骨動脈
- 足底動脈
- 弓状動脈
- 背側中足動脈
- 背側趾動脈

- 背側手根動脈
- 浅・深掌動脈弓
- 掌側手根板
- 掌側指動脈
- 大腿深動脈
- 大腿動脈

360°周囲図

血液と血管

血液は，血漿と呼ばれる淡黄色の液体の中に，特殊に分化した細胞が浮遊しているものである．血液は酸素と栄養素を身体の細胞に届けたり，老廃物を回収したり，ホルモン類を供給したり，体温を調節するため身体の外に熱を発散したりする．さらに，感染に対する防御，および損傷の治癒にも関与している．

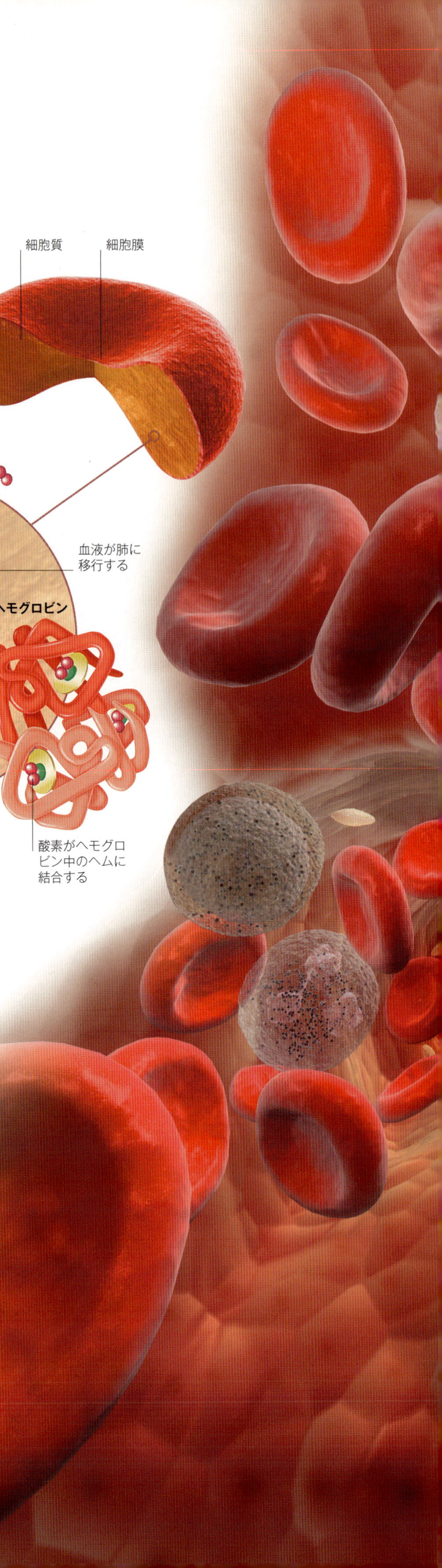

血液とは何か

血液の重さは成人の体重の約12分の1に相当し体積で約5Lになる．血液のうち約50-60%が血漿という液体からなり，細胞成分はこの中に浮遊している．血漿は，水分が90%を占め，グルコース（血糖）やホルモン類，酵素，さらに尿素や乳酸などといった老廃物を，溶解物として含んでいる．血漿はまた，アルブミン，フィブリノゲン（凝固に重要），グロブリンなどのタンパク質を含む．αおよびβ-グロブリンは，コレステロールなどの脂質の輸送を助けるはたらきをする．γ-グロブリンの大部分は，抗体として知られる生体防御物質である．血液の残りの40-50%は3種類の細胞からなる．赤血球は酸素を運搬する．好中球などの種々の白血球は，生体防御システムの一部として機能する．そして，細胞断片である血小板は，血液凝固において役割を担っている．

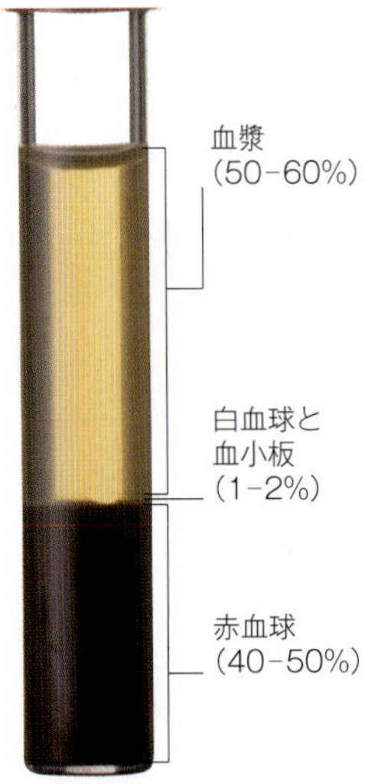

血液の組成
血液は，血漿と呼ばれる液体部分，赤血球，および少量の血小板と白血球からなる．

- 血漿（50-60%）
- 白血球と血小板（1-2%）
- 赤血球（40-50%）

赤血球の構造

各々の赤血球は，核やはっきりした内部構造を持たない両面が凹の円板で，3億のヘモグロビン分子を含む．

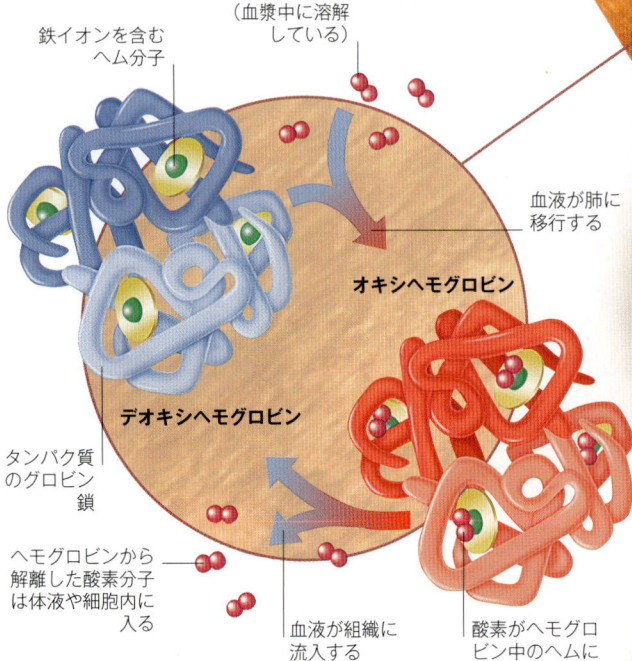

ヘモグロビンの役割

ヘモグロビンは，ヘムという鉄を豊富に含む色素と，リボン状のタンパク質鎖のグロビンからなる．肺の酸素はヘムと固く結合し，オキシヘモグロビンを形成する．この結合した形で，酸素は血流に乗って身体の全ての部位に運ばれる．

血液型

ヒトの血液は4種類に分類できる．これは赤血球上の抗原（凝集原）であるマーカーにより決定される．AとBの一方，または両方（AB）の抗原を持つ場合，あるいはどちらもない（O）場合があり，それぞれに対応して血液型が決められる．そして血漿には異なる抗体（血球凝集素）が含まれており，例えば，A型のヒトの血漿にはB抗体が含まれる．もしA型の血液とB型の血液（血漿中にA抗体が存在する）が混ざり合うと，A抗体がA抗原と反応して血液が凝集してしまう．このためドナー（供血者）からレシピエント（受血者）に問題なく輸血するためには，血液型が適合していなければならない．

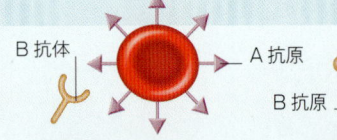

血液型 A
赤血球がA抗原を持ち，血漿中にB抗体が存在している．

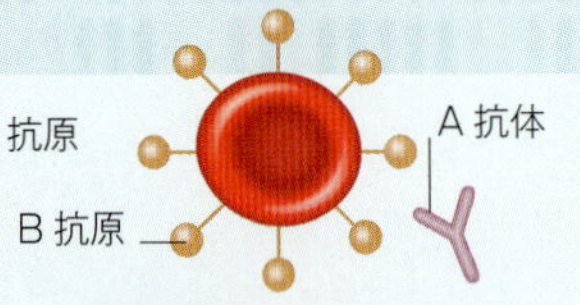

血液型 B
赤血球がB抗原を持ち，血漿中にA抗体が存在している．

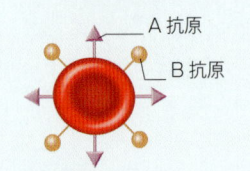

血液型 AB
赤血球がA抗原とB抗原の両方を持ち，血漿中にはA抗体もB抗体もない．

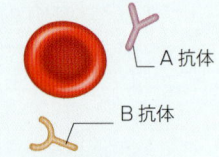

血液型 O
赤血球はA抗原もB抗原も持たず，血漿中にA抗体とB抗体の両方が存在している．

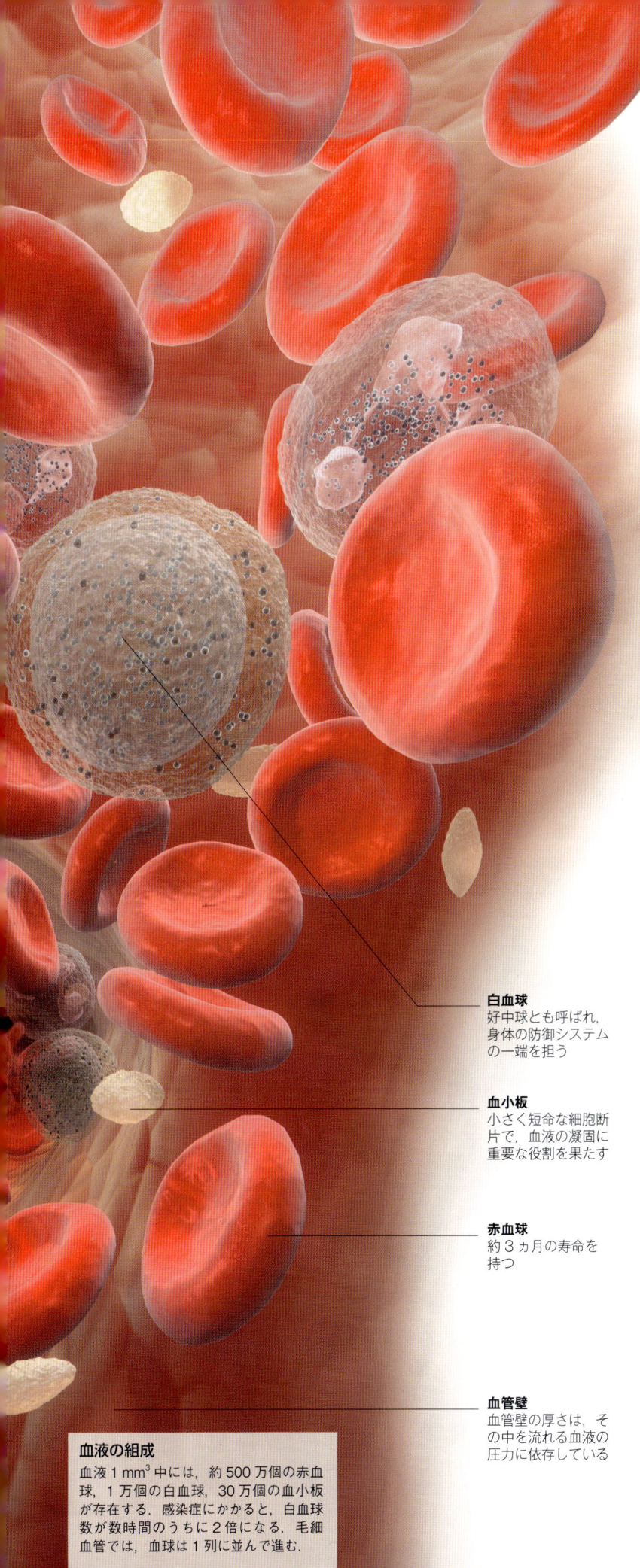

動脈

動脈は，血液を心臓から各種臓器・器官へ運ぶ．肺動脈以外の全ての動脈は，酸素を多く含む血液を運ぶ．動脈の厚い壁，筋や弾性を備えた層は，心臓が収縮する時に生じる高圧に耐えることができる．動脈は，心臓が弛緩すると狭まって，血液を送り出すのを助ける．最も太い動脈は直径 25 mm の大動脈であり，心臓から最高で毎秒 40 cm の速さで血液を運搬する．大部分の他の動脈は，直径が 4-7 mm，壁の厚さは 1 mm である．

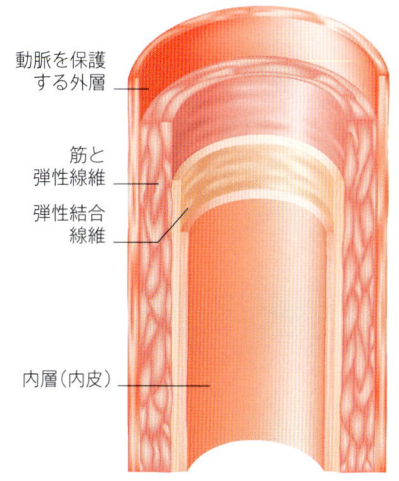

動脈を保護する外層
筋と弾性線維
弾性結合線維
内層（内皮）

動脈の断面
動脈は異なる4層からなり，中心に内腔と呼ばれる血液が通る空間がある．

静脈

静脈は動脈に比べて柔軟性があり，その壁はかなり薄い．静脈内の血液は比較的低い圧のもとにあるので，その結果，ゆっくりとなめらかに流れる．多くの大きな静脈，特に下肢の長い静脈は，単細胞が層になった組織（内皮）でできた，嚢状のポケットからなる弁を持っている．これらの弁は，下肢での血液の逆流を防ぐ．ここでの血液の流れは，静脈周囲の筋が運動時に収縮することによって助けられる．身体の上半身と下半身から血液を心臓に戻している2つの血管は，上大静脈および下大静脈と呼ばれている．

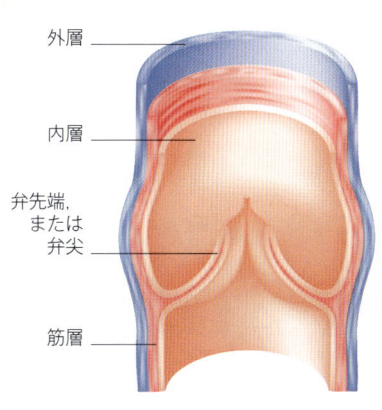

外層
内層
弁先端，または弁尖
筋層

静脈の断面
静脈の筋層は薄く，2層で形成されている．一部の静脈は，内層に一定の間隔で弁を持つ．

毛細血管

最も微小で最も多く存在する血管である毛細血管は，動脈と静脈の間で血液を運搬する．一般的な毛細血管は，長さが1 mm以下で，直径は約 0.01 mm と赤血球の直径 0.007 mm よりわずかに広いだけである．多くの毛細血管は組織に入って毛細血管床を形成し，そこで酸素と栄養分を放出し，老廃物を細胞から血液に戻す．毛細血管内に分布するのは常に全血液量のわずか5%であり，動脈には全体の20%，静脈には75%が分布している．

毛細血管床
毛細血管は，小動脈（細動脈）と小静脈をつないでいる．

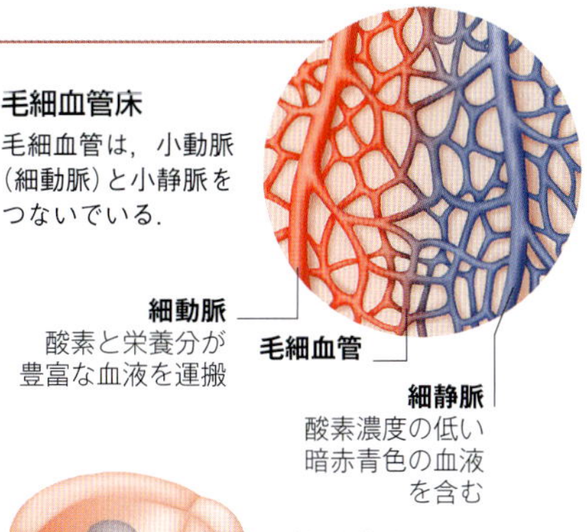

細動脈
酸素と栄養分が豊富な血液を運搬

毛細血管

細静脈
酸素濃度の低い暗赤青色の血液を含む

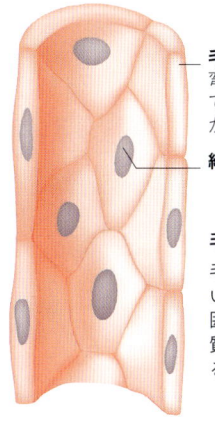

毛細血管壁
弯曲した細胞でできた単一の層からなる

細胞核

毛細血管断面
毛細血管壁は大変薄いので，周囲を取り囲む組織の間で，物質を円滑に移動させることができる．

白血球
好中球とも呼ばれ，身体の防御システムの一端を担う

血小板
小さく短命な細胞断片で，血液の凝固に重要な役割を果たす

赤血球
約3ヵ月の寿命を持つ

血管壁
血管壁の厚さは，その中を流れる血液の圧力に依存している

血液の組成

血液 1 mm³ 中には，約500万個の赤血球，1万個の白血球，30万個の血小板が存在する．感染症にかかると，白血球数が数時間のうちに2倍になる．毛細血管では，血球は1列に並んで進む．

心臓の構造

心臓は，握りこぶし大の強靭な臓器である．両肺間の中心線よりやや左側に位置し，協調してはたらく2つのポンプのように機能して，血液を身体中に送る．

360°展開図

前面　　右側面　　後面　　左側面

心臓は，長さ12 cm，幅約9 cmの小さな臓器である．円錐形あるいは洋梨形をしていて，左下方向に弯曲し，先端は心尖部と呼ばれる尖った形状をなす．上の3次元イメージから，この小さいが非常に効率的なポンプへと血液を出入りさせる血管の大きさが，はっきりと見てとれる．

心臓への血液供給

心臓の筋壁，すなわち心筋は，常に活動しており，血液からの大量の酸素とエネルギーの供給を必要とする．そのため，心筋は冠状動脈（冠動脈）と呼ばれる独特の血管ネットワークを持っている．右冠状動脈と左冠状動脈という2本の動脈が，心臓から出てすぐの部位で大動脈から起こり，心臓表面を覆い，さらに細かい血管を心筋の中に送っている．心筋組織から老廃物を回収する冠状静脈の分布パターンも，同じようになっている．この静脈中の血液のほとんどは，心臓の背部にある大きな静脈，すなわち冠状静脈洞に集められたのち，右心房に注ぎ込む．

- 右冠状動脈
- 大動脈
- 左冠状動脈
- 冠状静脈
- 左冠状動脈の主な分枝
- 冠状静脈洞
- つながった小さな血管

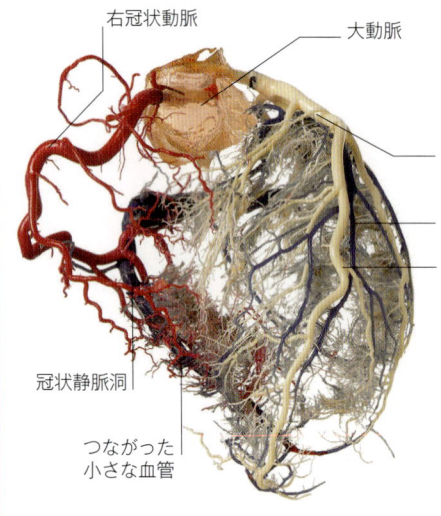

冠血管
冠状動脈間にはたくさんの血管網がある．それにより，ある部分の動脈の血流が妨げられたとしても，他の流路がその代わりをするようになっている．

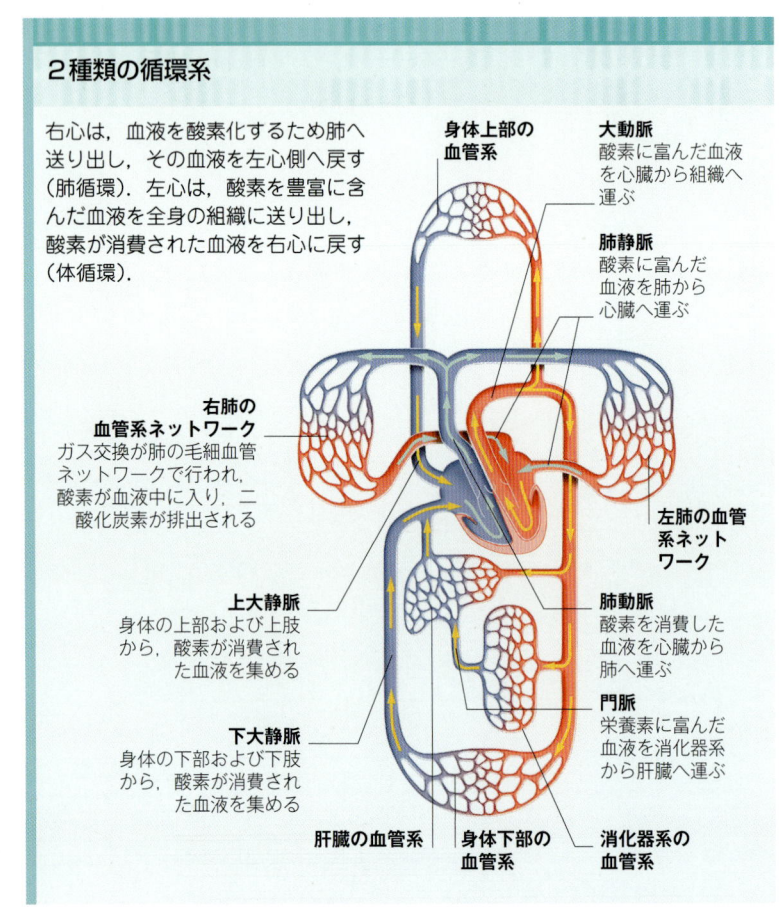

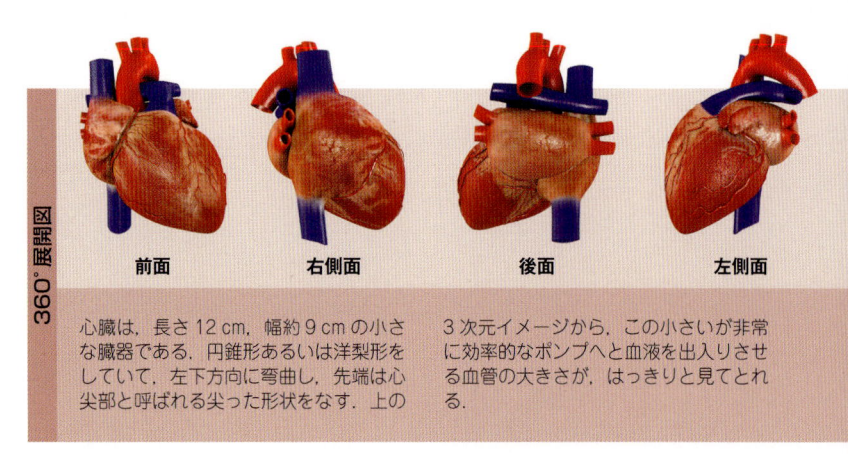

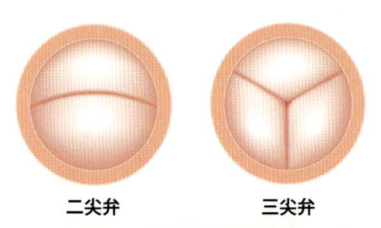

2種類の循環系

右心は，血液を酸素化するため肺へ送り出し，その血液を左心側へ戻す（肺循環）．左心は，酸素を豊富に含んだ血液を全身の組織に送り出し，酸素が消費された血液を右心に戻す（体循環）．

- **身体上部の血管系**
- **大動脈**：酸素に富んだ血液を心臓から組織へ運ぶ
- **肺静脈**：酸素に富んだ血液を肺から心臓へ運ぶ
- **右肺の血管系ネットワーク**：ガス交換が肺の毛細血管ネットワークで行われ，酸素が血液中に入り，二酸化炭素が排出される
- **左肺の血管系ネットワーク**
- **上大静脈**：身体の上部および上肢から，酸素が消費された血液を集める
- **肺動脈**：消費した血液を心臓から肺へ運ぶ
- **下大静脈**：身体の下部および下肢から，酸素が消費された血液を集める
- **門脈**：栄養素に富んだ血液を消化器系から肝臓へ運ぶ
- **肝臓の血管系**
- **身体下部の血管系**
- **消化器系の血管系**

二尖弁　　三尖弁

心臓弁

心臓には血流を制御する4つの弁がある．細かい点は異なるものの，それぞれの弁は同様の基本構造を持つ．2つの房室弁が心房と心室の間にある．左図の左側に示した僧帽弁は二尖弁で2つの弁尖を持ち，その右に示す三尖弁は3つの弁尖を持つ．2つの半月弁は心室からの出口にあり，肺動脈弁は肺動脈と右心室，大動脈弁は左心室と大動脈の間に存在する．

肺動脈半月弁
この弁は，心臓の右心室と，肺動脈の間にある．これは右心室が収縮すると開き，血液を心臓から肺へ送り出す．

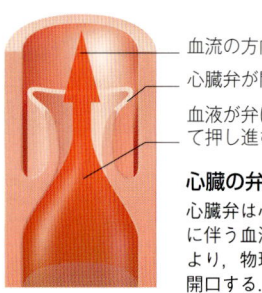

- 血流の方向
- 心臓弁が開口する
- 血液が弁に向かって押し進む

心臓の弁の開口
心臓弁は心臓の収縮に伴う血液の圧力により，物理的な力で開口する．

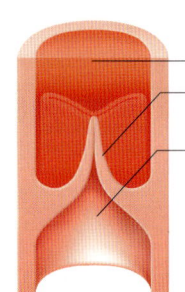

- 圧が高い血液
- 弁の先端が閉じる
- 圧が低い血液

心臓の弁の閉鎖
圧勾配が逆になると，弁の尖点が閉鎖して心臓弁は閉じ，血液の逆流を防ぐ．

心臓骨格

心臓の上部には，心臓骨格と呼ばれる線維質の輪状構造（カフリング）が4つ，埋め込まれている．4つの心臓弁と心筋の各部位は，これらのカフリングに強固に付着している．心室壁には筋線維が包み込むように配置され，それらが収縮する時は，心室が血液を心尖（心臓の下端）から絞り出し肺動脈弁や大動脈弁から送り出す時であり，逆の方向，すなわち心室の先端に血液を絞り込むことはない．心室の上部は肺動脈弁および大動脈弁の固定部である．

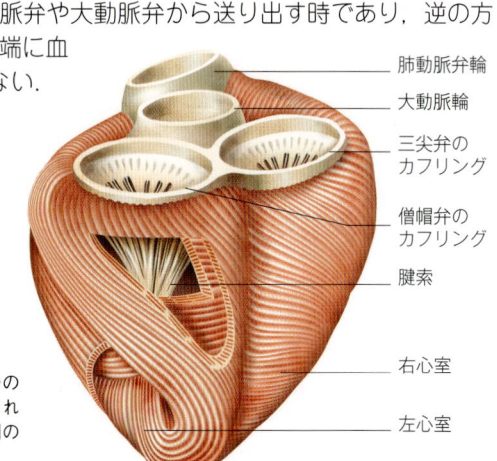

線維性のふちどり
心臓にある線維性組織の4つの輪状構造は心臓骨格と呼ばれる．これらは心房と心室の間の弁の変形を防いでいる．

- 肺動脈弁輪
- 大動脈輪
- 三尖弁のカフリング
- 僧帽弁のカフリング
- 腱索
- 右心室
- 左心室

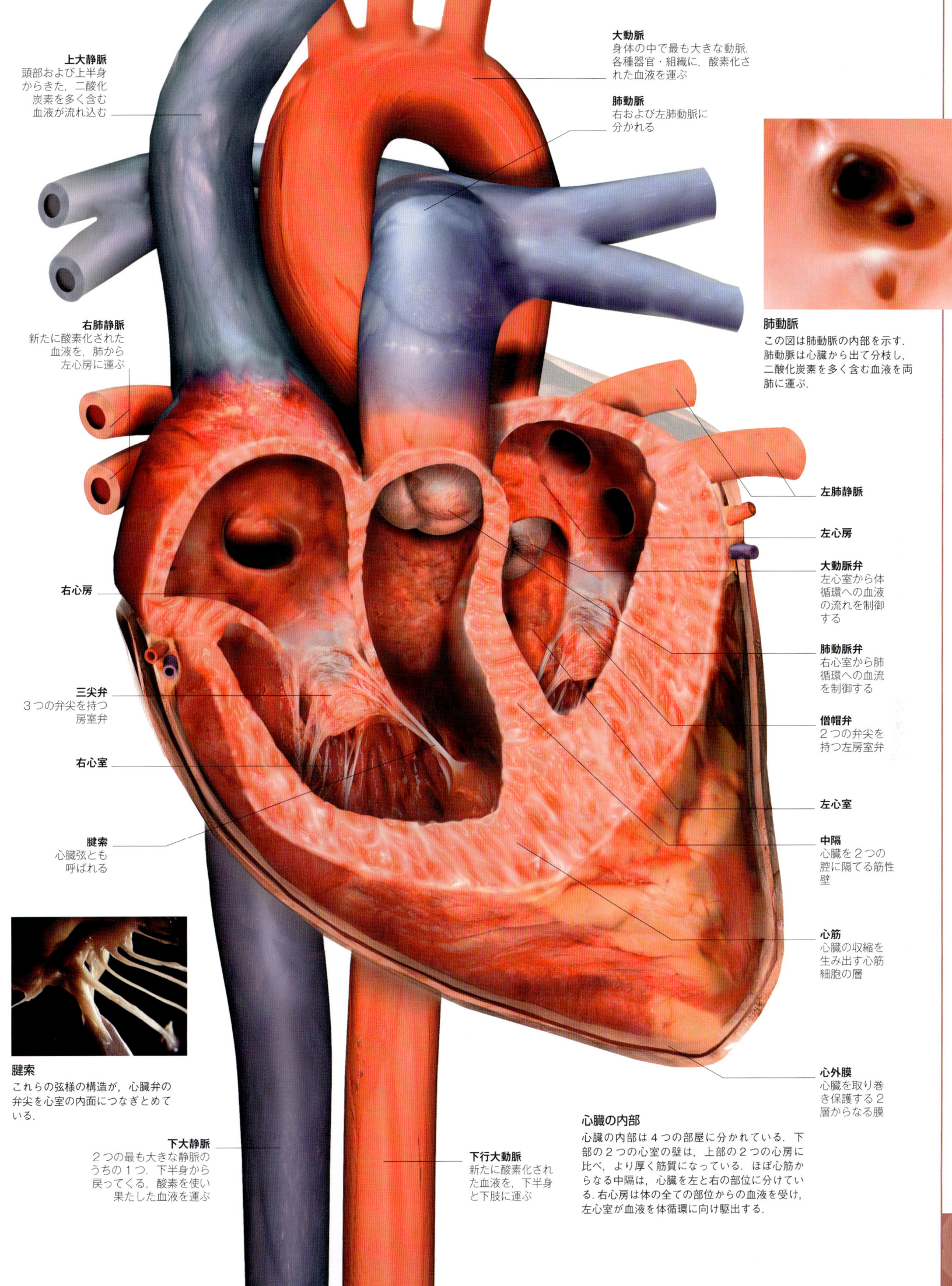

上大静脈
頭部および上半身からきた、二酸化炭素を多く含む血液が流れ込む

大動脈
身体の中で最も大きな動脈．各種器官・組織に，酸素化された血液を運ぶ

肺動脈
右および左肺動脈に分かれる

肺動脈
この図は肺動脈の内部を示す．肺動脈は心臓から出て分枝し，二酸化炭素を多く含む血液を両肺に運ぶ．

右肺静脈
新たに酸素化された血液を，肺から左心房に運ぶ

左肺静脈

左心房

大動脈弁
左心室から体循環への血液の流れを制御する

右心房

肺動脈弁
右心室から肺循環への血流を制御する

三尖弁
3つの弁尖を持つ房室弁

僧帽弁
2つの弁尖を持つ左房室弁

右心室

左心室

腱索
心臓弦とも呼ばれる

中隔
心臓を2つの腔に隔てる筋性壁

心筋
心臓の収縮を生み出す心筋細胞の層

腱索
これらの弦様の構造が，心臓弁の弁尖を心室の内面につなぎとめている．

心外膜
心臓を取り巻き保護する2層からなる膜

下大静脈
2つの最も大きな静脈のうちの1つ．下半身から戻ってくる，酸素を使い果たした血液を運ぶ

下行大動脈
新たに酸素化された血液を，下半身と下肢に運ぶ

心臓の内部
心臓の内部は4つの部屋に分かれている．下部の2つの心室の壁は，上部の2つの心房に比べ，より厚く筋質になっている．ほぼ心筋からなる中隔は，心臓を左と右の部位に分けている．右心房は体の全ての部位からの血液を受け，左心室が血液を体循環に向け駆出する．

119

心臓の拍動

心臓は，身体中に張り巡らされた血管の広大なネットワークへ血液を送り出す，力強く疲れ知らずで，精巧に調節されている，組み合わさった2つのポンプである．心臓はヒトの生涯で，おそらく30億回以上も拍動する．

心臓の収縮力は，厚い筋性壁からなる2つの心室によってもたらされ，これが収縮すると血液が動脈に送り出される．心室の上にある心房の壁は薄く，心房は，主要な静脈から戻ってくる血液の受動的な貯蔵部位として機能している．心臓の拍動は，おもに2つの相からなる．第1の相は拡張期で，心臓は弛緩し，血液でみたされる．第2の相は収縮期で，心臓は収縮して血液を送り出す．1サイクルにかかる時間は平均で1秒以内である．激しい運動をしている時やストレスを感じると，心臓の拍動回数と心臓から送り出される血液量の両方が，著しく増加する．

伝導系
心臓の伝導線維は，プルキンエ線維と呼ばれる長くて薄い心筋細胞に分化している．この細胞は電気インパルスを心臓全体に伝える．

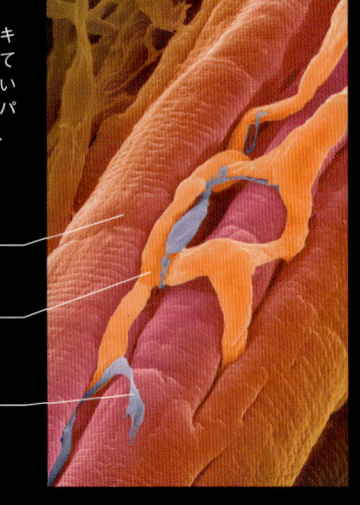

- 心筋線維
- 毛細血管
- 心臓の刺激伝導系筋線維

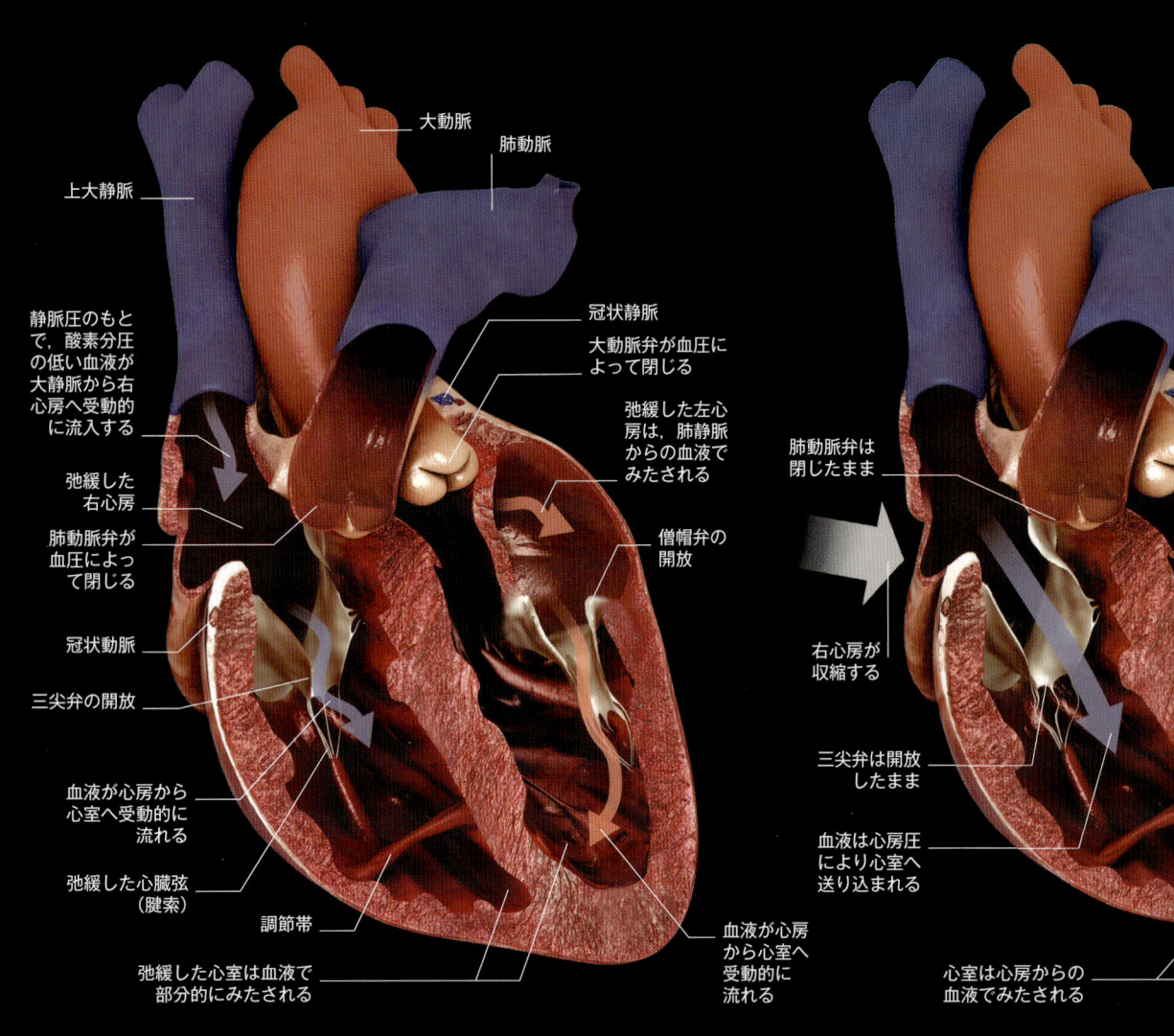

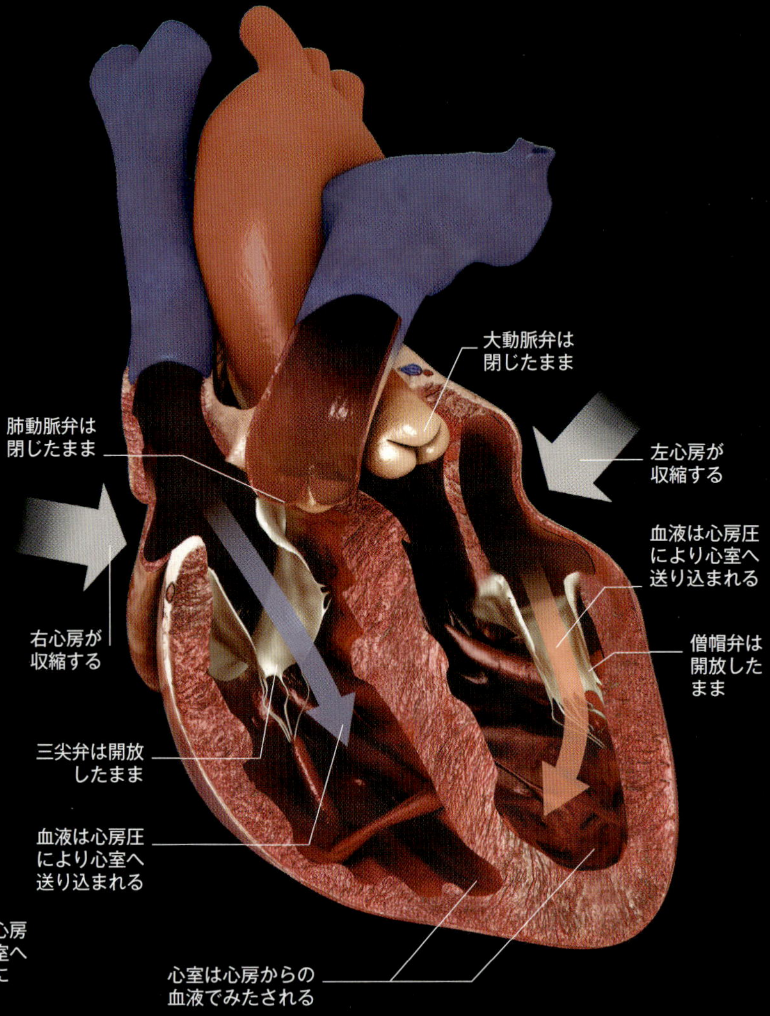

左図：
- 上大静脈
- 大動脈
- 肺動脈
- 静脈圧のもとで，酸素分圧の低い血液が大静脈から右心房へ受動的に流入する
- 冠状静脈
- 大動脈弁が血圧によって閉じる
- 弛緩した左心房は，肺静脈からの血液でみたされる
- 弛緩した右心房
- 肺動脈弁が血圧によって閉じる
- 僧帽弁の開放
- 冠状動脈
- 三尖弁の開放
- 血液が心房から心室へ受動的に流れる
- 弛緩した心臓弦（腱索）
- 調節帯
- 弛緩した心室は血液で部分的にみたされる
- 血液が心房から心室へ受動的に流れる

右図：
- 大動脈弁は閉じたまま
- 肺動脈弁は閉じたまま
- 左心房が収縮する
- 血液は心房圧により心室へ送り込まれる
- 僧帽弁は開放したまま
- 右心房が収縮する
- 三尖弁は開放したまま
- 血液は心房圧により心室へ送り込まれる
- 心室は心房からの血液でみたされる

---

1 弛緩期（拡張後期）
一連の心拍動において，この相では心筋は弛緩している．心房は，主要な静脈から非常に低い圧で戻ってくる血液でみたされていき，それにつれて徐々に膨張する．末梢で脱酸素化された血液が右心房に入り，また酸素化された血液は肺から左心房に入る．心房中の血液の一部は心室にも流れ込み，この相の終わりまでに，心室の容積の80％が血液でみたされる．

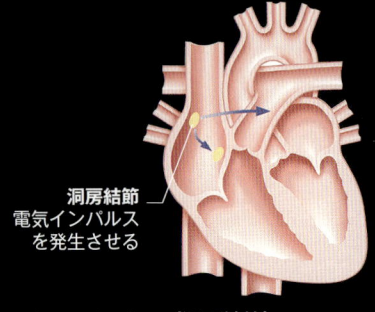

ペースメーカー（洞房結節）
洞房結節は拡張期のほとんどの間，活動しない．収縮期が近づくにつれて，心拍を同期させる電気インパルスを大量に送り始める．

- 洞房結節 電気インパルスを発生させる

2 心房の収縮（心房収縮）
洞房結節と呼ばれる，生まれながらに備わった心臓のペースメーカーは，右心房の上部に位置している．洞房結節が神経でのインパルスの発生と同様に電気インパルスを発すると，収縮期が始まる．インパルスは心房壁に広がり，心筋を刺激して収縮させる．これにより，心房内の血液は房室弁（三尖弁および僧帽弁）を通って，まだ弛緩した状態の心室へと送り込まれる．

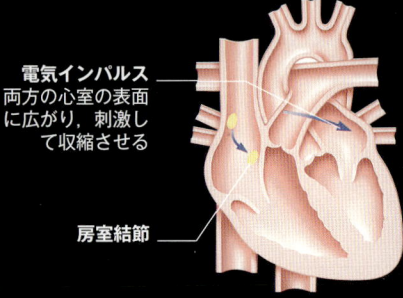

電気インパルスの拡散
インパルスは心房筋を伝播し，0.1秒以内に心房筋を収縮させる．インパルスの一部は伝導線維をより速く通って房室結節へと到達する．

- 電気インパルス 両方の心室の表面に広がり，刺激して収縮させる
- 房室結節

心拍数の制御

心臓は制御なしでも，1分間に約100回という，もともと心臓が持っている速さで拍動する．しかし，脳幹の延髄にある心臓調節中枢と呼ばれる部位が，神経，特に迷走神経に電気インパルスを送って，安静時で1分間に平均約70回という拍動になるようにしている．身体活動が亢進している時やストレス下では，視床下部で制御される交感神経性の心拍数を増加させるシグナルが，心拍数を抑えるシグナルを上回る．

脳による調節
心臓はそれ自身のリズムで拍動できるが，その遅速は中枢神経で制御されている．

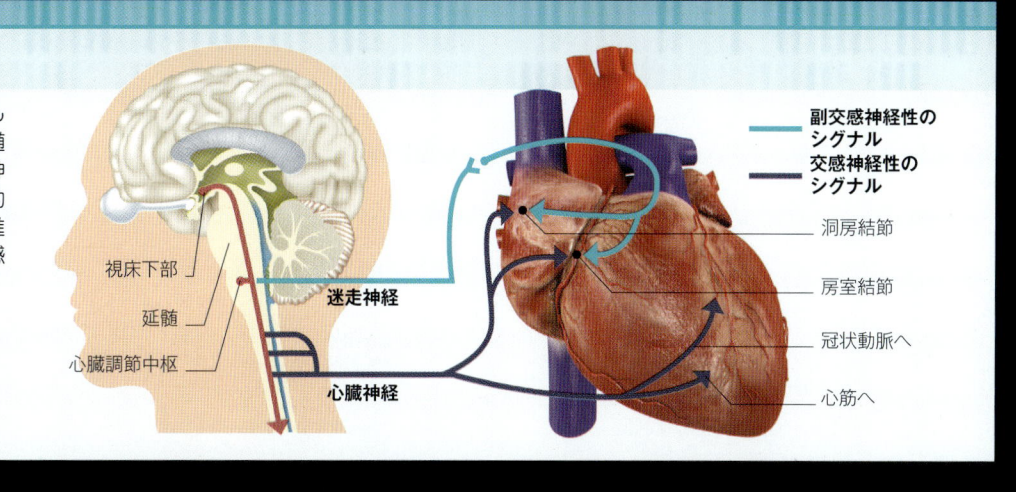

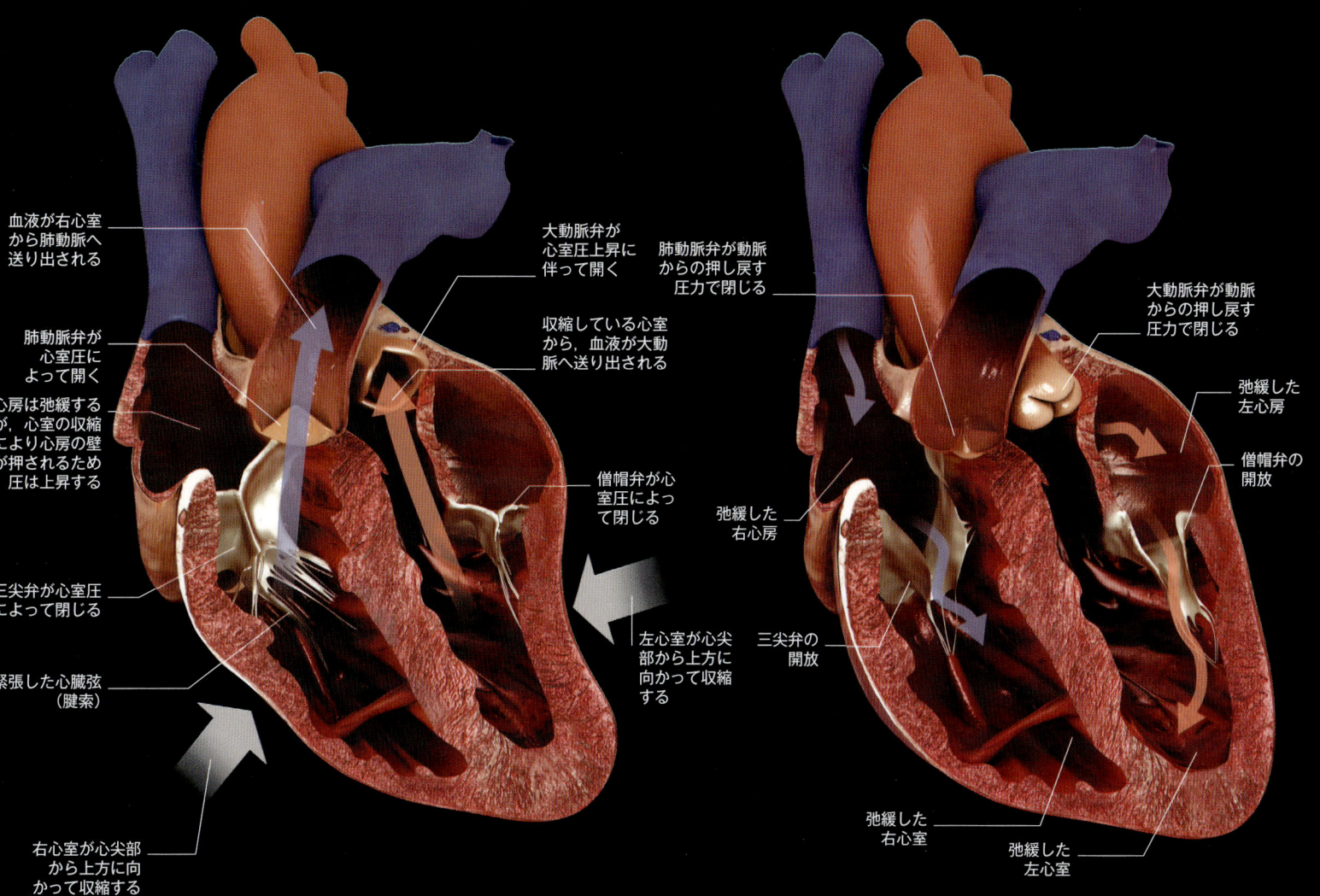

副交感神経性のシグナル
交感神経性のシグナル

視床下部
延髄
心臓調節中枢
迷走神経
心臓神経

洞房結節
房室結節
冠状動脈へ
心筋へ

（心室収縮期の図ラベル）
- 血液が右心室から肺動脈へ送り出される
- 肺動脈弁が心室圧によって開く
- 心房は弛緩するが，心室の収縮により心房の壁が押されるため圧は上昇する
- 三尖弁が心室圧によって閉じる
- 緊張した心臓弦（腱索）
- 右心室が心尖部から上方に向かって収縮する
- 大動脈弁が心室圧上昇に伴って開く
- 収縮している心室から，血液が大動脈へ送り出される
- 僧帽弁が心室圧によって閉じる
- 左心室が心尖部から上方に向かって収縮する

（拡張期の図ラベル）
- 肺動脈弁が動脈からの押し戻す圧力で閉じる
- 弛緩した右心房
- 三尖弁の開放
- 弛緩した右心室
- 大動脈弁が動脈からの押し戻す圧力で閉じる
- 弛緩した左心房
- 僧帽弁の開放
- 弛緩した左心室

---

3 心室の収縮（心室収縮期）

心拍動が最も活動的かつ強力になる相であり，心室壁の厚い心筋が，房室結節から送られてきた電気インパルスに刺激されて収縮する．これによって心室内圧が上昇し，心室の出口にある大動脈弁と肺動脈弁が開く．血液は主要な動脈のほうへ送り出される．

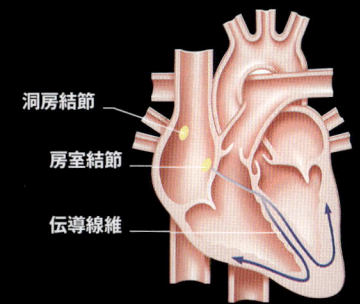

房室結節からの電気インパルス
房室結節からの電気インパルスは，中隔の中の伝導線維を通って心室下部へ，次いで心室筋へと非常にすばやく伝わる．

洞房結節
房室結節
伝導線維

4 拡張期（拡張前期）

心室壁が弛緩し始めるとともに，心室内圧が低下していく．主要な動脈内へ放出されたばかりの血液の圧はまだ高いので，大動脈弁と肺動脈弁の両方が閉鎖する．これにより心室への血液の逆流が妨げられる．房室弁は心室圧が低下するにつれて開く．すると心房の圧が低下して，再び主要な静脈から心房への血液の流入が起こる．

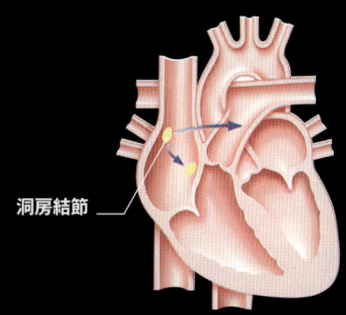

電気インパルスの消失
心室壁を通って広がったインパルスは，洞房結節を出てから0.2秒以内に心房のほうへ戻る．こうして洞房結節は再びインパルスを発生し，新たなサイクルが開始する．

洞房結節

冠状動脈性心疾患

心臓壁を構成する心筋は，冠状動脈から絶えず血液供給がなされることによって維持されている．もし，動脈からの血液供給が滞れば，酸素や栄養素が心筋に到達せず，結果として冠状動脈性心疾患（CHD）が引き起こされる．CHDの症状や程度は，虚血の部位や程度，および虚血にいたる速さに依存する．

動脈硬化

動脈硬化は，動脈壁内に集積した脂肪沈着（アテローム）により動脈の内径が狭くなり，動脈が硬くなることで生じる．

動脈硬化は，血中の脂肪およびコレステロール濃度が過剰になることによって発症する．これらの物質は動脈壁に生じた微小な傷害部位から動脈壁内に浸潤し，アテロームと呼ばれる沈着を形成する．動脈硬化は身体のどの動脈でも起こる可能性があり，脳の動脈で起これば脳梗塞をきたすことがある．アテローム性の沈着は，プラークと呼ばれる盛り上がった斑を形成する．プラークは動脈壁の内部にできて，中身は脂肪からなり，表面は線維性の組織で覆われている．プラークは動脈の内腔を狭め，その部位より末梢への血液供給が減少する．また，プラークは血流を乱し，プラーク表面に発生する渦流によって，さらに血栓が形成されやすくなる．動脈硬化の主要な危険因子には，喫煙，飽和脂肪酸の過剰摂取，運動不足，肥満などがある．

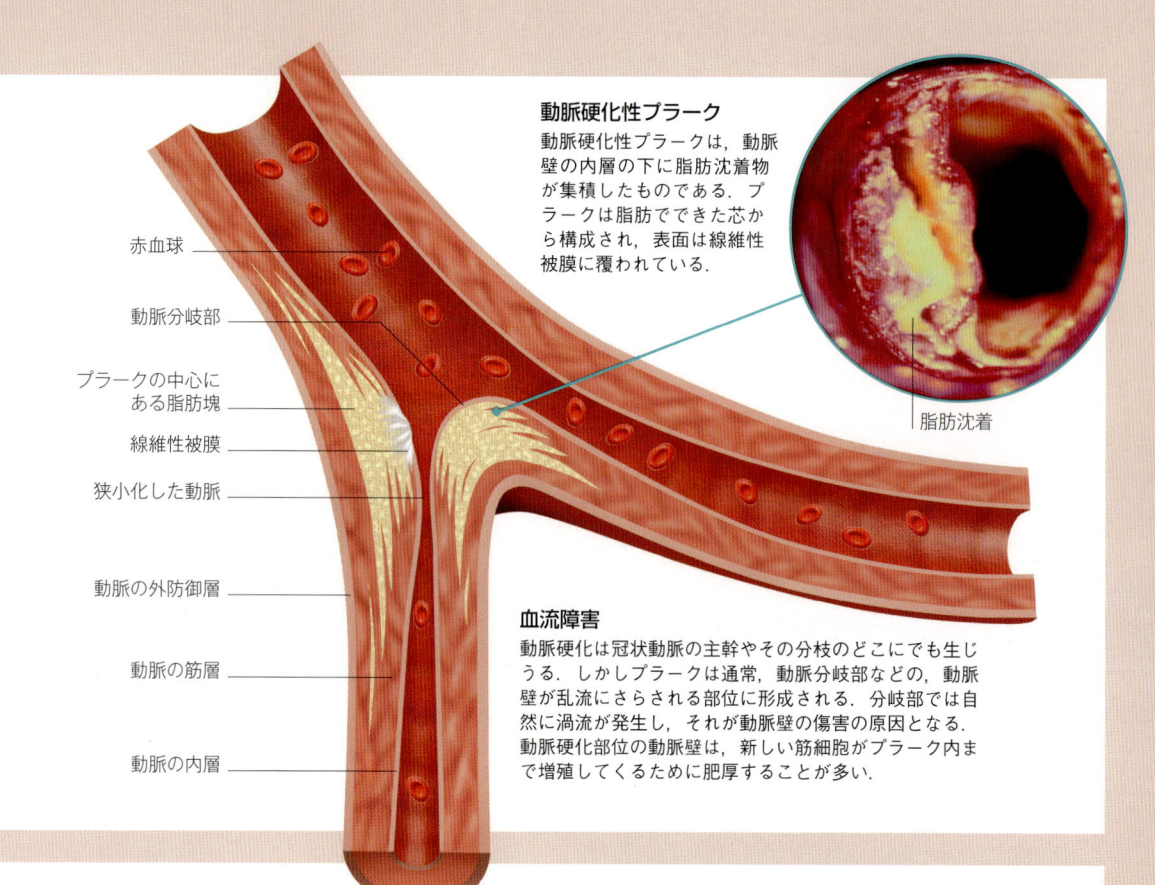

赤血球
動脈分岐部
プラークの中心にある脂肪塊
線維性被膜
狭小化した動脈
動脈の外防御層
動脈の筋層
動脈の内層

動脈硬化性プラーク
動脈硬化性プラークは，動脈壁の内層の下に脂肪沈着物が集積したものである．プラークは脂肪でできた芯から構成され，表面は線維性被膜に覆われている．

脂肪沈着

血流障害
動脈硬化は冠状動脈の主幹やその分枝のどこにでも生じうる．しかしプラークは通常，動脈分岐部などの，動脈壁が乱流にさらされる部位に形成される．分岐部では自然に渦流が発生し，それが動脈壁の傷害の原因となる．動脈硬化部位の動脈壁は，新しい筋細胞がプラーク内まで増殖してくるために肥厚することが多い．

狭心症

運動時に自覚され，安静時に消失する胸痛（狭心痛）は，心筋が虚血に陥っているサインである．

狭心症は，動脈硬化による動脈内腔の狭小化により，心筋が一時的に虚血状態になることによって生じる．痛みは運動などにより心臓に過剰に負担がかかる時に自覚され，休むと消失する．その他に，ストレスや寒冷，過食などが，狭心痛を引き起こす原因となる．狭心発作は，胸骨の後ろの強い収縮性の痛みで始まる．この痛みは，特に左側の喉や顎に放散し，時には腕にいたる．痛みは通常10-15分以内に治まる．狭心痛を自覚した患者は，冠状動脈を拡張させる薬を服用する．

狭心症が起こるわけ
動脈硬化性変化によって冠状動脈の動脈内腔が狭小化し，血流が減少する．運動をすると心拍数は増大し，心筋の酸素需要量が増加する．しかし，狭小化した動脈は十分な血液を通過させることができず，心筋に激しい痛みが起こる．

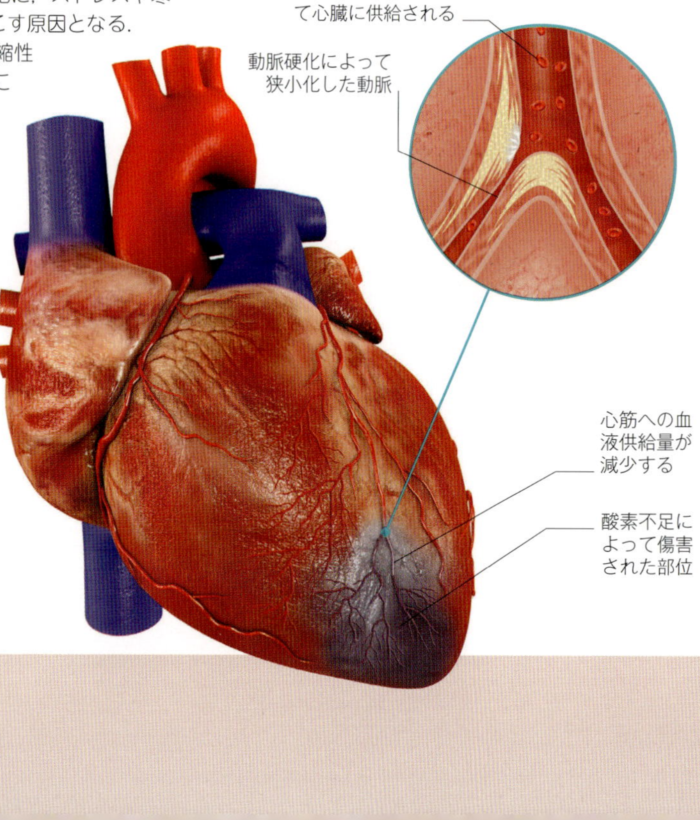

血液は冠状動脈を通って心筋に供給される
動脈硬化によって狭小化した動脈

心筋の傷害
狭心痛を自覚している間，狭まった動脈より末梢にある心筋は，酸素不足におちいる．発作の後で，心筋は酸素不足から回復する．

心筋への血液供給量が減少する
酸素不足によって傷害された部位

冠状動脈造影

冠状動脈造影は冠状動脈疾患の診断に用いられる．これは，冠状動脈の走行をX線像として示すものである．カテーテル（中空の管）を動脈（通常は大腿動脈）から挿入して，大動脈から心臓へ逆行性に到達させる．造影剤をカテーテルから注入し，X線像をモニターで観察する．造影剤が冠状動脈内を流れる様子が観察でき，冠状動脈が狭小化した部位や途絶した部位がわかる．

X線像
ほとんどのヒトの心臓で，冠状動脈の走行パターンは類似している．この冠状動脈造影は，心筋への血流を制限している冠状動脈の狭小部位を示す．

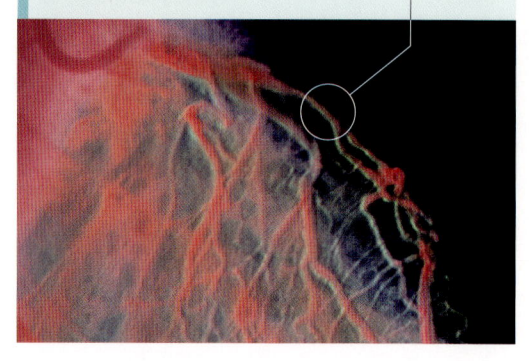

狭小化した冠状動脈

心筋梗塞

心筋梗塞は，心筋に血液が供給されず，酸素不足になった時に生じる．

心筋梗塞は，冠状動脈硬化とそれに続いて生じる血栓によって引き起こされる．ひとたび血栓が形成されると，血栓は心筋への血流を遮断し，心筋虚血から心筋組織の壊死を起こす．可能ならば，できる限り速やかに傷害を受けた細胞への血流再開がなされる必要がある．通常，心筋梗塞はほとんど何の前ぶれもなく，突然に発生する．胸痛は狭心症の場合と似ていることもあるが，狭心症よりも強く持続的で，安静にしても消失しない．心筋梗塞時には，冷汗，呼吸の短縮，悪心および意識消失などが認められる．

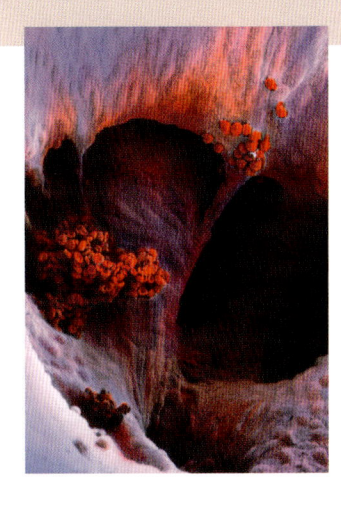

血栓が生じた動脈

血管の内層が正常な部分では，血液は血管内をスムーズに流れる．しかし，左図に示されるように血液の流れが妨げられると，血液は凝固して血栓を形成しやすくなる．

血栓溶解

心筋梗塞では，いかに早く治療を開始するかが最重要である．動脈血流の途絶の除去が速やかであるほど，傷害部位への血流が速やかに回復し，その部位の回復につながる．心筋梗塞を起こした時は，血栓溶解剤を血液中に投与する．血栓溶解剤は，血液中にプラスミンを生成させ，冠状動脈を閉塞している血栓を溶解する．プラスミンは血栓を構成しているフィブリンを分解することにより，血栓を溶解する．退院後もしばらくは抗血小板薬の投与を続け，新たな血栓形成を防ぐ．

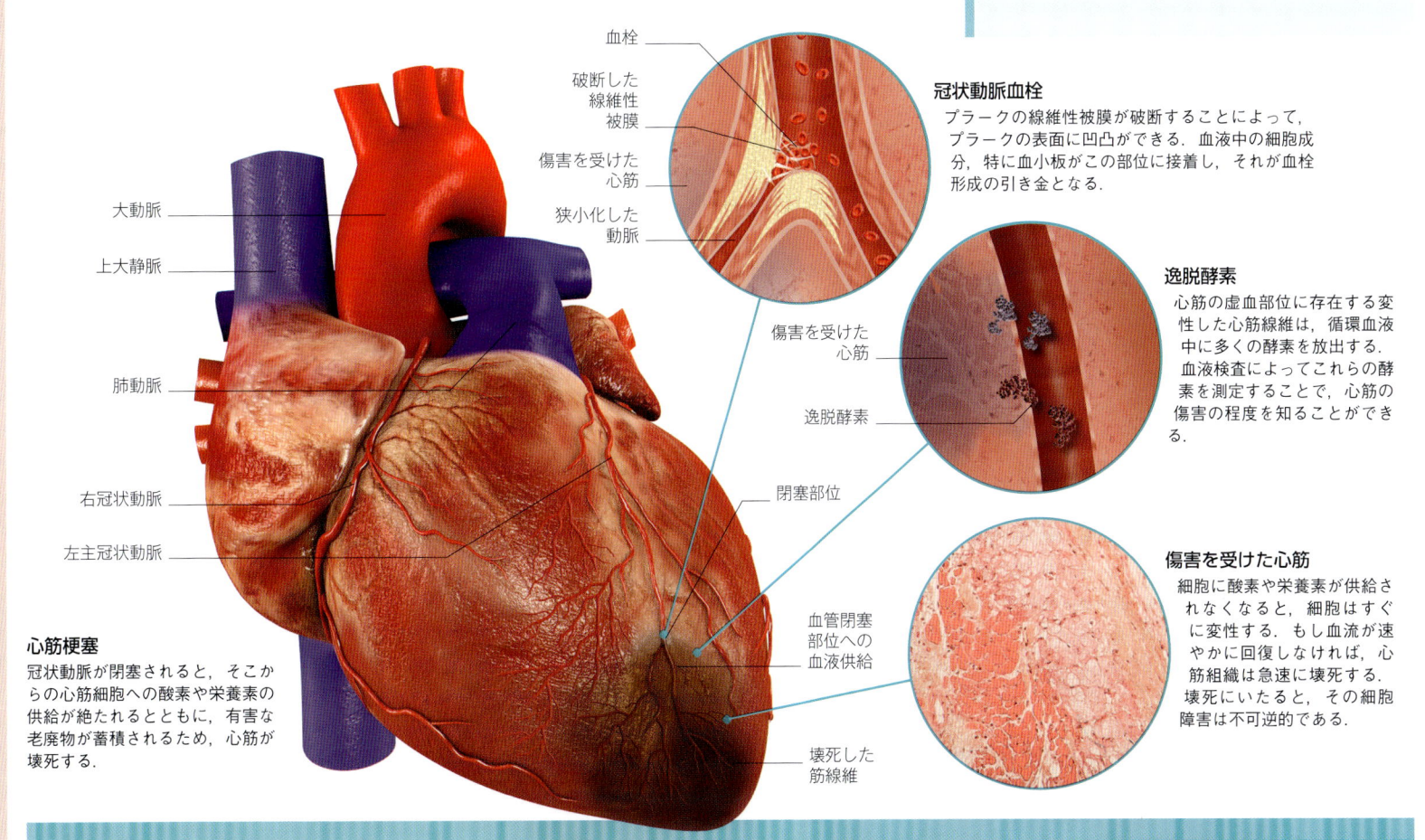

大動脈／上大静脈／肺動脈／右冠状動脈／左主冠状動脈

心筋梗塞

冠状動脈が閉塞されると，そこからの心筋細胞への酸素や栄養素の供給が絶たれるとともに，有害な老廃物が蓄積されるため，心筋が壊死する．

血栓／破断した線維性被膜／傷害を受けた心筋／狭小化した動脈

冠状動脈血栓

プラークの線維性被膜が破断することによって，プラークの表面に凹凸ができる．血液中の細胞成分，特に血小板がこの部位に接着し，それが血栓形成の引き金となる．

傷害を受けた心筋／逸脱酵素

逸脱酵素

心筋の虚血部位に存在する変性した心筋線維は，循環血液中に多くの酵素を放出する．血液検査によってこれらの酵素を測定することで，心筋の傷害の程度を知ることができる．

閉塞部位／血管閉塞部位への血液供給／壊死した筋線維

傷害を受けた心筋

細胞に酸素や栄養素が供給されなくなると，細胞はすぐに変性する．もし血流が速やかに回復しなければ，心筋組織は急速に壊死する．壊死にいたると，その細胞障害は不可逆的である．

血管形成術

血管形成術は，アテロームにより狭窄または閉塞した冠状動脈を拡張するために用いられ，重症狭心症や心筋梗塞の治療においてよく実施される．血管形成術は，X線で冠状動脈を可視化する冠状動脈造影とともに行われる．局所麻酔下でカテーテルを鼠径部の大腿動脈に挿入し，大動脈を上行して冠状動脈へと進める．病変部に到達すると，カテーテルの先端の小さなバルーンをふくらませ，狭窄した血管を拡張する．バルーンカテーテルで血管を拡張したところに金属のステントが留置されることがしばしばあり，これは冠状動脈が再び狭窄するのを防ぐためである．

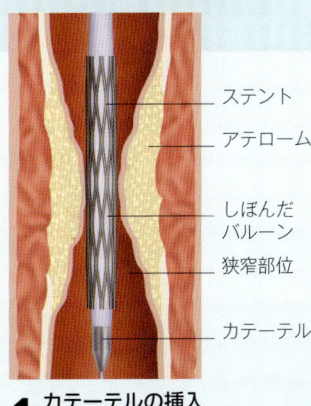

ステント／アテローム／しぼんだバルーン／狭窄部位／カテーテル

広がったステント／平たく押しつけられたアテローム／ふくらんだバルーン

血流の増加／留置されたステント

1 カテーテルの挿入
カテーテルの先端には，小さなバルーンと，この場合は金属製のステントが，ともに装着されている．

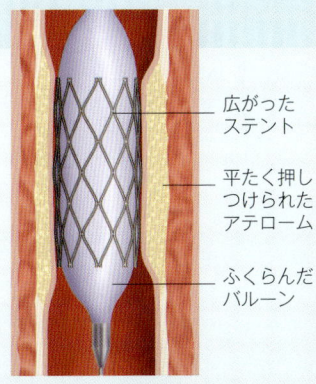

2 バルーンの膨張
冠状動脈の狭窄部位に到達したら，ガスか液体を注入してバルーンをふくらませ冠状動脈を拡張させ，ステントを取り付ける．

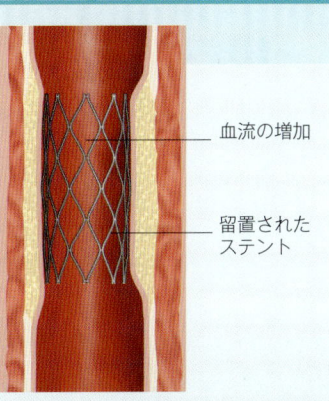

3 カテーテルの抜去
バルーンをしぼませてカテーテルを抜去し，ステントを広げたままその部位に留置する．数週間で，ステント表面を覆うように薄い細胞層が増殖する．

心筋の障害

心臓は，心筋という特殊な筋からなる．この心筋や，心臓を包んでいる心嚢に問題が生じて引き起こされる疾患もある．心筋の障害が長期にわたったり，重症であったりする場合には，心臓のポンプ機能が低下して心不全におちいることがある．

心筋疾患

心筋の炎症は心筋炎と呼ばれ，非炎症性の心筋疾患を心筋症という．

心筋炎の多くは，コクサッキーなどのウイルスによる感染が原因となる．軽症の場合には気づかれないこともあるが，重症の場合は胸痛や長期の心不全を引き起こす．心筋炎の他の原因として，リウマチ熱，放射線や薬物，化学物質への曝露，あるいは全身性紅斑性狼瘡（SLE，p.168参照）などの自己免疫疾患がある．心筋症は，心筋が弱り，傷害されて伸張してしまう非炎症性の心筋疾患である．この疾患は，下図に示すようにさまざまな原因と病態で起こる．

正常な心臓
正常な心筋は頑丈で，特に心室壁が最も丈夫である．同時に，筋壁は柔軟性があり，収縮して血液を送り出すために屈曲することができる．拍動の速さと拍出する血液量は，身体が必要としている酸素化した血液量に合わせて調節される．

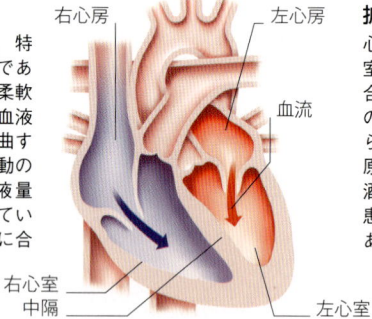

右心房／左心房／血流／右心室／中隔／左心室

拡張型心筋炎
心臓の拡張により心室壁が薄くなる．場合によっては心室壁の層に血液凝固がみられることがある．原因には，過剰な飲酒やウイルス性疾患，自己免疫疾患があげられる．

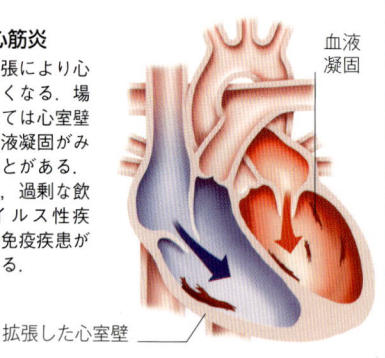

血液凝固／拡張した心室壁

肥大型心筋症
この疾患では，心筋の肥厚が起こり，特に左心室と中隔が厚くなる．これにより心臓内に十分に血液をみたすことができなくなる．通常，遺伝性であり，一見健康な若者が突然死する原因となる．

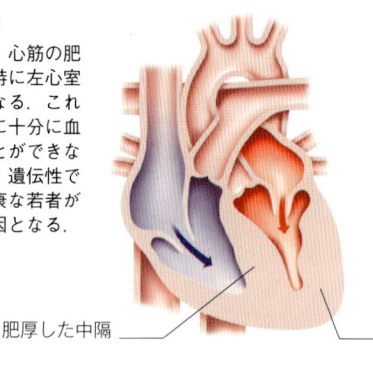

肥厚した中隔／肥厚した左心室

拘束型心筋症
心室の壁が固くなり，心室が血液でみたされる時の伸張と，血液を送り出す時の収縮が制限される．この病態は，心筋の瘢痕化や，鉄や異常タンパク質の蓄積により引き起こされる．

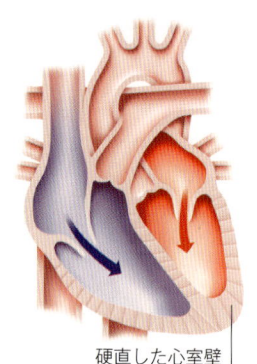

硬直した心室壁

心膜炎

ウイルス感染や心臓発作により，心嚢の炎症が起こることがある．心嚢は心臓を取り囲む2層の膜性の嚢である．

心膜炎の最もよくある原因は，心嚢に炎症を起こすウイルスの感染である．その他の原因には，細菌性肺炎，結核，悪性腫瘍の心嚢への拡散，関節リウマチなどの自己免疫疾患，心臓発作，あるいは心嚢まで到達する外傷などがある．心嚢が炎症を起こせば，心臓の拍動運動を正常になめらかに行うのは不可能になる．症状として，前方へかがむと軽快し，深呼吸や息切れ，発熱で悪化する胸部中央の痛みが生じる．

心嚢浸出液
心嚢の外側にある線維性の膜は，丈夫で弾性がある．内側の漿液性の膜とともに，心臓のまわりに2重層を形成している．2つの膜の間には潤滑液が薄いフィルム状に存在する．心嚢浸出液は，内側の漿液性の膜が炎症を起こして生じた過剰な液体で，心臓のポンプ機能を障害する．

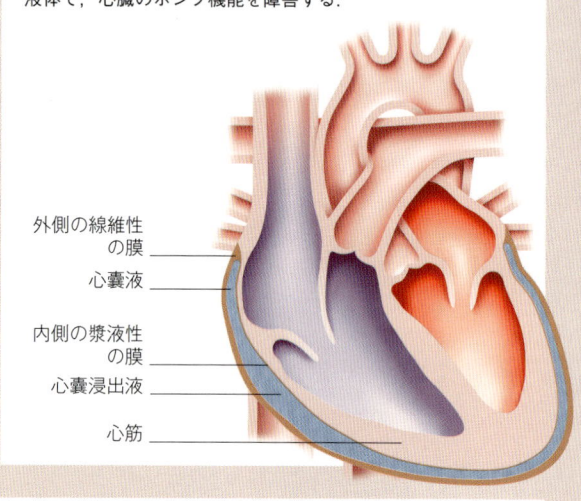

外側の線維性の膜／心嚢液／内側の漿液性の膜／心嚢浸出液／心筋

心不全

心臓が肺や全身に血液を効果的に送り出すことができない状態が，急性（突然），あるいは慢性（時間をかけて）に生じる．

急性心不全は，心臓発作や弁の障害などの心臓の損傷の結果として生じる．心臓の左側が心不全におちいると，肺に血液が急速に貯留する．これにより喘鳴や息切れ，汗ばんで青ざめる，血液の混じった淡を伴う咳などの症状が生じる．急性心不全は通常，心臓の両側に起こる．慢性心不全は，さまざまな原因による長期間にわたる心臓の障害である．この中には，冠状動脈疾患，持続的な高血圧，心筋症，心臓の弁や心リズムの障害，あるいは慢性閉塞性肺疾患（pp.142-143参照）が含まれる．左心側の慢性心不全では，肺から左心室に血液が入ってくる速さに，左心室が血液を送り出す速さが追いつかない．そのため血液が肺静脈や肺に貯留し，うっ血を引き起こす．肺の中の圧力で肺に血液がたまり肺浮腫と呼ばれる状態になり，酸素を効率よく取り込めなくなるので，息切れ，咳，倦怠感などの症状が現れる．右心側の慢性心不全では，全身の組織から血液が右心室に戻ってくる速さに，右心室が血液を送り出す速さが追いつかない．そのため，血液が主要な静脈に貯留し，うっ血を引き起こす．静脈圧が上昇するため，体液が毛細血管から組織へもれ出して，くるぶしなどが目に見えて膨張する（浮腫）．その他の症状として，息切れ，倦怠感，悪心などが起こる．

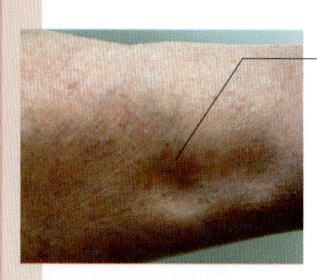

体液の貯留
慢性心不全による体液貯留は，組織を膨張させ「水びたし」にする．皮膚を圧迫してできた圧痕が，その圧迫を除いても残る．

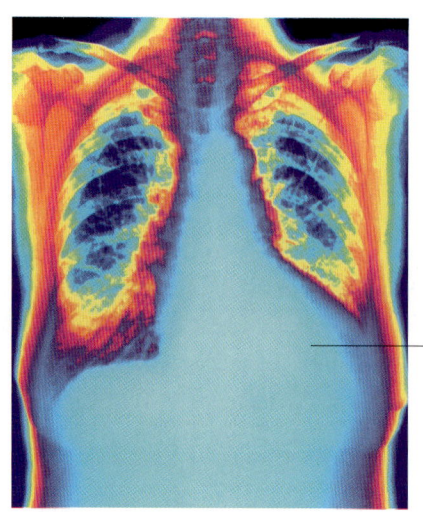

圧痕

心臓の肥大
心不全において，長期にわたり全身の循環系へ血液を送り出そうとするうちに，心臓が著しく大きくなる．

心不全により肥大した心臓

心臓の構造異常

心臓の構造異常はどの年齢においても起こりうる．先天性心疾患は，出生時から存在している異常である．弁の障害は，一般的に人生の後半において起こる．医学の進歩により，これらの障害のうちのいくつかは外科的に効率よく治療されるようになった．例えば弁の異常では，外科的に弁を開いたり，人工弁と交換したりする方法が可能になっている．

先天性心疾患

胎生期の早期に生じた発達障害により引き起こされる心疾患が，生まれながらに存在することがある．

ある種の先天性心疾患（CHD）は，明らかな原因は不明なことが多いが家族性にみられるので，遺伝的要因があると考えられる．しかし，母親が妊娠中に風疹などの感染症にかかったり，アルコールなどを含む特定の薬物にさらされたりしたことが関係している場合もある．CHDの症状として息切れがあり，これにより摂食が影響を受ける．また，体重の増加が遅いことなどもあげられる．超音波検査で発見できるCHDもあり，医療関係者はあらかじめ治療計画を立てることができる．

心臓の発達
胎児では，心臓は血管の一部として発達する．壁が厚くなり，折れ曲がって輪になり始め，心房と心室が形成される．さらに動脈と静脈が複雑に連結していく．多くの先天性心疾患は，この胎生期初期の段階における異常が原因である．図では，脱酸素化された血液を青色，酸素化された血液を赤色で示す．

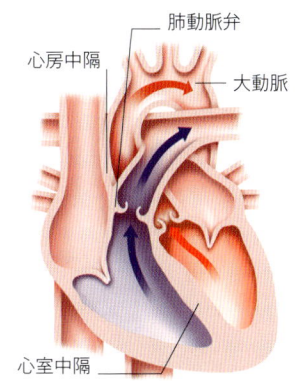

大動脈の縮窄
大動脈の短い1部分が狭くなる．通常，大動脈から頭部，脳，腕，上半身へと伸びる主要な動脈への分岐点で起こる．その結果，下半身への血流が制限される．心臓は下半身への血流を補うためにさらに強く収縮するようになるので，上半身の血圧が高くなる．患者は，たいてい血の気がなく，呼吸や食事が困難になる．緊急の手術が必要である．

心室中隔欠損
2つの心室の間の壁（心室中隔）に孔があるために血液が混じり合ってしまう（紫色で示す）．左心室から，酸素を豊富に含む血液が孔を通って右心室に入るので，大量の血液が右心室から肺へ送り出されることになる．孔が小さければ成長するにつれて閉鎖することもあるが，大きな孔は外科的に治療する必要がある．

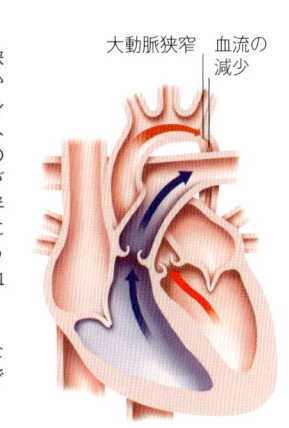

心房中隔欠損
2つの心房の間の壁（心房中隔）に異常な孔があるために，圧の高い心臓の左側から右側へと血液が短絡する（紫色の部分）．その結果，肺への血流が増加し，全身へ送り出される血液が減少する．心房中隔欠損と心室中隔欠損は，ともにダウン症の子どもによくみられる．

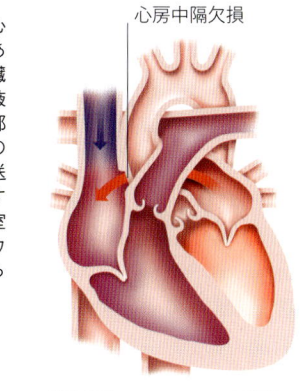

ファロー四徴症
以下の4つの構造異常をあわせ持つ．1）心室中隔欠損，2）大動脈が右方に移動し右心室に騎乗しているため酸素濃度の低い血液が大動脈へ流入する，3）肺動脈弁の狭窄（肺動脈狭窄），4）右心室壁の肥大．患者は息切れがあり，皮膚が特有の青色を呈する（チアノーゼ）．

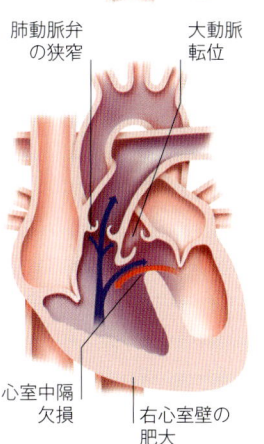

弁疾患

心臓にある4つの弁の機能に障害が生じるさまざまな疾患がある．

2つの主な弁疾患が存在する．まず，弁の狭窄では，弁の開口部が非常に狭くなり，血流が制限される．先天性の場合と，リウマチ熱などによる感染が原因の場合がある．また，弁の閉鎖不全では，弁が完全に閉鎖しないので血液が逆流する．これは心臓発作や弁の感染の結果として生じる病態である．

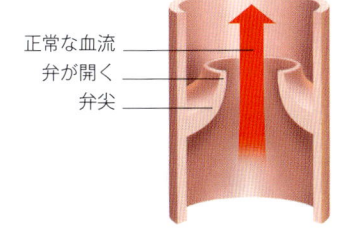

僧帽弁
この図は健康なヒトの心臓弁を示しており，心臓弦（腱索）と弁尖が観察できる．僧帽弁は左心房と左心室の間に存在する．

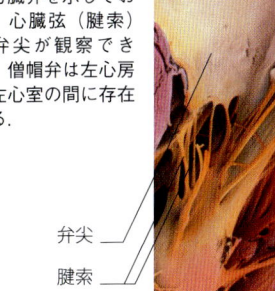

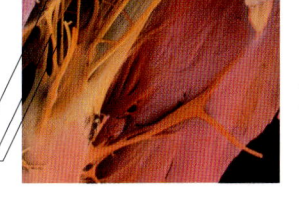

正常な弁の開放
心臓が収縮すると，高い圧力により弁尖が押され，弁が開放して血流が通り抜ける．

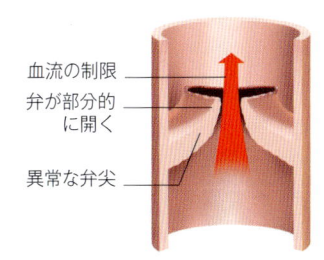

正常な弁の閉鎖
弁の反対側の圧が上昇すると弁尖が閉鎖して，血液は逆方向には流れない．

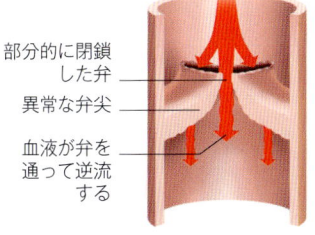

狭窄
弁の組織が硬くなり，完全に開放することができない．弁を通る血流が制限されるため，血流量を維持するために心拍が激しくなる．

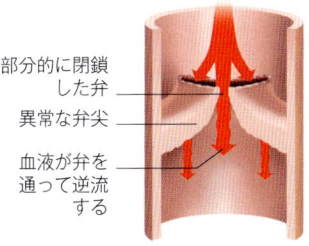

閉鎖不全
弁尖が適切に閉鎖せず，血液が逆流してしまう．結果として，血液を循環させるために心臓がより激しくはたらかなければならなくなる．

心雑音

異常な心音は血液の乱流により引き起こされ，弁障害が原因である可能性がある．

心拍の「ドクンドクン」という音は正常な弁が閉鎖する音である．何らかの通常でない音は「雑音」と呼ばれ，異常の徴候である．しかし，特に小児においては，雑音があるからといって弁の異常を示すわけではないことが多い．

血流の異常
狭窄した弁の弁尖の周囲に血液がぶつかったり，閉鎖不全の弁から血液が逆流したりすると乱流が生じ，それが流入血と衝突することで雑音が生じる．

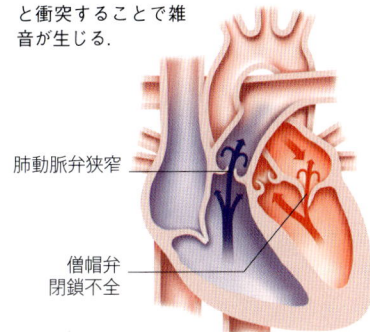

循環と心拍数の異常

正常な組織には，絶えず適切な血液の供給が不可欠である．血管に閉塞が起これば，組織は酸素不足となり，組織障害を起こし，より重症の場合には破壊されてしまう．心拍数と心リズムを調整する刺激伝導系が障害されれば，心臓は大きな影響を受けるだろう．

塞栓症

塞栓は，組織や物質の断片が起源となる部位から剥がれて流れてきたもので，血管を部分的または完全に閉塞させることがある．

塞栓のほとんどは，血液凝塊（血栓）の断片か血液凝塊そのものであり，もともとあった部位から剥がれ，血流に乗って流れてきて血管を閉塞させる．塞栓は，動脈壁中のアテロームのプラーク（p.122 参照）から生じた脂質や，コレステロール結晶，骨折時に血液循環に入った骨髄脂肪，気泡や羊水などといったさまざまなものからなる．肺塞栓症では，身体の他の部位で生じた血液凝塊が静脈を通って肺動脈に達する．心臓や静脈で形成された血液凝塊は，身体中のあらゆる部位において循環を妨げる可能性がある．塞栓は血管が狭窄したり分枝したりしている部位に詰まりやすく，これが血流を妨げると組織に酸素がいきわたらなくなる．現れる症状は傷害を受ける部位により異なり，例えば脳に血液を供給している動脈に塞栓が生じれば，脳卒中を引き起こす．塞栓が血液凝塊の断片である場合，血栓溶解剤により治療を行う．

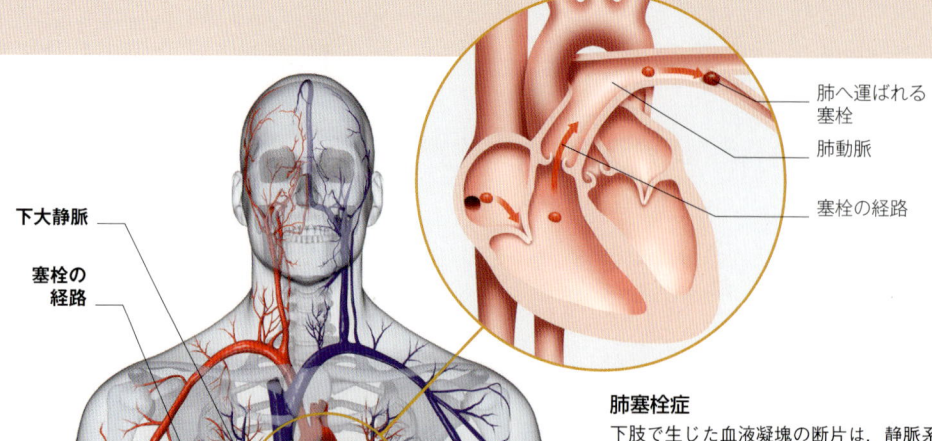

下大静脈
塞栓の経路

肺へ運ばれる塞栓
肺動脈
塞栓の経路

肺塞栓症
下肢で生じた血液凝塊の断片は，静脈系から右心に到達し，その後肺動脈を通って肺へ到達する．この血液凝塊がここにとどまって肺組織への酸素供給を絶ち，また肺循環系での酸素の取り込みを減少させる．

血栓症塞栓
血液凝塊（血栓）からなる断片（塞栓）は，身体中のどこでも生じうるが，おもに下肢と骨盤内で生じる．

血栓症

循環系の異常により血液凝塊（血栓）が形成され，動脈や静脈，時には心臓でも，部分的または完全な閉塞が起こりうる．

正常な血流が妨げられ，血流が遅延したり乱流となったりする部位において，最も血栓ができやすい．このような部位は，動脈壁中のアテロームのプラークや，血管の炎症などによって血流が異常になっている．血液凝塊により最終的に血流路の狭窄や閉塞が起こるので，酸素や栄養素が末端の組織へ供給されなくなる．及ぼす影響は血栓の生じる部位により異なる．

血栓形成
血栓は動脈でも静脈でも起こりうるが，おもに動脈壁中のアテローム硬化部位で生じ，正常な血流を乱す．

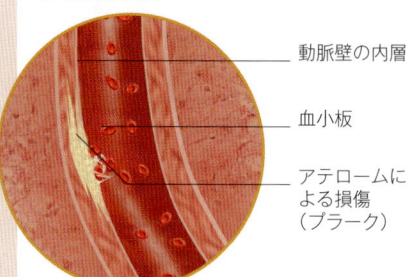

動脈壁の内層
血小板
アテロームによる損傷（プラーク）

フィブリン線維

血栓による動脈閉鎖．血栓は静脈でも形成される

1 内部損傷
プラークにより動脈の内層が傷害を受けると，その部位にある血小板が集合し，動脈壁に粘着して，凝固作用を持つ物質を放出する．

2 凝固形成
血小板から放出された物質がフィブリノゲンを不溶性のフィブリン線維にする作用を促進するため，さらに血小板や血球がフィブリン線維内にとらえられ，血栓の形成が進む．

深部静脈血栓症

ゆっくりとした血流のもとでは血栓や血液凝塊が生じやすく，血流が筋収縮による補助にある程度依存している下肢や下半身の深部静脈に起こりやすい．深部静脈血栓症（DVT）は，動かずにいる時，特に長時間の乗り物による移動時などに，筋が弛緩して静脈中に血液が貯留する場合に生じる（いわゆるエコノミー症候群）．血液凝塊の形成を予防するには，適度な運動を行いアルコールを含まない飲み物を摂取するとよい．DVTの症状には，下肢の圧痛，疼痛，膨張と，明らかな静脈のうっ血がある．抗凝固薬による治療で，血液凝塊の一部が分離して肺へ到達する（上の項参照）リスクを減少させることができる．

X線診断
ここでは，血液循環中に造影剤を注射し，X線撮影をして得られた下肢の腓腹部の深部血栓を示す．

明らかな血液凝塊

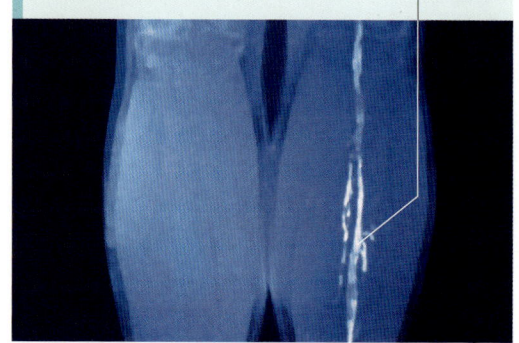

動脈瘤

動脈壁が弱くなって異常な膨張をし，動脈が風船のようにふくらむ．

この動脈壁の障害は，病気や外傷が原因のこともあるし，先天性の場合もある．動脈瘤は身体のどこにでも生じる可能性があるが，ほとんどが心臓から出る主要な動脈である大動脈に発生する．ほとんどの大動脈瘤は，胸部ではなく腎臓の下にある腹部大動脈に生じる．このタイプの動脈瘤は家族性である傾向がある．小さな大動脈瘤では通常症状はないが，大きな動脈瘤では限局した痛みを生じることがある．動脈瘤は，解離したり破裂したりする（右図参照）前に，動脈を再建する目的で外科的手術を行い治療する．漿果状の動脈瘤は脳底部の小動脈に生じる．1個から数個の動脈瘤が生じ，出生時より存在すると考えられている．この動脈瘤が破裂すると，クモ膜下出血（p.94 参照）を引き起こし，非常に激しい頭痛が生じる．

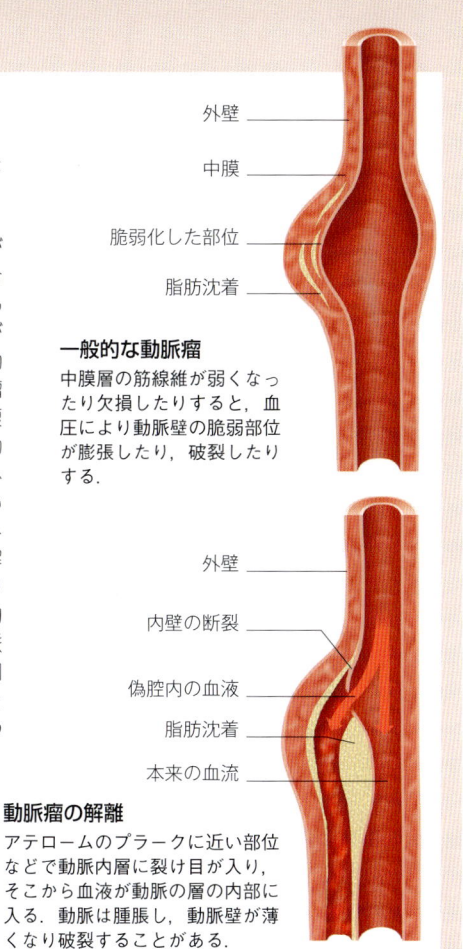

一般的な動脈瘤
外壁／中膜／脆弱化した部位／脂肪沈着

中膜層の筋線維が弱くなったり欠損したりすると，血圧により動脈壁の脆弱部位が膨張したり，破裂したりする．

動脈瘤の解離
外壁／内壁の断裂／偽腔内の血液／脂肪沈着／本来の血流

アテロームのプラークに近い部位などで動脈内層に裂け目が入り，そこから血液が動脈の層の内部に入る．動脈は腫脹し，動脈壁が薄くなり破裂することがある．

高血圧症

持続的に標準より高い血圧が続くと，内臓障害が引き起こされることがある．

通常，心臓が血液を身体中に循環させているために，血液には圧力がかかっている．高血圧では，その血圧が標準限度を超えた状態にある．初期は無症状であるが，その間にも脳卒中や心疾患，腎不全など，さまざまな重篤な疾患のリスクが増加する．高血圧に明確な原因はないが，生活習慣や遺伝的要素が関与している可能性があり，肥満，過剰なアルコール摂取，喫煙，塩分の多い食事などによっても生じると考えられる．高血圧は中年および高齢者に多い．ストレスの多い生活は高血圧を悪化させる可能性がある．治癒はできないがコントロールは可能であり，そのために不可欠なのは食事と生活習慣の見直しである．しかし重症の場合には，抗高血圧薬による治療が必要となることがある．

血圧グラフ

活動レベルにより標準血圧は異なる．このグラフから，収縮期血圧と拡張期血圧（pp.120-121 参照）が睡眠中はともに低下していることがわかる．

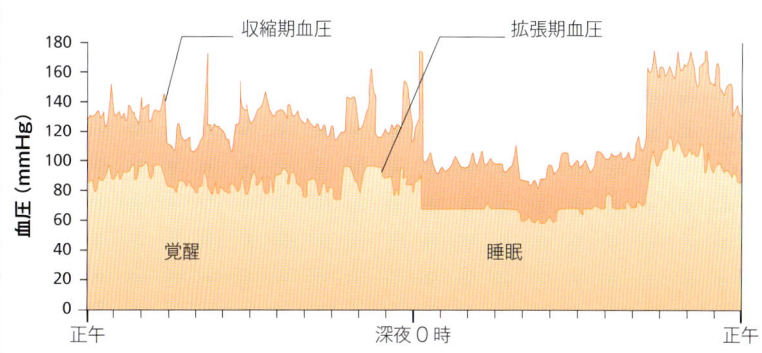

不整脈

異常心拍数や不整脈は，心筋をコントロールする刺激伝導系の障害によって引き起こされる．

不整脈とは，心拍数が異常に少ないか，異常に多いか，不規則なものをいう．正常の心拍は，右心房の頂部にある洞房結節（SA）にある，ペースメーカーの役割を持つ特殊化した細胞により生じる．それらの細胞が神経インパルスと似た電気シグナルを心房の筋組織に送ると，収縮が起こる．これらのシグナルは房室結節（AV）から神経様の線維を通り，中隔（両心室を隔てる壁）と心室壁の分厚い筋組織へ伝えられる．この刺激伝導系に欠陥があると，不整脈が生じる．

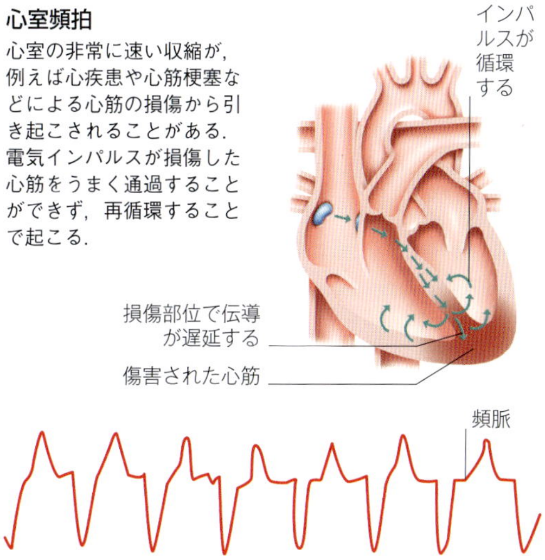

治療

一般的に，不整脈は薬物により治療する．もう1つの治療法として，胸壁に人工ペースメーカーを移植する方法がある．ペースメーカーはワイヤーで心臓に取り付けられ，心筋に電気シグナルを与える役割を果たす．ポケットベル大の心除細動器（ICD）を鎖骨直下に植え込み，それが心拍数を管理し，致命的な不整脈を検出する．さらに，それに応答して電気刺激により心臓にショックを与えることで，脈を正常なリズムに戻す．

洞頻脈

洞頻脈では，通常毎分100回以上の，規則的であるが速い心拍を生じる．これは，発熱，運動，強度のストレス，カフェインなどの刺激物への反応として起こる．

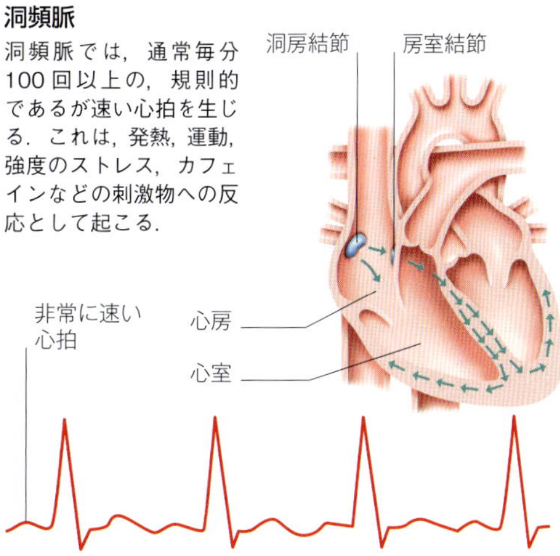

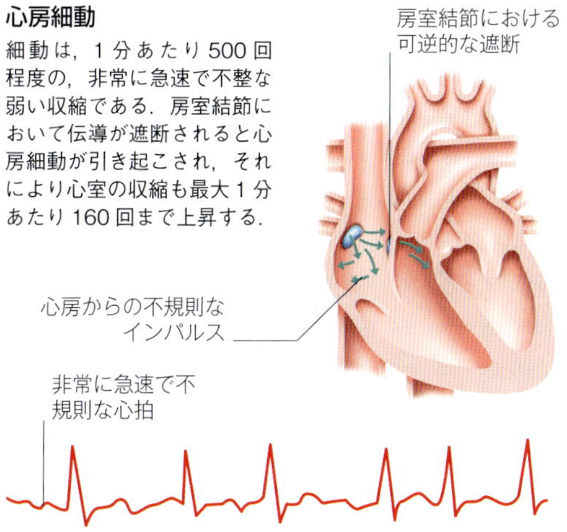

脚ブロック

電気的シグナルを伝える神経様線維である脚への損傷により，その伝導が妨げられる．シグナルが，左右の脚のうち損傷を受けていない方から「もれ」出てくることもある．右脚・左脚ともに損傷された場合，心拍数は著しく低下する．

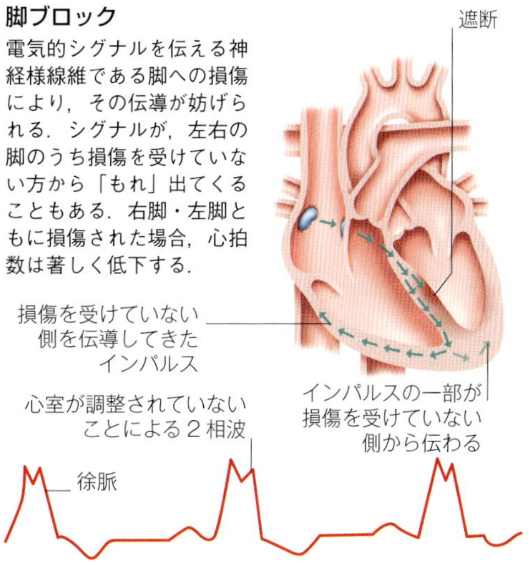

心房細動

細動は，1分あたり500回程度の，非常に急速で不整な弱い収縮である．房室結節において伝導が遮断されると心房細動が引き起こされ，それにより心室の収縮も最大1分あたり160回まで上昇する．

心室頻拍

心室の非常に速い収縮が，例えば心疾患や心筋梗塞などによる心筋の損傷から引き起こされることがある．電気インパルスが損傷した心筋をうまく通過することができず，再循環することで起こる．

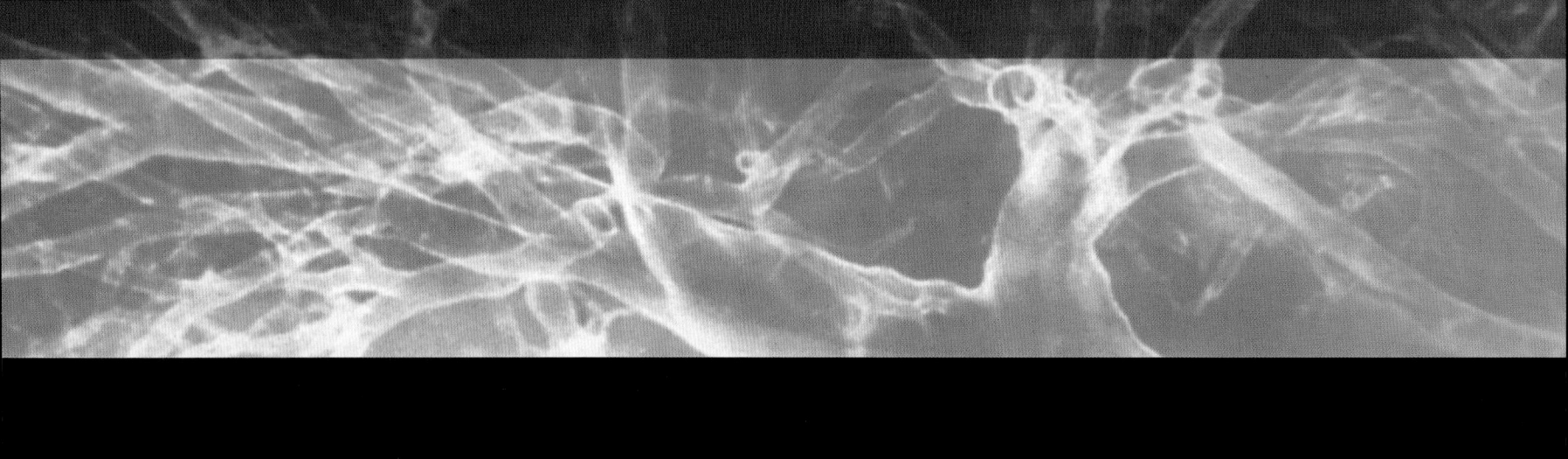

酸素は生命活動に必須であり，呼吸器系は空気から血液へ酸素を取り込む．筋系と骨格系が呼吸運動をもたらし，心臓血管系が酸素を分配している．空気はしばしば，ホコリ，病原菌，アレルゲン，有毒・刺激性・発がん性の化学物質

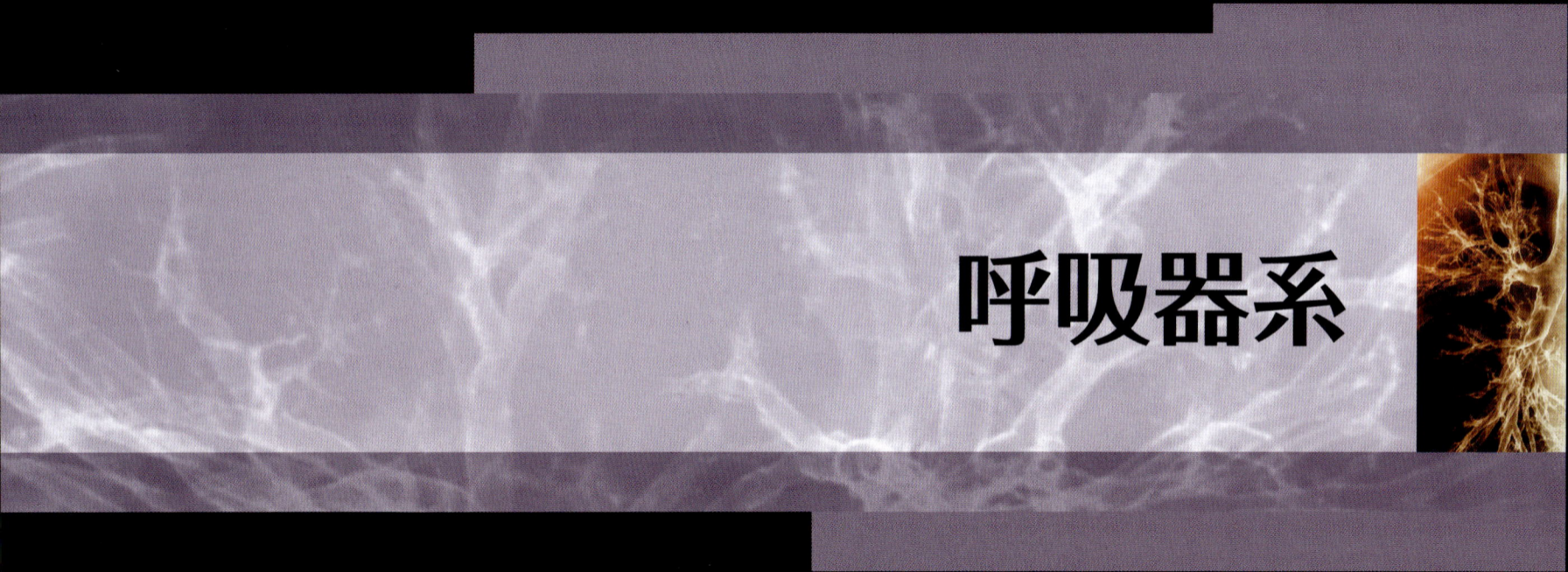

呼吸器系

呼吸器系の解剖

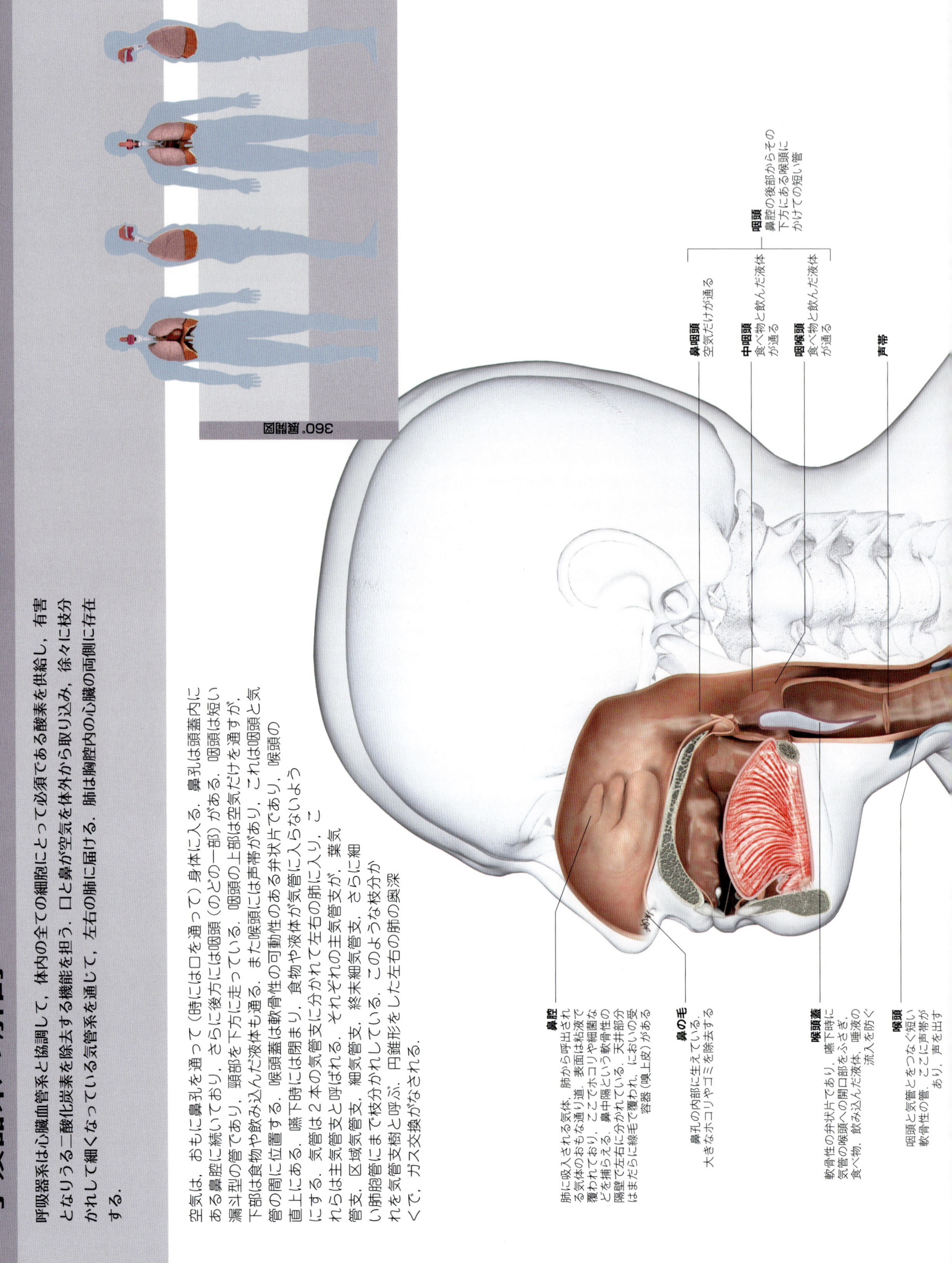

呼吸器系は心臓血管系と協調して、体内の全ての細胞にとって必須である酸素を供給し、有害となりうる二酸化炭素を除去する機能を担う。口と鼻が空気を体外から取り込み、徐々に枝分かれして細くなっている気管系を通じて、左右の肺に届ける。肺は胸腔内の心臓の両側に存在する。

空気は、おもに鼻孔を通って（時には口を通って）身体に入る。鼻孔は頭蓋内にある鼻腔に続いており、さらに後方には咽頭（のどの一部）がある。咽頭は短い漏斗型の管であり、頸部を下方に走っている。咽頭の上部は空気だけを通すが、下部は食物や飲み込んだ液体も通る。また喉頭には声帯があり、これは咽頭と気管の間に位置する。喉頭蓋は軟骨性の可動性のある弁状片であり、喉頭の直上にある。嚥下時には閉まり、食物や液体が気管に入らないようにする。気管は2本の気管支に分かれて左右の肺に入り、これらは主気管支と呼ばれる。それぞれの主気管支は、葉気管支、区域気管支、細気管支、終末細気管支、さらに細い肺胞管にまで枝分かれしている。このような枝分かれを気管支樹と呼ぶ。円錐形をした左右の肺の奥深くで、ガス交換がなされる。

360°図譜

鼻咽頭
空気だけが通る
中咽頭
食べ物と飲んだ液体が通る
喉咽頭
食べ物と飲んだ液体が通る

咽頭 — 鼻腔の後部からその下方にある喉頭にかけての短い管

声帯

鼻腔
肺に吸入される気体、肺から呼出される気体のおもな通り道。表面は粘液で覆われており、ここでホコリや細菌などを捕らえる。鼻中隔という軟骨性の隔壁で左右に分かれている。天井部分ははまだらに線毛で覆われ、においの受容器（嗅上皮）がある

鼻の毛
鼻孔の内部に生えている。大きなホコリやゴミを除去する

喉頭蓋
軟骨性の弁状片であり、嚥下時に気管の喉頭への開口部をふさぎ、食べ物、飲み込んだ液体、睡液などの流入を防ぐ

喉頭
咽頭と気管とをつなぐ短い軟骨性の管。ここには声帯があり、声を出す

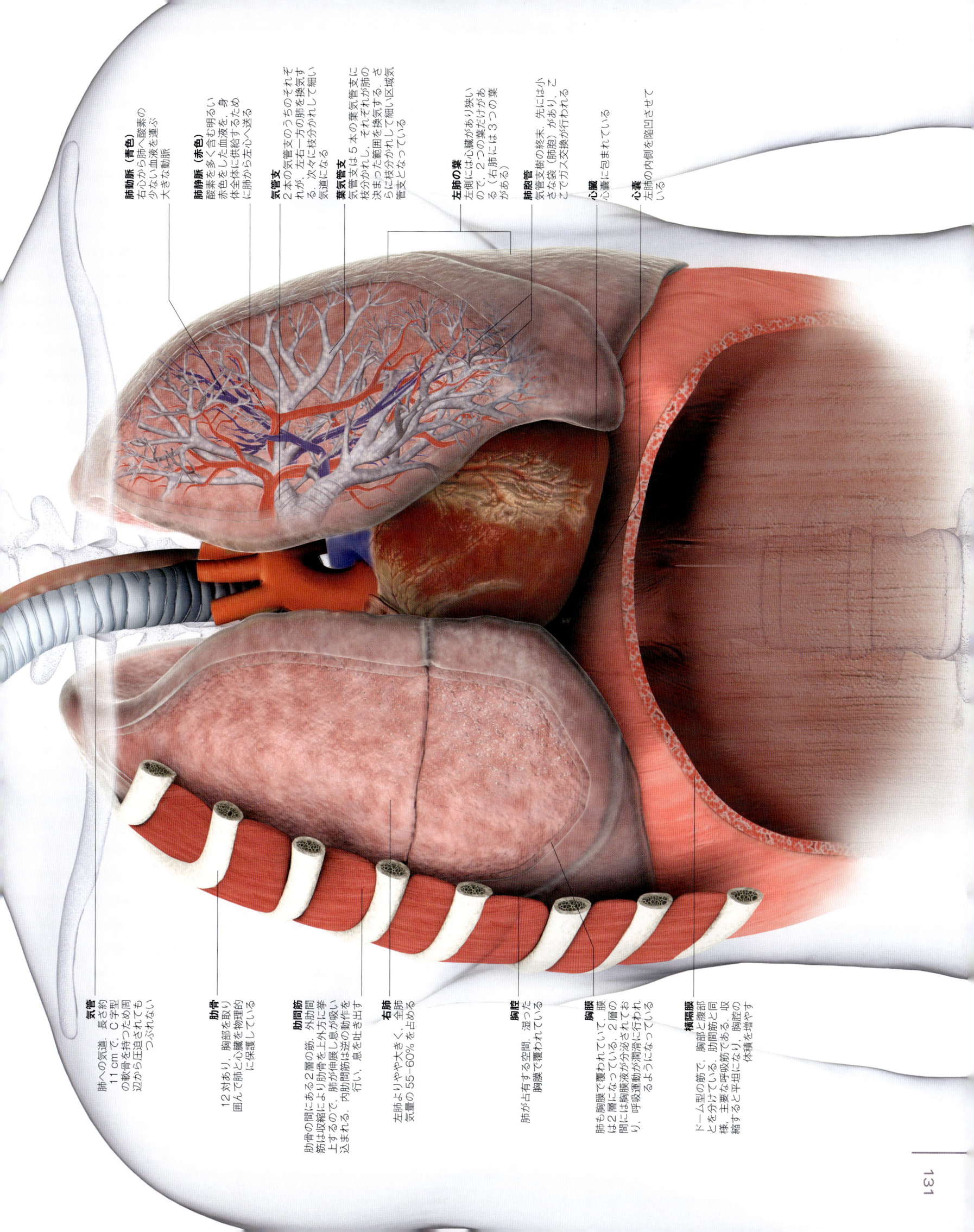

肺動脈（青色）
右心から肺へ酸素の少ない血液を運ぶ大きな動脈

肺静脈（赤色）
酸素を多く含む明るい赤色をした血液を、左右にそれぞれがある身体全体に供給するため肺から左心へ送る

気管支
2本の気管支のうちのそれぞれが、左右一方の肺を換気する。次々に枝分かれして細い気道になる

葉気管支
気管支は5本の葉気管支に枝分かれし、それぞれが肺の決まった範囲を換気する。さらに枝分かれして細い区域気管支となっている

左肺の葉
左側には心臓があり狭いので、2つの葉だけがある（右肺には3つの葉がある）

肺胞管
気管支樹の終末。先には小さな袋（肺胞）があり、そこでガス交換が行われる

心臓
心嚢に包まれている

心嚢
左肺の内側を陥凹させている

気管
肺への気道。長さ約11cmで、C字型の軟骨を持つため周辺から圧迫されてもつぶれない

肋骨
12対あり、胸部を取り囲んで臓器を物理的に保護している

肋間筋
肋骨の間にある2層の筋。外肋間筋は収縮により肋骨を上外方に挙上するので、肺が伸展し息が吸い込まれる。内肋間筋は逆の動作を行い、息を吐き出す

右肺
左肺よりやや大きく、全肺気量の55〜60%を占める

胸腔
肺が占有する空間。湿った胸膜で覆われている

胸膜
肺も胸膜で覆われていて、は2層になっている。2層の間には胸膜液が分泌されており、呼吸運動が円滑に行われるようになっている

横隔膜
ドーム型の筋で、胸部と腹部を分けている。肋間筋と同様、主要な呼吸筋である。収縮すると平坦になり、胸腔の体積を増やす

肺

肺は，スポンジ状で左右2つあり，胸腔の大部分を占めていて，可動性を持つ胸郭で守られている．左右の肺を合わせると，最大の臓器の1つとなる．おもな機能はガス交換である．生きるために必要な酸素を空気から取り込み，老廃物である二酸化炭素を空気中に排出している．

肺の構造

空気が気管から肺に入り，気管は先端で2本の気管支に分かれる．気管支は肺門と呼ばれる部位から肺に入る．この肺門からは肺動静脈も出入りしている．主気管支は，葉気管支，区域気管支と枝分かれし，枝分かれのたびに細くなっていく．さらに細気管支，肺胞管へと枝分かれし，肺胞にいたる．このような気道の入り組んだ様子は，気管を幹に見立て逆向きにした樹木に似ており，気管支樹と呼ばれる．動脈系も同様の樹状構造を形成しており，右心から酸素濃度の低い静脈血を運んでいる．静脈系も同様であり，酸素を高濃度に含む動脈血を左心に運んでいる．

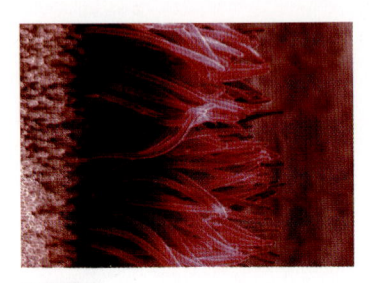

清浄機能
気道粘膜にはたくさんの線毛がある．これらが繰り返し波打って，粘液，細菌，ホコリなどを気道上部へ移動させ，咳で排出する．

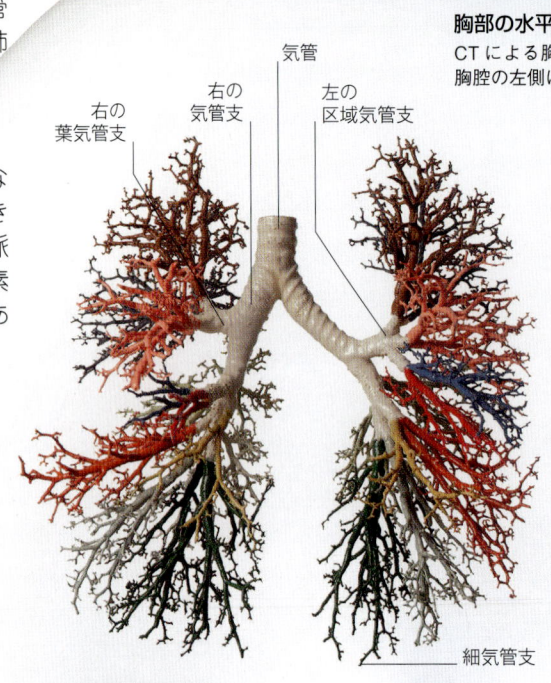

胸部の水平横断面（上から）
CTによる胸部の水平横断面像．心臓は胸腔の左側にある．

（ラベル：心臓，右肺，脊髄，肋骨，左肺，下行大動脈）

気管支樹の鋳型
気道に樹脂を注入することにより，上図のように気管支樹の鋳型を作ることができる．区域気管支ごとに色分けしてある．

（ラベル：右の葉気管支，気管，右の気管支，左の区域気管支，細気管支）

右肺
左肺と同様に10の区域に分かれる

上葉
3つの区域に分かれる

水平裂
右肺の上葉と中葉との間にある

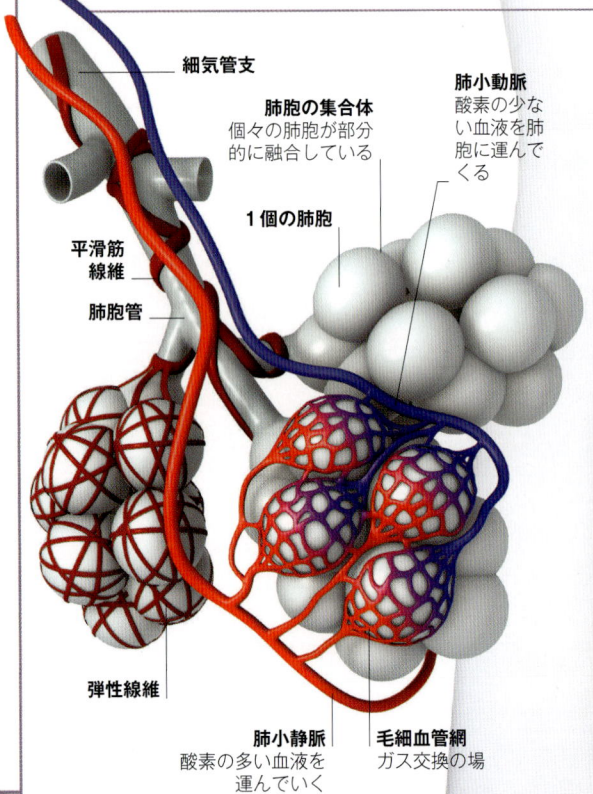

下葉
5つの区域に分かれる

肺胞

肺胞は，空気が入る非常に小さな袋であり，弾性があり薄く，気管支樹の先端に塊になって付いている．ぶどうの房に似ているが，この場合は肺胞どうしが部分的に融合している．マクロファージという白血球が常に内腔の表面に存在し，空気とともに運ばれてくる細菌や化学物質，ホコリなどの刺激物を取り込み，破壊している．肺胞の周囲には毛細血管網がある．酸素は，拡散によって肺胞の空気から肺胞壁，毛細血管壁を通り抜け，血液に入る（p.134参照）．二酸化炭素は血液から肺胞へ拡散する．両肺で3億個以上の肺胞があり，総表面積は体表面積の約40倍にも及ぶ．

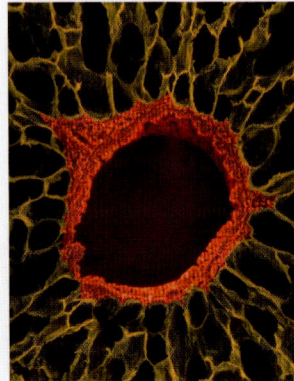

（ラベル：細気管支，肺胞の集合体（個々の肺胞が部分的に融合している），肺小動脈（酸素の少ない血液を肺胞に運んでくる），1個の肺胞，平滑筋線維，肺胞管，弾性線維，肺小静脈（酸素の多い血液を運んでいく），毛細血管網（ガス交換の場））

肺胞管と肺胞
肺胞管（赤色）と，それを取り囲む肺胞の断面の顕微鏡像．肺胞はスポンジの空洞のように見える．

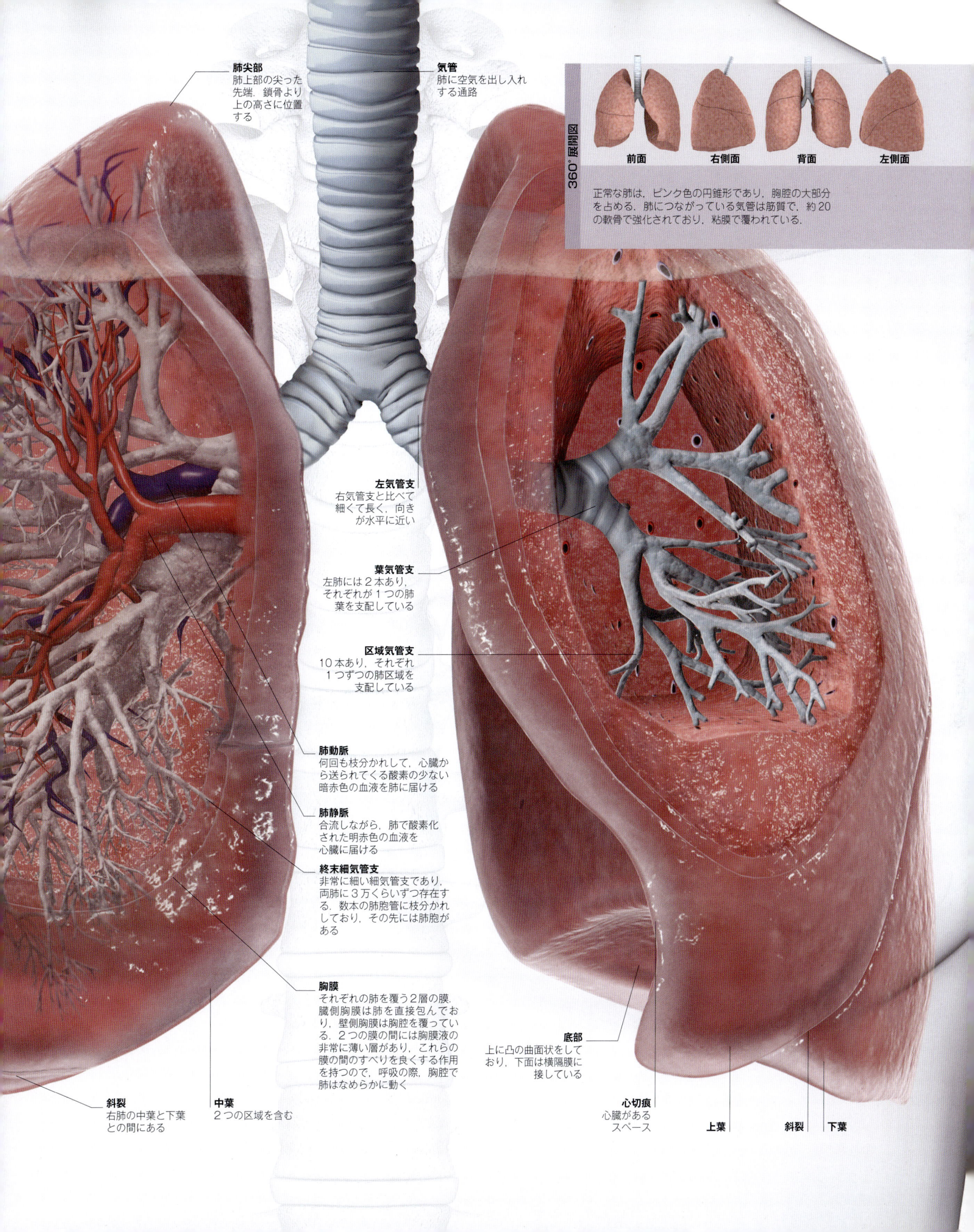

肺尖部
肺上部の尖った先端．鎖骨より上の高さに位置する

気管
肺に空気を出し入れする通路

360°展開図

前面　　右側面　　背面　　左側面

正常な肺は，ピンク色の円錐形であり，胸腔の大部分を占める．肺につながっている気管は筋質で，約20の軟骨で強化されており，粘膜で覆われている．

左気管支
右気管支と比べて細くて長く，向きが水平に近い

葉気管支
左肺には2本あり，それぞれが1つの肺葉を支配している

区域気管支
10本あり，それぞれ1つずつの肺区域を支配している

肺動脈
何回も枝分かれして，心臓から送られてくる酸素の少ない暗赤色の血液を肺に届ける

肺静脈
合流しながら，肺で酸素化された明赤色の血液を心臓に届ける

終末細気管支
非常に細い細気管支であり，両肺に3万くらいずつ存在する．数本の肺胞管に枝分かれしており，その先には肺胞がある

胸膜
それぞれの肺を覆う2層の膜．臓側胸膜は肺を直接包んでおり，壁側胸膜は胸腔を覆っている．2つの膜の間には胸膜液の非常に薄い層があり，これらの膜の間のすべりを良くする作用を持つので，呼吸の際，胸腔で肺はなめらかに動く

底部
上に凸の曲面状をしており，下面は横隔膜に接している

斜裂
右肺の中葉と下葉との間にある

中葉
2つの区域を含む

心切痕
心臓があるスペース

上葉　**斜裂**　**下葉**

呼吸器系／ガス交換

1 酸素は，肺胞の内側に密着して層を作っている液体に溶解してから，拡散により肺胞の壁と毛細血管を通過する

液体で内壁を覆われた肺胞（気腔）

毛細血管

2 酸素が毛細血管内の血漿中に入る

3 酸素はすぐに，赤血球中でヘモグロビンと結合する

×10,000

肺でのガス交換
酸素を豊富に含む空気が肺胞（気管支樹の末端にある気体の袋）に到達してから，酸素が血液の赤血球に届くまでには通過しなければならない層がいくつかある．しかしこれらの層は非常に薄く，その全体の距離はたったの 0.001 mm である．

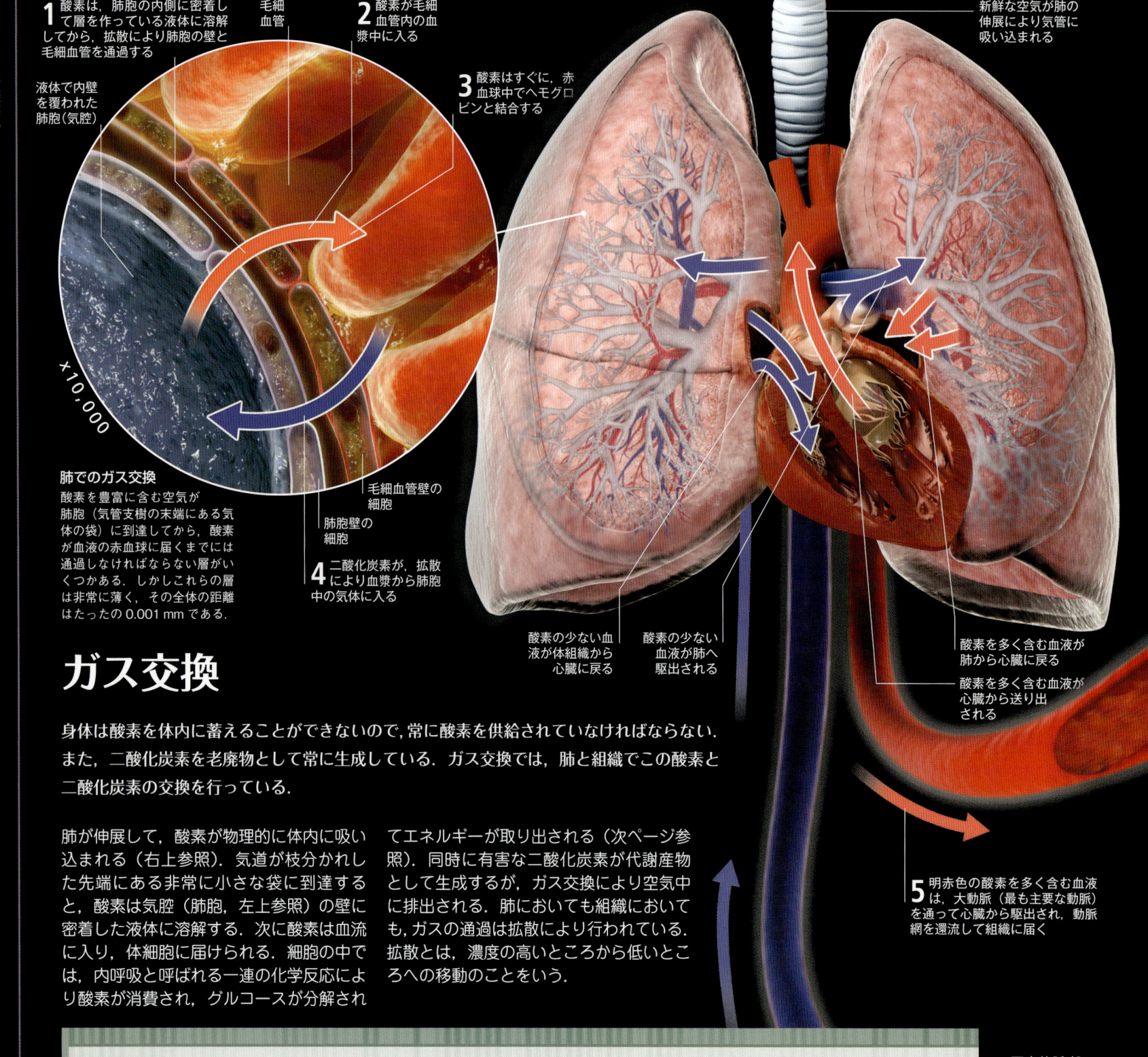

毛細血管壁の細胞

肺胞壁の細胞

4 二酸化炭素が，拡散により血漿から肺胞中の気体に入る

新鮮な空気が肺の伸展により気管に吸い込まれる

酸素の少ない血液が体組織から心臓に戻る

酸素の少ない血液が肺へ駆出される

酸素を多く含む血液が肺から心臓に戻る

酸素を多く含む血液が心臓から送り出される

ガス交換

身体は酸素を体内に蓄えることができないので，常に酸素を供給されていなければならない．また，二酸化炭素を老廃物として常に生成している．ガス交換では，肺と組織でこの酸素と二酸化炭素の交換を行っている．

肺が伸展して，酸素が物理的に体内に吸い込まれる（右上参照）．気道が枝分かれした先端にある非常に小さな袋に到達すると，酸素は気腔（肺胞，左上参照）の壁に密着した液体に溶解する．次に酸素は血流に入り，体細胞に届けられる．細胞の中では，内呼吸と呼ばれる一連の化学反応により酸素が消費され，グルコースが分解されてエネルギーが取り出される（次ページ参照）．同時に有害な二酸化炭素が代謝産物として生成するが，ガス交換により空気中に排出される．肺においても組織においても，ガスの通過は拡散により行われている．拡散とは，濃度の高いところから低いところへの移動のことをいう．

5 明赤色の酸素を多く含む血液は，大動脈（最も主要な動脈）を通って心臓から駆出され，動脈網を還流して組織に届く

下大静脈（2つある大静脈の1つ）を通って，下半身から酸素の少ない血液が心臓に戻る

肺胞の支持

最大吸息時でも肺胞の直径はたった約 0.2 mm である．液体層の表面張力が強いと，風船が縮むようにしぼんでしまう．サーファクタントと呼ばれる生体内物質が界面活性物質として作用して，それを防いでいる．サーファクタントは肺胞の細胞で作られ，コレステロールやリン脂質などの脂質とタンパク質でできている．サーファクタントは肺胞を広げる作用だけでなく，殺菌作用も持ち，感染症の予防にも寄与している．

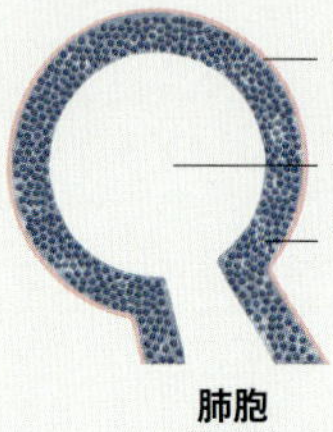

肺胞壁
空気
液体層

肺胞（気腔）

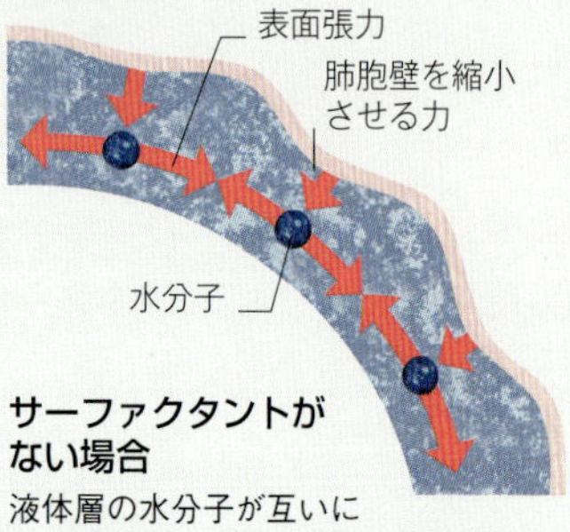

表面張力
肺胞壁を縮小させる力
水分子

サーファクタントがない場合
液体層の水分子が互いに引き合う力により肺胞壁が内側にひっぱられ，しぼんでしまう．

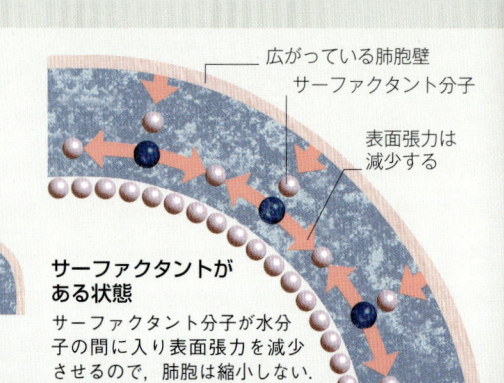

広がっている肺胞壁
サーファクタント分子
表面張力は減少する

サーファクタントがある状態
サーファクタント分子が水分子の間に入り表面張力を減少させるので，肺胞は縮小しない．

組織呼吸

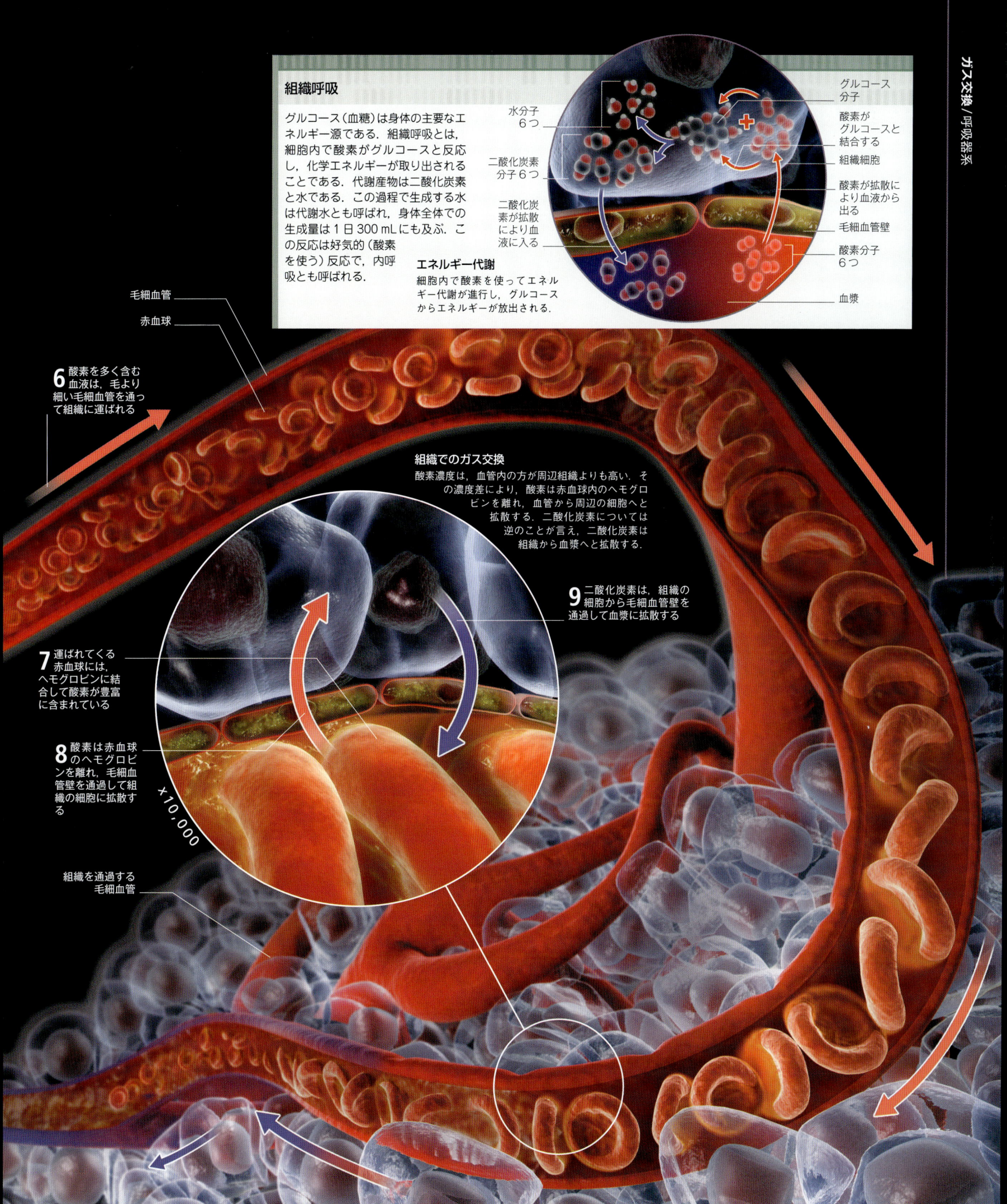

グルコース（血糖）は身体の主要なエネルギー源である．組織呼吸とは，細胞内で酸素がグルコースと反応し，化学エネルギーが取り出されることである．代謝産物は二酸化炭素と水である．この過程で生成する水は代謝水とも呼ばれ，身体全体での生成量は1日300 mLにも及ぶ．この反応は好気的（酸素を使う）反応で，内呼吸とも呼ばれる．

エネルギー代謝
細胞内で酸素を使ってエネルギー代謝が進行し，グルコースからエネルギーが放出される．

- 水分子6つ
- 二酸化炭素分子6つ
- 二酸化炭素が拡散により血液に入る
- グルコース分子
- 酸素がグルコースと結合する
- 組織細胞
- 酸素が拡散により血液から出る
- 毛細血管壁
- 酸素分子6つ
- 血漿

- 毛細血管
- 赤血球

6 酸素を多く含む血液は，毛より細い毛細血管を通って組織に運ばれる

組織でのガス交換

酸素濃度は，血管内の方が周辺組織よりも高い．その濃度差により，酸素は赤血球内のヘモグロビンを離れ，血管から周辺の細胞へと拡散する．二酸化炭素については逆のことが言え，二酸化炭素は組織から血漿へと拡散する．

9 二酸化炭素は，組織の細胞から毛細血管壁を通過して血漿に拡散する

7 運ばれてくる赤血球には，ヘモグロビンに結合して酸素が豊富に含まれている

8 酸素は赤血球のヘモグロビンを離れ，毛細血管壁を通過して組織の細胞に拡散する

×10,000

組織を通過する毛細血管

ガス交換／呼吸器系

呼吸と発声

呼吸運動では，酸素を多く含む新鮮な空気が肺の奥まで行きわたり，続いて老廃物である二酸化炭素を多く含んだ呼気が運び出される．

呼吸

肺を出入りする物理的な空気の動きは，周囲の大気圧と肺の内圧との差によっている．圧差をもたらすのは，呼吸筋の収縮による胸壁と肺の伸展と，それに続く弛緩による受動的な縮小である．呼吸の速さと深さは意識的に調節することができる．しかし基本的な呼吸は，血中の二酸化炭素と酸素のレベルに応じて，多くの場合は無意識に，脳幹により調節されている．

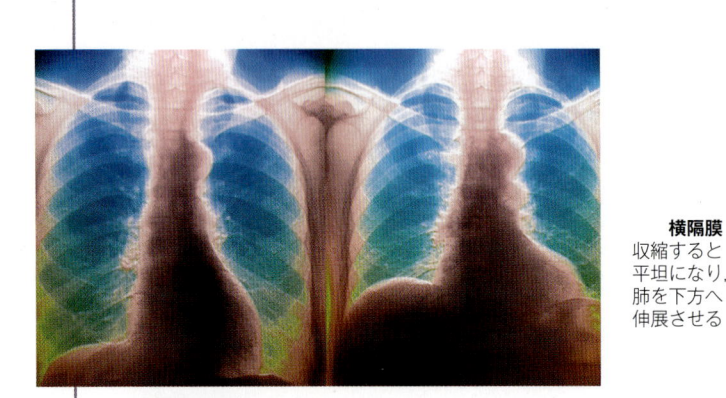

吸息
安静時の呼吸で使われるおもな筋は，胸壁の底部にある横隔膜と，肋骨の間にある外肋間筋である．大きな吸息では他の筋も作用して肋骨や胸骨を動かし，肺はより大きく伸展する．

肺
横隔膜により下方に引かれ，肋骨が外上方へ移動すると，伸展する

胸鎖乳突筋
鎖骨と胸骨を引き上げ，胸腔の上部を拡大させる

斜角筋
3つあり，第1および第2肋骨を挙上する

小胸筋
第3，第4，第5肋骨を挙上する

外肋間筋
肋骨の間の距離を狭め，外上方へ移動させる

横隔膜
収縮すると平坦になり，肺を下方へ伸展させる

肋骨
上方へ移動し，胸を広げる

横隔膜の動き
腹腔の臓器（X線写真下部の暗い部分）は，吸息中（左図）は横隔膜の収縮により下降し，呼息中（右図）には上昇する．

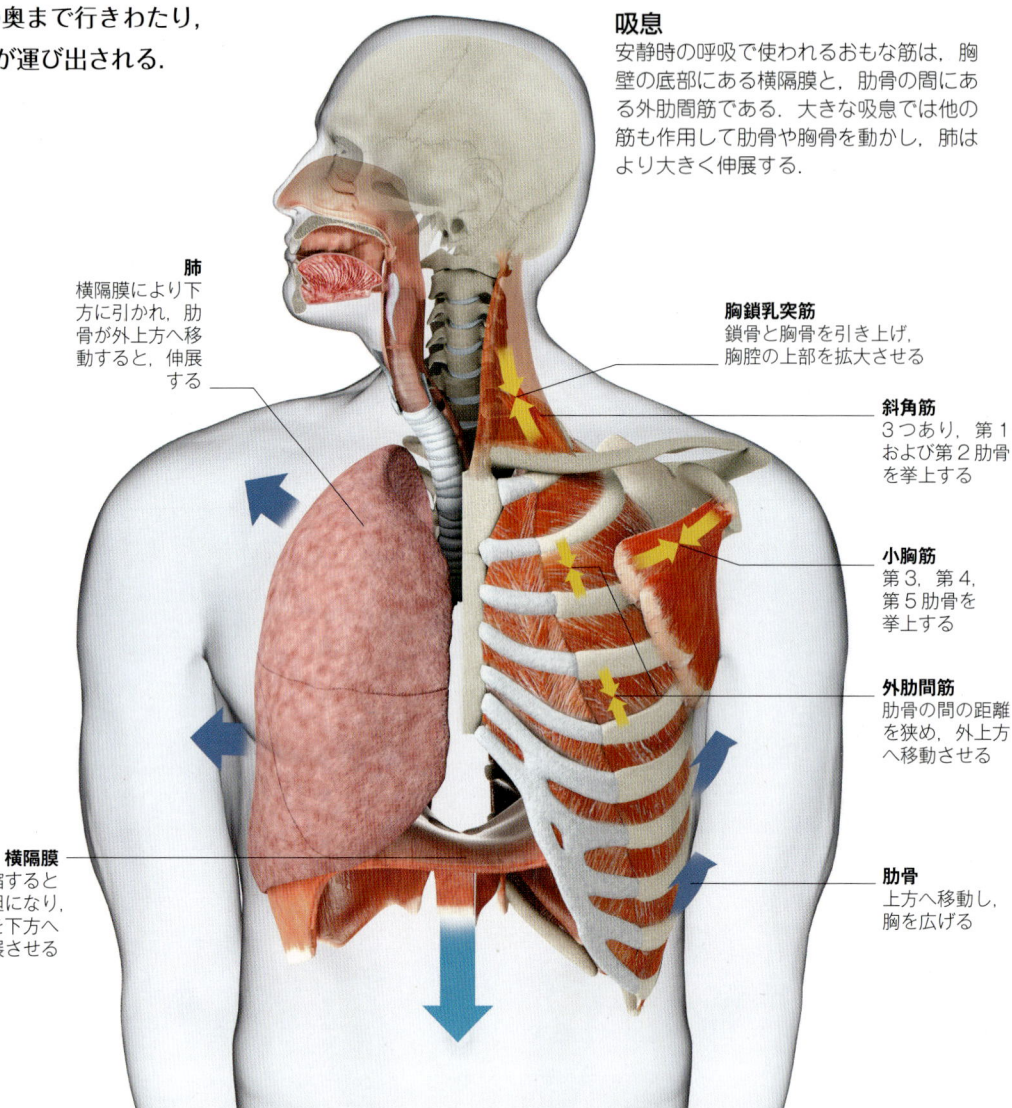

容積と圧

呼吸により胸（胸腔）の容積は変化する．肺は胸壁の内側に密着しており，胸腔とともに伸展する．伸展はおもに横隔膜と肋間筋によりなされる．安静時において，ひと呼吸ごとの空気の出し入れの大部分は横隔膜によっており，1回換気量0.5Lで，毎分12-17回行われる．運動などによって体が必要とする酸素が増えると，呼吸の速さと深さが自動的に大きくなる．最大努力により吸気量は約2L増加し，呼気もほぼ同様に増えるため，全体の肺活量は健康な成人で約4.5Lになる．呼吸の速さは3倍にも増加し，1分間の換気量は安静時の20倍以上になりうる．

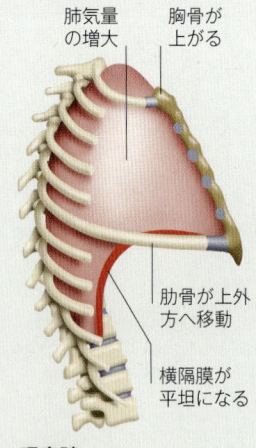

吸息時
横隔膜は収縮して平坦になり，肋骨はバケツの取っ手のように上外方に動いて胸骨を持ち上げる．

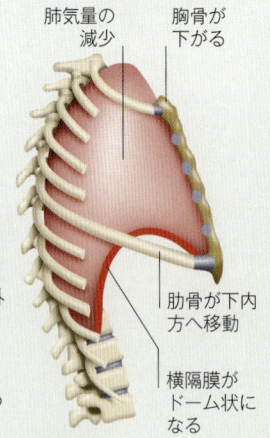

- 肺気量の増大
- 胸骨が上がる
- 肋骨が上外方へ移動
- 横隔膜が平坦になる

呼息時
横隔膜が弛緩すると，肺は弾性があるので，伸展した反動で縮小してもとに戻る．胸骨と肋骨が下内方に移動する．

- 肺気量の減少
- 胸骨が下がる
- 肋骨が下内方へ移動
- 横隔膜がドーム状になる

陰圧
肺が伸展すると，肺内の圧は減少する．体外の大気圧の方が高くなるので，空気は気道を通じて肺に吸入される．

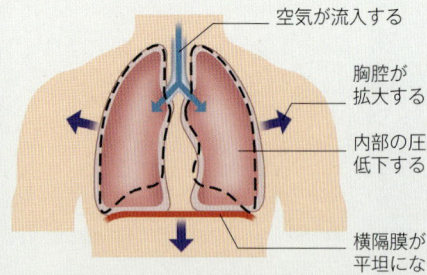

- 空気が流入する
- 胸腔が拡大する
- 内部の圧は低下する
- 横隔膜が平坦になる

陽圧
肺が呼息で縮小すると，肺胞内の気体が圧縮されて，肺内の圧は上昇する．空気は気道から押し出され，鼻と口から吐き出される．

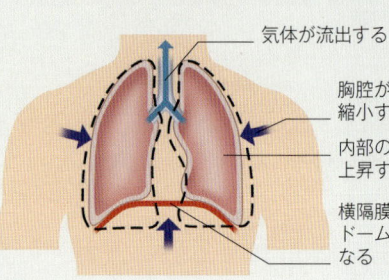

- 気体が流出する
- 胸腔が縮小する
- 内部の圧は上昇する
- 横隔膜がドーム状になる

呼息
呼息の大部分は受動的に行われる．横隔膜や肋間筋などの吸息筋が弛緩すると，伸びたゴムが縮むように，伸展した肺は弾性で縮小する．腹腔の圧も横隔膜を挙上させるはたらきをする．努力性の呼息ではより多くの筋が動員され，安静呼吸による肺気量以下まで肺を縮小させる．

肺
胸腔の容積とともに縮小する

横隔膜
弛緩し，挙上してドーム状になる

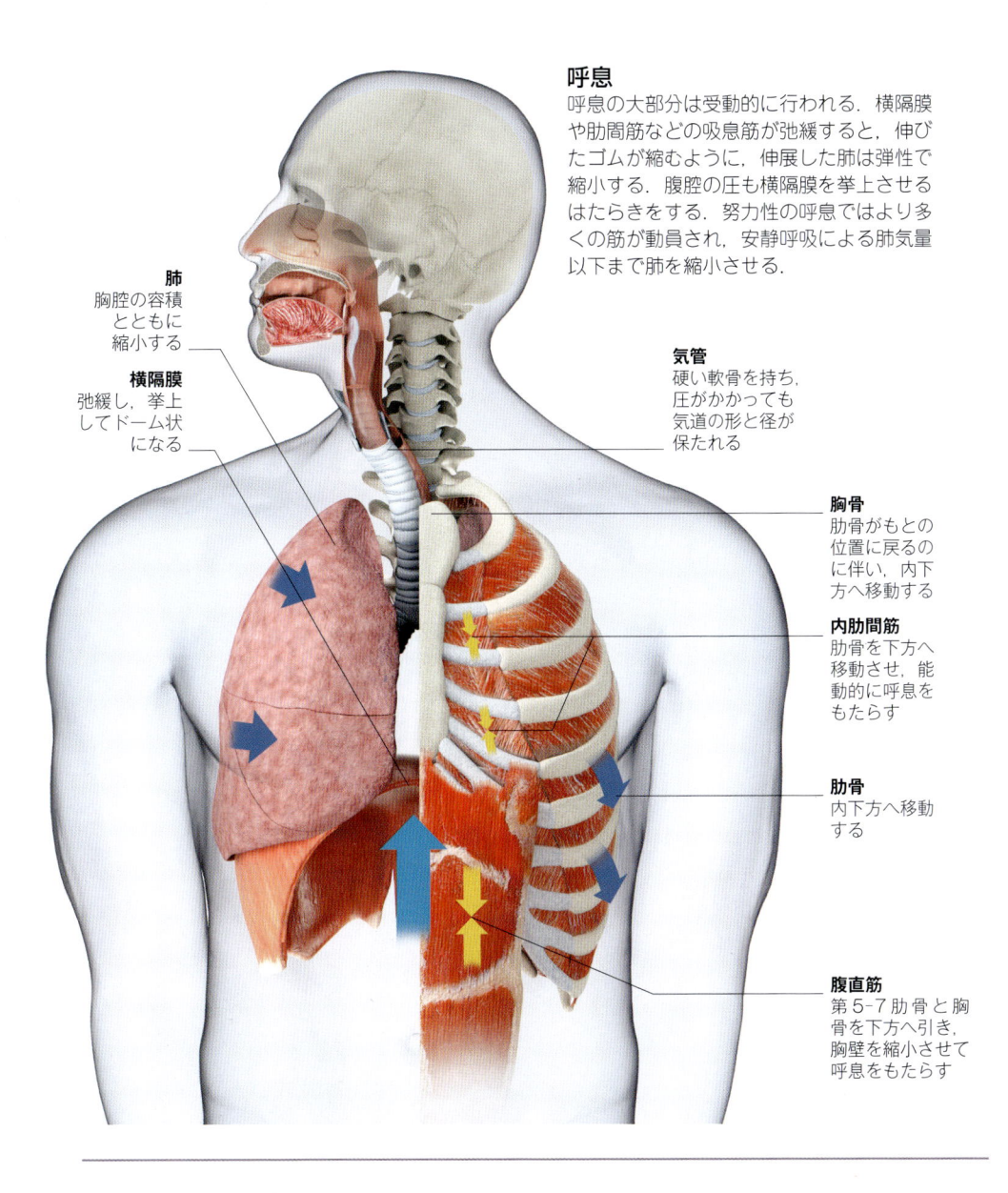

気管
硬い軟骨を持ち，圧がかかっても気道の形と径が保たれる

胸骨
肋骨がもとの位置に戻るのに伴い，内下方へ移動する

内肋間筋
肋骨を下方へ移動させ，能動的に呼息をもたらす

肋骨
内下方へ移動する

腹直筋
第5-7肋骨と胸骨を下方へ引き，胸壁を縮小させて呼息をもたらす

発声
声帯は，喉頭の下部にある1対の線維性の帯状組織である．安静呼吸時はVの字に分かれており，声門と呼ばれる．声帯が筋の作用により接近し合い，肺からの気体が通過する際に振動すると音が出る．声帯の張力が大きいほど，音の高さ（周波数）は高くなる．そのうえに仮声帯（前庭ヒダ）がある．これは音を出さないが，嚥下時に喉頭を閉めるはたらきをする．

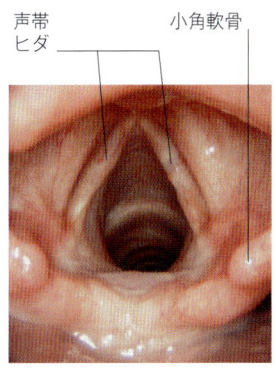

離れた声帯ヒダ
安静呼吸時は声帯ヒダが離れており，間を気体が通っている状態が喉頭鏡で観察できる．

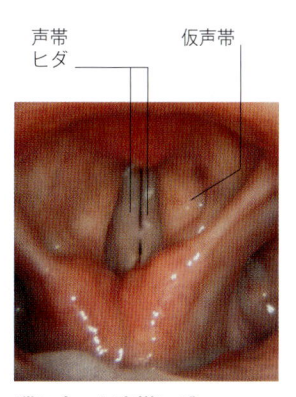

隣り合った声帯ヒダ
喉頭の筋が披裂軟骨を回転させると，披裂軟骨に付着している声帯ヒダが，近づく．

喉頭
咽頭と気管の間にある．左右に対で存在する披裂軟骨と楔状軟骨，および小角軟骨，さらに，正中に1つずつ存在する喉頭蓋軟骨，甲状軟骨，輪状軟骨の9つの軟骨で構成されている．甲状軟骨は，特に成人男性において，「のどぼとけ」と呼ばれる顕著な頸部の皮下からの隆起を形成している．これらの軟骨は多くの筋と靱帯とで結合されている．さらに，喉頭は舌骨とも筋で機能的に結合している．

内部構造
喉頭の内部は空洞になっており，安静呼吸時は静かに空気が流れる．発声の際は軟骨の角度が変わり，声帯が狭くなる．

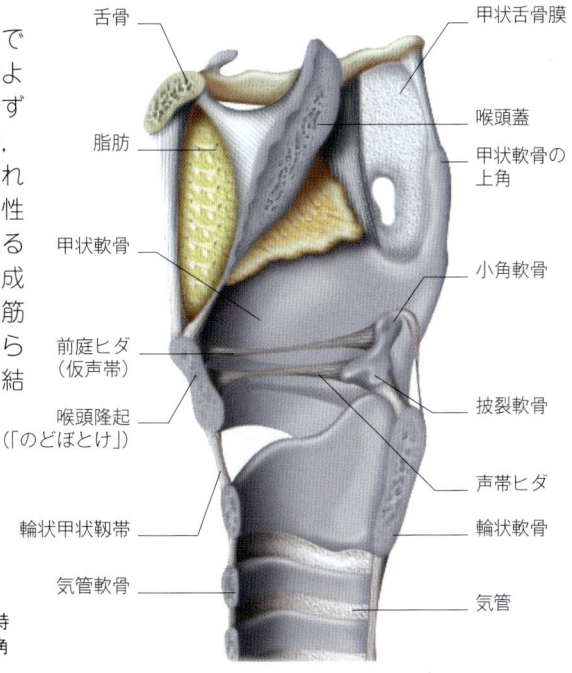

呼吸反射
重要な呼吸反射に，咳とくしゃみがある．ともに，余分な粘液やホコリ，刺激物，閉塞物を除去することが目的であり，咳は咽頭下部および喉頭，気管，気道から，くしゃみは鼻腔と咽頭上部からそれらを駆出する．いずれも，大きな吸息の後に呼息筋の急な収縮が起こる．咳では，咽頭下部，喉頭蓋，咽頭が閉じ，肺内の圧が上昇したのち，声帯ヒダを震わせながら急激な呼息がなされる．くしゃみでは，舌が口を閉じ，気体が鼻を通って吐き出される．

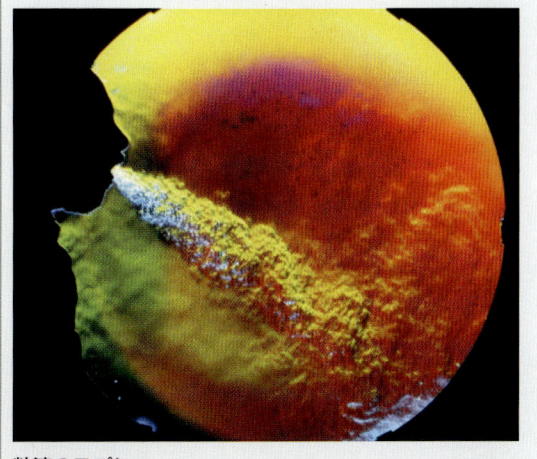

粘液のスプレー
咳・くしゃみではともに，気道から粘液の小さな水滴が，スプレーのように最大3m先に吐き出される．図は咳によるスプレーの様子である．

呼吸器疾患

どんなにきれいな空気にも何百万もの微生物が浮遊していて，呼吸により気道に入ってくる．身体には粘液や線毛などの防御系があるが，それでも呼吸感染を起こす危険がある．鼻や咽頭の感染は上気道感染症という．

かぜ症候群

非常にありふれたウイルス感染症である．数年に1度か，人によっては，特に子どもの頃は，年に数回発症することがある．

多い疾患であるが，通常，重症度は低い．感染力が強く，原因となりうるウイルスは200種以上ある．ヒトからヒトへの感染源は，空気中の水滴，特に患者の咳やくしゃみで出てくる粘液の霧状水滴や，握手などによる接触，飲み回しなどで伝わる薄い水膜などである．症状は，くしゃみ，鼻汁（最初は透明で流動性があるが，後に粘性で緑黄色となる），頭痛，微熱，咽頭痛，咳，結膜の疼痛と充血などである．抗生物質はウイルスに効かないので無効である．原因となるウイルスの表面は頻繁に変異するため，流行の株に対して抗ウイルス剤ができたとしても，新種に対しては無効となってしまう．去痰剤や吸入剤など，療法の大部分は対症療法であり，体の免疫系が侵入した微生物を攻撃する．

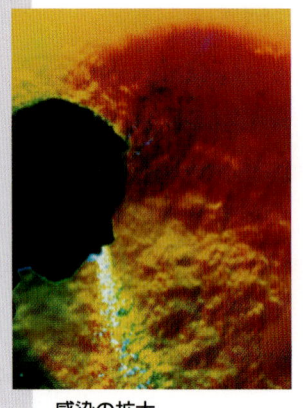

感染の拡大
咳やくしゃみは，特にかぜ症候群などの疾患を広める．粘液の霧状水滴は3m以上先まで届くこともある．

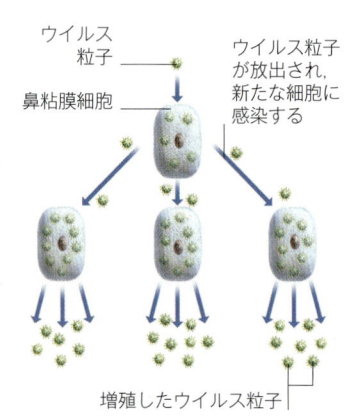

1 ウイルスが細胞に侵入する
空気中のウイルス粒子が，鼻やのどの粘膜細胞に届き，侵入する．ウイルスは速やかに増殖して宿主の細胞を死滅させる．

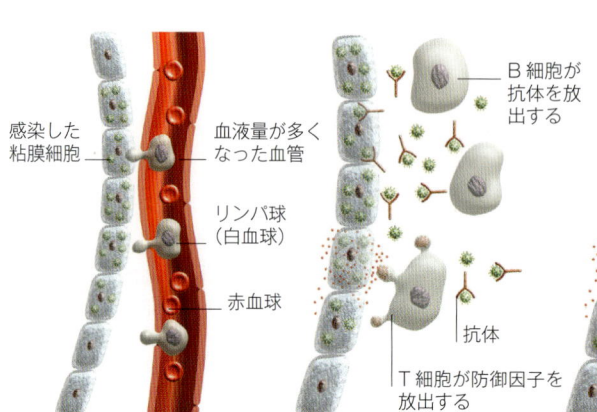

2 白血球到着
防御能を持つ白血球が，毛細血管壁細胞間の隙間から，粘液を生成している感染した粘膜細胞へ移動してくる．

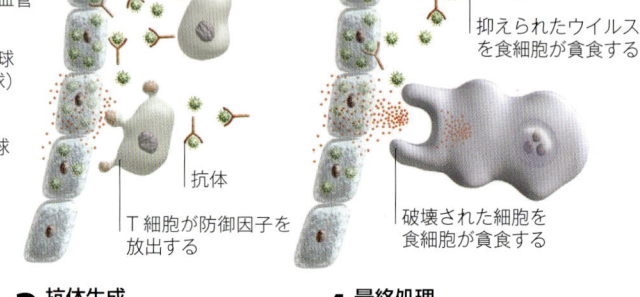

3 抗体生成
B細胞という白血球が抗体を生成し，この抗体がウイルスの作用を抑える．別の白血球が，感染した細胞を破壊する．

4 最終処理
食細胞と呼ばれる白血球が，ウイルス粒子や傷害された鼻粘膜細胞などを貪食する．かぜは治っていく．

インフルエンザ

発熱，悪寒，くしゃみ，咽頭痛，頭痛，筋肉痛，倦怠感などの症状をもたらす感染症．

インフルエンザは初期には上気道感染症であるが，発熱，熱感，発汗，悪寒，ふるえ，筋肉痛，強い倦怠感などの全身症状も出現する．感染がだいたいおさまっても，うつ症状や疲労が長引くことがある．インフルエンザウイルスはA，B，C型に分類される．感染力はどの型も強く，A型は定期的に流行する傾向があり，豚，馬，家禽などの家畜にも感染する．B型は通常，人が密集する場所で散発的な流行をもたらす．C型で重症になることは少ない．突然変異する可能性が最も高いのはA型である．基礎疾患などで合併症の危険のある人は，冬季の流行期の前にワクチンを接種する必要がある．ウイルスは変異するので，新しいワクチンが毎年用意されている．合併症には，肺炎や急性気管支炎などの呼吸器感染症がある．インフルエンザでは乳児や高齢者が死亡することもまれではない．流行によってはどの年齢層でも死亡することがある．

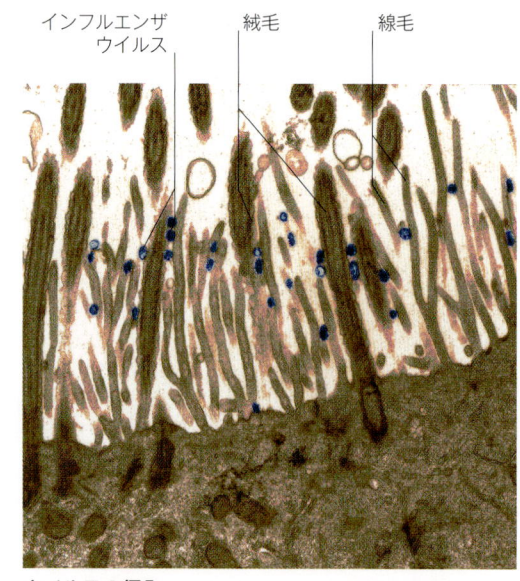

ウイルスの侵入
インフルエンザウイルス（青色）が，上気道の内壁の細胞表面にある絨毛や線毛などの毛様構造物に付着している．これらが細胞内に進入し増殖すると，細胞を死滅させ，インフルエンザの症状が現れる．

鳥インフルエンザ

鳥に由来するA型インフルエンザウイルス（オルソミクソウイルスに属する）が，鳥インフルエンザ感染症をもたらす．最近，ヒトを含む哺乳類に感染が広まった．中でもH5N1という型は，鶏を含む種々の鳥，およびヒトにも感染する．これは合併症が多く重症化し，発症者のほぼ半数を死亡させる重症のインフルエンザを引き起こす．鳥と密な接触があった場合のみ感染し，他の型とは異なりヒトからヒトへの感染はまだ確認されていない．

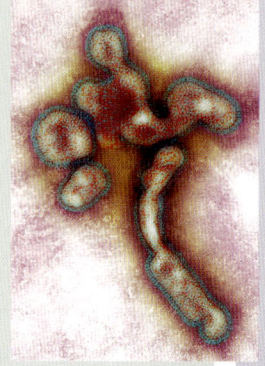

H5N1ウイルス
H5N1の透過型電子顕微鏡画像．脂質のエンベロープ（緑色）の中に，ヘムアグルチニン（H）とニューラミニダーゼ（N）というタンパク質が含まれる．

上気道感染症

多くの細菌やウイルスによって引き起こされる．感染症の名称は，主病巣の部位によりつけられる．

上気道には，呼吸するたびに多くの微生物が流れ込む．病原性の細菌が粘膜上皮や他の防御システムを突破し，感染巣ができ上がることがある．かぜ症候群での主病巣は鼻腔であり，他には，副鼻腔，咽頭，喉頭，声帯なども冒される．副鼻腔は，鼻腔から顔面を形成している頭蓋骨へ入り込んでいる空間であり，気体でみたされている．上気道にはリンパ組織の集合もあり，感染により著明に大きくなる．咽頭上部の鼻腔後方に咽頭扁桃（アデノイド）があり，咽頭中部の両側には，軟口蓋の後方に口蓋扁桃がある．それぞれの感染による症状は異なる．「のどの痛み」は，咽頭，口蓋扁桃，喉頭の炎症によって引き起こされる．通常，病原体はウイルスである．免疫系が発達段階にあるため感染症によくかかる小児のうちは，咽頭扁桃も口蓋扁桃も大きい．

上気道
種々の部位が連結しあっているため，感染が部位を越えて比較的広まりやすく，しばしば上から下に拡大する．

前頭洞／篩骨洞／蝶形骨洞／上顎洞

前面

上顎洞／篩骨洞／前頭洞／蝶形骨洞

側面

副鼻腔炎
副鼻腔粘膜に炎症が起こり，額部や頬部の疼痛などの症状が現れる．粘膜の腫脹によって副鼻腔が閉塞し，圧が上昇すると，疼痛は強くなる．

扁桃炎
扁桃（口蓋扁桃）が発赤，炎症，腫脹して，激しいのどの痛みと嚥下痛がもたらされる

咽頭炎
他の上気道炎と同様，咽頭炎は耳管から耳に広がることがある

喉頭炎
のどの自発痛以外に，発声時の疼痛や，時には発声障害などの症状が起こりうる

感染した扁桃

扁桃炎
のどを覗き込んだ時，両側の扁桃が炎症により腫脹，発赤しているのが観察できる．感染により「白苔」が認められることも多い．

感染した喉頭

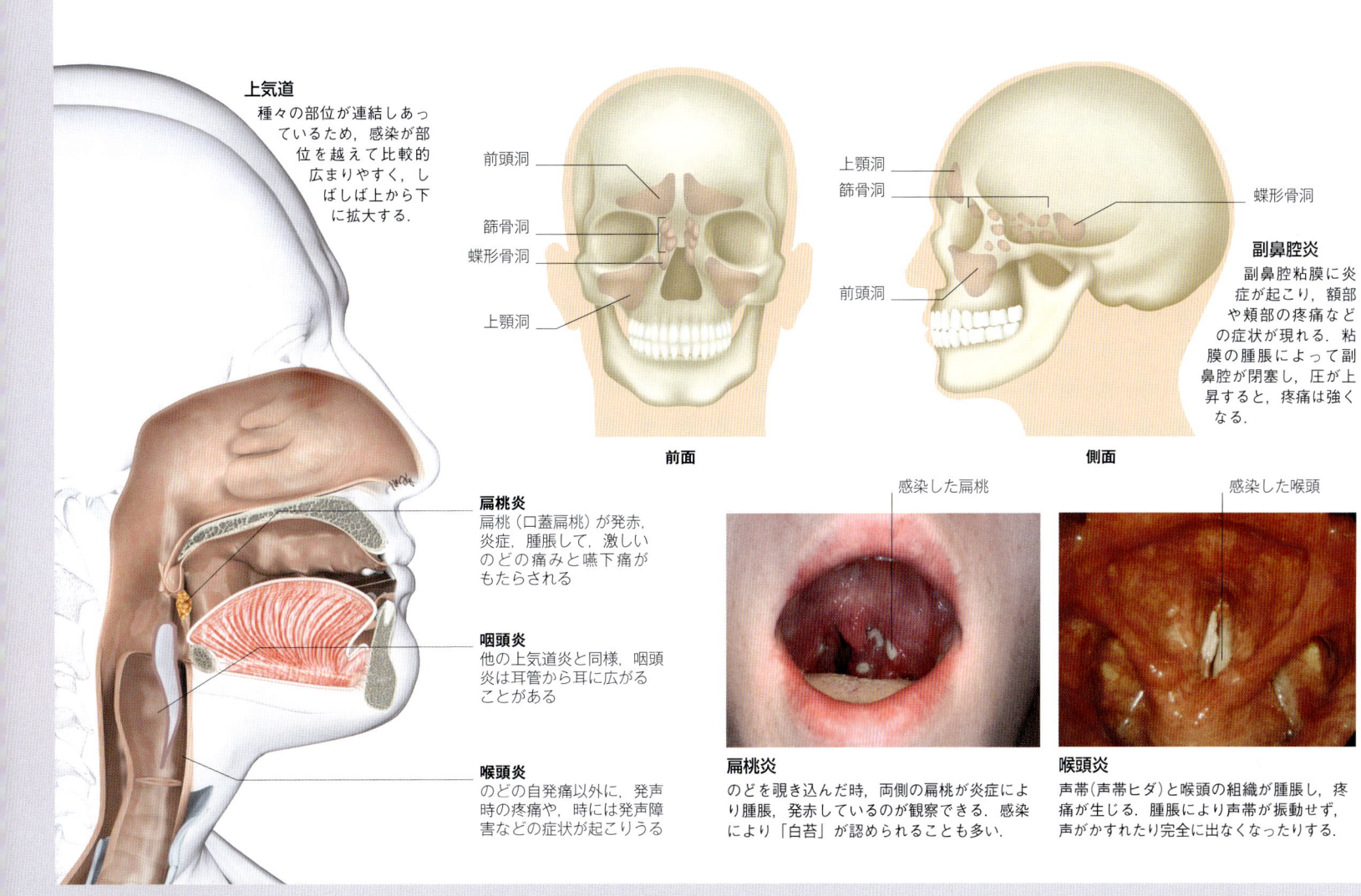

喉頭炎
声帯（声帯ヒダ）と喉頭の組織が腫脹し，疼痛が生じる．腫脹により声帯が振動せず，声がかすれたり完全に出なくなったりする．

急性気管支炎

気管が枝分かれして肺へ入る大きな気道の気管支が，炎症を起こす．

急性気管支炎は，短期間のうちに治癒する気管支の炎症である．症状には，疼痛を伴う持続する咳，痰，浅く喘ぐような呼吸，息苦しさ，発熱などである．扁桃腺炎など，上気道の他の部位における感染に合併することが多い．通常，中程度から大きな直径の気管支が炎症を起こし狭窄する．成人では通常，数日で薬物なしに治癒するが，高齢者や他の呼吸器系の障害を持つ場合では感染が両側の肺に広がることもある．

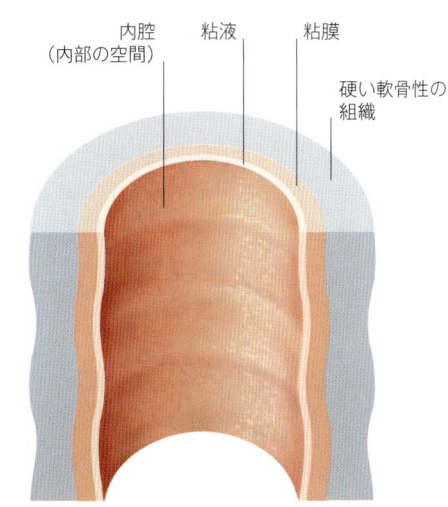

内腔（内部の空間）／粘液／粘膜／硬い軟骨性の組織

狭窄した内腔／過剰な粘液／粘膜の炎症

正常な気管支
気道粘膜は保護作用のある粘液を分泌し，それが気管支表面を薄く覆っている．これにより気道内腔は広く拡大し，気流抵抗は低い．

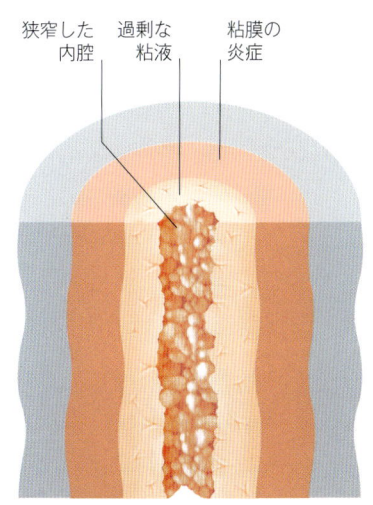

炎症を起こした気管支
粘膜が腫脹し，過剰な粘液を分泌する．粘液は咳で排出されることもあるが，残ると肺にさらに感染が広がる危険が大きくなる．

肺炎

空気の入った非常に小さな肺胞と，最も小さな気道である肺胞管が炎症を起こしたものが肺炎である．

肺炎は肺のさまざまな部位で発生する．肺全体，上葉や下葉ごと，肺を10に分類した区域ごとに，炎症が生じることがある．通常の原因は細菌であり，肺炎連鎖球菌が多い．かぜ症候群など，上気道のウイルス感染に合併することもある．他の細菌，インフルエンザや水ぼうそうなどのウイルス，原生生物，真菌なども原因になる．おもな症状は，膿性の痰が出る咳，息苦しさ，胸痛，高熱，時に錯乱である．細菌性であれば，抗生物質が治療に使われる．

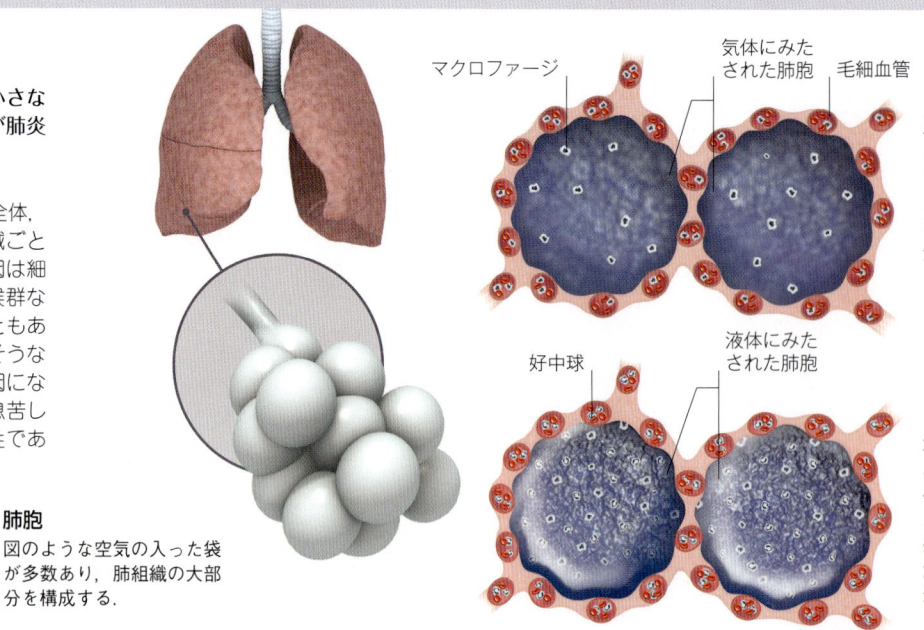

肺胞
図のような空気の入った袋が多数あり，肺組織の大部分を構成する．

正常な肺胞
白血球の一種であるマクロファージが，吸い込んだホコリや刺激性物質，細菌などを貪食することで肺胞を清掃し，健常に保っている．

炎症を起こした肺胞
感染により毛細血管壁が変化し，好中球を含む，マクロファージ以外の白血球が細菌を攻撃しに出てくる．液体がたまり，酸素の取り込みが減少する．

レジオネラ症

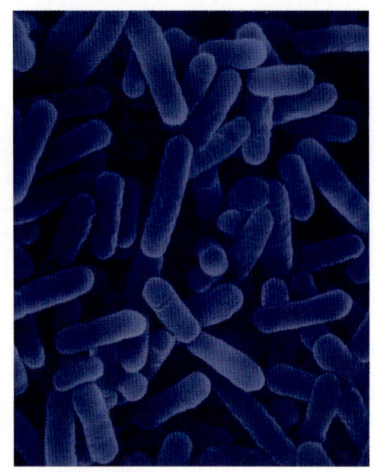

レジオネラ・ニューモフィラという菌の肺への感染が原因で起こる肺炎である．

1976年に，フィラデルフィアのホテルでの在郷軍人（legion）の会議の後，集団発生したのが最初である．呼吸器系の症状以外に，下痢，腹痛，黄疸などが出現することもある．中高年者に多く，免疫力が低下している場合は重症となり，死亡することもある．

レジオネラ菌
桿状菌であり，給湯システムなどに生息する．水冷式の空調設備，動きのないパイプなどで繁殖する．

胸水

肺を包む2層の膜の間に液体が過剰にたまった状態である．

胸膜は2層構造になっていて，間に少量の液体が存在する．これにより胸壁の中で肺がなめらかに縮小・拡大することができる．肺炎，結核，心不全，肺がんなどにより胸膜間の液が増加することがあり，時には3Lにも及んで肺を圧迫し，息苦しさや胸痛をもたらす．治療として，胸壁から注射針や管を入れ，液を除去する方法がある．

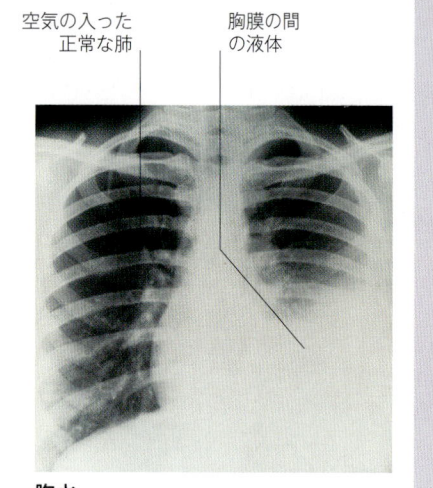

胸水
X線写真では通常の肺組織は暗く写る．上図では，胸水が左下肺野（向かって右）にあり，白く写っている．

結核

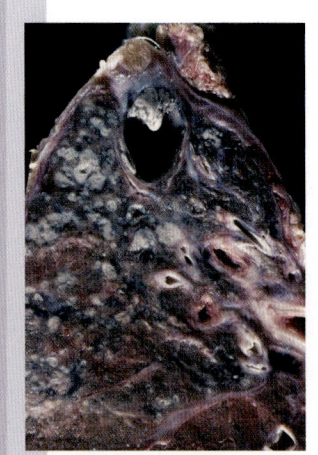

マイコバクテリウム・ツベルクローシスという菌により引き起こされ，おもに肺組織が冒される．

多くの人が結核菌を保有しているが，発症するのは免疫力が低下した場合など一部である．発熱，持続する咳，食欲不振，全身倦怠感などの症状が現れる．抗生物質の経口投与が非常に有効であるが，1980年以降，患者数は増加している．抗生物質に耐性の菌が出現したためと，免疫能を低下させるHIV/AIDSが広がっていることが原因である．

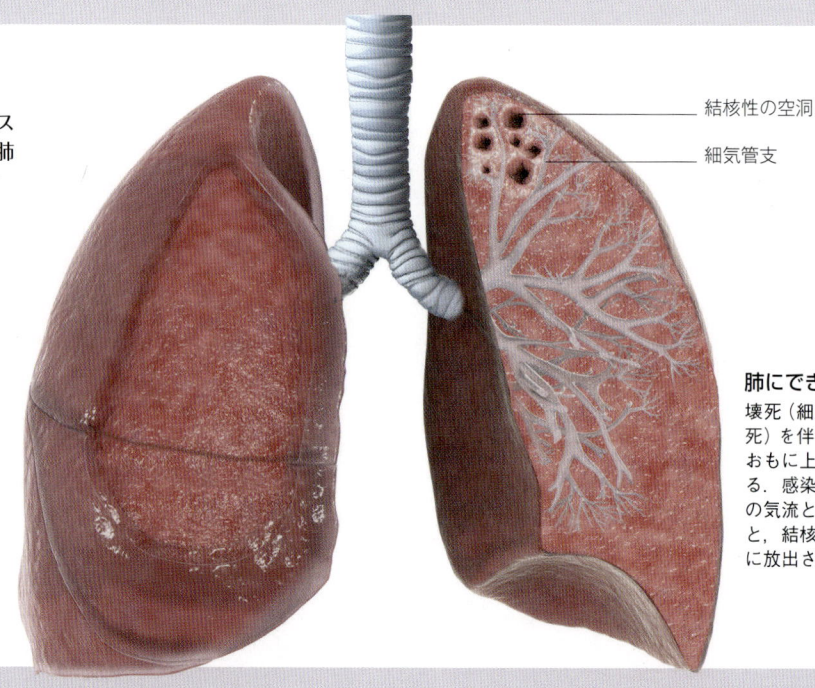

傷害された組織
結核が進行すると，肺組織は結核結節で穴だらけになる．結節は小さく硬い塊であり，感染巣を隔離するために作られる．

肺にできた空洞
壊死（細胞と組織の死）を伴う結節は，おもに上肺野にできる．感染巣と気管支の気流とがつながると，結核菌が空気中に放出される．

気胸

胸膜に穴があき，空気が胸腔に入ることにより肺が縮小してしまった状態である．

2層の胸膜の間には非常に薄い液体の層があり，肺の動きをなめらかにしている．胸壁，胸腔，肺組織のそれぞれの圧のバランスにより，肺は胸壁に密着している．気胸では，空気が胸腔に入る．すると圧のバランスが変わり，肺は虚脱してしまう．それによって，胸部絞扼感，胸痛，息苦しさなどが生じる．胸腔に入る空気の方が出る空気よりも多い場合（緊張性気胸），肺は圧縮されてしまい，危険である．気胸は，肺の表面にある肺胞が拡大して破裂したり，喘息に併発したりして発症する．肋骨骨折などの胸部の外傷によっても発症する．

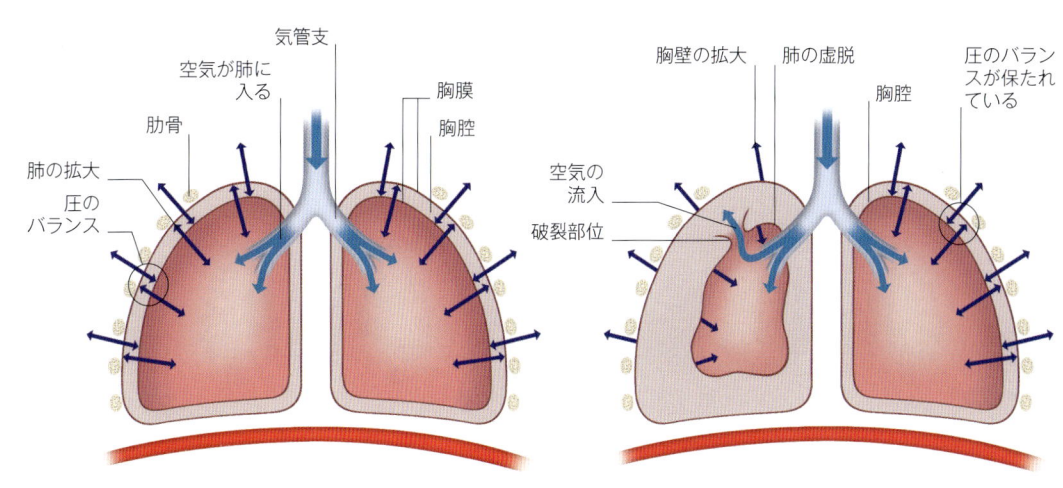

正常な呼吸
肺は胸壁に密着して拡大する．胸腔は液体にみたされ，陰圧に保たれている．

肺の虚脱
右肺の空気が周辺の胸腔に入り，圧のバランスが崩れる．肺は胸壁を離れて脱落する．

喘息

炎症性の呼吸器疾患で，気道が狭窄することによる，息苦しさと喘鳴の発作が繰り返される．

最も多く，多様な呼吸器疾患の1つであり，地域によっては小児の4人に1人が罹患している．患者によって，軽い発作も，致死的な重症発作もあり，日による変動が大きいこともある．気道にある平滑筋がけいれん的に収縮して気道を狭窄するため，息苦しさの発作がもたらされる．粘液の過剰分泌により狭窄は増悪する．多くは小児期に，湿疹などのアレルギーと併発して発症する．両方とも遺伝性がある．小児では，花粉，ハウスダスト，ダニ，カビ，動物の毛などの異物（アレルゲン）に対するアレルギー反応が発作の引き金となることが多い．他には，食物や飲料に対するアレルギー，薬物，不安，ストレス，呼吸器感染症，低温下での激しい運動なども発作の原因となりうる．

罹患した気道
喘息では，太い気管支よりも，細い区域気管支や肺胞管などの気管支（赤色）が影響を受ける．

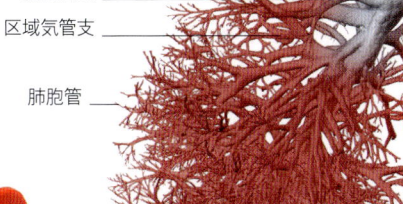

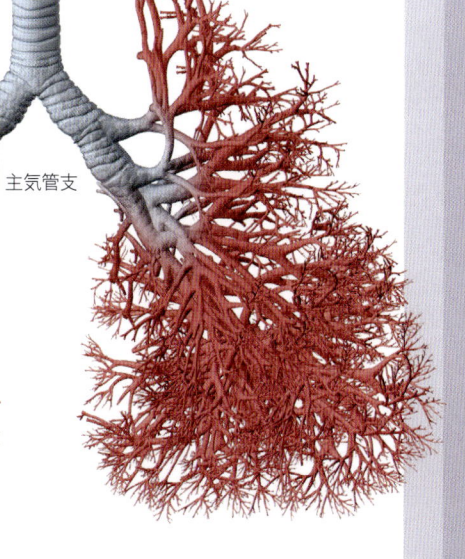

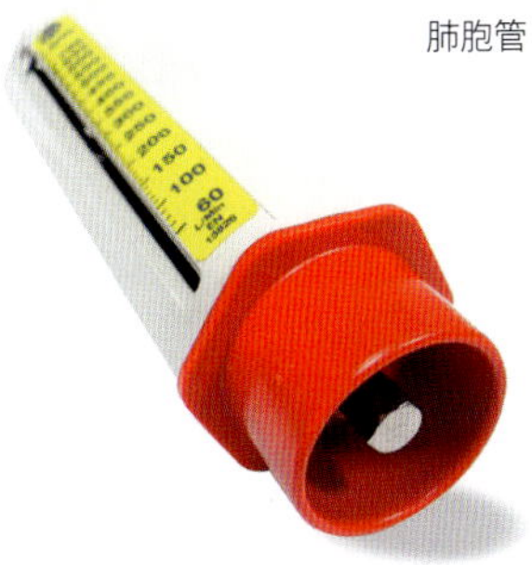

ピークフローメーター
ピークフローメーターで吐く息の最大の速度を計ることで，喘息の重症度が判定できる．

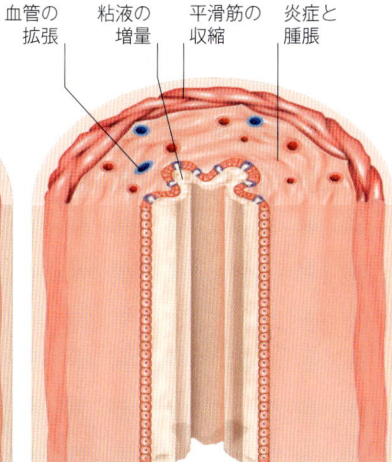

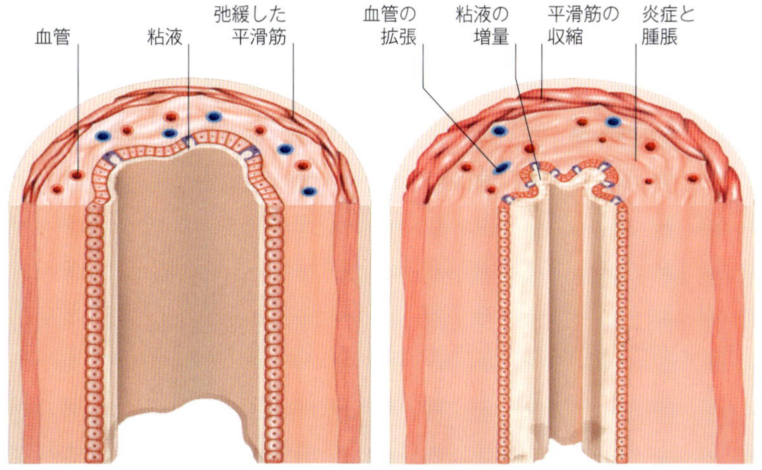

喘息の治療

おもに2通りのアプローチがあり，通常は併用される．副腎皮質ステロイド剤（予防薬）は炎症を抑え，これは予防薬として定期的に服用するべきものである．気管支拡張剤（緩解薬）は発作の初期に症状をすばやく抑えるために使われる．速く効くが数時間しか持続しない．アレルゲンを避けることも発作の頻度と重症度を抑えるのに有効である．

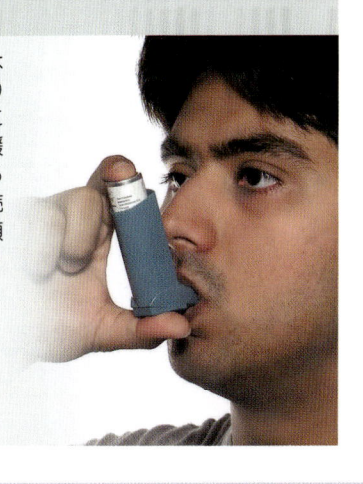

吸入剤
喘息の薬を吸入することで，主病巣である細い気管支に薬剤を直接届けることができる．

正常な気道
正常な気管支では，壁の平滑筋は弛緩し，粘膜は保護作用のある粘液に薄く覆われている．空気が通る内腔は十分に広く，酸素を多く含む空気が肺胞に到達することができる．

喘息患者の気道
喘息発作では，平滑筋が収縮し，アレルギー性の炎症により血管が拡張する．粘膜も腫脹して，内腔が狭くなる．

慢性閉塞性肺疾患

慢性閉塞性肺疾患（COPD）とは，おもに慢性気管支炎と肺気腫をいう．この疾患では肺組織が長期にわたって徐々に傷害され，息苦しさも強くなる．肺への空気の流入と流出が減少し，酸素の取り込み能力も徐々に低下する．最大の原因因子は喫煙である．

慢性気管支炎

気道の慢性炎症の原因は通常，喫煙である．急性感染が繰り返されて慢性気管支炎になることもあるが，まれである．

慢性気管支炎では，喫煙，繰り返される感染，汚染物質への長期的曝露などの刺激により，肺に入る大きな気道である気管支に，炎症，閉塞，狭窄が生じる．炎症によって粘液（痰）が過剰に生成され，それにより，最初はおもに高湿で寒い時期に咳が出るようになり，次にそれが年間を通じて続くようになる．かすれ声，喘鳴，息苦しさなどの症状も出現する．重症になると，安静時にも息苦しさを感じる．二次感染を起こすと，痰の色が透明や無色から黄色や緑色になる．

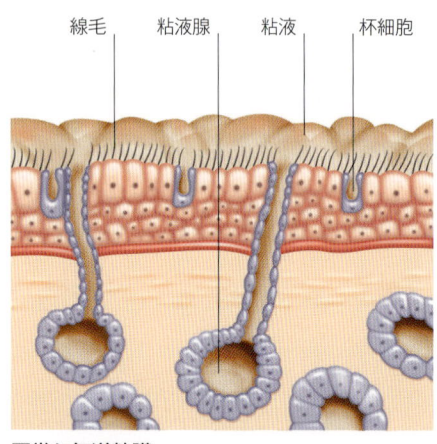

正常な気道粘膜
腺から分泌される粘液にホコリや細菌が吸着する．表面の微細な線毛により，粘液はのどへ押し上げられ，咳とともに身体の外に出たり嚥下されたりする．

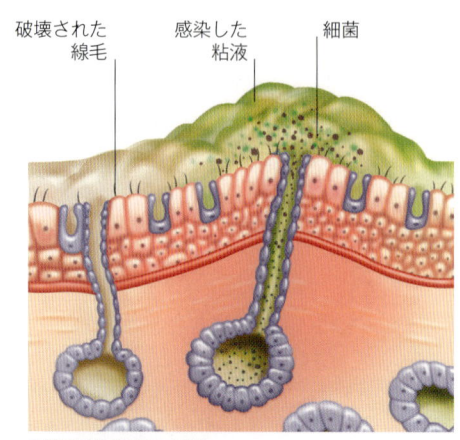

慢性気管支炎の気道
吸入された刺激物質により，腺からの粘液生成が増える．線毛が破壊されているので粘液を移動させることができず，細菌が繁殖する．

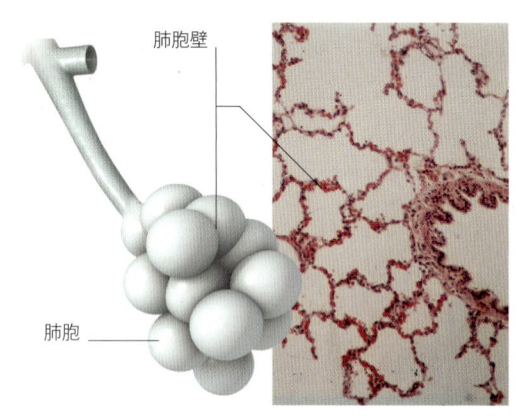

肺気腫

肺胞が伸展し，破損したり融合したりする．それにより酸素を取り込む表面積が減少する．

肺胞でガス交換に機能する面積が減少するだけではなく，壁の弾性が減少するために気体が出ていきにくくなる．その結果，肺は過膨張となり，換気量が減少して，血液に取り込まれる酸素も減少する．大部分は長期のヘビースモーカーに発症するが，α1アンチトリプシンという酵素が遺伝的に欠損した場合にも発症する．通常，肺気腫の病態は不可逆的であるが，禁煙により，進行を遅らせたり，線毛（上図参照）を回復させられたりすることもある．

正常な組織
肺胞はぶどうのように房状に集まっており，肺胞どうしは基本的に分かれている．壁は薄く弾性があり，伸展できる．

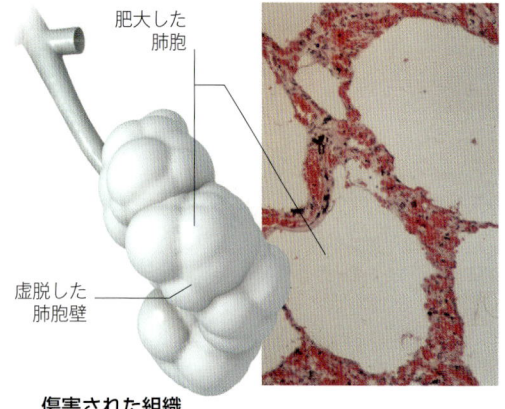

傷害された組織
たばこの煙や汚染物質などにより肺胞壁が破壊され，肺胞どうしが融合する．これによりガス交換の面積が減少する．

職業性肺疾患

アスベスト症，珪肺症，塵肺症などの職業性肺疾患は，肺組織を刺激して炎症を起こし，のちに肺の線維化をもたらす物質を吸引することにより引き起こされる．

上記のような職業性肺疾患は，鉱山や採石場の労働者，れんが工など，職業上，長期にわたって健康を害する物質を吸い込み続ける人々に多い．これらの肺疾患では，肺組織が徐々に硬くなる線維化を起こし，これは不可逆的である．息苦しさや咳などの症状の出現は緩慢かもしれないが，曝露が終了したのち何年にもわたって増悪し続けることがある．先進国においては，危険な環境での防護服とマスクの着用によってこれらの疾患の頻度は低下しているが，途上国ではまだ規制がゆるいことも多い．

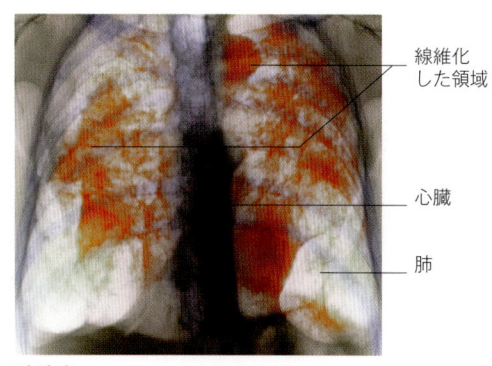

珪肺症
上のX線写真においてオレンジ色で示されている部分が，シリカ吸引により線維化した領域である．シリカは白血球の一種であるマクロファージに貪食される．その後マクロファージが破裂してシリカと他の化学物質が放出され，肺組織を傷害する．

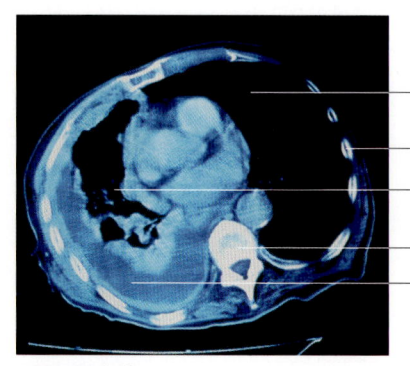

アスベスト症
アスベストは，吸引すると深刻な肺障害をもたらすことがある．アスベスト症から肺がんが発生する場合もある．このCT像では，肺を取り囲む薄い胸膜に，悪性腫瘍である悪性中皮腫が認められる．

肺がん

肺の悪性腫瘍である肺がんは，世界中で毎年100万人以上が新たに罹患する，最多のがんである．

肺がんの原因として最も多く，全症例の90％近くを誘発するもととなっているのが，喫煙である．以前は，肺がんは女性より男性に多かったが，これは男性に喫煙者が多かったからである．しかし，1970年代以降，女性における発症が急速に増加している．発展途上国でも，喫煙と都市型生活の増加とともに患者数は増えている．吸入される刺激性物質の多くは，肺において細胞の異常増殖をもたらす．たばこの煙には何千種類もの発がん性物質が含まれている．まれではあるが，アスベスト，毒素，放射性の気体であるラドンなども肺がんの原因となる．

症状

最初の症状は通常，持続する咳である．肺がん患者の大部分は喫煙者であるので，「たばこを吸って出る咳」と片付けられてしまうことが多い．他には，血痰，喘鳴，体重減少，持続する嗄声，胸痛などがある．検査により肺がんと診断されると，葉切除（肺を葉単位で除去）または肺切除（肺全体を除去）がなされることがある．手術は通常，腫瘍が小さく，転移していない場合に行われる．化学療法と放射線療法は根治療法としてではなく，対症療法として行われることがある．

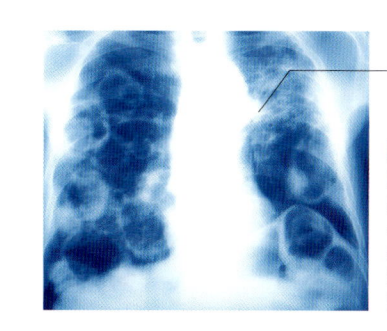

肺門部に発生した腫瘍

腫瘍
肺野にいくつかの腫瘍（白い輪郭）が認められる．腫瘍のうち1つは，気道が肺に入る肺門にある．

肺がんの転移
肺がんが身体の他の部位へ転移する場合がある．骨に転移すると疼痛と骨折，脳に転移すると頭痛と錯乱，肝臓に転移すると体重減少と黄疸が起こることがある．

- 脳転移
- リンパ節転移
- 腫瘍原発部位
- 骨転移
- 副腎皮質転移
- 肝転移

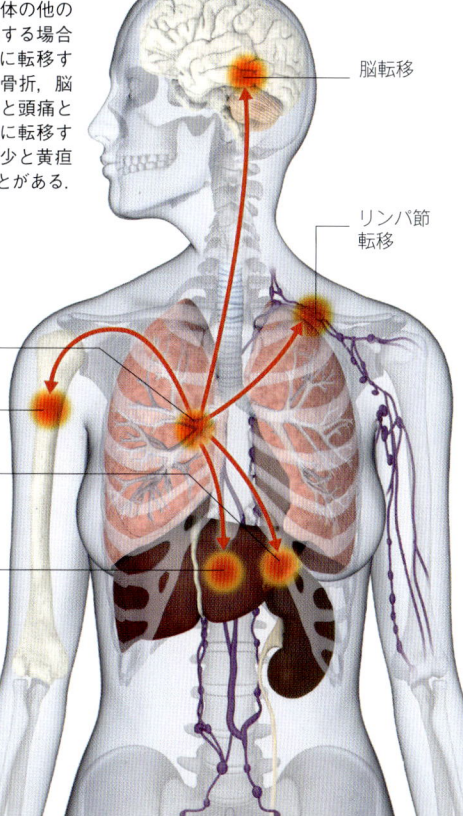

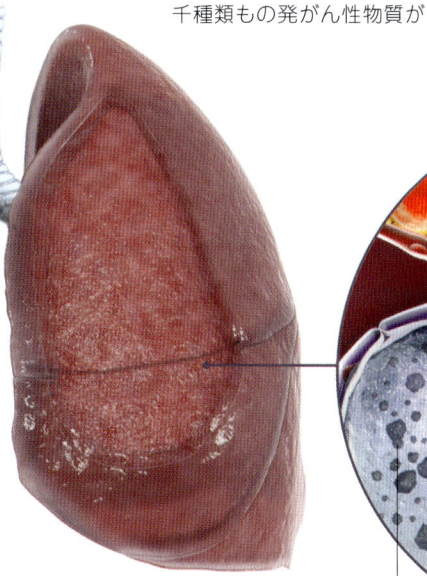

発がん性物質の侵入
空気中の小さな発がん性物質が気道を通って肺に入り，細胞のがん化をもたらす．がん細胞の一部は血液やリンパ液の流れによって他の部位に運ばれ，そこで腫瘍を作ることがある．

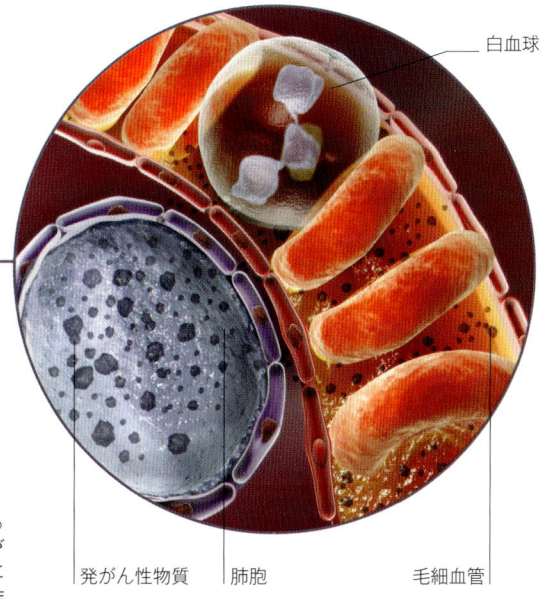

- 白血球
- 発がん性物質
- 肺胞
- 毛細血管

喫煙と肺がん

たばこの煙は，習慣性のある刺激物であるニコチンや，ベンゼン，アンモニア，シアン化水素，一酸化炭素，タールなどを含む，3,000以上の物質の複合体である．タールが燃焼すると強い発がん性を発揮する．1日の本数，タール量，喫煙年数，吸い込む深さなどが増大すると，発がんの可能性も大きくなる．受動喫煙と表現される，他の人が吸っているたばこの煙への定期的な曝露も危険因子である．

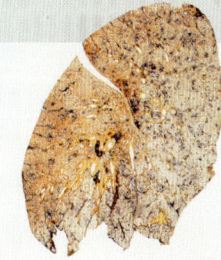

喫煙者の肺
タールはたばこの煙に含まれる数多くの物質のうちの1つである．喫煙者では正常な肺組織にタールが点状に沈着し，左図ではそれが肉眼で観察できる．

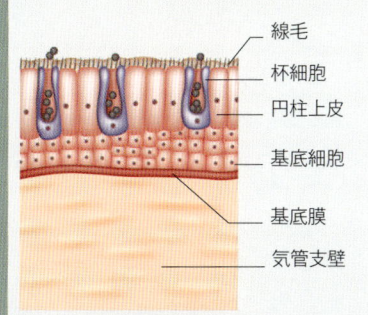

- 線毛
- 杯細胞
- 円柱上皮
- 基底細胞
- 基底膜
- 気管支壁
- 死にかけている杯細胞
- 扁平上皮
- がん化した基底細胞
- がん細胞が増殖して基底膜を突き破る

1 正常な気道粘膜
正常な気道では，円柱状の細胞が気道表面を覆い，その最も内側の表面に線毛がある．基底細胞が常に分裂し，破損した円柱細胞と入れ替わっている．

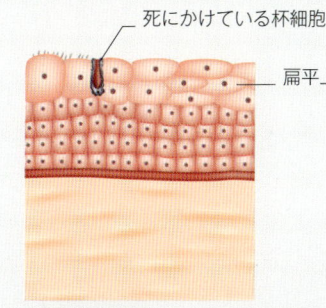

2 初期の傷害
長期の喫煙により円柱状の細胞は徐々に線毛を失い，扁平になる．粘液を分泌する杯細胞は死滅する．

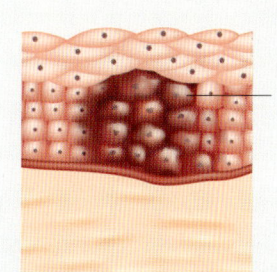

3 発がん
傷害された細胞を補充するため，基底細胞が速く増殖し始める．このように増殖している細胞から，がん化した細胞が生じる．

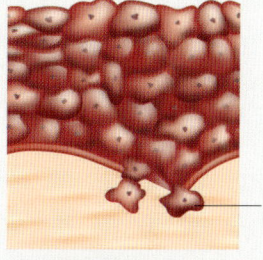

4 がんの拡大
がん細胞が正常な組織に浸潤する．がん細胞が基底膜を突破すると，血流によって移動し，転移することがある．

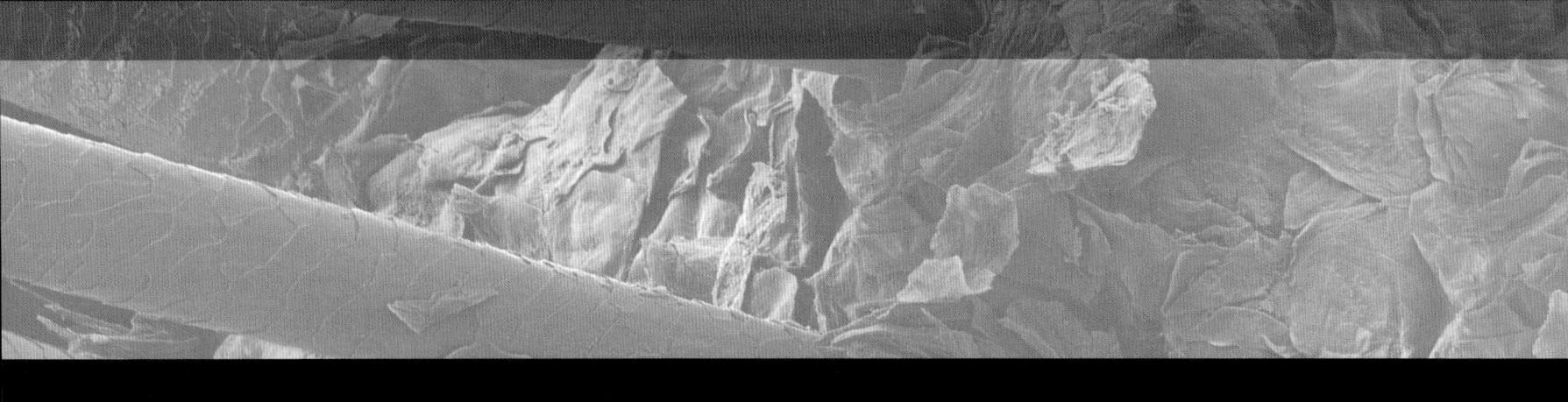

体の中で，皮膚ほど新陳代謝が活発にみられる部位はない．表皮は毎月完全に入れ替わり，毎分3万個の割合で破片状の死んだ細胞ができる．髪の毛と爪も，同じように自己再生と修復を行う．皮膚は健康状態を表し，特

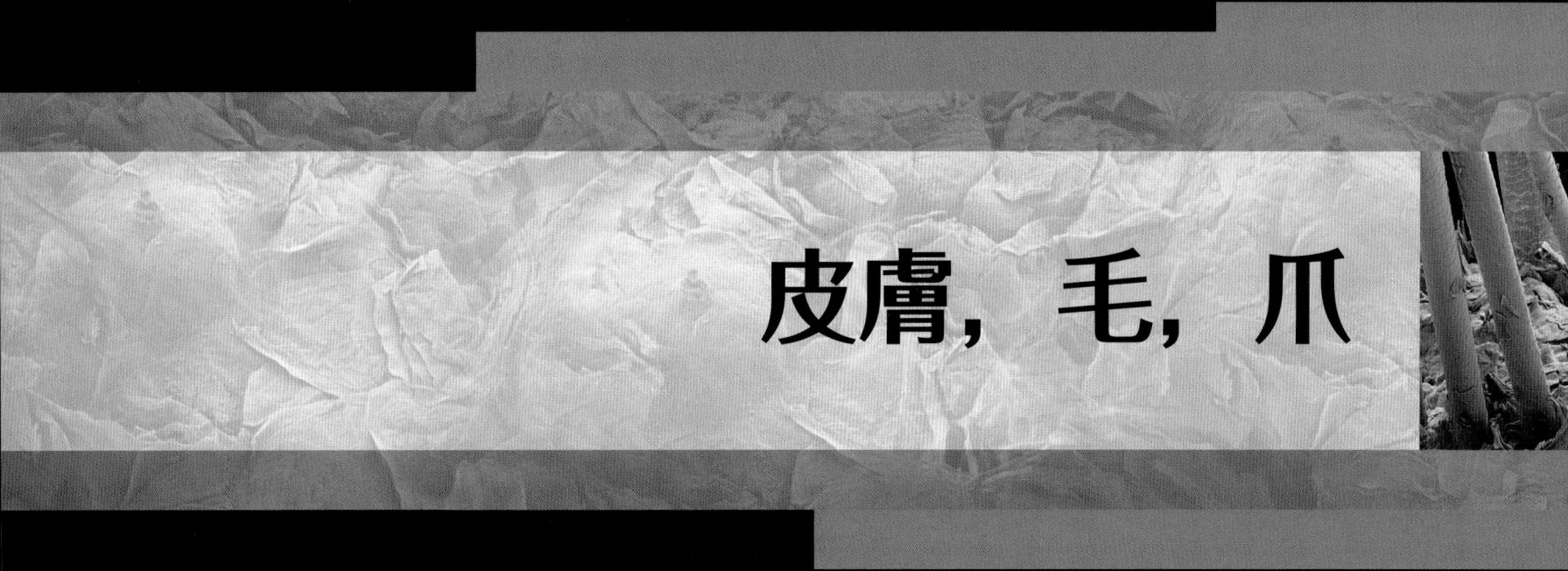

皮膚，毛，爪

皮膚，毛，爪の構造

皮膚，毛および爪は，ともに外皮系として知られている．皮膚は体の中で最も大きな器官のうちの1つであり，重さ3〜4kg，表面積約2m²にもなる．皮膚はおもに2層より構成される複雑な器官で，毛や爪を作る細胞など，多種多様な細胞を含んでいる．

皮膚の構造

皮膚には，爪ほどの小さな範囲内に少なくとも12種類からなる500万の細胞があり，100の汗腺，1,000の触覚，100の毛と付随する脂腺，および長さ1mの毛細血管と長さ0.5mの神経が存在する．

皮膚構造

皮膚は，体を覆う単なる薄い防水のカバーではなく，いくつかの特殊な細胞からなる複雑な器官である．その厚さは，まぶたのような繊細な部位の約0.5mmから，足の裏などの酷使するような部位の5mm以上まで，さまざまである．皮膚はおもに表皮と真皮の2層からなっており，表皮は保護的な役割を担い，その下にある真皮はさまざまな機能を持つ多くの異なった組織からなる．真皮には触覚をつかさどる無数の微小感覚受容器が存在し，また，汗腺および体温調節に関与する血管などもある．真皮の下には皮下脂肪と呼ばれる層があり，場合によっては皮膚の一部とされる．皮下脂肪は，極端な暑さや寒さを和らげる断熱剤のはたらきをする．

皮膚の切片
この断面写真は3つの毛包と皮脂滴を示す．これらは薄い表皮（ピンク色）で覆われた真皮（青色）の中に存在する．

皮膚の再生

表皮は，絶えず細胞分裂を行って新しい細胞に置き換わっていく．箱型の細胞からなる基底層は速く増殖し，新しい細胞によって下から徐々に表面に押し上げられる．細胞は，上方へ移動するにつれて小さい突起や棘を発達させ，細胞どうしが互いに結合していく．やがて細胞は扁平になり，ケラチンと呼ばれる疎水性のタンパク質が増加する．最後に細胞が死ぬと，皮膚の表面が角質化し，ぼろぼろのウロコや屋根瓦のようになっていく．日常生活における摩擦や擦過によって細胞が剥がれると，下から新しい細胞が上がってきて入れ替わる．基底膜細胞が表皮にいたるまでには約4週間かかり，普通，ヒトでは毎年0.5kg以上の皮膚が入れ替わる．

表皮層
表皮細胞は，基底層から表層に向かって，4つの層（摩擦の大きい手のひらや足の裏では5層）からなる．細胞が上昇するにつれて，細胞質や核がケラチンに置き換わる．

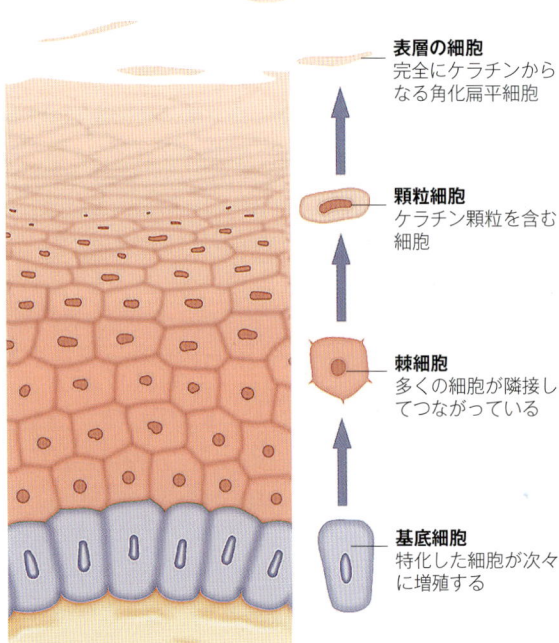

表層の細胞
完全にケラチンからなる角化扁平細胞

顆粒細胞
ケラチン顆粒を含む細胞

棘細胞
多くの細胞が隣接してつながっている

基底細胞
特化した細胞が次々に増殖する

毛幹
皮膚の表層の上に突出する毛の部分

表皮
扁平で核のない，破片状の角質化された皮膚細胞の層

基底部の表皮層
この層では速い細胞分裂が起こり，上にある表皮の再生を行う

触覚
表皮の端にある特化した受容器．別の触覚受容器として深部感覚の受容器（圧力受容器）が真皮深くにある

立毛筋
寒い時に毛を立てる小筋

毛球
毛の茎底部．成長が起こる部位

毛包
毛根において囊状になった上皮

脂腺
皮脂を生成して，毛を保護し，皮膚をなめらかにする

皮膚の修復

皮膚は身体の表面にあるため，他の器官より物理的な損傷を受けることが多い．しかし，皮膚は小さな傷をすばやく治す修復機能を持っている．皮膚表面に傷がつくと，損傷した細胞から内容物が浸出し修復を促進する．血液中の血小板と血液凝固タンパク質フィブリノゲンが線維網を形成し，そこに赤血球が集積して凝血が始まる．同時に，その部位に組織内の線維芽細胞が入り込み，また，好中球と呼ばれる白血球がホコリや細菌などの外来性異物と細胞の破片を貪食する．損傷部位の下にある組織が治癒していくとともに，血餅は次第に硬くなり組織液が排出され，かさぶたとなる．

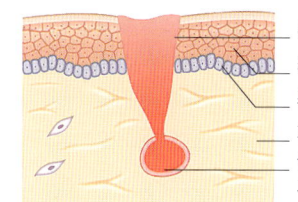

1 傷
皮膚が損傷すると細胞が壊れて内容物が流出し，そこに含まれる物質が，さまざまな防御機能や修復機能を持つ細胞を集積させる．

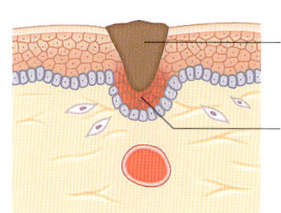

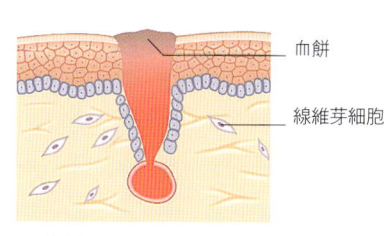

2 凝血
血液が血管からしみ出て凝固する．線維芽細胞が増殖し，傷口に入り込んでいく．

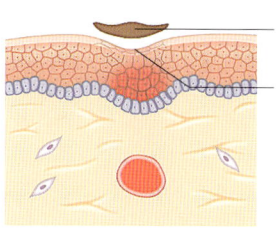

3 血栓形成
線維芽細胞が血餅の中で線維性の塊を形成し，新しい組織が下から形成される．

4 かさぶた
この塊が硬くなり乾燥してかさぶたとなり，そのうち剥がれ落ちる．傷跡が残ることもあるが，普通は時間がたつと消失する．

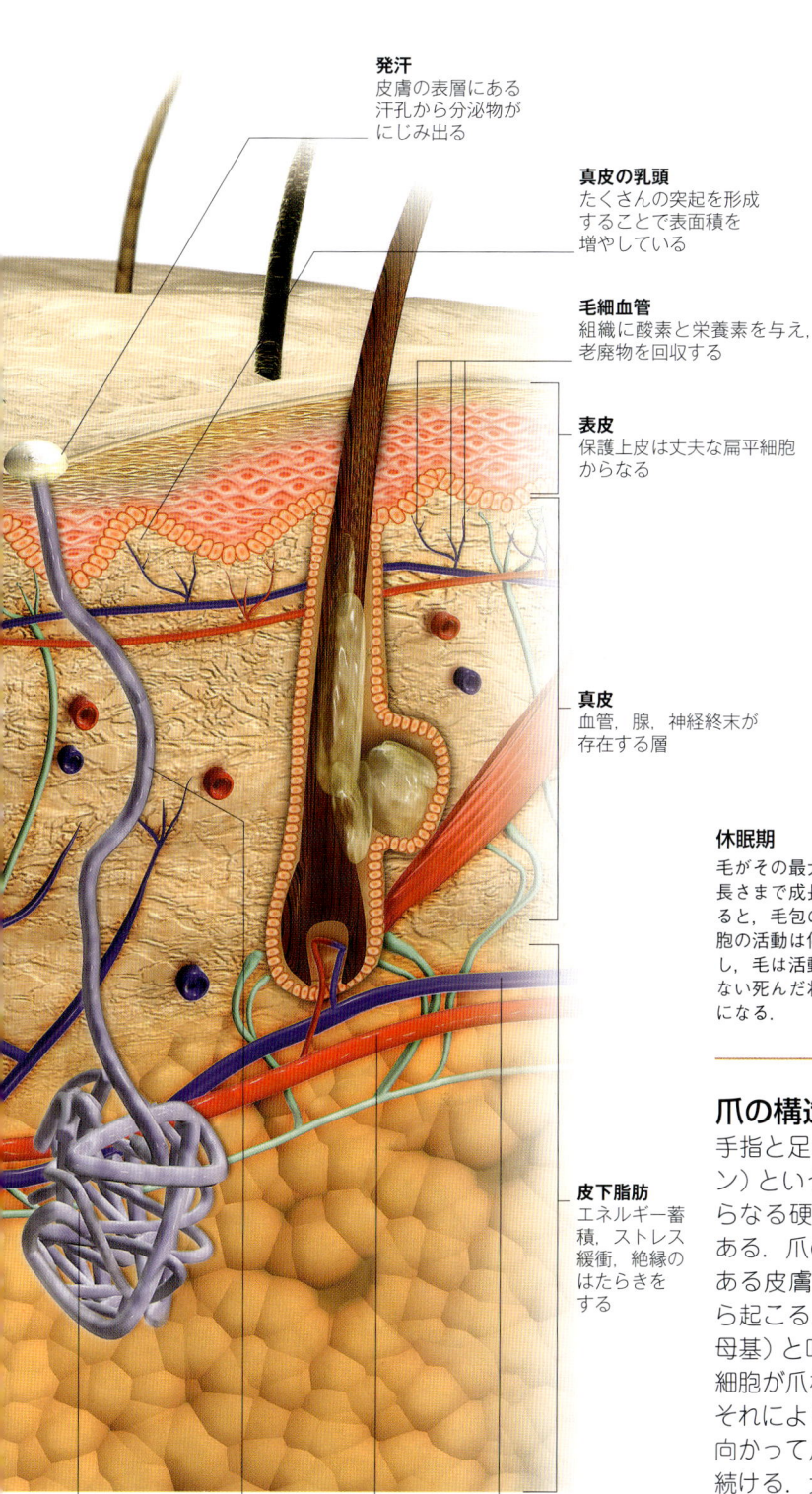

皮膚の構造ラベル

- **発汗**：皮膚の表層にある汗孔から分泌物がにじみ出る
- **真皮の乳頭**：たくさんの突起を形成することで表面積を増やしている
- **毛細血管**：組織に酸素と栄養素を与え，老廃物を回収する
- **表皮**：保護上皮は丈夫な扁平細胞からなる
- **真皮**：血管，腺，神経終末が存在する層
- **皮下脂肪**：エネルギー蓄積，ストレス緩衝，絶縁のはたらきをする
- **汗腺**：コイル状の塊細管が水分豊富な汗を分泌する
- **汗管**：表皮に分泌物を送る
- **動脈**：酸素に富む血液を供給する
- **静脈**：老廃物を除去する

毛の成長

毛は，扁平状の死んだ細長い細胞で，ケラチンを含んでおり，おもに保護の役割を担う．毛根または毛球と呼ばれる部分が毛包という小さな穴に埋まっている．毛根部に細胞が追加されることで，毛は毛根部より伸びていく．毛の成長速度は場所によって異なるが，頭髪の場合は毎日約 0.3 mm 伸びる．しかし，毛の成長は連続的なものではない．3-4 年で毛包は休眠期に入り，基底部で毛は抜け落ちる．3-6ヵ月後に毛包は再び活動を始め，新しい毛を作り始める．

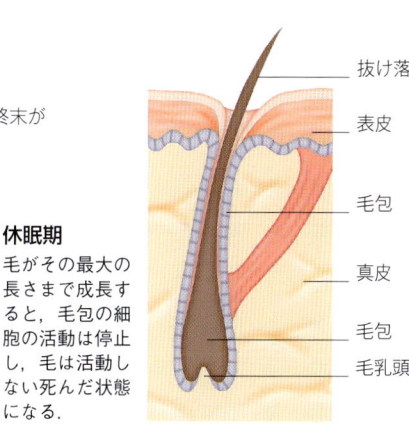

休眠期
毛がその最大の長さまで成長すると，毛包の細胞の活動は停止し，毛は活動しない死んだ状態になる．

活動期
新しい毛が毛包から伸び，それが成長するにつれて古い毛が抜け落ちる．

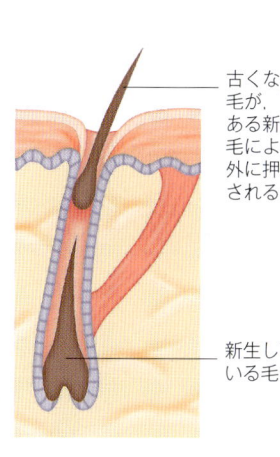

爪の構造

手指と足の爪は，角質（ケラチン）という頑丈なタンパク質からなる硬い板状物（爪葉板）である．爪の成長は，爪の基部にある皮膚（表皮）のヒダの下から起こる．爪マトリックス（爪母基）と呼ばれる部位で角質化細胞が爪根に次々と追加され，それにより爪は遊離縁のほうに向かって爪床から前方に押され続ける．大部分の爪は，週に約 0.5 mm 成長し，手の爪のほうが足の爪より伸びるのが速い．

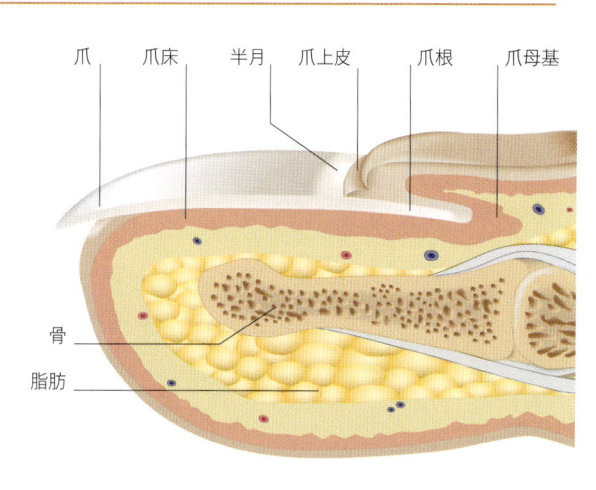

爪と指の矢状断像

皮膚と上皮組織

皮膚は，その下にあるやわらかい組織を保護したり，触覚を感じたりするという，極めて重要な役割を持っている．皮膚は，身体の外層として特化した上皮組織の一種である．上皮組織は身体のほぼ全範囲にわたって存在し，ほとんど全ての身体および器官の内壁を覆っている．

複雑な触覚

触覚は，2つある皮膚の層のうち，深部に位置する真皮に存在する．触覚は小さな神経細胞の終末小体である微小受容器（マイクロセンサー）により認識され，これはかすかな接触から痛みを伴う強い刺激まで，さまざまな物理的変化に対応した受容器としてはたらく．皮膚には広範囲に多数の微小受容器が存在し，その数と密度は身体の部位によって異なる．平均では，指の爪大の範囲の皮膚には約1,000ものさまざまな種類の受容器が含まれている．しかし，指先の皮膚には3,000以上の受容器があり，軽く触れて正確な感覚を得られるようになっている．真皮にある毛包（毛穴）で，毛の基底部を包むように存在する受容器（レセプター線維）もある．それぞれの受容器はそれぞれ特定の刺激に対してすばやく反応するが，全ての受容器がほぼ全ての刺激に反応するようになっている．脳は，神経の信号入力を無作為に受けているようでありながら，実際には1つひとつをパターンとして認識して，熱いか冷たいか，粗いかなめらかか，湿っているか乾いているか，動いているかいないかなどを判断する．

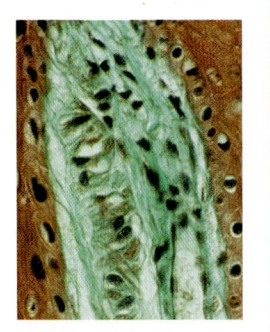

識別性触覚受容器
この顕微鏡写真は指先にあるマイスナー小体（緑色）を示す．マイスナー小体は識別性の触覚に重要である．

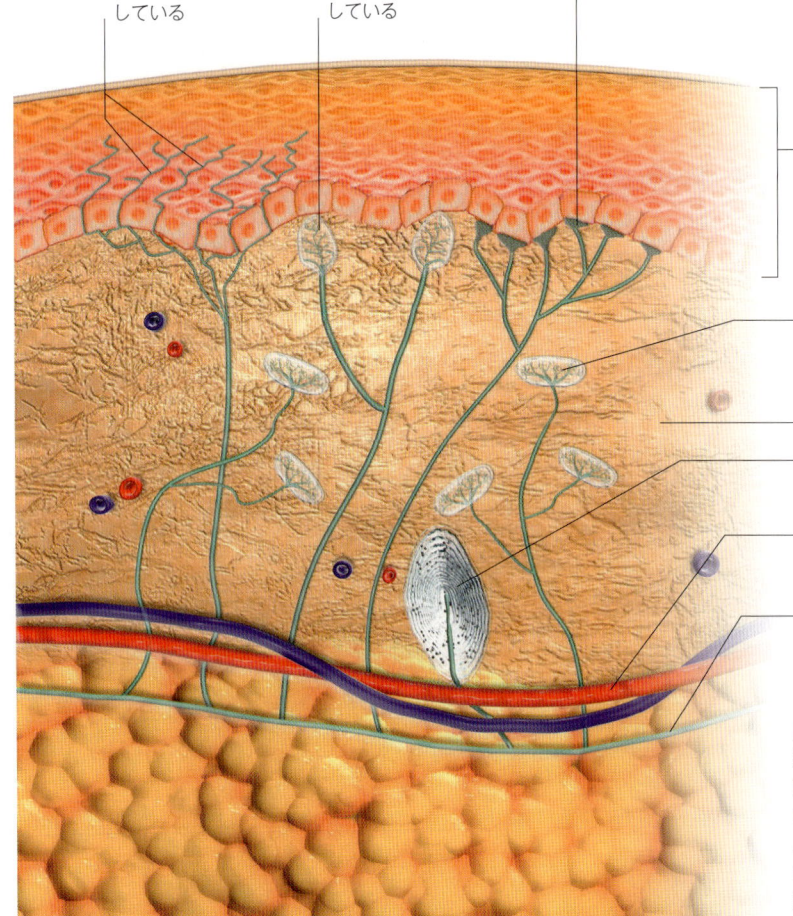

終末受容器の種類

真皮のさらに深い部分に存在するそれぞれの微小受容器は，真皮の中でその機能に応じた深さに存在している．最も大きな受容器であるパチニ小体は，最も深い部分，真皮の底付近に位置している．触感の受容器は表皮の直下に位置する．

自由神経終末
枝分かれしていて通常は無髄であり，触覚，圧覚，痛覚を感知する．身体全体のあらゆる結合組織中に存在する．

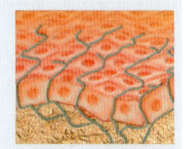

マイスナー小体
被包性の神経終末で，皮膚の真皮の上部にある．特に手のひら，足の裏，指先，まぶた，生殖器，乳頭に存在し，軽い圧覚を感知する．

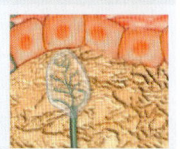

メルケル円板
非被包性の無髄神経終末で，毛のない部位の真皮上部または表皮下部に存在し，かすかな触覚や軽い圧覚を感知する．

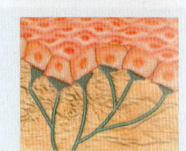

ルフィニ小体
被包性の受容器で，皮膚と深部の粘膜下組織に存在し，機械的な圧と接触に反応する．また関節の中の受容器として関節運動に反応する．

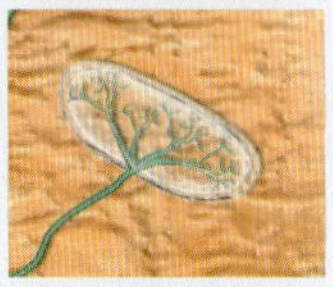

パチニ小体
大きな被包性の受容器で，真皮の深い部分と，膀胱の壁や筋，関節周囲の結合組織に存在する．強く持続的な刺激（振動など）を感知する．

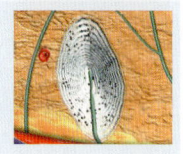

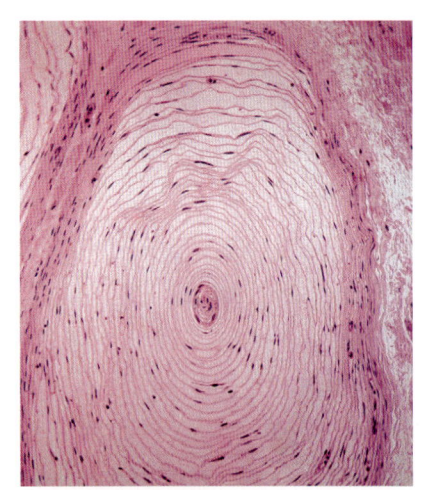

表層の神経終末
皮膚を貫通して，自由終末として皮膚のあらゆる部位に分布している

マイスナー小体
真皮上部の神経終末で，ほとんどは上皮の基底部直下に位置している

メルケル円板
上皮と真皮の境界線に位置している

表皮
絶えず細胞が新陳代謝を行っている層．基底部で増殖し，外へ移動しながら角化して，やがて剥がれ落ちる

ルフィニ小体
真皮層の中央部に存在する神経終末で，ほとんどが真皮の中間層か下層に分布している

真皮
コラーゲンとエラスチン，および他の結合組織の複合体．触覚受容器のほとんどがこの部分に存在する

パチニ小体
真皮の深部に存在する

血管
栄養素を皮膚や触覚受容器に届ける

神経線維
受容器の神経線維が集まって束になっている．シグナルを神経の本幹に伝える

皮膚にある微小受容器

受容器を含む層が変形したり，温度変化により伸展や収縮を起こすと，神経インパルスが発生する．インパルスは受容器の神経線維を伝わっていき，その神経線維は真皮または粘膜下組織で神経束に合流している．ほとんどの受容器は刺激を受けない時も不定期的にインパルスを発して「発火」しているが，皮膚に接触刺激があると，その「発火頻度」が増加する．

深部にある圧力受容器
パチニ小体は多層構造で，皮膚にある受容器の中で最も大きく，部位によっては1mm以上の長さになるものが存在する．

温度制御

皮膚の機能の1つに，体温を一定に保つ温度調節機能がある．調節はおもに，血管の収縮と拡張，発汗，体毛による調整の3つでなされる．身体が熱くなると，真皮の血管が拡張して血流量を増やし，熱がもっと表面から放散するようにする．皮膚は紅潮して，汗腺から汗が滲出し，熱を奪いながら蒸発する．身体が冷たい時は，周辺血管が熱放散を最小にするために収縮し，発汗は減少する．立毛筋のはたらきで，微小な体毛が空気を閉じ込めるために起立する．

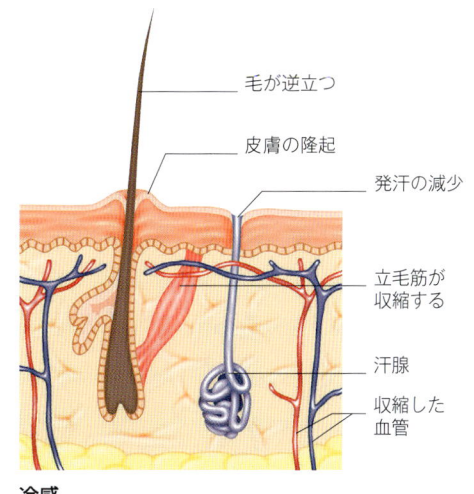

冷感
体毛は立毛筋の収縮によって立ち上がり，その基部の皮膚に鳥肌として知られる小さな隆起を形成する．末梢血管は収縮し，汗腺の活動は減少する．

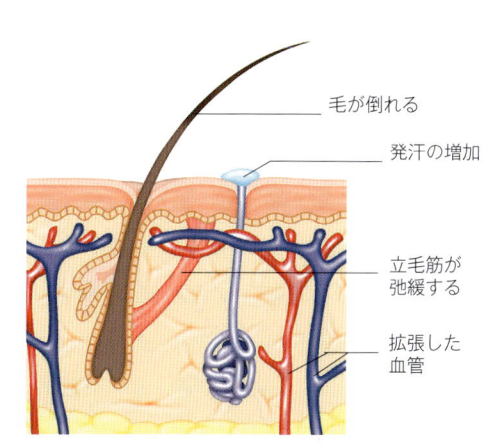

温感
立毛筋が弛緩して体毛は倒れ，隆起は消失する．真皮の血管は拡張し，汗腺からの汗の産生が増加する．

上皮

上皮組織（または上皮と呼ばれる）は，他の組織の裏打ちや保護のはたらきをする身体の重要な構成要素である．上皮は，個々の細胞の形や配置パターン（下の項参照），および1つか複数の層構造への配列のしかたによって分類される．ほとんどの上皮組織は膜構造をなし，保護や，吸収，分泌のために特化している．上皮組織には血管はなく，通常，細胞は基底膜につながって固定されている．それらの細胞とは別に，皮膚表面に送り出すための粘液の小滴を含む杯細胞なども存在している．

多列上皮
このタイプの円柱形の上皮細胞は，垂直方向に重なった層構造を形成しているように見えるが，実際にはさまざまな形と高さの細胞からなる1層で構成されている．細胞の形がさまざまなので，それぞれの細胞の核の位置も異なり，それによりいっそう細胞が層になっているように見える．背の高い細胞は，粘液を作る杯細胞や線毛細胞に特化していることもある．この種の上皮は気道，泌尿器，男性の生殖管にみられる．

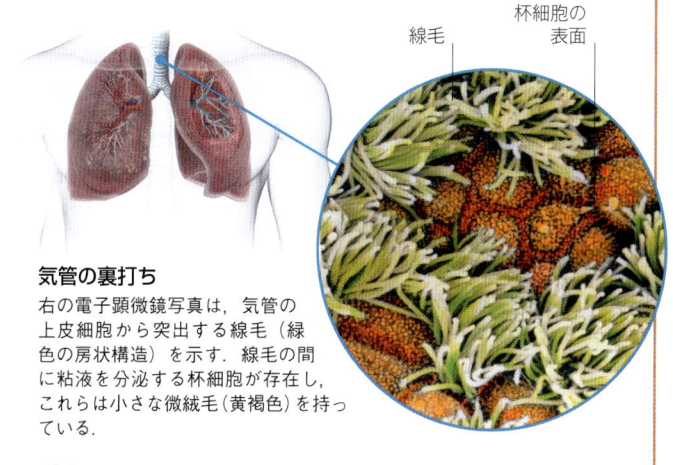

気管の裏打ち
右の電子顕微鏡写真は，気管の上皮細胞から突出する線毛（緑色の房状構造）を示す．線毛の間に粘液を分泌する杯細胞が存在し，これらは小さな微絨毛（黄褐色）を持っている．

移行上皮
これは層状構造を形成する上皮と似ているが，裂けずに伸張する能力を持つ上皮組織である．通常，円柱形の細胞が基底層にあり，上層に向かうにつれて丸い細胞になっている．これらの層が伸展すると，細胞が平らになったり，うろこ状になったりする．移行上皮は泌尿器系によく適しており，腎臓，尿管，膀胱，尿道を裏打ちして，尿が流れる際に，その圧力によりこれらの管が膨張するのを可能にしている．また，移行上皮は酸性の尿から自身を保護するための粘液を分泌する．

膀胱の裏打ち
この電子顕微鏡写真では，膀胱内壁にぎっしりと詰まった上皮細胞が観察できる．これらの細胞はやわらかく伸縮性があるので，膀胱に尿がたまれば伸展することができる．

上皮細胞の種類
上皮の層を形成する細胞は，通常その形によって分類される．大部分の上皮は表面にあるために摩擦や圧力などの物理的な磨耗を受けやすく，そのため上皮の細胞は速やかに分裂して置き換わる．

扁平上皮
皿状の平らな細胞で，深さより幅が広い．敷石のような形状で核は扁平である．
特徴：細胞が薄いため，選択的拡散，つまり特定の物質に対する透過性を持っている．

立方上皮
立方または箱形の細胞で，場合によって六角形や多角形にもなる．通常，核は細胞の中心に位置している．
特徴：細胞層の一方の側から吸収された物質が，放出される前に，細胞質を通過する間に変化を受けることがある．

円柱状
背が高く細長い細胞で，長方形か多角形をしていることが多い．細胞の基底付近に大きな卵型の核が存在する．
特徴：他の組織の保護や分離の役割をする．上部に，細胞外の体液を動かすための線毛や，吸収のための微絨毛が存在することがある．

腺
分泌のために特化した上皮で立方または円柱状をとり，分泌顆粒や小胞を含む．
特徴：汗腺のように，これらの細胞の層では，孔，ポケット，溝，導管などが形成されることがある．

単層上皮と重層上皮
単層上皮は1層の細胞からなる．1層ならば抵抗が小さいので，単層上皮は物質を透過する必要のある部位によくみられる．重層上皮は2枚以上の層を持ち，そのため保護の役割に適している．複雑な上皮では5枚以上の層を持つものもあるが，2か3層が普通である．層ごとにそれを構成する細胞の形が異なることもある．

眼の上皮
眼には2種類の上皮がある．1つは網膜の色素層の単層上皮，もう1つは半球形をした角膜の「窓」の重層扁平上皮である．

角膜構造
角膜を保護している上皮は，透明で，5層からなる．この上皮が光を通し，光線は眼に入ることができる．

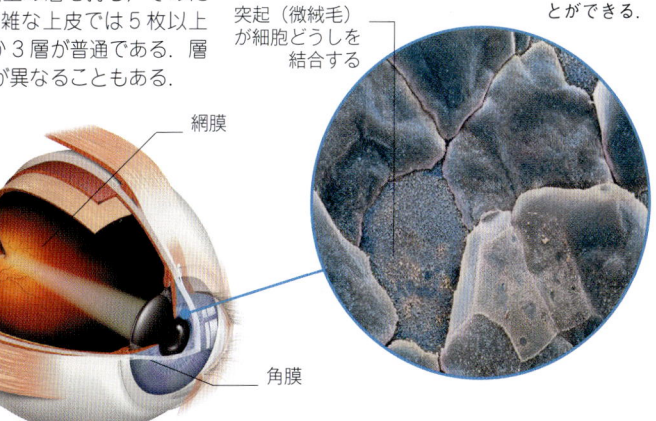

皮膚と体毛の防御機能

皮膚は，身体に対する危害への防御の最前線である．皮膚はやわらかく弾力性があるため，物理的な損傷を防ぐ役目を果たしている．また，皮膚の最外層にある上皮を形成する細胞どうしは固く結合しているが，ある程度の柔軟性も備えている．上皮の細胞は，丈夫なタンパク質のケラチンでほぼみたされており，ケラチンは多くの化学薬品に抵抗性を持つ．さらに，何百万もの毛包を包む脂腺から分泌された皮脂は，体温によってすぐに液化して広がる．この皮脂が，皮膚で水をはじいたり，特定の微生物の成長を妨げる抗菌性を発揮したりし，また毛の傷みを防いだりもする．

頭髪
頭髪は頭皮への雨水の侵入を防ぎ，衝突や打撃の衝撃を吸収して和らげ，さらに過度の温度変化による影響から頭を保護する．

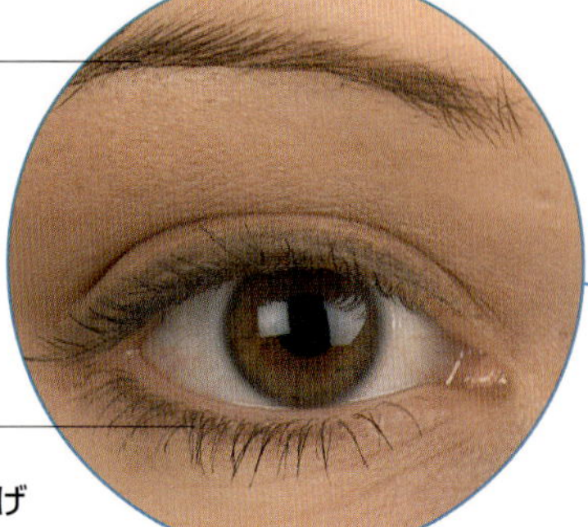

眉毛
まつげ

眉とまつげ
比較的粗くて成長の速い眉の毛は，額を伝わってくる雨の流れを変え，眼に入らないようにするために役立つ．まつげは，瞬きをする際に気流の渦を生じ，眼の表面に浮いている小さなゴミを取り除く．

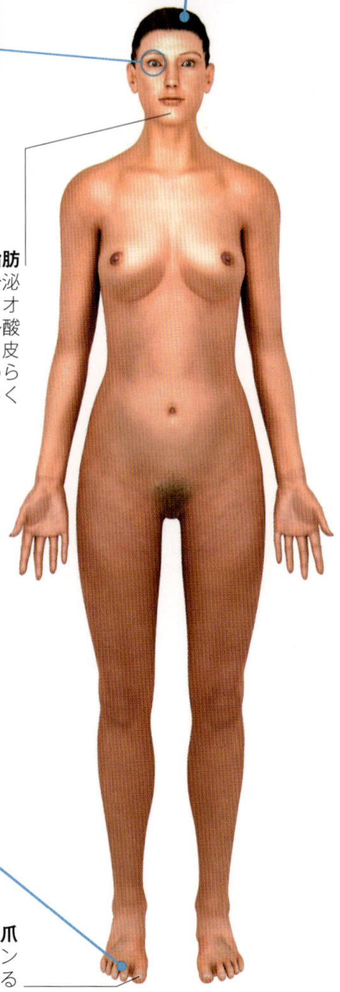

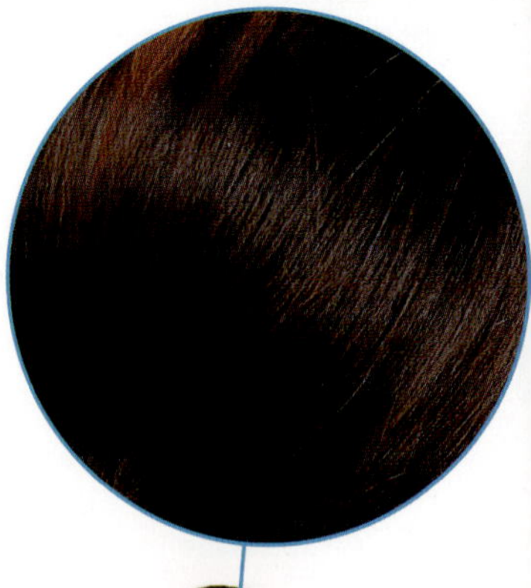

脂腺の油と脂肪
脂質を豊富に含む分泌物（パルミチン酸，オレイン酸，リノール酸などの脂肪酸）は，皮膚をやわらかくなめらかにし，水をはじく

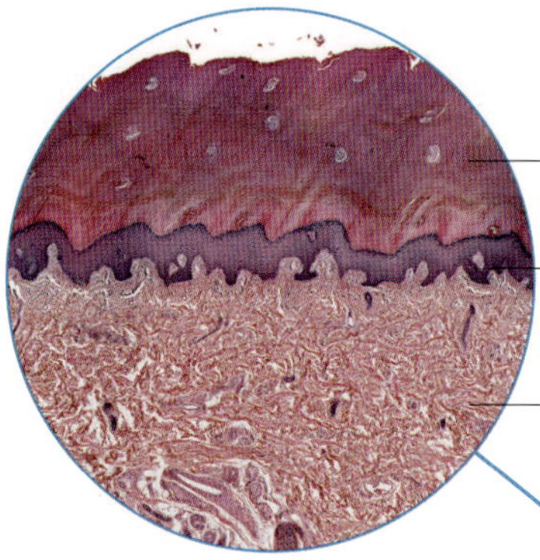

紫外線に対する防御

太陽光は，色の波長に加え，赤外線（IR，温暖化の要素）と紫外線（UV）の波長の光を含んでいる．UV-AとUV-Bの波長の光は人間の目には見えないが，このうち特にUV-Bは皮膚がんの発生と関係している（次ページ参照）．紫外線に対する皮膚の自己防御を担うのは，メラニン色素という褐色の色素である．これが表皮の表層に覆いを形成し，表皮の基底部にある増殖細胞を保護する．

メラニンの生産
メラノサイトは，表皮の基底部にあるメラニン産生細胞である．この細胞がメラニン顆粒やメラノソームという小胞を作り，これらが周囲の細胞に入っていく．

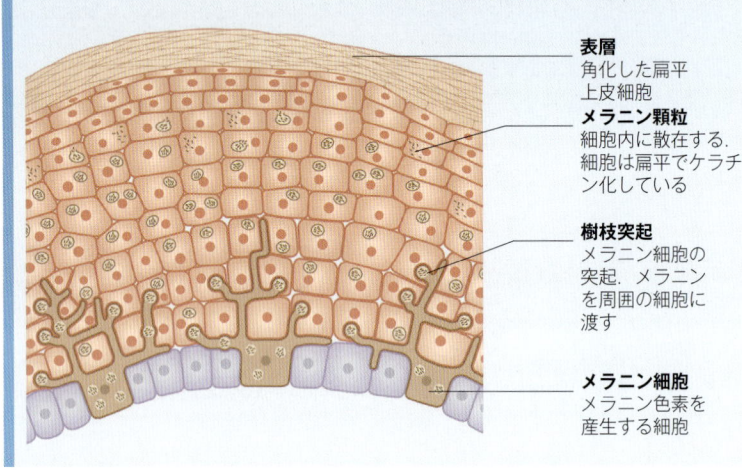

表層 角化した扁平上皮細胞
メラニン顆粒 細胞内に散在する．細胞は扁平でケラチン化している
樹枝突起 メラニン細胞の突起．メラニンを周囲の細胞に渡す
メラニン細胞 メラニン色素を産生する細胞

肥厚上皮
基底層
真皮

肥厚した皮膚
この足の皮膚の拡大写真からわかるように，日常的に機械的圧力を受ける部分の皮膚は，防御や保護のために厚くなっている．

足の爪 固形のケラチンからなる

皮膚の色

皮膚の色は，上皮や小胞中にある2種類のメラニン色素，すなわち，赤みがかったフェオメラニンと黒褐色のユーメラニンの量などによって分類される．それぞれのメラニン細胞は指状の樹枝突起を持ち，それらは30-40個の周囲の細胞（基底部ケラチン細胞）に接している．メラニン細胞は，メラノソームと呼ばれる細胞膜結合性の細胞小器官で，色素を顆粒として生産する．メラノソームは樹枝突起に沿って移動し，細胞の中で「切り離され」る．暗い色の皮膚のメラニン細胞は大きくたくさんのメラノソームを含んでおり，これらのメラノソームが壊れて色素を放出するので，皮膚の色が濃くなる．色の薄い皮膚のメラニン細胞は小さく，色素はメラノソームの外に放出されていない．紫外線への曝露により，メラノサイトは活性化され，皮膚が黒くなり日焼けする．

肌の色の種類
黒い皮膚は，白い皮膚に比べて密度が高く大きなメラノソームを形成する，大きなメラニン産生細胞を持つ．黒い皮膚では色素顆粒がメラノソームから放出されるが，白い皮膚の色素顆粒はそのままの形でとどまっている．

黒い肌　　中間　　白い肌

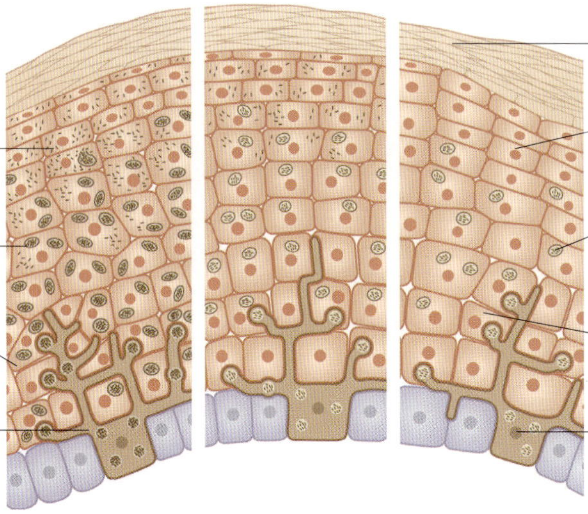

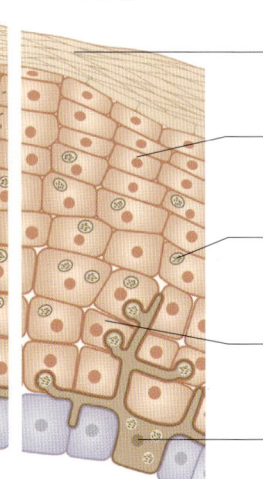

上層のケラチン細胞 広がって散在しているメラニン
メラノソーム メラニン顆粒を放出する
基底部ケラチン細胞 多くのメラノソームを取り込む
メラニン細胞 多くの樹枝突起を持ち活動的

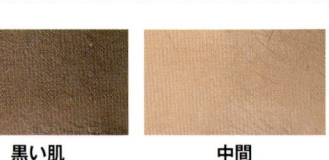

表層 タイル状の細胞
上層のケラチン細胞 メラニンはほとんど拡散していない
メラノソーム 色素を放出していない
基底部ケラチン細胞 メラノソームの取り込みが少ない
メラニン形成細胞 樹枝突起が少なく活動性は高くない

皮膚の損傷と疾患

皮膚は身体の中で比較的速く増殖する細胞を含んでいる．この自己再生能に問題があると，さまざまな成長異常や腫瘍などの病気が引き起こされる．皮膚は，身体の防御機構の最前線であるため，さまざまな影響を受けやすい．損傷しやすく，発疹を生じるアレルギー反応や，細菌，真菌，その他の微生物による感染にさらされている．

皮膚がん

ある種の悪性腫瘍は，程度の差はあれ，さまざまな形で皮膚に影響を及ぼす．ほとんどは，太陽光に含まれる有害な放射線への長期的な曝露と関係している．

基底細胞がんは，通常発育が遅く，転移はほとんどない．普通，初めは小さくなめらかなピンク色または灰褐色の無痛性の腫瘤で，辺縁は真珠やろうのようになめらかである．広がった場合，辺縁がふくらみ，中心で陥没することもある．扁平上皮がんは，紫外線や，タールや油性の化学物質などの発がん物質への長期的な曝露が原因となる．辺縁がいびつな，硬く無痛性の赤色または赤褐色の腫瘤から始まり，分泌性の潰瘍となる．悪性黒色腫は，ほくろから発生することもあり，急に成長する褐色の非対称の斑点である．突然大きくなり，辺縁が不規則で，違和感，出血，かさぶたなどがみられる．これらの皮膚がんは全て迅速な治療を必要とする．

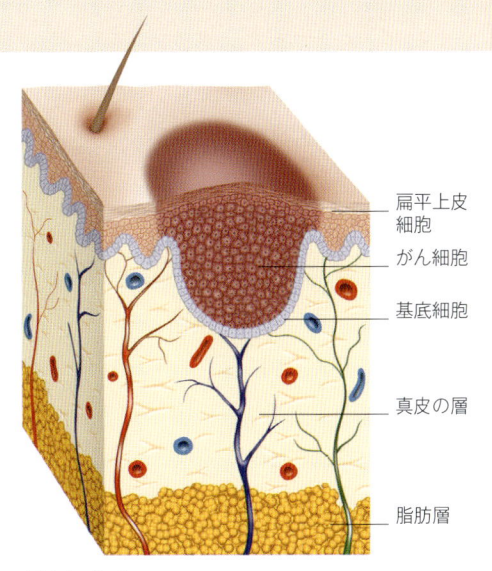

基底細胞がん
表皮の基底部で速い増殖をしている細胞が，紫外線への曝露によって損傷を受け，異常に増殖して扁平上皮の腫瘤を形成する．成長は表皮にとどまる．

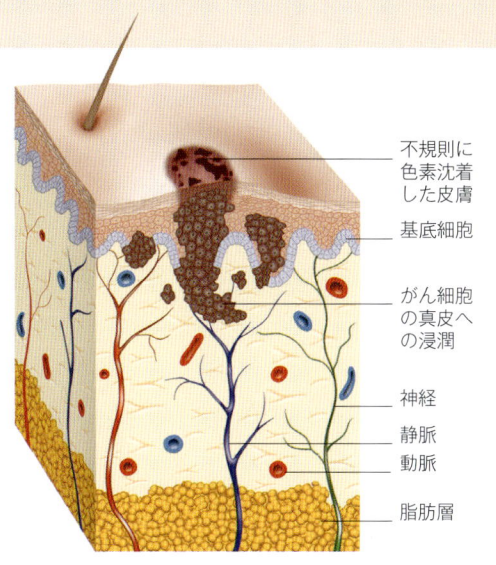

黒色腫
メラニン細胞という色素産生細胞が放射線傷害を受けると，異常増殖の原因となる．褐色の不規則な形状の腫瘤が形成され，がん化した細胞が真皮に浸潤し血管を介して転移する．

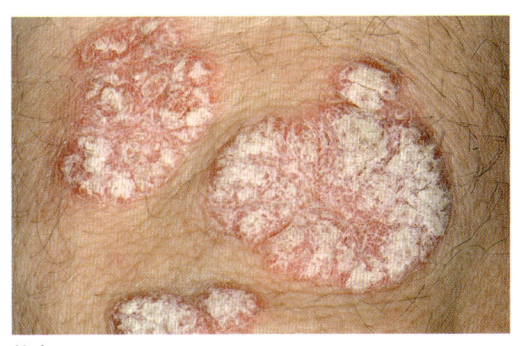

発疹

発疹のほとんどは，皮膚に生じた炎症である．皮膚そのものの疾患の場合もあるが，内臓に原因のある全身性疾患による場合もある．

発疹は局所的に生じるものと広範に広がるものがある．局所的な炎症は，例えば太陽光，摩擦，刺激性化学物質への曝露が原因で起こることがある．これらの発疹の中には遺伝的な要素を強く持つものもあるが，実際の原因や発症機構は明らかでないことが多い．皮膚の症状が命にかかわることはほとんどないが，見た目の悪さが生活の質に影響を及ぼしたり，また長期間にわたる自己管理や薬剤の使用が必要となったりする．乾癬はよくみられる疾患で，皮膚が脱落する炎症が，何度も発症と消退を繰り返す．原因は，感染，けが，ストレス，薬物治療の副作用などである．湿疹は，特に乳児や子どもでは最も一般的にみられる皮膚疾患だが，多くの場合は成長とともに治っていく．これは喘息や慢性の鼻炎，季節性の花粉症などのアレルギー体質と関連していることが多く，青年期や成人期になってから発症する場合もある．膿痂疹は，皮膚の切り傷からの細菌感染や，口唇ヘルペス（単純疱疹ウイルス），ひっかいて滲出性となった湿疹などが原因でできた水泡のことである．白斑は自己免疫疾患であり，皮膚にある色素を作る細胞であるメラニン形成細胞に対する抗体が作られる．白斑は，身体全体にまだらに，時に左右対称に発生する．患者の約3分の1は自然治癒する．

乾癬
乾癬にはいくつかの種類があるが，たいていは，角化した細胞が集積することにより皮膚がうろこ状になり肥厚した，かゆみを呈する不連続な赤斑が特徴的である．好発部位は膝，肘，頭皮，肩甲骨，耳の後ろである．

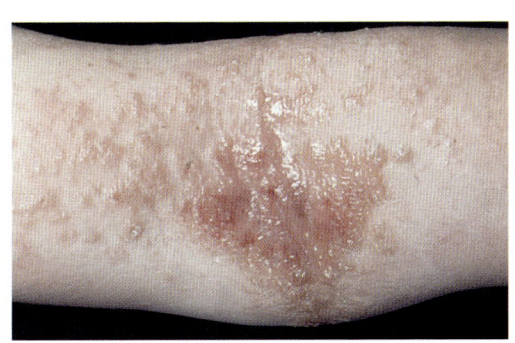

湿疹
湿疹の症状は，小さな水疱を伴う発赤や炎症およびかゆみ，または皮膚の乾燥，鱗片化，肥厚，ひび割れの出現が典型である．好発部位は，手や手くび，肘，膝などの皮膚のしわになった部分である．

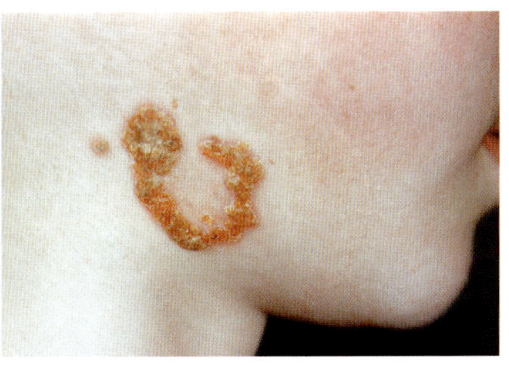

膿痂疹（とびひ）
この細菌感染は顔によくみられ，鼻と口のまわりに最も多い．皮膚が発赤して水疱ができ，それが破れる．その部位が赤くなり，滲出性となってかゆみを呈する瘡蓋となる．

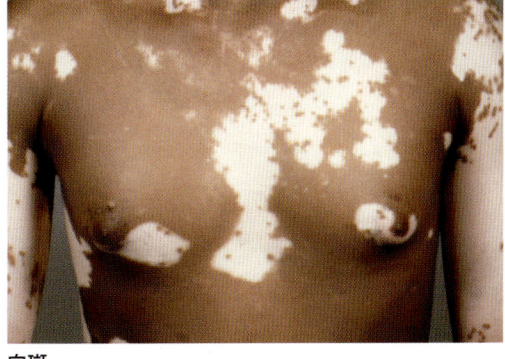

白斑
皮膚のまだらな脱色が，特に手や顔では数ヵ月から数年に及んで起こる．通常20歳以前に発症する．黒色人種では脱色部分がより明瞭である．この病変による健康への悪影響はない．

皮膚の腫脹，傷，痣，しみ

皮膚の腫脹には，膿疱と呼ばれる膿を含む発疹や，吹出物，10代でよくみられるにきびなどがある．その他には，ほくろやいぼにみられるような，細胞の局所的な増加により起こるものがある．腫脹は膿疱の一種としても生じる．しみの中には，圧力や太陽光への曝露などの外的因子によるものや，ウイルス感染の結果として引き起こされるものもある．

にきび

一般的に顔面に現れる発疹で，皮脂腺が閉塞し炎症を起こして生じる．

にきびでは，皮脂腺が，ワックス状の油分である皮脂を過剰に産生する．これが空気と接触すると，毛穴をふさぐ栓となる．これは色素により着色している場合もある（汚れによる着色ではない）．頭が暗色の場合は黒にきび（開放面皰），白色の場合は白にきび（閉鎖面皰）という．詰まった皮脂と，死んだ細胞，細菌感染とが組み合わさって炎症を引き起こし，膿疱の原因となる．にきびは，ホルモン分泌が盛んになる思春期によくみられる．

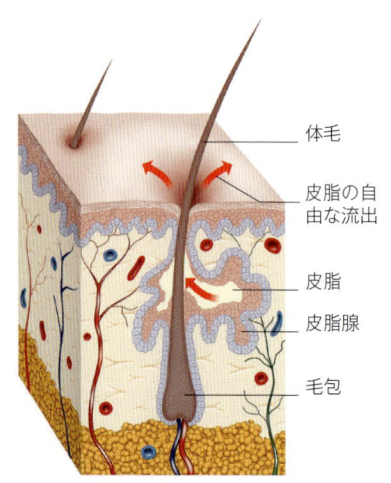

正常の毛包 — 体毛／皮脂の自由な流出／皮脂／皮脂腺／毛包

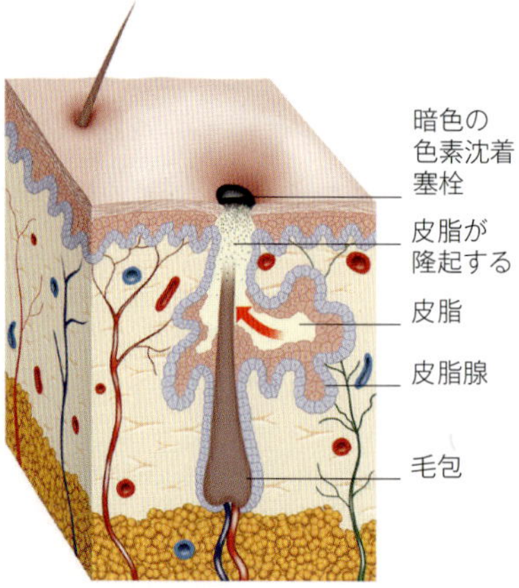

黒にきび — 暗色の色素沈着塞栓／皮脂が隆起する／皮脂／皮脂腺／毛包

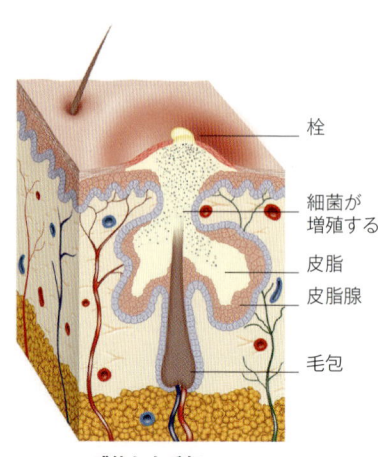

感染した毛包 — 栓／細菌が増殖する／皮脂／皮脂腺／毛包

ほくろ

ほくろは，平らまたは盛り上がった形をしており，形や色，表面形状がさまざまで，単一の場合も複数が集合している場合もある．

ほくろは母斑ともいい，メラニン色素を多く含む，皮膚の色素細胞であるメラニン細胞が，局所的に過剰に増殖して集合したものである．非常に一般的で，成人のほとんどには30歳までに10-20のほくろがある．ほくろは体のいたるところに発生し，さまざまな大きさをとるが，通常は直径1cm未満である．まれに悪性化することがあるので，大きさや形が変化したり，かゆみや出血があったりする場合は医師に相談すべきである．

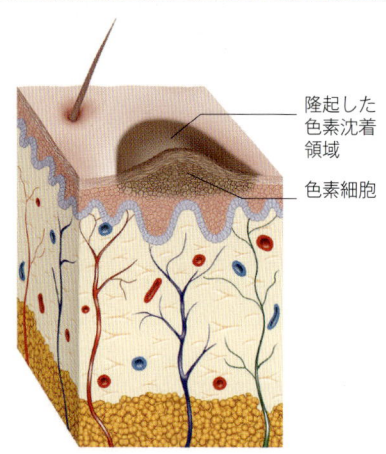

ほくろの横断面
外部には増殖するが，色素沈着領域は上皮より下の細胞には広がらない．
（隆起した色素沈着領域／色素細胞）

嚢胞

皮膚の下にできる無害な嚢状の膨張で，内部に液体や半固体の物質を含むものを嚢胞と呼ぶ．

最も一般的なタイプの嚢胞は皮脂嚢胞または皮脂嚢腫といい，毛包の中にできる．これは丈夫な袋状の嚢の中に，脂肪分泌物と死んだ細胞が含まれたものである．通常，表面はなめらかで，中心部が黒色や白色をしているものもある．好発部位は頭皮，顔，胴体，性器だが，身体中どこにでも生じうる．嚢胞が大きくなる場合や，審美的に問題がある場合，痛みや感染を伴う場合は外科的処置が必要となる．

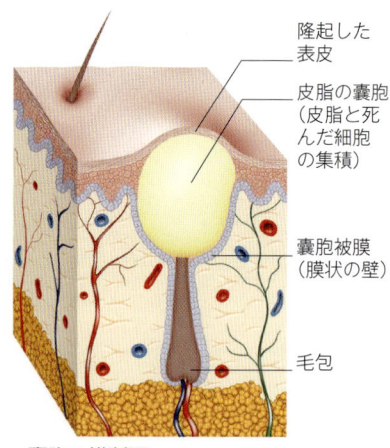

嚢胞の横断面
皮脂嚢胞が真皮から突き出ている部分で表皮が伸びて隆起し，ドーム型に盛り上がる．
（隆起した表皮／皮脂の嚢胞（皮脂と死んだ細胞の集積）／嚢胞被膜（膜状の壁）／毛包）

癤（おでき）

癤（せつ）は，発赤し炎症を起こした，膿を伴う皮膚の病変で，触れると痛む．細菌感染が原因で生じる．

癤は，毛包または皮脂腺の中に膿が貯留したものである．毛包と皮脂腺の両方に及ぶこともある．通常，原因は細菌感染であり，特にブドウ球菌の感染が多く，小さな赤い隆起から始まる．毛包や皮脂腺の内部で細菌が増殖して病変部に膿がたまり，中心で白色または黄色の隆起を形成し，それとともに痛みを生じ，膨隆し始める．癤が集合して，複数の毛包を冒す化膿性の感染症となることもある．癤が頻発する場合は，他の潜在的な基礎疾患も疑われる．

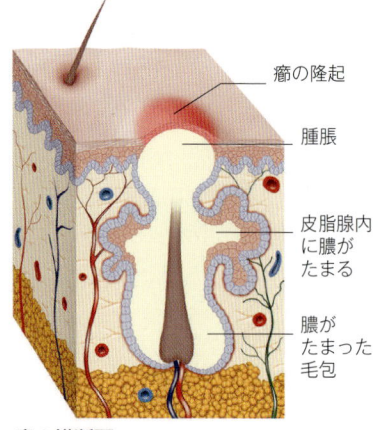

癤の横断面
毛包と皮脂腺の両方が膿でみたされ，これにより上部の皮膚が発赤し，痛みを伴う膨隆が引き起こされる．
（癤の隆起／腫脹／皮脂腺内に膿がたまる／膿がたまった毛包）

いぼ

いぼはウイルス感染により生じる小さな隆起である．形状が平坦なものと隆起したものがあり，表面はなめらかな場合も粗い場合もある．

いぼの原因は，ヒトパピローマウイルス（HPV）の皮膚への感染である．ウイルスは皮膚に侵入し，表皮細胞の局所的な増殖を引き起こす．過剰に増殖した細胞が上方および外側に押し出され，皮膚の表面で塊を形成する．時に多発し，こぶとなることもある．足底のいぼは足底疣贅（うおのめ）として知られており，皮膚の中に平らに押しつぶされて痛みを伴う．時間の経過とともに自然に消失する場合がほとんどである．

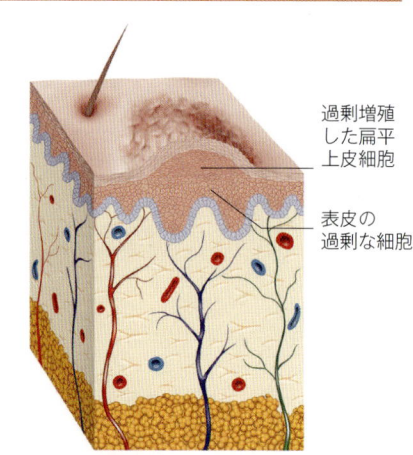

いぼの横断面
皮膚表面の表皮細胞の過剰増殖によって，いぼに特有の外観を示す．
（過剰増殖した扁平上皮細胞／表皮の過剰な細胞）

傷

皮膚の表面が外傷によって損傷を受けた場合，自然治癒力に加え医療的な処置を行うと，治癒を促進することができる．

傷は，けがや手術時の切開により生じる．傷口の治癒経過は，傷口の大きさや深さ，傷口の状態，年齢や健康状態，感染症の有無などにより決まる．しっかり閉鎖して凹凸のないきれいな傷口は，通常 2-3 週間で治り，傷跡がほとんど残らない．開放性で挫滅した傷口は回復に時間がかかり，しわの寄った傷跡を残すこともある．傷口を縫合したり接着性閉鎖処置を行ったりすることにより，治癒が促進される．

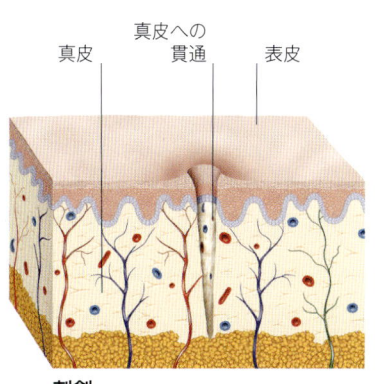

刺創
刺創では，傷口の面積は小さいが貫通部分は深部に及ぶ．通常，治癒は速いが，深部組織まで入り込んだ微生物による感染の可能性があり，特に土壌に生息する破傷風菌の感染は危険である．

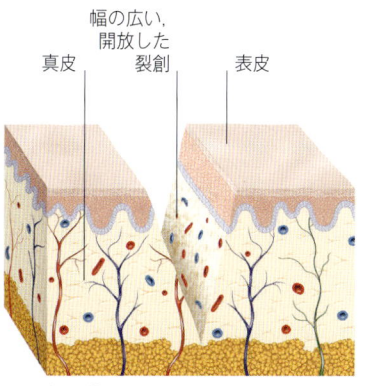

切り傷
きれいな傷口は，適切に処置され，創傷面どうしが接合されて感染防御がなされれば，最小限の傷跡を残すのみで治癒する．傷口が深い場合は縫合が必要になることもある．

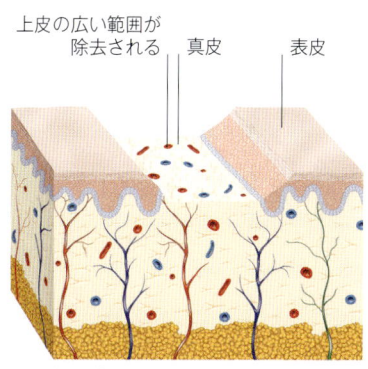

擦過傷
皮膚の広範囲にわたることが多く，多数の神経終末に損傷を与えて，かなりの痛みを生じる．表皮の擦過傷は通常，傷跡を残さずに治る．傷が深ければ傷跡が残ることもある．

やけど，痣，水疱，日焼け

種々の外傷や熱傷が皮膚を傷つけ，さまざまな症状を引き起こす．例えば水疱は，過度の摩擦や圧力，やけどによって生じる．

やけどは，熱，電気，放射能，化学薬品によって起こり，広範にわたることもあり時には致命的な細胞損害を与えうる．挫傷や痣は皮膚の変色で，体に衝撃を受けた際に下部の組織に出血が起こったものである．眼のまわりの挫傷は「ブラック・アイ」と呼ばれる．摩擦や圧力などの局所的な外傷により，組織液でみたされた水疱と呼ばれる隆起が生じることがある．水疱は，太陽光の紫外線（UV）などの熱により起こることもある．日焼けは，過剰な太陽の紫外線に急に長時間曝露した場合に起こる皮膚の損傷である．日焼けでは初め，皮膚に発赤，発熱，膨隆，痛みなどが生じ，後になって皮膚の脱落が起こる．過度の太陽光への曝露は，十分な防備がなされなければ皮膚がんを誘発することもある．

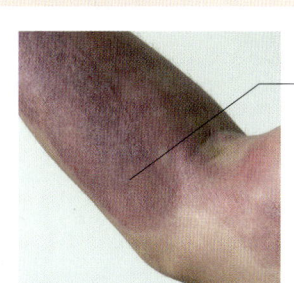

やけど
皮膚は発赤し（左），やけどの部位の上皮が損傷を受けている．その下の真皮まで損傷を受けた場合には，すぐに水疱が生じる．

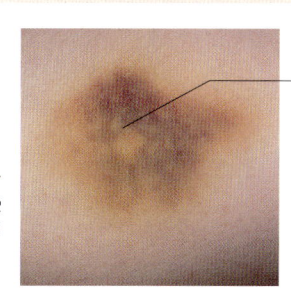

痣
滲出した血球が壊れて，痣の色が青から黄褐色へと変化する．はっきりした理由なく痣が出現する場合，医師の診断が必要である．

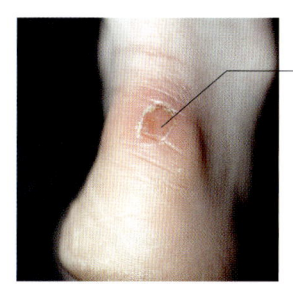

水疱
体液が損傷した血管から滲出し，皮膚の表面直下に集まる．新しい皮膚が水疱の下で作られ，水疱が破れると，古い皮膚は乾いて剥がれ落ちる．

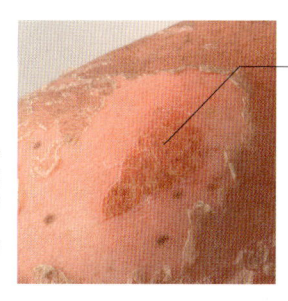

日焼け
太陽の紫外線に過度に曝露されると，皮膚に発熱，発赤，疼痛，腫れが引き起こされる．その後，皮膚は乾いて剥がれ落ちる．ひどい場合は水疱が生じることもある．

フケと脱毛症

フケは，頭皮から皮膚の鱗片が過剰に剥がれ落ちるものである．脱毛症は体毛の脱落で，永久的な場合もある．

フケは通常の頭皮の脱落が早くなっただけの無害なものだが，見苦しさの問題がある．白色の鱗片が頭皮や髪に付き，かゆみを伴うこともある．この症状は若者に多く，真菌が原因となっている場合もある．脱毛症は体毛が抜け落ちるもので，これには局所的なものと全身的なものがあり，また一時的な場合と永久的な場合があって，頭皮の脱毛症が最も目立つ．男性ホルモンによる男性型の脱毛や，化学療法の副作用，自己免疫不全による円形脱毛症など，さまざまな要因が考えられる．

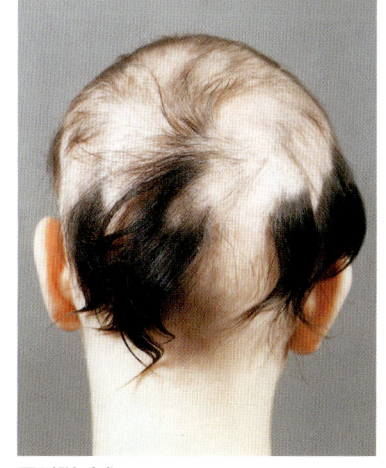

円形脱毛症
この疾患では，頭髪がまだらに失われ，頭髪のない部分の周囲の髪は短く傷んでいる．通常 2-3 ヵ月で頭髪が再び成長してくる．まれに，この疾患により全身的な脱毛が引き起こされ，永久的となることがある．

陥入爪

爪の一方，場合によっては両方の側端が，内側に弯曲して指の肉に食い込む．

爪が端に沿って内部に伸びて，組織に深く入り込み，炎症，違和感，痛み，感染などの原因となる．母指に最も起こりやすく，若い男性でよくみられる．爪やつま先を圧迫する足に合わない履物によって引き起こされることがあり，加えて，爪の角を残さずに丸めてしまうような，不適当な爪の処理も原因となりうる．さらに，つま先の損傷も原因としてあげられる．足の衛生状態が悪いと感染を起こして悪化しやすい．爪の巻き込んだ部分を切除し，再生しないように爪床を破壊する小手術を行うことがある．

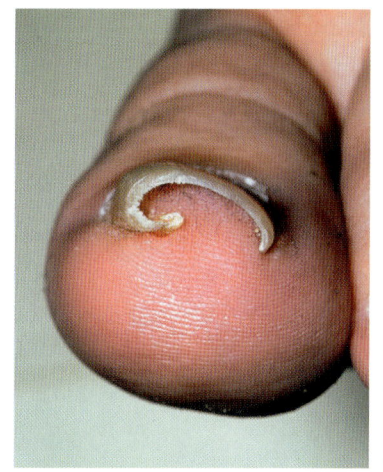

足の陥入爪
足の母指の爪が内部に巻き込み肉に切り込んでいる．これにより，発赤，腫脹，皮膚の損傷が起こり，膿や組織液，血が出てくることもある．皮膚が過剰に成長して爪を包み込む場合もある．

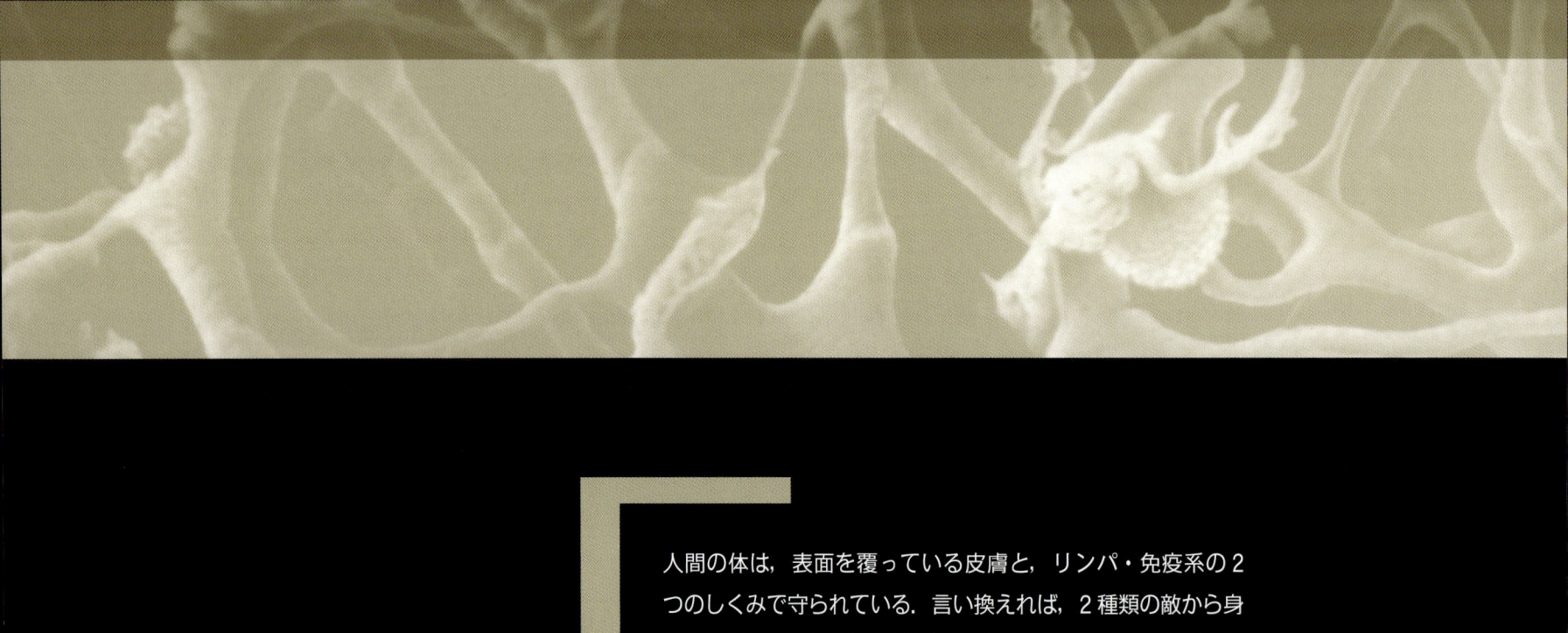

人間の体は，表面を覆っている皮膚と，リンパ・免疫系の2つのしくみで守られている．言い換えれば，2種類の敵から身体を防御しているということになる．1つは身体の外部の敵で，外からの物理的な傷害や空気中に浮いている細菌などである．

リンパと免疫

リンパ・免疫系

太陽光の紫外線や、極度の暑さ、有害な化学物質、物理的な傷害、さらには細菌やウイルスなどの微生物といった生体にとっての危険因子から体を守るために、いくつかの身体のしくみが外敵から生体を守るためはたらいている。その中でも、リンパ系と一緒にはたらく免疫機構が、外敵から生体を守るための主要な手段である。

リンパ系は免疫機構のはたらきを統合する器官で、身体を病気から守る重要なはたらきをする。その中心的な役割を担うのが、もとは組織液として作られたリンパ液である。リンパ液は、組織の中に密集している毛細リンパ管に組織液が入りこんだものであり、毛細リンパ管がたくさん集まって集合リンパ管という太いリンパ管が形成される。リンパ節(リンパ腺)はその集合リンパ管上に点々と存在し、リンパ管の中にあるさまざまな物質を取り除いたり、ためこんだりする。血流とは異なり、リンパ液はリンパ管の周囲にある骨格筋が運動している時に生じる筋ポンプ作用などにより流れ、運ばれる。(訳注:最近の研究で、ヒトの腸間膜や下肢のリンパ管の壁は平滑筋を持ち、周期的な収縮運動を行い、リンパ液を能動的に運ぶことが知られている。) リンパ液は最終的に胸管を経て、おもに左(一部は右)の鎖骨下静脈から血液循環系に流入する。さらに、胸腺や脾臓などのリンパ系臓器や、扁桃腺やバイエル板を構成するリンパ節様組織とともに、このリンパ系の大部分はリンパ球が構成されている。身体に侵入してきた微生物などの非自己物質から生体を防御している。

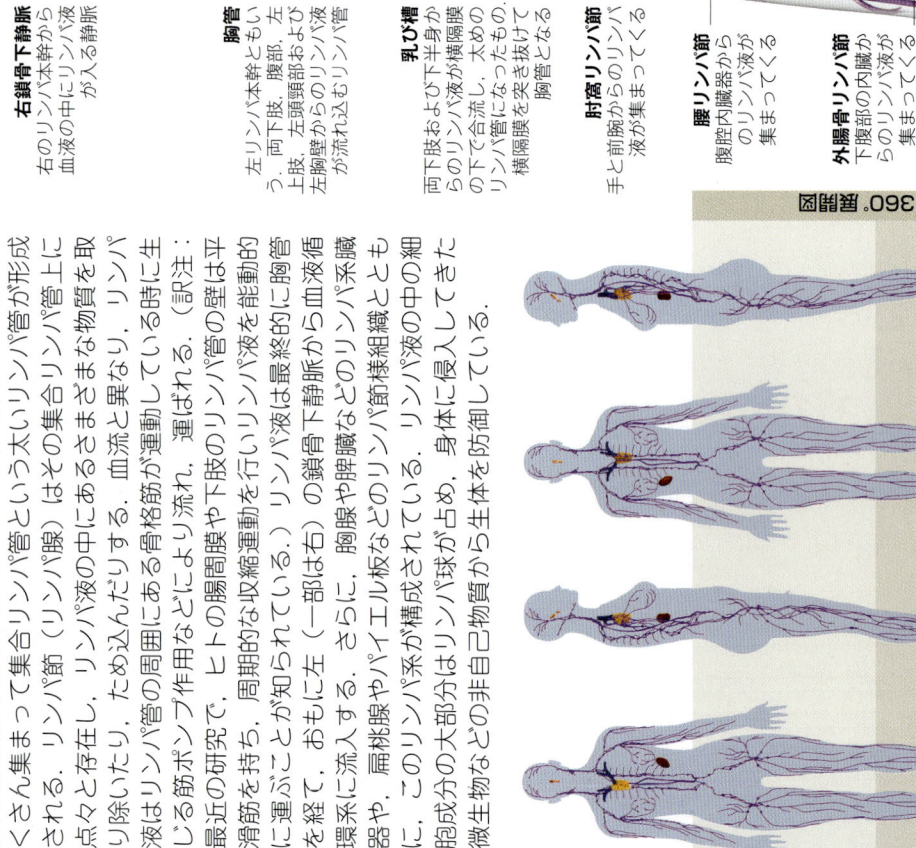

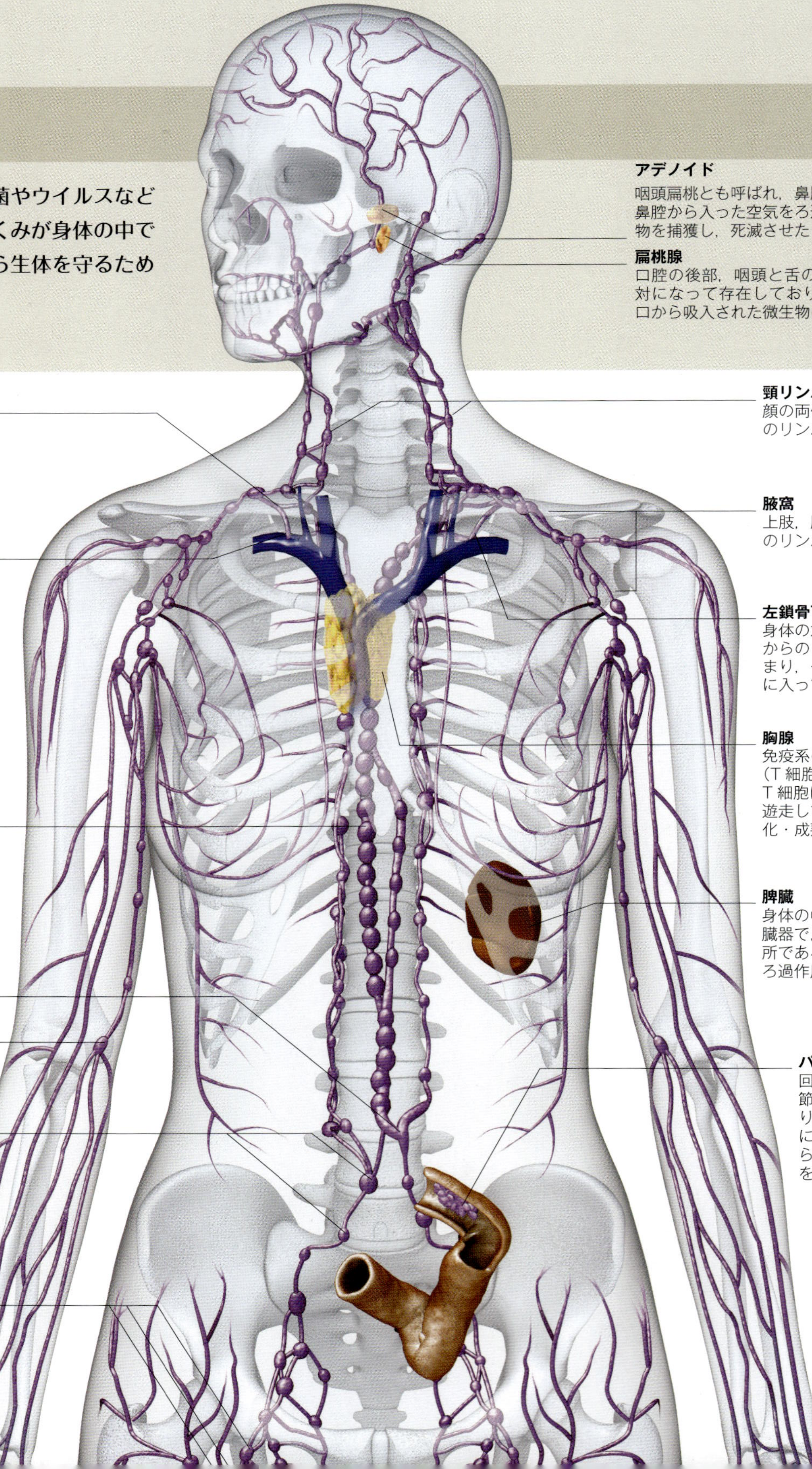

アデノイド
咽頭扁桃とも呼ばれ、鼻腔と咽頭の境界にあり、鼻腔から入ってきた空気をろ過したり、その中の微生物を捕獲し、死滅させたりする役割をする

扁桃腺
口腔の後部。咽頭と舌の付け根のところにあり、対になって存在しており(口蓋扁桃と舌扁桃)、口から吸入された微生物に対する防御機能をもつ

顎リンパ節
顔の両側、頭皮、鼻腔、頭皮、上肢、上胸部からのリンパ液が集まってくる

腋窩
上胸、胸、胸壁、上腕部からのリンパ液が集まってくる

左鎖骨下静脈
身体の左側から下半身からのリンパが成熟する胸管に集まり、そのリンパ管が血液に入ってくる静脈

胸腺
免疫系のうち、Tリンパ球(T細胞)、骨髄からきた幹細胞が遊走してきて分化・成熟したものである

脾臓
身体の中で最大のリンパ系の臓器で、リンパ球の貯蔵場所であるとともに、血液のろ過作用を示す臓器

バイエル板
回腸の壁にあるリンパ節様組織の1つであり、食物を通して体内に入ってきた微生物から生体を守るはたらきをする

右リンパ本幹
右半身、右上肢、および右頭部の右側、頭部の胸壁より、胸部に近い太さのリンパ管

右鎖骨下静脈
右のリンパ本幹から血液の中にリンパ液が入る静脈

胸管
左リンパ本幹ともいう。両下肢、腹部、上肢、左頭頸部からのリンパ液が流れ込み左胸壁からのリンパ管が流れ込むリンパ管

乳び槽
両下肢および下半身からのリンパ液が横隔膜の下で合流し、太めのリンパ管になって、横隔膜を突き抜けて胸管となる

肝窩リンパ節
手と前腕からのリンパが集まってくる

腰リンパ節
腹腔内臓器からのリンパ液が集まってくる

外腸骨リンパ節
下腹部の内臓からのリンパが集まってくる

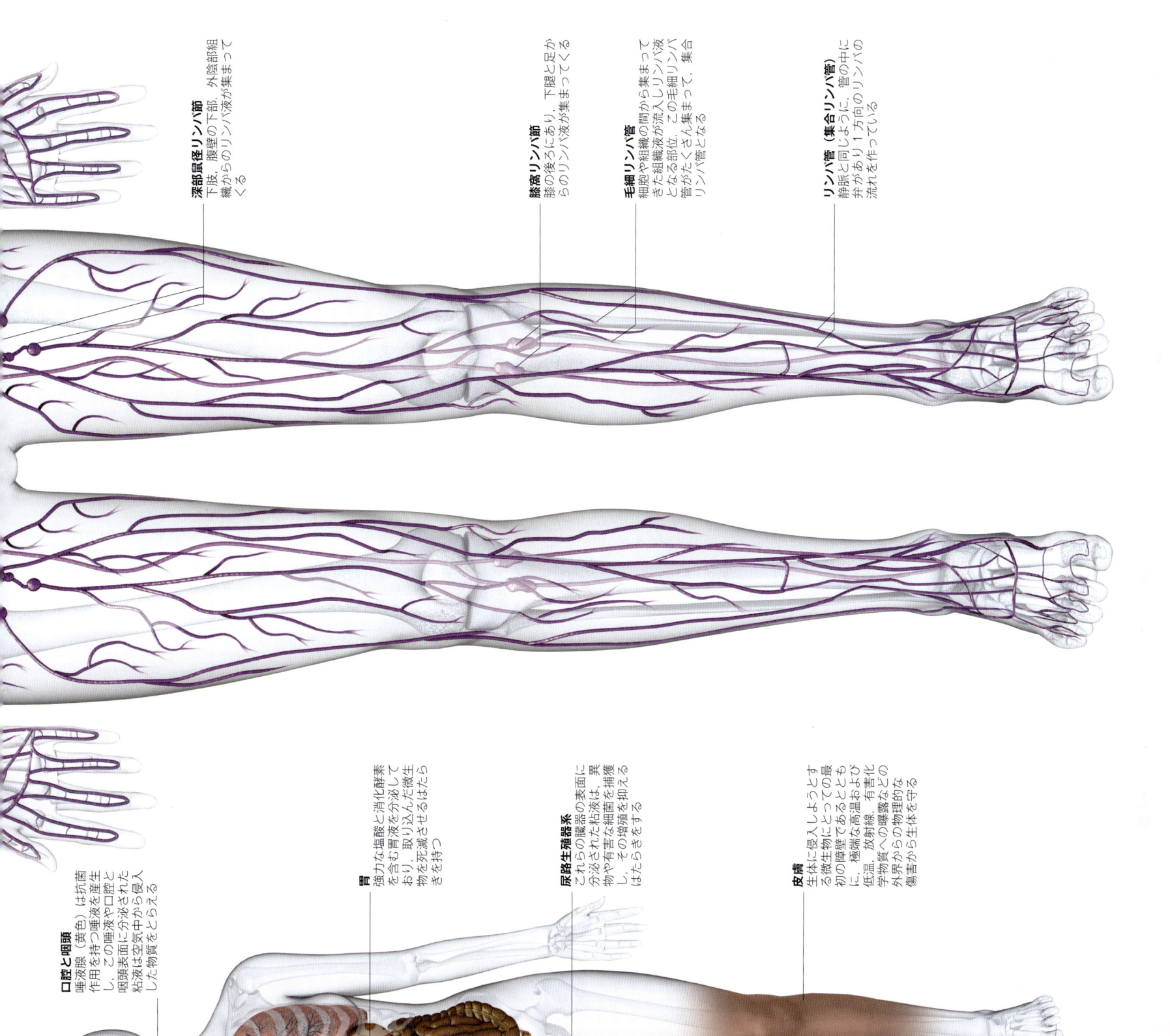

深部鼠径リンパ節
下肢、腹壁の下部、外陰部組織からのリンパ液が集まってくる

膝窩リンパ節
膝の後ろにあり、下腿と足からのリンパ液が集まってくる

毛細リンパ管
細胞や組織の間から集まってきた組織液が流入するリンパ液の毛細管がたくさん集まって、集合リンパ管となる

リンパ管（集合リンパ管）
静脈と同じように、管の中に弁があり1方向のリンパの流れを作っている

胃
強力な塩酸と消化酵素を含む胃液を分泌しており、取り込んだ微生物を死滅させるはたらきを持つ

尿路生殖器系
これらの臓器の表面に分泌された粘液は、異物や有害な細菌を捕獲し、その増殖を抑えるはたらきをする

皮膚
生体に侵入しようとする微生物にとっての最初の障壁であるとともに、極端な高温および低温、放射線、有害化学物質への曝露などの外界からの物理的な傷害から生体を守る

口腔と咽頭
唾液腺（黄色）は抗菌作用を持つ唾液を産生し、この唾液が口腔と咽頭表面に分泌された粘液は空気中から侵入した物質をとらえる

涙腺
涙には抗菌性の酵素やリゾチームを含んでおり、瞬きにより眼球表面を流れる

呼吸器系
鼻毛は空気中の異物を取り除き、鼻や気管表面の粘液や繊毛は、空気中のちりや微生物などをとらえ、体外に排出する

小腸
膵臓から分泌される膵液は強力な消化酵素を含み、胃で死滅せずに小腸まで運ばれてきた微生物を殺す

大腸
生体と「仲良く」共生している細菌が存在し、腸内細菌と呼ばれる。これは真の免疫系ではないが、補助的な免疫系が生体にとって有害な細菌を排除する

生体に備わった補助的な免疫系

多くの臓器には、体内に侵入してきたのしくみがある。これらのしくみはそのもとにしてはたらく補助的な生体防御の免疫系である。これらは真の免疫系のしくみとは違う。皮膚の構造やその表面にある体毛など物理的なものや、胃液に含まれる酵素、大腸での有用な腸内細菌による有害細菌の排除などがある。

157

免疫機構

身体の防御機構は，おもにリンパ球と呼ばれる特化した白血球によって行われている．このリンパ球は，体内に入ってきたさまざまな微生物に対して応答する．身体の持っているこの複雑な機構が免疫状態を作り出す．これにより，ある微生物の生体への最初の侵入の後，同じ微生物による次なる侵入に対し身体が抵抗性を持つようになる．

リンパ節

リンパ節（リンパ腺）は生体防御システムの中心的役割を果たし，体を病気から守るリンパ球の貯蔵場所となっている．リンパ節は身体の隅々に分布しており，p.157で示したように，その一部は集積して特別な構造を作っている．リンパ節はリンパ梁と呼ばれる結合組織によっていくつかの部屋に分けられている．ほとんどの臓器や組織から生み出されてくるリンパ液は，1つまたは複数のリンパ節を通って流れ，その過程で異物がろ過され，清浄化されて最終的に静脈系に流れ込む．1つのリンパ節には，リンパ液をリンパ節の中に運び込む何本かの集合リンパ管（輸入リンパ管）と，そのリンパ節からリンパ液を運び出す1つの大きなリンパ管（輸出リンパ管）がある．それらの輸入・輸出リンパ管には弁があり，リンパ節を通る1方向のリンパの流れを作り出している．

リンパ節の内部

リンパ節の外径は約1mmから25mmにわたり，感染や病気が起こると腫脹してくる．表面を被膜が覆っており，内部にはいくつかの洞様構造がみられる．その類洞にはマクロファージと呼ばれる貪食能を持った白血球が多く存在していて，侵入してきた細菌や異物，細胞の死骸などを貪食する．

輸入リンパ管: リンパ節の中へリンパ液を運び込む．複数存在する

被膜: 線維状のメッシュ構造で，リンパ節の周囲を覆う

リンパ梁: リンパ節をいくつかの分葉に分けている

胚中心: リンパ球が分化・成熟する部位

洞: やや広めの通路で表面にマクロファージが存在し，ここで侵入物質が貪食される

リンパ節への血液供給を行う動脈

リンパ節から出て行く血液を運ぶ静脈

輸出リンパ管: ろ過されたリンパ液をリンパ節から運び出す唯一のリンパ管

白血球の種類

白血球には何種類かあり，全ての白血球は骨髄で作られるが，一部のリンパ球の成熟や成長の過程は骨髄以外で行われている．

単球
白血球の中で最大のものであり，丸く，単核で，異物を貪食する作用を持つ．

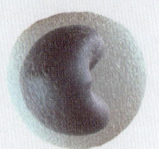

リンパ球
免疫を担当する中心的な細胞であり，大きな核を有し，成長してBリンパ球またはTリンパ球に分化する．

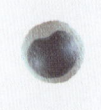

好中球
顆粒球とも呼ばれ，細胞質に小さな顆粒をたくさん有し，核が葉状に分かれている（分葉核）．異物を貪食する能力を持つ．

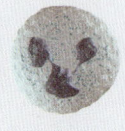

好塩基球
分葉した核を持つ顆粒球で，血液中を循環している．アレルギー反応に関与する．

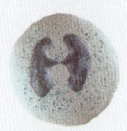

好酸球
アレルギー反応において重要な役割を果たす顆粒球．くびれのある大型の核を持つ．抗原抗体反応物を壊して処理する．

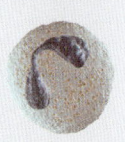

局所感染

身体の組織の中に有害な微生物が入ってくると，それが体中に広がらないよう，炎症反応と免疫反応が迅速にはたらく．感染症は普通，ある部位に限定して起こり，感染の起こっている場所とそうでない場所は明確に区別することができる．感染の起こっている場所では，侵入してきた物質と白血球が一緒に蓄積し，それらを体液および毒素，身体の細胞や微生物の死骸が取り囲んでいる．そうした混合物を膿といい，局所にそれが集まったものを膿瘍という．膿瘍では，時に膿が貯留して周囲の健常な組織を圧迫する場合がある．それによってその部位に不快感や痛みが引き起こされることがあり，特に，周囲の組織に柔軟性がないと痛みは激しくなる．膿瘍が歯にできると特に著しい痛みが生じる．脳に膿瘍が起こった場合，健常組織を圧迫し，重大な脳機能障害を引き起こすことがある．

歯原性膿瘍

歯のエナメル質および象牙質の壊れた所を通って微生物が歯髄に感染し，歯根まで広がって，そこに膿がたまる．その膿が歯根の神経を圧迫し，歯痛を引き起こす．

膿　**腔**　**膿瘍**

非特異的反応

免疫反応は，ある特定の微生物や毒素に対し，特異的に起こる反応である．それに対して非特異的反応は，生体に加わったさまざまな傷害，すなわち，打撲損傷，やけど，凍傷，強力な化学物質による傷害，放射線による傷害，微生物から寄生虫まであらゆる病原体による傷害などに対して，その種類によらず起こるものである．pp.160-161で後述される炎症でみられる非特異的な生体防御反応が，その代表である．傷害を受けた組織は，白血球を引き寄せる化学物質を放出する．その部位の毛細血管やそれに連結した細い動・静脈の透過性が高まり，多くの白血球や，生体防御を担う化学物質や体液がもれ出て貯留する．白血球がその部位を覆い，異物を貪食し，侵入してきた物質を破壊する．また，血液はその場所で凝固し始め，血液の漏出を防ぎ，さらに微生物が血液内に入ってくるのを阻止するように作用する．

炎症組織

炎症を示す特徴的な臨床徴候は，発赤，腫脹，熱感，疼痛の4つである．これらの臨床徴候は生体への傷害や侵入する微生物の違いによらず起こり，生体に対する傷害を抑えるとともに，生体組織の修復や治癒を促すはたらきをする．

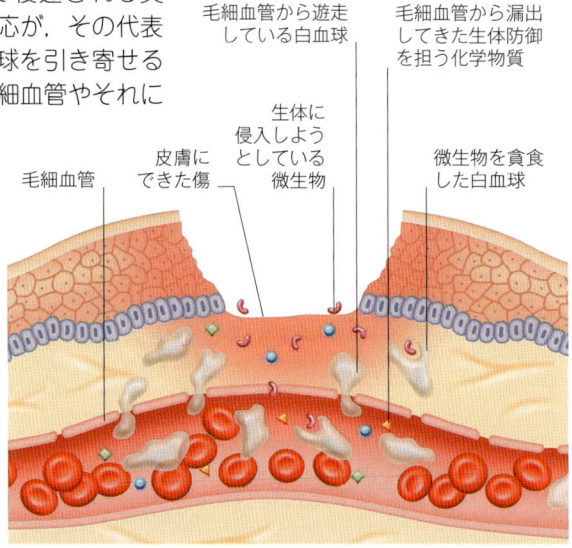

毛細血管から遊走している白血球

毛細血管から漏出してきた生体防御を担う化学物質

生体に侵入しようとしている微生物

微生物を貪食した白血球

毛細血管

皮膚にできた傷

特異的反応

特異的反応は，炎症のような非特異的な反応に付随して起こったり，感染症が持続している時にそれに引き続いて起こったりする．特異的反応には2つの主な形がある．細胞に依存した免疫反応（細胞性免疫）と抗体に依存した免疫反応（液性免疫）である．両者とも，2種類のリンパ球，すなわちBリンパ球とTリンパ球の反応に基づいている．Bリンパ球はγ-グロブリンと呼ばれる抗体タンパクを作り出し，その抗体が抗原（体外から入ったタンパク物質）と反応する．抗原は生体中にあるタンパク質とはまったく異なる．Tリンパ球には何種類かあり，病的な細胞を攻撃する．

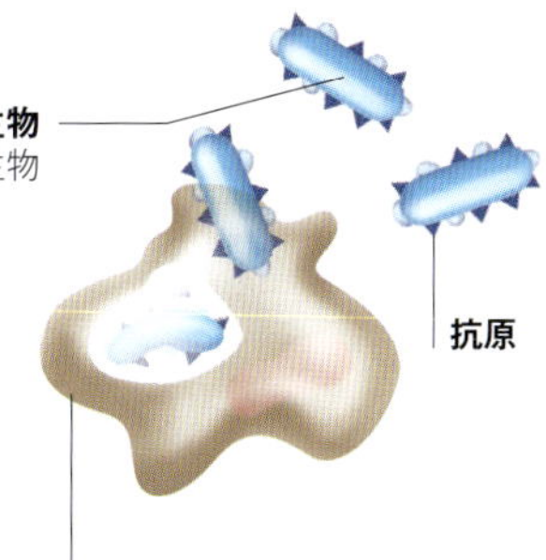

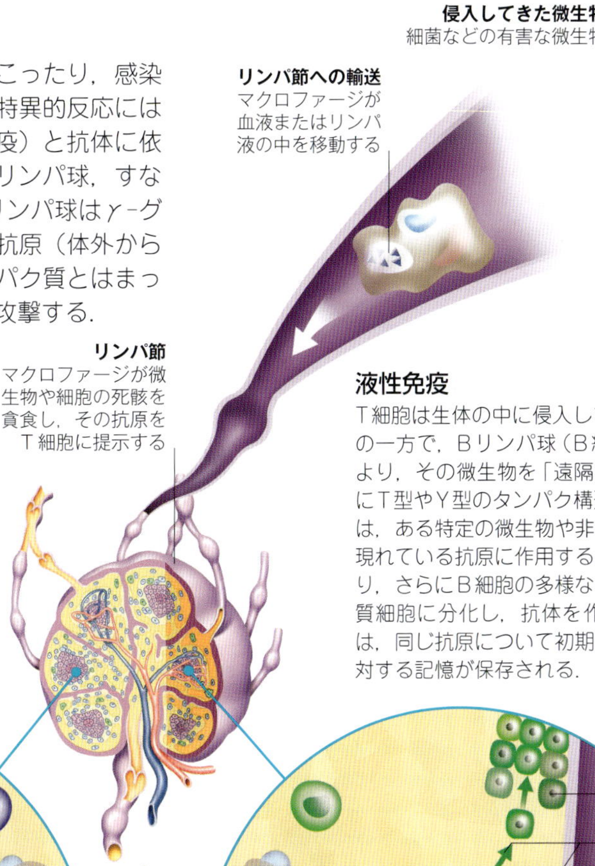

細胞依存性免疫反応（細胞性免疫）

細胞性免疫は何種類ものリンパ球に依存して起こる．これらのリンパ球は胸腺（thymus）の中で成熟・分化するので，その頭文字を用いTリンパ球（T細胞）と呼ばれる．Tリンパ球は抗原をいったん認識すると急激に増殖し，いくつかのタイプの細胞に分化する．ヘルパーT細胞はB細胞が抗体依存の免疫反応を引き起こすのを助け，またマクロファージによる侵入微生物や細胞の死骸の貪食を助ける．キラー（細胞傷害性）T細胞は生体に侵入した微生物を直接攻撃するとともに，感染した細胞をリンホカインという強力なタンパク質で攻撃する．サプレッサーT細胞は，生体の細胞の侵入微生物に対する反応を抑える作用を持つ．

侵入してきた微生物 細菌などの有害な微生物

リンパ節への輸送 マクロファージが血液またはリンパ液の中を移動する

抗原

貪食 マクロファージが微生物やその抗原を貪食する

リンパ節 マクロファージが微生物や細胞の死骸を貪食し，その抗原をT細胞に提示する

液性免疫

T細胞は生体の中に侵入してきた微生物を直接攻撃する．その一方で，Bリンパ球（B細胞）は，抗体を作り出すことにより，その微生物を「遠隔操作」で攻撃する．抗体は一般的にT型やY型のタンパク構造を有しており，それぞれの抗体は，ある特定の微生物や非自己物質に対し，それらの表面に現れている抗原に作用することで反応する．抗原の存在により，さらにB細胞の多様な反応が引き起こされる．一部は形質細胞に分化し，抗体を作る細胞となる．この液性免疫では，同じ抗原について初期曝露から何年もの間，その抗原に対する記憶が保存される．

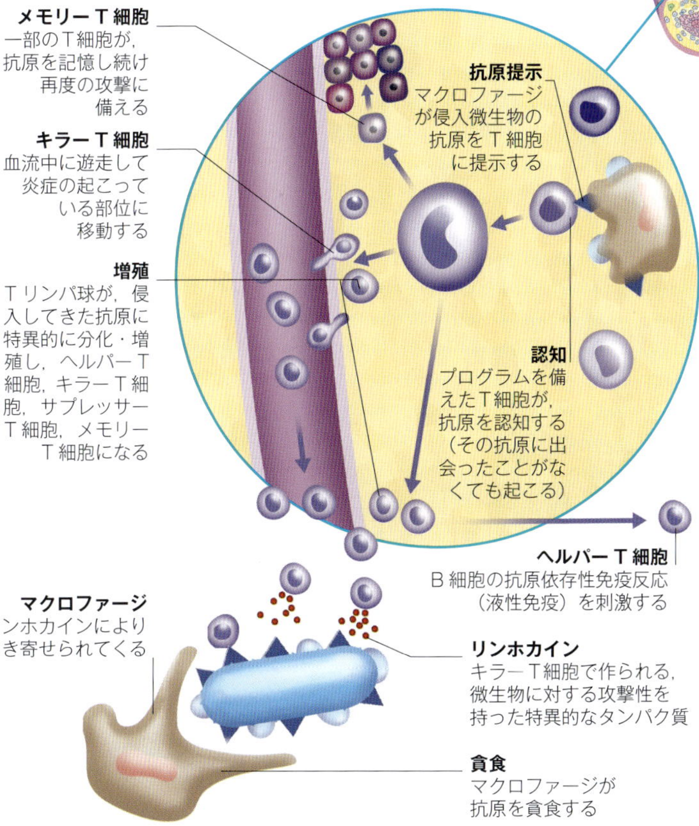

メモリーT細胞 一部のT細胞が，抗原を記憶し続け再度の攻撃に備える

キラーT細胞 血流中に遊走して炎症の起こっている部位に移動する

増殖 Tリンパ球が，侵入してきた抗原に特異的に分化・増殖し，ヘルパーT細胞，キラーT細胞，サプレッサーT細胞，メモリーT細胞になる

抗原提示 マクロファージが侵入微生物の抗原をT細胞に提示する

認知 プログラムを備えたT細胞が，抗原を認知する（その抗原に出会ったことがなくても起こる）

ヘルパーT細胞 B細胞の抗体依存性免疫反応（液性免疫）を刺激する

リンホカイン キラーT細胞で作られる．微生物に対する攻撃性を持った特異的なタンパク質

マクロファージ リンホカインにより引き寄せられてくる

貪食 マクロファージが抗原を貪食する

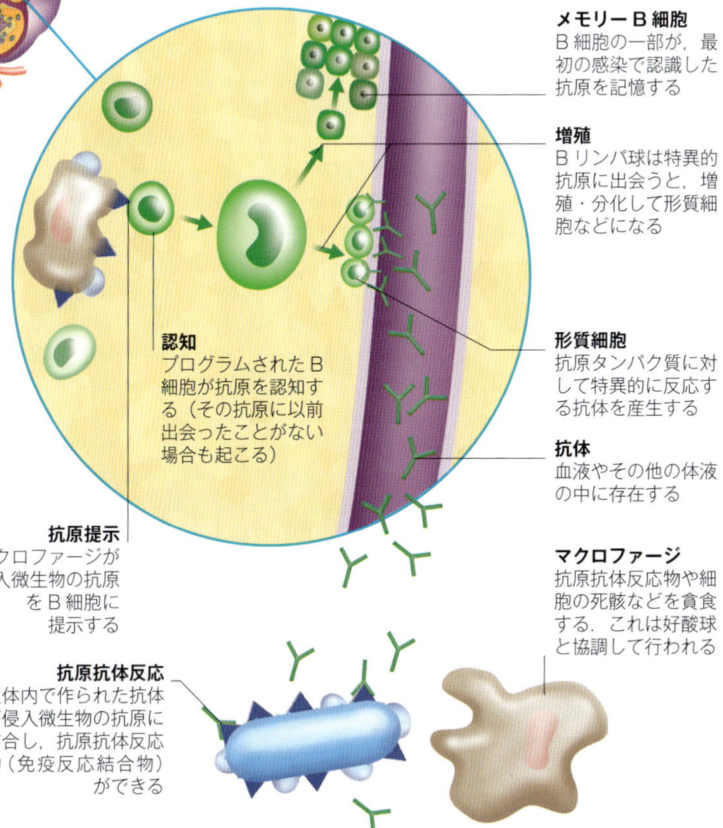

メモリーB細胞 B細胞の一部が，最初の感染で認識した抗原を記憶する

増殖 Bリンパ球は特異的抗原に出会うと，増殖・分化して形質細胞などになる

認知 プログラムされたB細胞が抗原を認知する（その抗原に以前出会ったことがない場合も起こる）

抗原提示 マクロファージが侵入微生物の抗原をB細胞に提示する

抗原抗体反応 生体内で作られた抗体が侵入微生物の抗原に結合し，抗原抗体反応物（免疫反応結合物）ができる

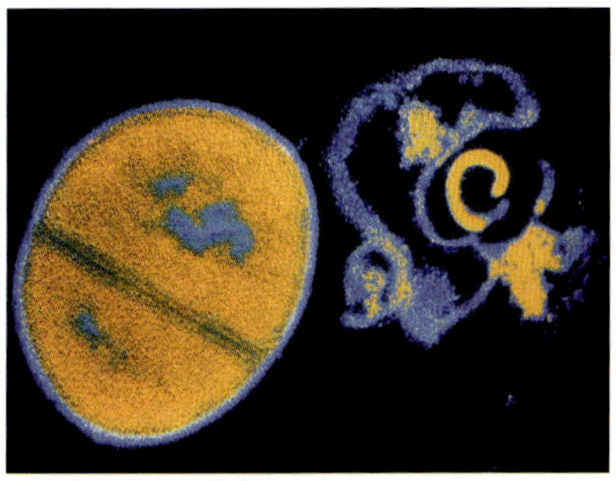

形質細胞 抗原タンパク質に対して特異的に反応する抗体を産生する

抗体 血液やその他の体液の中に存在する

マクロファージ 抗体抗原反応物や細胞の死骸などを貪食する．これは好酸球と協調して行われる

補体系

血液の中には補体系が存在し，20種類以上のタンパク質で構成されている．これらの補体タンパクは抗体によって活性化され，またT細胞と呼ばれるリンパ球で作られるある種のリンホカインや，生体内に侵入してきた微生物の細胞膜やDNAなどによっても活性化される．いったんこの補体反応が始まると，カスケード反応と呼ばれる一連の化学反応が次々に生じ，1つの補体が次の補体を連続的に活性化していく（血液凝固反応におけるカスケード反応によく似ている）．この補体系は一般的に，生体に侵入した微生物を破壊し，それらの微生物の攻撃を抑え，さらにマクロファージなどの白血球のはたらきを高め，血管を拡張し，また抗原抗体反応物を除去するなどのはたらきを持つ．

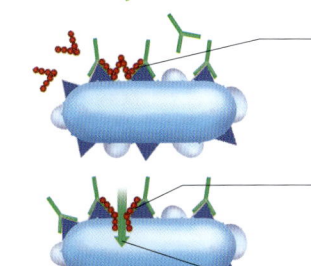

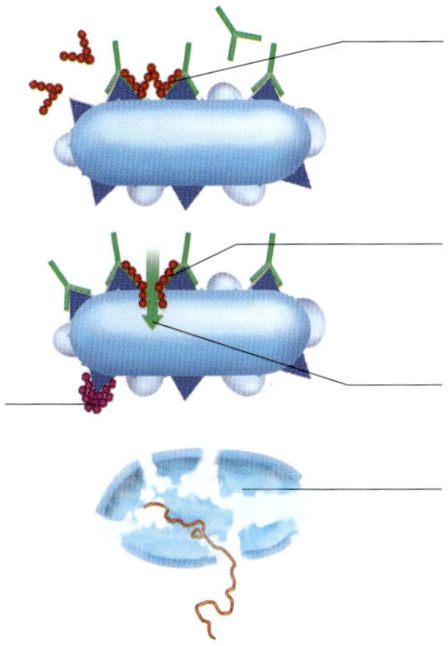

融解した微生物 補体は，細胞膜を破壊することにより，侵入した細菌細胞の融解を引き起こす（右側の細胞）．

補体タンパクが結合する 補体が体内に侵入した微生物の抗原抗体反応物に結合する

補体カスケード 補体反応はさらに他の補体反応を引き起こす

付随的な作用 補体結合反応が細菌やウイルスなどの微生物を融解して破壊する

膜破壊 補体タンパクが微生物の外膜を破壊する

腫脹と崩壊 微生物の中に液体が流入し，腫脹して破裂する

炎症反応

炎症は，外傷や，感染性微生物などの異物，化学的な毒物，高熱，放射線など，身体が受けたあらゆる傷害に対して一様に起こる迅速な生体反応である．

先に述べてきた特異的な免疫反応と異なり，炎症反応は傷害に対して非特異的に起こる．炎症反応は，段階的な急性反応を経ていつでもどこでも同じように起こるのが特徴で，さまざまな種類の白血球や生体防御物質が関与する．炎症にみられる4つの特徴的な臨床所見は，発赤，腫脹，熱感，疼痛であり，これらはそれぞれ，rubor，tumor，calor，dolor という専門用語で昔からよく使用されている．炎症反応の過程では，まず侵入した物質に対しての攻撃と破壊，およびそれらの排除がなされ，それから傷害を受けた生体組織や細胞が除去され，さらに治癒が開始される．

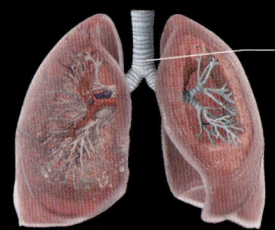

傷害部位
気管．身体の気道の本管

防御細胞
好中球や単球など，さまざまな種類の白血球が炎症反応に関与する．単球は，血管を出て組織内に入った炎症の初期段階では未成熟であるが，すぐにマクロファージと呼ばれる活性化した細胞に分化し，好中球に取って代わる．

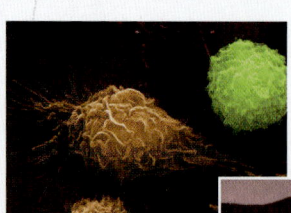

好中球
最初に反応を起こす細胞のうちの1つ．小さいが，壊死組織や細菌を貪食することができる．

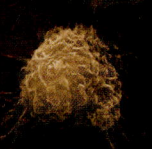

マクロファージ
1つのマクロファージは，その一生で細菌などを100個程度まで貪食することができる．

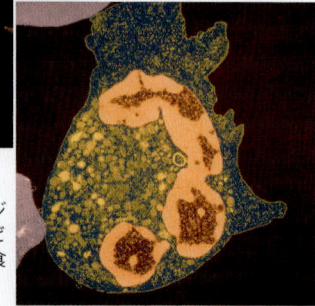

炎症の原因
呼吸器系の組織は，ちりやさまざまな破片を吸入したり，感染力を持った微生物の攻撃を受けたりする危険に絶えずさらされている．気管の表面を覆う上皮細胞は，そうしたちりや細菌に対して炎症反応を起こす．実際の炎症反応は，特定の非自己物質に対して起こった特異的な免疫反応（p.159参照）と同時に起こることが多い．

赤血球

毛細血管内皮細胞

絨毛線維
気管表面の一部の細胞から毛状の構造が出ている．この絨毛を動かして，細胞表面を覆う生体防御のための粘液を移動させる

1 原因物質
グラスファイバーの微小な破片や，浮遊している細菌などの外来物質は，空気の吸入時に簡単に気管まで到達する．

2 物理的な損傷
ゆっくりした吸気によって運ばれた外来物質が気管表面を刺激し，その上皮細胞から分泌された生体防御のための粘液の中に取り込まれる．

3 物理的な損傷
鋭利な構造を持った外来物質は上皮細胞を傷つけ，その細胞膜の表面を破壊する．

上皮細胞の表面

外来の刺激物質

4 初期反応
傷害を受けた細胞，特に組織間に内在する肥満細胞からヒスタミンやキニンなどの伝達物質が分泌され，炎症の発生に関与する．

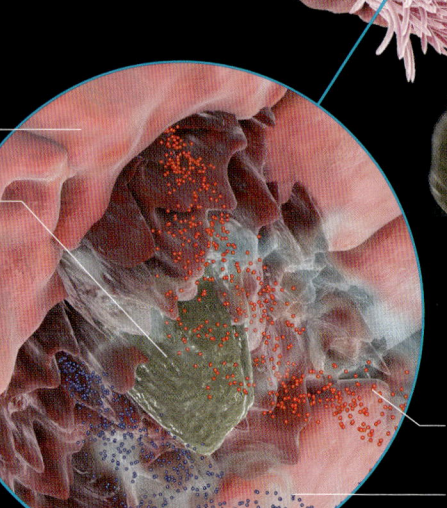

ヒスタミン

キニン

気道
肺に空気を送り込むネットワーク構造

| | 細菌 | 好中球 | | 細菌が消化される | 細胞内小胞 | | 消化された物質が吐き出される |

貪食
白血球のうちいくつかのものは，細菌や細胞の残骸を取り囲んで，それを貪食し，消化することができる．そうした白血球は，細胞の中の微小管やマイクロフィラメントと呼ばれる細胞骨格（p.26 参照）を用いて細胞の形を変え，遊走する能力を有している．貪食は通常 1 秒以内に行われ，取り込まれた物質は細胞内にある酵素や化学物質によって徐々に消化されていく．

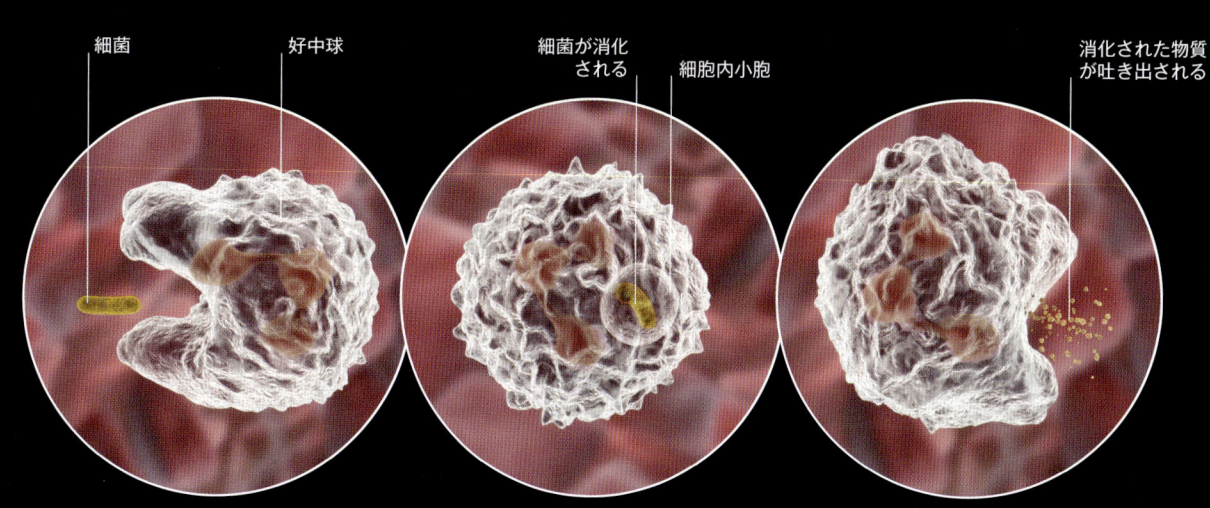

1 貪食の段階
白血球が貪食の対象となっている物質（ここでは細菌）のほうへ偽足を伸ばし，それを取り囲む．伸びた偽足が融合して細菌を貪食する．

2 融解の段階
細菌は貪食細胞の小胞の中に取り込まれ，酵素を含んだリソソームとともに貪食リソソームを形成し，そこで融解が起こる．

3 細胞外排泄の段階
細胞の貪食で無害化された物質は，白血球の細胞膜を通って，あるいは膜結合性の排泄小胞を通して，細胞外液中に排泄される．

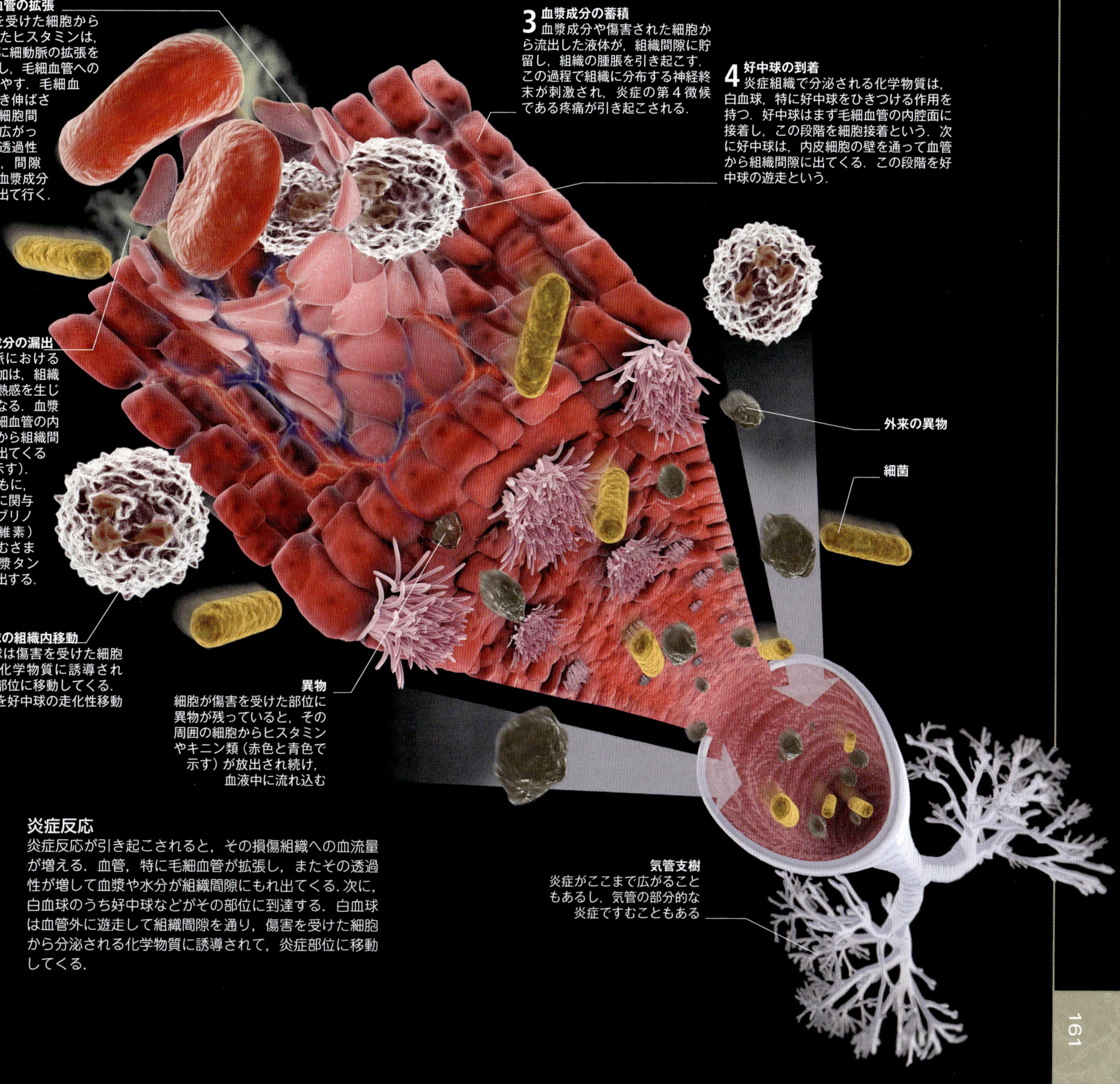

1 毛細血管の拡張
傷害を受けた細胞から分泌されたヒスタミンは，血管，特に細動脈の拡張を引き起こし，毛細血管への血流を増やす．毛細血管壁が引き伸ばされ，内皮細胞間の間隙が広がって物質の透過性が上昇し，間隙を通って血漿成分が組織に出て行く．

2 血漿成分の漏出
細動脈における血流の増加は，組織の発赤と熱感を生じる原因となる．血漿成分は毛細血管の内皮細胞間から組織間隙にもれ出てくる（黄色で示す）．それとともに，血液凝固に関与するフィブリノゲン（線維素）などを含むさまざまな血漿タンパクも漏出する．

3 血漿成分の蓄積
血漿成分や傷害された細胞から流出した液体が，組織間隙に貯留し，組織の腫脹を引き起こす．この過程で組織に分布する神経終末が刺激され，炎症の第 4 徴候である疼痛が引き起こされる．

4 好中球の到着
炎症組織で分泌される化学物質は，白血球，特に好中球をひきつける作用を持つ．好中球はまず毛細血管の内腔面に接着し，この段階を細胞接着という．次に好中球は，内皮細胞の壁を通って血管から組織間隙に出てくる．この段階を好中球の遊走という．

5 好中球の組織内移動
好中球は傷害を受けた細胞から出る化学物質に誘導されて，傷害部位に移動してくる．この段階を好中球の走化性移動と呼ぶ．

異物
細胞が傷害を受けた部位に異物が残っていると，その周囲の細胞からヒスタミンやキニン類（赤色と青色で示す）が放出され続け，血液中に流れ込む

外来の異物

細菌

気管支樹
炎症がここまで広がることもあるし，気管の部分的な炎症ですむこともある

炎症反応
炎症反応が引き起こされると，その損傷組織への血流量が増える．血管，特に毛細血管が拡張し，またその透過性が増して血漿や水分が組織間隙にもれ出てくる．次に，白血球のうち好中球などがその部位に到達する．白血球は血管外に遊走して組織間隙を通り，傷害を受けた細胞から分泌される化学物質に誘導されて，炎症部位に移動してくる．

感染との戦い

感染症は，外からの微生物が身体の中に入り，そこで生存し，増殖し，生体の細胞機能を破壊することによって起こる．感染部位は皮膚の発疹や傷のように限局していることもあるが，全身性になることもあり，その場合，微生物が血液やリンパ液を介して全身に行きわたり，多くの臓器に感染が広がる．

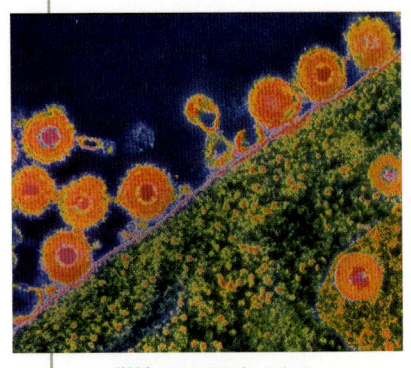

ウイルス

生体にとって極めて有害な微生物の代表がウイルスである．ウイルスは生体を傷害する物質の中で最小のものであり，数ミクロン単位の大きさである．多くのウイルスは長時間不活化したまま生きていることができ，凍結または煮沸された条件下や化学物質の存在下でも生きのびて，生体細胞に侵入すると突然活性化する．ウイルスは偏性寄生体であり，つまり生きた細胞や宿主細胞の中でしか自己増殖することができない．代表的なウイルス分子は，遺伝情報として1重あるいは2重のらせん構造をした核酸（DNAあるいはRNA）を持ち，その周囲を貝殻様のタンパク質（カプシド）が覆い，場合によってはさらに自己防御的な外套膜（エンベロープ）を持っている．

単純ヘルペスウイルス
これは単純ヘルペスウイルス（HSV，オレンジ色）の塊の電子顕微鏡写真である．HSV1は口唇ヘルペス，HSV2は性器ヘルペスの原因ウイルスである．

ウイルスの形

ウイルスには数多くの異なる形が知られている．球状や箱状，多面体構造，ソーセージ様構造，ゴルフボール様構造，らせん状，さらには小さなロケット様構造をしたものまである．また，ウイルスは，その大きさ，形，対称性，病原性の有無によっても分類されている．

らせん状構造
タンパク質の外殻が，遺伝情報を中に含んでコルク抜きのようならせん状構造を示す．ミクソウイルスやパラミクソウイルスがこれにあたる．

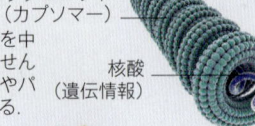

- タンパク質のサブユニット（カプソマー）
- 核酸（遺伝情報）

二十面体構造
20個の正三角形で構成された正二十面体の形状の殻を持つ．アデノウイルスやヘルペスウイルスがこれにあたる．

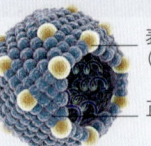

- 表面タンパク（抗原）
- 正三角形面

複雑形
着陸用の脚を持った小さなロケットのような形状で，宿主細胞上に接着している．これらのウイルスは細菌のみを攻撃するので，人体にとって有害な細菌を攻撃するという点を考慮すると，極めて重要なウイルスである．T4バクテリオファージがこれにあたる．

- 遺伝情報を含む頭部
- らせん状の尾部
- 脚

インフルエンザウイルスの生活環

ウイルスの遺伝子数はとても少なく，100-300である．またウイルスは細胞からなるのではなく，生命維持のエネルギーや基本物質を作るための機構も持っていない．そのため，ウイルスはみずから生命維持のためのエネルギーを合成したり，増殖したりできない．そこで，ウイルスは自己再生産のために宿主細胞に侵入し，その宿主細胞の細胞機構を乗っ取る．その結果，宿主細胞は死滅したり異常機能を示したりする．

1 遊離ウイルス分子
この完全なウイルス分子は独自に生存することができ，感染を起こすこともできる．感染した状態をビリオンと呼ぶ．

2 ウイルスの侵入
ウイルス表面のタンパク質が宿主細胞表面に発現している特異的受容体に結合する．結合後，ウイルスの一部あるいは全てが宿主細胞の中に侵入する．

3 核酸の挿入
宿主細胞の核に移動したウイルスのRNAは，宿主細胞の核酸配列の中にそのまま入り込む．その結果，ウイルスRNAの大規模な複製が起こり，それらは宿主細胞の表面へ移動する．

4 核酸の複製
宿主細胞は，みずからの生体内の物質や酵素を使ってウイルスのRNA分子を大量にコピーしている．ウイルスのタンパク成分も宿主の細胞機構で作られる．

5 ウイルスの発芽
ウイルスのらせん状RNA分子と表面タンパク質が，ともに新たなウイルスを形成する．この過程は，宿主細胞の細胞膜が発芽するように行われ，宿主細胞の形質膜がウイルスを防御する外套膜に用いられる．

6 放出
宿主細胞の表面にできた芽が離れ，ウイルス分子が放出される．新しいウイルスは他の細胞に感染を広める能力を備えている．さらなる感染を引き起こすためには，ウイルスに遺伝子情報を含む8つのRNA全てが含まれている必要がある．

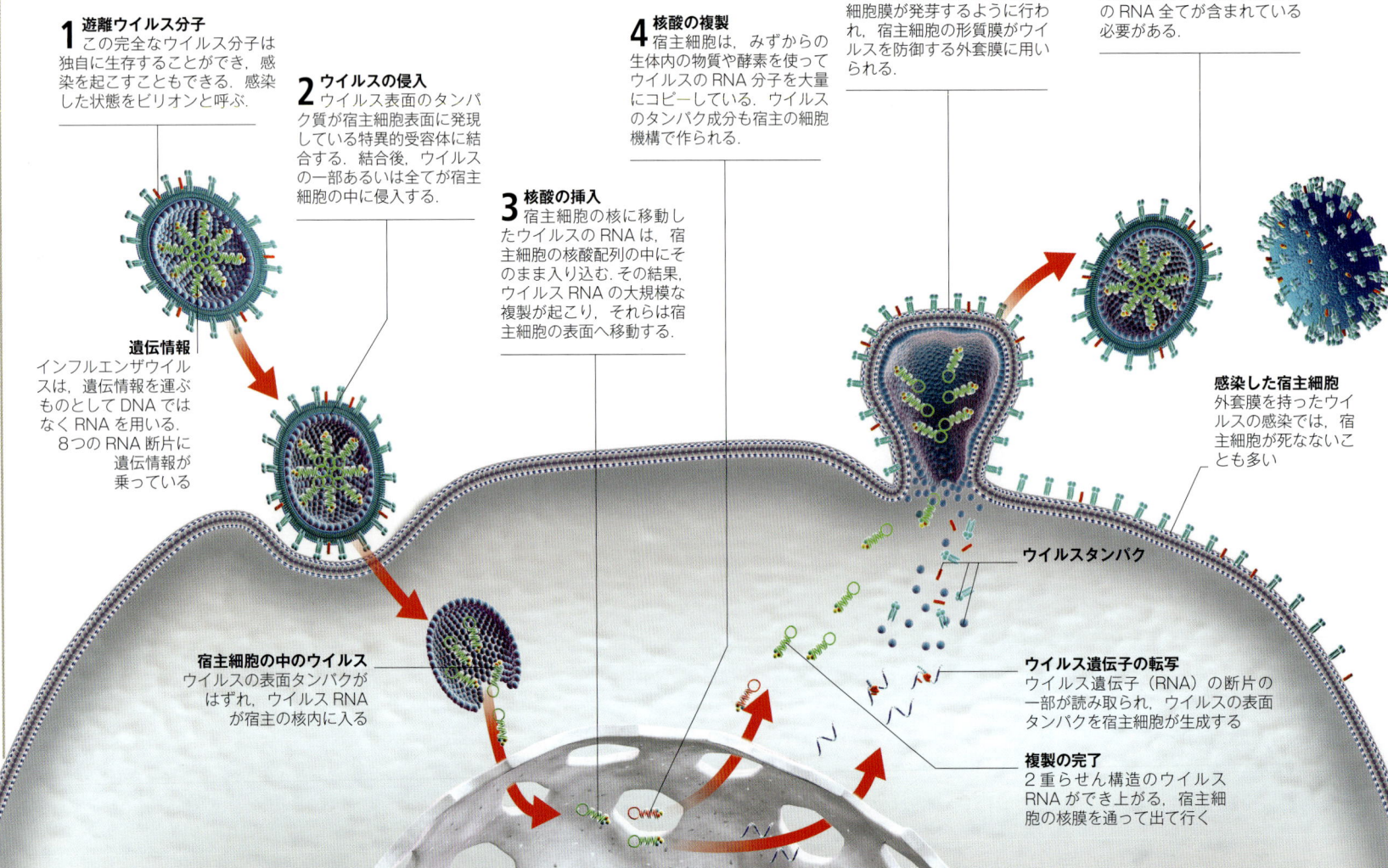

遺伝情報
インフルエンザウイルスは，遺伝情報を運ぶものとしてDNAではなくRNAを用いる．8つのRNA断片に遺伝情報が乗っている

宿主細胞の中のウイルス
ウイルスの表面タンパクがはずれ，ウイルスRNAが宿主の核内に入る

ウイルスタンパク

ウイルス遺伝子の転写
ウイルス遺伝子（RNA）の断片の一部が読み取られ，ウイルスの表面タンパクを宿主細胞が生成する

複製の完了
2重らせん構造のウイルスRNAができ上がる．宿主細胞の核膜を通って出て行く

感染した宿主細胞
外套膜を持ったウイルスの感染では，宿主細胞が死なないことも多い

免疫化

免疫系が作動すると，生体内に侵入した微生物はほとんどが捕獲され，無害化される．リンパ球と呼ばれる白血球細胞の一部はメモリー細胞となる．それらの細胞は微生物の表面に存在する外来物質，すなわち抗原を再認識する能力を持ち続ける．同じ微生物が生体を再び攻撃すると，メモリー細胞が以前に獲得したこの微生物に対する免疫反応を迅速に発動させる．このように，1度感染することにより特定の微生物に対して免疫や感染抵抗性を獲得したり，感染症に対する抵抗力を持ったりする過程を免疫化という．感染に対する抵抗性は人工的に作り上げることもできる．免疫化現象を活性化する過程を右図に示す．死滅または無毒化させた微生物や，その微生物の作る毒素を弱毒化したものを生体に注射すると，免疫反応が起こって抗体が産生されるが，病気にはならない．また，受動免疫化現象とは，すでに作り上げた抗体を生体内に注射することにより得られるものである．

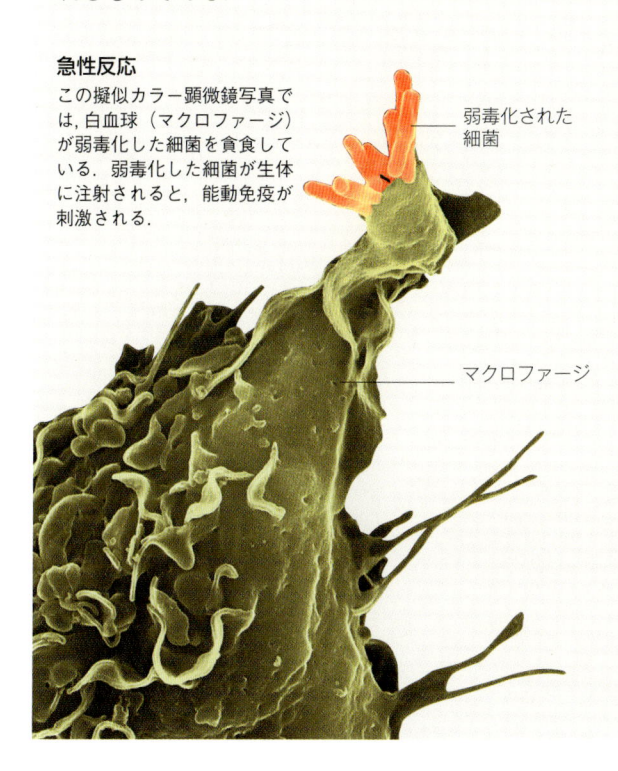

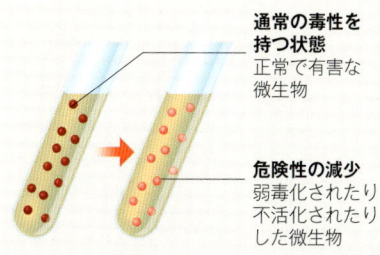

急性反応
この擬似カラー顕微鏡写真では，白血球（マクロファージ）が弱毒化した細菌を食食している．弱毒化した細菌が生体に注射されると，能動免疫が刺激される．

- 弱毒化された細菌
- マクロファージ

1 ワクチン産生
ワクチンには，弱毒化された微生物や微生物の一部，またはそれらが作る毒素が含まれており，これが臨床的な症状を引き起こすことなく免疫系を刺激し活性化する．

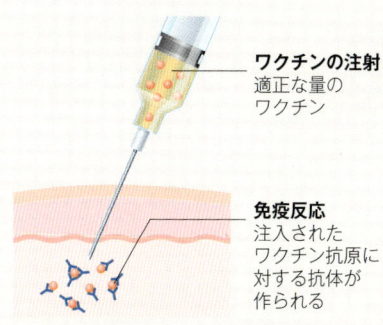

- 通常の毒性を持つ状態：正常で有害な微生物
- 危険性の減少：弱毒化されたり不活化されたりした微生物

2 ワクチンの移送
生体にワクチンが投与されることをワクチン化という．ワクチン化によって生体の免疫系が活性化され，病気をもたらす微生物の持つ抗原に対して，抗体が生成される．

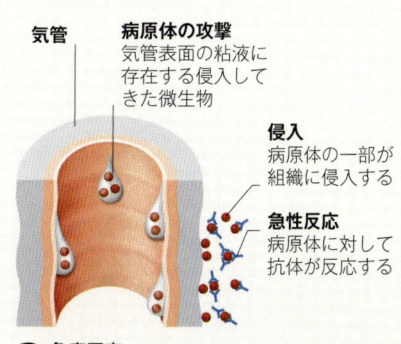

- ワクチンの注射：適正な量のワクチン
- 免疫反応：注入されたワクチン抗原に対する抗体が作られる

3 免疫反応
生体がすでにワクチン化がなされている病原体に遭遇すると，メモリー細胞の準備が整っているのでただちに免疫反応が起こり，生体防御反応が引き起こされる．

- 気管
- 病原体の攻撃：気管表面の粘液に存在する侵入してきた微生物
- 侵入：病原体の一部が組織に侵入する
- 急性反応：病原体に対して抗体が反応する

免疫化現象と公衆衛生

免疫化現象は個人の感染症への抵抗性を高めると同時に集団を感染症から防御することもでき，公衆衛生上極めて重要である．予防接種により集団の感染防御を作れば，その集団のかなりの群を免疫化でき，免疫化されていない人がその感染症に接触する機会を最小限にできるので，感染症を撲滅できる可能性がある．それに対し，母集団の中でワクチン投与を受けた人が少ないと，感染症が発生すればそれが蔓延するうえ，ワクチン投与を受けない人が宿主となって，ウイルスが突然変異を起こし新しい型に変化する環境を与えることになる．新しい型には変異前のウイルスに対する既存の免疫は効果がない．また，既存の免疫の状態によってはワクチン投与による免疫化を控えるよう指示される場合もある．

風疹ウイルス
宿主細胞の表面に付着した風疹ウイルス（ピンク色）の電子顕微鏡写真．免疫化を乳児期に行えば，生涯にわたりこのウイルスに対する防御能を獲得する．

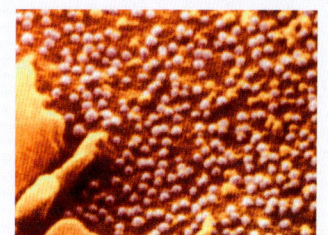

受動免疫化

能動免疫（左図参照）は免疫力を獲得するのに時間がかかるが，健常人においてはうまく免疫化することができるものである．緊急の生体防御が必要な場合や，免疫作用が弱い人の場合には，受動免疫化が行われることがある．その場合は目的の微生物に対する抗体を，免疫化された他のヒトや動物から精製し投与する．その抗体により微生物に対する抵抗性を迅速に得ることはできるが，それは徐々に弱まっていずれ消失し，身体に同じ抗体を作るための記憶は残らない．

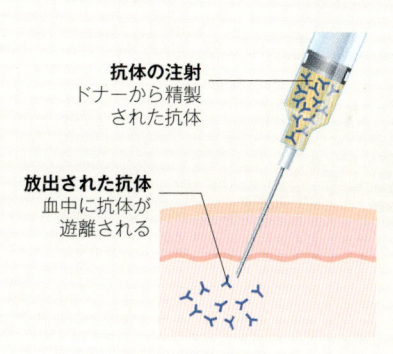

短期的な生体防御
特定の抗体が，治療として感染症を起こしている患者に投与されたり，感染症に対し短期間の生体防御を作り出すために投与されたりする．

- 抗体の注射：ドナーから精製された抗体
- 放出された抗体：血中に抗体が遊離される

ウイルスと細菌

病原体には，主としてウイルスと細菌（p.164参照）の2つがある．ウイルスは独立して存在する時は不活性な化学構造物にすぎず，自己再生産できないが，一方の細菌は，エネルギーを生産したり自己を再生産したりするための細胞機構を持っている．細菌はこのように生物学的特性を持つために化学物質に感受性があり，抗生物質による感染症治療はこれを利用している．破傷風菌などによる一部の細菌感染症は，免疫化によっても防ぐことができる．ウイルスには抗生物質（抗菌薬）は効かないが，抗ウイルス薬で治療できる場合がある．また，免疫化によってもウイルス感染を防げることがある．

抗生物質による治療
数種類の抗生物質を含んだディスクを培養皿の上に置いて細菌を培養すると，抗生物質が有効な場合，そのディスクの周囲で細菌の増殖が抑えられる．

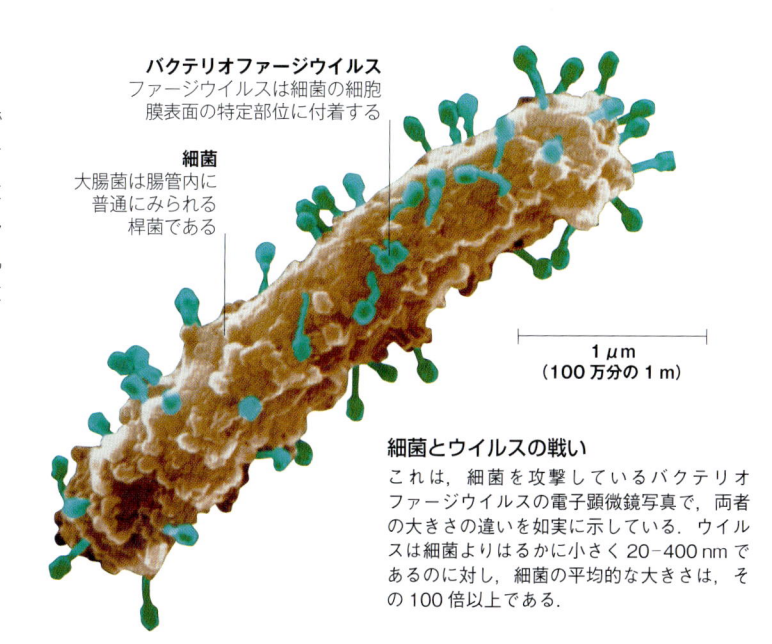

- 抗生物質を含んだディスク
- 細菌の増殖がみられない

細菌とウイルスの戦い
これは，細菌を攻撃しているバクテリオファージウイルスの電子顕微鏡写真で，両者の大きさの違いを如実に示している．ウイルスは細菌よりはるかに小さく20–400 nmであるのに対し，細菌の平均的な大きさは，その100倍以上である．

- バクテリオファージウイルス：ファージウイルスは細菌の細胞膜表面の特定部位に付着する
- 細菌：大腸菌は腸管内に普通にみられる桿菌である
- 1 μm（100万分の1 m）

細菌

細菌と呼ばれる微生物は，土壌，水中，空気中，食品，飲料水，生体の表面および内部など，ほぼ全ての場所に生息している．細菌のほとんどは無害であり，小腸の中に生息する腸内細菌などは，食物からの栄養素の取り込みを助ける有益な役割を果たしている．しかし，生体に感染症を起こす数多くの細菌も存在し，その程度も，軽度のものから死にいたるものまである．細菌は核を持つ他の単細胞生物より単純で，その遺伝情報であるDNAは，膜で区切られた核内ではなく，細胞内に遊離した状態で存在する．

細菌の構造

こん棒型の細菌（桿菌）は，周囲に細胞膜を有し，その中に細胞質とリボソームなどの細胞小器官を含む．動物細胞と異なり，細胞膜の外側にやや堅い細胞壁を持つ．

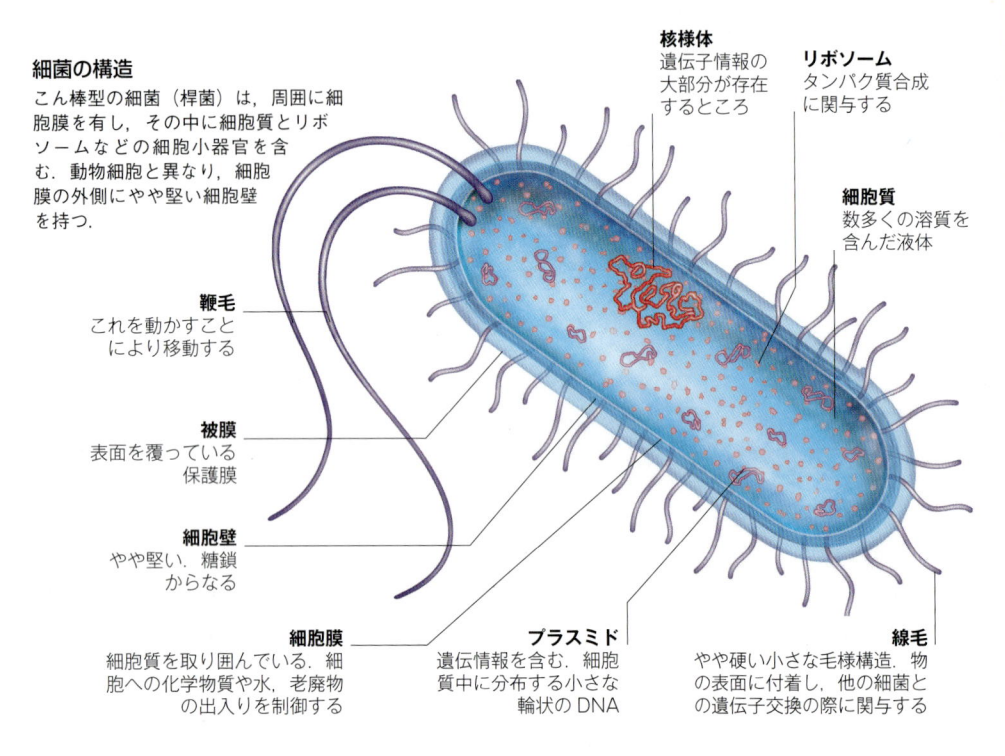

核様体: 遺伝子情報の大部分が存在するところ
リボソーム: タンパク質合成に関与する
細胞質: 数多くの溶質を含んだ液体
鞭毛: これを動かすことにより移動する
被膜: 表面を覆っている保護膜
細胞壁: やや堅い．糖鎖からなる
細胞膜: 細胞質を取り囲んでいる．細胞への化学物質や水，老廃物の出入りを制御する
プラスミド: 遺伝情報を含む．細胞質中に分布する小さな輪状のDNA
線毛: やや硬い小さな毛様構造．物の表面に付着し，他の細菌との遺伝子交換の際に関与する

細菌による生体傷害

病原性の細菌はいくつかの経路を経て体内に入る．気道や消化管，性交渉，皮膚の傷口などを通していったん身体の中に入ると，ある細菌は，赤痢菌などのように生体の細胞に付着したりその中に侵入したりする．あるいは，細菌毒や毒素と呼ばれる有害物質を作り出すものもある．その有害物質は，細胞の生化学的な反応に変化をもたらす．例えばジフテリアの毒素は，心筋細胞のタンパク質合成を阻害して心筋障害を引き起こす．このように，これらの物質の中には極めて危険なものもある．ボツリヌス菌が作る神経毒は，バケツ1杯分で世界中の人間を殺すほどの威力を持っている．

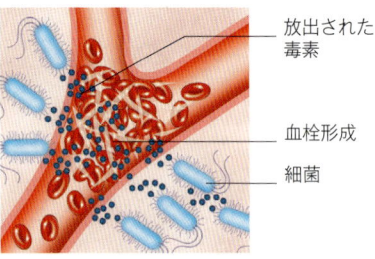

毒素による血栓形成
細菌の中には，毒素を放出して小さな血管で血栓形成を起こさせ，組織や細胞への十分な血液供給を阻害するものがある．

放出された毒素／血栓形成／細菌

スーパーバグ

細菌の中には，その生活環が20分以下と極めて短いものがある．この極端に速い再生産能力は，とてつもなく数が多いということに加え，遺伝子情報を受け渡す速さとあいまって，変異を起こす可能性を著しく高めている（右図参照）．抗生物質を服用中の患者は，細菌が強力な薬剤耐性を持つ株を自然選択により生み出す場を，そうと知らずに提供していることになる．たくさんの細菌に効力を持つ広域抗生物質に対して薬剤耐性を持つものが最近数多く知られるようになり，これらをスーパーバグと呼ぶ．これらの薬剤耐性を持つ細菌も狭域の抗生物質に対しては必ずしも耐性を示すわけではないが，狭域抗生物質には副作用が多い．そのため，薬剤耐性菌の生じる危険性を減らすため，抗生物質の処方は必要時のみにしなければならない．

MRSA
1960年代に出現した，抗生物質メチシリンに抵抗性を示す黄色ブドウ球菌．現在はメチシリン抵抗性黄色ブドウ球菌（MRSA）として知られる．1990年代に入り，新しい株の薬剤耐性黄色ブドウ球菌も発見されている．

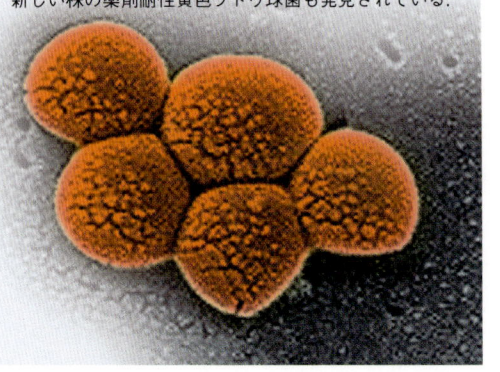

細菌の形状

細菌の形状にはいくつかの典型的なものがある．そしてこれは色素染色とともに，細菌の分類や，起源や系統を知るために重要である．何千という細菌の種類が判明しており，毎年さらに新たな細菌が発見されている．

球菌: 通常，球状をしている．ブドウ球菌や連鎖球菌がこれにあたる．
分裂している球菌

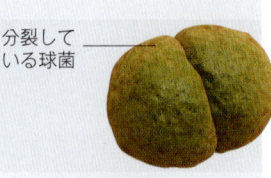

桿菌: 卵型やこん棒状をしており，表面に線毛や鞭毛があるものもある．連鎖桿菌やクロストリジウムがこれにあたる．
線毛

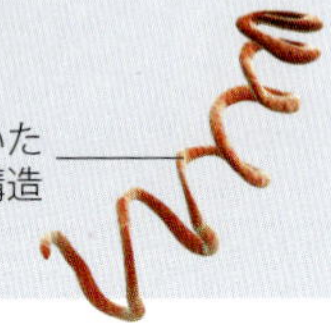

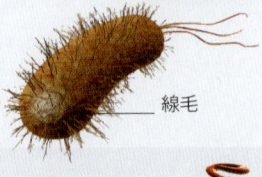

らせん菌: らせん状の構造で，コイルが開いたものやきつく巻いたものがある．レプトスピラやトレポネーマがこれにあたる．
開いたコイル構造

抗生物質に対する耐性獲得

多くの細菌は，新しい株へ変換することによって抗生物質に対する耐性を獲得しうる．それを可能にしているのは，細菌群間で行われる迅速なプラスミドの伝達である．プラスミドとは，細菌の遺伝情報を運ぶDNAが小さなループ状になっているものである．抗生物質に対する耐性の遺伝子は偶発的に出現し，これを持つ細菌は，結合または接合と呼ばれるプラスミドの提供や交換を行う過程で，他の細菌にこの遺伝子を渡すことができる．

1 プラスミドの役割
プラスミドが，抗生物質を不活性化する酵素を細菌に作り出させたり，抗生物質が結合する細胞膜表面の受容体を変化させたりする．また，プラスミドは自己複製を行う．

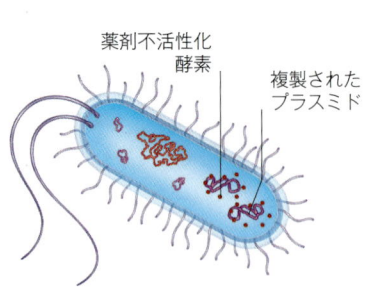

薬剤不活性化酵素／複製されたプラスミド

2 プラスミドの伝達
プラスミド伝達は，接合と呼ばれる過程で行われる．複製されたプラスミドが細菌表面の線毛を通って供与細菌から受容細菌に伝達される．

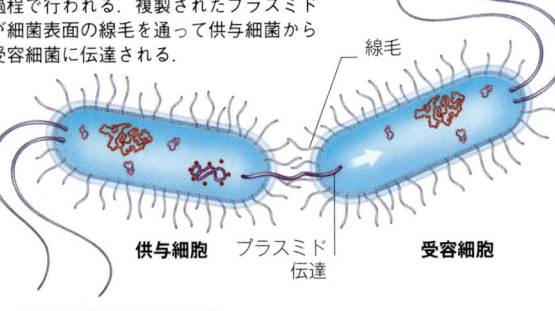

線毛／供与細胞／プラスミド伝達／受容細胞

3 薬剤耐性を有する細菌
プラスミドを受け取った細菌は耐性遺伝子を持つことになる．プラスミドの伝達によって，ある種の抗生物質に対して耐性を示す細菌群が生み出される．

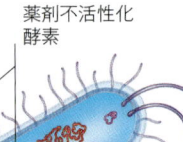

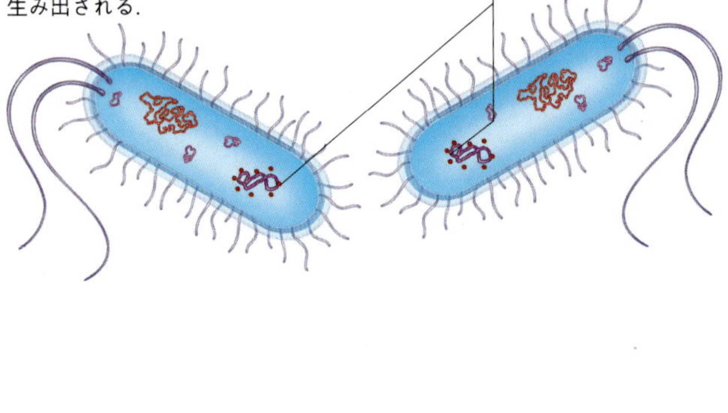

薬剤不活性化酵素

原虫（原生動物）

細菌とは異なり遺伝情報が全て核の中に含まれている単細胞の微生物を，まとめて原虫と呼ぶ．移動することができ，太陽光からエネルギーを得るのではなく食物により生命エネルギーを作り出す．動物のような原虫は，時に原生動物と呼ばれる．数千もの種類があり，そのほとんどが土壌や水中に生息し，人体には無害である．しかし，一部には人体に寄生し重篤な病気を引き起こすものもある．プラスモジウム原虫はマラリアを起こし，世界中で数百万人の患者を生み出している．これら単細胞の寄生虫は，さまざまなしくみで生体の免疫系をくぐり抜けている．例えば，リーシュマニア原虫は，普通ならこれらの微生物を破壊する機能を持つはずの白血球の中で増殖し，リーシュマニア症という病気を引き起こす．多くの原虫は変形能を備えた細胞膜と大きな核を有し，動き回るための，鞭毛と呼ばれる尾のような付属物を持つこともある．

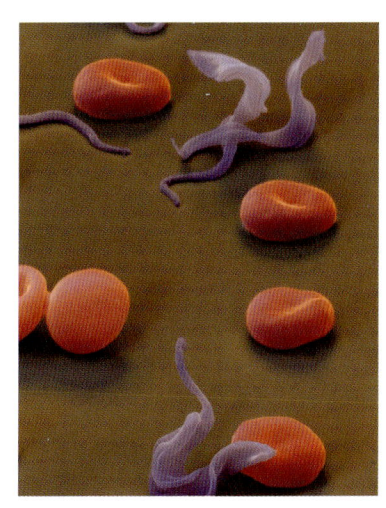

血液中のトリパノソーマ
トリパノソーマは虫のような形をした原虫（紫色）で，ここでは赤血球とともに観察される．この原虫はトリパノソーマ症や睡眠病を引き起こす．

マラリアの生活環

マラリアを引き起こすマラリア原虫属には4種類ある．マラリア原虫は，メスのハマダラカ属の蚊に刺されることでヒトの間に広がる．マラリアは，悪寒と高熱を引き起こし，それを繰り返して，治療しなければ死にいたる病気である．ほとんどのマラリア原虫属は下に示したものと似た生活環を持つ．

注入
蚊に刺された際に，原虫の種虫（スポロゾイト）を含む蚊の唾液が注入される

肝臓へ移動
スポロゾイトが血液から肝細胞へ移動する

肝細胞
スポロゾイトが肝細胞に入り込み，増殖する

寄生変化
スポロゾイトは，マラリア幼虫体（メロゾイト）と呼ばれる寄生型に変化する

放出
メロゾイトが肝細胞の破裂とともに放出され血中に入り，発熱を引き起こす

細胞侵入
メロゾイトが赤血球に侵入する

増殖
メロゾイトが赤血球中で増殖する

細胞破裂
赤血球が破裂してメロゾイトが血中に放出され，他の赤血球に感染する

配偶子母細胞
メロゾイトが雄型と雌型の生殖能を有した2種類の細胞，配偶子母細胞を形成する

生活環の継続
配偶子母細胞が血液とともに蚊の中に吸い込まれ，そこで成熟し，スポロゾイトとなる．生活環が繰り返される

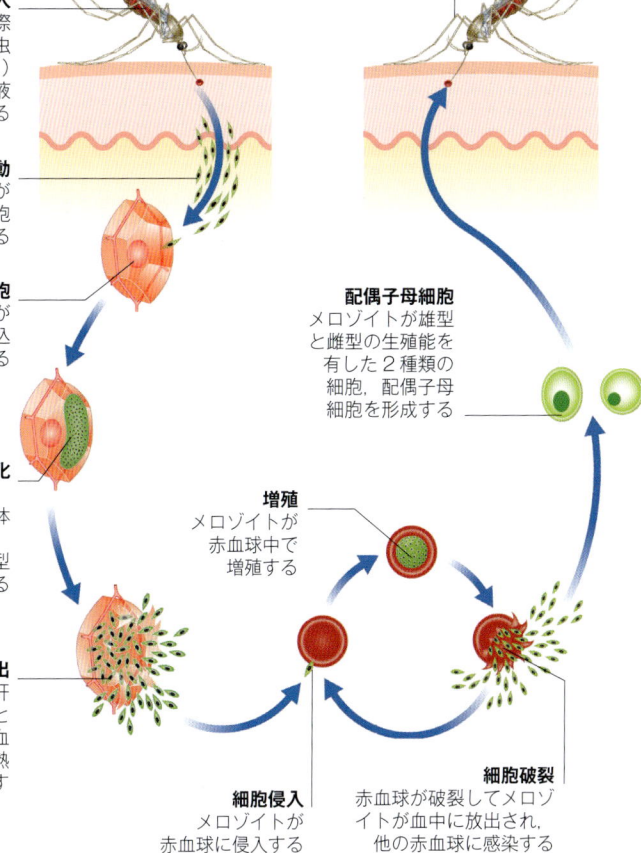

真菌

真菌は1つの大きな生物種を構成しており，普通のきのこ類やカビの他，単細胞の酵母などが含まれる．真菌は生物や死骸の有機物を食べて生きている．病気を引き起こす真菌は，大きく2つのグループに分けられる．1つは糸状菌と呼ばれ，菌糸を伸ばしてネットワークを形成するもので，もう1つは単細胞の酵母である．外観上の問題を差し引けばほとんど害のない鵞口瘡（カンジダ症）などの病変を，皮膚や体毛，爪，粘膜表面に作るものもある．しかしヒストプラスマ症のように，肺などの重要な臓器に命にかかわる感染症を引き起こす可能性のあるものもある．農業や食品製造などといった特定の職業と関連して起こる真菌症もある．また，白癬（皮膚糸状菌症）などは，エイズ患者のように免疫能力が低下している場合に感染しやすくなる．

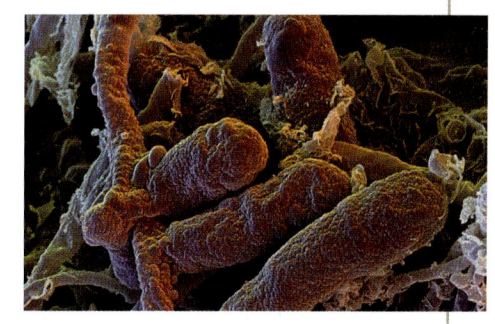

水虫の原因
ここでは糸状菌 Epidermophyton floccosum の顕微鏡写真を示す．これが，水虫で生じる皮膚の白化やかゆみの原因となる．

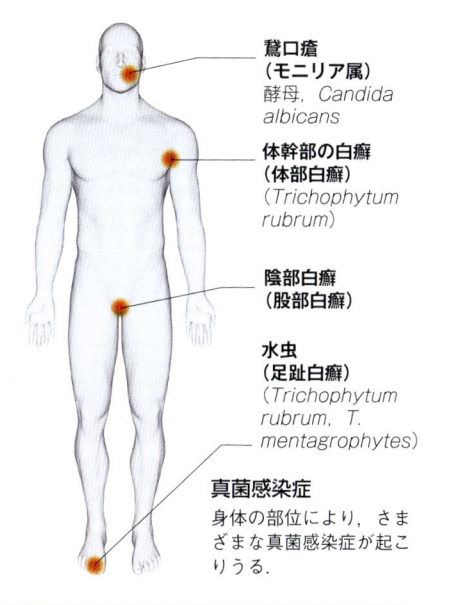

- 鵞口瘡（モニリア属）
  酵母，Candida albicans
- 体幹部の白癬（体部白癬）
  (Trichophytum rubrum)
- 陰部白癬（股部白癬）
- 水虫（足趾白癬）
  (Trichophytum rubrum, T. mentagrophytes)

真菌感染症
身体の部位により，さまざまな真菌感染症が起こりうる．

寄生虫

他の動物と同様に，ヒトにも，宿主からの栄養に依存して生きる寄生虫が感染する．少なくとも20種類の寄生虫がヒトに感染を起こすことがわかっている．そのほとんどは，生活環の少なくとも一部をヒトの腸内で過ごす．ミミズに代表される環形動物に属するものは寄生虫ではほとんどなく，回虫や線虫の類がいくつかあり，体長1cm程度の鉤虫で消化管に寄生するズビニ鉤虫などが含まれる．その他に扁虫類があり，消化管に住む条虫類や，住血吸虫症や巻貝熱を引き起こす住血吸虫などの吸虫類が含まれる．

鉤虫
この顕微鏡写真は鉤虫の成虫の頭部を示す．口には歯のような構造があり，これで宿主の腸粘膜に食い付いている．

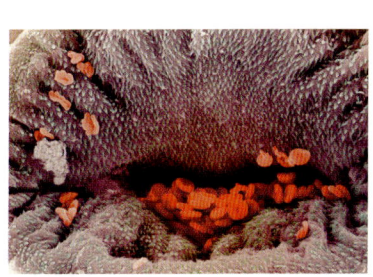

住血吸虫
成虫で長さ1-2cmになる住血吸虫などの吸虫類は，血管内に生息する．写真は吸虫の口部の拡大画像で，口内に赤血球が多数認められる．

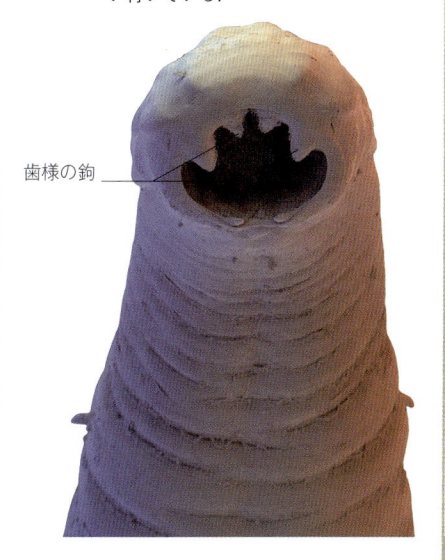

歯様の鉤

アレルギー

ヒトの免疫機構は本来，感染症やがん，外傷，有毒な化学物質などの傷害性物質に対して生じる生体防御機構である．ところが，時にそれが過剰に反応し，生体に害のない物質に対しても攻撃を加えることがある．これをアレルギー反応と呼ぶ．この反応は，軽度の症状を引き起こすものから命にかかわる重大なものまでさまざまである．

アレルギー反応

アレルゲンと呼ばれる外因性物質に対し免疫系が感作されると，アレルギー反応が起こる．

生体が花粉，木の実，ペニシリンなどのアレルゲンに曝露されると，免疫系が作動して抗体を作り，アレルゲンを攻撃し始める．抗体は，皮膚，胃の粘膜上皮，肺，上気道の壁などにある肥満細胞の表面に付着する．そのアレルゲンが再び生体に入ってくると，肥満細胞が抗原抗体反応によりアレルギー反応を起こす．

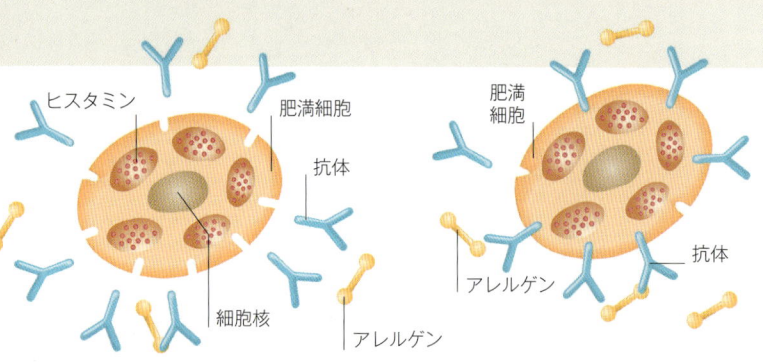

1 アレルゲンへの曝露
抗体が肥満細胞の表面に付着する．肥満細胞はヒスタミンを含んでおり，ヒスタミンは炎症反応（p.160参照）を引き起こす．

2 抗体への結合
アレルゲンが抗体と出会う．肥満細胞表面の複数の抗体とアレルゲンが反応すると，肥満細胞は崩壊する．

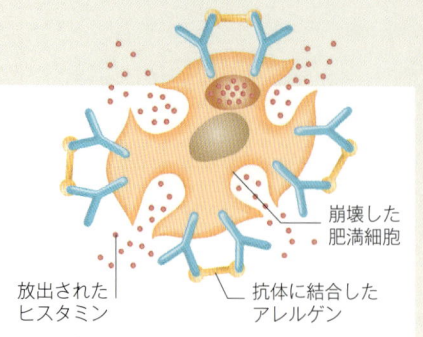

3 ヒスタミンの放出
肥満細胞中の顆粒に含まれるヒスタミンが，細胞の崩壊とともに周囲に放出される．ヒスタミンは炎症反応を引き起こし，生体組織を刺激してアレルギーの臨床症状が生じる．

アレルギー性鼻炎

空気中のアレルゲンが鼻腔や咽頭粘膜を刺激しアレルギー性鼻炎を引き起こす．これには季節性に出現するものも1年を通して起こるものもある．

アレルギー性鼻炎では，空気中に含まれるアレルゲンが鼻腔や咽頭粘膜に付着すると，炎症反応が起こる．1つに花粉症があり，春や夏に花粉を原因として起こるものである．もう1つは通年性鼻炎で，ハウスダストのダニ，鳥の羽毛，動物の毛，ヒトの皮膚の破片（あか）などによって引き起こされ，1年中いつでも起こっているものである．これらのアレルギー性鼻炎はともに，くしゃみ，鼻づまり，鼻水，眼のかゆみ，涙目などを起こし，花粉症の方がどちらかといえば重い．原因は容易に見極められることが多い．もしアレルゲンとの接触を避けられない状況であれば，アレルゲンと接触する前と曝露されている間に抗アレルギー剤を服用することによって，眼のかゆみや鼻づまりを軽減することができる．これらの抗アレルギー剤は鼻腔や眼に直接投与する場合と，経口で摂取する場合がある．

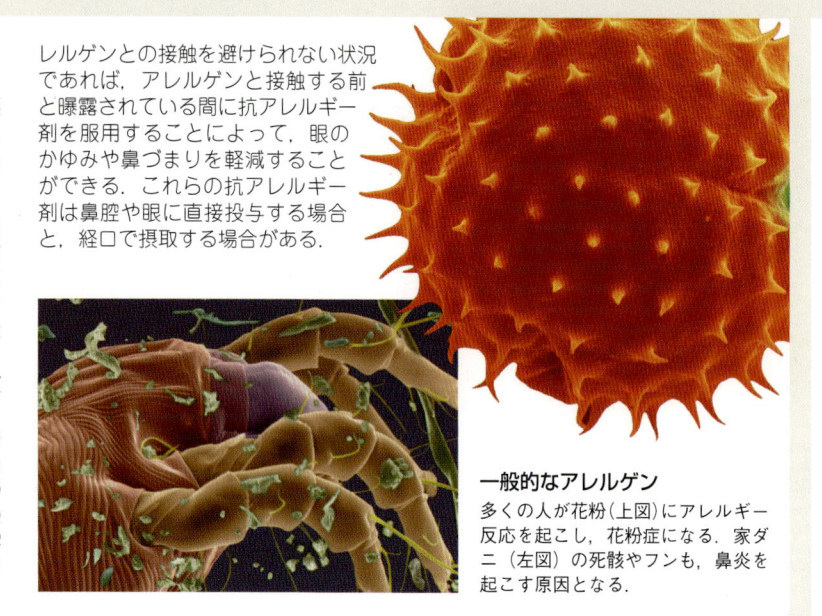

一般的なアレルゲン
多くの人が花粉（上図）にアレルギー反応を起こし，花粉症になる．家ダニ（左図）の死骸やフンも，鼻炎を起こす原因となる．

食物アレルギー

特定の食品に対して過剰な免疫反応が起こるアレルギーがある．代表的なものに，木の実，魚介類，卵，牛乳によるアレルギーが知られている．

食物アレルギーの症状は，食後すぐ出現するものもあれば数時間経過してから出現するものもある．症状が消化管に現れる場合には，口やのどの腫れやかゆみ，および悪心や嘔吐，下痢などが生じる．また，全身性の症状が引き起こされることもあり，その場合，皮膚の発赤，腫脹（下の血管性浮腫の項参照），呼吸促迫などが起こる．重症例ではアナフィラキシー反応（左下の項参照）が生じる．最も有効な治療法は，アレルゲンとなる食品を摂取しないことである．

アナフィラキシー反応

まれに命にかかわるアレルギー反応で，アレルゲンに対して極めて高い感受性を持つことによって引き起こされる．

アナフィラキシー反応は，全身性の過剰な免疫反応である．多量のヒスタミンが全身に放出され，血圧の急激な低下（ショック），気道の狭窄を引き起こし，迅速な治療がなされなければ死にいたることがある．よくみられるその他の症状として，蕁麻疹と呼ばれるかゆみを伴う赤色の皮膚の発疹，顔や舌，唇の腫脹（右の血管性浮腫の項参照），意識消失などもあげられる．アナフィラキシー反応を引き起こす原因となるのは，木の実などの食物や，ペニシリンなどの抗生物質，ハチなどの昆虫由来の毒等である．アナフィラキシー反応を起こした患者は緊急の医療処置が必要となる．エピネフリン（アドレナリン）の注射が有効である．また，アナフィラキシー反応を起こす危険性のある人は，原因となる物質を可能な限り避けるべきである．

典型的な白斑

蕁麻疹
この，かゆみを伴い時に白い斑のみられる赤い発疹は，さまざまなアレルギー反応により生じる．また蕁麻疹はアナフィラキシー反応の臨床所見の1つでもある．

血管性浮腫

アレルギー反応には生体組織の腫脹を引き起こすものがあり，これを血管性浮腫という．

通常，腫脹は皮膚や粘膜の組織に突然生じる．血管性浮腫は顔や唇でよくみられ，また口腔内や舌，気道にも生じて，呼吸や嚥下を阻害することがある．この原因として多いのは木の実や魚介類などの食品で，抗生物質や昆虫の毒によっても起こることがある．重症の血管性浮腫には緊急の治療が必要となる．軽度のものでは，副腎皮質ホルモン（コルチコステロイド）や，抗ヒスタミン剤を投与して腫脹を軽減することがある．

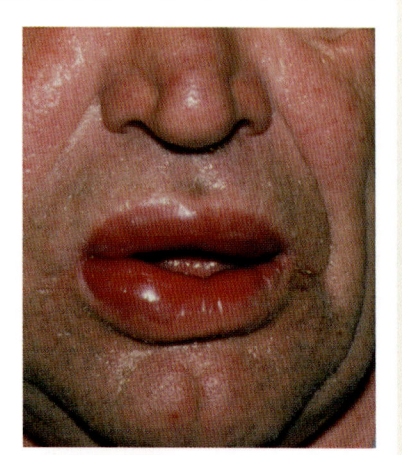

唇の血管性浮腫
顔や唇，咽頭の表面の軟組織が突然激しく腫脹する．これは食物アレルギー反応でよくみられる．

HIVとエイズ

ヒト免疫不全ウイルス（HIV）感染は，私たちが現在直面している最も重大な健康問題の1つである．HIV感染は後天性免疫不全症候群（エイズ）を引き起こす．エイズは命にかかわる疾患で，免疫反応が著しく低下して，普通なら無害であるはずの微生物であっても，それが原因で重度の感染症が引き起こされる．

エイズ

エイズの発病は，エイズ指標疾患と呼ばれる疾患の発症により診断される．この指標疾患には，健康な人には無害だが，免疫力が低下していると危険な感染症をもたらす微生物による，日和見感染症と呼ばれるものがある．その一例として全身性のカンジダ症がある．また，エイズ患者はさまざまながんにもかかりやすく，特にカポジ肉腫は代表的である．

カポジ肉腫
カポジ肉腫は，黒褐色の隆起した結節が特徴で，この写真では下眼瞼部にみられる．これは内臓器官を含む身体のあらゆる場所に生じる．

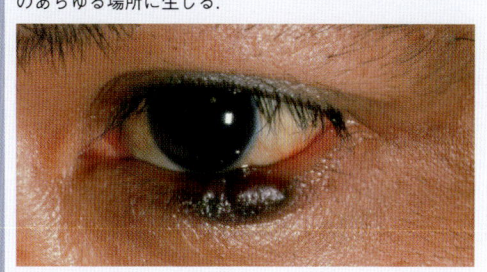

HIV感染症

HIVは，血液，精液，唾液，膣分泌液，乳汁などによって運ばれ，HIVを含んだこれらの体液が体内に入ることにより伝播する．

このウイルスは，性交渉によって伝播する割合が最も高い．また，薬物常用者では注射針の使い回しによる感染があり，母親が感染者であれば胎児や新生児にも伝播する場合がある．HIVはいったん血液中に入り込むと，細胞表面にCD4+分子を持ったリンパ球に特異的に感染を引き起こす．CD4+リンパ球は感染症に対する防御の役割を担う白血球である．HIVは，CD4+細胞に入り込むと急激に増殖し，この増殖過程でCD4+細胞を破壊する．感染初期に数週間にわたりインフルエンザ様の症状を呈するが，その後は何年も無症状のまま経過する．治療が行われなければ，CD4+リンパ球の数が次第に減少し，免疫機能が著明に低下して，重篤な症状が現れる．

HIV複製

HIVはレトロウイルスの一種であり，遺伝情報をRNAの形で運搬している．このウイルスは生体の細胞に侵入すると，細胞の遺伝子機構を用いて増殖する．

1 浮遊HIV
ウイルスのコア（カプシド）には2本のらせん状RNAが含まれ，それぞれに1組のウイルスの遺伝情報が乗っている．表面にはgp120と呼ばれるタンパク質があり，この結合タンパクのはたらきで，ウイルスはCD4+細胞に結合する．

2 結合と注入
gp120抗原がCD4+分子に結合し，CD4+細胞表面の受容体に結合する．ウイルスと細胞が癒合して，カプシドからウイルスのRNAが放出される．

3 逆転写
ウイルスは同時に，細胞の中に逆転写酵素を放出する．この酵素のはたらきにより，ウイルス由来の1本鎖RNAから2本鎖のDNAが作られる．

4 ウイルス由来DNAの挿入
逆転写により作られたウイルスのDNAが宿主細胞の核の中に入り，そこでウイルス由来のインテグラーゼという酵素によって細胞のDNAの中に取り込まれる．細胞はウイルスDNAの組み込まれたDNAをもとにmRNAを作り，HIVのタンパク質を含むタンパク質合成が行われることとなる．

5 タンパク質合成
ウイルスのmRNAが核から細胞質に出て行き，そこでその情報が読み取られてHIVタンパクとウイルスRNAができる．これらが新たなHIV分子の材料となる．

6 HIVの誕生
新しいHIVの構成成分が細胞膜に集まってくる．未熟なウイルスが細胞から出芽し，宿主細胞の膜とともに細胞から離れる．ウイルス中に存在する酵素のはたらきで，成熟したHIVへと変化する．

- gp120抗原
- ウイルス膜
- 被膜タンパク
- カプシド
- 逆転写酵素
- インテグラーゼ
- ウイルスRNA
- CD4+分子
- 感染したCD4+リンパ球
- ウイルスRNAが細胞に入る
- 宿主細胞のDNA
- 核
- 2本鎖DNA
- 細胞質
- mRNA
- ウイルスの構成成分が凝集する
- 感染したCD4+リンパ球
- 未熟なHIV
- 成熟したHIV
- 成熟した浮遊HIV

自己免疫疾患とリンパ系疾患

本来，生体の免疫システムは感染症から生体を守るしくみであるが，それが正しくはたらかないと，病気を引き起こすことがある．このような疾患を自己免疫疾患といい，自己組織を誤って非自己と判断し，それに対する抗体が産生される．リンパ系組織は，感染性の微生物やがん化した細胞を破壊するはたらきを持つが，時にこのリンパ系組織自身が，感染症やがんで破壊されてしまうことがある．

狼瘡（ループス）

ループスは生体の結合組織を免疫系が攻撃して起こる疾患で，さまざまな症状を伴う．

全身性エリスマトーデス（SLE）あるいはループスは，皮膚や関節，内臓の諸臓器を支えている結合組織に炎症や腫脹を引き起こす疾患である．症状は軽いものから重いものまであり，数週間続く症状がしばしば出現する．原因は不明だが，ウイルス感染やストレス，太陽光への過剰な曝露などが引き金となって起こることがある．この病気は男性より女性に多く，また黒人やアジア系人種に多くみられる．時に家族性に発症することがある．治療法はなく，症状を和らげ病状を制御する対症療法が行われる．まれに，ループスにより死にいたることもある．

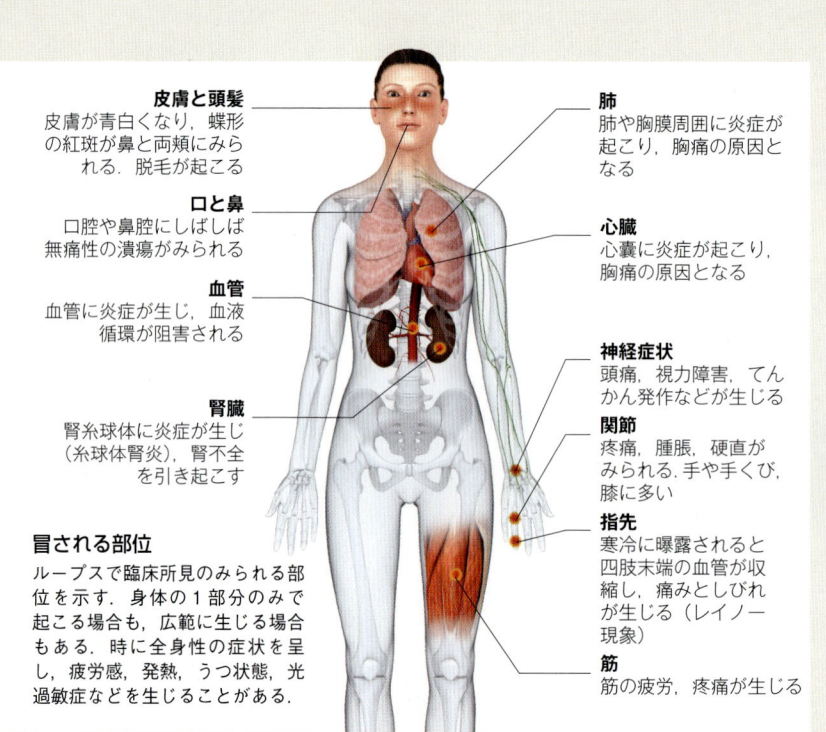

皮膚と頭髪
皮膚が青白くなり，蝶形の紅斑が鼻と両頬にみられる．脱毛が起こる

口と鼻
口腔や鼻腔にしばしば無痛性の潰瘍がみられる

血管
血管に炎症が生じ，血液循環が阻害される

腎臓
腎糸球体に炎症が生じ（糸球体腎炎），腎不全を引き起こす

冒される部位
ループスで臨床所見のみられる部位を示す．身体の1部分のみで起こる場合も，広範に生じる場合もある．時に全身性の症状を呈し，疲労感，発熱，うつ状態，光過敏症などを生じることがある．

肺
肺や胸膜周囲に炎症が起こり，胸痛の原因となる

心臓
心嚢に炎症が起こり，胸痛の原因となる

神経症状
頭痛，視力障害，てんかん発作などが生じる

関節
疼痛，腫脹，硬直がみられる．手や手くび，膝に多い

指先
寒冷に曝露されると四肢末端の血管が収縮し，痛みとしびれが生じる（レイノー現象）

筋
筋の疲労，疼痛が生じる

強皮症

皮膚や関節組織，あるいは生体内の他の結合組織が自己抗体によって傷害される．

強皮症は，身体の構造物をつないでいる結合組織を免疫系が攻撃して起こる自己免疫疾患である．それらの結合組織は炎症を起こして肥厚し，時には硬直して収縮する．皮膚に最も症状が出やすく，硬く張った状態になる．特に手で，関節が腫れて痛みが生じる．手の指に潰瘍ができたり，寒冷に過敏になり痛みを伴ったりすることがある（レイノー現象）．原因は不明で治療法はないが，対症療法で症状を軽快させ，進行を遅らせることができる場合がある．

肺線維症

自己抗体が肺組織を攻撃して，肺胞の壁の線維化を引き起こし，肺胞の肥厚と瘢痕化が生じる．

肺線維症では，自己免疫活性により肺胞に炎症が起こる．肺胞壁は瘢痕化し，酸素ガスの取り込み能が低下してくる．症状は乾いた咳と呼吸促迫で，患者が酸素を必要とする時にひどくなる．原因は分かっていない．治療法はないが，副腎皮質ステロイドホルモン療法により，肺病変の進行を遅らせることができる．

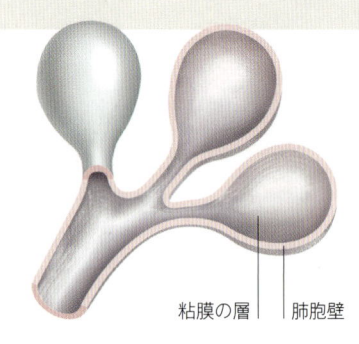

1 正常な肺胞
肺胞壁は1層の細胞からなり，空気中からの酸素の取り込み，血液からの炭酸ガスの排出を容易に行うことができる．

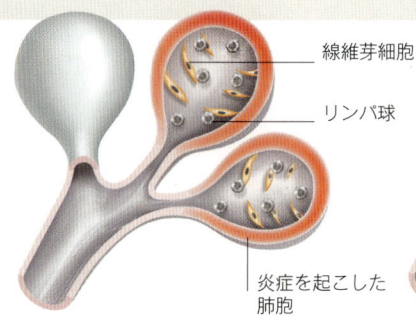

粘膜の層　肺胞壁

2 炎症
肺胞の中にたくさんのリンパ球が侵入する．肺胞でリンパ球が壊れ，細胞内容物が放出されて炎症反応が引き起こされる．これが線維芽細胞を刺激して，線維性組織が形成される．

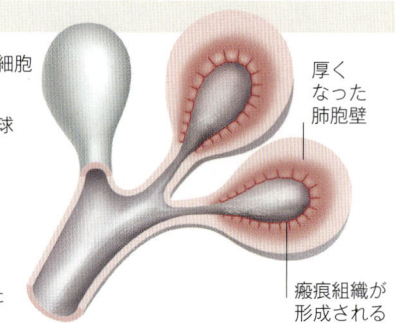

線維芽細胞　リンパ球　炎症を起こした肺胞

3 線維化
線維化が起こった肺胞壁は厚くなり，壁を通したガス交換が障害される．線維化が進むと肺胞壁が破壊され，瘢痕組織が肺の拡張を抑制する．

厚くなった肺胞壁　瘢痕組織が形成される

多発性動脈炎

この疾患はまれだが重篤な自己免疫疾患で，小～中程度のサイズの動脈に広範に起こる．

多発性動脈炎は，自己免疫反応によって動脈壁に炎症が起こり，生体組織への血流が障害される疾患である．症状としては，皮膚の潰瘍，腹痛，関節痛，指や趾のしびれ感が生じる．時に腎不全や心筋梗塞を引き起こすこともある．原因は不明で治療法はないが，副腎皮質ステロイド療法が症状を軽快させることがある．

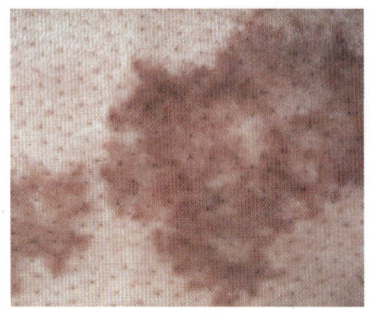

多発性動脈炎による傷害
多発性動脈炎の患者の下腿を示す．皮膚が紫色に変色した部分は，血管の炎症により血流が阻害された結果，組織への血液と酸素の供給不足が起こっていることを示す．

サルコイドーシス

急性・慢性の両型があり，肉芽腫を形成する．

サルコイドーシスは，化学物質や感染症に対する過剰な免疫反応により起こり，かかりやすい素因を持つ人がいると考えられている．おもに肺が傷害され，咳や呼吸促迫などの症状を呈する．また，リンパ節や肝臓，脾臓，皮膚，眼球に病変を生じることもある．治療法はないが，ほとんどの場合，症状は自然軽快する．

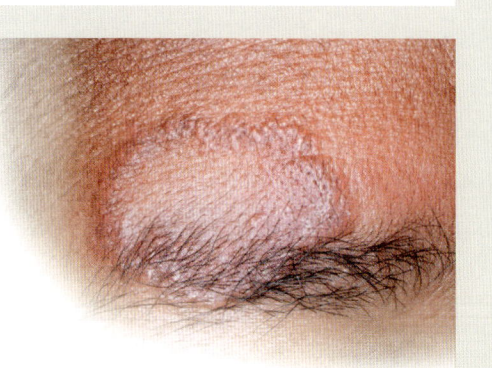

肉芽腫
この写真は上眼瞼にできた肉芽腫を示す．肉芽腫は，異常な免疫反応が引き起こされている部位に遊走してきたたくさんのマクロファージが集積したものである．

貧血

異常な免疫反応により，臨床症状の1つとして貧血が引き起こされることがある．

貧血とは，赤血球を赤色にしている色素ヘモグロビンの欠乏あるいは異常をいう．ヘモグロビンは血中で酸素を運搬するはたらきをするので，ヘモグロビンに異常があると，生体組織に酸素が十分に供給されない．貧血にはいくつかの種類が知られており，そのうち溶血性貧血は，赤血球が大量に，しかも急激に破壊（溶血）された時にみられる．この貧血は免疫疾患で最も多くみられ，生体の中に赤血球に対する抗体が産生されて起こる．この反応は，ペニシリンやキニーネのような薬剤によって引き起こされることもあるし，自己免疫疾患の1つとして生じることもある．貧血の原因で最もよくあるのは，正常な赤血球を作るために必要な鉄などの物質の欠乏である．別の原因として，遺伝的に異常なヘモグロビンが形成されるために起こる場合がある．その代表例が鎌状赤血球症と呼ばれるもので，赤血球が曲がった草刈り鎌のような形をしている．3番目として再生不良性貧血があり，骨髄が生体に必要なだけの赤血球を産生できないために起こる．

溶血

この彩色された電子顕微鏡写真では，マクロファージ（褐色）が赤血球を破壊している様子を示している．このようにして赤血球が減少する貧血を，自己免疫性溶血性貧血という．

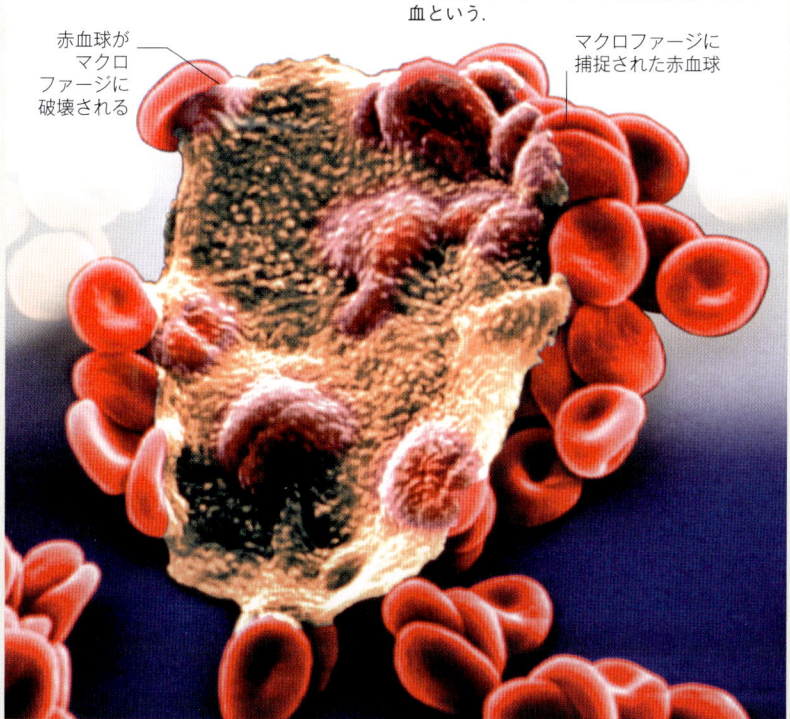

- 赤血球がマクロファージに破壊される
- マクロファージに捕捉された赤血球

白血病

白血病には何種類かあり，その全てが骨髄における白血球のがん化によって引き起こされる．

白血病は白血球のがんと言える．がん化した白血球が骨髄で増殖すると，正常な赤血球や白血球，血小板の産生が減少し，それらが異常に少ない状態となる．赤血球の欠乏は貧血（左の項参照）を引き起こす．正常な白血球が減少すると，身体の感染に対する抵抗性が弱まる．血小板が欠乏すると傷害部位における血液凝固が阻害され，過度の出血を引き起こすことになる．がん化した細胞は血流に乗って全身に広がり，リンパ節，脾臓，肝臓の肥大を引き起こす．白血病には急性のものと慢性のものがあり，治療は化学療法が主体であるが，放射線療法の後に幹細胞を移植する治療も行われている．この疾患の予後はその病型と重症度により異なり，治療は幼児や子どものほうが高い効果を期待できる．

血球細胞の産生

全ての血球細胞は骨髄で作られる．骨髄とは，肩甲骨や肋骨，胸骨，骨盤などの大きな扁平骨の中腔にある軟組織である．全ての血球細胞は1種類の幹細胞から分化する．赤血球は酸素を組織に運び，白血球の一種であるリンパ球は感染防御のはたらきをする．血小板は損傷部位での血液凝固を促し，血液の漏出を抑える．

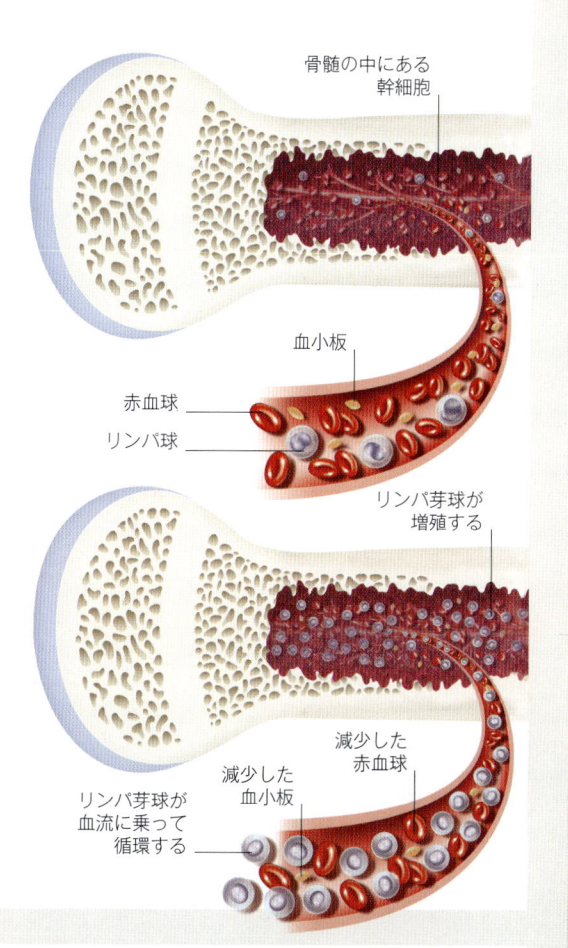

- 骨髄の中にある幹細胞
- 血小板
- 赤血球
- リンパ球

急性リンパ芽球性白血病

急性リンパ芽球性白血病では，リンパ芽球と呼ばれるがん化した未熟なリンパ球が無制限に増殖し，骨髄の中で増える．その結果，正常な血球の産生がなされずに，それらが著しく減少する．リンパ芽球は血流の中に入り込み，さらに増殖して，がん化したリンパ芽球が多くの臓器や組織に運ばれていく．

- リンパ芽球が増殖する
- 減少した赤血球
- 減少した血小板
- リンパ芽球が血流に乗って循環する

リンパ腫

リンパ腫は，リンパ球ががん化して起こる．

リンパ系には，血液と同じように，生体防御のはたらきを持つリンパ球がたくさん含まれている．リンパ腫では，この白血球が，リンパ節の中でがん化，増殖する．がん化したリンパ球は脾臓や骨髄に広がることがあり，また他のリンパ節にも広がる．リンパ腫には大きく分けて2種類が知られており，1つがホジキンリンパ腫，もう1つが非ホジキンリンパ腫である．いずれのリンパ腫でも，頸部や腋窩，鼠径部のリンパ節が腫大し，発熱，倦怠感，寝汗などの症状が引き起こされる．治療はリンパ節への放射線療法が一般的であるが，身体全体に広がった場合は化学療法が用いられることもある．

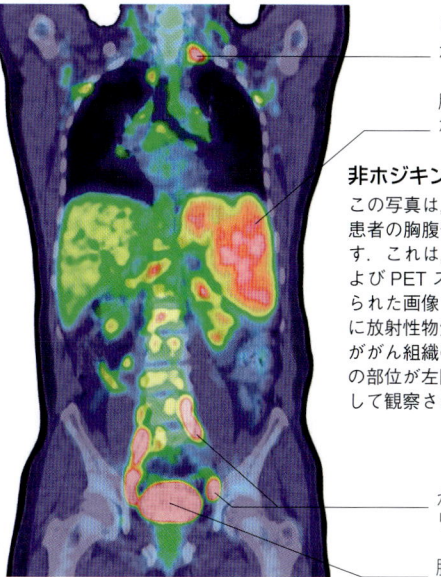

- リンパ節中のがん
- 脾臓にみられるがん組織
- がん化したリンパ節
- 膀胱

非ホジキンリンパ腫

この写真は，非ホジキンリンパ腫患者の胸腹部に発生した腫瘍を示す．これは，カラー化したCTおよびPETスキャンを合成して得られた画像である．患者の血液中に放射性物質を注射すると，それががん組織の中に取り込まれ，その部位が左図では濃いピンク色として観察される．

ホジキンリンパ腫

このタイプのリンパ腫では，リード-シュテルンベルグ細胞と呼ばれる異常な細胞が増殖して，リンパ節が腫大する．原因はわかっていない．ホジキンリンパ腫は15-30歳および55-70歳の人に最もよくみられる．一般的な症状はリンパ節の腫大である．他に，倦怠感，皮膚のかゆみと発赤などが生じる．発熱，寝汗，体重減少，飲酒後のリンパ節の痛みが現れる場合もある．免疫系の細胞がうまくはたらかないために，感染症に対する抵抗性が低下してくる．貧血検査，腫大したリンパ節からのがん化したリンパ球の同定により診断される．また疾病の広がりを診断するためには，CTスキャン検査や骨髄穿刺も有効である．治療には，放射線療法と化学療法が行われる．

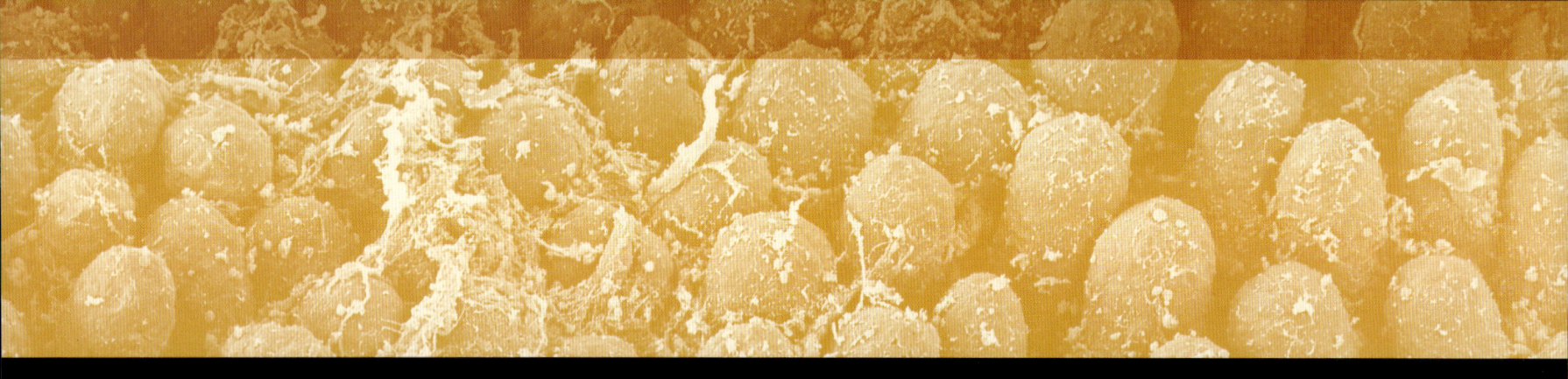

消化器系ほど，人々の関心をひいている機能はないだろう．その証拠に，空腹，のどの渇き，食欲，放屁，便通の回数や性状などといった消化器系にかかわる話題は，全て日常生活に直結している．規則正しい運動をしながら快食することは，それだけで健康であるための1つの礎石になっている．新鮮な野菜や果実を十分に摂取すること，線維成分の豊富な食物をとること，動物性脂肪や塩分を控えることは，人体の健康，とりわけ心臓や血管，骨，さらには消化器系そのものの健康を保持するために不可欠な，食生活についての明確な提言である．

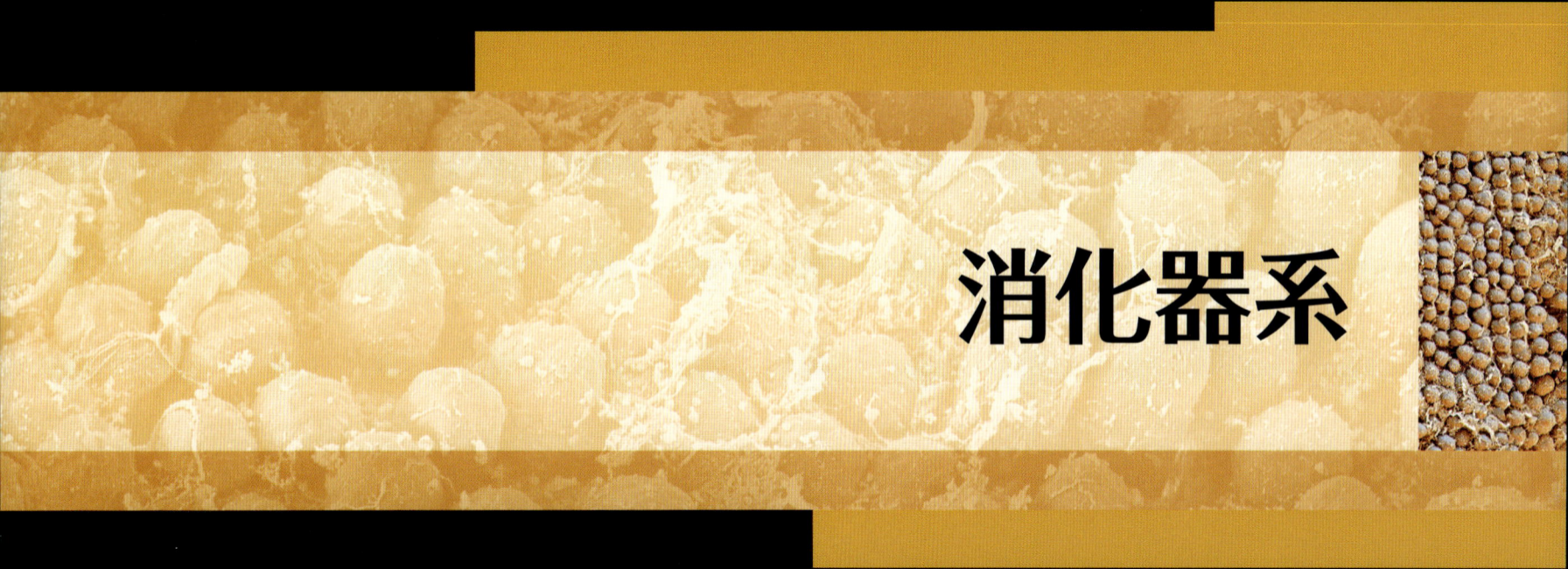

消化器系

消化器系の解剖

消化器系は、消化管と呼ばれる長い通路と、これに付属する肝臓、胆嚢、膵臓からなる。消化管は口に始まり、食道や小腸を経て肛門まで続く。食物は消化管を通るうちに分解されて、体内に吸収されやすい栄養素となり、それ以外の余分な物質は排泄される。

食べたり飲んだりして口に入った食物は、長い旅路につく。食物が筋でできたさまざまな部屋状の空間を通り、9mもの道のりを進み終えるには、24時間も要することがある。この過程は口に始まる。食物はまず、咀嚼により歯で砕かれて粉々になる。ここでできた食物塊はのど（咽頭）へと下り、その後、食道を通って、胃、小腸、大腸、肛門へと旅を続ける。小腸では、食物は化学的消化によってリ小さな分子へと分解され、血流中に吸収されやすい形となる。消化・分解されなかった残渣物は、大腸で集約されて糞便となり、肛門から排出される。摂取された食物は、蠕動運動（p.181参照）と呼ばれる一連の筋の収縮運動によって運ばれる。消化器系には、消化管の他に消化腺も合まれる。消化腺には、唾液を産生する唾液腺、大量の消化液を産生する膵臓、さらに、栄養素を処理・加工する主要な工場としての肝臓がある。

耳下腺
最も大きい1対の唾液腺

咽頭
口から食道にいたる通路

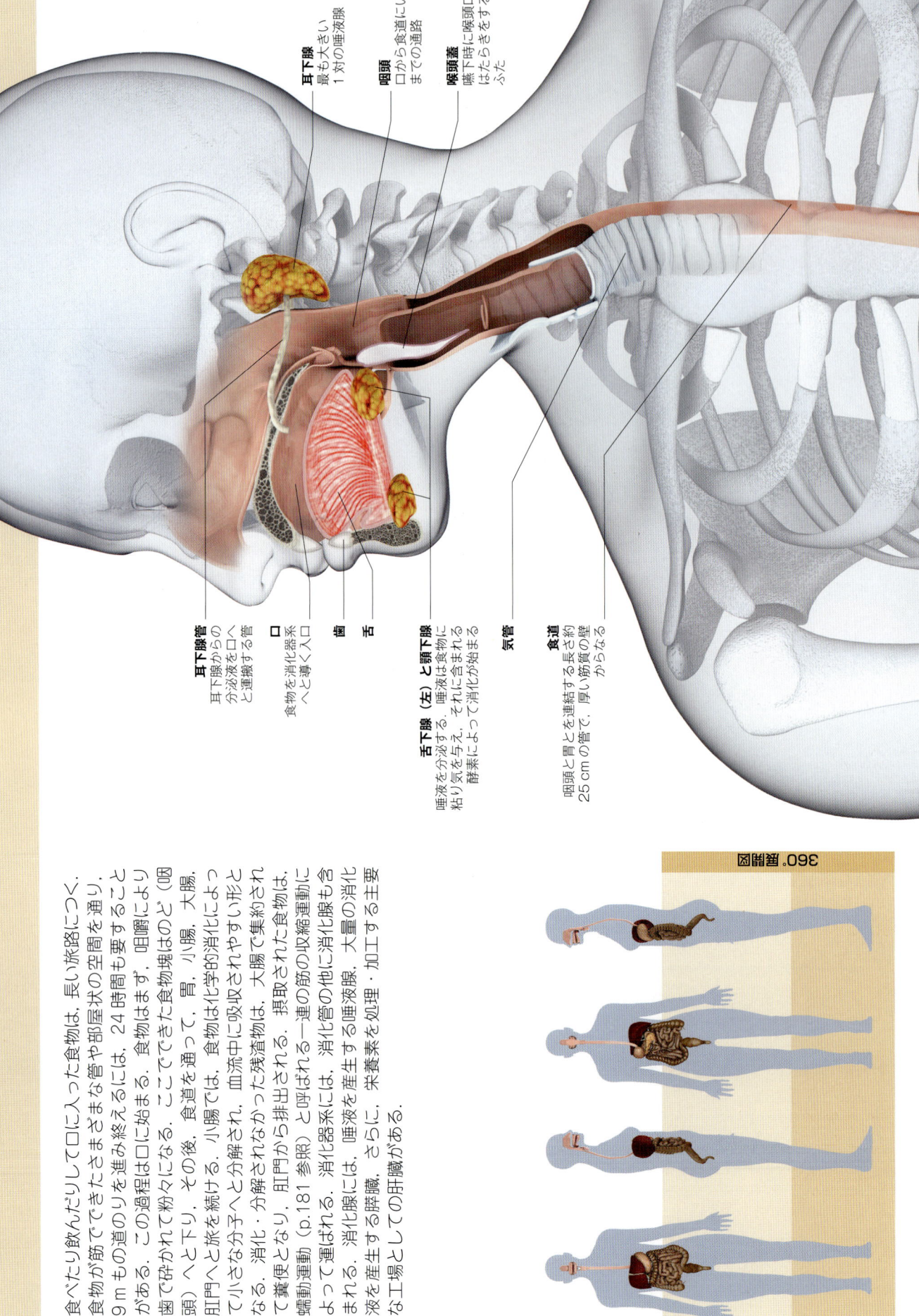

喉頭蓋
嚥下時に喉頭口をふさぐはたらきをする軟骨性のふた

耳下腺管
耳下腺からの分泌液を口へと運搬する管

口
食物を消化器系へと導く入口

歯

舌

舌下腺（左）と顎下腺
唾液を分泌する。唾液は食物に粘り気を与え、それに合まれる酵素によって消化が始まる

気管

食道
咽頭と胃とを連結する長さ約25cmの管で、厚い筋質の壁からなる

360°図解図

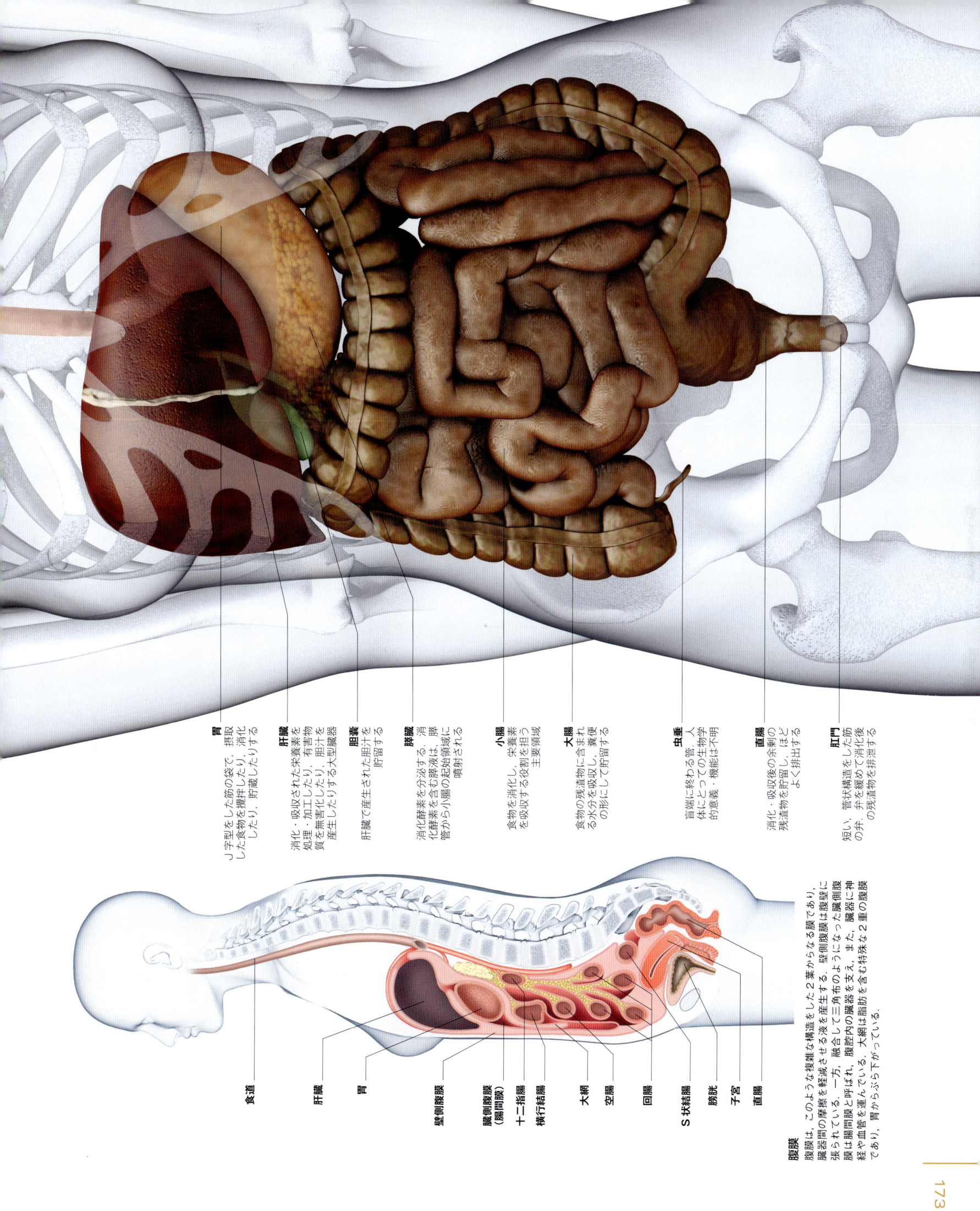

胃
J字型をした筋の袋で、摂取した食物を撹拌したり、消化したり、貯蔵したりする

肝臓
消化・吸収された栄養素を処理・加工したり、有害物質を無害化したり、胆汁を産生したりする大型臓器

胆嚢
肝臓で産生された胆汁を貯留する

膵臓
消化酵素を分泌する。消化酵素を含む膵液は、膵管から小腸の起始領域に噴射される

小腸
消化酵素と合まれ、栄養素を吸収する役割を担う主要領域

大腸
食物の残渣物に合まれる水分を吸収し、糞便の形にして貯留する

虫垂
盲端に終わる管。人体にとっての生物学的意義・機能は不明

直腸
消化・吸収後の余剰の残渣物を貯留し、ほどよく排出する

肛門
短い、管状構造をした筋の弁。弁を緩めて消化後の残渣物を排出する

腹膜は、このような複雑な構造をした2葉からなる膜であり、臓器間の摩擦を軽減させる液を産生する。壁側腹膜は腹壁に張られている。一方、融合しで三角布のようになった臓側腹膜は腸間膜と呼ばれ、腹腔内の臓器を支え、また、臓器側の腹膜に神経や血管を運んでいる。大網は腹膜の残渣物を含む特殊な2重の腹膜であり、胃からぶら下がっている。

食道
肝臓
胃
壁側腹膜
臓側腹膜（腸間膜）
十二指腸
横行結腸
大網
空腸
回腸
S状結腸
膀胱
子宮
直腸

腹膜

173

口とのど

食物が口に入ると消化活動が始まる．食物は咀嚼され，唾液によって粘液性を帯び，舌でこねられる．約1分間で，食物は水分を含んだやわらかい食物塊となる．食物塊は次々とのどの奥（咽頭）に飲み込まれ，食道へと運ばれる．

歯

歯には4つの種類があり，それぞれ違ったはたらきを担っている．前面には切歯があり，大工道具のノミのような形状をしており，この鋭利な先端によって物を切断することができる．一方，尖った犬歯は物を噛みちぎることができる．2つの峰を持った小臼歯と，口の奥で平坦に並んで最も大きく頑丈な構造をした大臼歯は，食物を潰し粉々に粉砕する．歯の歯ぐきより上の部分を歯冠といい，顎骨に埋まっている部分は歯根と呼ばれる．歯冠と歯根の境目にあたる，歯ぐきあるいは歯肉の表面部分は歯頸と呼ばれる．歯冠の外層は，エナメル質と呼ばれる頑丈な骨様物質でできている．エナメル質は生体内において最も頑強な物質である．エナメル質の下は象牙質と呼ばれる層で，エナメル質よりもやわらかいとはいえ頑丈な組織であり，圧力に対して緩衝・吸収作用がある．歯の中心にはやわらかい歯髄があり，その中に血管と神経が入っている．歯ぐきの裏側には骨様のセメント質と歯根膜の靱帯組織があり，顎骨内に歯をしっかりと固定している．

永久歯
典型的な永久歯は，上顎，下顎の両方で左右それぞれの側に切歯2本，犬歯1本，小臼歯2本，大臼歯3本が存在し，合計32本となる．しかし，ある特定の歯については，人によっては生涯にわたり成長しなかったり，歯ぐきから出てこなかったりすることもある．これは特に「智歯」と呼ばれる最も奥にある4つの大臼歯にあてはまる．

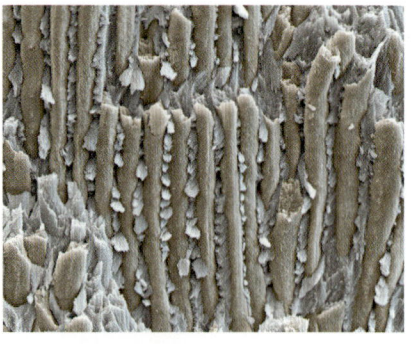

エナメル質の外表面
この走査電顕像はエナメル質を示している．エナメル質はU字状のエナメル小柱からなる硬い物質で，無機質のハイドロキシアパタイトの結晶が密集してできている．

飲みこみ（嚥下）

食物塊が舌の後部によって口腔の奥へと押し込まれると，随意運動として嚥下活動が始まる．嚥下はたいてい咀嚼後に行われる．そのため錠剤などの固形物を咀嚼せずに飲み込む場合には，意識を集中させなければならない．飲料は口に入るとそのまま直接飲み込まれることが多いので，錠剤は水と一緒のほうが嚥下しやすい．嚥下では，のどの筋が収縮して食物塊をのどの後ろ下方へと移動させ，さらに，上部食道へと絞るようにして送り出す．この一連の嚥下活動は，自動的な反射によって制御される．喉頭蓋と呼ばれる軟骨の板が，窒息につながりうる喉頭や気管への食物の「誤飲」が起こらないようにはたらく．

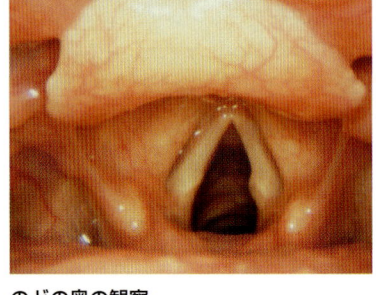

のどの奥の観察
喉頭蓋が白っぽい葉状の板として，上方に観察できる．喉頭蓋の下には逆V字型をした声帯がある．

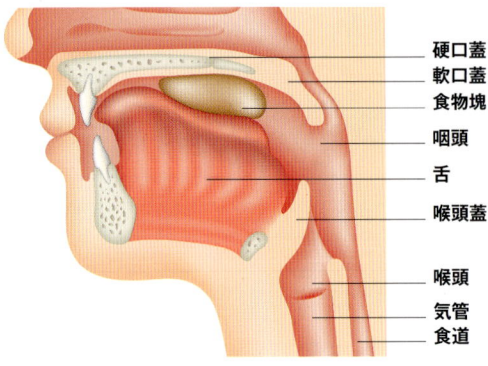

呼吸か嚥下か

咽頭は2つの目的を持った通路で，呼吸時には気道となり，嚥下時には食物や飲料水，唾液の通路となる．脳からの神経シグナルが，口や舌，咽頭，喉頭，上部食道の筋を管理・制限しているので，食物は気管に入らない．もし食物が誤って気管に吸飲されると，気道への刺激が引き金となって咳嗽（がいそう）反射が生じ，吸飲された物質を排除して窒息を回避する．嚥下という複雑な筋の運動は一種の随意反射であるが，口の奥に分布する触覚受容器に固形物が接触した時には，嚥下運動が不随意にも生じる．

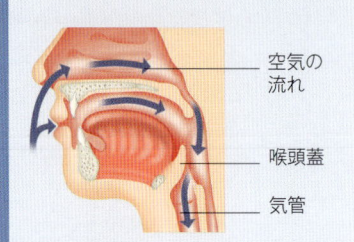

1 咽頭期
食物塊がまだ口腔の奥まで進んでいない時は，喉頭蓋が上がって通常の位置にあり，空気は鼻腔から気管へと流れる．食道は弛緩している．

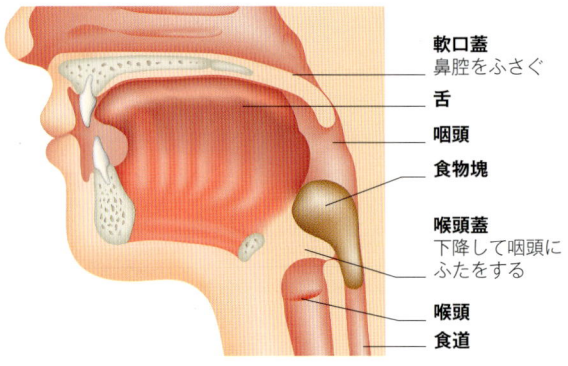

2 食道期
喉頭が挙上して，傾斜している喉頭蓋と合わさると，気管が閉じられる．さらに，軟口蓋が上がり鼻腔も閉じられる．食物は食道へ入り，押されて下方へと進む．

2つの吸入路
呼吸は鼻と口で行われる．これらの通路はのどで合流し，空気は気管へと流れる．

口とのどの解剖

唇や頬の内面と口腔は，しっかり固定された頑丈な粘膜の，組織上は非角化重層扁平上皮と分類される上皮で覆われている．この部位の上皮細胞は，すばやく増殖することにより，かじったり咀嚼したり嚥下したりするたびに剥がれ落ちる上皮細胞を補っている．舌尖の裏には舌小帯と呼ばれるやわらかい隆線（ヒモ）が中央に走っており，これは口腔底と連結している．舌は，最も柔軟性に富んだ筋である．舌内には3対の内舌筋があり，また，舌外には3対の外舌筋が，舌からのどや頸部へ走っている．舌根は顎の下部（下顎）および曲線状をした頸部にある舌骨につながって，停止している．口の後縁は，のどの中部の咽頭口へと続いている．咽頭鼻部から咽頭喉頭部にかけてののど（咽頭）の全長は，成人で約13cmである．

鼻，口，のど

口腔の天井部分は，頭骨のうち上顎骨と口蓋骨によって構成される棚板で，硬口蓋と呼ばれる．硬口蓋は後方で軟口蓋へと続き，軟口蓋は骨格筋線維を含むため，嚥下時に柔軟にはたらくことができる．軟口蓋の中央後方部は伸びて小さな「指」を出し，口蓋垂を形成する．口蓋垂は口を開くと奥の方からぶら下がって見え，食物をのどの下方へと向かわせるのを助ける．

唾液腺

唾液は次の3対の大唾液腺によって産生される．耳の前と直下に存在する耳下腺，下顎の内側にある顎下腺，および口腔底で舌下にある舌下腺である．その他，無数の小唾液腺が口や舌の粘膜の下に分布している．唾液は99.5%が水分であるが，デンプンを分解する消化酵素のアミラーゼや塩分など，重要な物質も含んでいる．唾液は，食物に粘液性を与えて咀嚼や嚥下を容易にし，さらに食間時には，口腔内の湿気を保つはたらきをする．

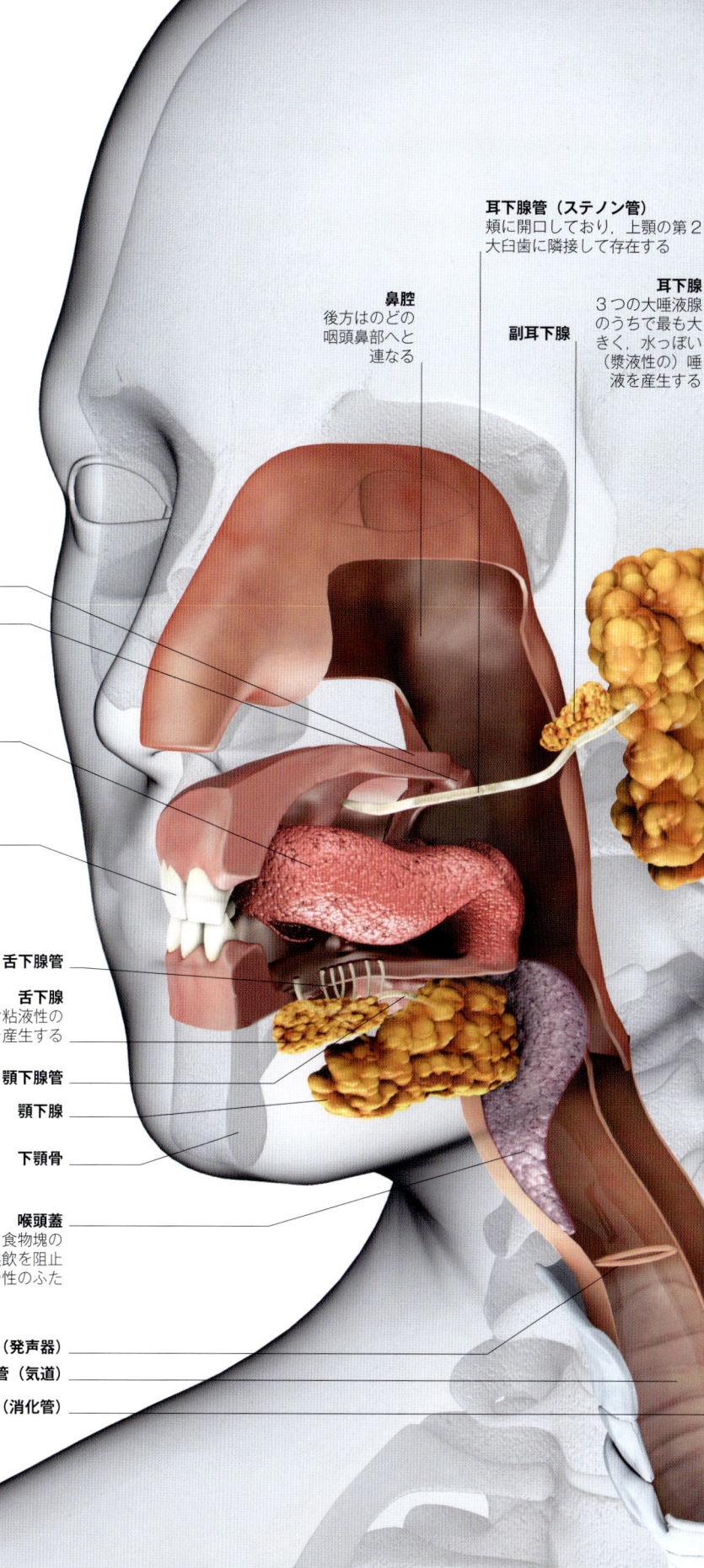

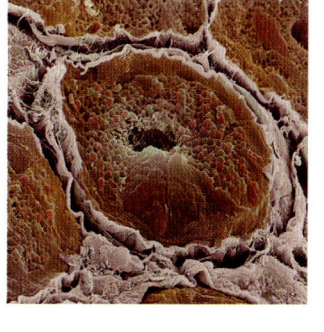

唾液腺の構造

腺房（茶色）と呼ばれる多数の小さな丸い外分泌腺の単位が，結合組織（ピンク色）によって隔離されており，腺房の中央を走る小さな管に唾液を分泌する．腺房内の小管が集まって，唾液を運搬する導管となる．

耳下腺管（ステノン管）
頬に開口しており，上顎の第2大臼歯に隣接して存在する

鼻腔
後方はのどの咽頭鼻部へと連なる

耳下腺
3つの大唾液腺のうちで最も大きく，水っぽい（漿液性の）唾液を産生する

副耳下腺

軟口蓋

口蓋垂

舌
咀嚼の際に食物をこね，味を感じる味蕾を持ち，明瞭な言葉を発するためにはたらく

歯
食物を噛み切り咀嚼して，嚥下しやすい，水分を含むやわらかい塊にする

舌下腺管

舌下腺
酵素を含む粘液性の唾液を産生する

顎下腺管

顎下腺

下顎骨

喉頭蓋
嚥下時に，食物塊の喉頭への誤飲を阻止する軟骨性のふた

喉頭（発声器）

気管（気道）

食道（消化管）

胃と小腸

口，のど，食道の後に続く消化管は，胃と小腸である．胃は1回の食事で1.5L以上の食物を貯留し，生理学的にも化学的にも，消化のはたらきを担う．小腸は，化学的に消化分解を続け，また分解の最終産物となった栄養素の血中への吸収を行う主要な部位である．

胃の構造

胃は，消化管の中で最も大きくふくらんだ領域である．胃は筋質の壁でできたJ字型の袋で，食物はその中に貯留され，攪拌されて，胃粘膜ヒダから分泌される胃液と混ざる．このような消化活動が，食物が食道–胃接合部を通過して胃に入った直後から始まる．胃液は消化酵素と塩酸を含み，食物を分解するのみならず，有害な微生物を死滅させるはたらきもする．胃壁の平滑筋層は，収縮運動により食物と胃液を混ぜ合わせ，粥状の塊にする．

胃粘膜ヒダと胃小窩

通常は表面を覆っている粘液を除去した状態での拡大像（右図）．縦走する胃粘膜ヒダ（しわ）が明瞭に観察できる．

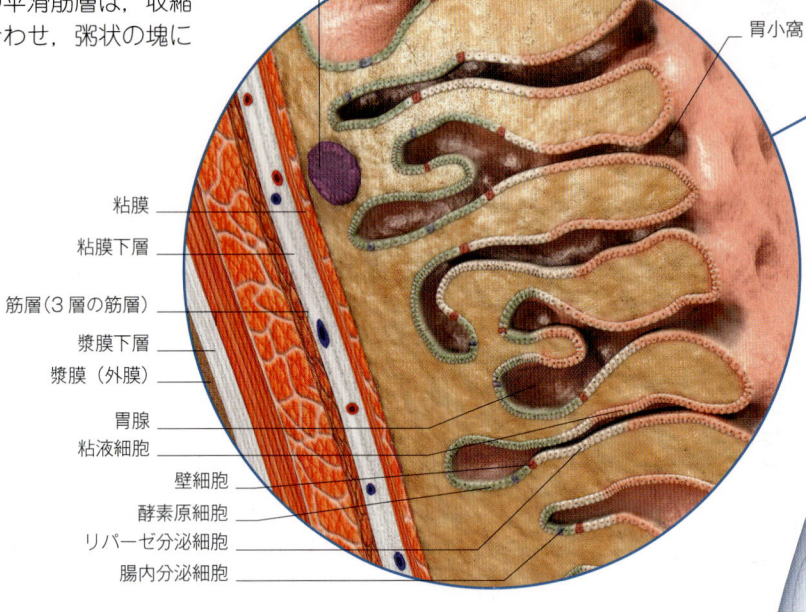

ラベル：リンパ小節／胃小窩／粘膜／粘膜下層／筋層（3層の筋層）／漿膜下層／漿膜（外膜）／胃腺／粘液細胞／壁細胞／酵素原細胞／リパーゼ分泌細胞／腸内分泌細胞

胃壁の層

胃壁は漿膜，筋層，粘膜下層，粘膜の4層からなる．粘膜には胃小窩と呼ばれる深いくぼみがあり，そこに胃腺が存在する．胃小窩の上部の粘膜細胞は粘液を分泌し，それが胃壁を覆い，自己消化されないように胃を保護している．胃小窩のさらに奥深いところには，消化にかかわる細胞として，胃酸を分泌する壁細胞，分泌型ペプシノーゲンと呼ばれる酵素原分泌細胞，およびリパーゼ分泌細胞がある．ガストリンと呼ばれるホルモンを分泌する腸内分泌細胞も分布する．

食物の運動

嚥下運動が食道–胃接合部の筋を弛緩させる契機となって，食物は食道から胃へと入りやすくなる．胃壁の平滑筋層が，蠕動運動と呼ばれる波打つような収縮運動を行い，胃全体で食物を混ぜたり動かしたりする．（消化管全体において，同様の蠕動運動によって内容物が移動している．）胃は，毎日最高3Lの胃液を産生する．食物は粥状になると，1度に小さじ1杯分ほどずつ，胃の出口，すなわち幽門括約筋が発達した幽門管を通って，小腸の始まりの領域である十二指腸へと絞り出される．

蠕動運動

筋の収縮によって波打つような運動が生じ，消化管の中を食物が移動する（右図参照）．輪状筋が収縮と弛緩を交互に繰り返して，蠕動運動と呼ばれる，「移動のための波打ち運動」が生じる．

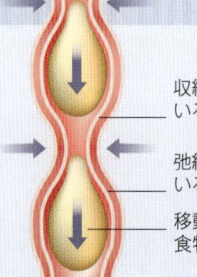

ラベル：収縮している筋／弛緩している筋／移動する食物

満腹と空腹

食事によって胃がみたされると，胃は風船のようにふくらむ．食物の化学的分解により発生するガスや，飲み込んだ空気によっても，胃は膨張する．胃の最上部にたまったガスは，おくび（げっぷ）により外へ排出される．

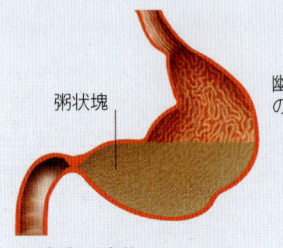

1 食事の直後
胃壁の筋が食物を胃液と混ぜ合わせ，粥状の塊にする．

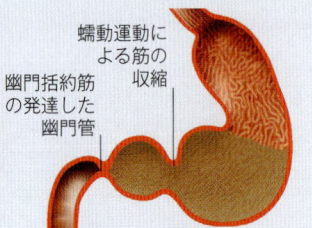

2 食後1–2時間
蠕動運動によって粥状になった胃の内容物は，幽門括約筋のある幽門管へと移動する．

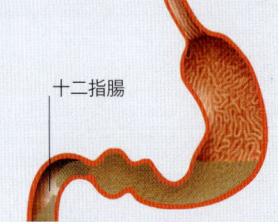

3 食後3–4時間
幽門管が間歇的に開口しては，粥状塊を少量ずつ十二指腸へ送り出す．

十二指腸

小腸の起始部の最も短い領域で，全長は約25cmである

小腸の役割

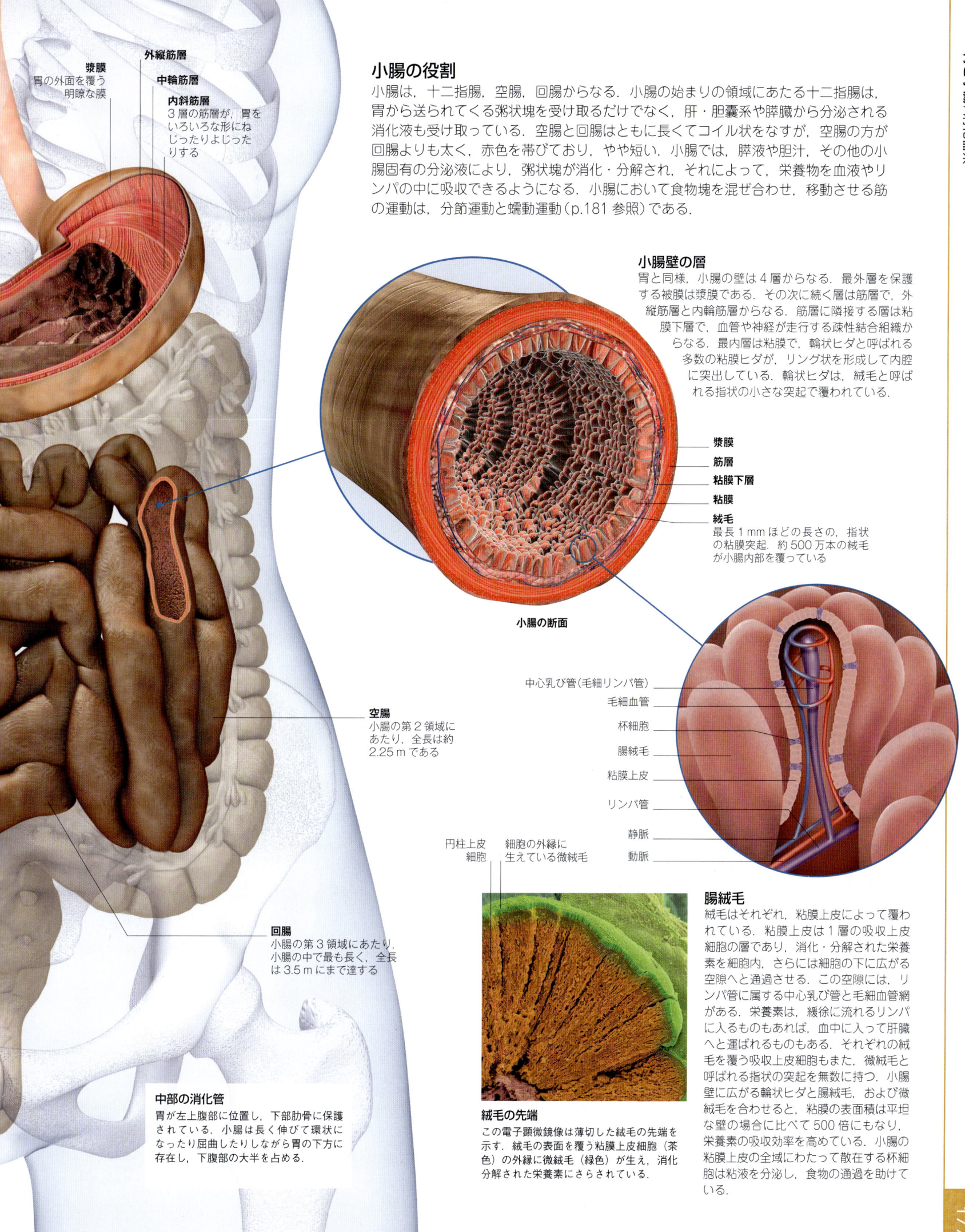

小腸は，十二指腸，空腸，回腸からなる．小腸の始まりの領域にあたる十二指腸は，胃から送られてくる粥状塊を受け取るだけでなく，肝・胆嚢系や膵臓から分泌される消化液も受け取っている．空腸と回腸はともに長くてコイル状をなすが，空腸の方が回腸よりも太く，赤色を帯びており，やや短い．小腸では，膵液や胆汁，その他の小腸固有の分泌液により，粥状塊が消化・分解され，それによって，栄養物を血液やリンパの中に吸収できるようになる．小腸において食物塊を混ぜ合わせ，移動させる筋の運動は，分節運動と蠕動運動（p.181 参照）である．

小腸壁の層

胃と同様，小腸の壁は4層からなる．最外層を保護する被膜は漿膜である．その次に続く層は筋層で，外縦筋層と内輪筋層からなる．筋層に隣接する層は粘膜下層で，血管や神経が走行する疎性結合組織からなる．最内層は粘膜で，輪状ヒダと呼ばれる多数の粘膜ヒダが，リング状を形成して内腔に突出している．輪状ヒダは，絨毛と呼ばれる指状の小さな突起で覆われている．

漿膜
筋層
粘膜下層
粘膜
絨毛
最長1mmほどの長さの，指状の粘膜突起．約500万本の絨毛が小腸内部を覆っている

小腸の断面

（全体図ラベル）

漿膜
胃の外面を覆う明瞭な膜

外縦筋層
中輪筋層
内斜筋層
3層の筋層が，胃をいろいろな形にねじったりよじったりする

空腸
小腸の第2領域にあたり，全長は約2.25mである

回腸
小腸の第3領域にあたり，小腸の中で最も長く，全長は3.5mにまで達する

中部の消化管
胃が左上腹部に位置し，下部肋骨に保護されている．小腸は長く伸びて環状になったり屈曲したりしながら胃の下方に存在し，下腹部の大半を占める．

（絨毛拡大図ラベル）

中心乳び管（毛細リンパ管）
毛細血管
杯細胞
腸絨毛
粘膜上皮
リンパ管
静脈
動脈

円柱上皮細胞
細胞の外縁に生えている微絨毛

絨毛の先端
この電子顕微鏡像は薄切した絨毛の先端を示す．絨毛の表面を覆う粘膜上皮細胞（茶色）の外縁に微絨毛（緑色）が生え，消化分解された栄養素にさらされている．

腸絨毛

絨毛はそれぞれ，粘膜上皮によって覆われている．粘膜上皮は1層の吸収上皮細胞の層であり，消化・分解された栄養素を細胞内，さらには細胞の下に広がる空隙へと通過させる．この空隙には，リンパ管に属する中心乳び管と毛細血管網がある．栄養素は，緩徐に流れるリンパに入るものもあれば，血中に入って肝臓へと運ばれるものもある．それぞれの絨毛を覆う吸収上皮細胞もまた，微絨毛と呼ばれる指状の突起を無数に持つ．小腸壁に広がる輪状ヒダと腸絨毛，および微絨毛を合わせると，粘膜の表面積は平坦な壁の場合に比べて500倍にもなり，栄養素の吸収効率を高めている．小腸の粘膜上皮の全域にわたって散在する杯細胞は粘液を分泌し，食物の通過を助けている．

肝臓，胆嚢，膵臓

肝臓は生体内で最大の臓器であり，多くの化合物を合成，分解，貯蔵するうえで極めて重要な役割を担う．肝臓は消化液として胆汁を産生し，胆汁はその後，胆嚢に貯留される．膵臓は生体にとって必須となる消化酵素を多数分泌する．

肝臓の構造と機能

重さ約1.5kgで，暗赤色，くさび形をした肝臓は，横隔膜の下方の腹部右上部分を占有している．光学顕微鏡レベルでは，肝臓は肝小葉と呼ばれる構造単位をなし，肝小葉は肝細胞索，肝動脈の分枝，肝静脈の分枝，胆管の分枝から構成される．栄養素に富んだ血液が小腸から肝門脈系（次ページ参照）を経て肝臓にいたり，肝小葉のフィルターを通る．肝臓は250種以上の機能を有するが，その中でも特に重要なのは，エネルギー源としての血糖（グルコース）の貯蔵と放出，ビタミンと無機質の貯蔵と合成，有害物質の害の少ない物質への分解処理，老廃血球の再処理である．

肝静脈 肝臓からの全ての血液を下大静脈へと送る

下大静脈 肝臓や下半身からの血液を，この真上に位置する心臓へ運搬する

肝臓の右葉 肝臓の全体積の約7分の6を占める

肝管 胆汁を胆嚢へと送る

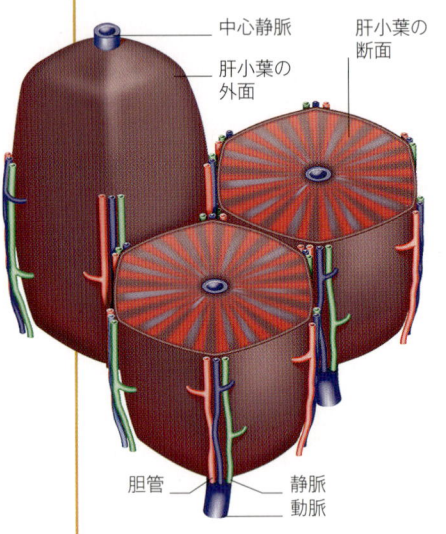

肝小葉
中心静脈／肝小葉の断面／肝小葉の外面／胆管／静脈／動脈

六角形の肝小葉がいくつも寄り合い，それぞれの肝小葉のまわりには血管や胆汁を集める管が走る．

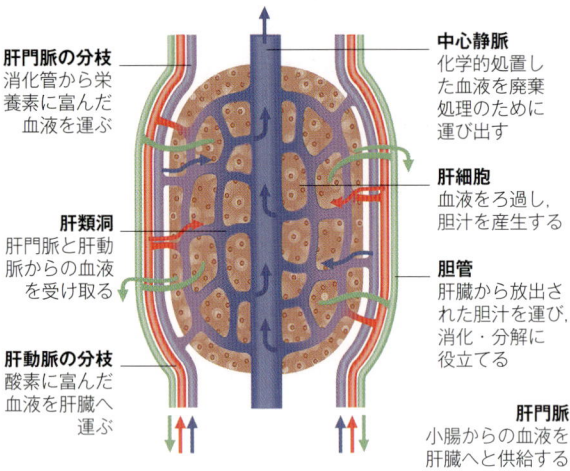

肝小葉の内面
肝門脈の分枝 消化管から栄養素に富んだ血液を運ぶ
肝類洞 肝門脈と肝動脈からの血液を受け取る
肝動脈の分枝 酸素に富んだ血液を肝臓へ運ぶ
中心静脈 化学的処置した血液を廃棄処理のために運び出す
肝細胞 血液をろ過し，胆汁を産生する
胆管 肝臓から放出された胆汁を運び，消化・分解に役立てる

肝細胞は流入した血液をろ過し，胆管に流す成分，貯留する成分，廃棄処理する成分に分別する．

肝門脈 小腸からの血液を肝臓へと供給する

胆嚢 肝臓で作られた胆汁を貯留する袋

肝臓の機能

肝臓の主要なはたらきは代謝である．代謝には，消化産物の分解，消化・分解により生じる最終産物の貯留，ビタミンや無機質などの物質の循環，酵素などの複合化合物の合成が含まれる．

胆汁の合成	肝細胞は，毛細胆管と呼ばれる小さな管へ胆汁を分泌し，毛細胆管は肝小葉の間を走る胆管へ，胆汁を排出する．これらの胆管が集まって総肝管を形成し，胆汁は総肝管を通って胆嚢へ運ばれ，貯留される．
栄養素の処理・加工	肝臓は血中から栄養素を取り出す．単糖類をグリコーゲンに転換する糖原形成，およびアミノ酸の合成を行う．
血糖の調整	肝臓は，脂肪やタンパク質をグルコースに転換することによって血糖を調整する．この過程をグルコース新生という．
無毒化	血中の有害物質であるアルコールや，ある種の毒素などを無毒化する．老廃物や不要なアミノ酸は尿素に転換される．
タンパク質の合成	肝臓は血液凝固系のタンパク質や，血漿成分のタンパク質を合成する．
無機質とビタミンの貯留	肝臓は，鉄や銅などの無機質や，脂溶性ビタミンであるビタミンA, B_{12}, D, E, Kを貯留する．
血液の廃棄処理	細菌や一般的な異物は除去される．
血球の再利用	老廃赤血球が分解され，分解産物は再利用される．

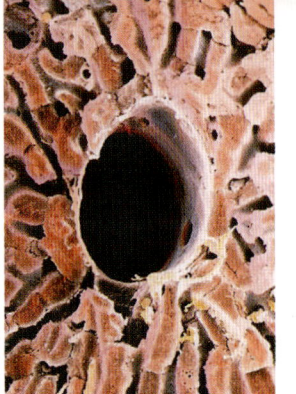

膵臓 胃の下部と横行結腸の後ろに隠れている

肝臓の微細構造
約300倍に拡大した肝臓組織の電子顕微鏡像である．中心にある管から肝細胞索が放射状に配列しているのが観察できる．この管は中心静脈を含んでいる．

胆汁の運搬経路（胆道）

胆汁は，小腸において脂肪や脂質の分解を助ける．肝臓は1日約1Lの胆汁を分泌する．作られた胆汁は，肝臓の右葉と左葉からそれぞれ伸びる右肝管と左肝管を通り，その後，総肝管および胆嚢管を通って胆嚢へ運ばれる．胆嚢は約50mLの胆汁を貯留・濃縮して，食事の摂取後にいつでも放出できるように備えている．胆汁は胆嚢管を通って放出され，小腸の起始領域にあたる十二指腸に流入する．

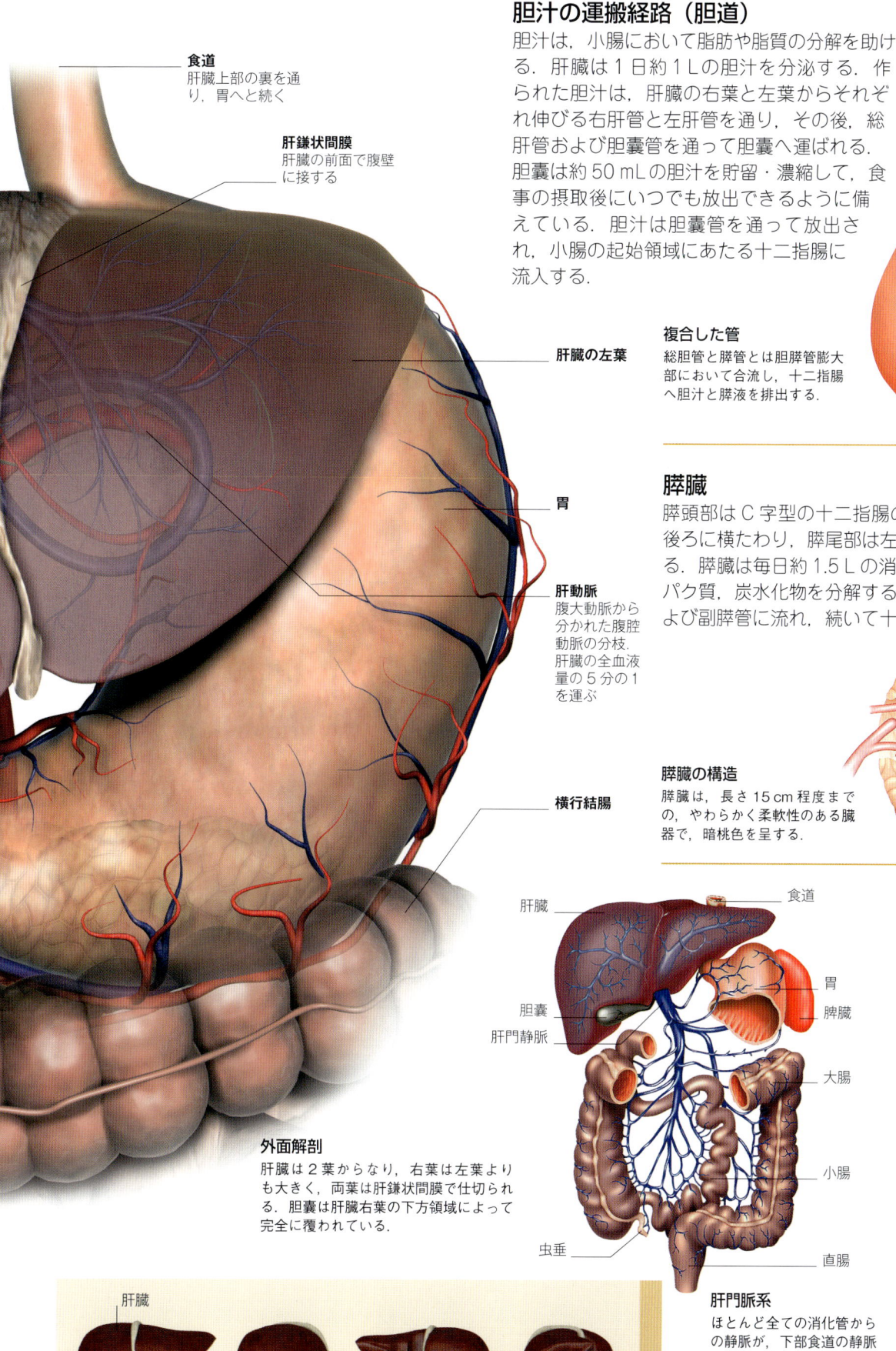

食道
肝臓上部の裏を通り，胃へと続く

肝鎌状間膜
肝臓の前面で腹壁に接する

肝臓の左葉

胃

肝動脈
腹大動脈から分かれた腹腔動脈の分枝．肝臓の全血液量の5分の1を運ぶ

横行結腸

左右肝管
総肝管
胆嚢から続く胆嚢管
胆嚢
総胆管
幽門括約筋の発達した胃の幽門管
膵臓
胆膵管膨大部（ファーテル膨大部）
十二指腸

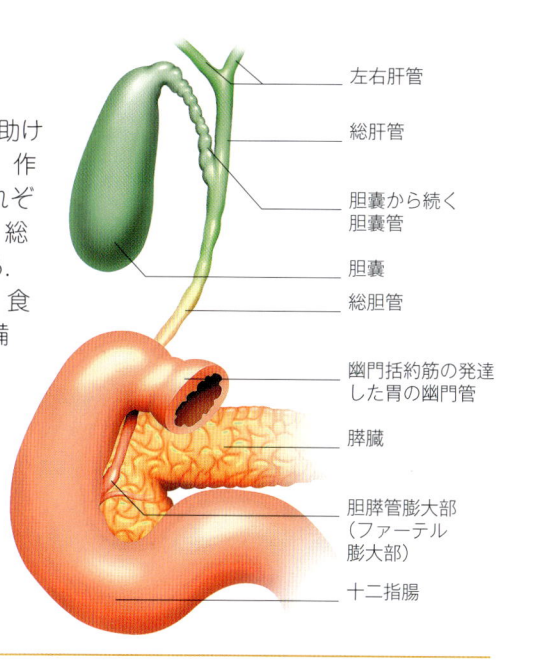

複合した管
総胆管と膵管とは胆膵管膨大部において合流し，十二指腸へ胆汁と膵液を排出する．

膵臓

膵頭部はC字型の十二指腸の中にはまり込んでおり，膵体部は胃の後ろに横たわり，膵尾部は左腎臓の上方で，脾臓の下方に位置している．膵臓は毎日約1.5Lの消化液を産生し，その中には，脂質，タンパク質，炭水化物を分解する消化酵素が含まれる．膵液は，主膵管および副膵管に流れ，続いて十二指腸へ排出される．

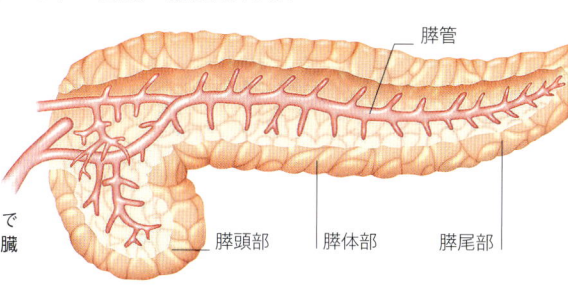

膵管
膵頭部　膵体部　膵尾部

膵臓の構造
膵臓は，長さ15cm程度までの，やわらかく柔軟性のある臓器で，暗桃色を呈する．

外面解剖
肝臓は2葉からなり，右葉は左葉よりも大きく，両葉は肝鎌状間膜で仕切られる．胆嚢は肝臓右葉の下方領域によって完全に覆われている．

肝臓
食道
胆嚢
胃
肝門静脈
脾臓
大腸
小腸
虫垂
直腸

肝門脈系
ほとんど全ての消化管からの静脈が，下部食道の静脈でさえ，集合して肝門脈を形成し肝臓へ流入する．この図では，血管系を表すために臓器をいくつか省略してある．

肝門脈の循環

肝臓は，2つの血液供給を受けるという特徴を持っている．1つは肝動脈で，これは酸素に富んだ血液を肝臓へ運ぶ．もう1つは肝門脈で，これは酸素には乏しいが栄養素に富んだ血液を，消化管から肝臓へ運ぶ．肝門脈からの血液は，心臓に戻った後で全身へ運ばれる．肝臓を介することによって，腸で吸収された毒物が処理されるので，全身に毒物がいたらずにすむ．また毒物以外に，血中を流れるその他の多くの物質について，その濃度を肝臓で調整することも可能である．腸をはじめ，膵臓，胃，脾臓からの静脈が肝門脈に流入する．肝門脈の長さは約8cmで，最大でその血液の5分の4までを肝臓へ供給する．肝門脈の血流量は食後に増加する．しかし，運動時には血液は腹部臓器から骨格筋へ転入するため，肝門脈の流量は減少する．

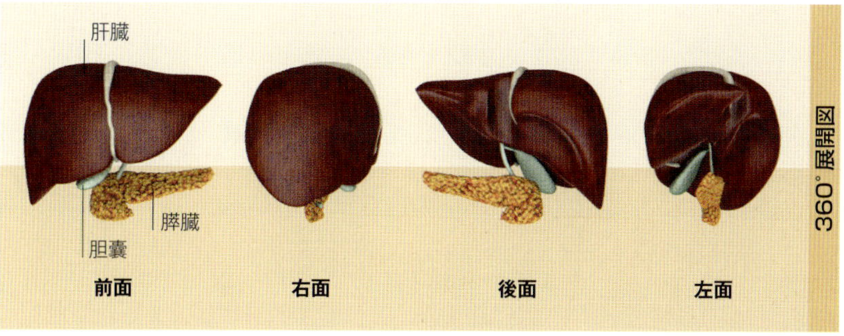

360°展開図

肝臓
膵臓
胆嚢
前面　　右面　　後面　　左面

大腸

大腸は消化管の最終領域であり，盲腸，結腸，直腸の3つの部位からなる．盲腸は小腸と結腸をつなぐ短い小さな袋で，結腸の全長は約1.5mである．結腸は，小腸から送られてきた液状の消化残渣物を固形物に変化させ，さらに糞便として直腸から肛門を通って排出させる．

結腸の役割

小腸において食物の化学的消化・分解が終了すると（pp.176-177参照），生体機能にとって有益な栄養素のほとんど全てが吸収されている．この過程で不要となった産物は，未消化の粥状の食塊（び粥）となる．この食塊は小腸から回盲弁を通って盲腸に入り，さらに盲腸から結腸の始まり部分にあたる上行結腸にいたる．結腸の主要な機能は，液状の粥状塊を半固形便へと変換し，貯留と排出をしやすくすることである．ナトリウム，塩素，および水は結腸壁を通って吸収され，血中やリンパに入るので，食物残渣（糞便）には，いっそう水分が少なくなる．ナトリウムと塩素を引き換えにして，結腸からは炭酸とカリウムが分泌される．結腸には数十億もの微生物が常在しているが，「友好的」に共生していることが多い．

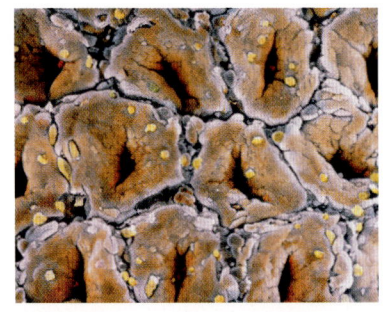

結腸の腸腺
この走査電子顕微鏡像（倍率120倍）は，結腸壁に分布する管状腺の開口部を示す．これらの腸腺は粘液を分泌し，食物残渣からの水分を吸収する．

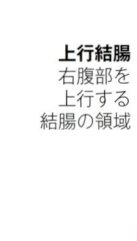

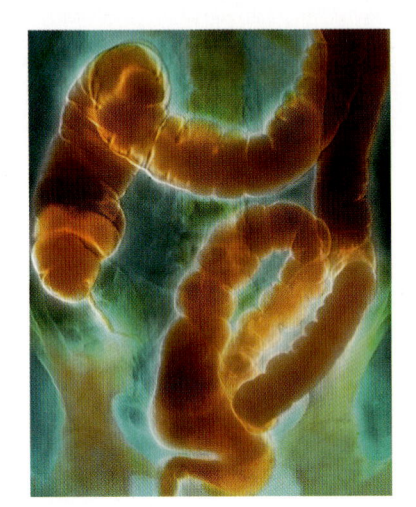

結腸壁の層
結腸壁は数層からなる．第1層は，漿膜と呼ばれる外側の層である．漿膜の下には筋層があり，走行を異にする2つの平滑筋，縦走筋と輪状筋からなる．これらの筋により結腸の運動が生み出される．筋層に続くのは粘膜下層であり，ここにはリンパ小節と呼ばれる多数の小さなリンパ組織の集塊が分布する．最内層は粘膜で，波状にうねっている．粘膜の腸腺は杯細胞を多数含み，粘性の粘液を分泌して，糞便を通過させやすくしている．

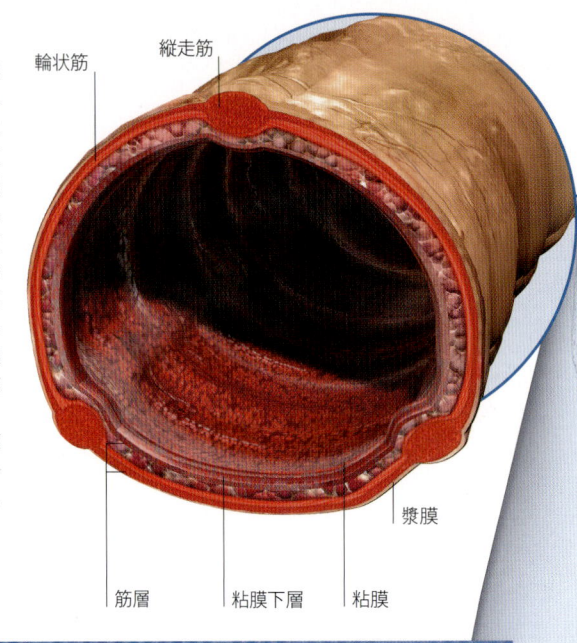

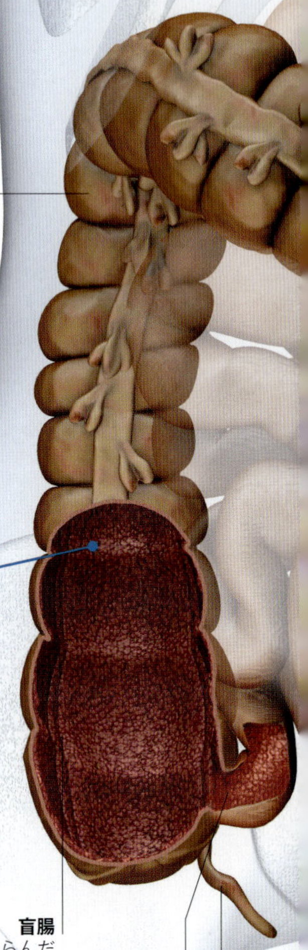

結腸のX線像
この大腸のX線像では，X線の造影剤であるバリウムを直腸から大腸に注入して，コントラストを強めた．

上行結腸
右腹部を上行する結腸の領域

盲腸
袋状にふくらんだ大腸の入口

回盲弁
小腸からの粥状食物塊の流量を調整する

虫垂
盲腸から指状に伸びた盲端で，機能は不明である

結腸の区分
結腸の3領域が，四角形に近い形の「枠」を形成し，その内側にループ状やコイル状に曲がりくねった小腸が位置し，上方に胃や肝臓，下方に直腸が位置している．

腸内細菌叢

数十億もの微生物が存在し，その大多数は細菌であり，体内では消化管，とりわけ大腸で生活している．これらは腸内細菌叢と呼ばれ，通常は無害であり，生体内の他の場所へは播種せずに一定量を保持している．腸内細菌は酵素を産生して，ヒトの酵素では分解できない特定の食物成分，特に線維成分のセルロースを消化・分解する．このように，腸内細菌は食物残渣に含まれる未消化の線維を餌にし，体内に吸収可能な形にして栄養素を提供し，その結果，糞便量を減少させている．腸内細菌叢による代謝活動の一環として，ビタミンKおよびB，水素，二酸化炭素，硫化水素，メタンなどのガスの産生が起こる．さらに腸内細菌は，消化器系に侵入する有害微生物を制御し，抗体の産生や結腸壁に分布するリンパ組織の活性を高めることによって，生体内の免疫系を助け，病気と戦う．総じて，腸内細菌叢と生体の間には，お互いに有益な関係，すなわち共生関係が成り立っている．糞便が排泄される時，少なくとも糞便の重さの3分の1はこのような腸内細菌が占めている．

結腸内の細菌
この電顕像（倍率2,000倍以上）は，結腸壁に密集した桿菌を示す．

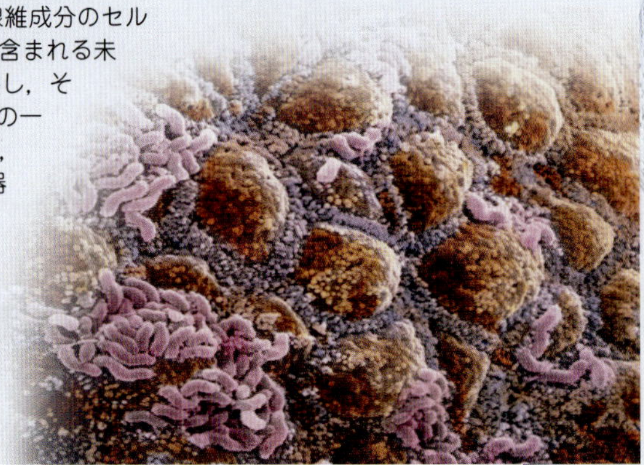

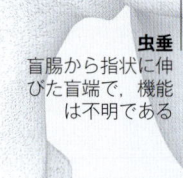

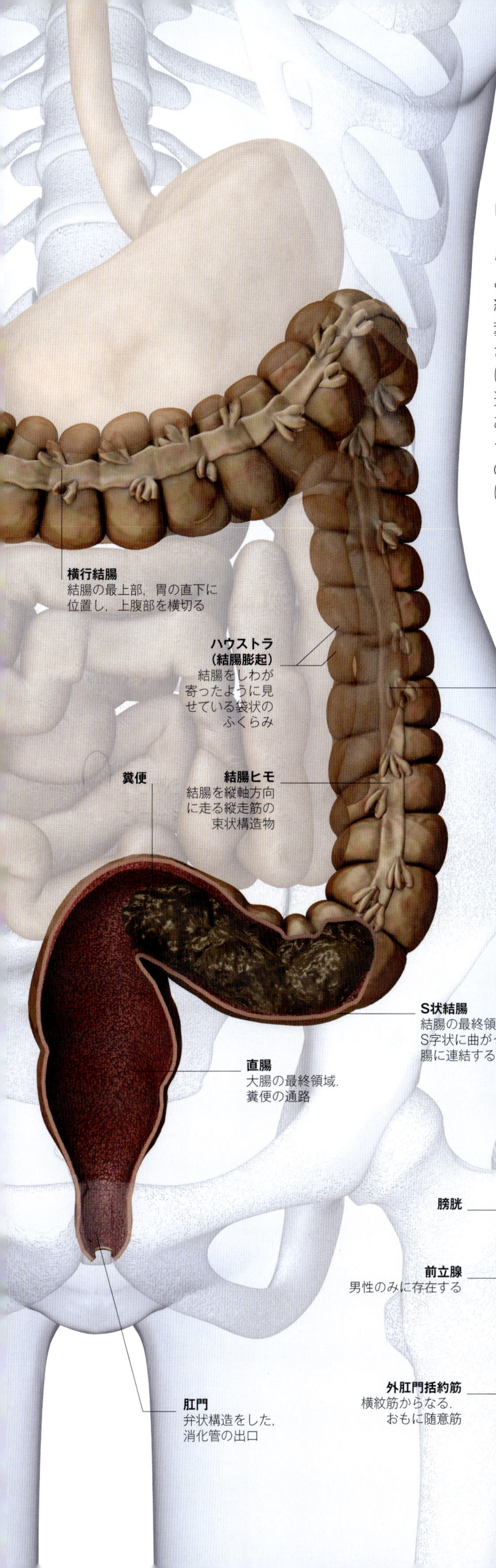

結腸の運動

小腸とは異なり，結腸の縦走筋は結腸壁の全周を取り巻いてはいない．その代わり，縦走筋は集束して3本の結腸ヒモになっている．結腸ヒモは結腸の縦軸方向に走り，ハウストラ（結腸膨起）と呼ばれるしわとふくらみを形成する．結腸壁の筋の運動によって，糞便が混ざりながら消化管の縦軸方向に押され，直腸へ運ばれる．糞便の動く速さ，集まり，性状はさまざまであり，おもに内容物の消化具合によって決まる．主要な動きは，分節運動，蠕動運動，塊状運動の3種類である．糞便が大腸を通過する速さのほうが小腸を通過する速さより遅く，その間に，毎日最大で2Lの水分が血中に再吸収される．

分節運動
一連の輪状筋の収縮が，規則正しく一定周期で生じる．この運動によって糞便は攪拌されるが，結腸の縦軸方向への押し出しはない．

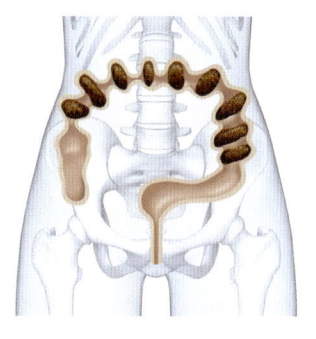

蠕動運動
蠕動運動と呼ばれる小さな波状運動（p.176参照）によって，糞便が直腸に向かって進む．内容物の後方の筋は収縮し，前方の筋は弛緩する．

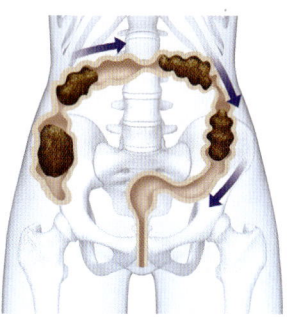

塊状運動
特に強力な蠕動波が横行結腸の中央から生じる．この波は1日に2-3回起こり，これにより糞便は直腸へ移動される．

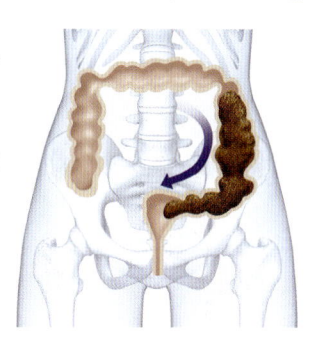

横行結腸
結腸の最上部，胃の直下に位置し，上腹部を横切る

ハウストラ（結腸膨起）
結腸をしわが寄ったように見せている袋状のふくらみ

下行結腸
腹部左側を下行する結腸の領域

糞便

結腸ヒモ
結腸を縦軸方向に走る縦走筋の束状構造物

S状結腸
結腸の最終領域で，S字状に曲がって直腸に連結する

直腸
大腸の最終領域．糞便の通路

膀胱

前立腺
男性のみに存在する

外肛門括約筋
横紋筋からなる．おもに随意筋

肛門
弁状構造をした，消化管の出口

直腸，肛門，および排便

直腸は全長約12cmで，排便直前または排便中以外は，通常，からの状態である．直腸の下方には肛門管があり，その長さは約4cmである．肛門管壁には2種類の強力な筋，内肛門括約筋と外肛門括約筋があり，短い管を形成している．排便時，結腸での蠕動運動が糞便を直腸へと押し出し，それが排便反射を引き起こす．縦軸方向に走行する縦走筋の収縮で糞便が押し出され，肛門周囲の輪状筋の括約で，糞便は肛門から体外へ反射的に排出される．

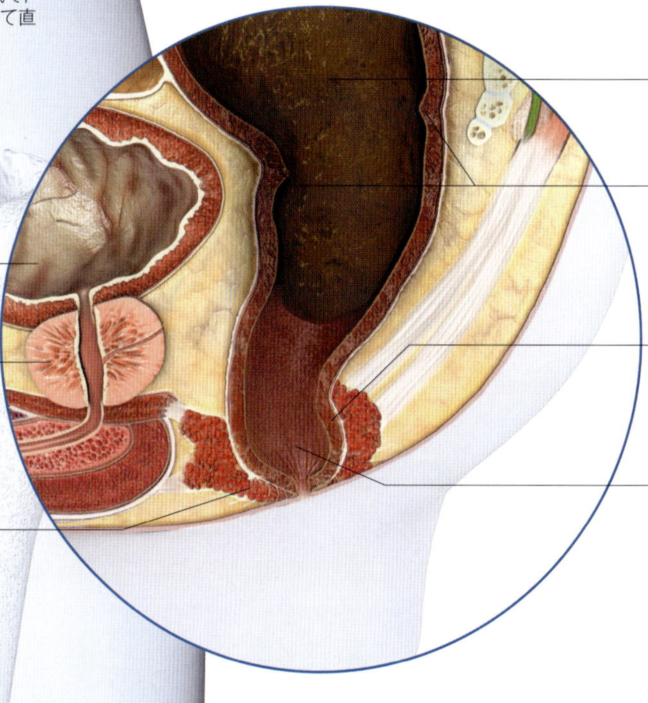

直腸
結腸の末端と肛門管の間の幅広い通路

直腸横ヒダ
直腸壁の組織による折れ込みじわ

内肛門括約筋
平滑筋からなる．おもに不随意筋

肛門管
5-10本の縦に長い内ヒダ（肛門柱）が並ぶ

1 胃における消化

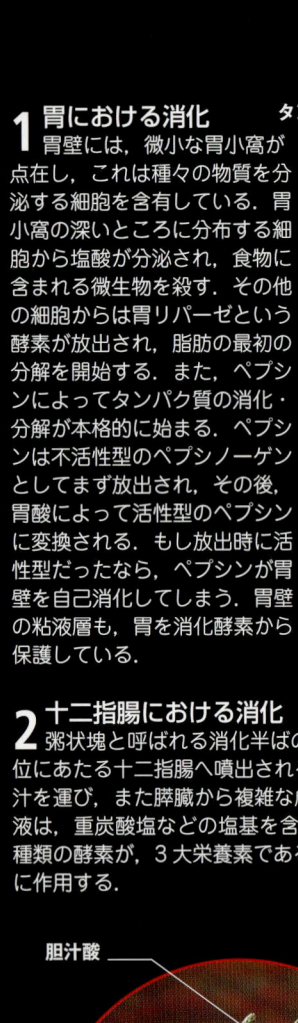

胃壁には，微小な胃小窩が点在し，これは種々の物質を分泌する細胞を含有している．胃小窩の深いところに分布する細胞から塩酸が分泌され，食物に含まれる微生物を殺す．その他の細胞からは胃リパーゼという酵素が放出され，脂肪の最初の分解を開始する．また，ペプシンによってタンパク質の消化・分解が本格的に始まる．ペプシンは不活性型のペプシノーゲンとしてまず放出され，その後，胃酸によって活性型のペプシンに変換される．もし放出時に活性型だったなら，ペプシンが胃壁を自己消化してしまう．胃壁の粘液層も，胃を消化酵素から保護している．

活性時のペプシン
ペプシンは胃内腔の酸に出会うと活性化して，タンパク質分子をペプチドと呼ばれる短いアミノ酸鎖に分解する．

タンパク質／ペプチド／ペプシン

胃粘膜／胃壁／ペプシン タンパク質分解酵素／胃リパーゼ 脂肪分解酵素／塩酸／粘液／胃小窩 酵素，塩酸，粘液を分泌する胃腺がある

2 十二指腸における消化

粥状塊と呼ばれる消化半ばの胃内容物が小腸の始まりの部位にあたる十二指腸へ噴出される．導管系は肝臓と胆嚢から胆汁を運び，また膵臓から複雑な成分からなる分泌液を運ぶ．膵液は，重炭酸塩などの塩基を含み，胃酸を中和し，また約15種類の酵素が，3大栄養素である炭水化物，タンパク質，脂質に作用する．

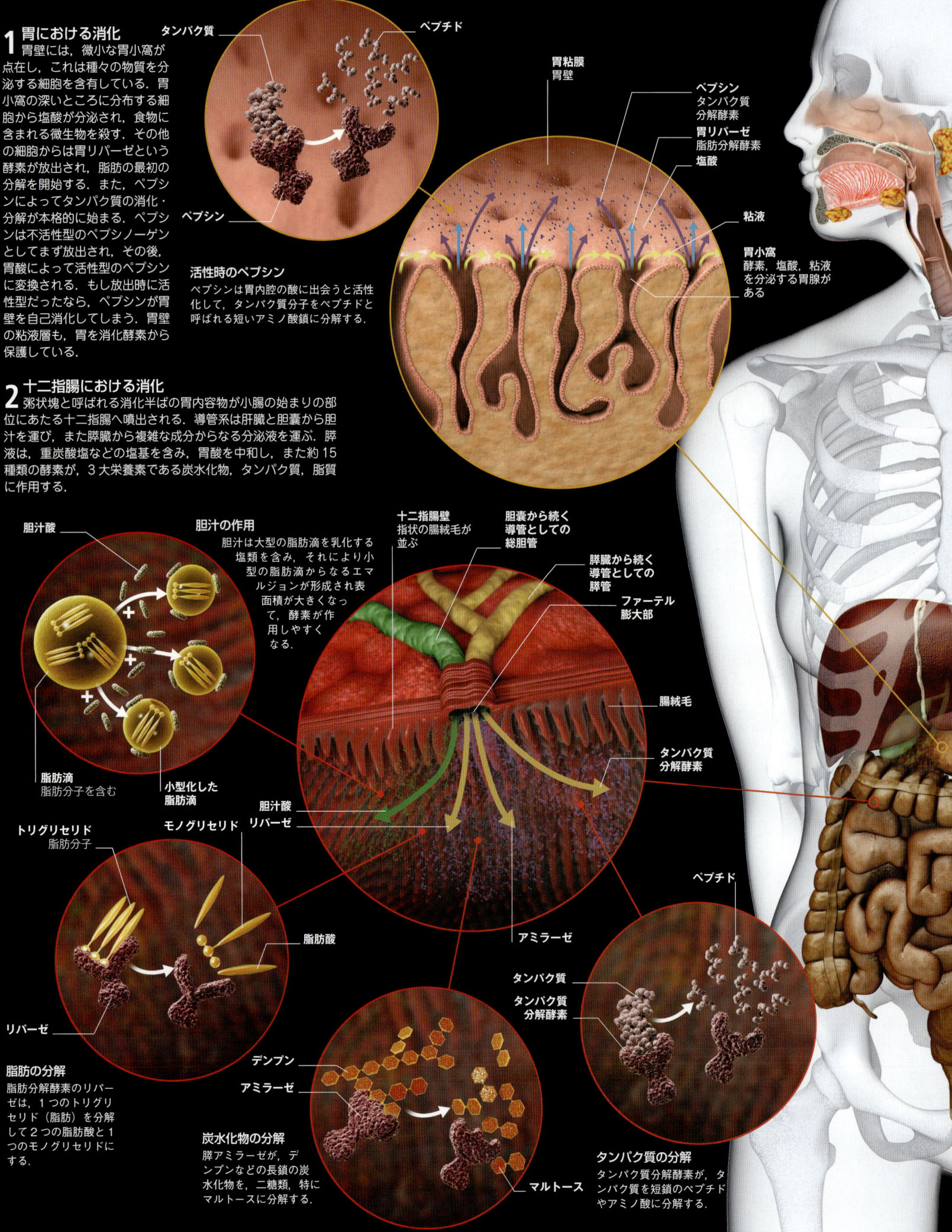

胆汁の作用
胆汁は大型の脂肪滴を乳化する塩類を含み，それにより小型の脂肪滴からなるエマルジョンが形成され表面積が大きくなって，酵素が作用しやすくなる．

胆汁酸／脂肪滴 脂肪分子を含む／小型化した脂肪滴

十二指腸壁 指状の腸絨毛が並ぶ／胆嚢から続く導管としての総胆管／膵臓から続く導管としての膵管／ファーテル膨大部／腸絨毛／タンパク質分解酵素／胆汁酸／リパーゼ／アミラーゼ

トリグリセリド 脂肪分子／モノグリセリド／脂肪酸／リパーゼ

脂肪の分解
脂肪分解酵素のリパーゼは，1つのトリグリセリド（脂肪）を分解して2つの脂肪酸と1つのモノグリセリドにする．

デンプン／アミラーゼ／マルトース

炭水化物の分解
膵アミラーゼが，デンプンなどの長鎖の炭水化物を，二糖類，特にマルトースに分解する．

ペプチド／タンパク質／タンパク質分解酵素

タンパク質の分解
タンパク質分解酵素が，タンパク質を短鎖のペプチドやアミノ酸に分解する．

消化

消化活動とは，食物成分を吸収できる形の栄養物質にまで分解する，一連の生理学的および化学的作用を意味する．

食物の物理的な消化，例えば潰したり攪拌したりすることが，活発に口腔内で行われる．しかしこの物理的な消化活動は，その後に続く消化管の部位では次第に重きが置かれなくなる．胃では，筋の運動によって食物を細かい塊へと物理的に砕くことも行われるが，口と同様に，消化酵素の分泌も起こる．細かく砕かれた食物は酵素と混ざって粥状塊となり，小腸の起始領域の十二指腸にいたる頃には，多くの食物塊はすでに顕微鏡レベルの大きさになっている．しかし，まだ細胞膜を通って生体内に入れるほどの細かさではない．ここで化学的消化が重要となり，これにより大きな分子はより小さな吸収可能な分子，すなわち血中に入れるほど微細な粒子へと分解される．

消化酵素がはたらくしくみ

酵素は生物学的な分解屋である．生化学反応の速度を高めるはたらきをする．酵素そのものは変化せずその構造を保っている．大部分の酵素はタンパク質である．酵素は消化・分解反応に影響を与え，また，細胞や組織にエネルギーを供給したり，新しい物質を合成したりするなどの化学変化にも関与する．酵素は，それを構成しているアミノ酸長鎖の折れ曲がりやループ構造のなす形状によって，それぞれ特異的な構造を持つ．酵素によって変化を受ける物質（基質）は，酵素の活性部位と呼ばれる領域に鋳型のようにはまり込む．消化の化学反応においては，酵素はその3次元構造をわずかに変化させることによって，基質中のある特定の原子間結合を分離・分解させる．

活性部位

ペプシン
これはペプシンのコンピューターモデルであり，活性部位は図上方の空隙として示されている．この活性部位にタンパク質分子がはまり，分解される．

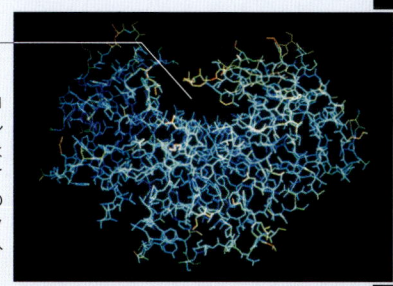

内腔
液で充満した小腸の内側の空間

腸絨毛

腸絨毛における毛細血管

3 小腸における消化

十二指腸を通過した後，小腸領域において食物塊の最終段階の分解が行われ，分解産物が血液やリンパに吸収される．膵液と胆汁は作用し続けるが，小腸腔内には新たな消化酵素はほとんど分泌されない．その代わり，小腸の消化酵素は，小腸粘膜細胞の内腔側表面において活動している．これらの消化酵素にはラクターゼとマルターゼが含まれ，それぞれ二糖類のラクトースとマルトースを分解して，単糖類のグルコースとガラクトースにする．腸ペプチダーゼがタンパク質の主要構成成分であった短鎖のペプチドを，さらに小単位のアミノ酸に変換する．小腸壁に並ぶ指状をした腸絨毛の表層には，粘膜細胞が多数分布している．これらの表層細胞は微絨毛と呼ばれるさらに小さな指状突起を持ち，そこで消化の最終的な変換が行われる．

腸絨毛からの消化吸収
小腸壁の指状の絨毛（左図）が，消化物質を吸収するための主要な領域となる．これらの消化物質は，図中を左から右へ流れる血流に集まっている．

中心乳び管
腸絨毛の中心を走る毛細リンパ管

血流の方向

小腸の壁

小腸壁を構成する吸収上皮細胞

グルコース

短鎖の脂肪酸

アミノ酸

脂肪酸

脂肪滴

小腸の内腔

吸収上皮細胞の細胞膜
微絨毛が集まって「ブラシ」を形成する

腸絨毛表面の拡大図
短鎖の脂肪酸，グルコース，アミノ酸は，小腸の吸収上皮細胞（上図）を通って毛細血管（赤色）へ入る．もっと分子量の大きい脂肪酸は，再び集合してトリグリセリドに再合成され，膜に包まれて，毛細リンパ管（中心乳び管，紫色）に入る．

吸収上皮細胞の細胞膜のさらなる拡大図

消化・分解の仕上げをする消化酵素は，小腸吸収上皮細胞表層の細胞膜に埋まっている（下図）．分解最終産物のアミノ酸や糖は，細胞膜に分布するタンパク質チャネルの活発な活動を介して，細胞内へ吸収される．一方，脂肪酸は何も介さずにそのまま通過する．

短鎖の脂肪酸
単純に拡散して細胞膜を通過する

小腸の内腔

吸収上皮細胞の細胞膜

マルターゼ
二糖類のマルトースを単糖類のグルコースへ分解する

グルコース
タンパク質チャネルを介し細胞膜を通過する

ペプチダーゼ
ペプチドをアミノ酸へ分解する

アミノ酸
タンパク質チャネルを介して，2，3個ずつ細胞膜を通過する

吸収上皮細胞の細胞内

消化の旅

消化管のそれぞれの領域は，食物を小単位に分解するための独自の作業工程を持っている．ナトリウム，カリウム，塩素などの簡単な構造の塩類や無機質は消化の必要がなく，これらのほとんどのものは速やかに溶解し，小腸から吸収される．

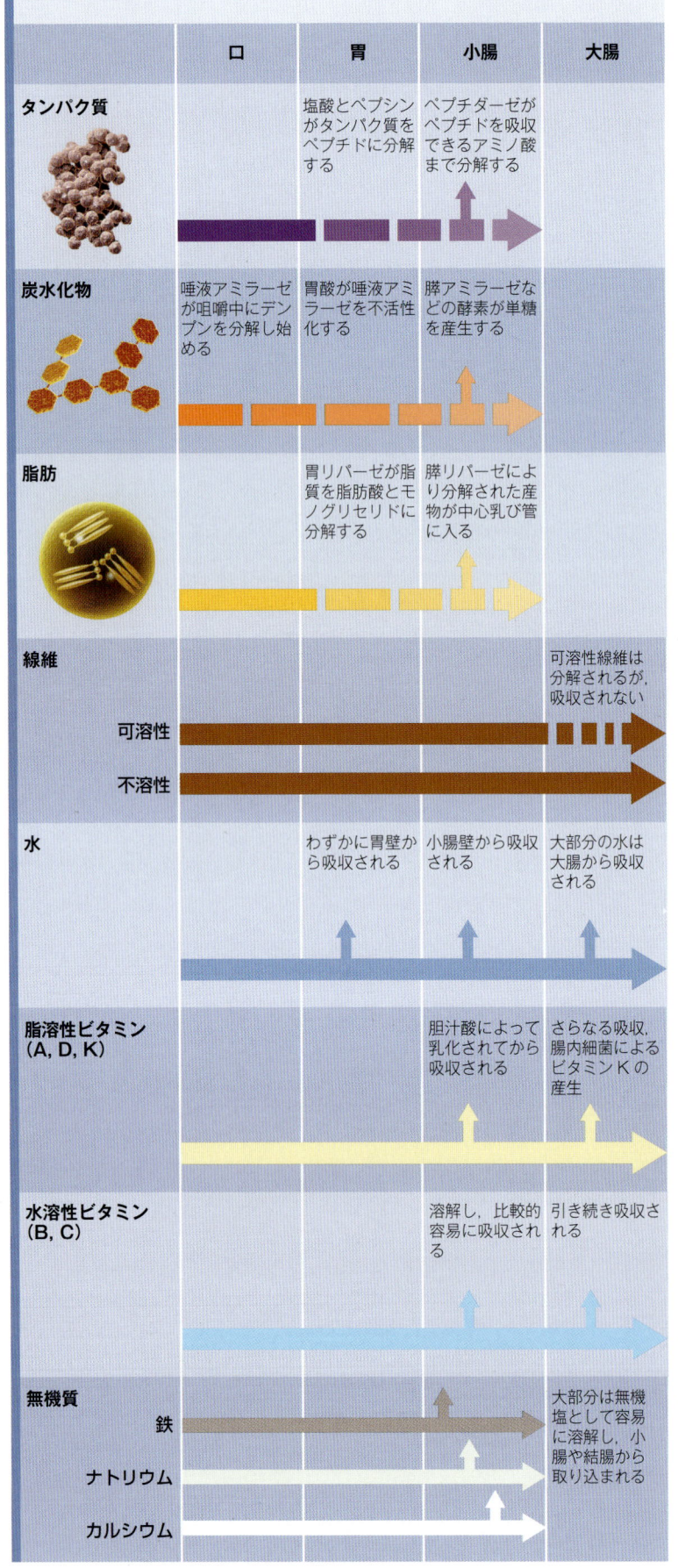

栄養と代謝

生体内で起こる生化学的反応，変化，過程を代謝と呼ぶ．消化によって新鮮な物質として栄養素が獲得され，それらが全ての細胞および組織の代謝経路に供給される．

栄養素の取り込み

「栄養素」は生体にとって有益な全ての物質を包含している．これには次の3種類のものがある．1つは分解してエネルギーを放出する複合化合物で，おもなものは炭水化物と脂肪である．2つ目はタンパク質であり，これはおもに細胞の構成要素を作り上げる．そして3つ目はビタミン類や無機質で，これらは生体機能が円滑にはたらくための補助的役割を担う．消化器系は消化管の各領域において，種々の段階にある栄養素を血液やリンパに吸収する．主要な吸収領域である腸からの血流は，肝門脈(p.179 参照)を経て肝臓へと流れる．この肝臓という大きな腺は，栄養素を処理・加工する主要な工場である．肝臓は，生体からの要望に応じてある種の栄養素をさらに小さな単純な分子へと分解したり，またあるものは貯蔵したり，血液循環系に放出したりする．

栄養素の最終段階

結腸(p.180，大腸の項参照)は，栄養素を分解して取り込む主要部位の最後の領域であり，無機質，塩類，ある種のビタミンの分解と吸収を行う．おもに消化液に由来する大量の水分も，大腸から再吸収される．ペクチンやセルロースなどの線維は食物残渣のかさを増大させるので，食物残渣が圧搾されて最終的に排泄される糞便となる際に，大腸壁にとらえられやすくするはたらきがある．線維はまた，糖など一部の分子を吸収するのを遅らせるはたらきも持ち，急激に短時間で吸収するのではなく，時間を延長させ長時間にわたって取り込ませる．さらに，線維はコレステロールなどのある種の脂肪物質と結合するので，脂肪のとりすぎを防ぐのにも役立つ．

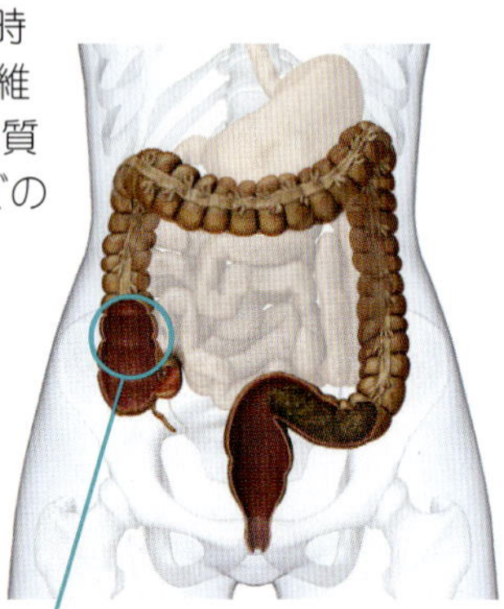

盲腸

毎日，約100-500 mLの消化液，未消化の残渣物，擦過・剥離した腸壁の一部，およびその他の物質が，大腸の最初の領域である盲腸へ入る．大量の水分がここで再吸収される．

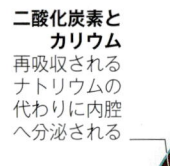

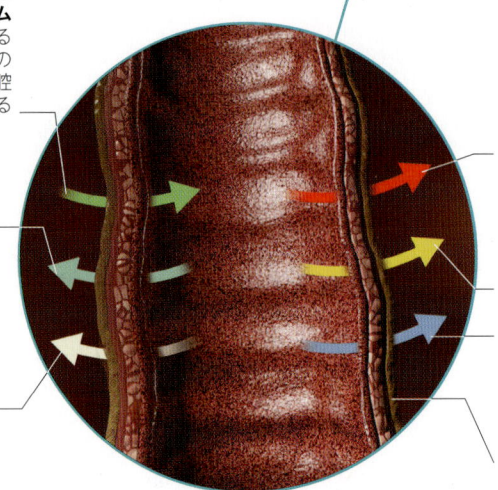

栄養素の運命

消化の過程は，平均で12-24時間かかる．摂取した食物は，胃に2-4時間，小腸に1-5時間滞留する．消化の最終段階や大腸での糞便化には12時間かかる．分解に要する時間が物質によって異なるので，吸収に要する時間もさまざまである．

	口	胃	小腸	大腸
タンパク質		塩酸とペプシンがタンパク質をペプチドに分解する	ペプチダーゼがペプチドを吸収できるアミノ酸まで分解する	
炭水化物	唾液アミラーゼが咀嚼中にデンプンを分解し始める	胃酸が唾液アミラーゼを不活性化する	膵アミラーゼなどの酵素が単糖を産生する	
脂肪		胃リパーゼが脂質を脂肪酸とモノグリセリドに分解する	膵リパーゼにより分解された産物が中心乳び管に入る	
線維 可溶性／不溶性				可溶性線維は分解されるが，吸収されない
水		わずかに胃壁から吸収される	小腸壁から吸収される	大部分の水は大腸から吸収される
脂溶性ビタミン(A, D, K)			胆汁酸によって乳化されてから吸収される	さらなる吸収，腸内細菌によるビタミンKの産生
水溶性ビタミン(B, C)			溶解し，比較的容易に吸収される	引き続き吸収される
無機質 鉄／ナトリウム／カルシウム				大部分は無機塩として容易に溶解し，小腸や結腸から取り込まれる

二酸化炭素とカリウム
再吸収されるナトリウムの代わりに内腔へ分泌される

塩素
糞便から再吸収される．ナトリウムとともに組織の酸・塩基平衡を保持する

ナトリウム
塩素と同様，糞便から再吸収される

ビタミンK
共生細菌によって合成される

ビタミンB類
ある種のものが細菌の発酵作用により放出される

水
糞便の中に含まれる水分の3分の2が，大腸で再吸収される

結腸

分解と合成

複雑な構造を持つ分子をより簡単な分子に分解することを異化作用という．この作用はエネルギー産生において，例えばグルコースや脂肪が分解されてエネルギーを放出する場合などにみられる．異化作用の逆は同化作用であり，簡単な分子を複雑な構造を持つ分子に合成することである．例としては，タンパク質合成の過程でみられる，アミノ酸が互いに結合してペプチド鎖を形成し，ペプチド鎖が合わさってタンパク質を合成する時などがある．

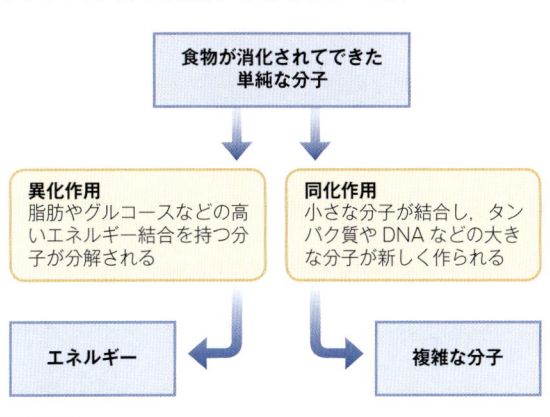

ビタミン類と無機質の機能

ビタミン類は，そのほとんどが補酵素に組み込まれた有機物質である．補酵素とは，代謝の過程において酵素反応を補助する分子をさす．ビタミンは生体内ではほんのわずかしか産生されないので，常に摂取して補充しなければならない．無機質は，カルシウム，鉄，塩素，ヨウ素などの単純な無機物である．これらは，通常の代謝にも，赤血球のヘモグロビンに使用される鉄のように特有の用途にも，必要な成分である．

血液凝固	血球の形成と機能	健常な歯	健常な眼
ビタミンK カルシウム 鉄	ビタミンB_6, B_{12} ビタミンE 葉酸 銅 鉄 コバルト	ビタミンC, D カルシウム リン フッ素 マグネシウム ホウ素	ビタミンA 亜鉛

健常な皮膚と体毛	心機能	骨形成	筋の機能
ビタミンA ビタミンB_2（リボフラビン） ビタミンB_3（ナイアシン） ビタミンB_6 ビタミンB_{12} ビオチン 硫黄 亜鉛	ビタミンB_1 ビタミンD イノシトール カリウム マグネシウム セレン ナトリウム 銅	ビタミンA ビタミンC ビタミンD フッ素 カルシウム 銅 リン マグネシウム ホウ素	ビタミンB_1 ビタミンB_6 ビタミンB_{12} ビタミンE ビオチン カルシウム カリウム ナトリウム マグネシウム

相互関連
代謝は新生と破壊が相互に複雑に関連し合って成り立っている．そしてこの2つの過程の間で，多くの分子が再利用される．

身体における食物の利用

3大栄養素は，さまざまな異なる分解産物を生み出す．炭水化物（デンプンと糖）は，単糖のグルコースに変換される．タンパク質は分断されてペプチドになり，最終的には1個のアミノ酸となる．また脂肪は，脂肪酸とグリセリドに変換される．グルコースの最大の用途はエネルギー源であり，これは生体に最も適合しており，かつ，十分に用意された資源である．脂肪酸の使途としては，脂質2重膜からなる，細胞の内外を隔てる単位膜を形成することがあげられる（p.27参照）．アミノ酸は再び組み立てられて，生体の構造タンパク質（コラーゲン，ケラチン，およびこれらに類似する強固な物質など）や機能タンパク質（酵素など）を形成する．しかし，生体は，条件次第で栄養素をさまざまな使い方へと適応・変換させることができる．

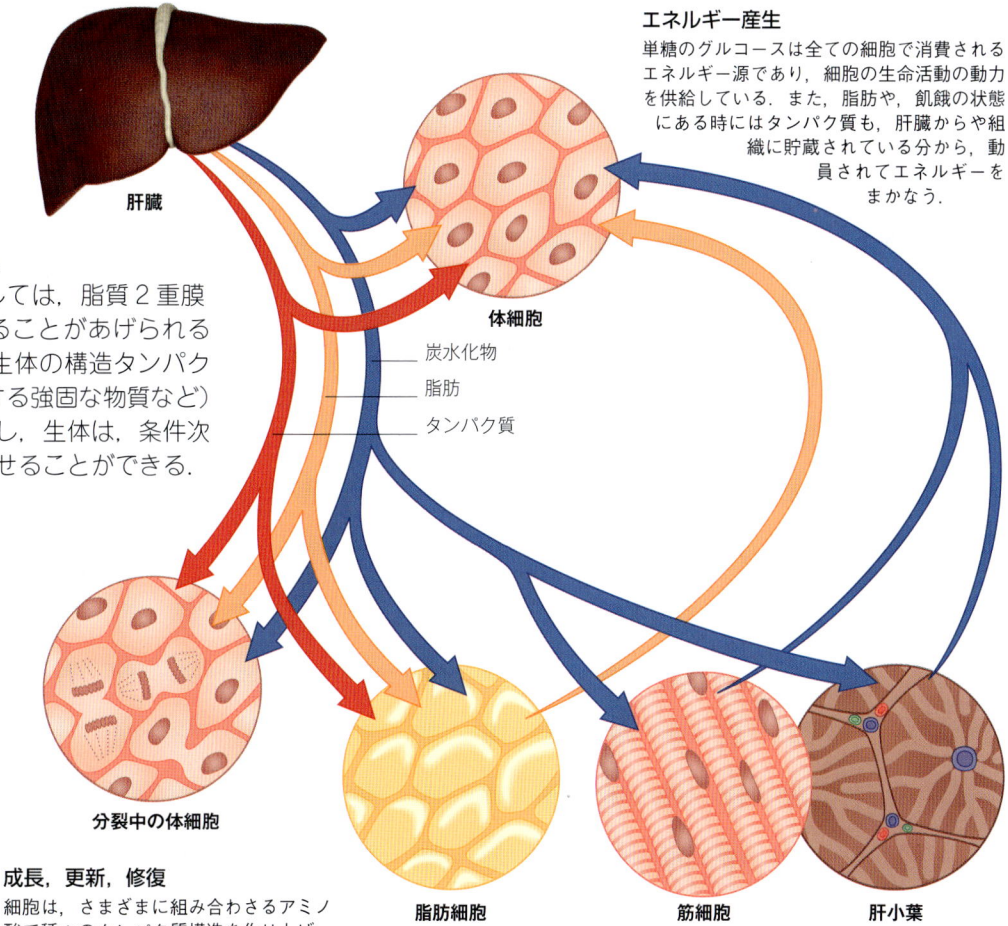

エネルギー産生
単糖のグルコースは全ての細胞で消費されるエネルギー源であり，細胞の生命活動の動力を供給している．また，脂肪や，飢餓の状態にある時にはタンパク質も，肝臓からや組織に貯蔵されている分から，動員されてエネルギーをまかなう．

成長，更新，修復
細胞は，さまざまに組み合わさるアミノ酸で種々のタンパク質構造を作り上げ，脂肪を使って細胞膜を合成し，グルコースからエネルギーを得ることによって維持されている．成長や修復のために分裂している細胞では，これらの栄養素の供給量が増大する．

エネルギーの貯蔵
過剰なグルコースはグリコーゲンに変換されて，肝臓や筋細胞に貯蔵される．脂肪酸は集約されたエネルギー貯留場である．脂肪酸は，摂取した脂肪に直接由来する他，過剰なアミノ酸を変換したり，グルコースを変換したりして作られる．

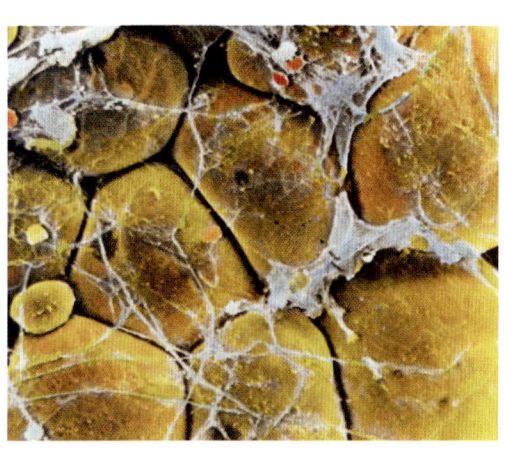

脂肪組織
どちらかといえば，脂肪性の物質や脂肪は生体内で最も集約されたエネルギー貯蔵庫と言え，代謝されると最大のエネルギーを産生する．脂肪組織は，欠乏時に備え貯蔵された脂肪滴を中に含む細胞からなっている．

上部消化管の疾患

食道および胃の疾患の多くは，胃酸の腐食作用に関連する．消化管のいくつかの疾患についての理解と治療は，それらとヘリコバクター・ピロリ（ピロリ菌）の存在との関連が発見されたことによって，ここ20年間で革新的な進歩を遂げた．

歯肉炎

歯肉の炎症は，あらゆる健康上の問題の中でも最もよくみられるものの1つである．

歯肉炎を引き起こす原因としてよくあるのは，不衛生な口内環境である．歯垢（食物などの食べかす）が，歯の根元の歯冠と歯肉が出会う部位に堆積する．歯肉は次第に紫赤色を帯びて膨れ上がり，歯ブラシでこすると出血しやすくなる．この状態を放置すると，歯肉は歯頸から離れて，ここにポケットを形成する．ポケットには細菌が集まり炎症が引き起こされる．治療の第一は，歯垢を除去することである．

胃酸の逆流

胃酸が食道へ逆流して，胸焼けと呼ばれる不快感を引き起こす．

胸焼けは日常的によくある症状で，過食や過剰な飲酒の後や，妊婦においてしばしばみられる．しかし，胸焼けがいつまでも続いたり，ひどくなったりする場合には，医学的処置が必要となる．胃酸の逆流が長期に続けば，食道の炎症を引き起こしかねない．肥満や喫煙により胃酸の逆流が起こりやすくなる．また，裂孔ヘルニア（次ページ参照）がある場合にも，胃酸の逆流がみられることがある．

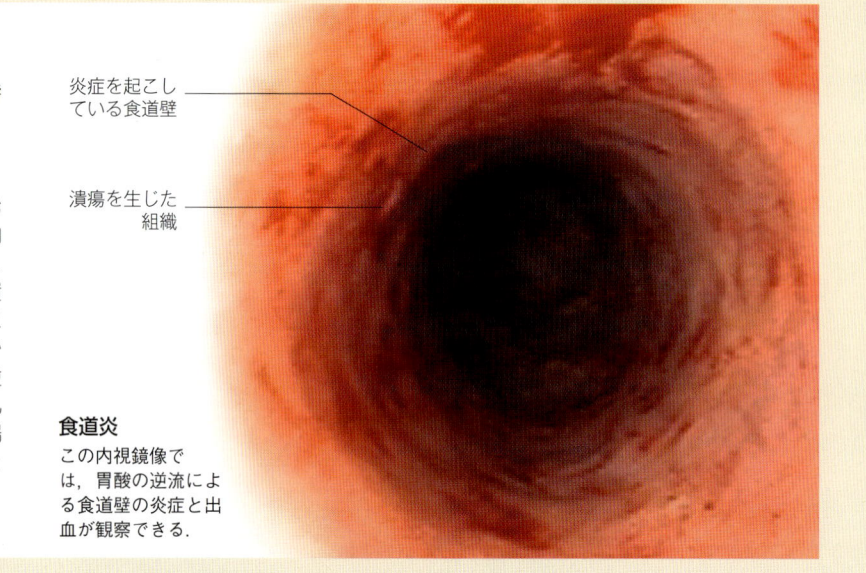

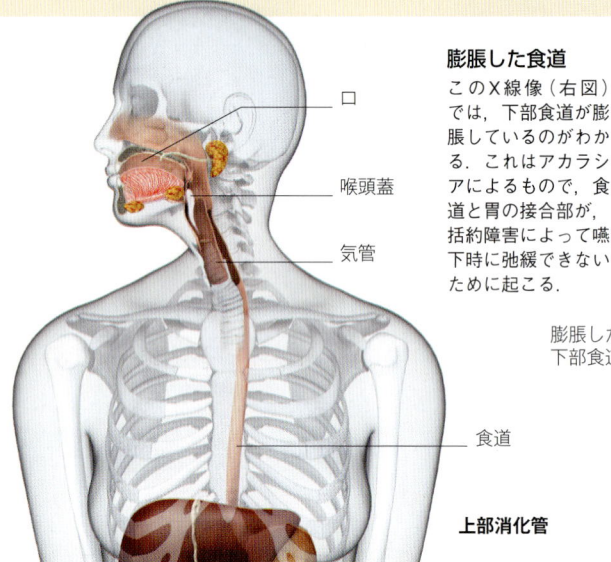

炎症を起こしている食道壁

潰瘍を生じた組織

食道炎
この内視鏡像では，胃酸の逆流による食道壁の炎症と出血が観察できる．

膨脹した食道
このX線像（右図）では，下部食道が膨脹しているのがわかる．これはアカラシアによるもので，食道と胃の接合部が，括約障害によって嚥下時に弛緩できないために起こる．

口
喉頭蓋
気管
食道

膨脹した下部食道

上部消化管

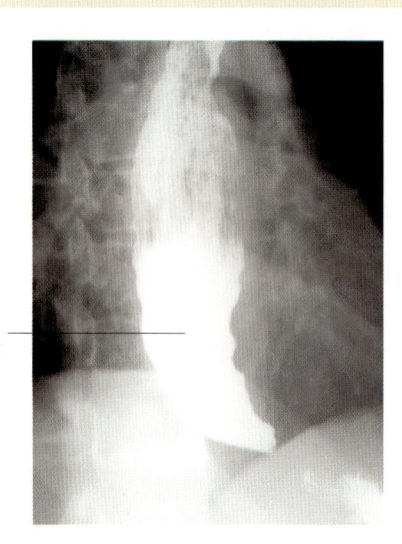

アカラシア

食道の筋層の機能不全によって嚥下が困難になり，食物が胃へ通過するのが遅くなったり妨げられたりする．

アカラシアは，食道下部における輪状筋層（括約筋）が嚥下時に弛緩せず，また同時に，食道の他の筋層の収縮との協調運動も順調に行われないために，食物を胃へ押し出すことができない疾患である．下部食道は次第に膨脹して，嚥下困難，心窩部の不快感や痛み，未消化の食物の逆流，特に，就寝時に横臥位になった時の嘔吐，などの症状が生じる．治療には，バルーンを入れてふくらませ，括約筋を拡張させる方法，弛緩剤の投与，下部食道の筋組織を切開する外科的手術などがある．

食道がん

食道に生じるがんは，喫煙歴と多量の飲酒歴に関連していることが多い．

初め，食道がんの症状は目立ちにくい．固形物が飲み込みにくくなり，その後，飲料も飲み込みにくくなるという症状が一般的にみられる．進展すると，食べた物を嘔吐したり，それが誤って肺に入って咳き込んだりといった症状が現れる．最終的に，食道がんが食道の壁を越えて隣接臓器へ広がることがある．治療としては，腫瘍の切除や，食道に嚥下を助けるための管を入れるなどの外科的処置がある．

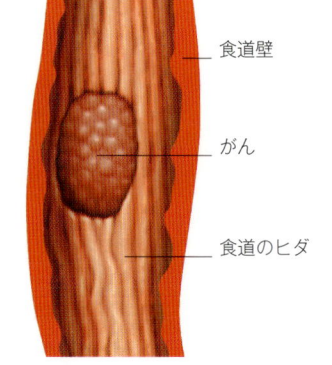

食道壁
がん
食道のヒダ

食道の腫瘍
食道にできた腫瘍が，食物の通路を物理的に狭めたりふさいだりする．腫瘍は内視鏡やバリウムX線造影検査によって発見できる．

食中毒

汚染された飲食物の摂取によって，下痢，嘔吐，腹痛をきたすことがある．

海外旅行中などに，食中毒に苦しんだ経験のある人は多いだろう．汚染された食物であっても味に変化のないこともあり，摂取してから数時間から数日後に，症状が出現する．たいていは症状が現れても軽くすみ，数日で治る．しかし，時にはサルモネラ菌などによる重篤な感染症が起こることがあり，その場合は抗生物質や補液などの治療を要する．食物の準備や貯蔵，調理に十分に注意を払うことで，食中毒を予防できる．

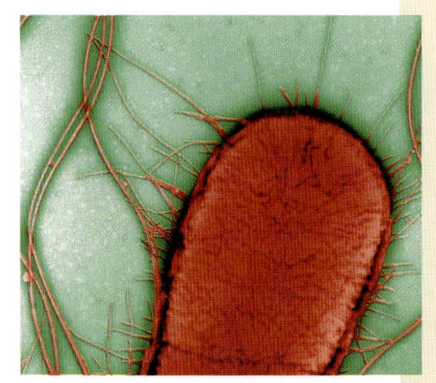

大腸菌
大腸菌が肉や水などの飲食物を汚染すると食中毒を引き起こす．大腸菌感染症は，小さな子どもの場合には特に重篤になりうる．

胃炎

胃壁の炎症は胃炎と呼ばれ，胃痛，悪心，嘔吐を引き起こす．

突然発症する急性胃炎は，暴飲暴食，特に過度の飲酒によって生じたり，またアスピリンのような薬品によって生じたりする．慢性胃炎は長期にわたって起こる胃炎で，酒やタバコ，薬品によって胃壁が繰り返し損傷されて生じる．その他の病因としてピロリ菌がある．胃炎は通常，薬物療法や病因の除去により改善する．

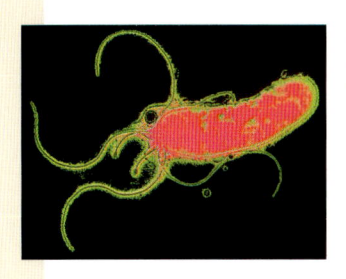

おなじみの犯人
50％以上の人が，胃壁にピロリ菌を持っている．症状がこの菌によるものならば，抗生物質によって根治することができる．

胃がん

胃壁に発生するがんは，喫煙，ピロリ菌の感染，塩分を多く含む食生活において好発する．

胃がんは50歳以上の男性が罹患しやすい．この種のがんは急速に他臓器に広がり，転移の速さは症状が現れないうちに進むほどである．症状には食後の上腹部の不快感や痛みがあり，それと同時に，悪心，嘔吐，食欲不振，体重減少なども伴う．胃壁からの出血傾向があるために貧血も認められる．早期に発見されたならば外科的手術が有効である．

消化性潰瘍

消化性潰瘍は，胃壁あるいは小腸の起始部である十二指腸壁に発生する，痛みを伴うびらん状の炎症部位をさす．

多くの消化性潰瘍にはピロリ菌が関与している．胃や十二指腸の始まり部分の粘膜は通常，強酸性消化液に対するバリア機能を果たしているが，ピロリ菌はこの粘膜壁を損傷する．その他の病因として，飲酒，喫煙，ある種の薬物，家族歴，食生活があげられる．上腹部痛の症状が一般的にみられる．十二指腸潰瘍では，上腹部痛は食前に増悪し，摂食により軽減する．胃潰瘍の場合，上腹部痛は摂食によって悪化する．

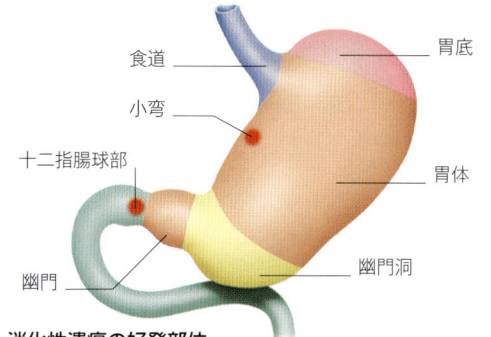

消化性潰瘍の好発部位
消化性潰瘍は，十二指腸の始まり部分（十二指腸球部）で好発する．胃では，潰瘍のほとんどが小弯に生じる．

初期の潰瘍
胃壁を覆う粘膜は，強酸に対するバリア機構を持つ．これが破壊されると，強酸や消化酵素を含む胃液が粘膜上皮と直接に接触するようになる．

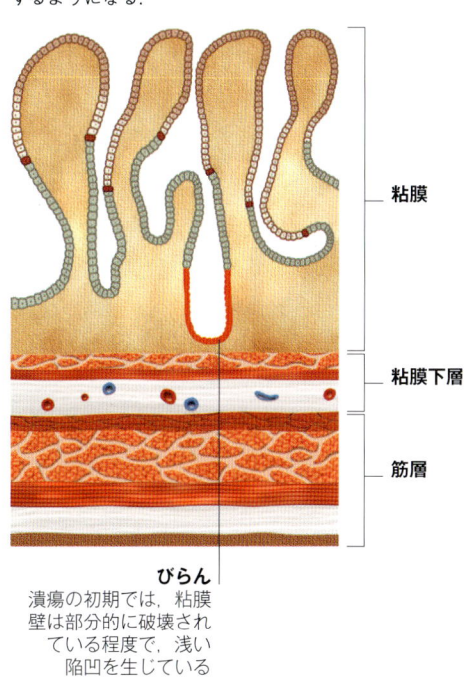

びらん
潰瘍の初期では，粘膜壁は部分的に破壊されている程度で，浅い陥凹を生じている

進行した潰瘍
真性の潰瘍は粘膜の全層と，さらには粘膜下層，筋層を侵食する．重篤になると，胃や十二指腸壁を穿孔する．

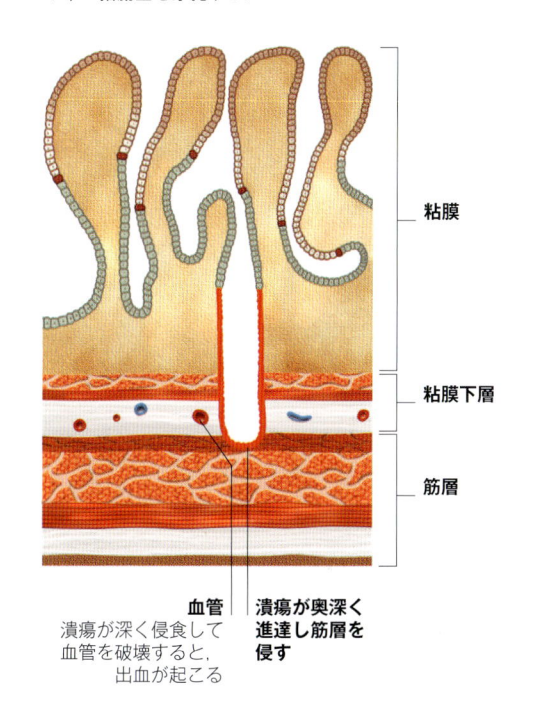

血管
潰瘍が深く侵食して血管を破壊すると，出血が起こる

潰瘍が奥深く進達し筋層を侵す

裂孔ヘルニア

食道が横隔膜を貫く部位を食道裂孔と呼び，この部分が弱くなると，胃の一部が胸腔へ突出する．

横隔膜は，腹腔と胸腔を隔てる筋の膜である．正常な状態では，胃は横隔膜の下にきっちりと収まっているが，裂孔ヘルニアでは，正常では緊張している食道裂孔を通って，胃の上部が突出する．食道裂孔は，胃酸を含む成分が下部食道へ逆流するのを防止する，食道括約部（食道下端の輪状筋層）の役割を補佐している．そのため裂孔ヘルニアでは，胃酸の逆流（前ページ参照）の症状がみられる．裂孔ヘルニアには滑脱型と傍食道型の2種類がある．滑脱型ヘルニアは通常，症状がみられず，50歳以上の人の約3分の1が罹患していると推計されている．一方，傍食道型ヘルニアはまれな疾患であるが，激痛を生じ，外科的手術が必要となる．

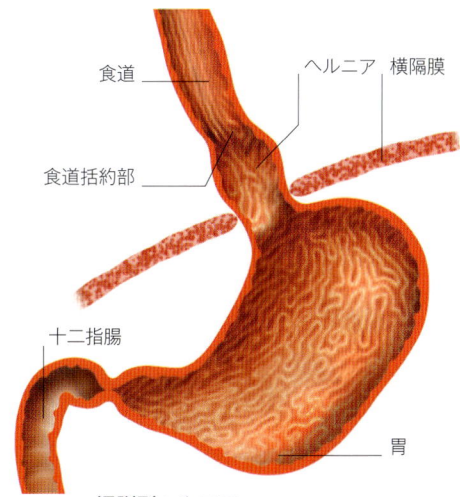

滑脱型ヘルニア
これは裂孔ヘルニアで最もよくみられるタイプであり，食道と胃の接合部が横隔膜を越え上方に滑脱している．

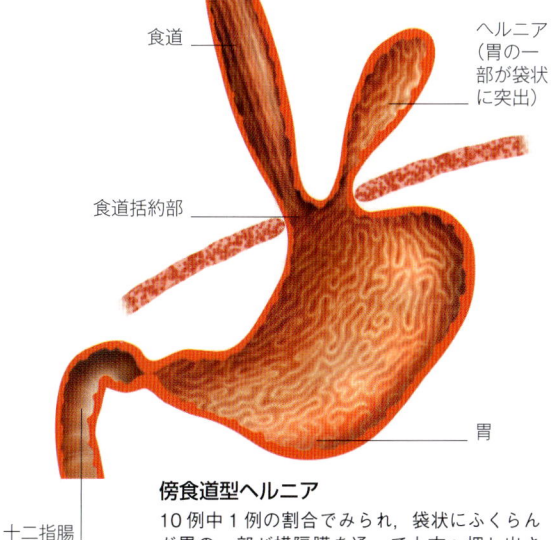

傍食道型ヘルニア
10例中1例の割合でみられ，袋状にふくらんだ胃の一部が横隔膜を通って上方へ押し出され，下部食道に隣接する．

肝臓，胆嚢，膵臓に関する疾患

肝臓，胆嚢，膵臓はどれも，食物や飲料，および薬物を消化，吸収，代謝する時に大いに活躍する臓器である．これらもその他の臓器と同様に，感染症，中毒，悪性新生物などに冒される．アルコール性肝障害や肝炎のように，これらの病気には，生活習慣に関連しているため発病を予防できるものも多い．

アルコール性肝疾患

長年にわたる過度の飲酒によって，重篤な肝臓疾患が引き起こされる．男性は女性に比べて一般的に飲酒量が多いので，統計上，アルコール性肝疾患を患いやすい傾向にある．しかし，女性は男性ほどアルコールを効果的に代謝できず，そのためアルコールの悪影響を受けやすい．アルコールに含まれる化学物質には毒性を持つものがあり，肝臓をさまざまな形で傷害し，人によってはこれらの中毒作用が肝臓がんの危険性を高める．

病気の予後

アルコールは多岐にわたる肝臓疾患を引き起こし，これは過度の飲酒を何年続けているかという飲酒歴に依存する．

長期にわたり大酒を飲む人は，ほとんど例外なく，いわゆる「脂肪肝」になっている．代謝によりアルコールが分解されると，脂肪が産生される．脂肪滴は肝細胞に蓄積され，それによって肝細胞は膨張する．脂肪肝はそれだけでは症状を呈さないが，血液検査では異常値を示すことがある．この段階で飲酒をやめれば，脂肪は肝細胞から消失し，肝臓は正常に戻る．しかし，このまま飲酒を継続すると，アルコール性肝炎が引き起こされ，肝臓が炎症状態になる．症状はさまざまで，まったく症状を示さないこともあれば，急性症状や黄疸症状を示す場合もある．アルコール性肝臓障害の最終段階は肝硬変であり，これは命にかかわる．この段階になると，肝臓移植が治療の唯一の選択肢となることもしばしばである．

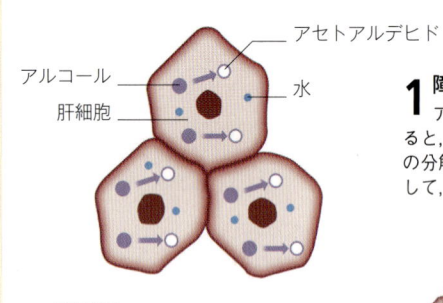

門脈圧亢進症

肝臓へ注ぐ静脈圧が上昇し，胃や食道に分布する静脈の膨張を引き起こす．

肝硬変の合併症の1つに門脈圧亢進症がある．肝臓の組織の瘢痕形成や線維化が進むと，消化管から肝臓へ血液を運ぶ大きな血管である肝門脈からの，肝臓への血流が遮断される．肝門脈内の血圧が上昇し，他の静脈へ「逆流」するので，静脈の膨張が起こる．膨張する静脈として，腹部や肛門の静脈，および食道に分布する静脈がある．膨張した静脈，すなわち静脈瘤は，食道内腔に突出し，やがて出血することがある．出血は，じわりと血液が滲出する程度にとどまる場合もあるが，たいていは大出血となり，大量の血液を吐血する．肝硬変の患者の全てが門脈圧亢進症と食道静脈瘤を合併しているわけではない．門脈圧亢進症が発症した場合には，門脈圧を減ずるための薬物療法や，静脈瘤に対して硬化剤の注入療法が行われる．

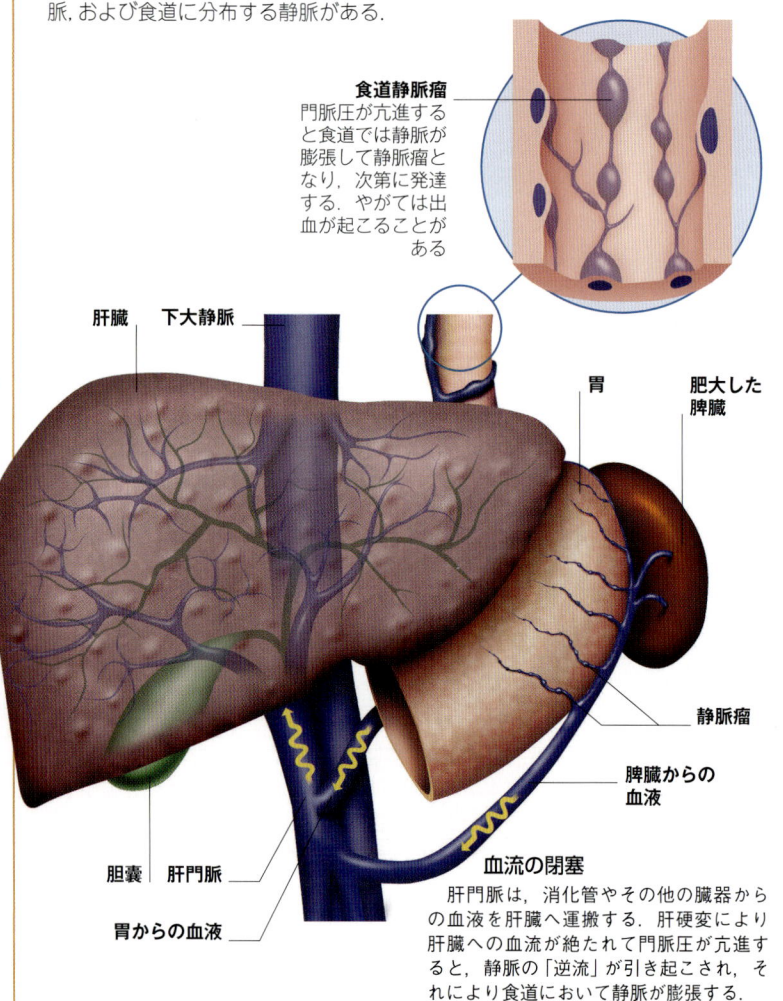

1 障害の起こり方
アルコール（エタノール）が分解されると，アセトアルデヒドが形成される．この分解産物は肝細胞内でタンパク質と結合して，障害，炎症，線維化を引き起こす．

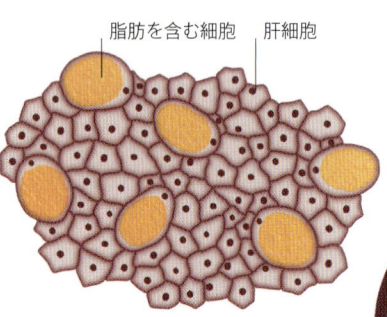

2 脂肪肝
アルコール代謝の副産物の1つに脂肪がある．大酒飲みの人では，肝細胞が脂肪滴によって膨張し，肝臓の断面を見ると黄色または白色の斑点が明瞭に観察できる．飲酒をやめれば症状は改善され，健常な状態に戻る．

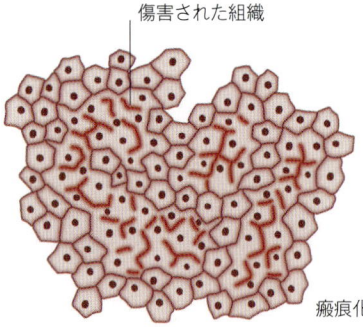

3 アルコール性肝炎
過度の飲酒が長期間続くと，脂肪肝は肝炎へと進展する．肝臓は炎症状態となり，白血球が浸潤する．肝細胞は甚大な傷害を受けて壊死する．

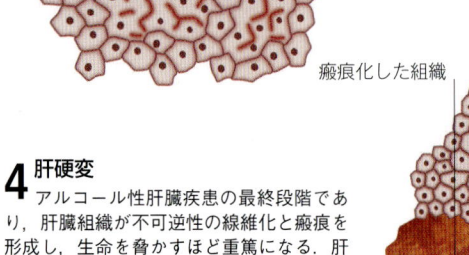

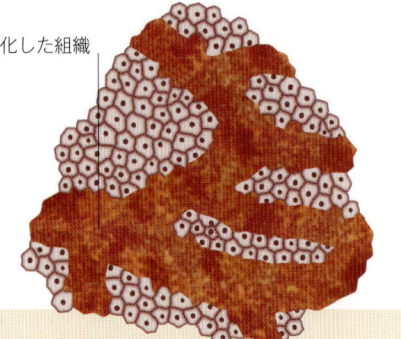

4 肝硬変
アルコール性肝臓疾患の最終段階であり，肝臓組織が不可逆性の線維化と瘢痕を形成し，生命を脅かすほど重篤になる．肝細胞が不可逆的に傷害され，肝臓は正常に機能しなくなる．

食道静脈瘤
門脈圧が亢進すると食道では静脈が膨張して静脈瘤となり，次第に発達する．やがては出血が起こることがある

血流の閉塞
肝門脈は，消化管やその他の臓器からの血液を肝臓へ運搬する．肝硬変により肝臓への血流が絶たれて門脈圧が亢進すると，静脈の「逆流」が引き起こされ，それにより食道において静脈が膨張する．

肝炎

肝炎は肝臓の炎症で，多種類のウイルスによって引き起こされる．

ウイルス性肝炎には，突然発症する急性肝炎と長期にわたる慢性肝炎がある．急性肝炎はたいてい数週間で治るが，慢性型へ進展することもある．最も頻発するのはA型肝炎で，汚染された食物や飲料水の摂取で引き起こされる．B型肝炎はおもに感染した血液を媒介にして広がるが，ウイルスは精液中にもみられ，性交によっても感染しうる．C型肝炎ウイルスも血液を介して感染し，これまで多くの人が輸血によって感染した．静注薬物の使用によって罹患する場合がほとんどであり，症状は，軽くすむものから黄疸や肝不全にいたるまでさまざまである．

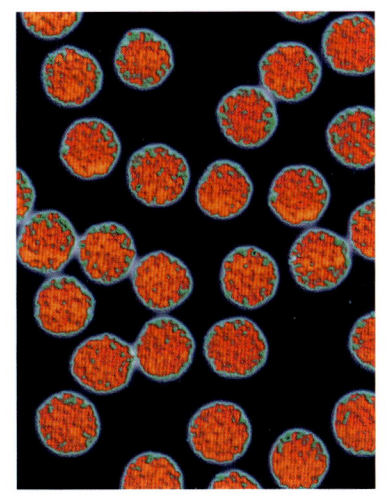

肝炎
この図は20万倍に拡大した球形のB型肝炎ウイルスを示す．このウイルスは急性肝炎の病因の1つである．

肝膿瘍

肝臓の組織内に膿で充満した洞が生じて起こるまれな疾患であり，腹部の炎症が波及して引き起こされることが多い．

肝膿瘍は，身体の他の領域におけるアメーバや細菌感染が血液を介して波及して生じる．感染原巣はさまざまだが，虫垂や胆嚢の炎症の可能性が高い．しかし病因は不明のことが多い．ほとんど無症状で，数週間にわたって膿瘍が検出されないこともある．その一方で，激痛，嘔吐，体重減少，高熱などをきたす場合もある．通常，治療では，大型の針を用いた膿の排出が行われる．細菌が検出されたらすぐに抗生物質の投与を行う．

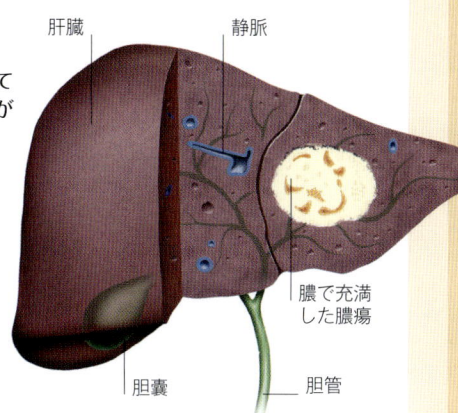

感染性膿瘍
この種のまれな膿瘍は，単発もしくは群発する．通常，身体の他の領域に生じた感染の後，それが血液を介して肝臓へ波及して起こる．膿は針と注射筒を用いて排出するのが効果的である．

胆石症

胆汁からできた小さな硬い塊が胆嚢に生じる．これらの結石が動いたり，胆嚢に隣り合う胆嚢管にはまり込んだりすると，痛みを生じる．

先進国では，胆嚢結石の主成分は脂質の一種であるコレステロールである．コレステロールは肝臓内で合成され，胆嚢において胆汁の成分の1つとして貯留される．胆汁の正常な「混合」成分が変化してコレステロールの割合が高まると，胆嚢結石が形成される．女性に頻発し，30歳前の発症はまれである．胆嚢結石があっても普通は無症状で，結石が胆嚢を離れて胆道系に嵌頓した時のみ症状が出現する．おもな症状は痛みで，その程度はさまざまであり，また脂肪分の多い食事の後には消化を助けるために胆汁が胆嚢から分泌されるので，痛みが増大することが多い．胆嚢結石の症状が発現した場合，通常は胆嚢切除の外科的処置がほどこされる．

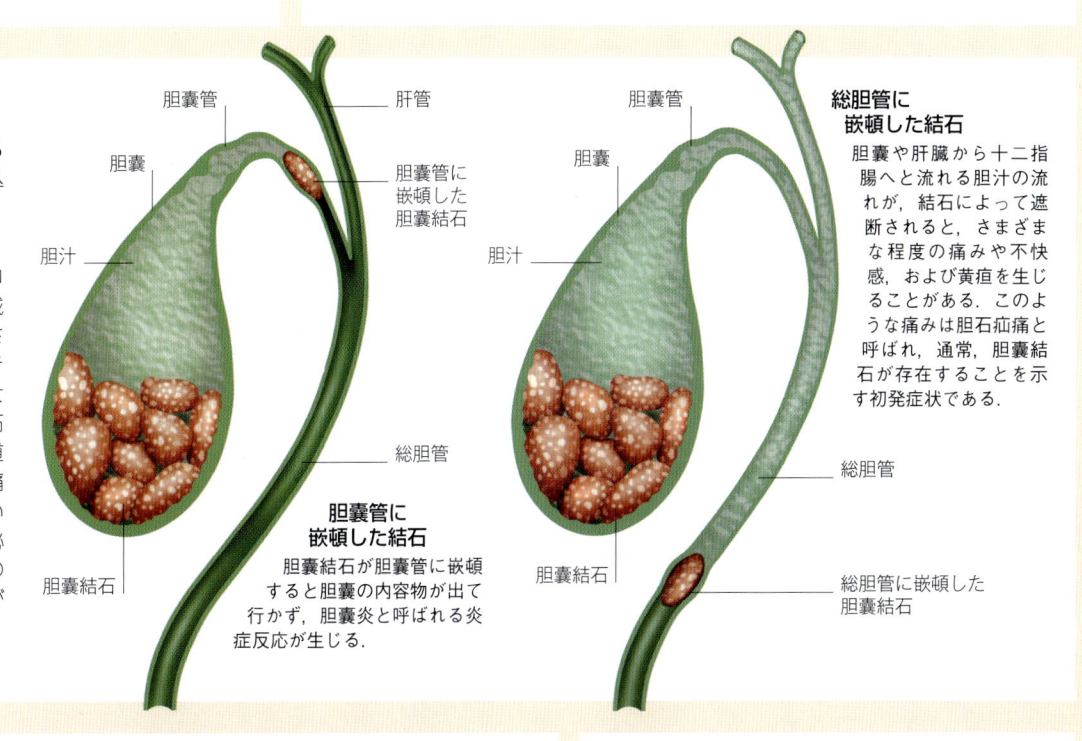

胆嚢管に嵌頓した結石
胆嚢結石が胆嚢管に嵌頓すると胆嚢の内容物が出て行かず，胆嚢炎と呼ばれる炎症反応が生じる．

総胆管に嵌頓した結石
胆嚢や肝臓から十二指腸へと流れる胆汁の流れが，結石によって遮断されると，さまざまな程度の痛みや不快感，および黄疸を生じることがある．このような痛みは胆石疝痛と呼ばれ，通常，胆嚢結石が存在することを示す初発症状である．

膵臓のがん

増加しつつある悪性新生物で，喫煙と関連することが多い．

膵臓の腫瘍は，膵体および尾部に発生するものと，膵頭部に発生するものとに区分される．膵頭部のがんは胆汁の流れを遮断するため黄疸症状をきたしやすく，一方，膵体部や膵尾部のがんでは通常，上腹部痛を生じる．これらは喫煙者に好発し，男性によくみられる．膵臓がんは予後が悪く，対症療法が主体となる．

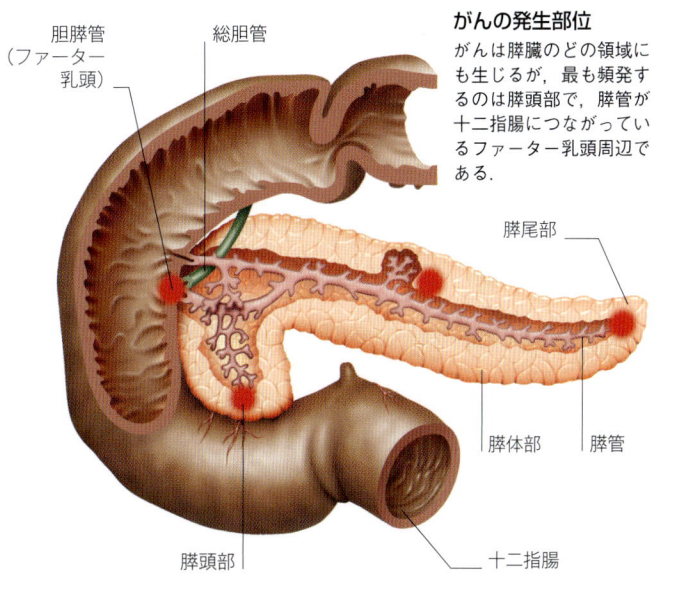

がんの発生部位
がんは膵臓のどの領域にも生じるが，最も頻発するのは膵頭部で，膵管が十二指腸につながっているファーター乳頭周辺である．

膵炎

膵臓の重篤な炎症で，過度の飲酒や胆嚢結石によって引き起こされる．

膵炎には急性のものと慢性のものがある．どちらも，膵臓みずからが十二指腸内の食物を消化するために合成した消化酵素によって，炎症が引き起こされる．この消化酵素は，膵臓内にあるうちに活性化され，組織を消化し始める．急性膵炎の原因は数多くあるが，最もよくあるものには，胆石，アルコール，ある種の薬物，おたふくかぜなどの感染症等があげられる．慢性膵炎には，通常，長期の飲酒習慣が関与する．急性膵炎も慢性膵炎も主症状は痛みである．痛みは急性膵炎で特に激しく，悪心と嘔吐を伴うこともある．

下部消化管の疾患

下部消化管，すなわち結腸，直腸，肛門の感染症は，最もよくみられる消化管の疾患としてあげられる．開発途上国においては，下部消化管の感染症が主な死因となっているが，先進国においてはそのようなことはめったにない．がんや腸炎など，感染症以外の疾患も，世界中で健康問題を引き起こしている．

過敏性大腸炎

腹痛，便秘，下痢を繰り返す疾患で，5人に1人の割合で存在する．

過敏性大腸炎は，消化管疾患として最も多いものの1つである．おもに20代から30代にかけての年齢でみられ，女性では男性の2倍の頻度である．正確な病因は不明だが，消化管の異常な筋運動によると考えられている．過敏性大腸炎を引き起こす要因には，胃腸炎や，カフェイン，アルコール，高脂肪食品，人工甘味料などの特定の物質に対する感受性などがある可能性がある．また，過敏性大腸炎にかかりやすい家系が存在することから，遺伝的な体質も関係していると考えられる．過敏性大腸炎の症状として，下痢，便秘，腹痛，そして特に，膨満感と腸内のガスの増加があげられる．これらの症状は，不安感や落ち込み，ストレスなどにより悪化することがある．腹痛は左下腹部に頻発し，放屁や排便によって軽減される．過敏性大腸炎は一般的に長期にわたる疾患であるが，症状は断続的で，めったに深刻なものにはならない．

炎症性の大腸疾患

これには類似した症状を呈する2つの疾患，潰瘍性大腸炎とクローン病がある．

これら2つの疾患は，ともに消化管における重度の炎症を伴う．みずからの消化管組織を冒す自己免疫系障害が，基礎疾患として存在している可能性もある．また潰瘍性大腸炎もクローン病も，家族性疾患として生じる傾向もある．しかし，詳細な病因については不明のままである．たいていは長期にわたり，15歳から30歳の間に発病する．両疾患に共通する症状は，腹痛，下痢，食欲不振，発熱，消化管の出血，体重減少である．治療には，下痢止め剤や抗炎症剤の服用が行われ，また，特にクローン病に対しては外科的療法も行われる．外科的治療として結腸切除術が施されるが，これは大腸の最も炎症が激しい部分を除去する処置である．

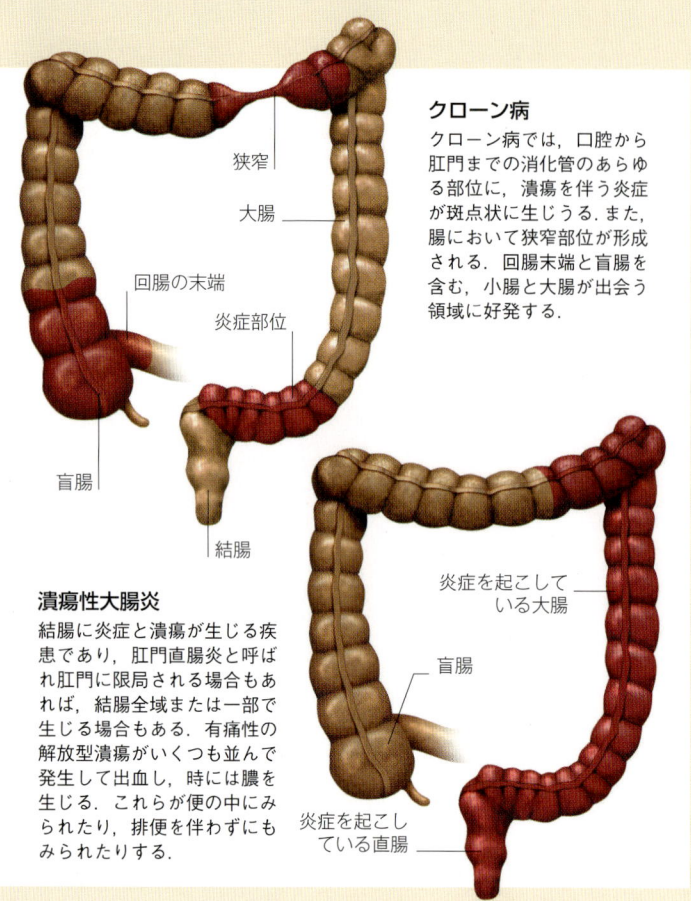

クローン病

クローン病では，口腔から肛門までの消化管のあらゆる部位に，潰瘍を伴う炎症が斑点状に生じうる．また，腸において狭窄部位が形成される．回腸末端と盲腸を含む，小腸と大腸が出会う領域に好発する．

潰瘍性大腸炎

結腸に炎症と潰瘍が生じる疾患であり，肛門直腸炎と呼ばれ肛門に限局される場合もあれば，結腸全域または一部で生じる場合もある．有痛性の解放型潰瘍がいくつも並んで発生して出血し，時には膿を生じる．これらが便の中にみられたり，排便を伴わずにもみられたりする．

憩室疾患

憩室疾患では，結腸壁に袋状の突出すなわち憩室が形成される．

憩室疾患は50歳以上の人に多く，線維成分の少ない食物を長年にわたり摂取していなかったために硬い糞便を力んで排泄する人に多い．排便障害は高年齢になるにつれて増加する．憩室の好発部位は結腸の最下位にあるS状結腸だが，結腸の全域で発生しうる．多発性憩室症では，消化管壁が多数，斑点状に外方に向かって突出し，盲端状の袋，すなわち憩室を形成する．憩室を持つ人の約95％は無症状のままであるが，中には腹痛や排便習慣の不規則を訴える場合もある．憩室に炎症が生じると憩室炎となり，この場合は，激痛，発熱，便秘をきたす．過敏性大腸炎（上の項参照）の場合と同様，腹痛は左下腹部に頻発し，放屁や排便によって消失する．

1 硬い糞便

やわらかく線維成分の多い糞便は結腸を容易に通過することができるが，「食物繊維」の不足した食事をしていると，糞便は硬く，水分の少ない乾いたものになる．それを通過させるために結腸の平滑筋層が強く収縮しなければならず，結果として結腸壁に大きな圧力が加わる．

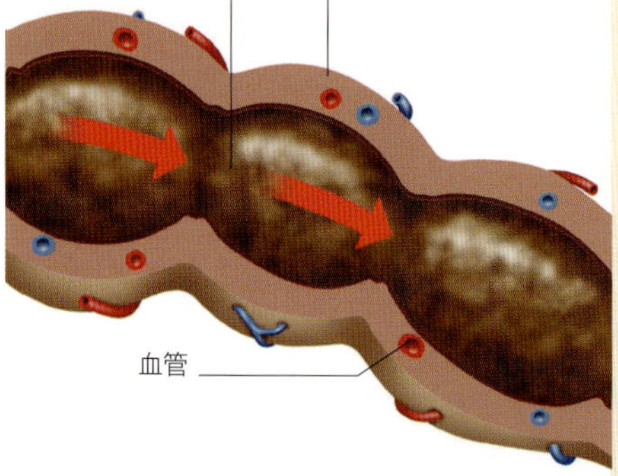

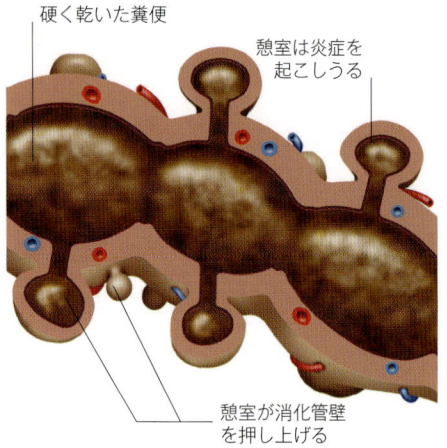

2 憩室の形成

大きな圧力が大腸壁に加わると，筋の力が弱い部分を中心に消化管壁の一部が押し上げられる．特に血管が走行する付近に好発する．えんどう豆大からぶどう粒大の大きさの憩室が形成され，憩室には細菌が繁殖しやすいため，炎症が起こりやすくなる．

虫垂炎

虫垂の炎症では，通常，上腹部か腹部中央部から始まる急性の腹痛が生じる．小児期と思春期に多発する．

虫垂炎の症状として，腹痛の他，微熱，悪心，嘔吐があり，ことによると食欲不振や頻尿も生じる．たいていの場合，炎症は急速に進むので，病院への緊急搬送が必要になる．虫垂切除術と呼ばれる虫垂の外科的除去処置が実施されることが多い．もし未処置のまま放置すると，虫垂の炎症部位が破裂して腹壁の炎症を起こし，腹膜炎や膿瘍が引き起こされる．

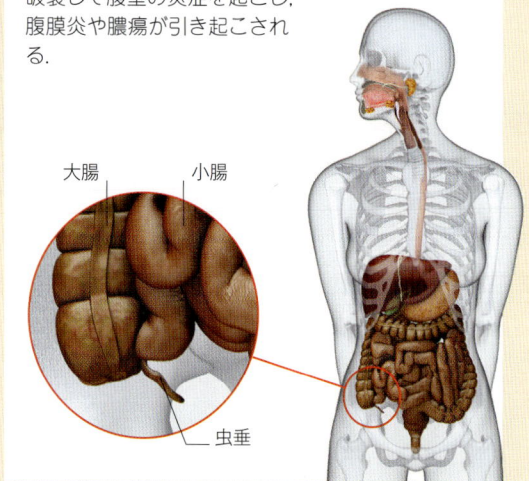

結腸・肛門がん

結腸や肛門，またはその両領域のがんは，工業国で最もよくみられるがんの1つである．家族歴や老化が危険因子となる．

消化管壁に発生する悪性腫瘍は，しばしばポリープ（右の項参照）として始まる．高脂肪・低線維質の食事，過度の飲酒，運動不足，肥満は，これらのがんが発生する可能性を高める．症状として，便通の頻度や便の硬さの変化，腹痛，食欲減退，血便，残便感がある．結腸・肛門がんは，便潜血検査や結腸の内視鏡検査などによって発見される．早期発見・早期治療がなされれば，5年以上の生存率は高い．

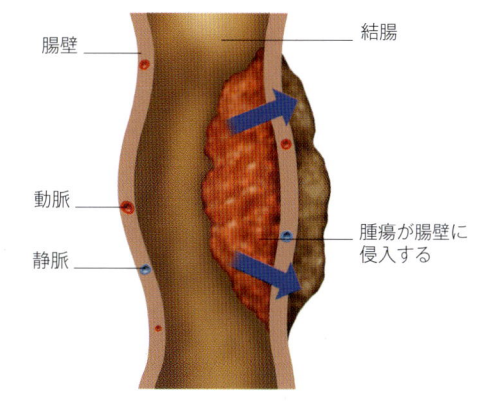

結腸の腫瘍
悪性腫瘍は長年の間に成長して腸壁へ侵入し，さらに，そこから血流を介して身体の他の部位へと転移する．

腸ポリープ

ゆっくりと成長し，通常，がん化しない．大腸の粘膜から内腔へ突出し，そのまま大腸に限局している．

腸ポリープは年齢とともに頻発するようになり，60歳以上では3人に1人の割合でかかっていると考えられる．多くの人は無症状のままであるが，ポリープにより下痢や肛門出血，場合によっては貧血が引き起こされることもある．たいていは，結腸の内視鏡術によってうまく確認して治療することができるが，結腸がん（左の項参照）の危険性が高まるので，以後の定期検査が必要となる．

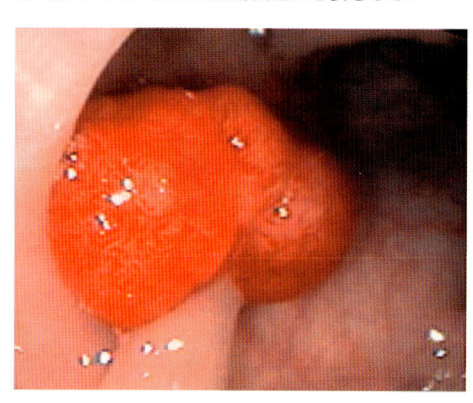

腸閉塞

腸の閉塞が起こると，腹痛，腹部膨満，排便障害や放屁の欠如，嘔吐，および時に脱水をきたす．

消化管に物理的な障害物があったり消化管壁の平滑筋層に麻痺があったりすると，摂取した食物塊の通過が妨げられる．腫瘍による圧力や，消化管の内腔を狭め物理的に妨害するクローン病のような重篤な炎症は，腸閉塞の原因となる．腸ヘルニア，腸重積（下の項参照），腸捻転も，当然ながら物理的障害となる．腸間膜の梗塞，重篤な腹膜炎，大規模な腹部手術などによって，消化管の平滑筋が収縮できなくなる場合もある．症状の改善または診断の確定のために，病院への緊急搬送が必要となる．治療には，静脈内輸液，胃からの消化管内にある溶液の吸引，場合により外科的手術などを行う．

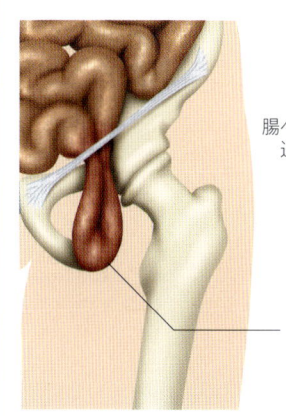

大腿ヘルニア
腸の一部が狭い大腿管に滑り込み，そこにはまってしまうことにより，腸閉塞と激痛が生じる．

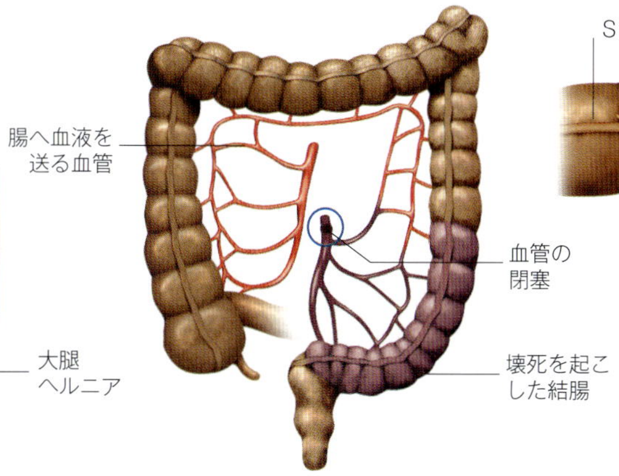

腸間膜の梗塞
腸間膜に分布する血管が遮断されると，血液の供給が停止して，その部位の腸の1区画がすぐに壊死し始める．

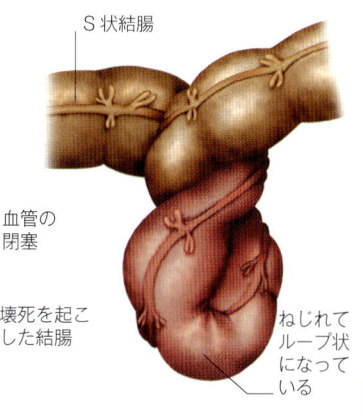

腸捻転
腸の一部がねじれて，激痛，腹部膨満，嘔吐をきたす．そのために外科的手術を要する．

痔

痔疾とも呼ばれ，静脈が怒張・充血してきた静脈瘤のことであり，直腸や肛門壁から内腔へ突出している．

痔があると，直腸や肛門部位の出血や不快感を生じる．原因としては，低線維質の食生活による便秘や，力んで排便することがあげられる．これにより直腸や肛門の静脈が怒張する．妊娠時には，胎児が次第に成育するために同様の作用がもたらされる．症状の程度は実にさまざまで，肛門の粘膜が外部へ露出して瘙痒を伴う場合もある．治療には，軟膏の外用，注入，包帯，レーザー治療，外科治療などがある．

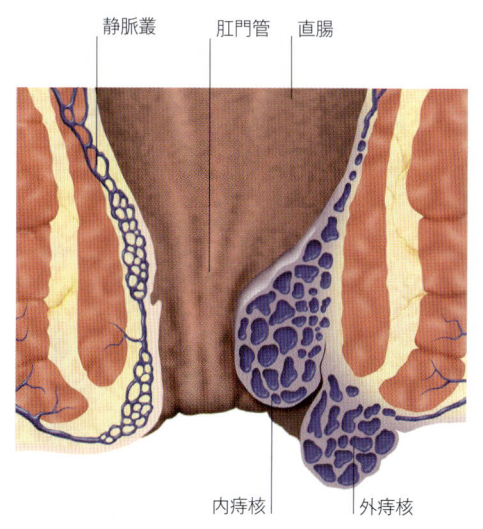

痔
図中の左側の静脈叢は正常である．右側では，静脈が怒張して内痔核と外痔核を形成している．

腸重積

乳幼児，特に2歳以下の男児に多い腸閉塞の原因として，腸重積があげられる．望遠鏡の筒を縮めるように腸の一部が重なり合い，腸の中に腸が入り込む．症状には，嘔吐，腹痛，蒼白な皮膚，腸粘膜の出血などがある．病状は急激に進行し，緊急の医療処置が必要になる．診断と腸閉塞の解除の目的を兼ねて，バリウム注腸が行われる．

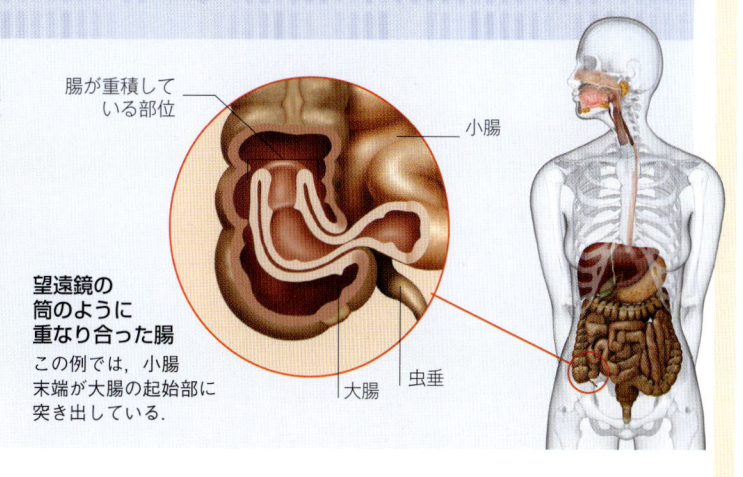

望遠鏡の筒のように重なり合った腸
この例では，小腸末端が大腸の起始部に突き出している．

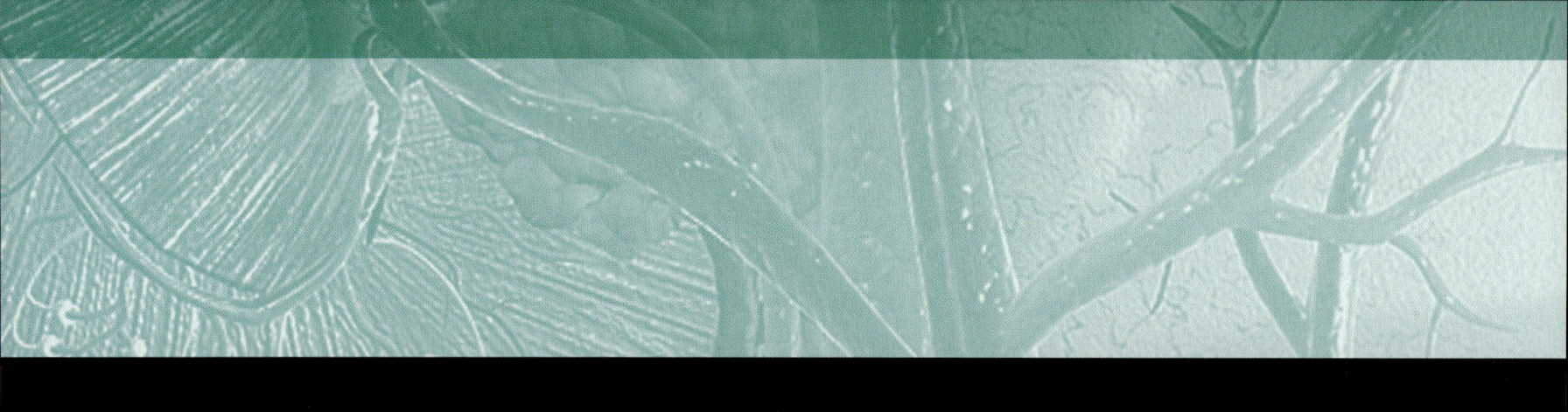

ヒトの身体を構成する無数の体細胞には数千もの代謝過程があり，数百種もの老廃物を生成している．尿路系は，血液が腎臓を通過する際に，ろ過し浄化することによってこれらの老廃物を取り除いている．腎臓のもう1つの役割である生命維持機能は，血液やリンパ液，その他の体液について，その容量，酸・塩基平衡，塩分，浸透圧，および化学的組成の調節を行う．腎臓は，正常な化学的バランスをホルモンの調節によって維持するために，尿中に放出（排泄）した物質を常に監視している．尿路系の疾患は気づかれにくいことがあるので，排尿に関する症状

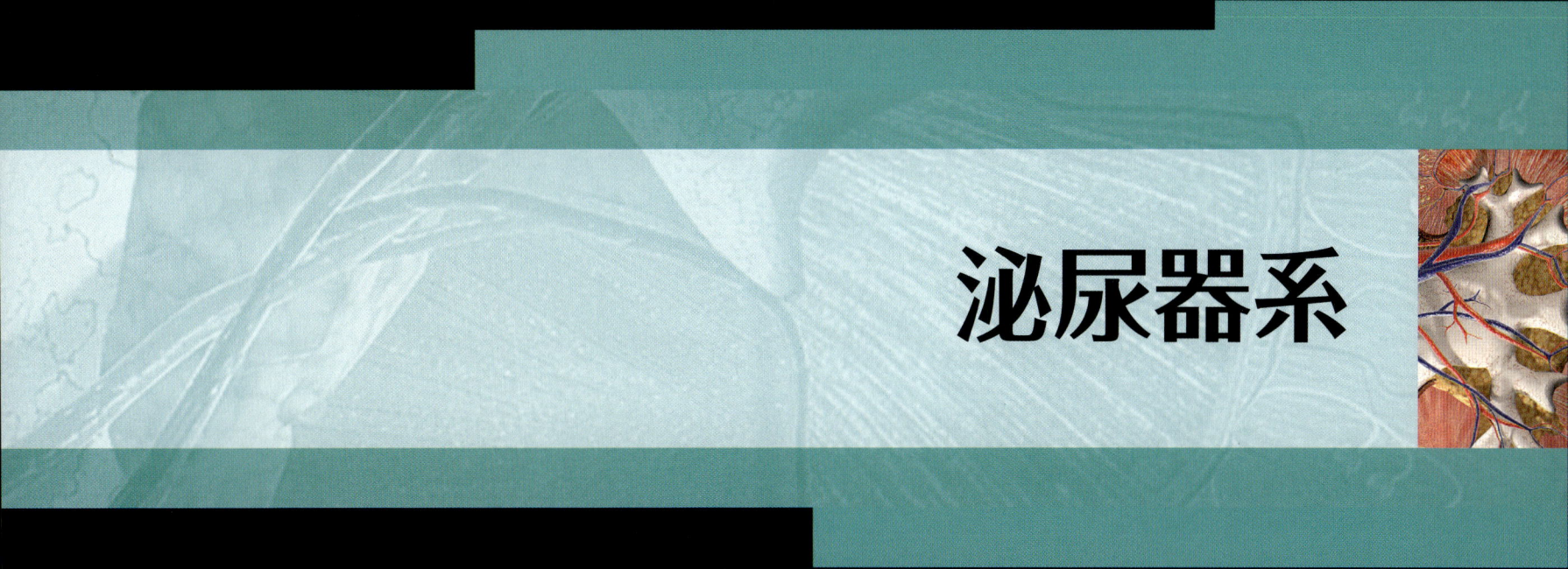

泌尿器系

泌尿器系の解剖

泌尿器系は、1対の腎臓と、1対の尿管、1つの膀胱と尿道から成り立っている。これらの臓器は、尿生成過程における血液の容積と組成の調節、体内からの老廃物の除去、過剰な水の排泄、といった一連の尿器系の機能を共同で営んでいる。

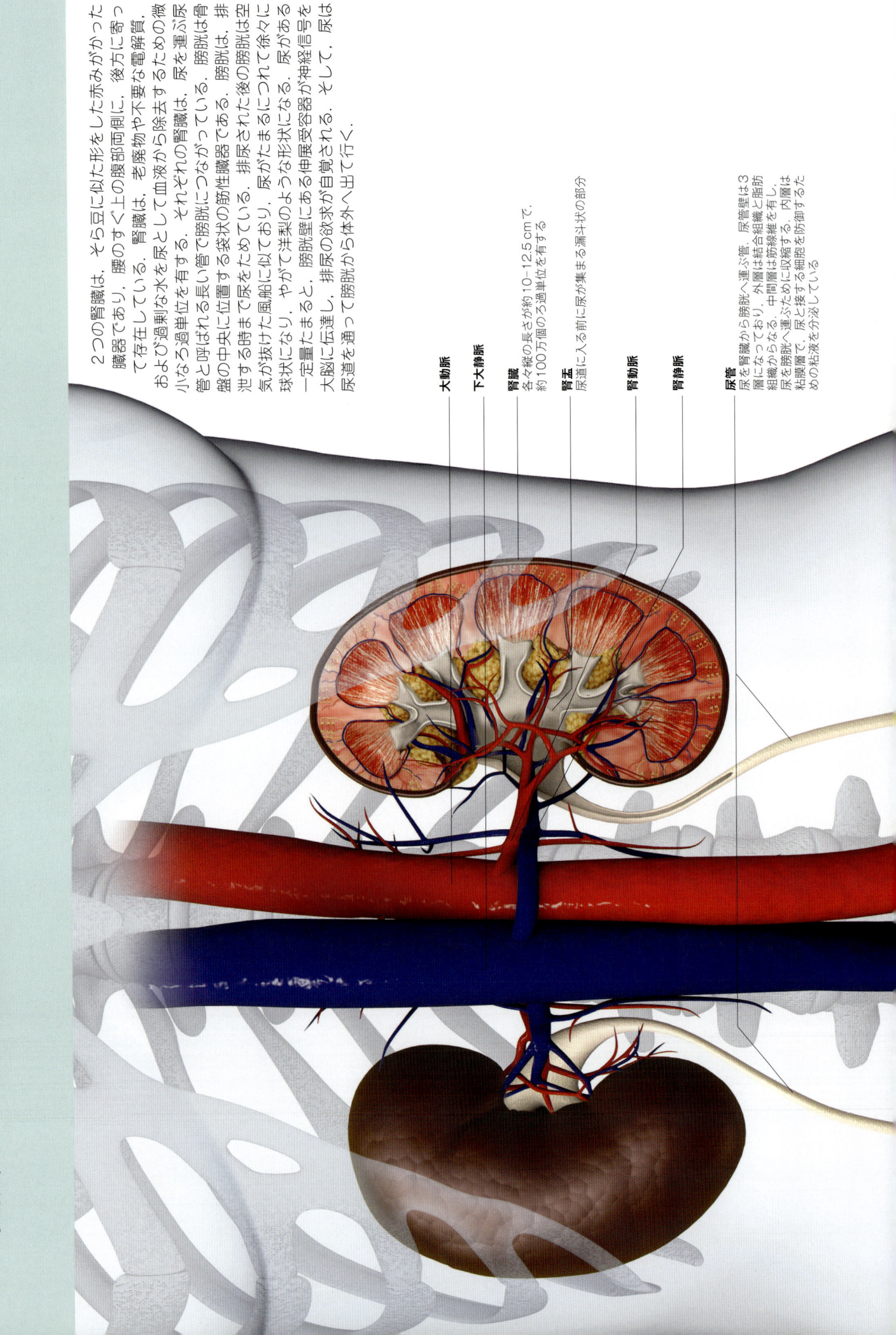

2つの腎臓は、そら豆に似た形をした赤みがかった臓器であり、腰のすぐ上の腹部両側に、後方に寄って存在している。腎臓は、老廃物や不要な電解質、および過剰な水を尿として血液から除去するための微小なろ過単位を有する。それぞれの腎臓は、尿を運ぶ尿管と呼ばれる長い管で膀胱につながっている。膀胱は骨盤の中央に位置する袋状の筋性臓器である。排尿された後の膀胱は空気が抜けた風船に似ている。尿がたまるにつれて徐々に球状になり、やがて洋梨のような形状になる。尿がある一定量にまで達し、膀胱壁にある伸展受容器が神経信号を大脳に伝達し、排尿の欲求が自覚される。そして、尿は尿道を通って膀胱から体外へ出て行く。

大動脈

下大静脈

腎臓
各々縦の長さが約10-12.5 cmで、約100万個のろ過単位を有する

腎盂
尿道に入る前に尿が集まる漏斗状の部分

腎動脈

腎静脈

尿管
尿を腎臓から膀胱へ運ぶ管。尿管壁は3層になっており、外層は結合組織と脂肪組織からなる。中間層は筋線維を有し、尿を膀胱へ運ぶために収縮する。内層は粘膜層で、尿と接する細胞を防御するための粘液を分泌している

360°展開図

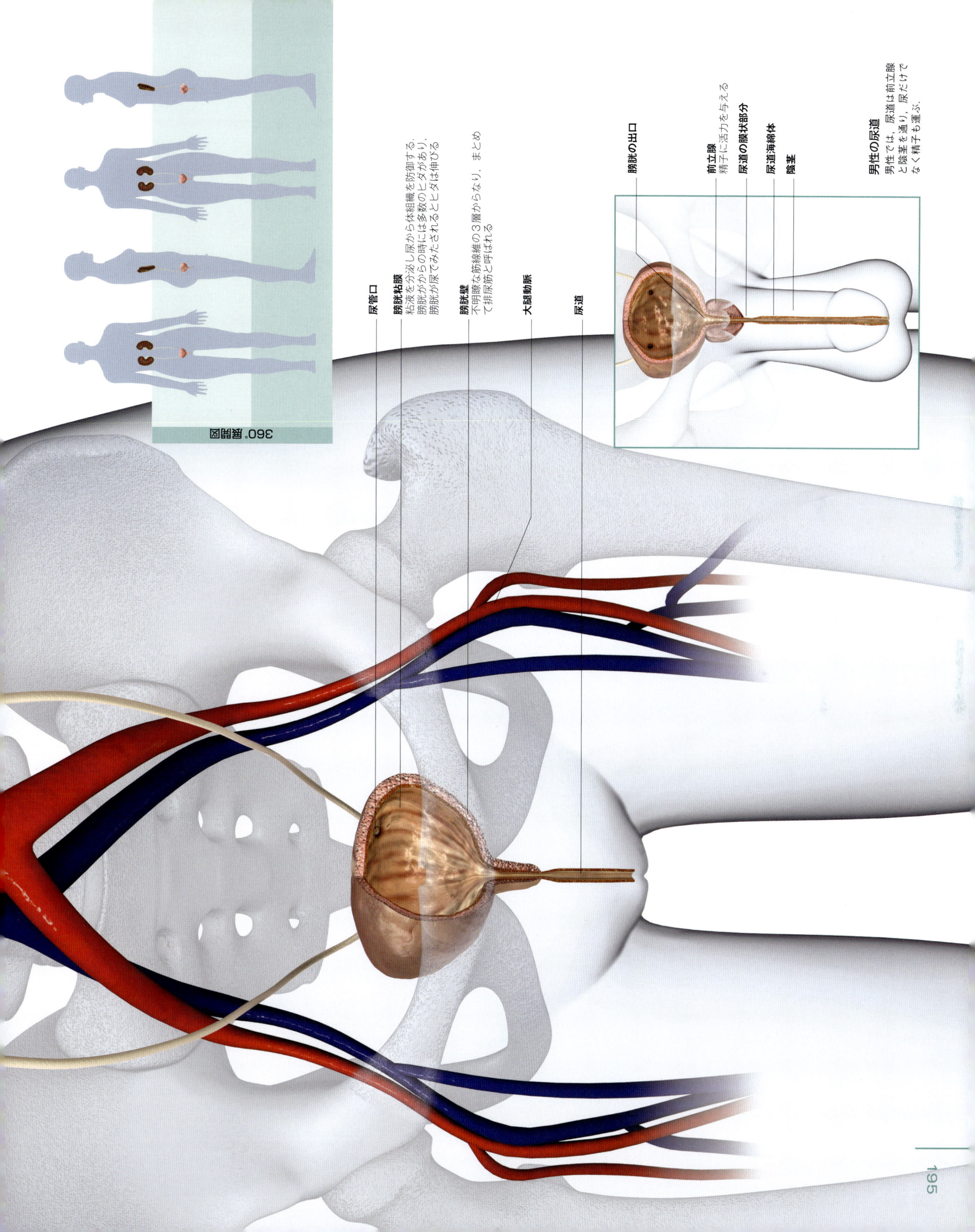

尿管口

膀胱粘膜
粘液を分泌し尿から体組織を防御する。膀胱からの時には多数のヒダがあり、膀胱が尿でみたされるとヒダは伸びる

膀胱壁
不明瞭な筋線維の3層からなり、まとめて排尿筋と呼ばれる

大腿動脈

尿道

膀胱の出口

前立腺
精子に活力を与える

尿道の膜状部分

尿道海綿体

陰茎

男性の尿道
男性では、尿道は前立腺と陰茎を通り、尿だけでなく精子も運ぶ。

腎臓の構造

腎臓は，脊椎の両側，腹腔の上後部に位置する1対の臓器である．腎臓には，血液から老廃物をろ過する機能がある．老廃物は尿として，身体にとって余分な水とともに排泄される．

腎臓の内部

それぞれの腎臓は，3層からなる外被によって保護されている．1つは腎筋膜と呼ばれる線維結合組織の固い外被，もう1つは脂肪被膜と呼ばれる脂肪層，さらに，この内層に別の線維層である腎被膜がある．腎臓の本体も3層から成り立っている．外側から，たくさんの毛細血管の集合体である糸球体とその袋（ボウマン嚢）が詰まった腎皮質，次いで毛細血管と尿を生成する尿細管を含む腎髄質，そして，尿が集まる中心部の腎盂である．糸球体とボウマン嚢，および尿細管は腎臓の100万個ある微小ろ過単位であり，ネフロンと呼ばれる．

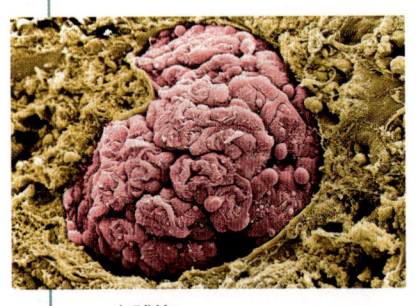

糸球体
この顕微鏡写真では，糸球体はピンク色で示されている．この絡み合った毛細血管系はネフロンの最初の部分を形成しており，ろ過液を作る．ろ過液は糸球体のまわりのカップ状をしたボウマン（糸球体）嚢に集められる．

ネフロン
ネフロンと呼ばれる微小ろ過単位は，それぞれ皮質から髄質に向かって伸びている．皮質には，糸球体，ボウマン嚢，近位および遠位尿細管，小さな集合管が存在する．髄質には主として長いヘンレループと大きな集合管がある．

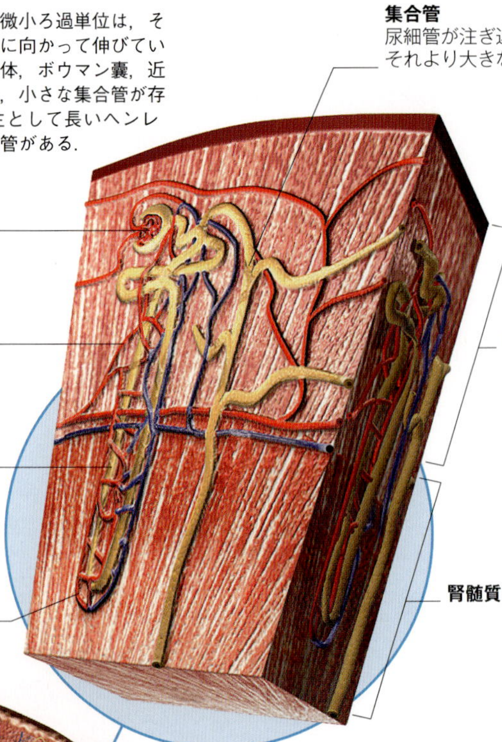

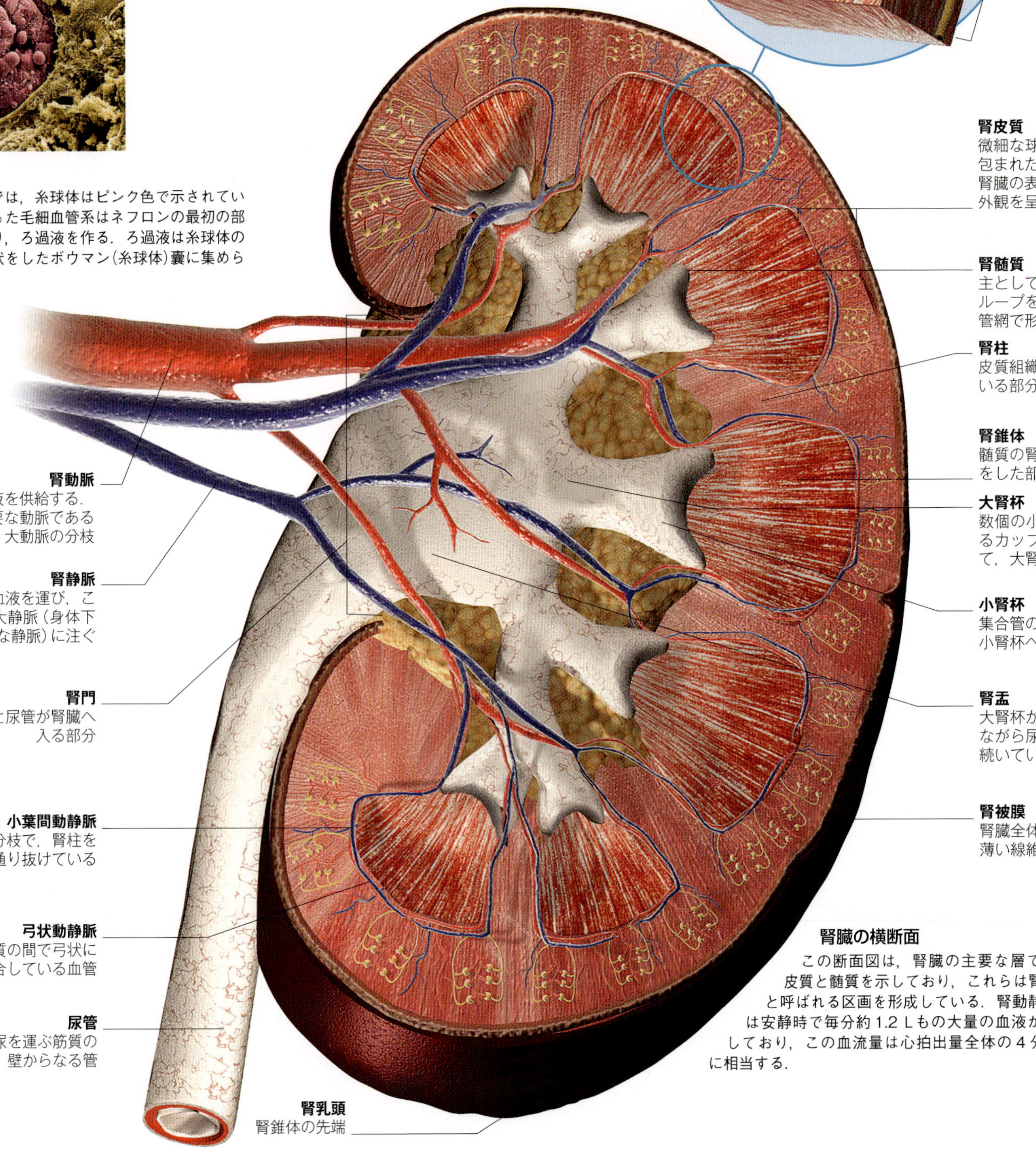

糸球体
この球形をした毛細血管の塊が，1つのネフロンの血管における始まり部分である

毛細血管
これらは糸球体から出ていき，重要な栄養物質や無機質，塩分，水を再吸収する

尿細管
長く曲がりくねったループ状の管で，ここで尿が濃縮される

ヘンレループ

集合管
尿細管が注ぎ込む，それより大きな管

腎皮質

腎髄質

腎動脈
腎臓へ血液を供給する．身体の主要な動脈である大動脈の分枝

腎静脈
浄化された血液を運び，この血液は下大静脈（身体下部の主要な静脈）に注ぐ

腎門
腎臓の血管と尿管が腎臓へ入る部分

小葉間動静脈
腎動静脈の分枝で，腎柱を通り抜けている

弓状動静脈
皮質と髄質の間で弓状に接合している血管

尿管
膀胱へと尿を運ぶ筋質の壁からなる管

腎乳頭
腎錐体の先端

腎皮質
微細な球状構造（ボウマン嚢に包まれた糸球体）が詰まった腎臓の表層部分で，顆粒状の外観を呈する

腎髄質
主として腎尿細管の長いループを取り囲む毛細血管網で形成されている

腎柱
皮質組織の腎錐体を隔てている部分

腎錐体
髄質の腎柱の間にある円錐形をした部分

大腎杯
数個の小腎杯（腎盂を形成するカップ状の空洞）が集まって，大腎杯を形成している

小腎杯
集合管の尿が腎乳頭から小腎杯へ注ぐ場所

腎盂
大腎杯が集まり，細くなりながら尿管の上部末端へ続いている漏斗状の管

腎被膜
腎臓全体を覆う白色をした薄い線維組織の被膜

腎臓の横断面
この断面図は，腎臓の主要な層である皮質と髄質を示しており，これらは腎錐体と呼ばれる区画を形成している．腎動静脈には安静時で毎分約1.2Lもの大量の血液が循環しており，この血流量は心拍出量全体の4分の1に相当する．

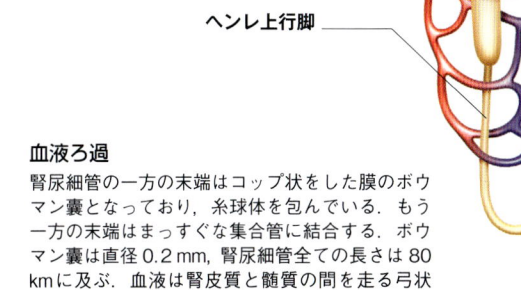

腎臓の構造／泌尿器系

輸入細動脈
糸球体へ新鮮な血液を運ぶ

小葉間動脈
弓状動脈から輸入細動脈へ血液を供給する

輸出細動脈
糸球体から尿細管周囲の毛細血管網へ血液を運ぶ

遠位曲尿細管
糸球体へ戻ってから遠位尿細管となる

弓状動脈

弓状静脈

ヘンレループ周囲の毛細血管網

ヘンレ上行脚

ヘンレ下行脚

ヘンレループ
腎髄質に位置す

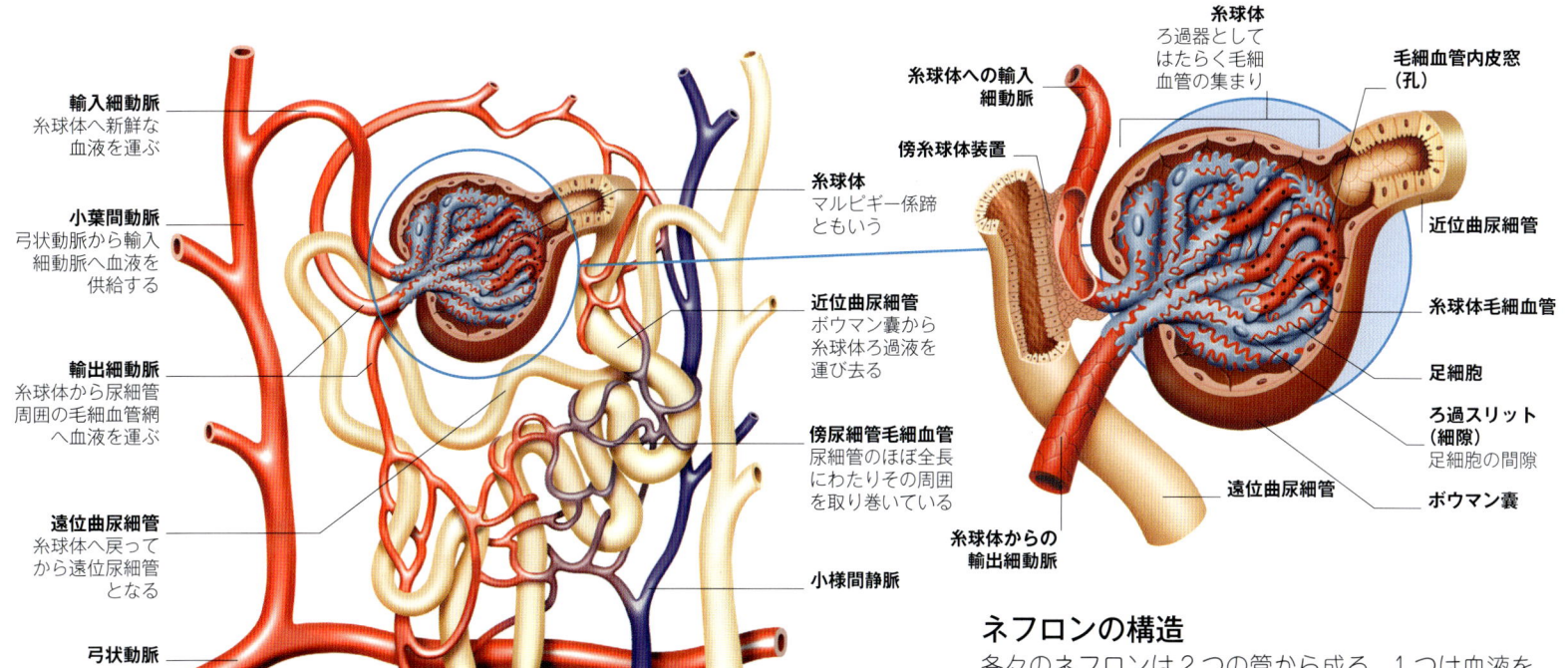

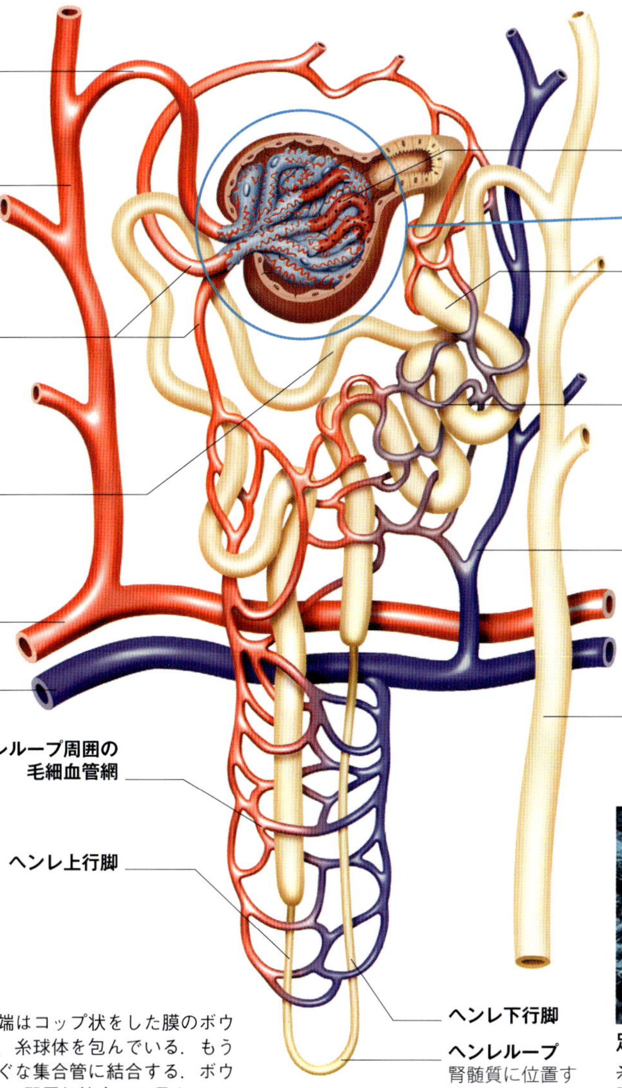

血液ろ過
腎尿細管の一方の末端はコップ状をした膜のボウマン嚢となっており，糸球体を包んでいる．もう一方の末端はまっすぐな集合管に結合する．ボウマン嚢は直径 0.2 mm，腎尿細管全ての長さは 80 km に及ぶ．血液は腎皮質と髄質の間を走る弓状動脈によって供給される．

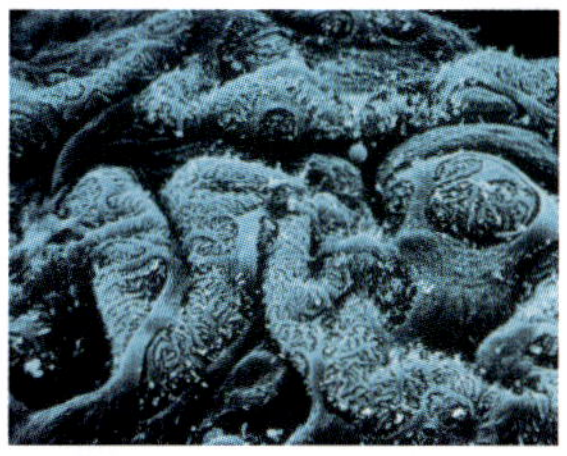

糸球体
マルピギー係蹄ともいう

近位曲尿細管
ボウマン嚢から糸球体ろ過液を運び去る

傍尿細管毛細血管
尿細管のほぼ全長にわたりその周囲を取り巻いている

小様間静脈

集合管

足細胞
糸球体表面に足枝を出している細胞で，毛細血管壁を通過する分子の大きさを制限するためのろ過スリットを持つ．

糸球体への輸入細動脈

傍糸球体装置

糸球体からの輸出細動脈

遠位曲尿細管

ボウマン嚢

糸球体
ろ過器としてはたらく毛細血管の集まり

毛細血管内皮窓（孔）

近位曲尿細管

糸球体毛細血管

足細胞

ろ過スリット（細隙）
足細胞の間隙

ネフロンの構造
各々のネフロンは 2 つの管から成る．1 つは血液を運び（血管），もう 1 つは尿を生成している．ともに腎皮質と髄質の間を屈曲して走行している．ネフロンにおいて，血管は，輸入動脈として始まり，糸球体と呼ばれる毛細血管の係蹄（けいてつ）を形成する．これは，糸球体から出て行く輸出動脈，さらに傍尿細管毛細血管へと続き，最後に腎臓から血液を送り出す静脈となる．また，腎尿細管はボウマン嚢から始まる．次いで，近位曲尿細管が腎髄質に入り込み，ヘンレループという長い U 字型を形成してから皮質に戻り，遠位曲尿細管として再び屈曲し，もっと多くの尿を集める集合管の 1 つに入る．

尿の生成
血液がネフロンを通過する際には，老廃物が血液から取り除かれるかたわら，水や人体に必要な物質が血液中に再吸収される．ろ過液は，集合管（腎杯）に到達するまでに尿となる．身体の全血漿は毎時間約 2 回ろ過されて，1 日あたり 150 L のろ過液を生じ，そのうちの 99% は再吸収されて毎日平均 1.5 L が尿になる．尿の生成は，主として脳下垂体からの抗利尿ホルモン（ADH）（バソプレッシン）などのホルモンによって調節される．

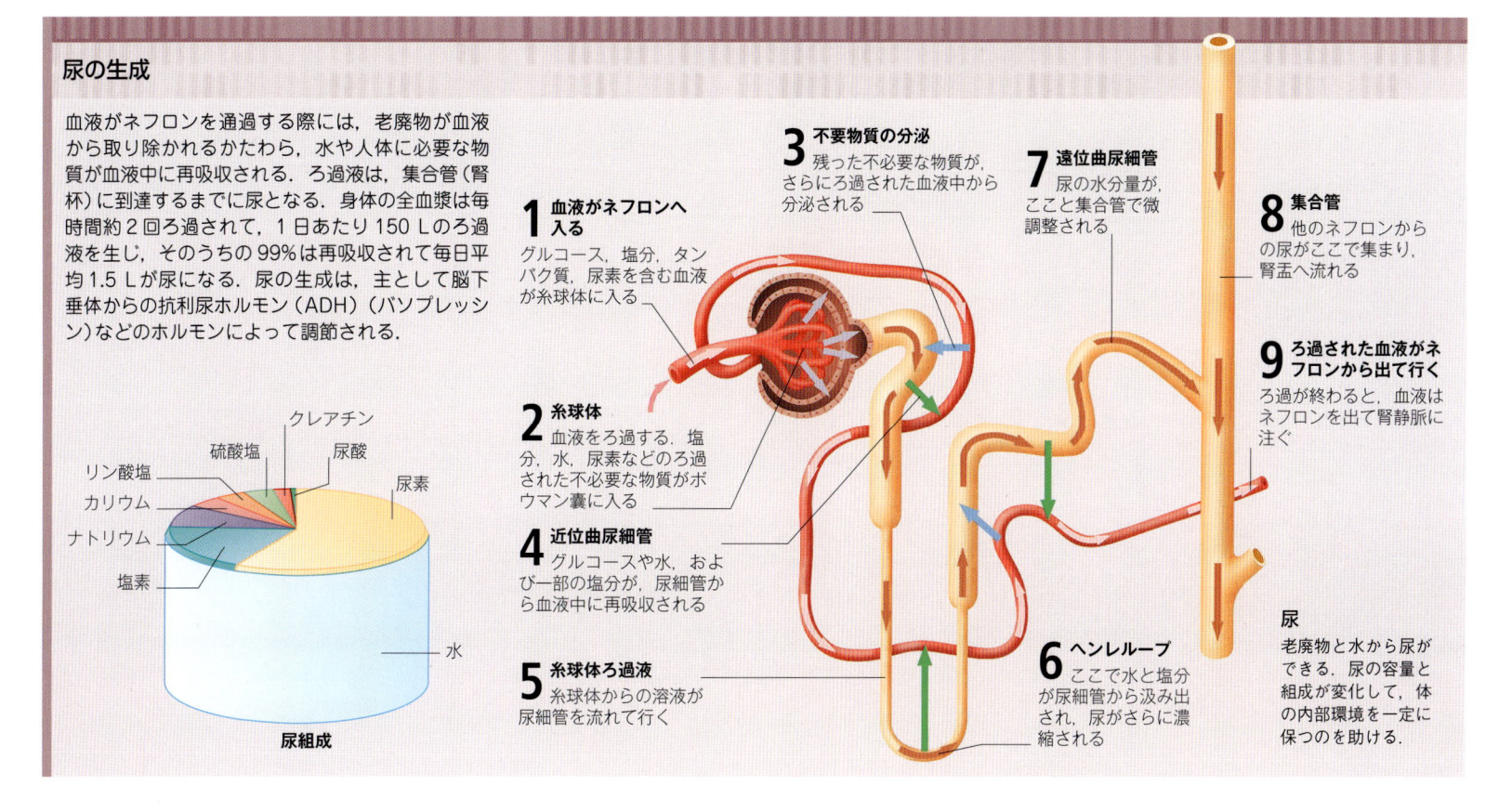

尿組成: クレアチン，硫酸塩，尿酸，リン酸塩，カリウム，ナトリウム，塩素，尿素，水

1 血液がネフロンへ入る
グルコース，塩分，タンパク質，尿素を含む血液が糸球体に入る

2 糸球体
血液をろ過する．塩分，水，尿素などのろ過された不必要な物質がボウマン嚢に入る

3 不要物質の分泌
残った不必要な物質が，さらにろ過された血液中に分泌される

4 近位曲尿細管
グルコースや水，および一部の塩分が，尿細管から血液中に再吸収される

5 糸球体ろ過液
糸球体からの溶液が尿細管を流れて行く

6 ヘンレループ
ここで水と塩分が尿細管から汲み出され，尿がさらに濃縮される

7 遠位曲尿細管
尿の水分量が，ここと集合管で微調整される

8 集合管
他のネフロンからの尿がここで集まり，腎盂へ流れる

9 ろ過された血液がネフロンから出て行く
ろ過が終わると，血液はネフロンを出て腎静脈に注ぐ

尿
老廃物と水から尿ができる．尿の容量と組成が変化して，体の内部環境を一定に保つのを助ける．

尿路障害

尿路のどこかに感染が起こると，膀胱炎などの疾患をもたらす．慢性の腎疾患の中にも感染によって引き起こされるものがある．腎不全は今や，置換的な方法，すなわち腎透析か移植によって治療可能となった．しかしながら，尿失禁のようなよくみられる症状が，今なお治りにくい．

尿路感染症

尿路の全ての臓器が，感染による影響を受けうる．通常は1つの場所に限られるが，泌尿器系全体に広がる可能性もある．

尿路を流れる尿は1方向性に動く．すなわち，腎臓から尿管を通り膀胱へと流れ，そして尿道を通り体外へ出て行く．排尿中の膀胱からの流れは速く，おびただしい量が排泄されるが，尿は長時間にわたって膀胱に停滞している．感染源が尿道から体内に入り，膀胱に広がることがあり，時には尿管を上行して腎臓まで到達する．成人女性の尿道の長さは，男性の20 cmに対して4 cmである．この短さと，その排出口が肛門に近いこと（このため肛門部分の細菌が尿道に入りやすい）から，女性は男性より尿路感染症にかかりやすい．最も一般的な尿路感染症の1つは，膀胱炎と呼ばれる膀胱の炎症である．おもな症状は排尿時の灼熱痛と頻繁に起こる尿意で，その排尿のたびにはほとんど尿が排泄されないことも多い．

膀胱炎
膀胱炎にかかった膀胱粘膜の顕微鏡写真である．細菌（黄色の棒状に観察できる）が粘膜の内面（青色）に入り込み炎症を引き起こす．粘膜は粘液（オレンジ色）を分泌しており，傷害されて血液（赤色の細胞）が漏出することにより尿がピンク色になることがある．

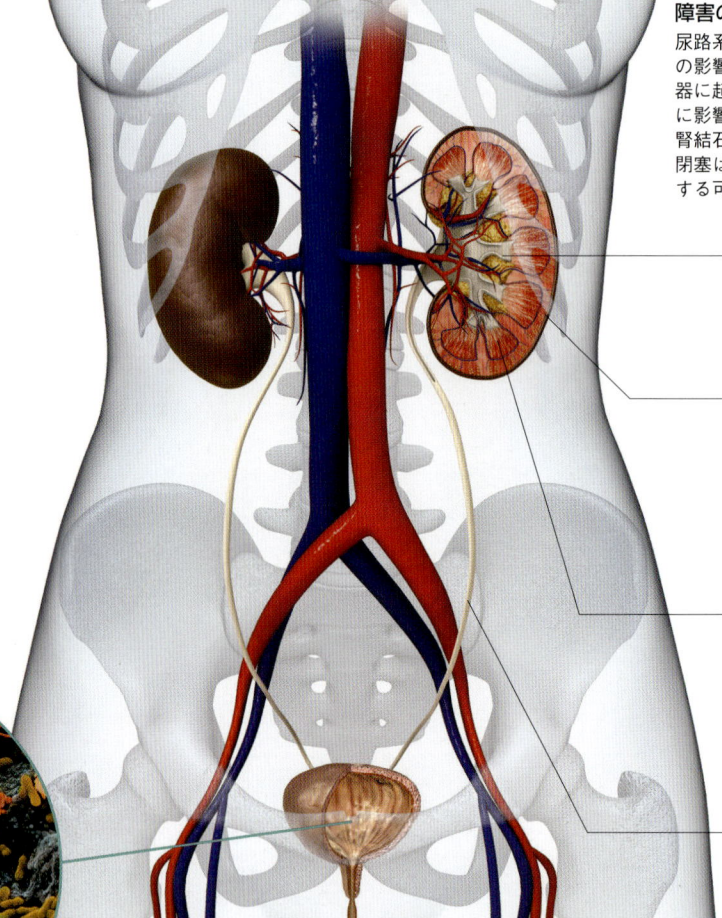

障害の部位
尿路系の臓器はそれぞれに特有な病気の影響を受けるが，同時に，1つの臓器に起こった障害がこの系の他の臓器に影響を与えることもある．例えば，腎結石は尿管を傷害するし，尿排出の閉塞は尿管内圧上昇により腎臓を傷害する可能性がある．

腎盂腎炎
腎臓の尿を集める系に生じた急性感染症

糖尿病性腎症
腎臓の毛細血管変化であり，腎不全にいたる場合がある．長期にわたる糖尿病により引き起こされる

糸球体腎炎
腎臓のろ過単位（糸球体）における炎症．自己免疫過程が関与していることが多い

逆流
尿道の閉塞により引き起こされる圧力の上昇によって，尿が尿管まで押し上げられる．小児では，尿管が過度に弛緩して起こることがある

尿失禁

尿もれの傾向，すなわち尿失禁は，通常は女性や高齢者，脳や脊髄に障害のある場合に起こる．

女性は，出産後に骨盤底筋が弱まることにより尿失禁になりやすい．尿失禁には何種類かのタイプがある．腹圧性尿失禁では，骨盤底筋の収縮力が弱って，走るなどの運動中や，咳のような腹腔内圧を上昇させる筋の活動により，少量の尿がもれる．切迫性尿失禁では，過敏性の排尿筋によって，急に排尿の欲求が生じ，膀胱が収縮して全ての尿が排出される．溢流性尿失禁では，尿道の部分閉塞や膀胱括約筋の収縮不全が尿の蓄積を起こし，尿がもれ出る．神経因性膀胱は，認知症などの神経系の障害が原因となる．膀胱機能の完全消失によるものである．

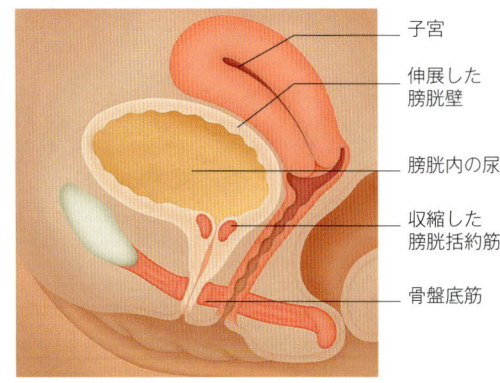

正常な膀胱
健康な膀胱が尿でみたされると，風船のようにふくらむ．膀胱括約筋と周囲の骨盤底筋が尿の出口を閉ざしている．膀胱壁の伸展受容器からの神経シグナルが脳へ伝達され，膀胱を空にする（排尿する）必要性を伝える．

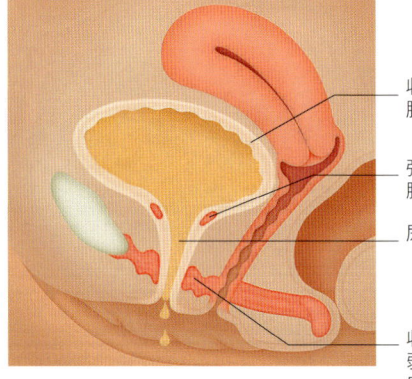

ラベル：子宮／伸展した膀胱壁／膀胱内の尿／収縮した膀胱括約筋／骨盤底筋

腹圧性尿失禁
膀胱をからにするためには，膀胱括約筋と骨盤底筋が弛緩し，膀胱壁の排尿筋が尿道に沿って尿を排出するよう収縮する．尿失禁の場合，筋が弱くなったためにここで適切な調節ができず，尿がもれ出す．

ラベル：収縮した膀胱壁／弛緩した膀胱括約筋／尿道／収縮力の弱い骨盤底筋

腎結石

尿中の濃縮された物質は腎臓内に腎結石と呼ばれる結晶沈殿物を形成する．

腎結石は，固くミネラル分の豊富な物質で，化学物質の溶液から生じるカルシウム塩などの沈殿が尿中で成長してできる．腎結石は何年もかかって形成され，いろいろな形や大きさになる．腎臓内にとどまっているうちはほとんど問題を起こさないが，尿路感染症の危険は増加する．

腎結石の検出
色素を静脈に投与すると，X線写真（腎盂造影図）で腎結石が明らかになる．この写真では，結石の濃い塊が右腎に明瞭に映っている（オレンジ色，図中左）．

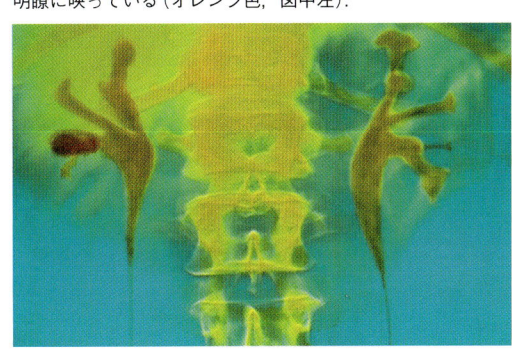

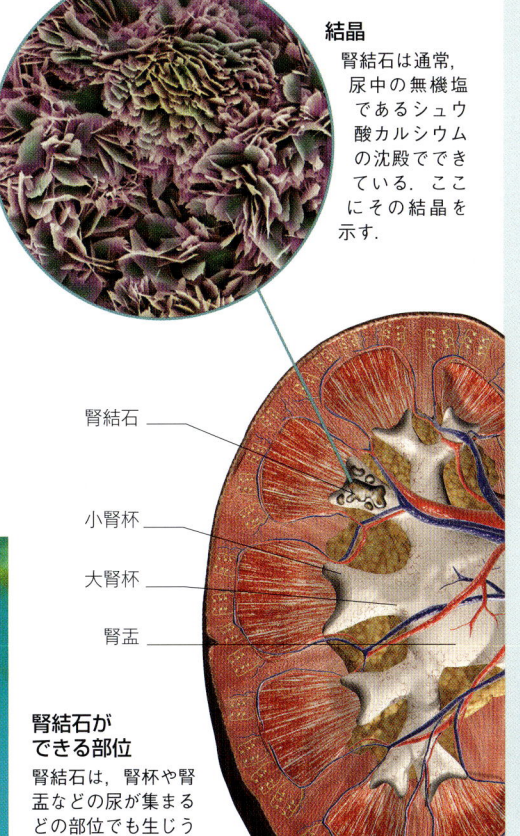

結晶
腎結石は通常，尿中の無機塩であるシュウ酸カルシウムの沈殿でできている．ここにその結晶を示す．

腎結石
小腎杯
大腎杯
腎盂

腎結石ができる部位
腎結石は，腎杯や腎盂などの尿が集まるどの部位でも生じる．

膀胱腫瘍

膀胱の腫瘍のほとんどは表層においていぼ状に成長し，乳頭腫と呼ばれる．もし治療をしないでおくと，がんになり広がることがある．

膀胱腫瘍は喫煙者に多く，また男性に多い．これが大きくなると，排尿困難，血尿（尿中への血液の混入）が引き起こされ，尿路感染症になる危険性が増加する．腫瘍が悪性化すれば，直腸などの隣接する臓器に広がったり，また身体のより遠隔部に血行転移を起こしたりする可能性がある．

膀胱腫瘍
大きな膀胱腫瘍（下図の白色部）が膀胱から尿道への尿の排出を妨害し，尿の完全な滞留を引き起こす．この場合は緊急の外科治療が必要となる．

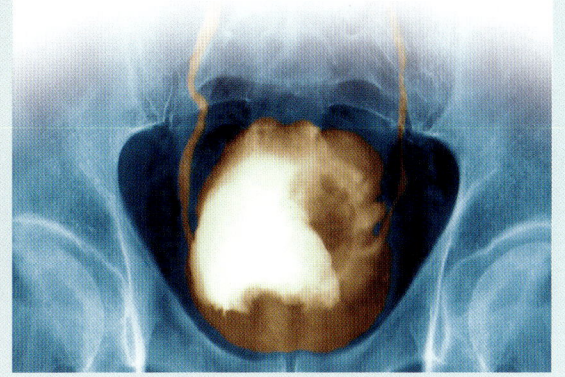

腎不全

腎臓が，血液から老廃物を取り去る，という生命維持機能を果たさなくなったものをいう．

腎不全には異なったタイプのものがあり，片側腎が冒される場合と両側腎に影響を与える場合がある．老廃物の蓄積によって症状が起こる．急性腎不全は急速に起こり，血液喪失，心臓発作，中毒，あるいは腎臓感染症などの病態によって引き起こされる．症状として，尿排泄量の減少，傾眠，頭痛，嘔気，嘔吐などがある．慢性腎不全はゆっくりと進行し，多発性腎嚢胞や長期にわたる高血圧が原因となる．症状は，頻尿，息切れ，皮膚の刺激症状，嘔気，嘔吐，筋れん縮，けいれんなどである．末期の腎不全では，腎臓は全ての機能を失い，透析か腎移植が必要となる．

多発性腎嚢胞
通常は遺伝性であり，腎臓に多くの嚢胞または液体でみたされた袋ができる．腎臓は肥大して不規則な形になり，その血液浄化作用を失う．

透析

透析とは，腎不全の患者の血液をろ過して不純物を取り除くことである．透析には2種類の方法がある．血液を体外でろ過する血液透析と，腹部の腹膜をろ過膜として使用する腹膜透析（右図参照）である．血液透析では，身体からの血液がろ過膜を有する機械を通り抜ける．ろ過膜は半透膜であり，透析液に浸されている．尿素やそれに類似した老廃物などの小さな分子は透析膜を通過するが，タンパク質のような大きな有用な分子は血液中に残る．不純物が取り除かれた血液は身体に戻され，透析液は廃棄される．透析の処置が完了するには3-4時間かかる．

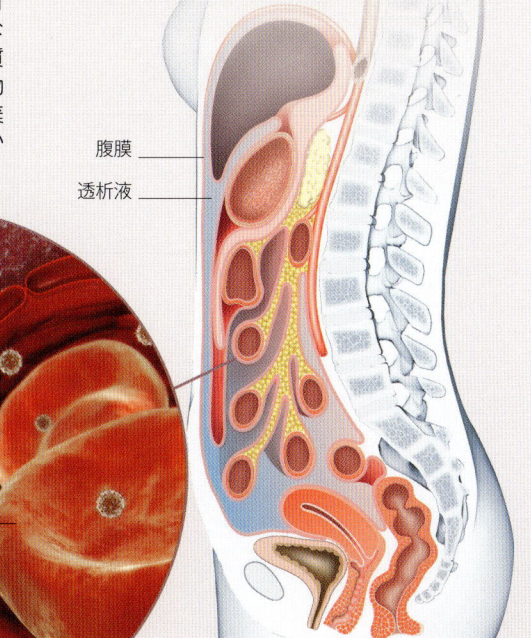

腹膜透析
腹部の腹膜がフィルターとしてはたらく．透析液を腹腔内に入れ，4-6時間後に排出する．老廃物は腹腔の毛細血管から腹膜を通って透析液へ入る．

腹膜
透析液

毛細血管壁
腹膜
赤血球
透析液
老廃物

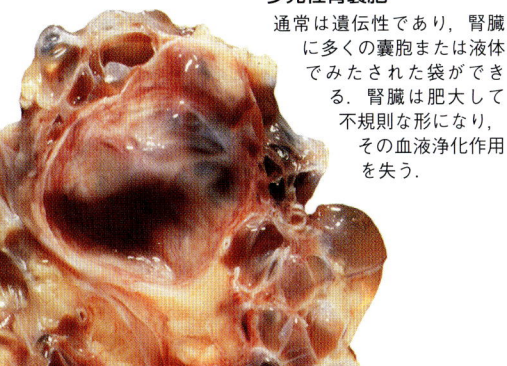

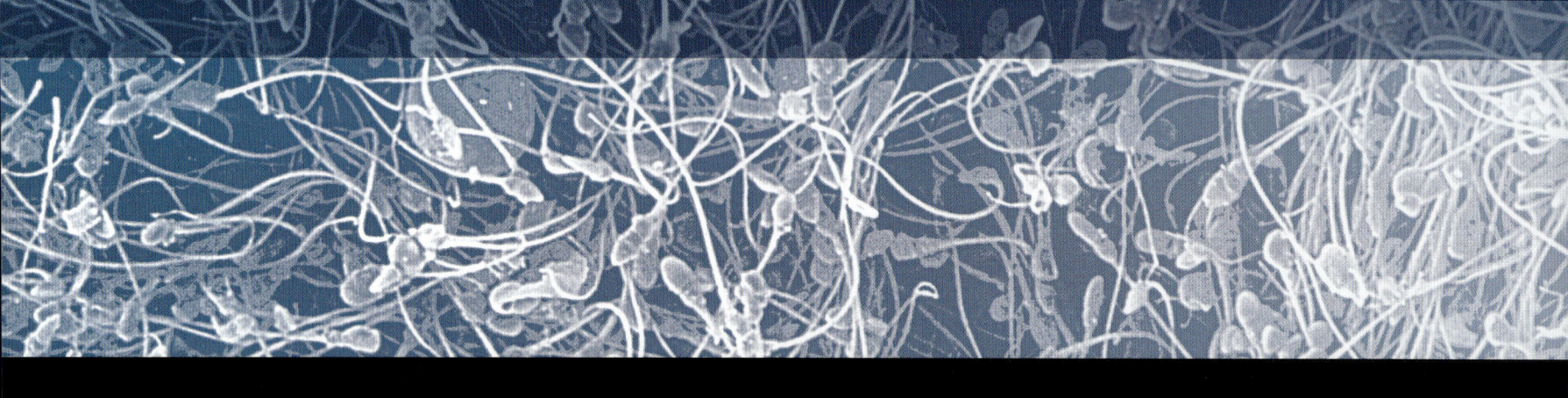

ヒトが生物である以上，人体は本質的にその複製品を作ることを最も重要な機能としているはずである．技術の進歩に伴い，本来密接なつながりがあった性と生殖の関連性が希薄になりつつある．私たちは，生殖抜きの性だけを楽しむすべを身につけると同時に，性行為抜きに生殖を行う技術さえ手に入れた．こういったことは，進歩的な社会と保守的な文化との間では常に軋轢を生んできたし，それはこれからも続いていくであろう．本章では，妊娠と生殖・遺伝の基本から，それにまつわる性行為感染症，生殖器官や乳房の悪性疾患，遺伝異常の発生メカニズムや疾患などについて述

生殖とライフサイクル

男性生殖器系

生殖器系は，人体の主要器官の1つであり，男女の差が最も大きく，唯一，思春期まで機能を持たない器官である．男性生殖器が産生する精細胞を精子と呼ぶ．女性の卵細胞の成熟が，周期的で，閉経とともになくなるのとは異なり，精子の産生は年齢に伴い徐々に減少はするものの，持続的である．

生殖器

男性生殖器とは，陰茎，精巣，貯蔵や輸送を担う管，およびいくつかの支持組織を含めたものをいう．陰嚢の中には，卵形をした2個の精巣がある．陰嚢が体壁外にあることにより，精巣を体壁内よりも3℃低い，精子産生に適した温度に保つことができる．精巣は，精子の産生と性ホルモンのテストステロンを産生する役割を持つ．それぞれの精巣から精子が精巣上体へ流入し，通過する過程で成熟していく．成熟した精子は，機能を失って再吸収されるか，射精時に付属性腺（次ページ参照）から精管と呼ばれる管に押し出されるまで，精巣上体に貯蔵される．

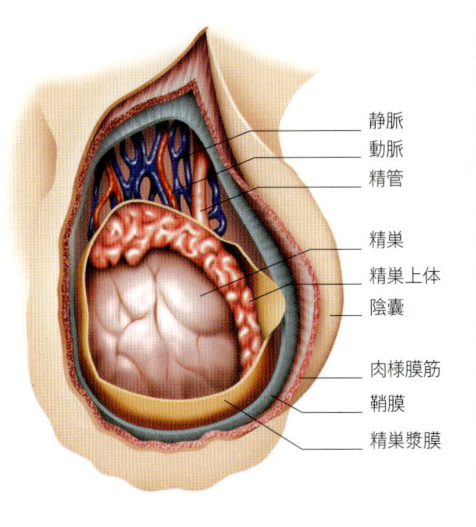

精子の通路

射精時には，筋の収縮により精巣上体から精管へ精子が押し出される．精管は精索の中を通り，前立腺内で射精管となる．左右の射精管は前立腺内で尿道とつながっている．男性において尿道は，膀胱からの尿の輸送と，精巣からの精子の輸送という，2つの役割を持つ管なのである．射精時には，尿道内圧が上昇するため膀胱底部の括約筋が閉まる．

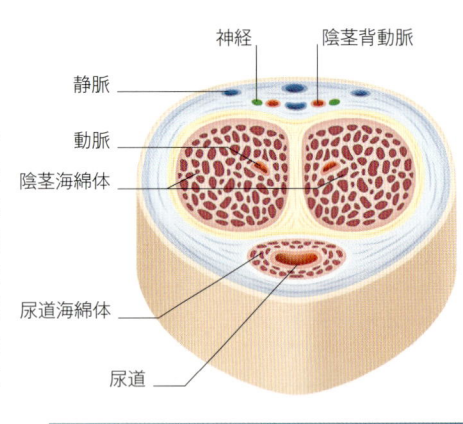

陰茎勃起

性的に興奮すると，陰茎海綿体と尿道海綿体に多量の動脈血が流入する．それにより陰茎内に血液が貯留するので，陰茎は硬くなり勃起する．

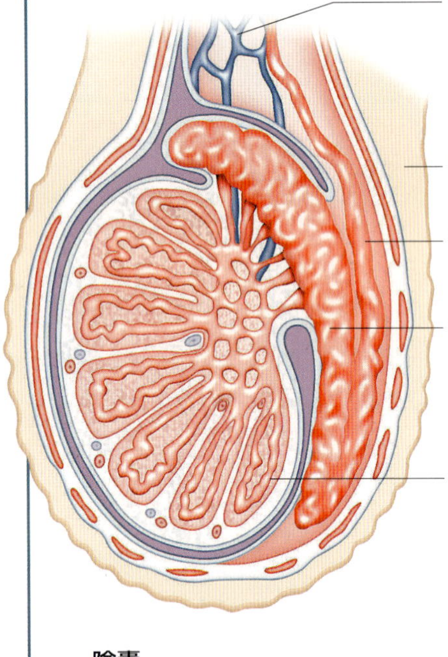

陰嚢内部

陰嚢内には精巣が2個入っており，精巣内の精細管と呼ばれる管の中で精子を産生している．産生された精子は2個の精巣上体に貯蔵される．それぞれの精巣上体は屈曲して4cmほどの長さにおさまっているが，伸ばすと約6mに達する．

陰嚢

それぞれの精巣は，精巣漿膜という薄い組織に包まれており，そのまわりを精巣筋膜という結合織が層状に覆っている．肉様膜筋は暑い時には弛緩して精巣と体幹を遠ざけ，寒い時には収縮して精巣が冷えすぎないようにしている．精索はそれぞれの精巣を陰嚢内で吊り下げているもので，精巣動静脈，リンパ管，神経，精管などからなる索状物である．

精子産生

精巣は，800以上の精細管から構成されている．精細管の内腔には，精子のもととなる精祖細胞がある．思春期に入ると有糸分裂が開始し，精祖細胞は一次精母細胞となり，また減数分裂により二次精母細胞となり，さらに精子細胞へと分裂する．この減数分裂は精細管の壁際から内腔に向かって移動しながら起こる．精子細胞は成熟して長い尾を持つ精子となる．精子の成熟には2ヵ月を要し，毎秒何千もの精子が産生されている．

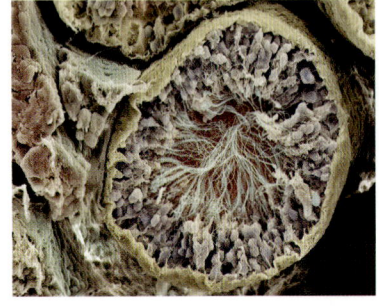

精細管

精細管の中で，精祖細胞から精子への熟化が，内腔に向かって移動しながら進む．この断面図では，精子の長い尾部も確認できる．

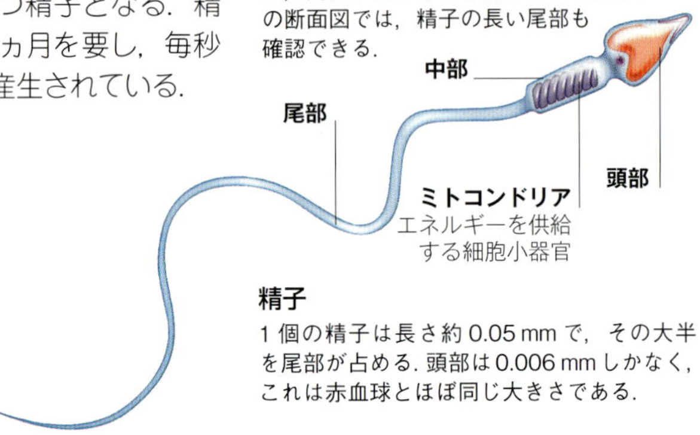

精子

1個の精子は長さ約0.05mmで，その大半を尾部が占める．頭部は0.006mmしかなく，これは赤血球とほぼ同じ大きさである．

精液

精液とは，精子に前立腺などの各分泌腺の分泌液が加わったものである．前立腺液は精子と混ざって尿道へ射出される．最終的に，2-5mLの精液中には3億-5億の精子が含まれている．

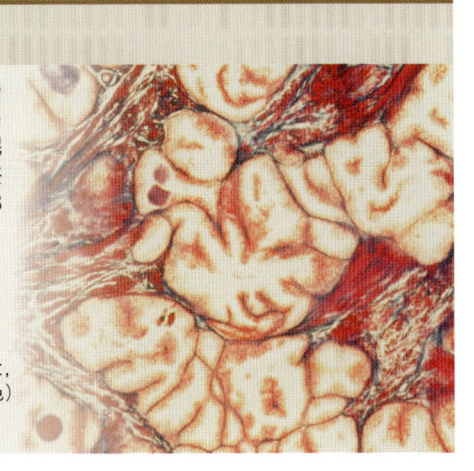

前立腺

顕微鏡で前立腺組織を観察すると，多数の分泌腺（オレンジ色と白色）から構成されていることがわかる．

付属性腺（アクセサリー腺）

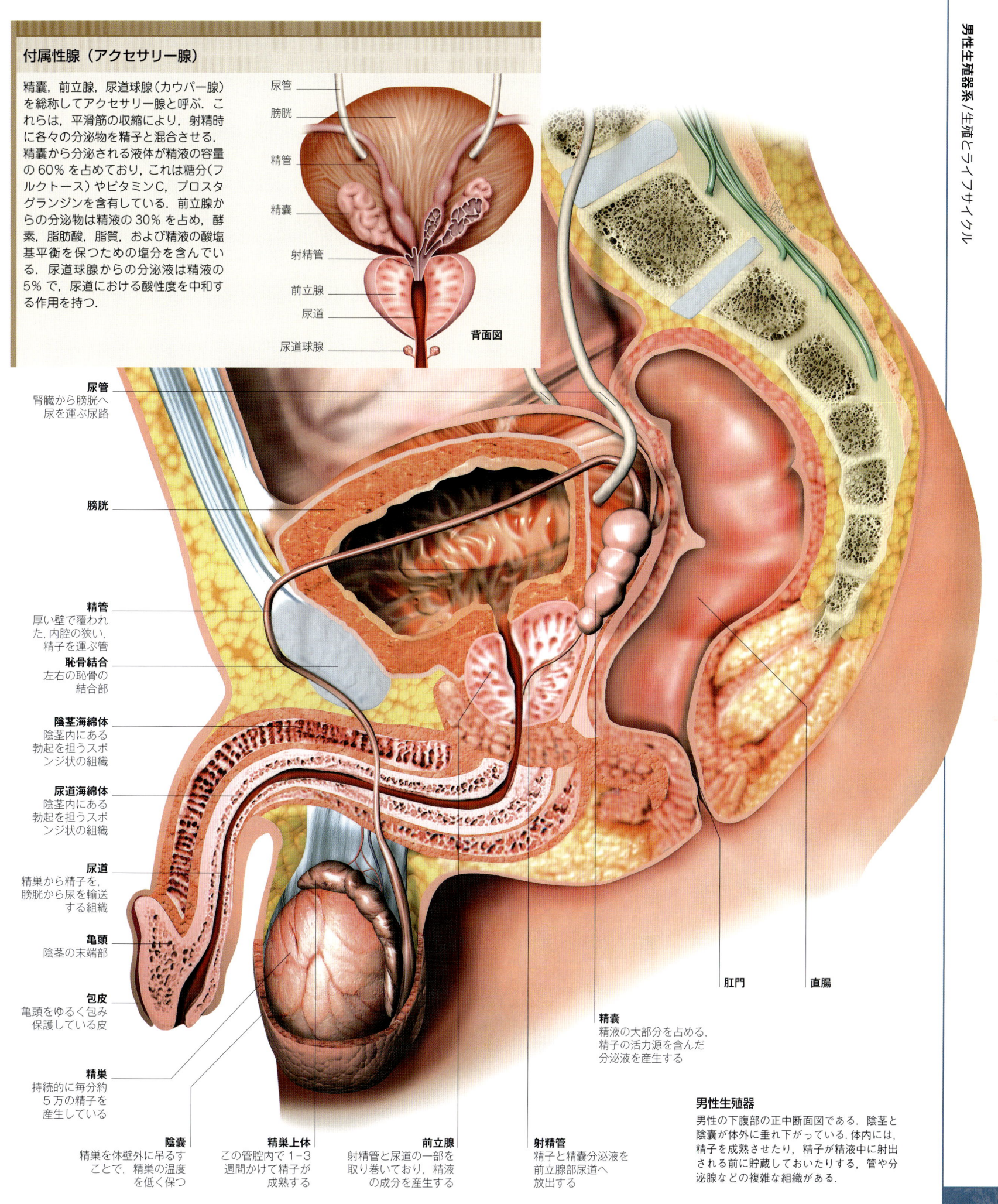

精嚢，前立腺，尿道球腺（カウパー腺）を総称してアクセサリー腺と呼ぶ．これらは，平滑筋の収縮により，射精時に各々の分泌物を精子と混合させる．精嚢から分泌される液体が精液の容量の60％を占めており，これは糖分（フルクトース）やビタミンC，プロスタグランジンを含有している．前立腺からの分泌物は精液の30％を占め，酵素，脂肪酸，脂質，および精液の酸塩基平衡を保つための塩分を含んでいる．尿道球腺からの分泌液は精液の5％で，尿道における酸性度を中和する作用を持つ．

背面図

- 尿管
- 膀胱
- 精管
- 精嚢
- 射精管
- 前立腺
- 尿道
- 尿道球腺

尿管
腎臓から膀胱へ尿を運ぶ尿路

膀胱

精管
厚い壁で覆われた，内腔の狭い，精子を運ぶ管

恥骨結合
左右の恥骨の結合部

陰茎海綿体
陰茎内にある勃起を担うスポンジ状の組織

尿道海綿体
陰茎内にある勃起を担うスポンジ状の組織

尿道
精巣から精子を，膀胱から尿を輸送する組織

亀頭
陰茎の末端部

包皮
亀頭をゆるく包み保護している皮

精巣
持続的に毎分約5万の精子を産生している

陰嚢
精巣を体壁外に吊るすことで，精巣の温度を低く保つ

精巣上体
この管腔内で1〜3週間かけて精子が成熟する

前立腺
射精管と尿道の一部を取り巻いており，精液の成分を産生する

射精管
精子と精嚢分泌液を前立腺部尿道へ放出する

精嚢
精液の大部分を占める，精子の活力源を含んだ分泌液を産生する

肛門

直腸

男性生殖器
男性の下腹部の正中断面図である．陰茎と陰嚢が体外に垂れ下がっている．体内には，精子を成熟させたり，精子が精液中に射出される前に貯蔵しておいたりする，管や分泌腺などの複雑な組織がある．

女性生殖器系

男性生殖器と異なり，女性の生殖器は体内にある．女性生殖器は，周期的に卵を成熟させて排卵するはたらきを持ち，妊娠した場合には，胎芽や胎児を保護し育てる場所でもある．卵細胞は出生前にすでにでき上がっており，出生後に新たに産生されることはない．

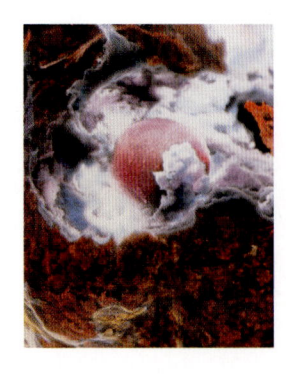

生殖器

女性の性腺（卵巣）は体内にある．思春期になると，卵子を成熟させ，排卵が起こる．排卵はだいたい1ヵ月に1度起こる（p.219参照）．成熟卵は卵管を経由して，胎芽や胎児が発育する場である子宮内腔へ移動する．妊娠が成立しなければ，卵と子宮内膜は膣より排出される．卵巣はその他に，女性ホルモンであるエストロゲンを産生する役割も持つ．

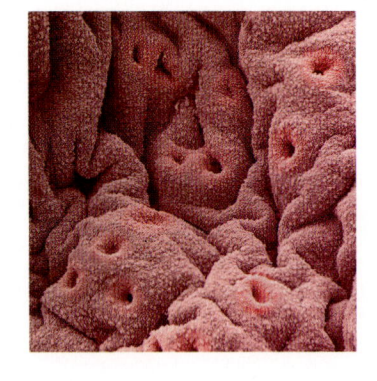

子宮内膜
電子顕微鏡でみた子宮内膜である．厚みを増して，血流も豊富になり，受精卵の着床準備をしている．

乳房

女性にも男性にも乳房は存在し，ここには，乳腺と呼ばれる汗腺が特異的に分化したものが含まれる．女性の乳房は男性に比して発達しており，出産後は乳汁を産生する．乳房は約15-20個の乳腺葉を持ち，それぞれの乳腺葉はそれぞれ1つの乳管を持つ．また，乳房には，広範にわたり豊富なリンパ系経路（p.156参照）がある．

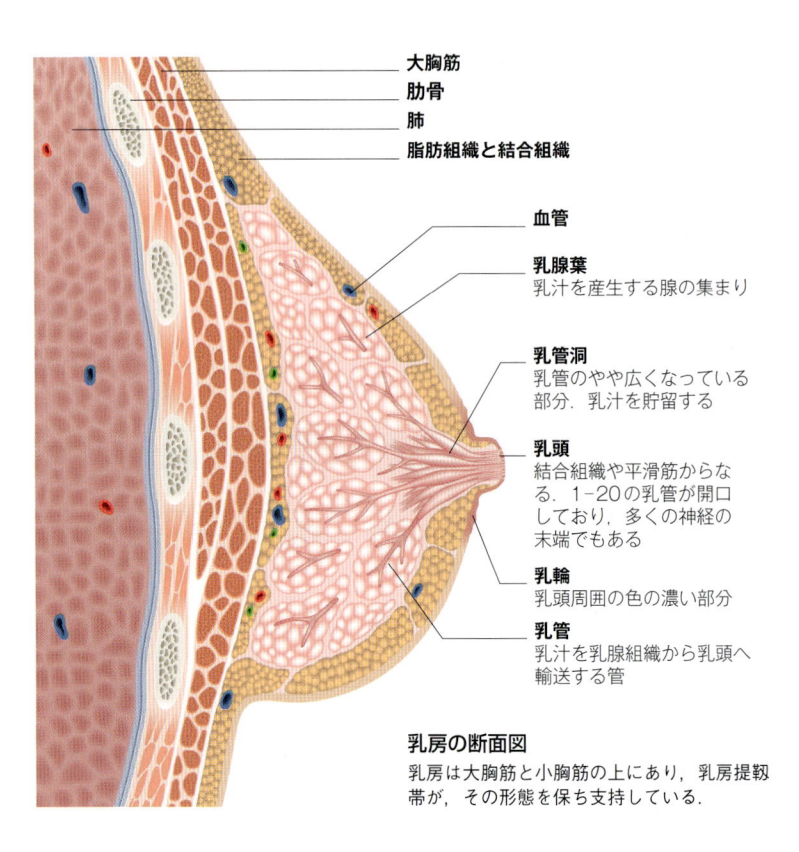

排卵
卵胞から腹腔内に放出される卵（赤色で示す）の電子顕微鏡像．卵管采により，卵は卵管へ誘導される．

排卵

卵巣の中には数千の未熟な卵細胞が存在している．周期ごとに，卵胞刺激ホルモン（FSH）のはたらきで卵胞の熟化が起こり，原始卵胞となる．さらに卵胞の発育が進むと，卵胞内に卵胞液が貯留するようになり，卵胞は卵巣表面に突出してくる．エストロゲン産生も増加する．LHサージ（黄体形成ホルモンの放出）が起こることによって，卵胞は破裂し，卵が放出される．これが排卵である．排卵後の卵胞は黄体となり，プロゲステロンを産生する．

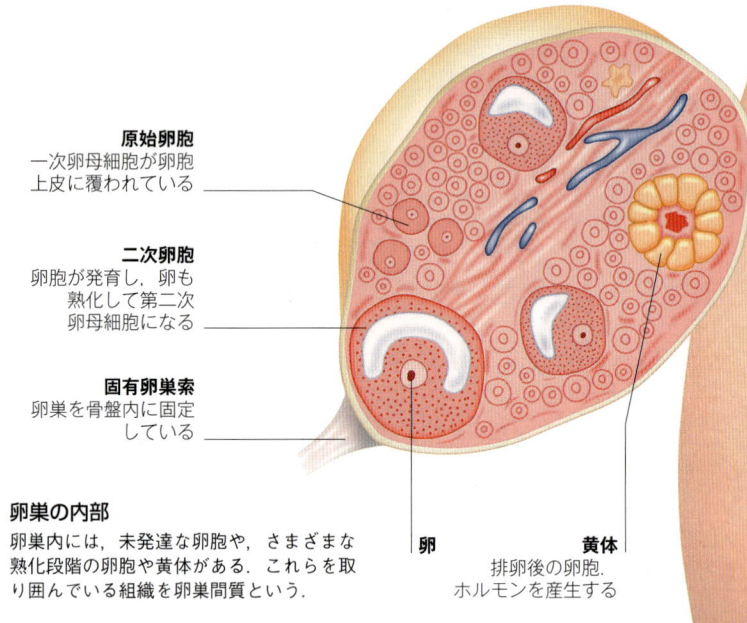

原始卵胞
一次卵母細胞が卵胞上皮に覆われている

二次卵胞
卵胞が発育し，卵も熟化して第二次卵母細胞になる

固有卵巣索
卵巣を骨盤内に固定している

卵巣の内部
卵巣内には，未発達な卵胞や，さまざまな熟化段階の卵胞や黄体がある．これらを取り囲んでいる組織を卵巣間質という．

卵

黄体
排卵後の卵胞．ホルモンを産生する

外陰部

女性の生殖器の外側部分は外陰部と呼ばれ，恥丘の下方にある．外陰部には，一番外側の大陰唇と，小さくヒダ状の小陰唇がある．ともに口唇に似ていることから陰唇と呼ばれる．大陰唇は，脂肪組織，結合組織，脂腺，平滑筋，感覚神経末端などを持つ．思春期になると，この部位に陰毛が生え始める．陰部には尿道と膣の開口部が存在し，小陰唇の前方の末端には陰核がある．陰核は男性における陰茎のようなものであり，敏感で，性的に興奮した時に血液が流入して大きくなる．

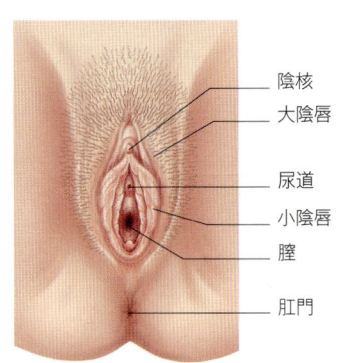

- **大胸筋**
- **肋骨**
- **肺**
- **脂肪組織と結合組織**
- **血管**
- **乳腺葉** 乳汁を産生する腺の集まり
- **乳管洞** 乳管のやや広くなっている部分．乳汁を貯留する
- **乳頭** 結合組織や平滑筋からなる．1-20の乳管が開口しており，多くの神経の末端でもある
- **乳輪** 乳頭周囲の色の濃い部分
- **乳管** 乳汁を乳腺組織から乳頭へ輸送する管

乳房の断面図
乳房は大胸筋と小胸筋の上にあり，乳房提靱帯が，その形態を保ち支持している．

- 陰核
- 大陰唇
- 尿道
- 小陰唇
- 膣
- 肛門

外性器
外性器は，排尿などにより尿道や膣に感染が及ばないように防御する役割がある．

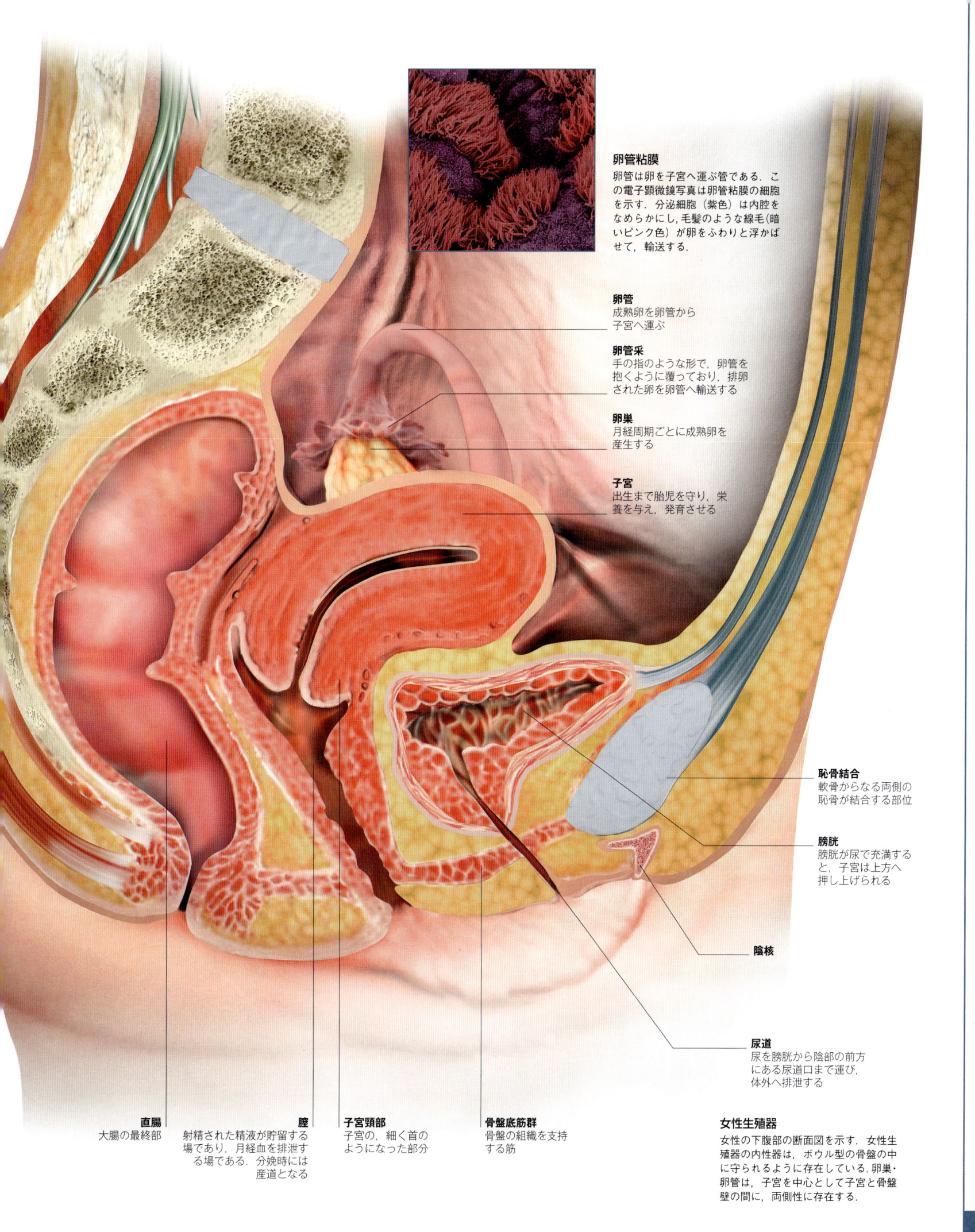

女性生殖器系／生殖とライフサイクル

卵管粘膜
卵管は卵を子宮へ運ぶ管である．この電子顕微鏡写真は卵管粘膜の細胞を示す．分泌細胞（紫色）は内腔をなめらかにし，毛髪のような線毛（暗いピンク色）が卵をふわりと浮かばせて，輸送する．

卵管
成熟卵を卵管から子宮へ運ぶ

卵管采
手の指のような形で，卵管を抱くように覆っており，排卵された卵を卵管へ輸送する

卵巣
月経周期ごとに成熟卵を産生する

子宮
出生まで胎児を守り，栄養を与え，発育させる

恥骨結合
軟骨からなる両側の恥骨が結合する部位

膀胱
膀胱が尿で充満すると，子宮は上方へ押し上げられる

陰核

尿道
尿を膀胱から陰部の前方にある尿道口まで運び，体外へ排泄する

直腸
大腸の最終部

腟
射精された精液が貯留する場であり，月経血を排泄する場である．分娩時には産道となる

子宮頸部
子宮の，細く首のようになった部分

骨盤底筋群
骨盤の組織を支持する筋

女性生殖器
女性の下腹部の断面図を示す．女性生殖器の内性器は，ボウル型の骨盤の中に守られるように存在している．卵巣・卵管は，子宮を中心として子宮と骨盤壁の間に，両側性に存在する．

胎芽までの過程

受精後，胞胚は分裂を繰り返し，子宮内膜に着床し，胎盤を形成する．

胎生8週までは胎芽期と呼ばれる．この時期に受精卵は，母指よりも小さなヒトに分化する．受精卵は分裂を繰り返し，胚盤胞となる．胚盤胞の一部は胎児の身体を形成し，一部は羊膜や胎盤を形成するようになる．

卵管
受精卵を子宮へ輸送する

第1分割
受精卵は分割して2つの細胞になる

線毛
受精卵を線毛運動により輸送する

杯細胞
卵管内をみたす卵管液を産生する

2 受精卵
受精した卵は子宮内腔へ向け卵管を移動する．24-36時間後には分裂して2つの細胞になり，さらに12時間後に分裂して4つの細胞になる．この過程を卵割という．分裂後の細胞は分裂前のものより小さいが，徐々に発育していく．

桑実胚
卵管内腔
線毛

3 桑実胚
受精卵は分裂を繰り返して，16-32細胞からなる桑の実のような形をした桑実胚となる．受精から3-4日後に，桑実胚は卵管から出て子宮内腔に入る．

卵管
卵管采
卵巣
固有卵巣索

卵
0.1 mmほどと他の細胞に比べてかなり大きい．母親由来の染色体を23個持つ

放線冠
卵を保護する化学物質を産生する

精子の尾部
精子は尾部を激しく運動させ卵へ向かって移動する

精子の頭部
父親由来の染色体を23個持つ

先体
精子頭部の帽子のような部分であり，精子を卵に侵入させる

1 受精
受精とは，卵管で精子が卵に侵入することである．受精卵は1つの細胞からなり，23対の染色体（p.222参照）を有する．

性交渉

性交渉時には，3億以上の精子が膣内に射精される．そのうちのわずかな精子が頸管内に到達し，さらにそのうちの少数が卵管に達する．しかし，その半数は卵のない側の卵管に行ってしまう．結局，たった数百が卵に到達し，そのうちのただ1つの精子だけが受精することができる．

性交渉
膣内に挿入するために，陰茎が性的興奮により勃起する．膣は陰茎の挿入に備えて広がる．

卵管／女性の膀胱／女性の恥骨結合／男性の恥骨結合／精管
卵巣／子宮／子宮頸部／陰核／陰茎／膣／陰唇／精巣
男性の膀胱／精嚢／射精管／前立腺／男性の尿道

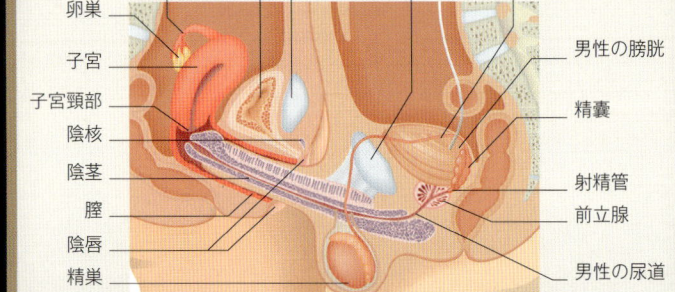

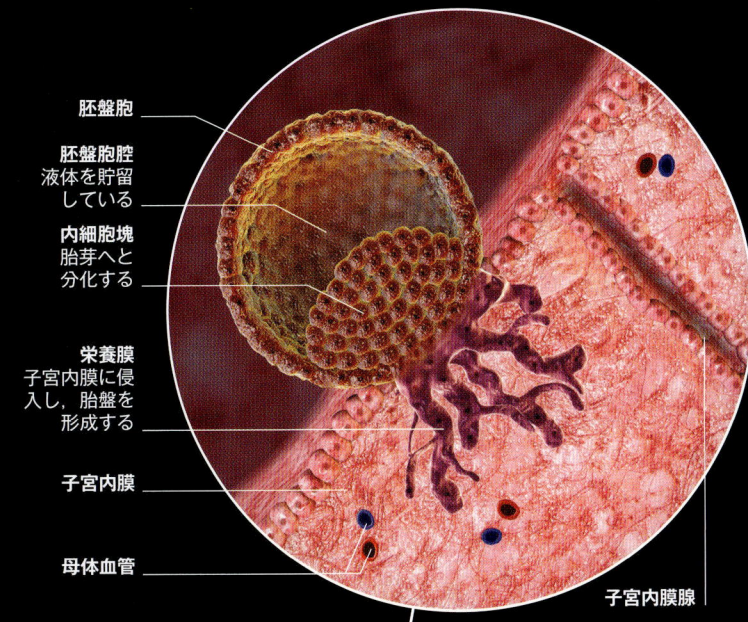

胚盤胞
胚盤胞腔
液体を貯留している
内細胞塊
胚芽へと分化する
栄養膜
子宮内膜に侵入し，胎盤を形成する
子宮内膜
母体血管
子宮内膜腺

胎芽の発育

発達の過程で細胞は分裂を繰り返す．その間に細胞はさまざまな組織や器官に分化していく．脳や頭部が他の部位よりも先に形成され，その後に上肢の体肢芽が現れ，最後に下肢が形成されていく．胎生8週の終わりごろになると，身体の全ての主要器官が形成されている．これ以降の児を胎児と呼ぶ．下図において，それぞれの左上に示した図が実物大の胎芽である．

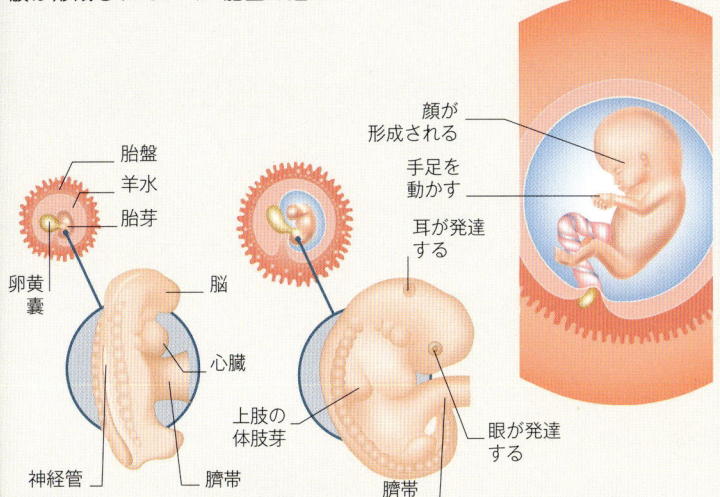

胎盤
羊水
胎芽
卵黄嚢
脳
心臓
神経管
上肢の体肢芽
臍帯
顔が形成される
手足を動かす
耳が発達する
眼が発達する
臍帯

胎生3週
神経管が形成される．神経管の頭側は脳胞となり，尾側は脊髄になる．管状の心臓が脈打つようになる．胎芽の大きさは2–3 mm である．

胎生4週
4つの腔を持つ心臓が拍動して，血液を送るようになり，小腸，肝臓，膵臓，肺，肋骨などがみられるようになる．胎芽は4–5 mm くらいになる．

胎生8週
顔やくびが形づくられてくる．背筋が伸び，手足の指が識別できるようになり，胎骨が動くようになる．このころの大きさは25–30 mm である．

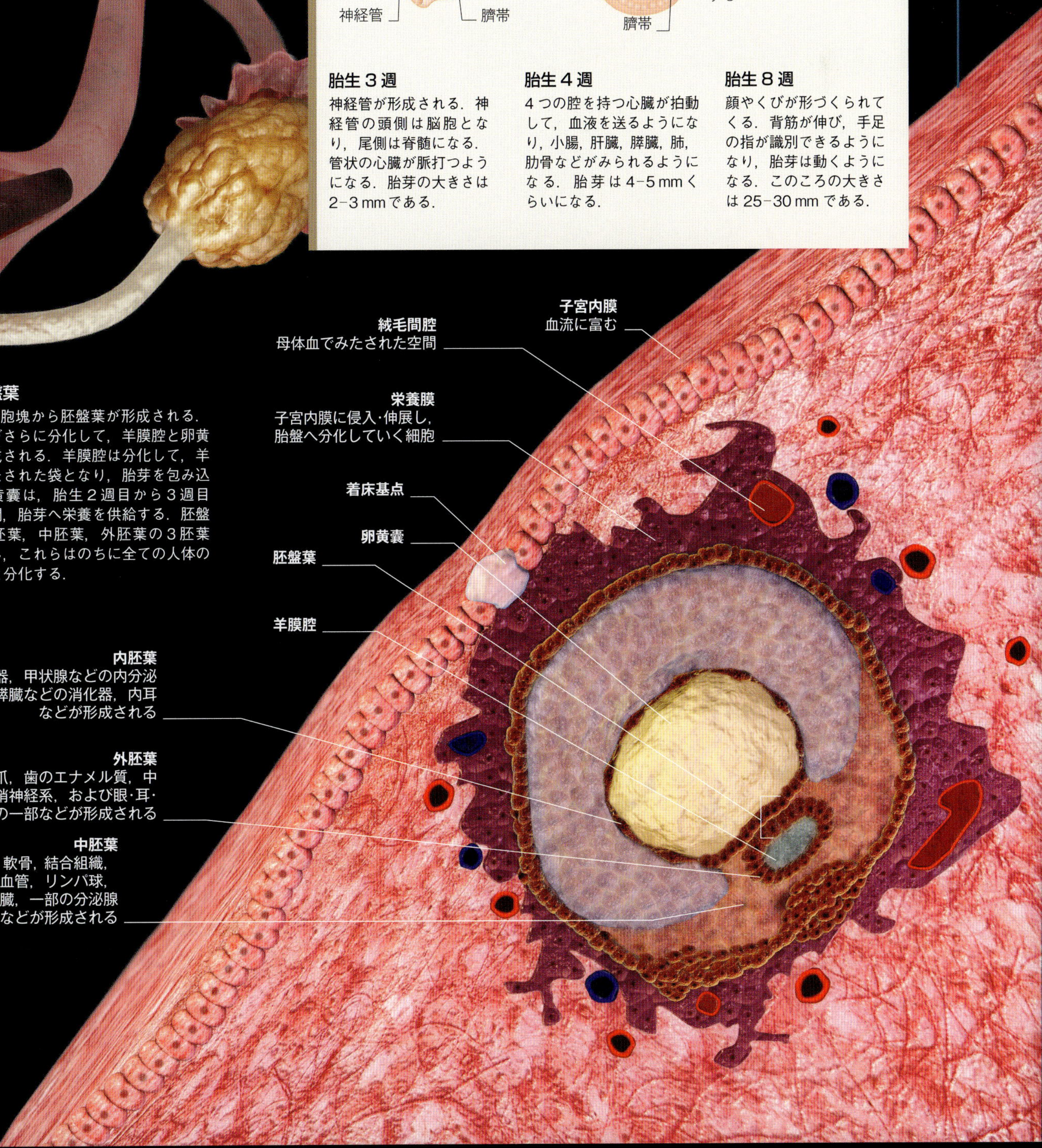

4 胞胚
受精から6日ほど経過すると，受精卵は胚盤胞腔と呼ばれる小腔を持つ胚盤胞となる．胚盤胞は48時間ほどかけて子宮内膜まで輸送され，厚くなった子宮内膜に着床する．胚盤胞内の内細胞塊は胎芽に分化していく．

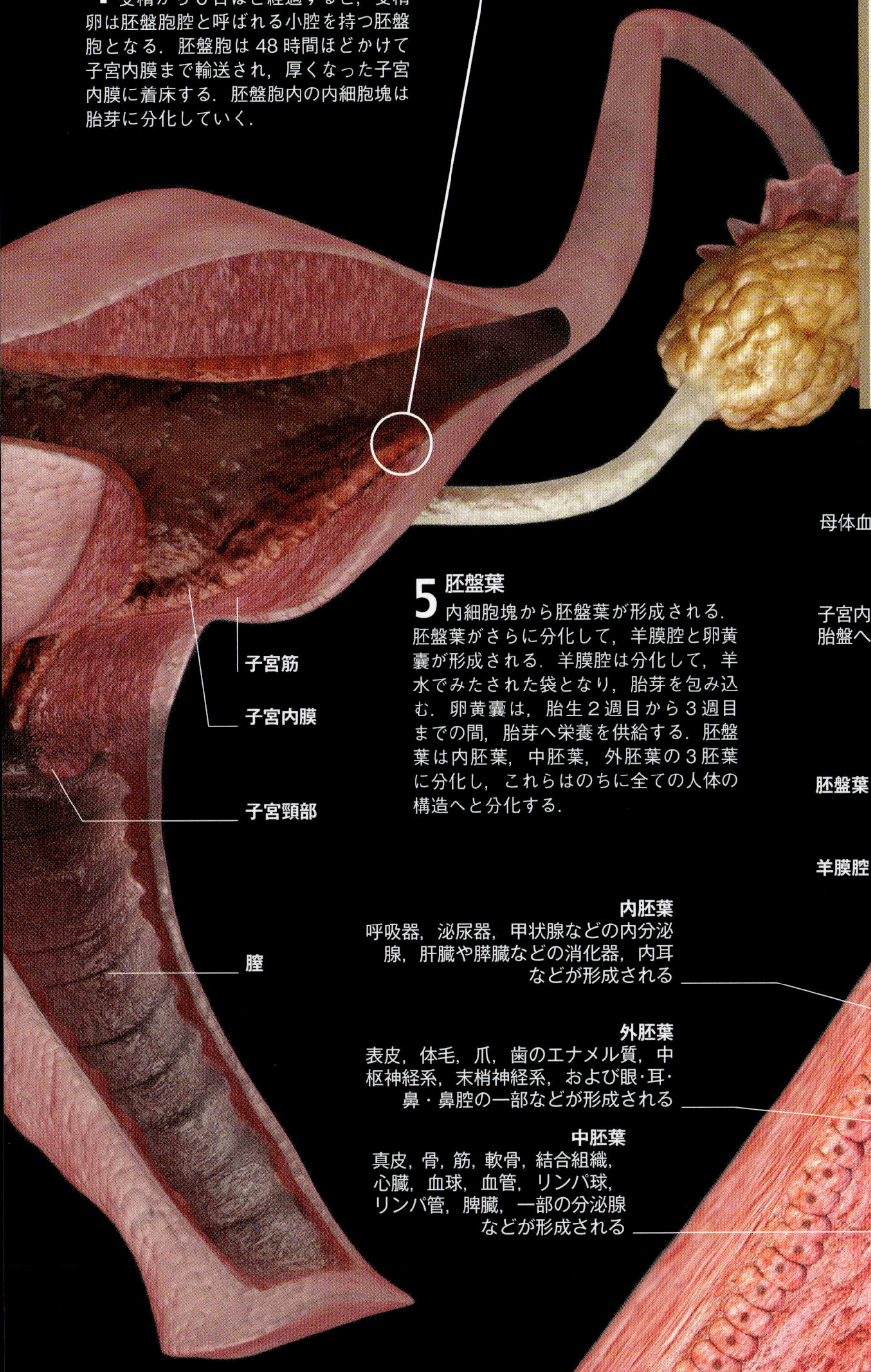

子宮筋
子宮内膜
子宮頸部
膣

5 胚盤葉
内細胞塊から胚盤葉が形成される．胚盤葉がさらに分化して，羊膜腔と卵黄嚢が形成される．羊膜腔は分化して，羊水でみたされた袋となり，胎芽を包み込む．卵黄嚢は，胎生2週目から3週目までの間，胎芽へ栄養を供給する．胚盤葉は内胚葉，中胚葉，外胚葉の3胚葉に分化し，これらはのちに全ての人体の構造へと分化する．

内胚葉
呼吸器，泌尿器，甲状腺などの内分泌腺，肝臓や膵臓などの消化器，内耳などが形成される

外胚葉
表皮，体毛，爪，歯のエナメル質，中枢神経系，末梢神経系，および眼・耳・鼻・鼻腔の一部などが形成される

中胚葉
真皮，骨，筋，軟骨，結合組織，心臓，血球，血管，リンパ球，リンパ管，脾臓，一部の分泌腺などが形成される

絨毛間腔
母体血でみたされた空間

子宮内膜
血流に富む

栄養膜
子宮内膜に侵入・伸展し，胎盤へ分化していく細胞

着床基点
卵黄嚢
胚盤葉
羊膜腔

胎児の発達

妊娠8週から分娩にいたるまでの間の児のことを胎児と呼ぶ．胎芽期までに，各胚葉からの器官原器の分化はほぼ終了している．胎児期には，体格が大きくなり，強化され，さまざまな機能が付加されて発達していく．

胎児の変化

12週までの胎児は，ヒトの形態はしているが，頭部がその他の部分に比較して大きい．主要器官は全て形成されており，手や足の小さな爪さえもできている．外耳，眼瞼，32本の永久歯なども形成されている．さらに1ヵ月たつと，胎児は四肢を活発に動かすようになるが，まだこの段階ではほとんど胎動として感じることはない．外性器も確認できるようになり，産毛が体中に生える．妊娠7-8ヵ月までは胎児の顔貌は老人様であるが，その後は皮下脂肪がついて丸みを帯びるようになり，いわゆる赤ちゃんらしい顔つきになる．

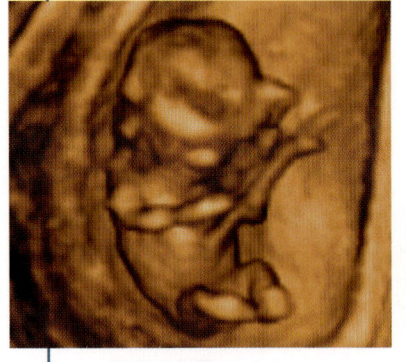

胎生12週
3次元超音波断層検査による胎生12週の胎児画像．胎生7ヵ月くらいまでは目は閉じている．

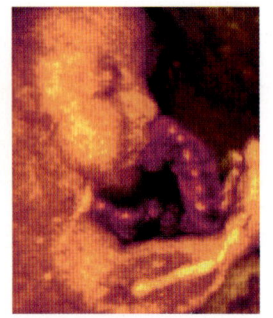

胎生24週
このころには，母体は胎動を感じるようになり，胎児は写真のように自分の臍帯で遊んだりしている．

胎生36週
胎児は大きく発育し，子宮内での動きが制限されるようになる．胎盤は，胎児面がなめらかで，円形をしており，中央部に臍帯が付着している．

臍帯
胎盤と胎児をつなぐ構造物．母体から免疫物質や栄養素，ホルモンを輸送する

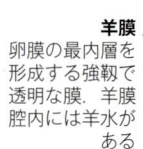

羊膜
卵膜の最内層を形成する強靱で透明な膜．羊膜腔内には羊水がある

頸部栓
感染防御のはたらきをする子宮頸部の粘液栓

子宮頸部
腟に続いている子宮下部の組織．出産前までは閉鎖している

腟
産道

胎盤の発達

着床後すぐに，胎芽は胎盤へと分化を始める．胎盤は妊娠を維持するためのホルモンを産生するが，その主なはたらきは，拡散により胎児に酸素と栄養素を供給し，老廃物を排泄することである．また，有害な微生物や物質が体内に入り込まないように防御する機能もある．胎盤は胞胚の最外層にある栄養胚葉に由来する．受精卵が着床するとすぐに胎盤への分化が始まり，妊娠5ヵ月目頃に完成する．

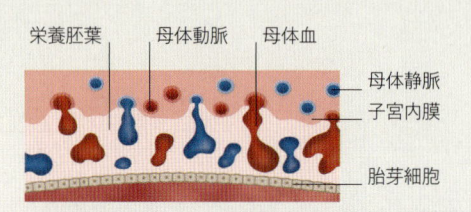

1 胞胚が子宮内膜に付着すると，栄養胚葉の合胞体栄養膜細胞が子宮内膜を「侵食」していく．脱落膜の母体血管も破壊され，絨毛間腔に血液が流入するようになる．

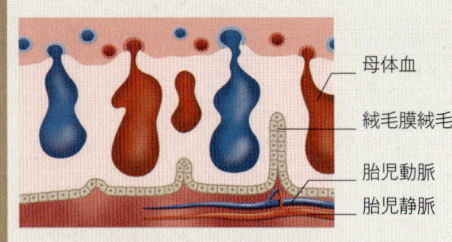

2 合胞体栄養膜細胞は，樹枝状の突起（絨毛膜絨毛）を伸ばしながら子宮内膜に侵入していく．母体血がこの絨毛を取り囲んでいる．胎芽が発育するにつれて，絨毛膜絨毛内の血管も発達してくる．

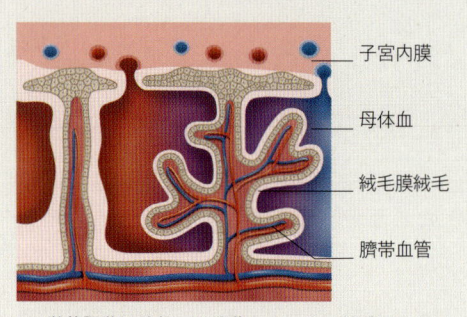

3 栄養胚葉は胎盤へと分化している．絨毛はさらに樹枝状に発達する．母体血は絨毛間腔をみたし，絨毛を取り囲んで，胎盤や酸素や栄養素を供給している．

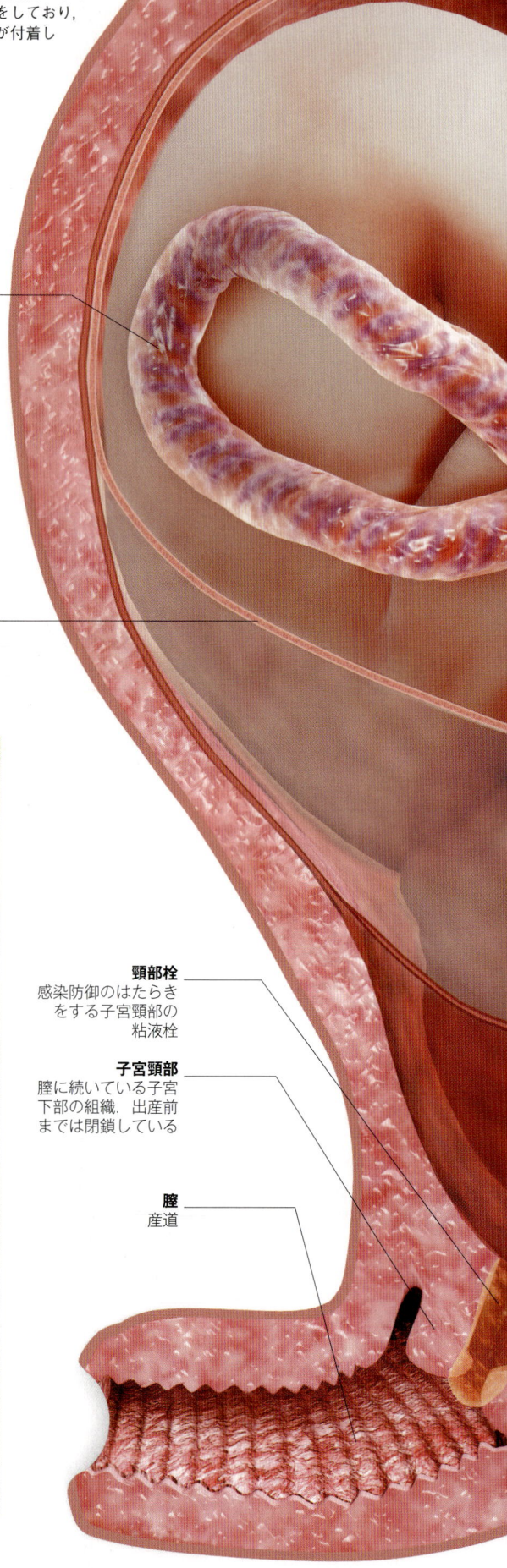

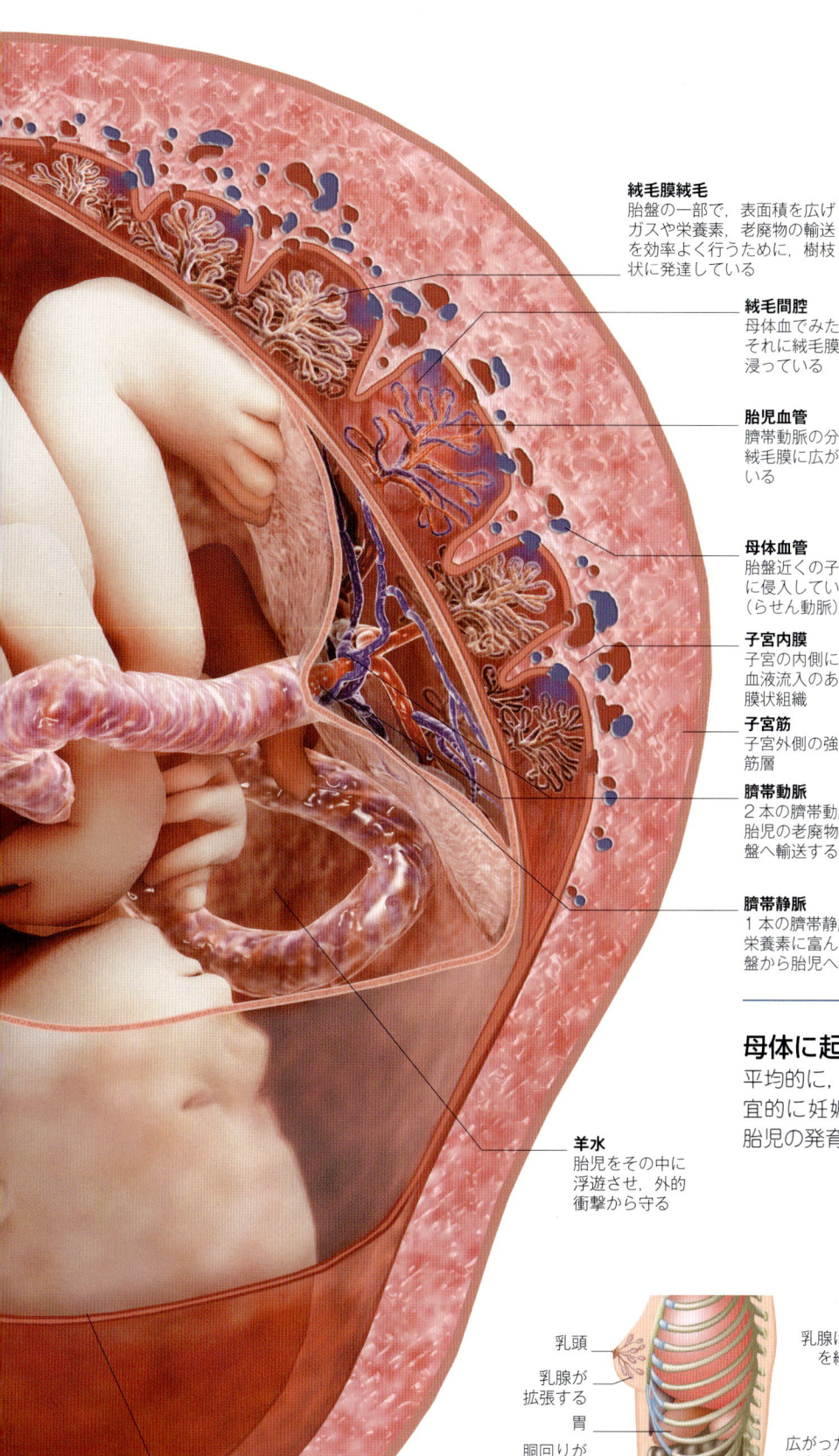

胎盤機能のしくみ

母体血と胎児血は胎盤内で直接に接することはなく，絨毛膜の外層の細胞からなる母体血・胎児血間の関門により隔離されている．しかし，酸素や栄養素，一部の抗体はこの関門を通過することができるので，母体血から臍帯静脈への物質輸送が可能となる．胎児の老廃物は，臍帯動脈から母体血へと輸送される．

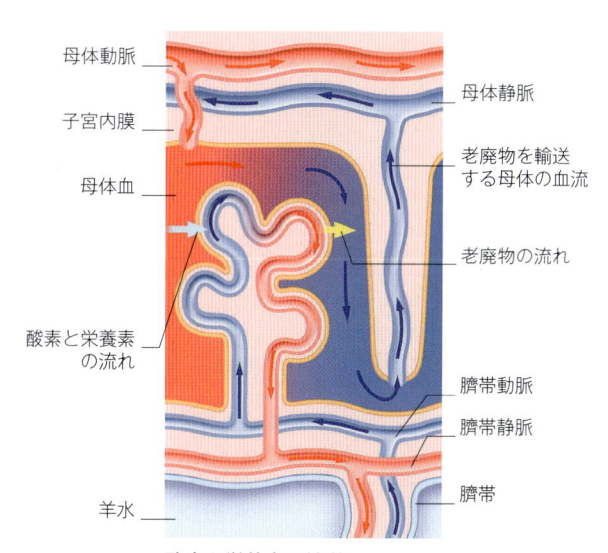

絨毛膜絨毛
胎盤の一部で，表面積を広げガスや栄養素，老廃物の輸送を効率よく行うために，樹枝状に発達している

絨毛間腔
母体血でみたされ，それに絨毛膜絨毛が浸っている

胎児血管
臍帯動脈の分枝が絨毛膜に広がっている

母体血管
胎盤近くの子宮内膜に侵入している（らせん動脈）

子宮内膜
子宮の内側にある，血液流入のある厚い膜状組織

子宮筋
子宮外側の強靭な筋層

臍帯動脈
2本の臍帯動脈が胎児の老廃物を胎盤へ輸送する

臍帯静脈
1本の臍帯静脈が酸素や栄養素に富んだ血液を胎盤から胎児へ輸送する

羊水
胎児をその中に浮遊させ，外的衝撃から守る

絨毛膜
胎児を保護する袋を形成する

酸素と栄養素の輸送

胎児血と母体血の循環は非常に薄い膜によって分離されており，この膜を介してガスや栄養素，老廃物の輸送が行われる．

母体に起こる変化

平均的に，妊娠は最終月経から40週（受精から38週）の間続く．便宜的に妊娠期間を約3ヵ月ごとに3期に分ける．この間，母体には，胎児の発育，分娩，母乳栄養のために多くの変化が起こる．

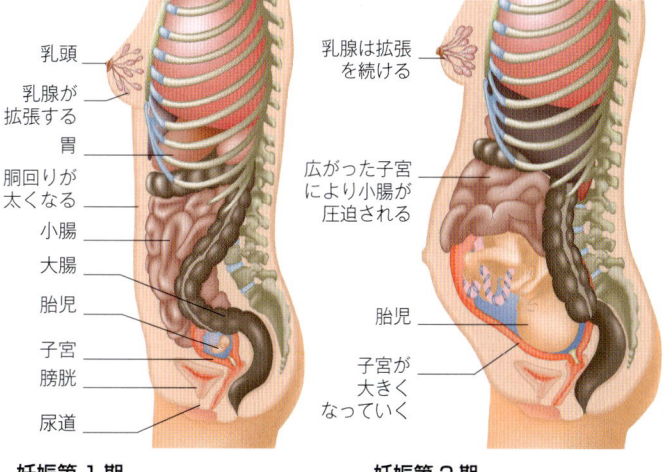

妊娠第1期
乳房が張って大きくなり，乳輪の色が濃くなる．頻尿になり，嘔気・嘔吐が起こることが多い．

妊娠第2期
子宮は大きくなり，心拍数は増加する．額や頬の皮膚が一時的にやや黒くなることがある．

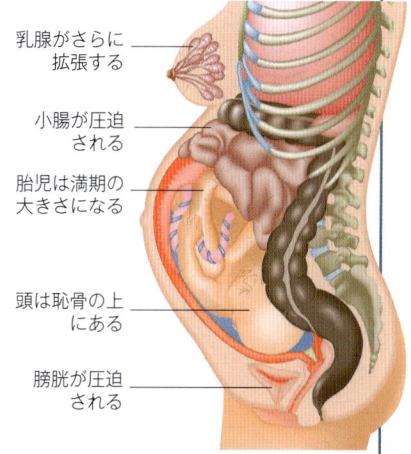

妊娠第3期
腹部の皮膚は伸び，子宮収縮を自覚するようになる．疲労感や背部痛，胸焼け，息切れなどが起こることもある．

分娩の準備

妊娠後期になると，出産に備えて身体に変化が起こる．胎児の頭は下降して骨盤内に嵌入し，妊婦の体重は減少することがある．子宮は弱く収縮するようになる．

多胎妊娠と胎児の位置

子宮の中に2人以上の胎児が存在する場合を多胎妊娠という．双胎（双子）は妊娠80例に1例，品胎（3つ子）は妊娠8,000例に1例の頻度でみられるとされている．どちらも，出産前の管理が進歩したこと，体外受精などの不妊治療の施行が増えたことにより，発生率は上昇している．30週以降で一番多い体位・体勢は，顔を母体背側に向けて前屈した頭位である．このような体位・体勢ならば，胎児は産道を通過しやすい．しかし，満期分娩の30例に1例は骨盤位となり，分娩時に胎児の頭ではなく殿部が先に通過してくる．

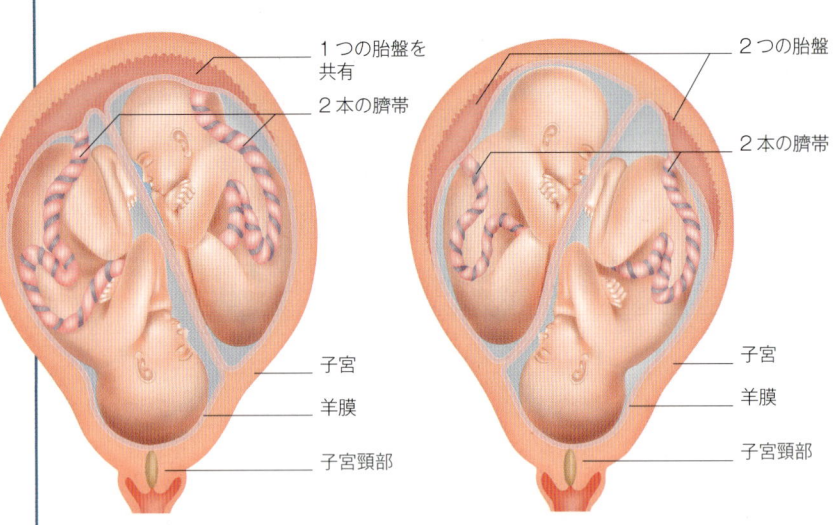

一卵性双胎
1つの受精卵から2つの胎芽が形成され，胎児へと発育する．2人の胎児は同じ遺伝子を持ち性別も同じで，1つの胎盤を共有する．2人は外見も非常によく似ており，一卵性双生児と呼ばれる．

二卵性双胎
2つの卵が受精して個々に発育し，各々が胎盤を形成する．性別は，違うことも同じこともある．二卵性双生児とも呼ばれ，他の兄弟・姉妹の場合と同じ程度に似る．

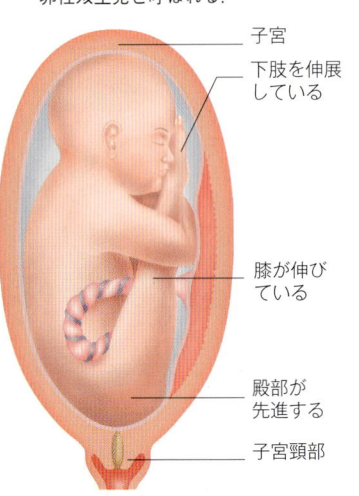

単殿位
胎児が回転せず，頭を上に向けたままになっている．単殿位では膝関節が伸展して両下肢が伸びており，殿部が産道を向いている．

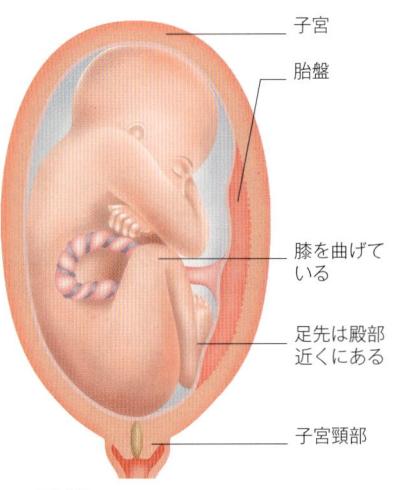

複殿位
胎児は膝を曲げており，殿部とかかとが接している．先進は殿部で，足がそれに続く．単殿位よりも発生頻度は低い．骨盤位分娩は早産児に多い．

頸管熟化

子宮頸部は，子宮下方のくびのような形状をした，平滑筋と間質からなる組織である．満期になると，子宮頸管は出産に備えてやわらかくなる．ブラックストン・ヒックス収縮として知られる子宮の自発的収縮が，子宮頸管の熟化にかかわっている．ブラックストン・ヒックス収縮は，通常痛みを伴わない子宮収縮で，妊娠中のどの時期にもみられるが，中期以降になると自覚されるようになる．

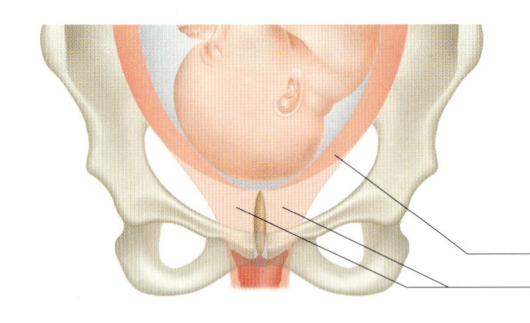

頸管の軟化
分娩が近づくと，子宮頸部組織は硬さを失ってくる．プロスタグランジンの作用で，組織は軟化してスポンジのようになる．

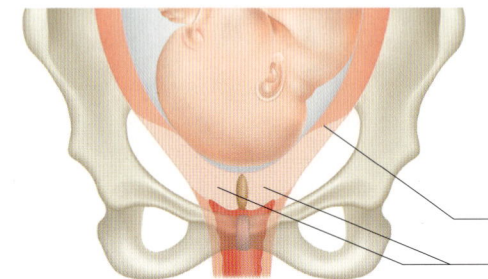

子宮頸部の展退
子宮頸部は薄くなり，上方に牽引されて子宮に吸収されていき，子宮頸の長さが短縮する．これを展退という．

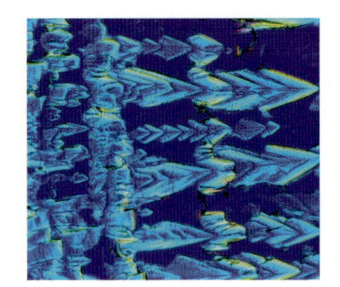

子宮収縮

満期に達すると，子宮は母体の中で最も大きく，強い筋となる．胎児を娩出するためにこの筋線維が収縮することを，子宮収縮という．ブラックストン・ヒックス収縮と異なり，この子宮収縮は周期的で，次第に頻回になり，強い痛みを伴い，長く持続するようになる．おもに収縮するのは子宮底部（子宮の上部）であり，それにより子宮体下部および頸部が展退する．分娩陣痛が開始したかどうかを判断するのは難しいこともある．

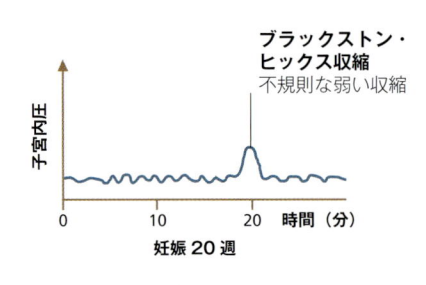

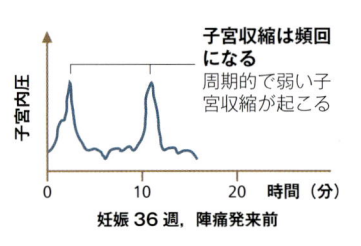

ホルモンの結晶
オキシトシン（ここにその結晶を示す）は，陣痛誘発・促進に使用できる．

子宮収縮の経過
妊娠中を通じて，弱い部分的な収縮は起こっているが，本来の子宮収縮は妊娠後期になってから始まる．最初は弱い不規則な収縮が起こる．陣痛が強まってくると，収縮の回数が増え，持続時間も長くなり，胎児を下方へ圧出する力が加わる．

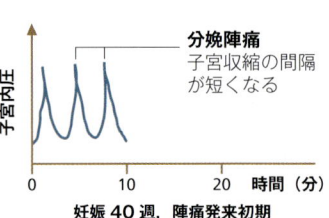

ブラックストン・ヒックス収縮 — 不規則な弱い収縮（妊娠20週）

子宮収縮は頻回になる — 周期的で弱い子宮収縮が起こる（妊娠36週，陣痛発来前）

分娩陣痛 — 子宮収縮の間隔が短くなる（妊娠40週，陣痛発来初期）

分娩

医学用語では，分娩は出産に伴う全ての経過をさす．この経過は3期に分類できる．第1期：陣痛発来から子宮口全開大まで，第2期：子宮口全開大から児娩出まで，第3期：児娩出から胎盤娩出まで，である．

児頭嵌入

出産数週間前になると，胎児の先進部（多くは頭部）が骨盤入口を通り下降してくる．これが児頭嵌入である．児頭嵌入が起こると，多くの妊婦は「下がってきた感じ」や「軽くなった感じ」を受ける．これは胎児が子宮の上方から下方へ移動するため，横隔膜の圧迫が弱くなり呼吸が楽になることによるとによると考えられる．児頭嵌入は初産婦では通常36週前後に起こるが，経産婦では分娩が開始するまで起こらないこともある．

児頭嵌入前
児頭嵌入の高さにまで達している．胎児の頭部（児頭最大径）はまだ骨盤入口を通過していない．

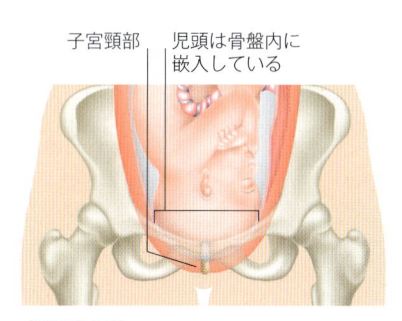

児頭嵌入後
児頭最大径が骨盤入口を通過して下降し，骨盤内にはまり込む．子宮は全体的に下降し，児頭は子宮頸部を圧迫するような状態で固定される．

分娩誘発

予定日を過ぎても分娩にならない場合，だいたい10-14日経過しても陣痛が来ない時には，医療介入による分娩誘発が必要となってくる．母体と胎児のどちらか，もしくは両者が危険な状態にある場合にも，分娩誘発がなされることがある．これにはいくつかの方法があり，分娩進行がどの程度であるかによって使い分けられる．ペッサリーの挿入や人工破膜，子宮収縮促進剤の点滴などが行われる．

ペッサリー挿入
子宮頸管が閉鎖したままである場合，プロスタグランジンを含むペッサリーを膣内に挿入することで，頸管の開大を促す．

人工破膜
頸管が展退し開大してきている場合には，小さなフックで羊膜を破り，破水させる．

頸管開大

分娩第1期は規則的で痛みを伴う子宮収縮により始まり，これにより子宮頸管が開大する．これはまず子宮上方より始まり，ここが縮んで締まることにより子宮下部（狭部）や頸部がひっぱられて伸展する．初産の場合，平均で1時間に1 cmほどの速さで子宮口が開大する．経産婦の場合は初産婦よりも開大が速いことが多い．ほとんどの場合，子宮口が10 cm開くと全開大となる．

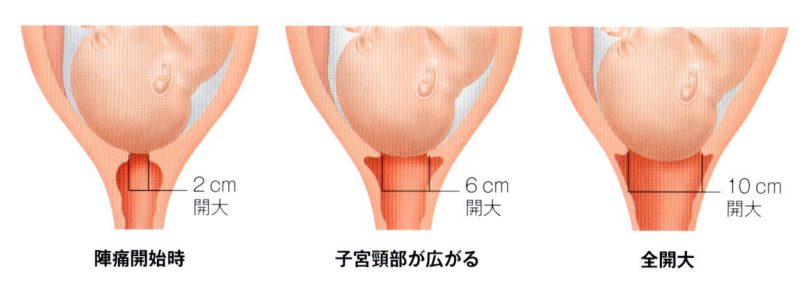

- 2 cm開大 — 陣痛開始時
- 6 cm開大 — 子宮頸部が広がる
- 10 cm開大 — 全開大

分娩の前兆

分娩の前兆は人それぞれであるが，おもなものとして3つをあげることができる．それは，産徴，子宮収縮，破水である．分娩開始前（だいたい3日以内）になると，妊娠中に子宮頸管のふたをしていた粘液栓がはずれて，少量の出血や茶色の帯下として出る（産徴）．子宮収縮は次第に強く規則的になり，羊水を包み込んでいる羊膜が破れて，羊水が流出する．

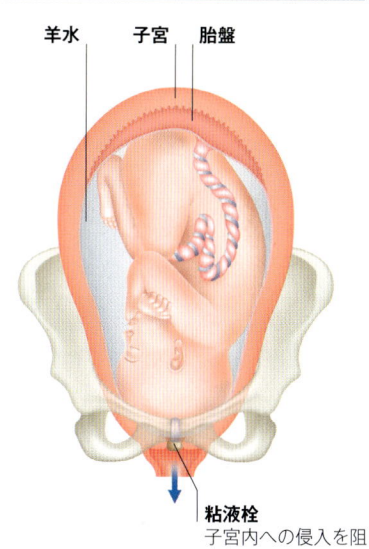

粘液栓
子宮内への侵入を阻止している

1 産徴
粘液栓は妊娠中に細菌などが子宮内に侵入するのを防ぐ役割がある．子宮頸管が開大してくるとこの栓がはずれ，出血や茶色の帯下が出ることがある．

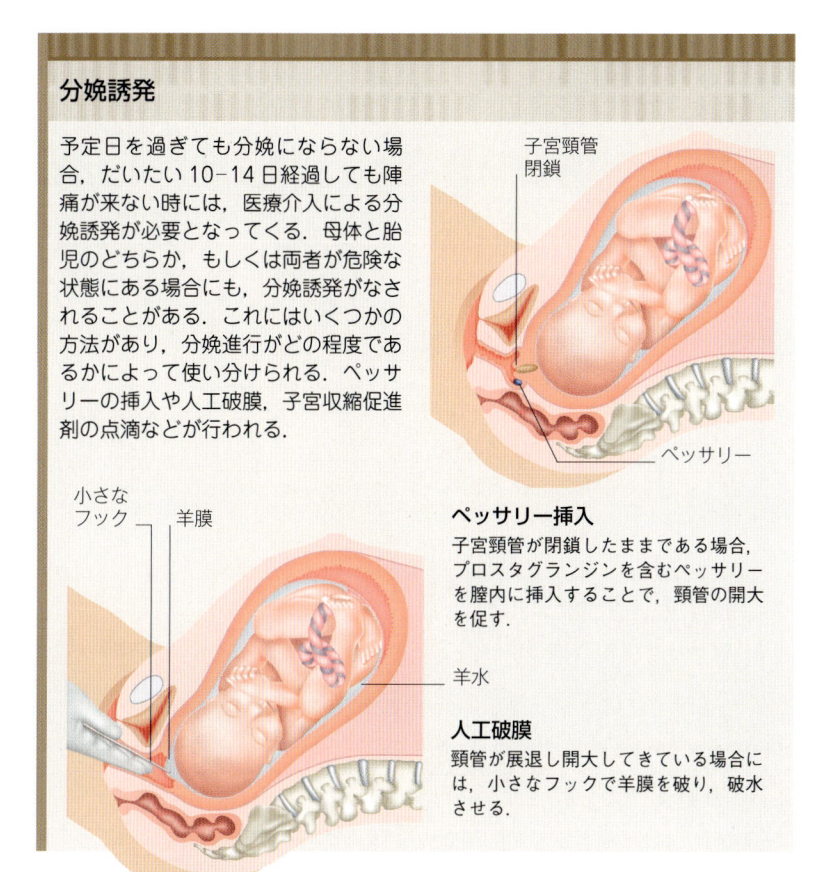

子宮底部
子宮筋が最も強く収縮する部位

胎胞膨隆
子宮頸管開大時に，子宮内圧により胎胞が緊満してふくらむ

頸管開大
頸管が薄くなり開大する

破水
羊水が流出する

2 子宮収縮
子宮の上方の子宮底部において，協調性子宮収縮が起こり，頸部が徐々に開大する．

3 破水
胎児を覆っている羊膜が破れ，無色の羊水が産道を通って流出する．

出産

妊娠の満期から，陣痛，胎児の娩出，胎盤の排出までには，一連の複雑な出来事が起きるが，それらは結局，母子の分離であると言える．そこから母子の独立した関係が始まる．

分娩第3期

第1期では，ホルモン分泌に応答して最初の陣痛が始まる．この間には，子宮収縮に伴い子宮頸部が伸展して薄くなり，約10 cm開大する．子宮内で胎児を保護していた羊膜が破れ，羊水が流出する．これを破水という．第2期では，子宮収縮や母体の怒責に同調して胎児が下降し，その大きな頭が産道にはまり込み，胎児は産道を通過して娩出される．出産後，臍帯は結紮され，切断される．この胎児娩出後から胎盤娩出までが第3期とされ，いわゆる後産と呼ばれる胎盤の排出が起こる．胎盤は助産師や産科医の手でそっと引き出されることが多い．

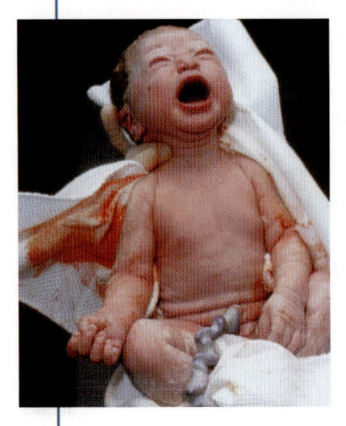

正常分娩
新生児は血液や粘液，胎脂（子宮内の胎児を保護する，脂質からなる被膜）に覆われている．写真ではまだ臍帯が切断されていない．

骨盤の形態

女性の骨盤は，男性の骨盤に比較して妊娠・出産に適した形状になっている．しかし，その中でも人それぞれにさまざまな形をしており，それにより出産の容易さが違ってくる．骨盤入口部が円形の骨盤を女性型骨盤といい，典型的な女性の骨盤であり，胎児の娩出に適している．男性型もしくは三角形型と呼ばれる骨盤は入口部が狭く，難産になることがある．

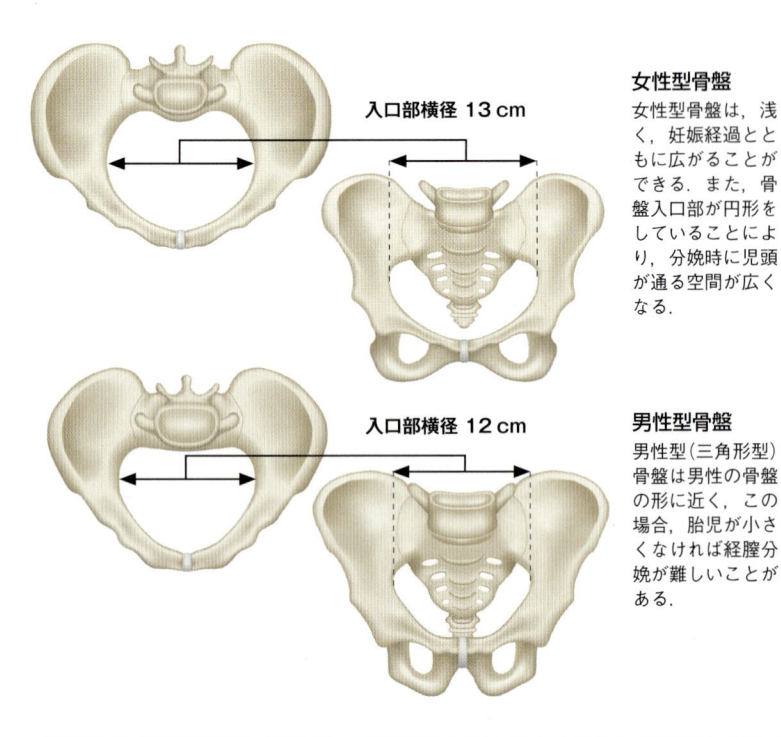

女性型骨盤
入口部横径 13 cm

女性型骨盤は，浅く，妊娠経過とともに広がることができる．また，骨盤入口部が円形をしていることにより，分娩時に児頭が通る空間が広くなる．

男性型骨盤
入口部横径 12 cm

男性型（三角形型）骨盤は男性の骨盤の形に近く，この場合，胎児が小さくなければ経腟分娩が難しいことがある．

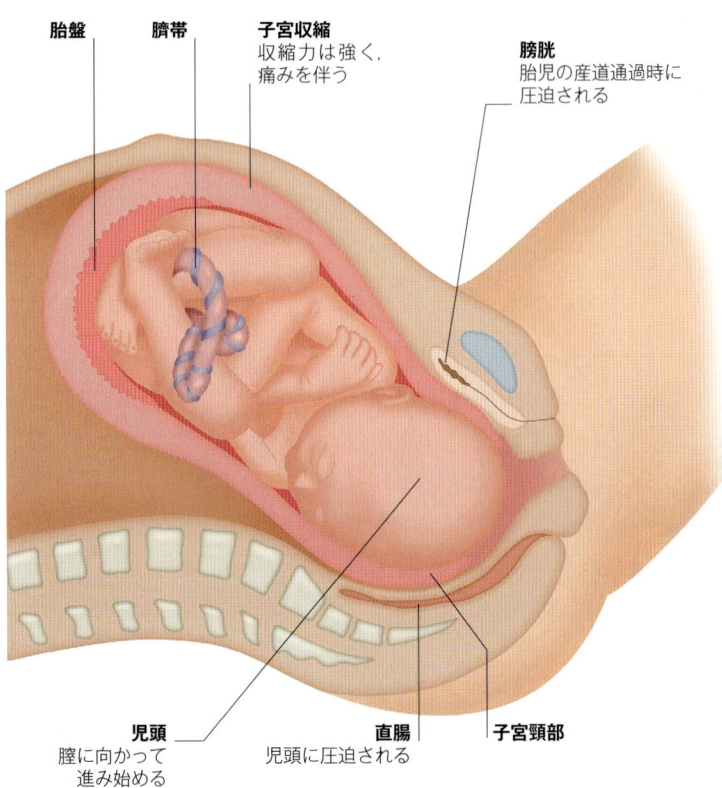

---

1 子宮口の開大

子宮口の開大は子宮口が全開大すると始まる．胎児は母体背側を向き，胎児の頭の最も大きい部分と母体の骨盤の最も広い部分が一致するようにして，骨盤内を下降する．胎児が顎を引くと，子宮から出始め腟に移動する．腟は胎児の頭に合わせて広がる．

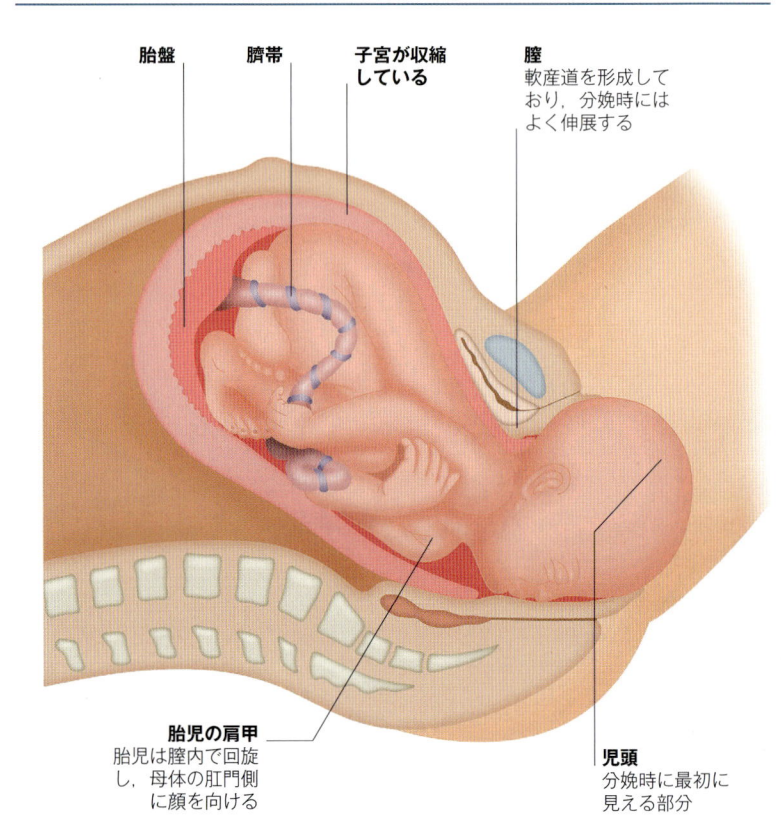

- 胎盤
- 臍帯
- 子宮収縮：収縮力は強く，痛みを伴う
- 膀胱：胎児の産道通過時に圧迫される
- 児頭：腟に向かって進み始める
- 直腸：児頭に圧迫される
- 子宮頸部

2 産道通過

胎児が産道を通過する時，まず小泉門が現れる．この頭が見えている状態を「発露」と呼ぶ．児頭は，下降するにつれて母体の肛門側を向き，やわらかい頭部が，十分に伸展した腟を通り抜けることができる．

- 胎盤
- 臍帯
- 子宮が収縮している
- 腟：軟産道を形成しており，分娩時にはよく伸展する
- 胎児の肩甲：胎児は腟内で回旋し，母体の肛門側に顔を向ける
- 児頭：分娩時に最初に見える部分

胎児モニタリング

分娩進行中，産科医は胎児が機能不全に陥っていないかどうかを確認するため胎児心拍モニターを装着することがある．胎児の心拍を監視するには，聴診器や，超音波ドプラー法を用いた監視装置が使用される．しかし，より正確な観察のためには，胎児心拍数陣痛図とも呼ばれる胎児監視装置（EFM）が用いられる．外測法では，母体の腹部に心拍測定用と子宮収縮測定用の2つのトランスデューサーを装着する．内測法では胎児心電図用の電極を胎児の頭皮に装着し，測定する．離れた場所からでも心拍数をモニターすることができる機種では，陣痛開始後も母体は動き回ることができる．

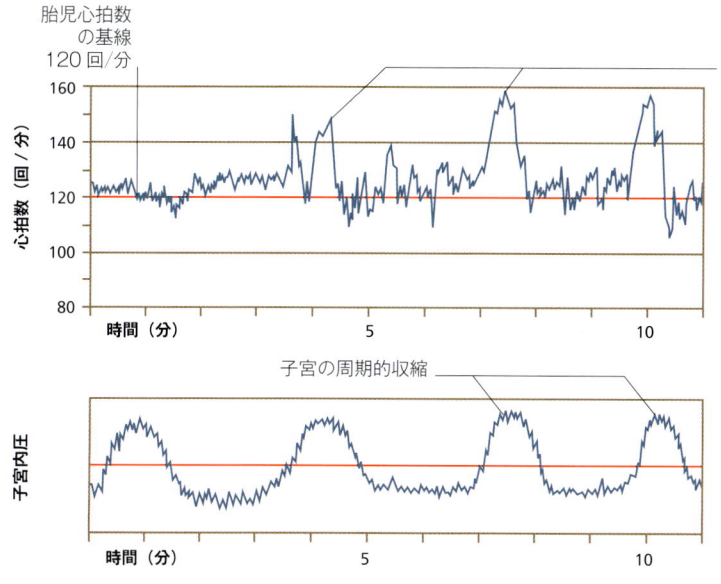

胎児モニタリング
外測法の様子．胎児の心拍数と母体の子宮収縮を記録する．

胎児心拍
母体の子宮収縮に伴う胎児心拍の変化が記録されている．

子宮収縮
母体子宮収縮が記録されている．上図とあわせて，胎児心拍数の変化が子宮収縮に伴うものであることがわかる．

硬膜外麻酔

無痛分娩で最も一般的に使用されている手技が硬膜外麻酔である．これは，腰部の椎骨と椎骨の間に針を刺入して行われ，子宮収縮に伴う痛みを感知する神経に作用する．硬膜外麻酔により，運動感覚を残したまま痛みを軽減できるので，母体は分娩中も動くことができ，出産に積極的に参加することができる．

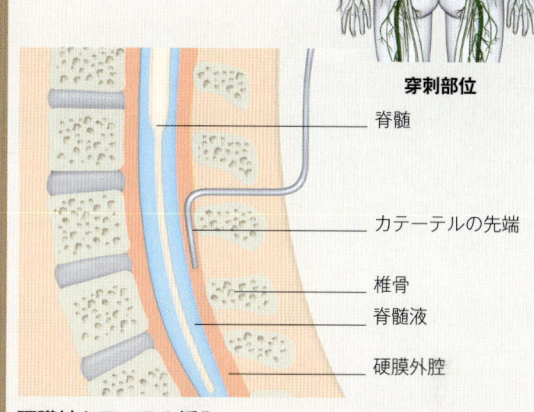

穿刺部位
- 脊髄
- カテーテルの先端
- 椎骨
- 脊髄液
- 硬膜外腔

硬膜外カテーテル挿入
カテーテルは硬膜外カテーテル挿入用の針の外套を通して硬膜外腔に留置される．この留置カテーテルから分娩中に麻酔薬が投与される．

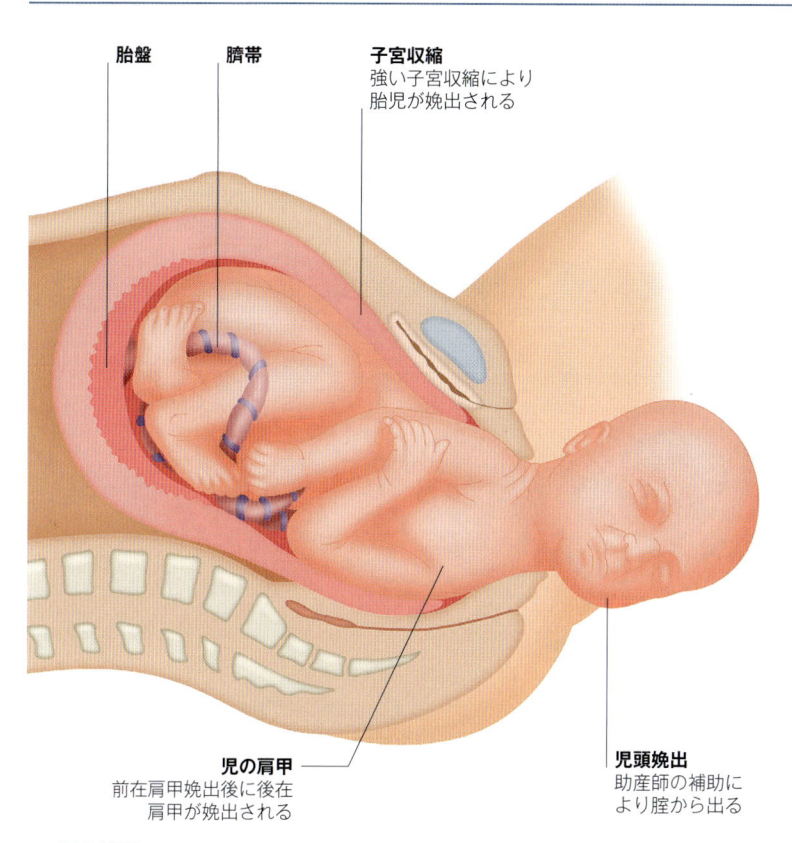

胎盤 / **臍帯** / **子宮収縮**
強い子宮収縮により胎児が娩出される

児の肩甲
前在肩甲娩出後に後在肩甲が娩出される

児頭娩出
助産師の補助により腟から出る

3 児の娩出
児頭が娩出されたら，産科医は児の頸部に臍帯が巻絡していないことを確認する．口や鼻腔の粘液をふき取ると第1啼泣が起こる．第4回旋が起こり，前在肩甲が一部出ると，後在肩甲も娩出し，続いて体幹がすぐに娩出される．

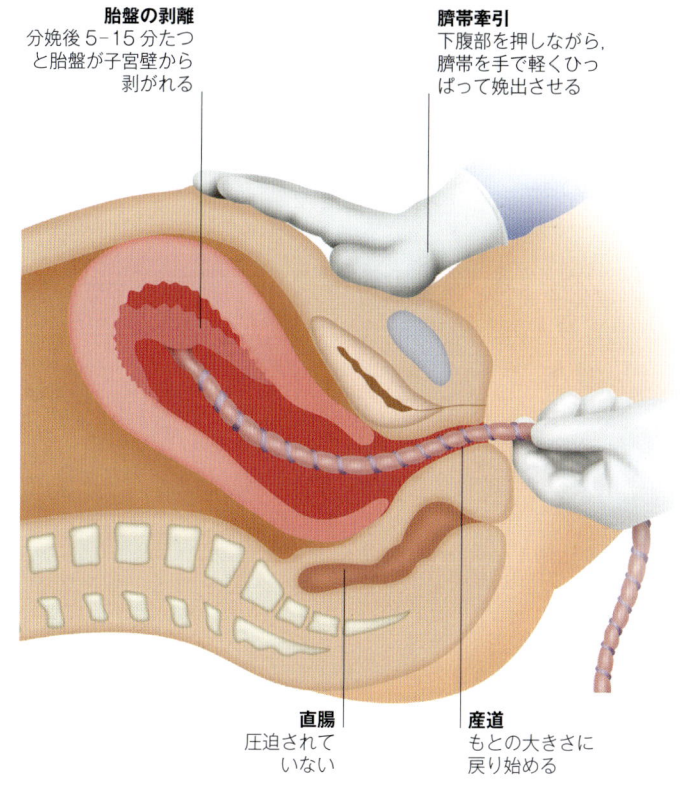

胎盤の剥離
分娩後5-15分たつと胎盤が子宮壁から剥がれる

臍帯牽引
下腹部を押しながら，臍帯を手で軽くひっぱって娩出させる

直腸 圧迫されていない

産道 もとの大きさに戻り始める

4 胎盤娩出
児の娩出後，子宮はすぐに穏やかな収縮を起こし，断裂した血管の断端を絞扼し，止血する．胎盤は腹壁から剥がれ，下腹部に圧を加えながら軽く臍帯を牽引することで卵膜と一緒に娩出される．子宮収縮を強くするために子宮収縮剤が投与されることがある．

新生児期

胎生40週の間で，受精卵は複雑な臓器を持つ人間へと発達する．出生時に全ての臓器は揃っているが，誕生とともに機能を持つものもあれば，思春期になってでき上がる臓器もある．

新生児の解剖

新生児は，母体から出て生育していくために解剖学的にさまざまな特徴を持つ．新生児は出生後の1年間で，それ以降のどの時期よりも速く成長する．泉門は頭蓋骨を分離している模様部分で，脳容量の増大に対応できるように頭蓋骨に余裕を持たせている．泉門は出生後18ヵ月くらいになると閉鎖し，骨の硬化が始まるが，この過程は6歳頃まで続く．関節や長骨の末端にある軟骨は，骨格組織の急速な成長に対応する．胎児期における主要な免疫組織である胸腺は，生涯のうちで出生時に最も大きく発達している．胎児期には赤血球などの造血が肝臓で行われているため，この時期の肝臓も大きい．出生時には，ほとんどの造血は骨髄で行われるようになっている．

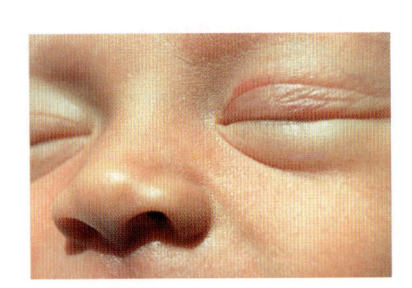

アプガールスコア

出生後1分と5分の時点で5つの項目について評価し，新生児が蘇生の必要な状態であるかどうかを判断する．黒色人種の新生児の皮膚の色の評価は，口唇や手のひら，足の裏などで行う．

評価内容	点数：0	点数：1	点数：2
心拍数	心拍なし	100以下	100以上
呼吸	呼吸なし	弱い泣き声，不規則な浅い呼吸	激しく泣く，規則的な呼吸
筋緊張	だらんとしている	いくらか四肢を曲げる	四肢を活発に動かす
反射	反応なし	顔をしかめる	泣く，咳，くしゃみ
皮膚の色	全身蒼白または暗紫色	体幹ピンク色，四肢チアノーゼ	全身ピンク色

眼のふくらみ
新生児の眼瞼はふくらんでいることが多い．涙管の閉塞や産道感染により，眼が赤くなっている場合もある．

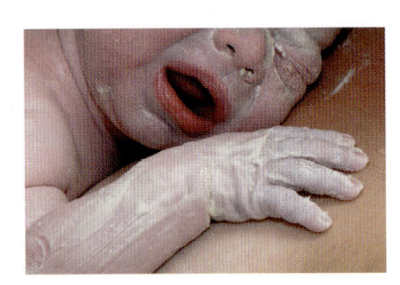

胎脂
子宮内で胎児の皮膚を覆っている灰白色の物質．出生後に洗い流すかふき取るかされる．

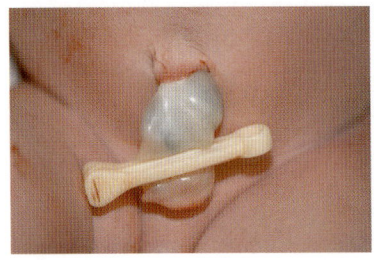

臍帯
2本の動脈と1本の静脈がゼリー状の物質に包まれて臍帯となり，胎盤と胎児をつないでいる．出生後，臍帯は図のように結紮，切断される．

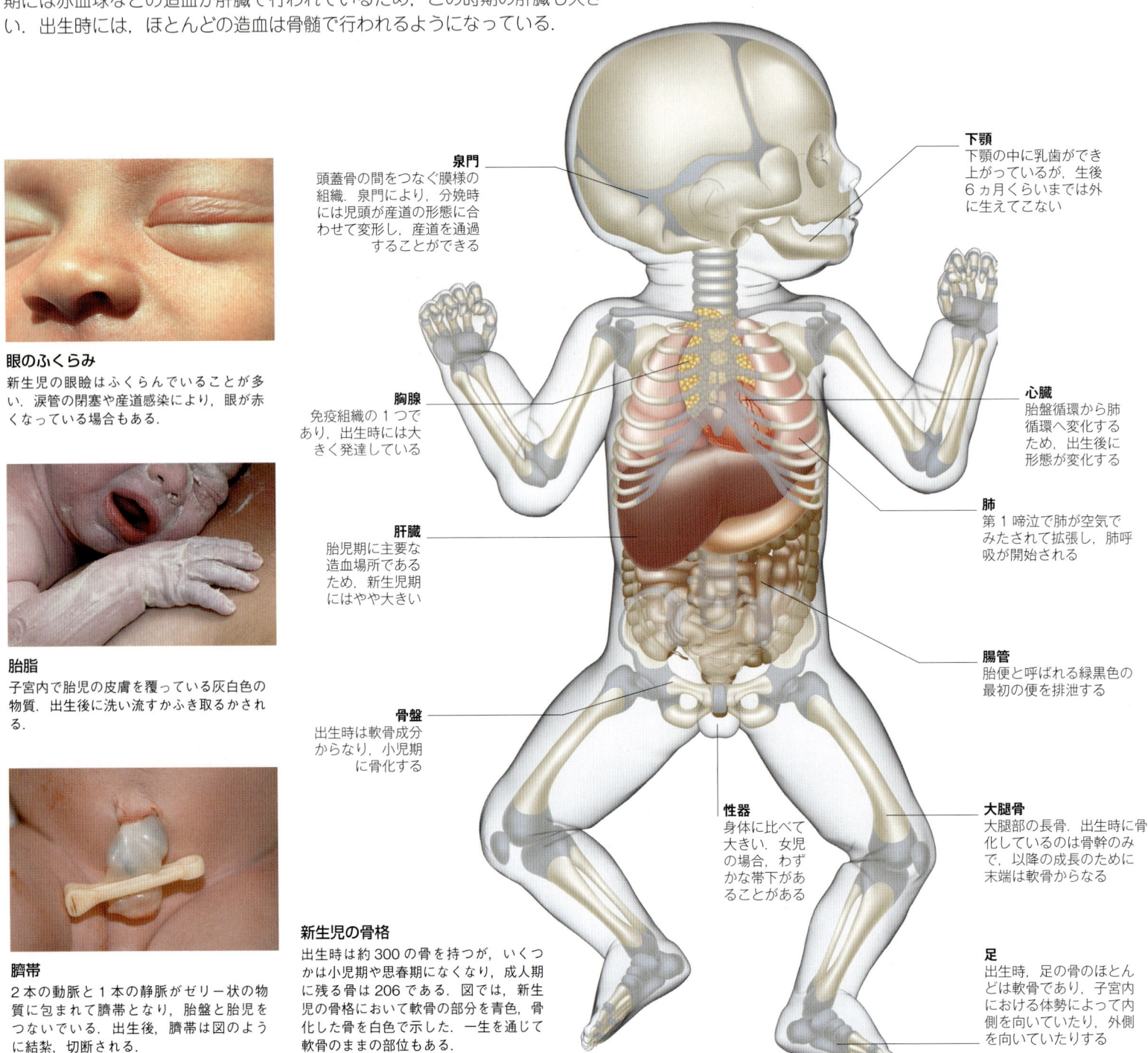

泉門
頭蓋骨の間をつなぐ膜様の組織．泉門により，分娩時には児頭が産道の形態に合わせて変形し，産道を通過することができる

胸腺
免疫組織の1つであり，出生時には大きく発達している

肝臓
胎児期に主要な造血場所であるため，新生児期にはやや大きい

骨盤
出生時は軟骨成分からなり，小児期に骨化する

新生児の骨格
出生時は約300の骨を持つが，いくつかは小児期や思春期になくなり，成人期に残る骨は206である．図では，新生児の骨格において軟骨の部分を青色，骨化した骨を白色で示した．一生を通じて軟骨のままの部位もある．

下顎
下顎の中に乳歯ができ上がっているが，生後6ヵ月くらいまでは外に生えてこない

心臓
胎盤循環から肺循環へ変化するため，出生後に形態が変化する

肺
第1啼泣で肺が空気でみたされて拡張し，肺呼吸が開始される

腸管
胎便と呼ばれる緑黒色の最初の便を排泄する

性器
身体に比べて大きい．女児の場合，わずかな帯下があることがある

大腿骨
大腿部の長骨．出生時に骨化しているのは骨幹のみで，以降の成長のために末端は軟骨からなる

足
出生時，足の骨のほとんどは軟骨であり，子宮内における体勢によって内側を向いていたり，外側を向いていたりする

胎児期循環

胎児には，胎盤から酸素や栄養が供給される．肝臓や肺がまだ機能していないため，胎盤からの血液を効率よく全身へ送るためのバイパスが形成されている．静脈管は臍動脈に流入した血液を，肝臓を経由せずに右心房へ運ぶ．この血液は，卵円孔を通って左心房へ流れ，全身へ運ばれる．右心室から肺動脈へ流入した血液の多くは，肺を経由せず動脈管を通って大動脈へ流入する．

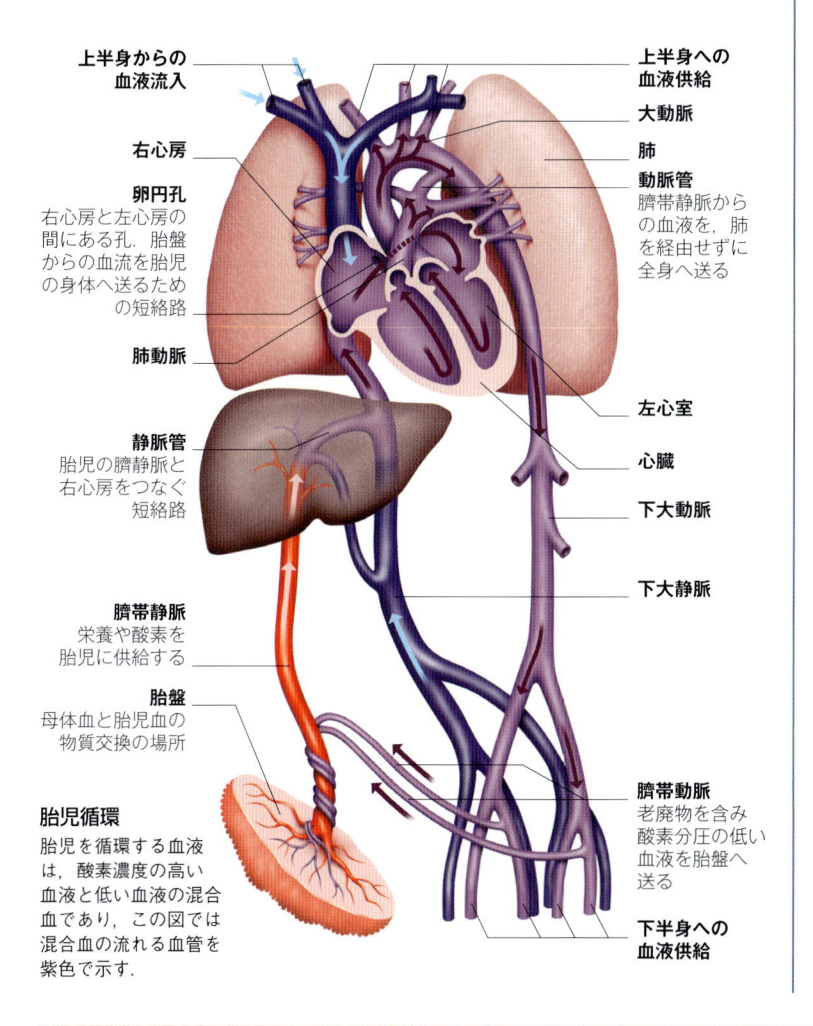

新生児期循環

出生すると，児は肺呼吸を開始し，臍帯は切断される．これにより児の循環系は瞬時に変化し，肺循環による酸素供給が開始される．肺動脈が開いて血液が肺へ流入し酸素を供給するようになり，肺から戻ってくる血液により左房圧が上昇し，卵円孔が閉じて成人と同様の循環となる．静脈管，動脈管，臍帯動静脈は閉鎖し，退縮する．

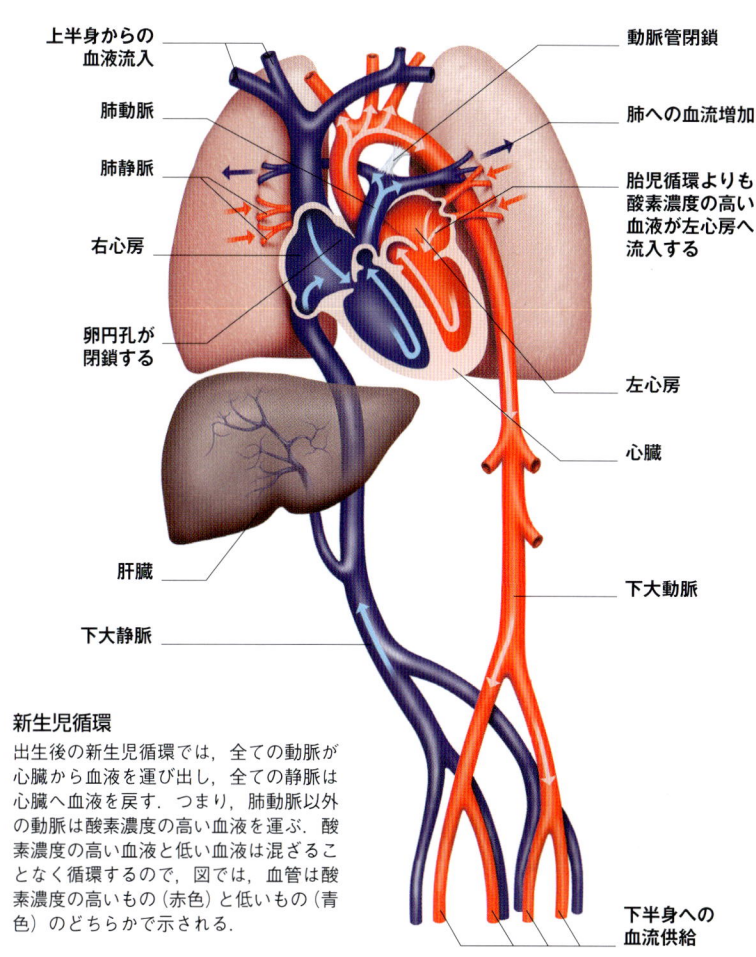

上半身からの血液流入
右心房
卵円孔 右心房と左心房の間にある孔．胎盤からの血流を胎児の身体へ送るための短絡路
肺動脈
静脈管 胎児の臍静脈と右心房をつなぐ短絡路
臍帯静脈 栄養や酸素を胎児に供給する
胎盤 母体血と胎児血の物質交換の場所

上半身への血液供給
大動脈
肺
動脈管 臍帯静脈からの血液を，肺を経由せずに全身へ送る
左心室
心臓
下大動脈
下大静脈
臍帯動脈 老廃物を含み酸素分圧の低い血液を胎盤へ送る
下半身への血液供給

胎児循環
胎児を循環する血液は，酸素濃度の高い血液と低い血液の混合血であり，この図では混合血の流れる血管を紫色で示す．

上半身からの血液流入
肺動脈
肺静脈
右心房
卵円孔が閉鎖する
肝臓
下大静脈

動脈管閉鎖
肺への血流増加
胎児循環よりも酸素濃度の高い血液が左心房へ流入する
左心房
心臓
下大動脈
下半身への血流供給

新生児循環
出生後の新生児循環では，全ての動脈が心臓から血液を運び出し，全ての静脈は心臓へ血液を戻す．つまり，肺動脈以外の動脈は酸素濃度の高い血液を運ぶ．酸素濃度の高い血液と低い血液は混ざることなく循環するので，図では，血管は酸素濃度の高いもの（赤色）と低いもの（青色）のどちらかで示される．

母体に起こる変化

児と同様に，出産後は母体にもさまざまな変化が起こる．母乳の産生に関する変化は妊娠中より始まっており，乳房は大きくなり，個々の乳腺は腫大し，数も増える．妊娠3ヵ月頃より，抗体やタンパク質，無機質を多く含む初乳を産生できるようになる．この抗体は，新生児をアレルギーや呼吸器・消化器感染から守るはたらきがある．出生後，母乳栄養により新生児にこの初乳が与えられる．栄養素に富む乳汁が産生されるようになるのはこの数日後になる．出産後，子宮は妊娠前の大きさにまで縮小していくが，母乳栄養はこの過程を促進する．

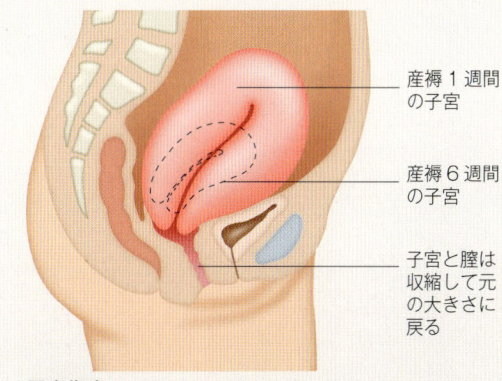

産褥1週間の子宮
産褥6週間の子宮
子宮と腟は収縮して元の大きさに戻る

子宮復古
児と胎盤を娩出した後，ホルモンのはたらきにより，子宮と腟は妊娠前の大きさ，位置に戻る．

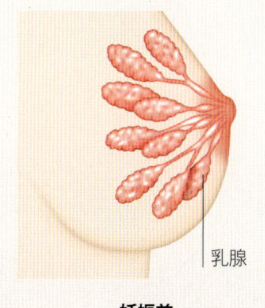

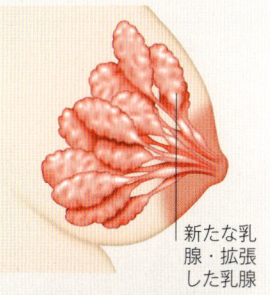

乳腺
妊娠前
新たな乳腺・拡張した乳腺
妊娠中および母乳栄養中

授乳
妊娠中より，母乳栄養に備えて乳腺は大きくなり，その数を増やす．妊娠第1期の終わり頃には初乳を産生することができるようになる．初乳は黄色の液体で，新生児期のアレルギーや呼吸器感染および消化器感染から児を守るための抗体が含まれている．

成長と発育

幼児や幼い子どもは，早い時期に歩行や言葉などの基本的な身体的技能を発達させる．小児は発育するにつれてより敏捷になり，知能が発達していく．幼児の間は肉体的な成長が非常に急速に起こるが，その後その速さは穏やかで安定したものとなり，思春期にいたって再び急速な成長がみられる．

骨の成長

身体は，その内部の枠組みである骨格が大きくなるに従って成長する．下肢の長骨の成長が身長には最も大きく影響し，また小児期を通じての身体各部位のバランス変化にも大きく寄与する．長骨のほとんどにおいては軟骨内の骨端核から成長が始まり，その一連の変化は骨化と呼ばれる．骨化は胎生期から始まっており，骨幹部の一次骨化中心から開始する．出生後には，二次骨化中心が骨端軟骨内に出現する．成長は骨化が完成する18-20歳で止まる．

骨の発達

このX線写真は手の骨組織の発育を示す（骨組織はピンク色と青色で示されている）．1歳と3歳の手では，それぞれの指の骨の間に大きな軟骨領域が存在する．手根骨は1歳では軟骨であるため図中には認められない．3歳では手根骨の形成が開始する．20歳の手では，全ての骨が完全に形成されている．

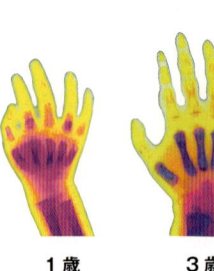

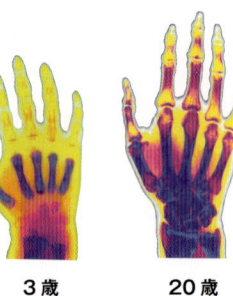

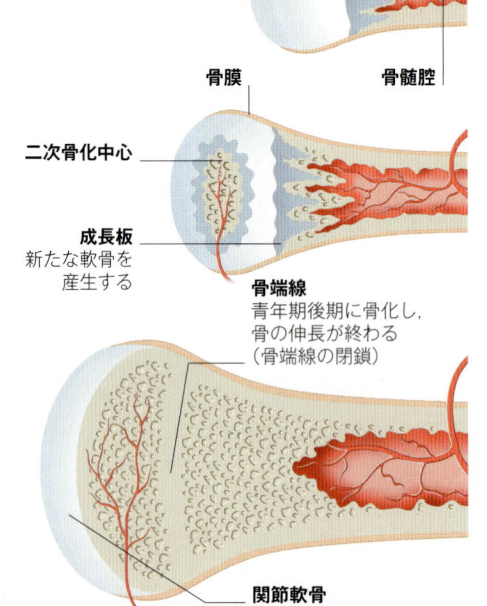

1歳　3歳　20歳

新生児の長骨
骨幹また骨体部と呼ばれる部分は一次骨化中心から硬骨に変化していき，ここに骨髄腔が形成される．長骨の球状の端は骨端と呼ばれ，全て軟骨であり，硬骨よりやわらかい．

小児の長骨
骨端の中にある二次骨化中心が周囲の軟骨を硬化させ始め，骨組織を鉱物化させる．骨を伸長させる領域（骨端成長板）が，骨幹と骨頭の間に形成される．

成人の長骨
だいたい18-20歳までに，長骨は全ての領域で硬化し，本来の骨になる．それと同時に骨端成長板は密な骨組織の列へと置き換えられる．わずかに残った軟骨は平滑な関節軟骨となり，関節内で骨頭を覆う．

身体各部位のバランスの変化

異なる年齢における身長を比較してみると，出生時から成人までに身体の各部位のバランスには劇的な変化が起きていることがわかる．新生児は頭が相対的に大きく，肩より横幅がある．頭が身長の4分の1を占めるのに対し，脚が占める割合は約8分の3である．子どもの成長の中では，頭と胴の成長は比較的ゆるやかであり，一方，上肢および下肢の成長は速く，頭や胴に「追いついて」くる．2歳時には，頭は子どもの身長の約6分の1を占めている．青年期に最終的な成人の体の大きさに達すると，頭は身長のわずか約8分の1を占めるだけとなり，また下肢は身長の半分にもなる．

頭部と体幹の比率
全体的な発育の傾向として，頭部が最初に最も発育し，その後，他の部位が追いついてくる．初めは胴体，続いて上肢，最後に下肢が追いつく．

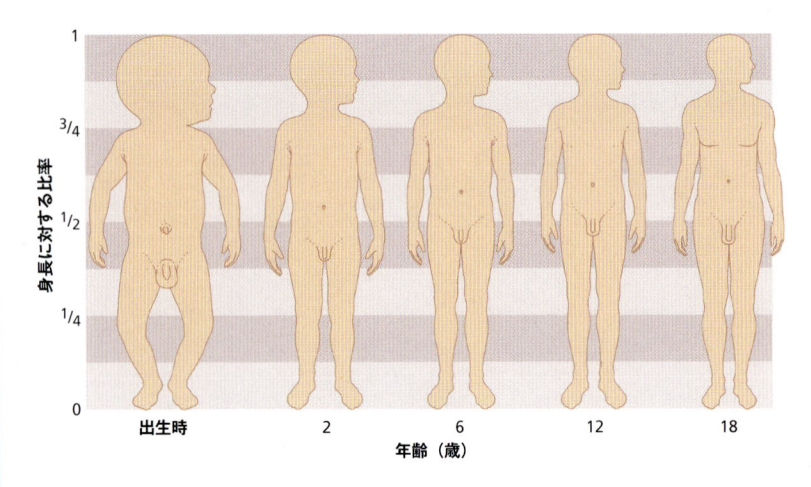

出生時　2　6　12　18　年齢（歳）

頭蓋骨と脳

出生時には，脳は成人の4分の1の大きさである．脳の神経細胞（ニューロン）はすでにほぼ完全な構造をしているが，大多数はまだ相互に接続されていない．乳児の頭蓋骨には軟骨の部分が残っており，頭蓋骨の間には，泉門と呼ばれる隙間と縫合と呼ばれる接合線があり，脳の拡張に備えている．2歳までに，脳は成人の5分の4の大きさまで成長し，ニューロンがつながってネットワークを発達させる．

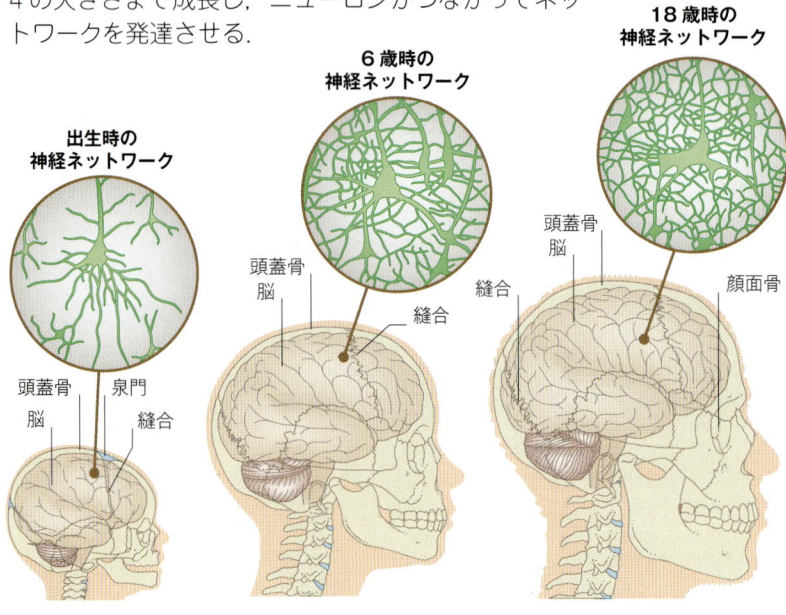

出生時
小さな顔の骨に対して，頭蓋骨と脳は巨大である．ほとんど全てのニューロンがすでにあるが，ニューロン間の連絡は限られている．

6歳
頭蓋骨は縫合線で癒合する．ニューロンはその突起（樹状突起と軸索）を急速に伸ばし，互いに連絡し合う．

成人
頭蓋骨は堅固に癒合して脳を保持する．脳は完全な大きさとなり，神経間のネットワークのための新たな接合（シナプス）が形成されることは比較的少なくなる．

歯の成長

乳歯と呼ばれる最初のひと揃いの歯は，生後約6ヵ月から3歳ぐらいまでの間に，歯茎から決まった順序で生える．通常は犬歯を除いて，前の歯から順に生えてくるが，実際には，生える時期や順番は前後することもある．時には生まれた時から何本かの歯が生えていることもある．永久歯が歯茎から生えてくると，初期の歯はぐらぐらとゆるんで抜け落ちる．これはだいたい6歳頃に始まる．第三大臼歯（親知らず・智歯）が10代後半または20代前半に生えると，32本の永久歯のひと揃いが完成する．しかし，中には第三大臼歯が歯茎から現れないままとなる場合もある．

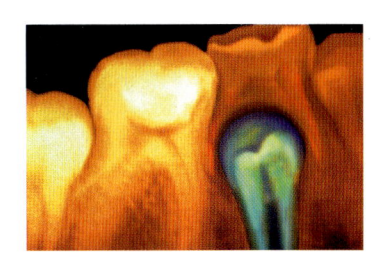

歯の萌出
永久歯（緑色）の乳歯の下からの萌出を示すカラー化X線写真．

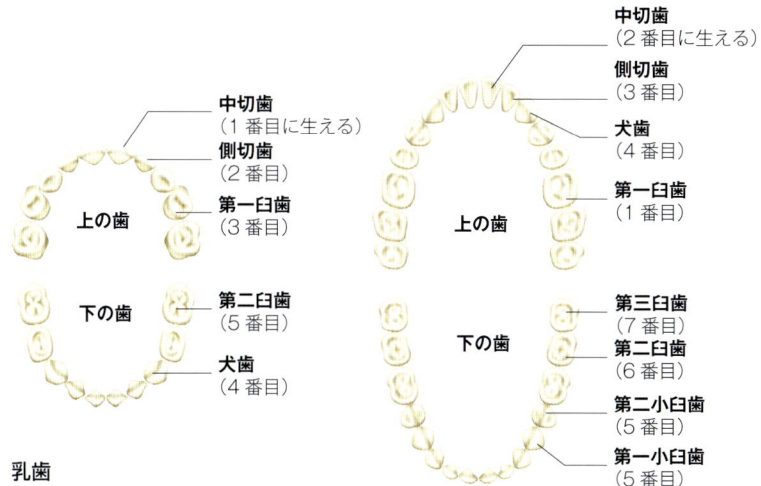

上の歯：中切歯（1番目に生える），側切歯（2番目），第一臼歯（3番目）
下の歯：第二臼歯（5番目），犬歯（4番目）

乳歯
乳児の歯は合計20本からなる．2本の切歯，1本の犬歯，2本の臼歯が，上顎と下顎の左右にそれぞれ存在する．歯は前方から後方の順で抜け，最後のものは10-12歳で抜ける．

上の歯：中切歯（2番目に生える），側切歯（3番目），犬歯（4番目），第一臼歯（1番目）
下の歯：第三臼歯（7番目），第二臼歯（6番目），第二小臼歯（5番目），第一小臼歯（5番目）

永久歯
初めに生える永久歯は中切歯であり，6-8歳の頃に歯茎から顔を出す．生え揃うと32本になる．

発達段階

赤ん坊は出生時にはすでに見たり聞いたりでき，また把握，排尿，排便といった反射行動も行う．乳児は徐々に，このような反射を意識的にコントロールできるようになる．眼の焦点がはっきりと合うようになると，赤ん坊は自分の手を見て，脳の中で構成される意識下での運動が本当の動きに反映されることを学ぶようになる．幼年時代の初期では，このような基本的な運動技能が磨かれる．また子どもは，ほほえみなどといった，さまざまな社会的に高度な技能も獲得し，これにより周囲の人から反応を引き出すことができるようになる．多くの子どもにおいて，発達はかなり予想通りの順番で起こる．例えば，立つことは歩くことよりも当然先に起こる．しかし，ある程度発達した年齢では，その順番はかなり多様になる．また，ある技能を早くできるようになったからといって，必ずしも後にその技能に秀でるようになるわけではない．また，ある段階をとばして次の段階へと進む赤ん坊や子どももいる．

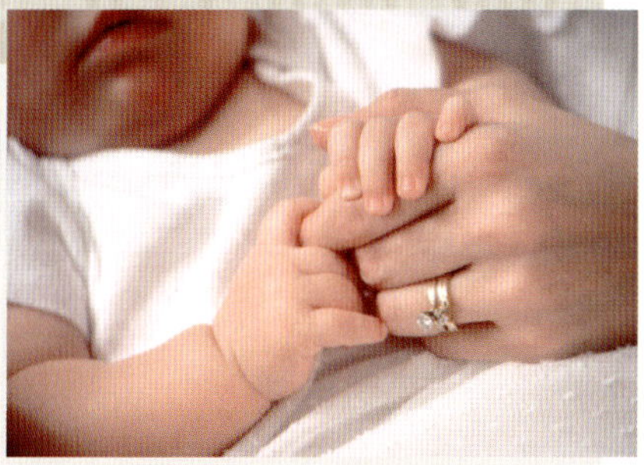

新生児の把握
手のひらに物が触れると，新生児は手を握る．これは初期の反射であり，数ヵ月のうちに消失する．

運動技能
基本的な協調運動は，初めは「試行錯誤」によって進歩する．乳児は自分の体の一部を見ることにより，ある特定の行動を，運動神経の一連の信号として伝わってその行動を引き起こしている頭の中での意図と結び付けて考えようになる．行動をコントロールする神経回路が増強し連結することによって，脳が行動のパターンを組み合わせることを学び，筋のはたらきは徐々に強調されていく．

- 頭を45°まで持ち上げる
- 足で重さに耐えられる
- 寝返りがうてる
- 自分の体重を持ち上げられる
- 1人で座れる
- 這える
- 1人で歩ける
- 1人で2階まで歩ける
- ボールを蹴れる
- 3輪車をこげる
- 1秒間片足立ちでバランスをとれる
- 片足跳びができる
- バウンドしたボールをキャッチできる

視力と手の器用さ
新生児は近視であり，はっきりと見えるのは1mくらいまでである．6ヵ月たつと焦点が合う距離はもう少し広がり，数m離れた物もはっきりと見えるようになる．眼の動きは一層調和するようになり，横目で見ることも減る．赤ん坊が自分の指を見て何を触っているかを感じることにより，手と目の調和はすぐに発達する．

- 手を上に上げる
- 足で遊べる
- ガラガラのほうへ近づく
- 小さい物を拾える
- 親指と他の指で物をつかめる
- 落書きを好む
- 直線を描ける
- 丸を写せる
- ヒトのようなものを描ける
- 正方形を写せる

社会的技能と言語技能
生後数週間で，赤ん坊は音の方向へ頭を向け始める．言語は，音を聞き，音と物を結び付け，そして最初の言葉を練習するということによって発達する．生後2年目には，完璧に理解しているわけではないかもしれないが，幼児は時に日に数語というような驚くべき速さで，言葉を習得する．社会的技能も言語技能と並んで発達する．

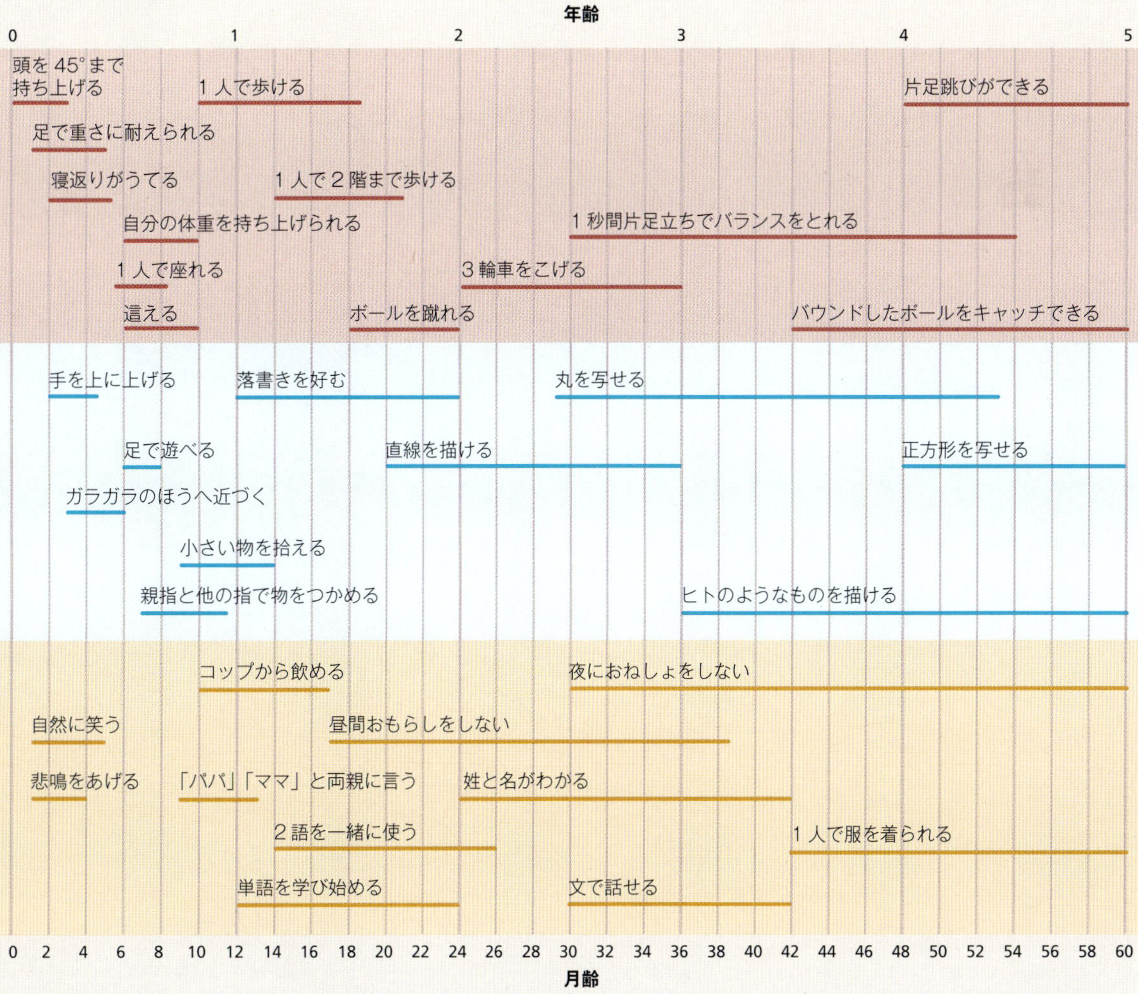

- 自然に笑う
- 悲鳴をあげる
- コップから飲める
- 「パパ」「ママ」と両親に言う
- 単語を学び始める
- 2語を一緒に使う
- 昼間おもらしをしない
- 姓と名がわかる
- 文で話せる
- 夜におねしょをしない
- 1人で服を着られる

思春期

思春期では，ホルモン分泌の変化により，身体的成長や行動の変容および生殖器の発育が刺激される．これらの変化は，視床下部からの性腺刺激ホルモン放出ホルモン（GnRH）が下垂体前葉に作用することによって引き起こされる．男女ともに情緒・心理的な変化も生じる．

女性の思春期

女子では，思春期の肉体的な変化はだいたい10歳か11歳で始まる．多くの場合，13歳までに何らかの発達の徴候がいくつかみられ，16歳までには完全な性的成熟に到達する．女性の身体の変化は，エストロゲンとプロゲステロンという2つのホルモンが作用して引き起こされる．GnRHは思春期へのスイッチを入れるホルモンであり，視床下部からのGnRH放出開始のしくみについてはまだ解明されていない．しかし，GnRH放出の開始には，社会的・心理的な因子や食習慣がかかわっていると考えられる．昔と比べ，思春期は早く始まるようになってきている．1890年にはほとんどの少女が15歳で初経を迎えたが，現代では月経は12-13歳くらいで始まる．思春期の最初の徴候は乳房の発達で，次いで腋窩と外陰部で体毛が発育し始める．下肢の毛が太く濃くなり，体型が脂肪の増加に伴い変わっていく．体毛と皮膚は脂性になってニキビができやすくなり，最終的に月経が始まる．この時期，女性はだるさを感じたり，気分が変わりやすくなったり，イライラしたりするようになるかもしれない．

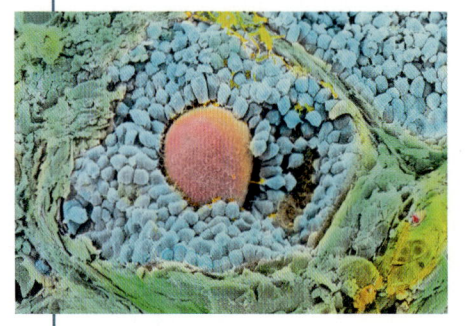

卵巣内の卵胞
思春期には卵巣で卵胞（青色の細胞の集塊）が発育し，成熟卵胞を形成する．1つの卵胞は1つの卵子（赤色）を含む．

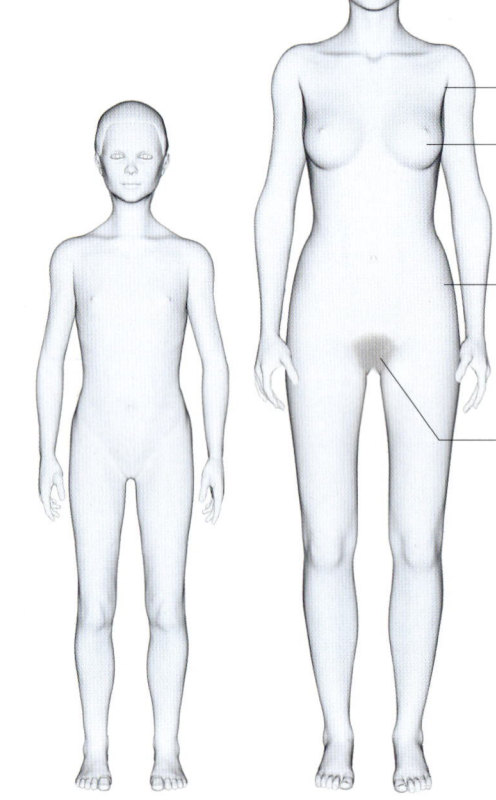

成人の身長
女子は2歳頃に成人の身長の半分程度に達する．急速な成長は男子より2年早く始まる

腋毛

乳房の発達
乳頭周辺部がふくらみ，少量の乳腺組織によって盛り上がる

殿部の拡張
骨盤と殿部は広く，ウエストは細くなる．これは女性ホルモンの作用で脂肪の再配置が行われることによる

陰毛

体格の変化
思春期における成長は，思春期の初期で最も速く成長速度は12歳頃に最大となり，1年で身長がおよそ9cm伸びる．身長の伸びは次第にゆっくりになり，通常は14-16歳頃になると性ホルモンが長骨の骨端線を閉鎖（p.216参照）し，それ以上は成長ホルモンの影響を受けなくなって，身長が伸びなくなる．

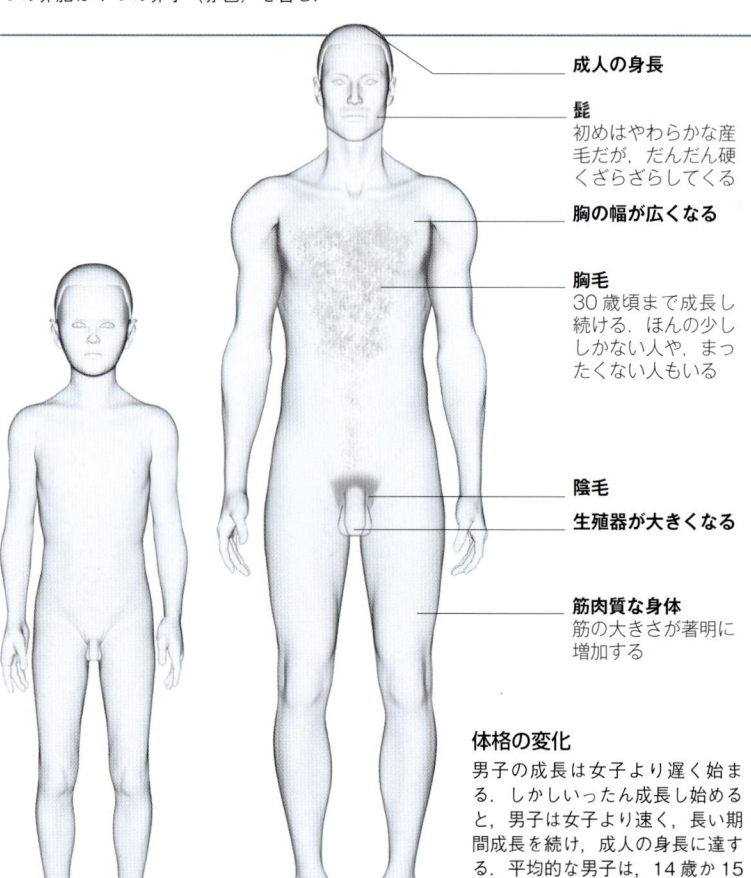

思春期前　　思春期後

男性の思春期

男子では，思春期の身体的な変化は女子より遅く，12歳か13歳頃に始まる．多くの場合，14歳までに何らかの発達の徴候がいくつかみられ，17-18歳までに思春期の変化が完了する．精巣と陰茎がまず大きくなり始め，その後，陰毛や腋毛が生え始める．筋の量が増加し，乳房の組織もいくらか発達する．テストステロンのはたらきで喉頭の軟骨が大きく太くなり，それにより声帯も長く太くなる．その結果，声帯はより低い周波数で振動するようになり，声が低くなる．最後に顔に髭が生え始め，ニキビができることもある．男子は女子より皮脂と発汗にまつわるトラブルに見舞われやすい．男子の性的な成熟の徴候は射精である．男子は誕生時にすでに勃起する能力は持っているものの，テストステロンというホルモンが体を巡り始めるまで精液を産生する能力はなく，これが完了して初めて，精通が起こる．

成人の身長

髭
初めはやわらかな産毛だが，だんだん硬くさらさらしてくる

胸の幅が広くなる

胸毛
30歳頃まで成長し続ける．ほんの少ししかない人や，まったくない人もいる

陰毛

生殖器が大きくなる

筋肉質な身体
筋の大きさが著明に増加する

体格の変化
男子の成長は女子より遅く始まる．しかしいったん成長し始めると，男子は女子より速く，長期間成長を続け，成人の身長に達する．平均的な男子は，14歳か15歳の時点で平均的な女子よりも背が高く，体重が重く，力が強くなっており，それからさらに発育する．

思春期前　　思春期後

精子の産生
精子は精巣で産生される．精子細胞は徐々に支持細胞から離れ，精細管と精巣上体を通過する間に成熟する．この間約74日間である．

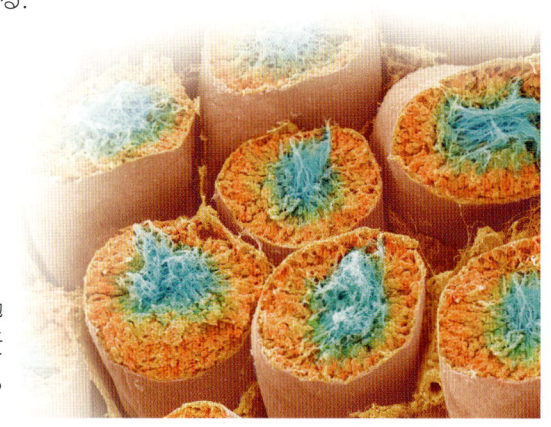

男性のホルモンコントロール

ホルモンの産生は通常，フィードバックにより調節されており，システム内のホルモンの量そのものが，その産生量を制御する．精子産生と男性ホルモンの分泌は，精巣，視床下部，下垂体を含むフィードバック回路の中でコントロールされる．下垂体は卵胞刺激ホルモン（FSH）と黄体形成ホルモン（LH）を産生し，精巣の機能を制御する．下垂体のはたらきは，さらに上位の視床下部からの性腺刺激ホルモン放出ホルモン（GnRH）に依存しており，この過程はネガティブフィードバックにより制御されている．つまり，テストステロン値が高くなりすぎると，それが下垂体にはたらいてLHとFSHの放出を減少させ，テストステロンの放出が抑えられる．

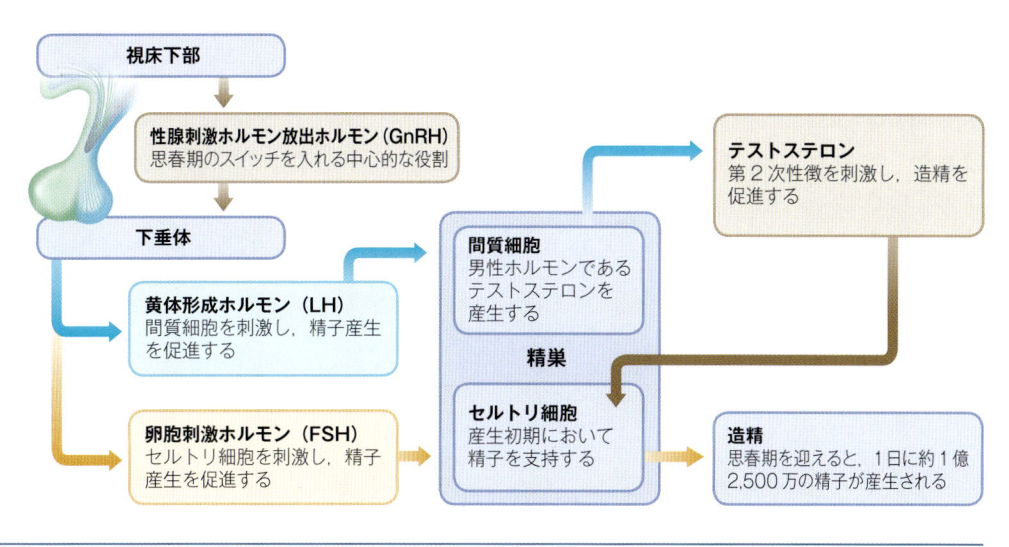

女性のホルモンコントロール

女性のホルモンも，視床下部と下垂体による厳密な調節を受ける．女性の性周期を規則正しく管理している生物時計の本質は，視床下部からの性腺刺激ホルモン放出ホルモン（GnRH）のパルス放出である．GnRHは，下垂体前葉からの黄体形成ホルモン（LH）および卵胞刺激ホルモン（FSH）の放出を調節する．これらのホルモンは逆に，視床下部と下垂体にフィードバックを及ぼす．GnRHの放出や下垂体に不調があると，FSHやLHが十分に産生できず，結果として卵巣の機能に異常をきたすことがある．

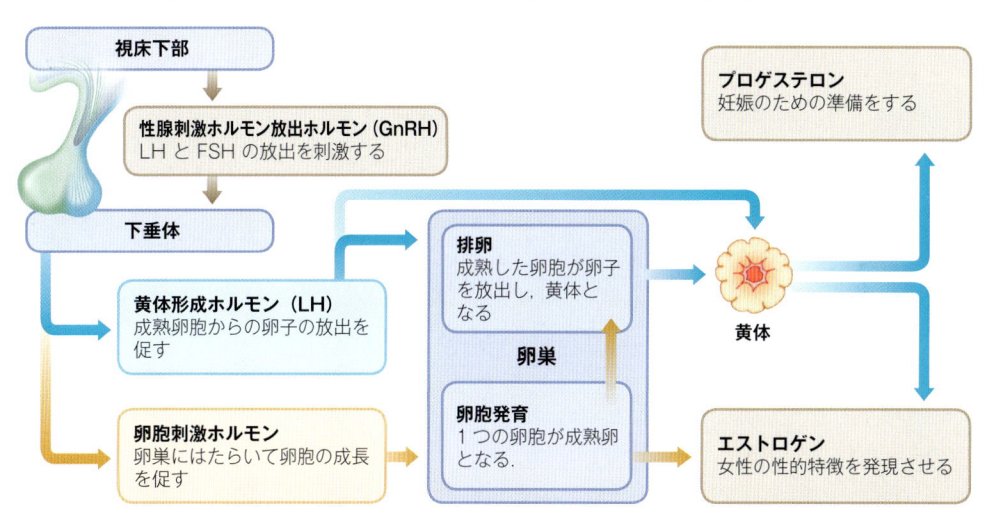

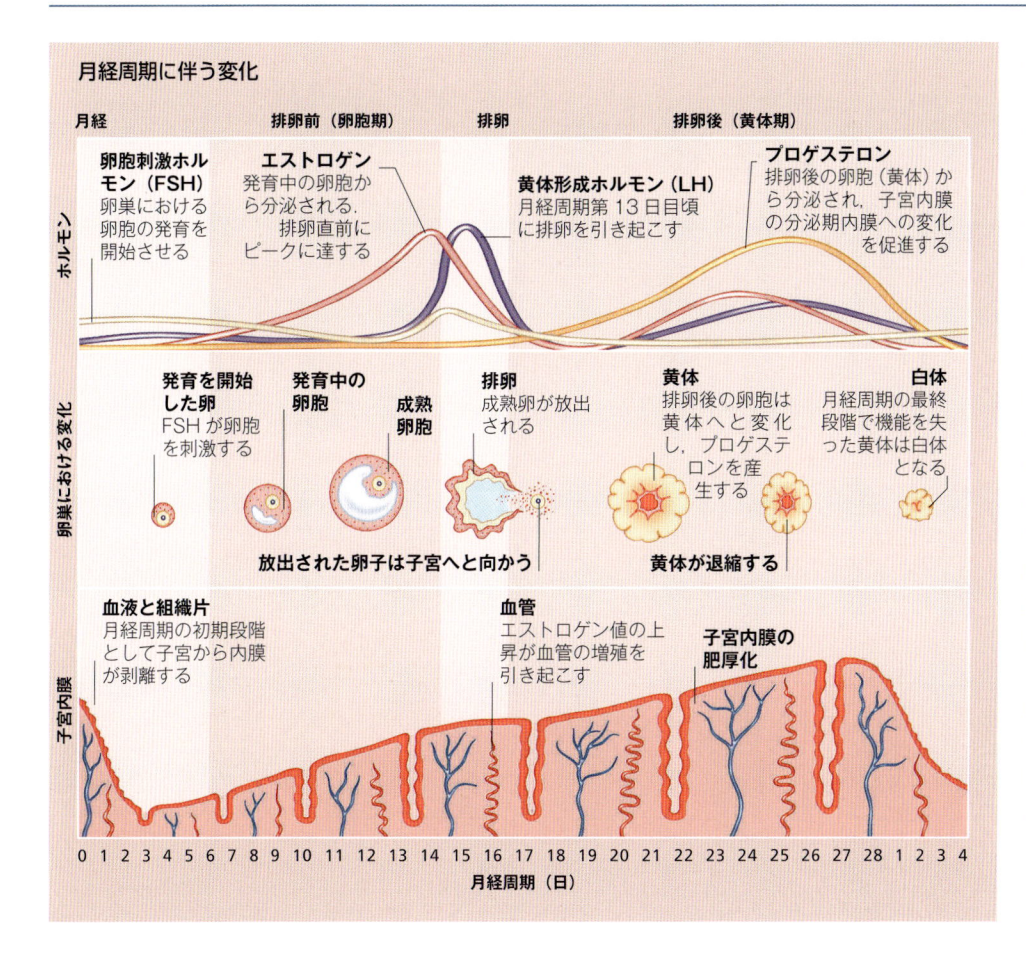

月経周期

女性が性的に成熟したことを示す主な徴候は，月経の発来である．毎月，数日間にわたり月経と呼ばれる時期が性周期の最初にあり，子宮内膜が剥離・排出されることによる腟からの出血がみられる．その後，内膜は再び肥厚し，胚の着床の準備をする．月経の後には卵胞期に入る．月経周期初期に起こる下垂体からのFSH放出によって，卵胞はエストロゲンの一種であるエストラジオールを分泌する．これは下垂体からのFSHの分泌を抑制するとともに，LHの放出を引き起こすことで卵を成熟させ，卵胞の壁を弱くして排卵を起こす．左右どちらの卵巣から排卵が起こるかは完全にランダムに決まる．受精した場合は，胚は子宮内膜に着床し，ヒト絨毛性性腺刺激ホルモン（hCG）を放出することによって母体にその存在を知らせる．妊娠検査で計測されるのはこのホルモンである．hCGによるシグナルが黄体を維持し，プロゲステロンを産生し続けられるようにする．妊娠が成立せず，hCGが存在しなければ，黄体は機能を失い，プロゲステロン値は低下する．プロゲステロンが消失すると，月経が発来し出血が起こる．そしてFSHレベルが上がるにつれて再び新しい卵胞が発育し始め，新しい月経周期が始まる．

加齢

全ての生き物には，自然の寿命というものがある．ヒトの場合では寿命はだいたい75-85年だが，中にはそれよりずっと長生きする人たちもいる．脳，筋，関節，眼，およびその他のあらゆる器官が加齢によって衰えるが，その変化は通常，60歳まではわずかなものである．個人の寿命は，その人が先天的に持って産まれた要因と後天的な生活習慣によって決定される．

細胞の劣化

全ての組織の構成単位である細胞は，加齢とともに変化する．細胞は，限られた回数しか分裂できず（ヘイフリック限度と呼ばれる），それ以後は適切な機能を発揮できなくなることがわかっている．結合組織は次第に柔軟性を失うため，器官や血管，気道は硬くなっていき，効率的に機能しなくなる．細胞膜にも変化が生じるため，組織における酸素と栄養素の受け取りや，二酸化炭素その他の不要物の除去に障害が起きやすくなり，細胞中で色素や脂質が増加する．「誤り蓄積仮説」と呼ばれる理論によれば，加齢は，生涯にわたって細胞に小さな誤りが蓄積することによって引き起こされる．別の仮説では，老化は前もって決定された，遺伝的に制御された過程であるとされる．どれだけの速さでヒトの細胞が劣化するか，またその結果としてそのヒトがどれだけ生きられるかは，細胞に異常が生じる速さと，身体が生じる障害を阻止する効率とのバランスにかかっている．

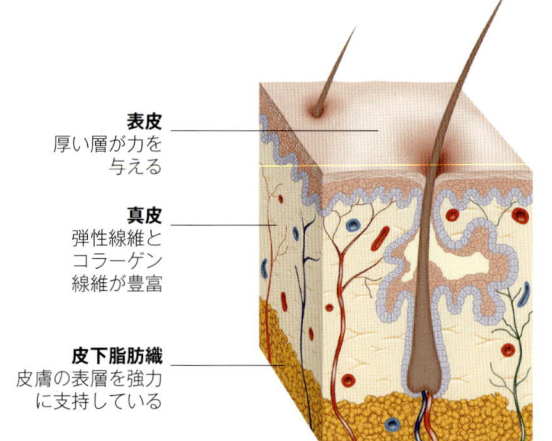

潔く老化する
皮膚は，加齢の徴候を外見上最もよく表すものの1つである．しわができ皮膚がたるむことは，遺伝子によってあらかじめ決まっているのかもしれない．

表皮 厚い層が力を与える

真皮 弾性線維とコラーゲン線維が豊富

皮下脂肪織 皮膚の表層を強力に支持している

若い皮膚
厚い最外層，それより深い層の豊富な弾性線維，コラーゲン線維，良質な支持脂肪の層，なめらかさとしなやかさの維持を助ける油分を分泌する大量の脂腺がある．

しみ 太陽に曝露された部位に生じる色素斑

しわ 線状の外観を示す皮膚のひだやたるみ

真皮 薄くなる．コラーゲン線維の量が減り，弾性収縮力が減少する

皮下脂肪 年齢とともに薄くなるが，真皮に比べると厚い

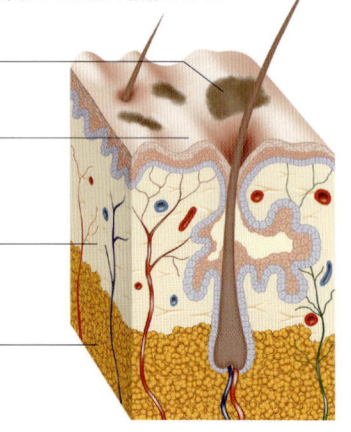

年齢を重ねた皮膚
外層は薄くなり，下層の弾性線維とコラーゲンの量が減るため，たるんでしわのある皮膚になる．

神経系

ヒトが老いるにつれて，脳および神経系は変化し，神経細胞は減少する．神経細胞のシグナル伝達は若い頃に比べ遅くなる．神経細胞が衰えると，感覚に影響が現れることがある．反射が失われて運動が疎外されたり，安全が脅かされたりする可能性がある．また，脳組織の中に不要な代謝産物が蓄積し，思考力や記憶力が低下するかもしれない．しかし，精神を活性化しておくことが，脳機能を維持するために役立つと考えられている．

視覚

歳をとると，視覚に関連するさまざまな疾患にかかりやすくなる（p.101参照）．白内障では，通常は透明な眼のレンズが曇る．また，黄斑変性では網膜に異常が生じ，細かな視覚が障害される．

一般的な眼の問題
眼や視力に関する問題は，加齢とともに起きやすくなる．近くの物に対する視覚の調整力が低下する老眼は，ほとんど例外なく発生する．

水晶体の変性
通常，水晶体が老眼により硬化して，焦点を合わせる能力が低下する．また，レンズが曇ると視力の低下が引き起こされる（白内障）

聴覚

60歳以上の人の過半数が，聴覚に何らかの問題を抱えている．これらは，蝸牛（内耳に存在するカタツムリの殻のような形の構造体）が変化して引き起こされる．蝸牛には小さな有毛細胞があり，中耳にある耳小骨から伝わる振動に反応してその毛が動く．この毛の動きがシグナルを生じ，それが脳に送られる．誕生した時点で内耳に約15,000の毛細胞があるが，それらは加齢とともに減少し，新しい細胞を生成することはない．

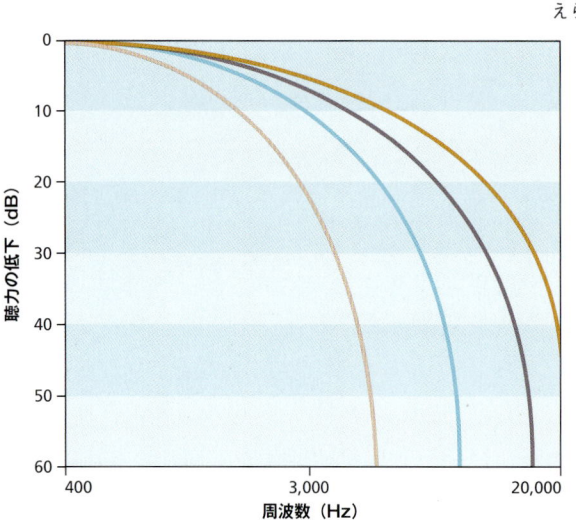

半規管 体の動きやバランスを感知する

蝸牛神経

蝸牛 毛細胞の減少は聴覚に影響する

聴力低下
聴力の低下をもたらす蝸牛内の毛細胞の減少は，過剰な騒音への曝露，薬剤の副作用，遺伝的な体質などといった複合的な要因によると考えられる．

高周波における急激な聴力低下
加齢は通常，音に対する感受性を低下させる．音が鈍くなったりひずんだりするので，話を聞き取りにくくなる．最初の徴候としてよくあるのは，高い周波数の音が聞こえにくくなることである．補聴器を用いて，話を理解するのを助けることができる．

代謝

代謝は，身体で起こっている全ての化学反応の合計であり，基礎代謝率（BMR）は，脳，心臓，肺，およびその他の器官における，休息時の基礎的な身体機能のために費やされるエネルギーである．これは横になり呼吸しているだけで必要な，必須の熱量の総量である．食事，歩行，消化などの活動のためには，付加的なエネルギーが必要とされる．代謝は加齢に伴って減少していき，成人では通常，10歳ごとに代謝量が2-3%減少する．この原因の多くは，加齢とともに増加する脂肪にある．体脂肪1kgあたりの消費熱量は1日推定42J（10cal）であるのに対し，筋は1kgあたり1日460J（110cal）を消費する．したがって，筋の喪失と脂肪の増加が代謝を大幅に低下させ，しばしば体重増加につながる．ヒト成長ホルモンもまた，筋を構築し筋量を維持していくのに関係しており，年齢とともにそれが減少するにつれ，筋を維持しにくくなる．

加齢によるBMRの減少
BMRが低下することにより，年齢の高い成人は，若者と比べて体重1kgあたりの必要エネルギーが少なくなる．消化液の減少や酵素活性の低下，腸管からの栄養吸収の減少などのために，高齢者は時にビタミンや無機質の補給を必要とすることがある．

閉経

閉経は女性の生殖期の終わりを意味し，性ホルモン産生が減少することによりもたらされる．先進国では平均50歳前後で閉経が起こり，この時期に女性はさまざまな症状を経験する．その中のいくつかはエストロゲンの欠落によるものであり，カーッと熱くなるホットフラッシュ，夜間発汗，不眠，頭痛，膣の乾燥による性交時の不快感などがある．これらの肉体的な変化に加えてしばしば心理的な問題が伴い，エストロゲン値の低下がうつの原因となることもある．多くの女性は，これらの症状や不規則な月経などを閉経前の数年間に経験する（閉経期と呼ばれる）．1年間月経がなければ，完全に閉経したとみなす．ホルモン補充療法（HRT）により更年期障害の症状を軽減させることができるが，長期的にHRTを行うことは，乳がん，心疾患，脳梗塞などのリスクを増大させる．近年，それらのリスクを軽減させるような工夫がなされている．

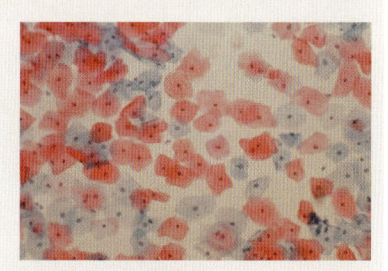

閉経前の子宮頸管スメア
閉経前は，膣の内層は厚く，潤滑性が高い．スメアには小さな核を持った大きな細胞がみられる．

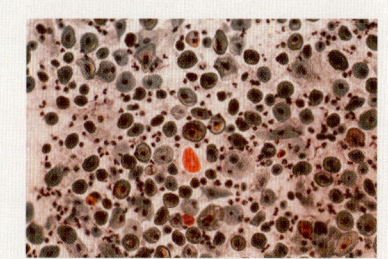

閉経後の子宮頸管スメア
エストロゲン値の低下で膣の内層が薄くなる．スメアには閉経前より大きな核を持つ小さな細胞（凝集している）がみられる．

骨格の変化

骨粗鬆症は骨がスカスカになる病気だが，高齢者ではありふれたものである（p.48参照）．骨粗鬆症は，加齢により骨組織新が減少した結果，発生する．更年期以降のエストロゲンの減少により，女性では骨破壊が骨形成よりも速くなる．骨は有意に薄くなり，転倒により，手くびや大腿骨頭，または他の傷つきやすい骨が容易に骨折するようになる．骨折するまでは，なかなか骨粗鬆症にかかっているということには気づかない．関節内にある軟骨が徐々に退行する変形性関節症（p.52参照）は，高齢者に多い関節の病気である．

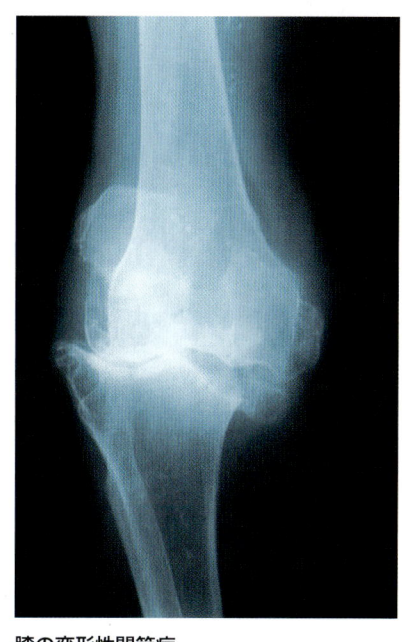

膝の変形性関節症
このX線写真は，数十年にわたる摩損により軟骨が薄くなった膝関節を示す．骨端がこすれるとひどく痛む．

器官の機能

年齢は，心臓，肺，腎臓，肝臓，および脳を含む全ての器官に影響を与える．ほとんどの臓器が，「予備能」という通常の必要を越えた要求に応える能力を持つが，加齢に伴いこの予備能が失われる．ある人の中で最も早く老化する器官でも，他の個人ではそれほど老化が早くないこともある．このことは，遺伝，生活習慣，罹患した疾患などの全てが老化の速さに影響すること，老化にはいくつかのまったく別個のプロセスが含まれることを示唆している．多くの場合，ヒトはどれか1つの器官が最も早く老化し，それが「最も弱い鎖の輪」となり，それが原因で死にいたる．超センテナリアン（110歳以上の人々）に対する研究によると，これらの人々の器官は均一に加齢するため，「最も弱い鎖の輪」がない．

肝臓
肝細胞の修復が緩慢になる

胆囊
胆汁の分泌が減少する．胆石ができやすくなる

肝臓
肝臓で作られる酵素は加齢によって減少し，ある種の薬を代謝する身体の能力に影響する．そのため，高齢者には投薬量を減少させる必要があることがある．

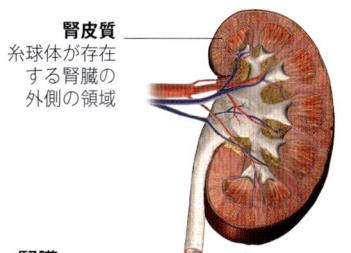

腎皮質
糸球体が存在する腎臓の外側の領域

腎臓
糸球体（腎臓に血液を供給する毛細血管の微少なコイル）は加齢により減少する．80歳までには若い頃の半分になる．

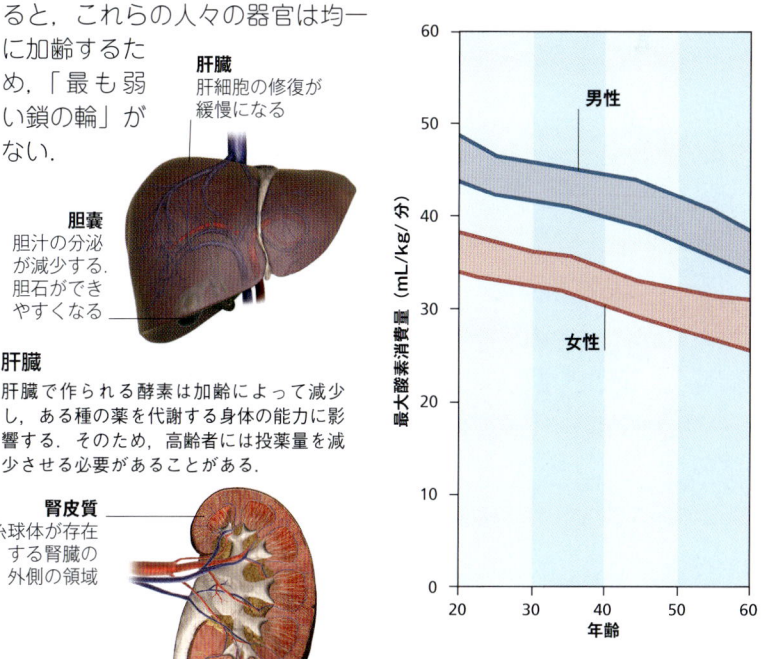

心臓と肺の特性
心筋は年齢とともに厚さを増し，ポンプ機能が低下していく．1回の呼吸で肺の中に取り込める空気の量も減少する．心肺機能全体は1分あたりの最大酸素消費量として計測され，これも年齢とともに低下していく．

遺伝

親から子への遺伝情報の伝達を遺伝という．遺伝情報は，生殖細胞である卵と精子に存在するデオキシリボ核酸（DNA）によって伝えられる．

遺伝子の継承

個人を特定するために必要なあらゆるものは，遺伝子を介して受け継がれる．全ての遺伝子は，ある特定の産物を生み出すための「鋳型」を持っている．皮膚の色素や瞳の色など，個人の特徴や生態に単一で影響を与える遺伝子産物もあれば，いくつかの遺伝子産物が複合して（例えば一方が他方を支配・調節する），運動能力などの複雑な形質を生み出すこともある．単一の遺伝子により支配されている単純な特徴では，その遺伝の形式（pp.224-225参照）が予想できる．しかし，運動能力などの複雑な形質はたくさんの遺伝子により支配されているため，常に予想できるわけではない．長身の親からは長身の子が生まれる傾向があるが，必ずしもそうとは限らない．しかし，遺伝情報が生体内で複製され，親から子へ伝達される方法は明らかになっている．

ゲノム解析

1990年に始まったヒトゲノムプロジェクトによって，全てのDNA鎖の塩基対の配列の解析が始まり，2003年に30億以上からなる塩基対の配列が発表された．この際に用いられた手法がゲル電気泳動である．細胞から抽出・精製されたDNAを，制限酵素により小さな断片に分解しゲル上で電気泳動すると，分子量と電荷の差異により移動度が異なるため，ゲル中にバンドが形成される．これらを染色すると下図に示したバーコードのように現れ，これをコンピューターで解析することによって塩基配列が決定される．

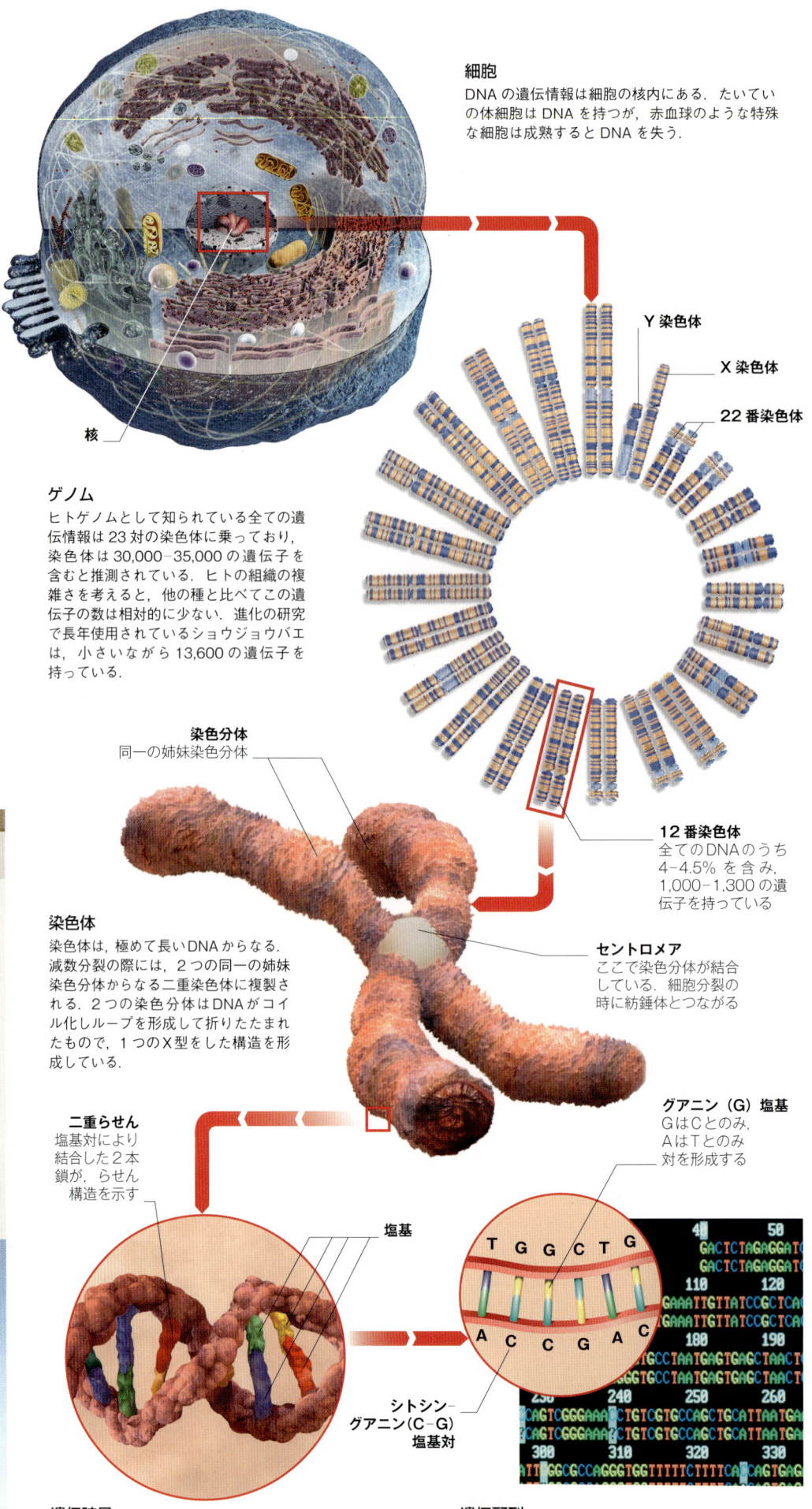

細胞
DNAの遺伝情報は細胞の核内にある．たいていの体細胞はDNAを持つが，赤血球のような特殊な細胞は成熟するとDNAを失う．

核

ゲノム
ヒトゲノムとして知られている全ての遺伝情報は23対の染色体に乗っており，染色体は30,000〜35,000の遺伝子を含むと推測されている．ヒトの組織の複雑さを考えると，他の種と比べてこの遺伝子の数は相対的に少ない．進化の研究で長年使用されているショウジョウバエは，小さいながら13,600の遺伝子を持っている．

Y染色体
X染色体
22番染色体

染色分体
同一の姉妹染色分体

12番染色体
全てのDNAのうち4〜4.5%を含み，1,000〜1,300の遺伝子を持っている

染色体
染色体は，極めて長いDNAからなる．減数分裂の際には，2つの同一の姉妹染色分体からなる二重染色体に複製される．2つの染色分体はDNAがコイル化しループを形成して折りたたまれたもので，1つのX型をした構造を形成している．

セントロメア
ここで染色分体が結合している．細胞分裂の時に紡錘体とつながる

二重らせん
塩基対により結合した2本鎖が，らせん構造を示す

塩基

グアニン（G）塩基
GはCとのみ，AはTとのみ対を形成する

シトシン-グアニン（C-G）塩基対

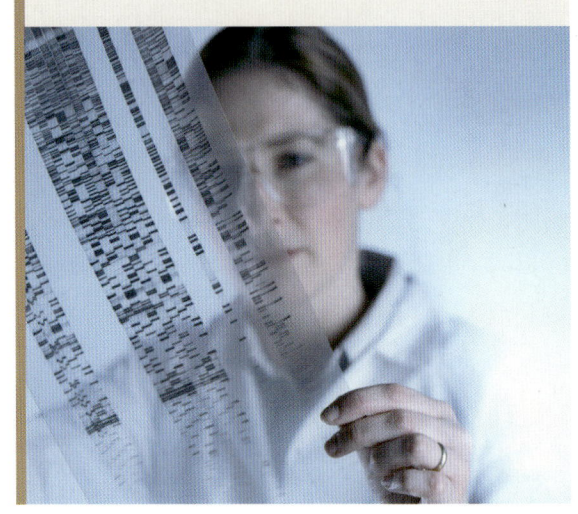

遺伝暗号
アデニン（A），チミン（T），グアニン（G），シトシン（C）の4種類の塩基が対になって結合し，コイルのように互いに巻き付いて二重らせんを形成する．塩基の組み合わせは特異的である．

遺伝配列
二重らせんDNAの塩基対の並びにより，遺伝情報が表される．DNA鎖を分離して各塩基対を識別し，DNA配列分析器のスクリーンに文字列のように映し出すことができる．

DNA の複製

遺伝情報の伝達以外に，DNA はもう 1 つはたらきを持つ．それは，複製と呼ばれる DNA そのもののコピーを作る過程である．2 本鎖の DNA は塩基対どうしの結合部位で分かれ，各々の 1 本鎖が鋳型としてはたらき，相補的な DNA 鎖が造られる．DNA の複製は細胞の分裂（右の項参照）の前に行われる．

1 分離
2 本鎖 DNA は塩基対の結合部で分かれて塩基が露出し，それぞれの鎖に相補的な塩基が結合するための準備をする．

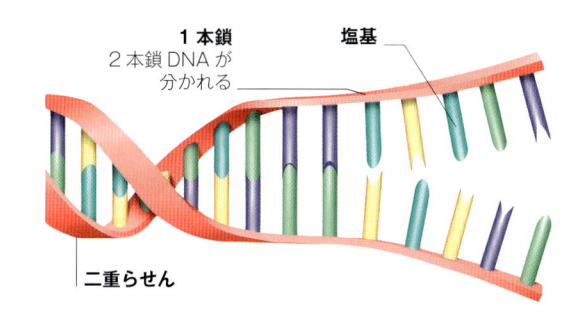

- 1 本鎖：2 本鎖 DNA が分かれる
- 塩基
- 二重らせん

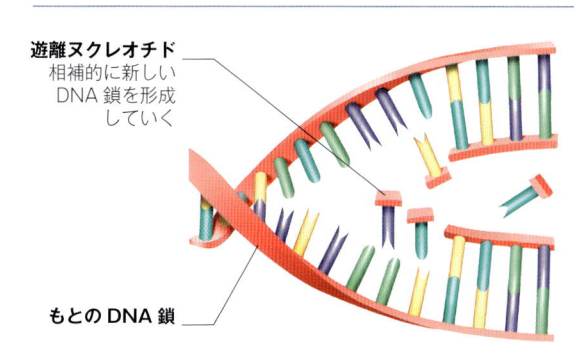

2 塩基の結合
遊離ヌクレオチドが，それぞれの鋳型の DNA と相補的に結合しながら，新しい鎖を形成していく．4 つの塩基は，A と T，C と G の組み合わせで特異的に結合する．

- 遊離ヌクレオチド：相補的に新しい DNA 鎖を形成していく
- もとの DNA 鎖

3 2 本鎖の合成
さらに多くのヌクレオチドが順次重合していく．それぞれの鎖に新たな相補鎖が形成され，もとの DNA 鎖と同一のものが 2 本できる．できた鎖はともに，もとの DNA 鎖と新しい DNA 鎖を 1 本ずつ含むので，この複製を半保存的複製と呼ぶ．

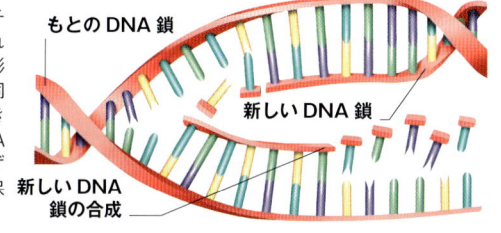

- もとの DNA 鎖
- 新しい DNA 鎖
- 新しい DNA 鎖の合成

変異

DNA の複製は通常正しく行われるが，放射線や化学物質などの影響により，1 つ以上の塩基対の複製が正確に行われなくなることがある．この変化を変異と呼ぶ．新たな塩基配列ができたことにより異なるタンパク質が産生されるようになれば，体内で異常が起こりうる．

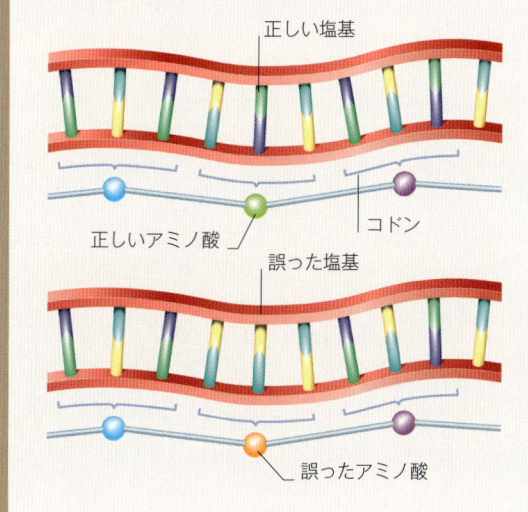

正常遺伝子
塩基の 3 連配列（コドン）はアミノ酸をコードしている．これに従ってコドンの指定するアミノ酸をつなぎ，目的とするタンパク質を合成する．

- 正しい塩基
- 正しいアミノ酸
- コドン

変異遺伝子
1 つの塩基が他のものに変化しただけで，コドンが異なるアミノ酸をコードすることになり，目的とするタンパク質合成が妨げられる．

- 誤った塩基
- 誤ったアミノ酸

体細胞分裂

1 個の細胞が 2 個の娘細胞に分かれることを有糸分裂という．初めに全ての遺伝情報が DNA の複製によって 2 倍になり，それぞれの染色体が 2 つの同一の染色分体を形成する（前ページ参照）．これらの複製された染色体が細胞の中心に並んだ後，同一の染色分体は分かれてそれぞれ両端に移動する．これが分裂して 2 つの細胞ができる．体細胞分裂により，絶えず新たな細胞が作られ，細胞の成長や維持，修復に備えている．

1 準備
DNA が複製され，それぞれの染色体が姉妹染色分体からなっている．核膜が消失する．

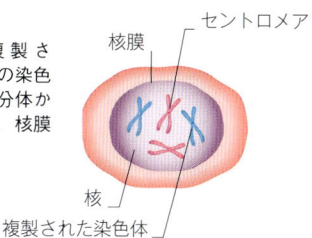

- 核膜
- セントロメア
- 核
- 複製された染色体

2 整列
複製された染色体が整列し，それぞれの染色分体のセントロメアに紡錘体がつながる．

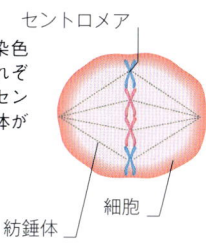

- セントロメア
- 細胞
- 紡錘体

3 分離
セントロメアが 2 つに分かれ，染色分体がそれぞれ両極へ移動する．

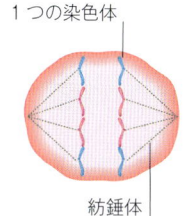

- 1 つの染色体
- 紡錘体

4 分裂
紡錘体が消失し，核膜が形成される．

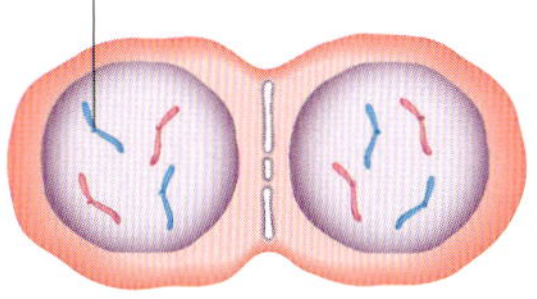

5 娘細胞
細胞質の分裂が終わり，2 つの体細胞になる．全ての細胞は 23 対の染色体を持ち，あらゆる遺伝情報を受け継ぐ．ここでは染色体を 2 対のみ示した．

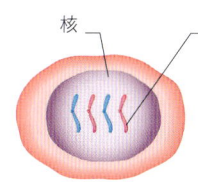

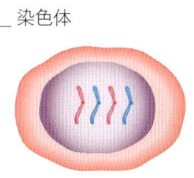

- 核
- 染色体

減数分裂

卵や精子が造られる際の細胞の分裂は減数分裂と呼ばれる．上記の体細胞分裂に似ているが，減数分裂では染色体の数が半減して，4 つの娘細胞ができる．生殖細胞は対になった染色体のうちの片方しか持っておらず，その後，卵と精子が受精することにより染色体の数がもとの 23 対に戻る．受精後に起こる細胞分裂は全て体細胞分裂である．

1 準備
DNA 鎖が核内で複製されて，X の形をした姉妹染色分体となる．

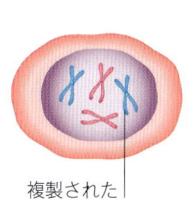

- 複製された染色体

2 対合
相同染色体どうしが対になって並び，遺伝情報を交換する．

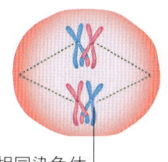

- 相同染色体

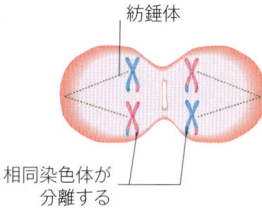

4 2 つの娘細胞
各細胞とも姉妹染色分体からなる染色体を持つ．

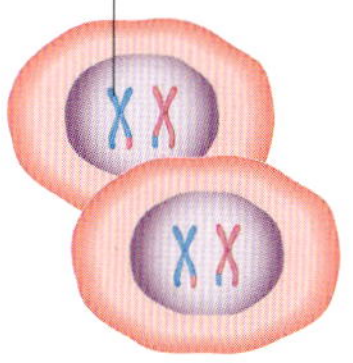

- 姉妹染色分体からなる染色体

3 第 1 分裂
紡錘体によりそれぞれの相同染色体が両端に分離し，細胞が 2 つに分裂する．

- 紡錘体
- 相同染色体が分離する

5 第 2 分裂
姉妹染色分体が分離し，それぞれの細胞の両極に移動する．

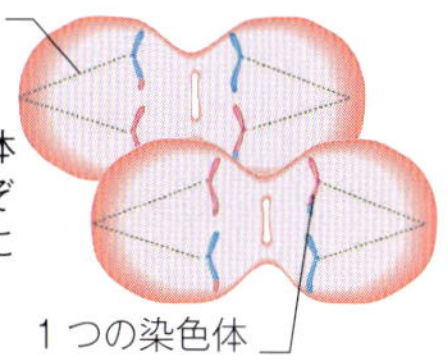

- 紡錘体
- 1 つの染色体

6 4 つの娘細胞
4 つの娘細胞は遺伝子の構成がそれぞれ異なる．

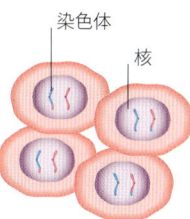

- 染色体
- 核

遺伝様式

遺伝子は今の世代から次の世代に受け継がれる．遺伝子は全ての段階で入れ替えられるので，子孫は唯一無二となるが，遺伝様式には法則がある．

対立遺伝子

全ての細胞は23対の染色体を持つ．各対の染色体の一方とその染色体上の遺伝子は母親由来であり，もう一方は父親由来である．したがって，全ての遺伝子について2通りを持っていることになり，これらを対立遺伝子と呼ぶ．

2つずつの遺伝子
染色体はそれぞれ，同じ遺伝子の1セットを持つが，対立遺伝子どうしは各々わずかに異なる．

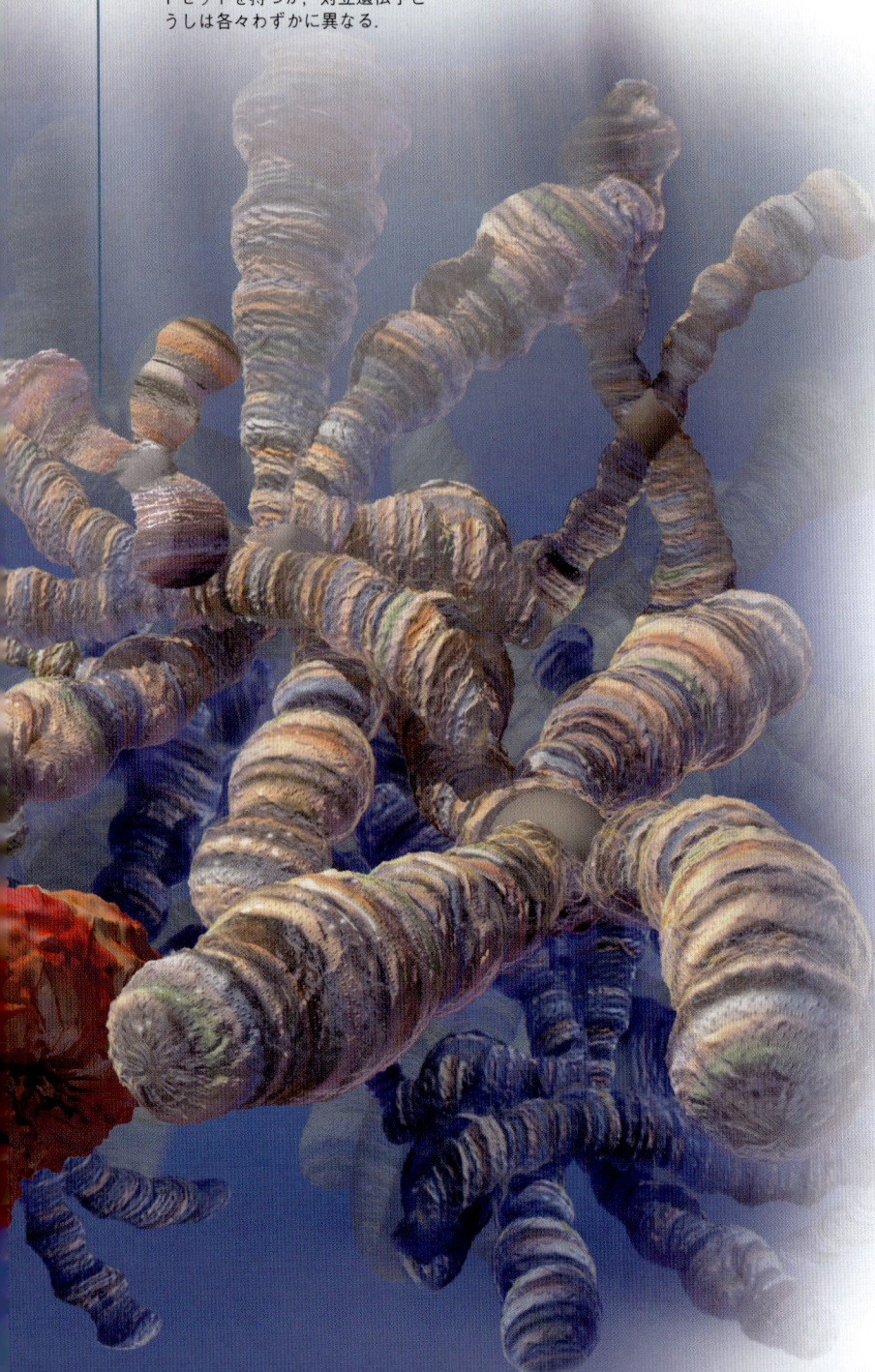

世代間のつながり

2対の遺伝子のうち一方は母親に，他方は父親に由来する．同様に，それぞれの親は祖父と祖母それぞれより，1対の遺伝子を受け継いでいる．対立遺伝子は各世代で交じり合い，再分配される．このため，子は祖父母から4分の1の遺伝子を受け継いでいる．したがって，子は両親の特徴をよく受け継ぐが，祖父母の特徴はそれほど色濃く現れないことになる．

遺伝子の分配と多様性
遺伝子はそれぞれの世代で分配され，異なる組み合わせを作り出す．1個体の遺伝子が混ざり合って新しいものを形成することはない．

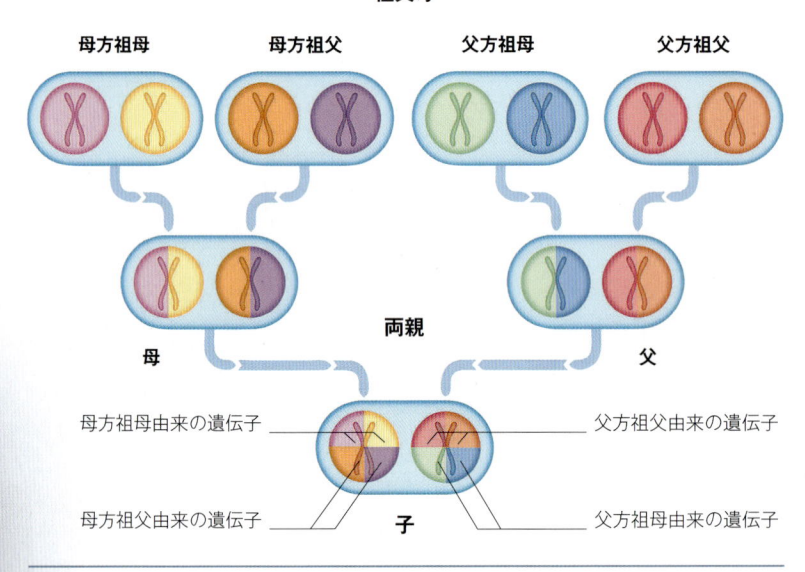

性別の遺伝

性別は，23番染色体である2つの性染色体により決定される．女性の場合，23番染色体はともにX染色体であり，同じ遺伝子を持つ．男性の場合は，X染色体とそれより小さなY染色体を1つずつ持つ．全ての卵細胞はX染色体のみを持ち，精子はX染色体とY染色体を持つものが半々である．卵がX染色体を持つ精子と受精すると，子は女性になり，Y染色体を持つ精子と受精すると，子は男性になる．つまり，子の性別は常に男性由来により決定される．

男の子か女の子か？
性染色体であるX染色体とY染色体により性別が決まる（ここでは他の22対の染色体は示していない）．

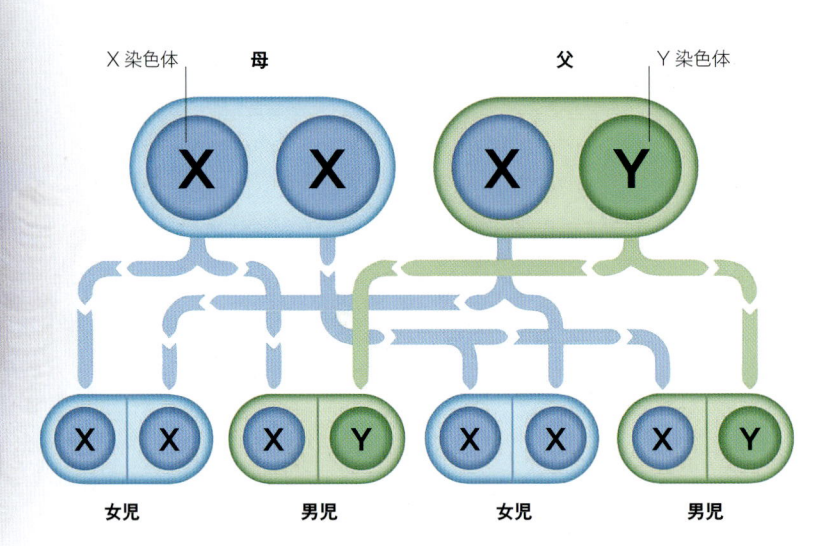

劣性・優性遺伝子

ヒトのゲノムは2倍体で，対の一方は父親から，もう一方は母親から受け継ぐ．それぞれのゲノム上にある対立遺伝子が異なる場合，優性遺伝子が劣性遺伝子の発現を抑制する．瞳の色が一例としてあげられるが，実際には下に示すほど単純ではない．

劣性と劣性

全ての親は，瞳の色について2つの対立遺伝子を持つ．ここでは，両親ともに青色の対立遺伝子のみを持っている．2つの対立遺伝子が同じ場合，これをホモ接合体という．この両親の子は全て青色の対立遺伝子のみを持つので，全ての子で瞳の色は青くなる．

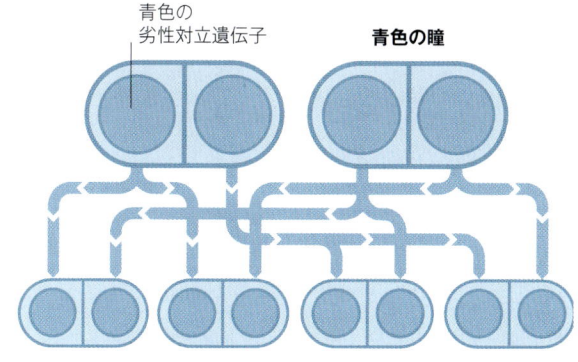

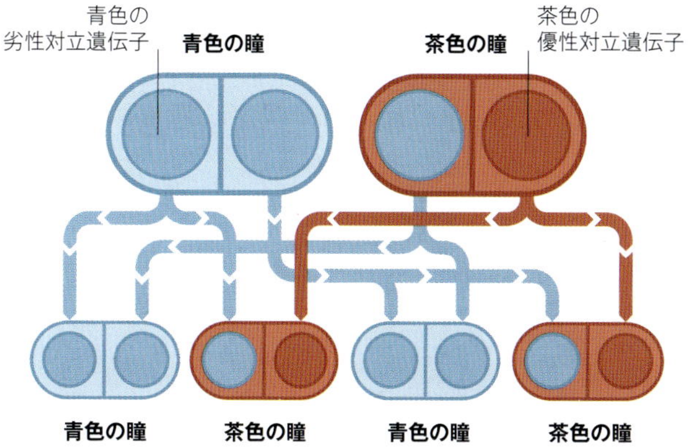

全て青色の瞳

劣性と混合型

一方が2つの青色の対立遺伝子を持ち，他方が青色と茶色の対立遺伝子を1つずつ持つ場合．茶色は青色に対して優性であるので，この組み合わせの場合，子は2分の1の確率で茶色の瞳になる．

混合型と混合型

両親とも茶色と青色の対立遺伝子を1つずつ持つ場合．異なる対立遺伝子を持つものをヘテロ接合体という．子は4分の1の確率で青色の瞳を持つ．

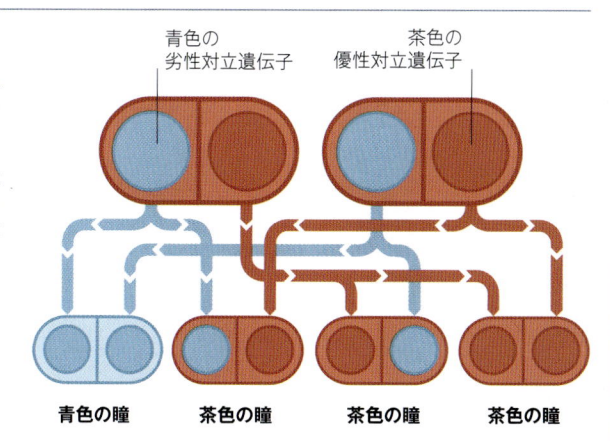

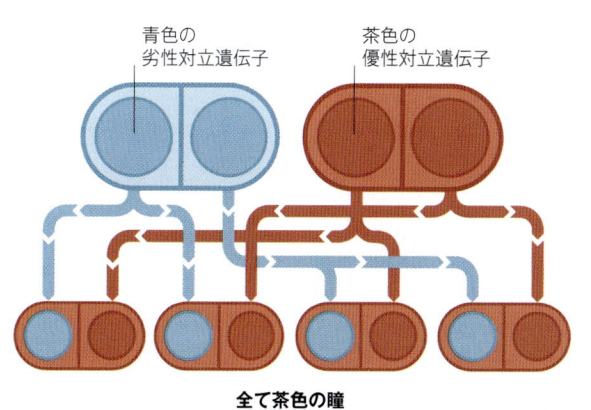

優勢と劣性

片方の親が2つの茶色の対立遺伝子，もう一方の親が2つの青色の対立遺伝子を持つ場合．全ての子で茶色の瞳となるが，全てが青色の対立遺伝子を持つ．

全て茶色の瞳

伴性遺伝

性染色体により形質が受け継がれる場合の遺伝様式は，常染色体の場合とは異なる．女性はX染色体を2つ持つので，優性遺伝子も劣性遺伝子も，相互に作用し合って左記の優性あるいは劣性遺伝と同じ様式となる．しかし男性では，X染色体にある対立遺伝子に相当する遺伝子がY染色体にはない場合があり，またその逆もありうる．つまり，この場合は1つの対立遺伝子のみが形質を決めることになる．その一例に色覚異常があり，原因となる遺伝子はX染色体上にある．

色覚異常の父親と正常な母親

性染色体は4通りに分配される．全ての女児は色覚異常の対立遺伝子を持ち，保因者となるが，色覚は正常である．男児は全て正常となり，保因者にもならない．

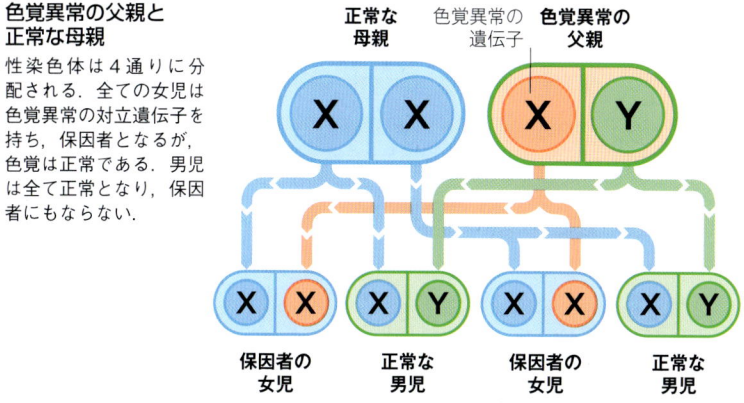

保因者の母親と正常な父親

それぞれ4分の1の確率で，子は正常な男児と女児となる．また同様に4分の1の確率で，色覚異常の遺伝子を持つ男児と女児が生まれる．女児は保因者となるが，男児が色覚異常の遺伝子を持つ場合は，正常な対立遺伝子が乗るX染色体を持たないので色覚異常となる．

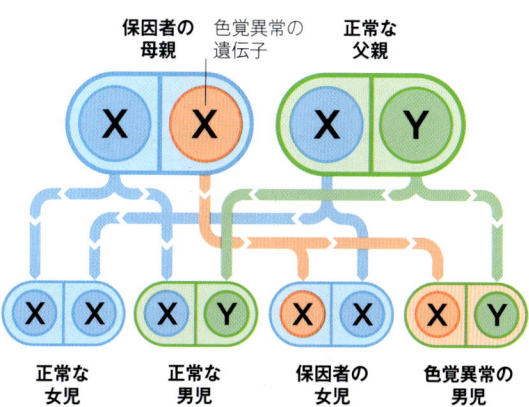

多因子遺伝

単一の遺伝子による明確な遺伝様式で受け継がれる形質もある一方，以下の2つの理由から，複雑な遺伝様式となる場合もある．1つに，優性と劣性の関係にある対立遺伝子が2つだけではないことがあげられる．つまり，3種類以上の対立遺伝子が存在し，個体がそのうちのどれか2つを持っている場合である．例えばABO型の血液型はこれにあたる．2つ目に，ある形質が2つ以上の遺伝子の影響を受ける場合がある．このように，1つの形質はたくさんの遺伝子によって調節されていることも多く，それぞれの遺伝子にたくさんの対立遺伝子が存在することもある．また，どの対立遺伝子が存在するかによって相互作用のしかたが異なるかもしれない．そのような場合，可能な組み合わせは増大し，多因子遺伝の解明は非常に難しくなる．

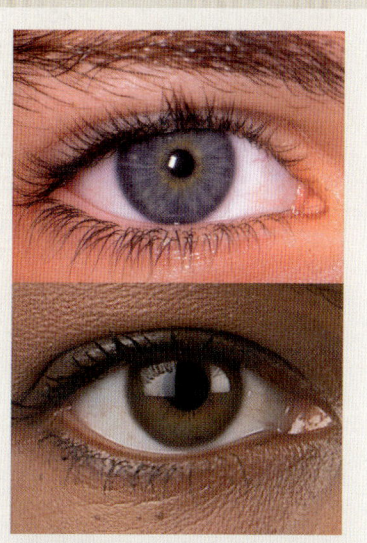

複数の遺伝子
瞳の色はかつては単一の遺伝子により決定されると考えられていたが，最近になって，3つ以上の遺伝子により決まることがわかってきた（p.29 参照）．

女性特有の疾患

女性生殖器系および乳房にも疾患が生じうる．無害なものも多く，症状がないものさえある．しかし，女性生殖器系は複雑構造であり，ホルモンの過剰な変動にさらされやすい．妊娠・出産に伴う精神的ストレスもまた，さまざまな種類のがんを含む，一部の重大な疾患にかかわっていることがある．

乳房のしこり

乳房のしこりとは，乳房の組織に感じられたり見られたりする，硬い部分や腫れた部位のことである．乳房のしこりのだいたい10個に1個のみが，がんによるものである．

乳房のしこりは非常にありふれたトラブルであり，それに煩わされずにすむ女性は大変少ない．特に，思春期，妊娠，月経直前の何日かなどの時期には乳房の形が変わりやすく，しこりもその時に起こりやすい．非特異的な（はっきりしない）しこりは圧痛を伴うことがあり，それらは通常，月経周期に伴うホルモンの変動と関連するものである．単一の乳房のしこりは線維腺腫の可能性がある．これは乳腺小葉の1つまたはいくつかが過度に成長したもので，がん性のものではない．もっとはっきりとしたしこりは，乳房の組織の中で嚢に液体がたまった乳房嚢腫の場合がある．痛みのあるものなら，感染によって膿がたまった膿瘍かもしれない．しこりががんによるものである可能性はほんのわずかである．全ての女性にとって，月経周期を通して自分の乳房がどのような形で，どのように変化するかということに気をつけるのは大変重要である．理想的には，20歳ぐらいから乳房についてよく知り，生涯それを続けていくべきである．がんを発見するという点において，正規の形式的な自己検診が，くつろいだやり方より有効だという証拠はない．重要なのは，個々人が，何が普通であるかを知った上で変化を見たり感じたりすること，何に注意すべきか知ること，どんな変化であってもただちに医師に相談することである．50歳からは，女性は定期的にスクリーニングを受けたほうが良い．

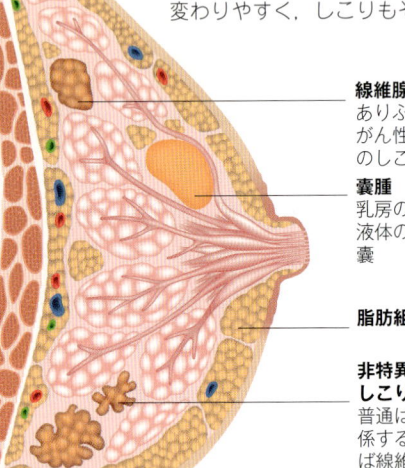

線維腺腫
ありふれた非がん性の乳房のしこり

嚢腫
乳房の中にある液体のたまった嚢

脂肪組織

非特異的なしこり
普通は月経と関係する．しばしば線維嚢胞と呼ばれる

乳房のしこりの種類

さまざまな種類の乳房のしこりがあり，異なった痛みや圧痛の原因となる．しこりは単独で生じることもあれば集団を作って発生することもあり，異なる種類のしこりが同時に現れることもある．がんでない乳房のしこりの多くは治療を必要としない．

乳がん

乳房のがんは女性のがんの中で最も多い．年齢とともにその危険性は高まり，10年ごとに2倍になる．原因は不明だが，これまでに多くの危険因子が発見されている．女性ホルモンのエストロゲンがかかわっており，例えば，初経が早かったり閉経が遅かったりする場合や子どもがないなどによってエストロゲンへの曝露が多い女性ほど，危険性が高い．より多くの症例が50歳以降にみられることから，年齢は重要である．また，遺伝子の欠陥も原因として知られている．通常は痛みのない乳房のしこりが，乳がんの最初の徴候となることが多い．

がん性の腫瘍
ふちが不規則ででこぼこしているのはがん性増殖の特徴である

乳がん
女性の乳房のマンモグラフィー．白い塊は腫瘍を示す．マンモグラフィーは，がんのスクリーニングの手段として乳房の組織を視覚化するために使われる，特別なX線の技術である．

子宮内膜症

子宮由来の，もしくは異所性に発生した子宮内膜の組織が，骨盤腔内の他の臓器に癒着することがある．

子宮内膜症はよくある疾病で，出産可能な年代の多くの女性がかかる可能性がある．子宮内膜症により消耗性の痛みや非常に重い月経が起こることがある．ひどい場合には不妊の原因にもなりうる．子宮内膜は，月経周期の中で約1ヵ月ごとに剥がれ落ちる．子宮内膜症では，子宮内膜の小片が他の近くの器官，例えば卵巣や大腸に存在する．これらの組織片はホルモンの変化に応答して月経の周出血するが，その血液は通常の出口である膣を通って体外に出られないため，近くの組織を刺激して痛みを生じ，傷ができる．疾患の原因はわかっていない．

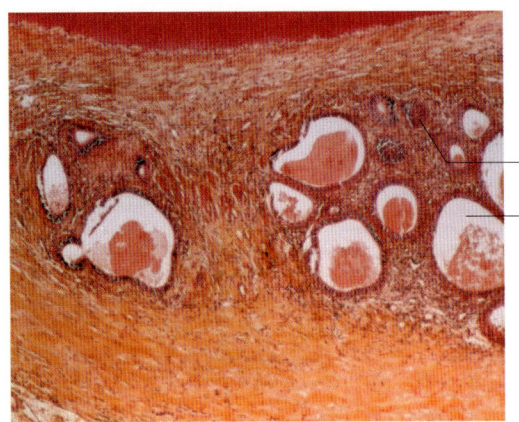

出血
肥大した腺

子宮内膜症
光学顕微鏡写真は膣の内層の切片を示している．この異所性の組織は，ホルモンに応答して月経の間出血する．

子宮頸がん

子宮頸がんは，子宮頸部の下端に発生する悪性腫瘍である．

子宮頸がんは，女性のがんの中で最も一般的なものの1つである．危険因子には，若年でのコンドームなしでの性交，多数のパートナーを持つこと，外性器の疣贅（HPV感染）などがある．初めのうちの細胞変化では症状は現れないが，後に膣からの不規則な出血が起こる場合がある．しかし，細胞の変化は初期の前がんの段階で検出可能であるので，治療によりがんの進行を防ぐことができる．細胞の変化のさまざまな段階（異形成など）を，がん化するずっと前に通常の細胞診（パパニコロ染色）によって検出することができる．定期的なスクリーニングは予防方法として非常に重要である．前がん状態は頸部上皮内腫瘍（CIN）と呼ばれ，穏やかな異常（CIN1）から比較的中等度の異常（CIN2）を経過して，重度の異常（CIN3）まで及ぶ．CIN1の細胞はまだ正常に戻る可能性があるが，CIN3の細胞は治療せずにおくとがんに進行することがある．前がん状態の細胞は35歳以下の女性で最も多く発見され，それらの細胞が成熟したがんに進行するまでには長い時間がかかるため，子宮頸がんはそれより年齢層の高い女性によくみられる．

異常な細胞
拡大した細胞核
がん細胞が活動している徴候

子宮頸がん
この顕微鏡写真は子宮頸部扁平上皮がんを示している．上皮表面の異常な細胞と大きな核により，がんの存在が確認できる．

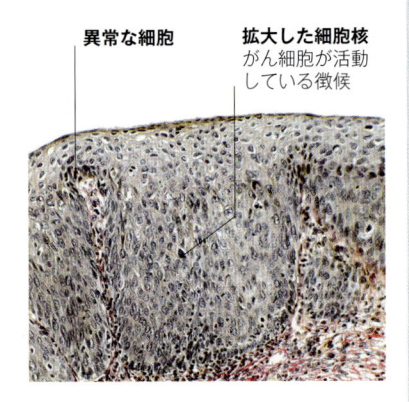

卵巣嚢腫

片側または両側の卵巣の内部や表面で成長する，液体でみたされた腫脹を卵巣嚢腫と呼ぶ．

卵巣嚢腫のほとんどは，卵巣の表面か内部で発生する非がん性の腫脹で，その内部は液体でみたされている．これはよくみられるトラブルであり，出産年齢の女性で最も起こりやすい．小さな卵巣嚢腫ではしばしば症状が現れないが，成長すると付近の内臓や組織を圧迫し，腹痛や頻尿の原因となる．多くの卵巣嚢腫は自然に消えるが，大きなもの，特に症状を引き起こしているものは外科的に除去しなければならない場合がある．嚢腫にはさまざまな種類があるが，最も一般的なのは卵胞嚢胞である．これは卵巣の内部で卵子を内包している卵胞の1つに生じ，成長して直径5cmにもなることがある．他に，多嚢胞卵巣症候群と呼ばれる多数の嚢胞が発生する種類のものもある．その他にあまり一般的でない形態もみられている．時折，緊急の医学的処置を必要とする合併症が出現することがあり，それは卵巣嚢腫が破裂したりねじれたりした場合などである．非常に大きく成長して極端に腹部を膨張させることもある．また，大変まれではあるが，卵巣嚢腫の細胞が変化して卵巣がんになる場合もある．

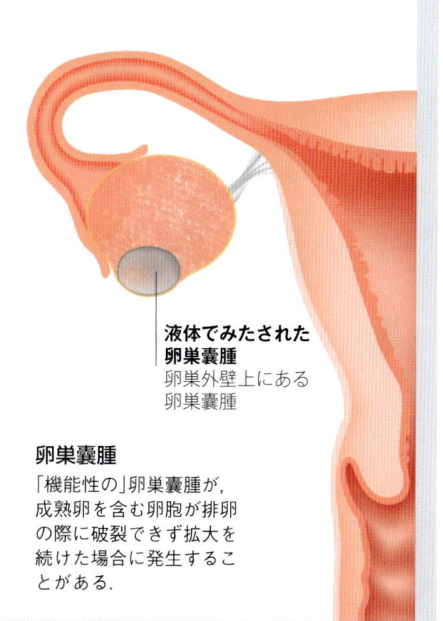

液体でみたされた卵巣嚢腫
卵巣外壁上にある卵巣嚢腫

卵巣嚢腫
「機能性の」卵巣嚢腫が，成熟卵を含む卵胞が排卵の際に破裂できず拡大を続けた場合に発生することがある．

卵巣がん

卵巣がんは，片側または両側の卵巣内に生じる悪性の腫瘍である．

卵巣のがんは，女性の生殖器系のがんの中で最も多いものというわけではない．にもかかわらず，他のがんと比べて死因で多くを占める．というのも卵巣がんは，疾患が進行し，身体の他の部分に拡散して初めて症状が現れる傾向があるからである．このために治療はより複雑になり，成功しにくい．症状が現れた場合，腹部の痛みと腫脹を生じ，尿の頻度が増える．卵巣がんは50歳から70歳の女性によくみられ，40歳以下には大変まれである．出産経験がなく，また近い血縁者にこの病気がある女性が，最もハイリスクといえる．まれに卵巣嚢腫からがんに進行する場合もある．現在，卵巣がんに有効なスクリーニングはない．しかし，危険性の高い集団に属している女性は，注意深くチェックすることにより，疾病が発生しても治療可能な早い段階でそれを発見することができる．

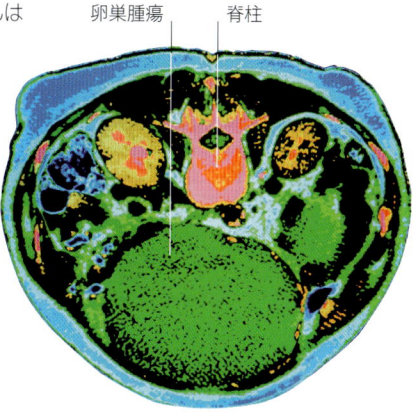

卵巣がん
腹部CT画像である．大きな卵巣の腫瘍（中央下部の緑色で示した部分）がみられる．まわりには腎臓（黄色），脊柱（中央部のピンク色），肋骨（端のピンク色），脂肪（青色）が観察できる．この大きさのがんは周囲の内臓や組織を圧迫することによる症状を生じる場合がある．

子宮筋腫

子宮壁の内部に発生するがん性ではない腫瘍は，子宮筋腫と呼ばれる．

子宮筋腫はとても一般的で，出産年齢の女性の約3分の1に発生する．子宮筋腫は1つまたは複数で発生し，豆粒大からグレープフルーツほどの大きさにまで及ぶ．小さな子宮筋腫が問題を引き起こすことはまれだが，大きいものになると，月経の出血が長引いて多くなる原因となることがあり，だんだんとひどい痛みを伴うようになる．大きな子宮筋腫は子宮を歪める場合があり，それが不妊症の原因になったり，膀胱や直腸などの別の器官を圧迫したりすることがある．子宮筋腫の症状は，その大きさだけではなく部位によっても現れ方が異なってくる．

子宮筋腫の部位
子宮筋腫は子宮の壁のどこにでも発生し，子宮頸部にできれば頸部筋腫，漿膜下なら漿膜下筋腫というように，できた部位によって命名される．

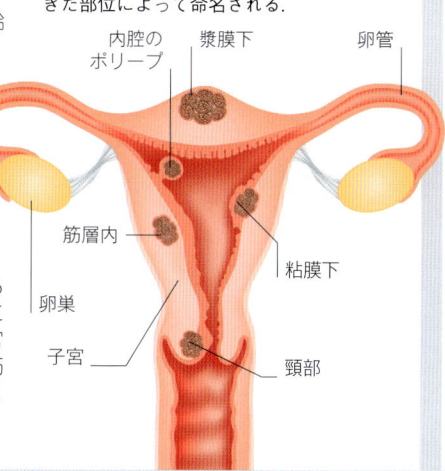

内腔のポリープ／漿膜下／卵管／筋層内／粘膜下／卵巣／子宮／頸部

子宮体がん

子宮体部のがんでは，腫瘍が子宮の内層（子宮内膜）に生じる．

子宮体がんは55歳から65歳の女性に好発する．原因ははっきりしないが，明確な危険因子が存在する．それは，肥満，遅い閉経（52歳以降），子どもがないことなどである．症状は，閉経前の女性では，普通より量の多い月経，月経期間外の出血として現れる．閉経後の女性では，不正性器出血がその症状となることがある．子宮体がんの治療はほとんどの場合，子宮摘出である．

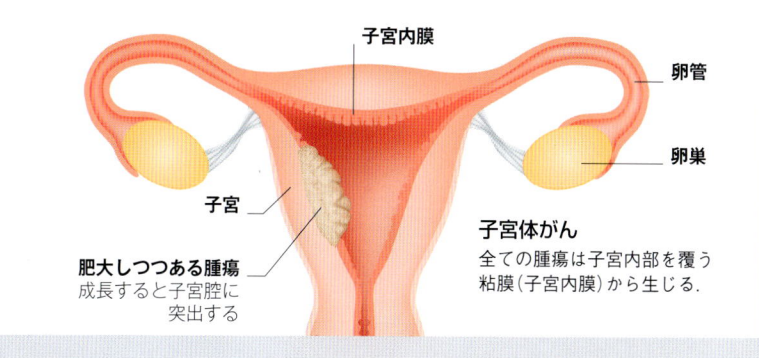

子宮体がん
全ての腫瘍は子宮内部を覆う粘膜（子宮内膜）から生じる．

子宮内膜／卵管／卵巣／子宮／肥大しつつある腫瘍（成長すると子宮腔に突出する）

子宮脱

子宮脱は子宮を本来の位置に支える靱帯と筋が弱ることで起こり，子宮が下方に移動する．

子宮脱は，閉経後のエストロゲンレベルの低下が子宮の位置を保持する靱帯の能力に影響した時，発生しやすい．出産，肥満，さらに咳や排便などの際に，過度に腹圧をかけることが一因となる．子宮は膣の中を下方に脱落し，外陰部にまで到達することもある．症状には，膣の圧迫感や腰の痛み，および大小便の排泄困難などがある．

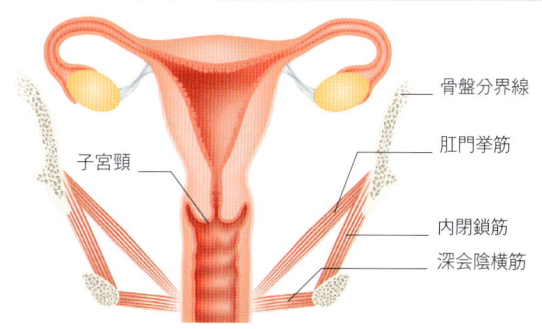

正常な子宮
子宮は筋と靱帯によって同じ場所に保持されている．規則正しく骨盤底の体操を行うことは，それらの強度を保ち，脱出を防ぐために重要である．

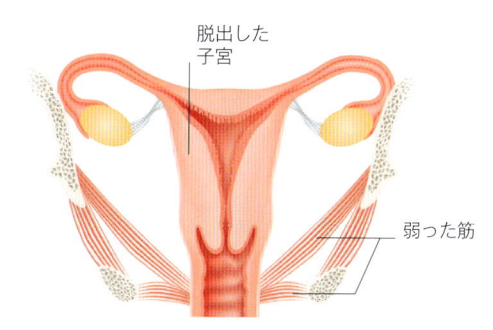

骨盤分界線／肛門挙筋／内閉鎖筋／深会陰横筋／子宮頸

子宮下垂
この場合では，子宮は膣の中に下垂している．さらに膣口を越えて脱落したものを子宮脱という．膣壁が同様に脱出してしまうこともある．

脱出した子宮／弱った筋

男性特有の疾患

男性生殖器官の疾患は幅広い．そのうち外性器のような目に見える部分の疾患は，通常早い段階で気づくことができる．しかし，前立腺のような生殖器官内部への侵襲といった問題は，遅くまで気づかれにくく，発見時には治療や良い経過を得るのが難しくなっていることも多い．

陰嚢水腫

精巣を包む膜が液体でみたされ，腫脹を起こしたり，陰嚢水腫を発症したりすることがある．

精巣は2重の膜で包まれており，その中には通常，少量の液体が含まれている．陰嚢水腫では，過度の液体が産生されて精巣を腫脹させる．この疾患は幼児と高齢者に最もよくみられる．陰嚢水腫の原因はよくわかっていないが，感染や炎症，または精巣の外傷がきっかけである可能性がある．通常は痛みを生じないが，陰嚢の大きさと重さが増加することによって，牽引されるような感覚が起こることがある．若い患者では何の治療の必要もなく快方に向かうことが多い．しかし，もし何か不快な症状がある場合には，陰嚢水腫を手術によって取り除いたり，手術適応がなければ注射器や針で液体を抜き取ったりすることもある．

腫脹した精巣
陰嚢水腫は精巣を包む2重の膜に過剰な液体がたまって起こる．これにより陰嚢の腫れが引き起こされる．

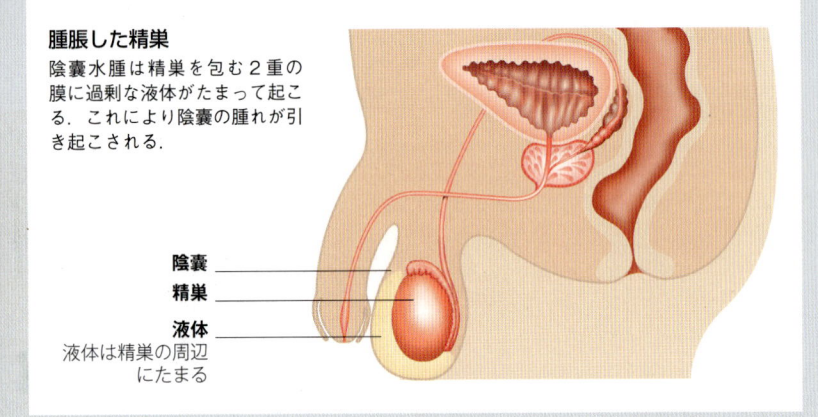

- 陰嚢
- 精巣
- 液体
- 液体は精巣の周辺にたまる

精巣がん

がん性の腫瘍が片側の精巣で生じることがあり，これは若い男性によく起こる．

精巣のがんは20歳から40歳にかけての男性に最もよく起こるがんの1つである．早い段階で発見されれば簡単に治療できるが，治療されなければがんはリンパ節や身体の他の部分へ広がりうる．精巣がんの症状は，精巣内の硬い無痛のしこりや，精巣の大きさと外見の変化，陰嚢内の鈍い痛みなどである．原発性の精巣腫瘍には，胚細胞腫，間質細胞腫，支持細胞から発生する腫瘍などがあり，これらのがんは早期治療できればとても高い率で治癒するので，男性は定期的に自分の精巣のチェックをすべきである．陰嚢の皮が腫れるなど何か変わったことがあったら，ただちに医師に相談しなければならない．やわらかいしこりや痛みのある腫れは，嚢胞か感染による可能性が高い．

精巣の腫瘍
ここに示した大きさの，精巣の外側壁に生じた腫瘍は，陰嚢の薄い皮膚と層を通して明確に触知できる．

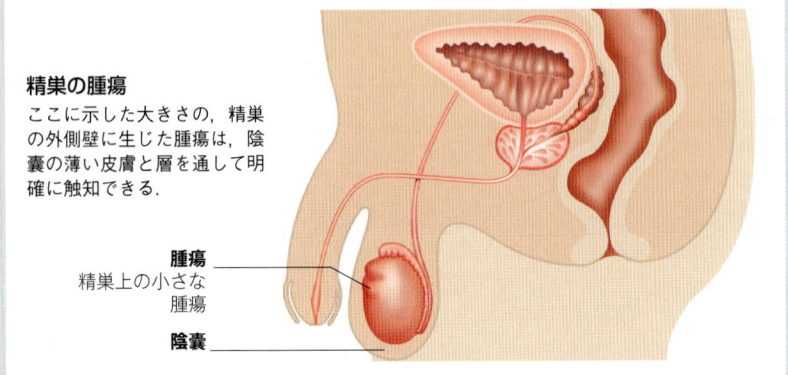

- 腫瘍
- 精巣上の小さな腫瘍
- 陰嚢

前立腺の疾患

前立腺に発生する疾患は多岐にわたり，炎症や良性の肥大症から，がんなどの重篤な疾患にまで及ぶ．

前立腺は，ちょうど膀胱の下，尿道（膀胱と陰茎をつなぐ管）の上部を取り巻くように存在する．この栗ほどの大きさの器官は，精子を含む液体である精液に加えるための分泌物を産生する．前立腺の疾患はとてもありふれていて，男性の一生の中盤と後半に起こりやすい．最も重篤な疾患である前立腺がんは，前立腺の中で育つ腫瘍である．生命を脅かす危険性があるにもかかわらず，高齢の男性では最も頻発し，ゆっくりと成長し何の症状も起こさないことも多い．しかし，新しいスクリーニング技術により，治療を受ける必要のある，より若い男性の前立腺がんを発見できるようになった．前立腺の肥大は非常に一般的であり，50歳を超えればほとんどの男性にある程度そのような肥大がみられる．老化の過程の一部だと考えられるが，前立腺が尿道を締めつけると，泌尿器系の症状に悩まされることがある．症状は，頻尿，排尿開始の遅れ，尿勢の減弱，尿滴下，残尿感などである．前立腺炎（右の項参照）はよくある病態で，しばしば感染により生じる．

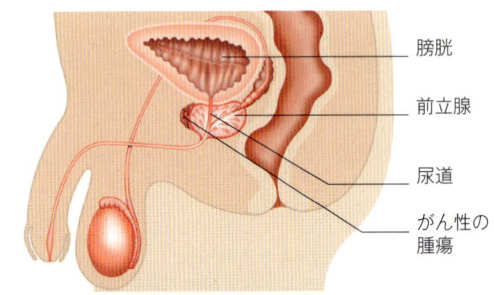

前立腺がん
ここに示す大きさでは，前立腺に発生したがん性の腫瘍がただちに問題を起こすことは考えにくい．しかし，がんが大きくなるにつれ尿道を圧迫して泌尿器系の症状を引き起こし，また身体の他の部位に広がる．

- 膀胱
- 前立腺
- 尿道
- がん性の腫瘍

正常な前立腺 / 拡大した前立腺

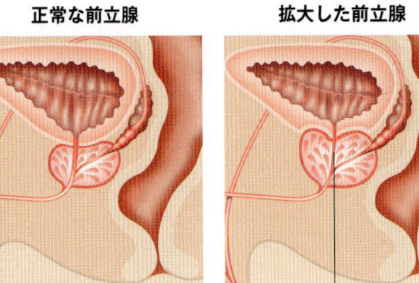

肥大した前立腺
正常な前立腺はぴったりと尿道のまわりに密着し，膀胱に隣接している．肥大した前立腺は尿道を押しつぶす．

拡大した前立腺が尿道を圧迫する

前立腺炎

前立腺の炎症，つまり前立腺炎には，急性のものと慢性のものがある．急性の方が一般的ではなく，突然ひどい症状が起こるが，たいていはすぐに回復する．症状には，発熱，悪寒，陰茎基部・腰部の痛み，排便前後の痛みなどがある．慢性前立腺炎の特徴は，長く続きはするものの穏やかな症状で，これは治療しにくい．症状は，例えば鼠径部や陰茎の痛み，射精時の痛み，精液に血が混じる，排尿時の痛みなどがある．尿路系からの細菌感染が原因である可能性が高く，急性・慢性どちらも30歳から50歳の男性に最も多い．

原因となる細菌
これは，前立腺炎を引き起こすエンテロコッカス・フェカーリスという細菌の電子顕微鏡写真である．この細菌はヒトの大腸においては普通にみられ，無害である．

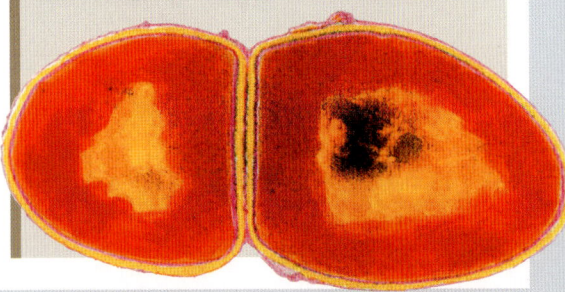

性行為感染症（STD）

性行為感染症は，性行為によりヒトからヒトへうつる感染症である．性行為であれば，性器，肛門，口を用いる全ての行為で他人に感染する可能性がある．通常は薬物で治療に成功することが多いが，「安全な性行為（セーフセックス）」が重要な予防手段である．

淋病

淋菌（ナイセリア・ゴノロエエ）によって発生する性器の炎症を淋病という．

淋病は男性に多いが，女性にも起こる．主な感染部位は尿道と，女性では子宮頸部である．症状は現れないことも多くあるが，現れる場合は，陰茎や膣からの膿の排出や排尿時の痛みなどがよくみられる．女性では，下腹部の痛みと不正出血が生じることもある．時に，この感染症が，関節などの身体の他の部位へ（血流を介して）広がることがある．淋病を治療せずにおくと，女性では不妊を引き起こすことがある．

淋菌
淋病を引き起こすナイセリア・ゴノロエエの電子顕微鏡写真．

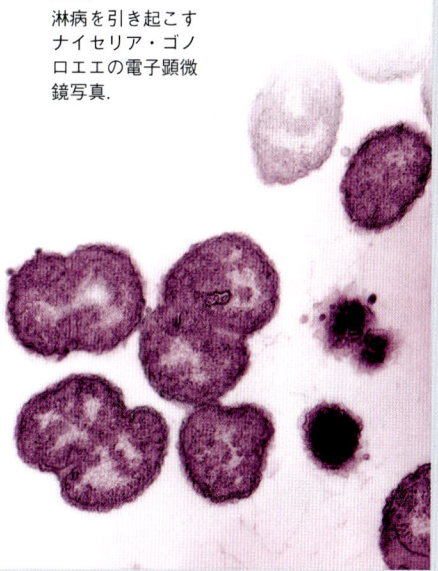

骨盤炎症性疾患（PID）

PIDは，通常，性行為感染症の結果として，女性の生殖器官が炎症を起こすものである．

PIDは若い女性における骨盤の痛みの一般的な原因である．他にPIDの症状としてありうるのは，発熱，量が多く長引く月経，性交時の痛みである．時に，何の症状も示さないこともある．

通常はPIDはクラミジアや淋病などの性行為感染症の結果起こる．分娩後や妊娠中絶後の感染も，考えられる原因である．炎症は膣で始まり，子宮や卵管に広がる．ひどい場合には卵巣にも感染が広がる．治療せずにいると卵管を傷害し，不妊の原因となったり，子宮外妊娠（p.232 参照）の危険性を高めたりする．

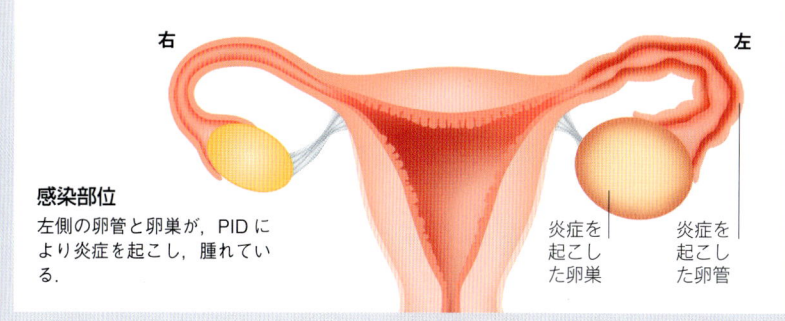

右　　　　左

感染部位
左側の卵管と卵巣が，PIDにより炎症を起こし，腫れている．

炎症を起こした卵巣　炎症を起こした卵管

非淋菌性尿道炎

男性の性行為感染症である非淋菌性尿道炎は，非特異性尿道炎とも呼ばれ，淋菌以外の感染によるものである．

非特異性尿道炎（NGU）は，世界中の男性にとって最も一般的な性行為感染症の1つである．その特徴は主として，膿の排出を伴う場合と伴わない場合がある尿道（膀胱と陰茎の先端をつなぐ管）の炎症，陰茎の先端の炎症と痛み，さらに，尿，特に朝一番の濃縮された尿が通る際の痛みである．NGUの全症例のうちおよそ半分の原因は，クラミジア・トラコマティスである．この細菌は女性にも感染し，クラミジア感染症を引き起こす．他にNGUの原因として考えられるのは，細菌ではウレアプラズマ・ウレアリチカム，原虫の膣トリコモナス，真菌のカンジダ・アルビカンス，および外陰部の乳頭腫ウイルス（ヒトパピローマウイルス，HPV）や性器ヘルペスウイルス（単純ヘルペスウイルス，HSV1とHSV2）である．セックスパートナーの2人がともに治療を受けることが，相手への再感染を防ぐ意味で重要である．STDを効果的に予防するために，性行為をする可能性のある人はパートナーの数を制限し，性行為の際にコンドームを用いるべきである．

NGUの症状
おもな症状は尿道の炎症で外尿道口が開く時と排尿時に痛みを引き起こす．感染が広がると，精巣と精巣上体が腫れることがある．

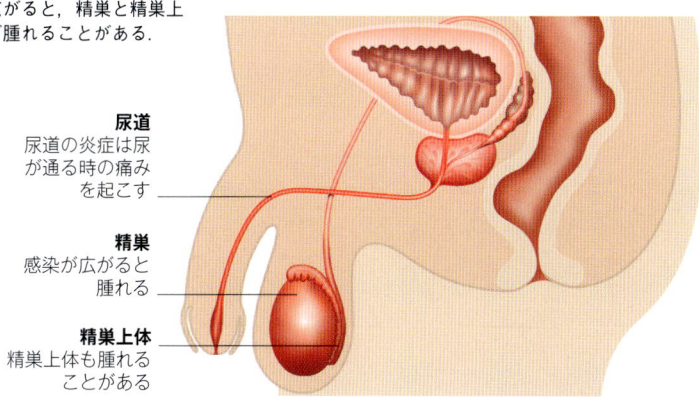

尿道
尿道の炎症は尿が通る時の痛みを起こす

精巣
感染が広がると腫れる

精巣上体
精巣上体も腫れることがある

梅毒

生殖器の細菌感染であり，梅毒は男性と女性の両方に感染する．

梅毒は抗生物質が用いられるようになってから劇的に減少した．原因菌のトレポレーマ・パリダムは性器を通って体内に入り，生殖器に感染する．これは身体の他の部位に広がり，もし治療がなされなければ，死を招く可能性もある．最初の徴候は，自覚症状のない扁平な硬結で，表面剥離が進み潰瘍化する（下疳）．次の段階は，皮膚の発疹・いぼ状の斑点であり，インフルエンザのような症状を伴うこともある．治療しないと，人格の変化，精神病，神経障害を特徴とする最終的・致命的な段階に進む．現在，この病気がこの段階に進むことは非常にまれである．

クラミジア感染症

クラミジア・トラコマティスによる感染は，女性にクラミジア感染症を引き起こす．

クラミジア感染症は非常に一般的な性行為感染症である．これは女性のみに大きな問題を引き起こす感染症であり，男性では非特異性尿道炎を起こすのみである．この病原体の感染は生殖器の炎症を引き起こし，帯下や頻繁な尿意，下腹部の痛み，性交時の痛みなどの症状が出現する．クラミジア感染症は骨盤炎症性疾患をもたらし，治療せずにいると不妊の原因となる可能性がある．子宮頸部から採取したぬぐい標本によって，病原体の存在が明らかになる．

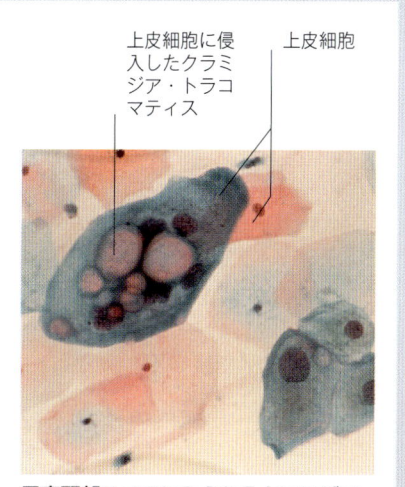

上皮細胞に侵入したクラミジア・トラコマティス　上皮細胞

子宮頸部スメアにみられるクラミジア
この子宮頸部スメアの顕微鏡写真（400倍）ではクラミジア・トラコマティス（大きな青色の細胞中のピンク色部分）が認められる．

不妊症

1年以上避妊をしない性行為をしたカップルに子どもができなかったならば，男性，女性，もしくはその双方に生殖障害がある可能性がある．子どもを得たいと考える年齢が，30代，40代と遅くなればなるほど，不妊症の可能性は高くなる．子どもがいないことを受け入れがたいカップルに対しては，いくつかの異なったタイプの援助や治療が可能である．

女性不妊の原因

不妊症例の約3分の1は，女性の側の生殖機能の問題である．卵子を目的地まで運べないなど，卵管の障害に代表される物理的な問題，卵子がきちんと1ヵ月に1回放出されない排卵障害，何らかの子宮の異常により胎児を養育できない着床障害，または子宮頸部が精子にとって障害になる場合，といった可能性がある．しかし，原因が不明のこともあるし，複数の問題が同時に存在していることもある．

卵管の障害

卵管が傷害されて傷や歪曲ができると，精子や卵子の移動が妨げられることがある．

子宮内膜症の影響で，卵管が通過障害を起こすことがある．これは子宮の内層（子宮内膜）の断片が卵管の組織に埋没することによりふさがれて起こる．また，骨盤内炎症性疾患（PID）がクラミジア（p.229参照）などの性感染症によってしばしば引き起こされ，感染時には気づかれずに後になって炎症による傷が不妊の原因となることがある．子宮内の避妊器具もPID発症の危険性を高める．通常は片方の卵管だけが影響を受けるので，正常なほうの卵管を介して妊娠の機会がある．

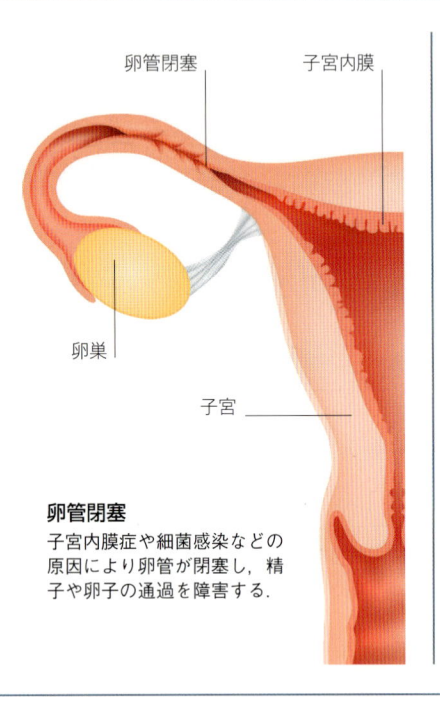

卵管閉塞
子宮内膜症や細菌感染などの原因により卵管が閉塞し，精子や卵子の通過を障害する．

子宮の異常

子宮に物理的問題があると，受精卵の着床が妨げられることがある．

子宮に構造上の異常があることはまれだが，あると妊娠に問題を起こす可能性がある．胎児の段階で正常に発達しなかったことにより，子宮が奇形となってしまうことがある．また，子宮筋壁に大きな非がん性の腫瘍（子宮筋腫）が生じて組織の中の空間を侵食し，子宮を歪ませることがある．子宮や骨盤内の炎症性疾患の手術もまた，子宮の構造に影響を与え，後になって妊娠へ影響する可能性がある．

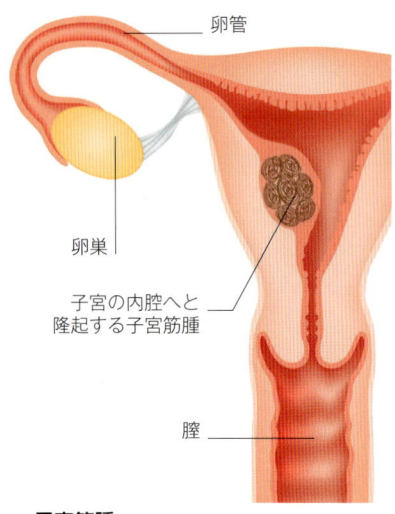

子宮筋腫
良性（非がん性）の腫瘍が子宮壁を圧迫して，子宮内腔の容積を減らし，子宮の形を歪ませているのがわかる．

子宮頸部の障害

子宮頸部が環境的に精子に敵対的であったり，物理的欠陥があったりすることにより，生殖障害が引き起こされることがある．

子宮頸部は普段は濃厚な粘液を産生する．排卵の直前，エストロゲンの濃度が高くなると粘液の粘性は低くなり，精子の侵入を許す．エストロゲンの濃度が低かったり，生殖器官への感染が存在したりすると，粘液は濃いままとなり，精子を侵入させない．また，子宮頸部が精子に敵対的になる時があり，この場合は，免疫機構がパートナーの精子に対し抗体を作り，子宮頸部で精子を傷害したり殺したりする．さらに，他にポリープ，筋腫，狭窄，奇形などが子宮頸部の問題となり，不妊に関係する．

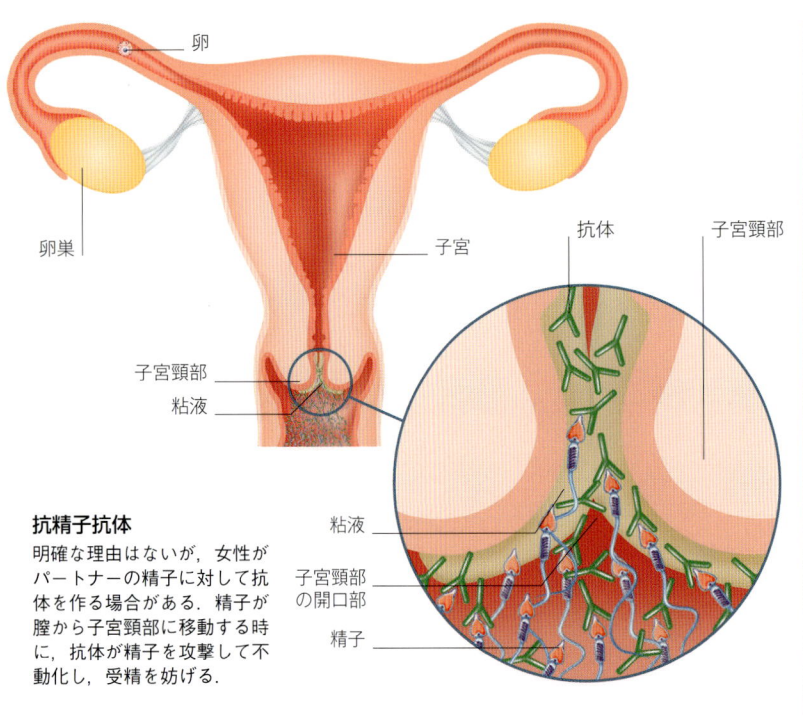

抗精子抗体
明確な理由はないが，女性がパートナーの精子に対して抗体を作る場合がある．精子が膣から子宮頸部に移動する時に，抗体が精子を攻撃して不動化し，受精を妨げる．

排卵障害

卵子がまったく，もしくは断続的にのみしか放出されないことにより，妊娠が困難になることがある．

排卵とは，受精のために十分に成熟した卵子が毎月放出されることである．このパターンからどのように逸脱しても，生殖障害が起こりうる．排卵障害は，完全な無排卵のものから，排卵が不定期であるものまで幅広い．この問題は多数のホルモンの複雑な相互作用によるため，よくみられる．ホルモンに影響する要素には，下垂体と甲状腺の障害，多囊胞卵巣症候群，経口避妊薬の長期利用，過度の肥満またはやせ，過度の運動，ストレスなどがある．早発閉経もこの問題の1つである．

男性不妊の原因

女性不妊と同様，男性不妊も不妊全体の約3分の1を占める（残りは原因不明である）．問題は，精子の質か，射精前に精子を精巣から精巣上体や精管膨大部へ移送する過程にある可能性がある．勃起させられない，または勃起を維持できない，逆行性射精，などの射精障害は病気や精神的問題によるが，これも精子を腟に届けるのを妨げる．

精子産生障害

精子が少量しか産生されない，奇形がある，適切に泳ぐことができないなどは，全て妊娠の可能性を減少させる．

受精が起こるためには，莫大な数の精子が産生されなければならないが，これが起こっていない場合は乏精子症と呼ばれる．この問題は顕微鏡的検査で明らかにでき，個々の精子の大きさ・形・運動（運動性）を見ることもできる．これらのうちのどの問題も，生殖能力減少の原因となる．もしほんの少量の精液しか1回の射精で放出されなかったとすれば，当然受精も減少するだろう．

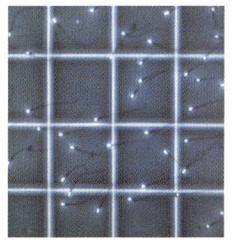

正常 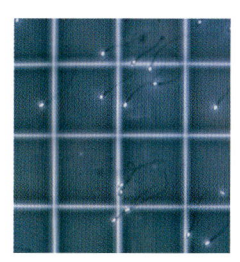　　　乏精子症

精子の通過障害

精巣から陰茎に精子を運ぶ管のいかなる部分に歪曲や閉塞があっても，生殖機能は減退されうる．

精子は，精巣で産生されてから射精されるまで，長く曲がりくねった道をたどる．精巣上体や精管膨大部を含む全ての管における狭窄，閉塞，その他の歪曲は，精子の通過を遅くしたり，または精子の移動を完全に阻害したりする．原因はさまざまであるが，男性生殖器に感染が起こることによる可能性が最も高い．一部の性行為感染症（p.229参照），特に淋病では，管が炎症を起こしてその構造を歪める傷を組織に残し，精子運搬能力に影響を与える．

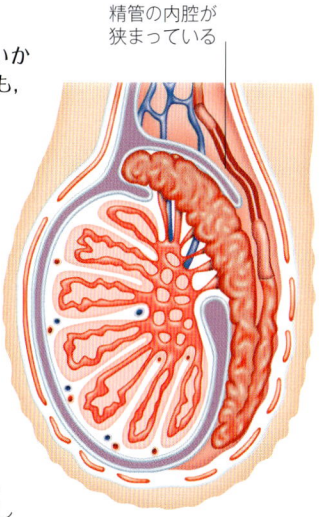

精管の内腔が狭まっている

炎症の起こった精管
精子を輸送する管の1つである精管に障害が生じると，精子の輸送が遅くなったり，できなくなったりする．感染，通常は性行為感染症が，これらの障害の原因となる．

射精障害

勃起障害と逆行性射精は，ともに生殖機能に影響を与える．

射精障害により，通常の方法で精子が腟にたどり着くのが妨げられ，受精不能となる．最も一般的な障害は勃起障害（勃起をすることまたは勃起を維持することに対する困難）で，糖尿病，脊髄疾患，血流障害，ある種の薬品，精神的な問題などに起因する．別の問題として，逆行性射精があり，この場合は弁の欠陥により精液が膀胱に流れ込む．これは前立腺の部分または全摘出の合併症として現れることもある．問題の性質に応じて，勃起障害をなくすためのさまざまな治療が存在する．

体外受精

生殖補助医療の手法の1つである体外受精では，精子と卵子を身体の外で一緒にする．

最初の「試験管ベイビー」が体外受精（IVF）で1978年に誕生して以来，生殖補助医療のこの方法はごく普通のものとなってきた．IVFは，卵管が閉塞していたり，不妊の原因がみつけられなかったり治療できなかったりする場合に行われていたが，適応が拡大した現在ではほとんど全ての不妊に対してなされるようになった．この手法では，卵巣から卵子を取り出す．成功の機会を増やすため，複数の卵子が，ホルモンを使い受精できるよう人工的に成熟させられる．卵子はパートナーかドナーの精子と混ぜられ，正常体温で48時間培養される．3個まで（訳注：日本では原則1個とされている）の胚が，腟と子宮頸部を通過する細い管を通して女性の子宮に直接入れられる．1つかそれ以上の胚が子宮壁に着床すれば，治療は成功である．IVFによる妊娠の確率は，採卵を試みたうちの約15–25%である．

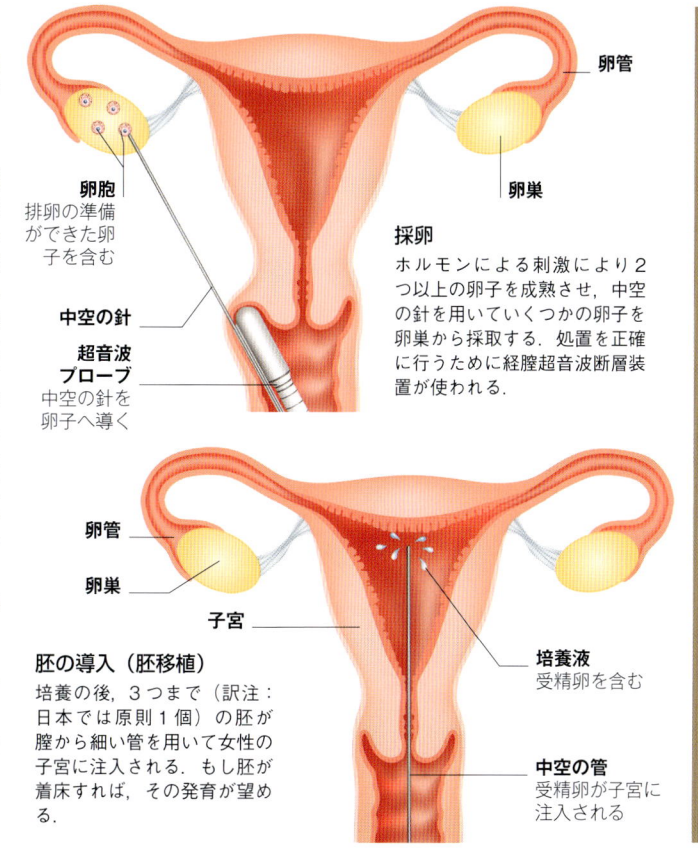

採卵
ホルモンによる刺激により2つ以上の卵子を成熟させ，中空の針を用いていくつかの卵子を卵巣から採取する．処置を正確に行うために経腟超音波断層装置が使われる．

- 卵管
- 卵巣
- 卵胞　排卵の準備ができた卵子を含む
- 中空の針
- 超音波プローブ　中空の針を卵子へ導く

胚の導入（胚移植）
培養の後，3つまで（訳注：日本では原則1個）の胚が腟から細い管を用いて女性の子宮に注入される．もし胚が着床すれば，その発育が望める．

- 卵管
- 卵巣
- 子宮
- 培養液　受精卵を含む
- 中空の管　受精卵が子宮に注入される

卵細胞質内精子注入法

IVFを改良したものとして，一般体外受精がうまくいかない場合，卵細胞質内精子注入法（ICSI）が用いられる．精子が直接1つの成熟卵子に注入される．この一連の処置はとても繊細で，微小な器具を顕微鏡下で用いる．成功率は月経1周期あたり10–15%であり，成功すれば胚は発生する．

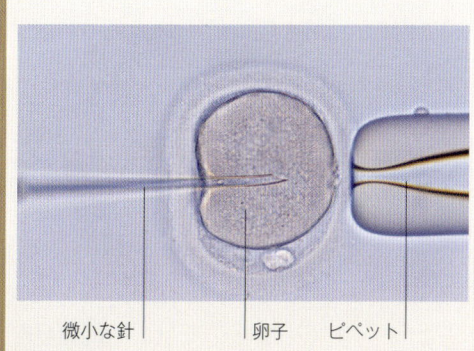

微小な針　卵子　ピペット

精子注入
この顕微鏡写真では，まさに精子が卵子に注入されようとしている．円形の卵細胞に微小な針が挿入され，ピペットの先端はしっかりと卵子を固定している．

妊娠と出産の疾患

大部分の妊娠と出産では生命にかかわる問題は発生せず，健康な新生児が満期で生まれることが多い．しかし，正常で健康な女性においても，妊娠・出産の時期には，母親や新生児の健康が危険にさらされる事態は起こりうる．妊娠や出産時の異常が，母親や新生児に肉体的に一生影響を残すような障害を起こすことはほとんどない．

子宮外妊娠

子宮外妊娠は，子宮の外側や頸部，間質において妊娠が成立したもので，卵管で起こるものがほとんどである．

全妊娠のうちの約1％が子宮外妊娠である．30歳以下の女性よりも30歳以上に多い．受精卵が分裂し，通常着床する子宮内膜には着床せずに，どちらかの卵管，またはまれにその他の部位に着床する．通常の胚発生は不可能で，普通，妊娠は失敗する．卵管が破裂し内出血することを防ぐため，胚は外科的に切除されなければならない．

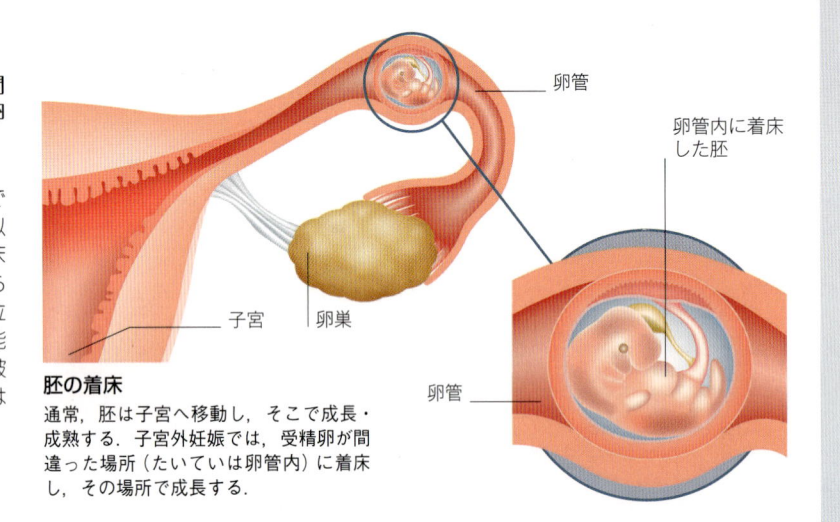

胚の着床
通常，胚は子宮へ移動し，そこで成長・成熟する．子宮外妊娠では，受精卵が間違った場所（たいていは卵管内）に着床し，その場所で成長する．

妊娠高血圧症候群

高血圧がこの病態に特徴的な症状である．

妊娠のうち5-10％に生じる症状である妊娠高血圧症候群は，特に出産末期によく起こる．高血圧や浮腫，尿タンパクなどが特徴となる．通常は治癒しやすいが，発見が遅れると，子癇と呼ばれる頭痛や視覚障害，卒中，さらには昏睡状態といった，命にかかわる病態をもたらすことがある．

胎盤の異常

胎盤の異常には，出産前の位置的な異常と機能的異常がある．

胎盤に発生する代表的な異常には次の2つがある．まず前置胎盤では，胎盤が内子宮口を覆った状態になっている．また，胎盤剥離では，胎盤が子宮内壁から剥離してしまう．前置胎盤の重大性は，子宮口がどれだけ覆われているかによる．覆われ方の程度が小さく，胎盤の辺縁のみの場合は大きな問題は発生しないが，完全に覆われている場合は深刻な状態である．胎盤剥離はたいてい突然起こり，これにより胎児の生命維持に必須の臍帯血の代謝が途絶して，胎児の生命を危険にさらす．2つの疾患はどちらも膣からの出血を引き起こすが，それほど重症でない症例では症状がない場合もある．

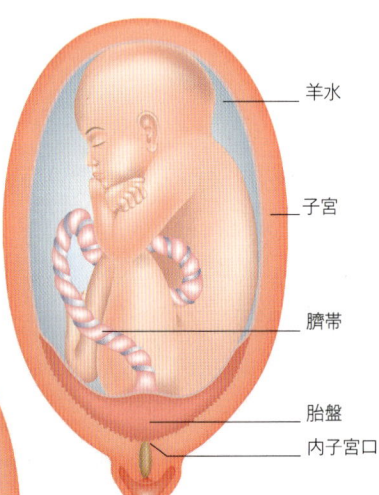

前置胎盤
ここで示すように，全前置胎盤となって内子宮口が完全に胎盤で覆われてしまうと，深刻な状態である．軽症のものには，子宮からの出口を部分的に妨げる低置胎盤がある．

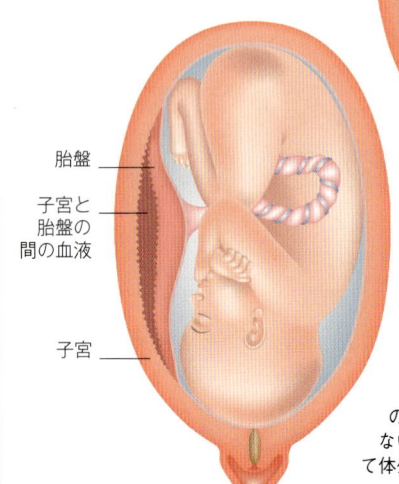

胎盤剥離
子宮壁からの胎盤の剥離がまだ不十分で，左図に示すように血液が子宮と胎盤の間にたまっていく段階では，気づかれないかもしれない．しかし，血液が膣を通って体外へ出てくると異常が明らかになる．

流産

自然流産とも呼ばれ，22週前の妊娠の中絶のことである．

流産はとても一般的で，全妊娠のうち約10％に生じる．多くの流産は妊娠14週までに起こり，そのうち半数以上が遺伝的なもの，または胎児の致死性の異常による．妊娠が進んでからの流産には，子宮頸管や子宮の形態的問題から重大な感染症にまで及ぶ，さまざまな原因がある．喫煙，飲酒や薬物の乱用も一因となる．3回以上連続して流産した場合，それは習慣流産と呼ばれる．

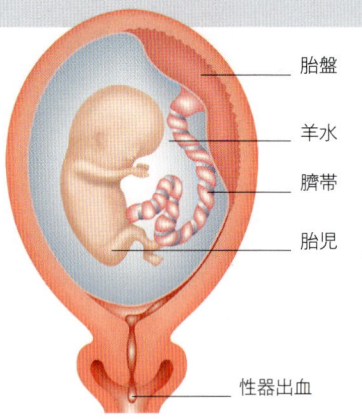

切迫流産
胎児は生きており，子宮口は閉じているが，出血がある．胎児が死亡し流産へとすすむ場合もあれば，順調に出産にいたることもある．

羊水過多

子宮内で胎児が浸っている羊水の量が極端に多い状態である．

羊水過多では，過量の羊水が子宮内に蓄積し，腹痛や不快さをもたらす．32週以後に羊水がゆっくりと蓄積していく慢性のものと，22週頃に急性に起こり，2,3日で進行する急性のものがある．急性のものは一卵性双生児で起きやすい．過度の羊水により胎児が動き回る範囲が広がって胎位異常になりやすくなり，また早産のリスクも上昇する．重大な胎児奇形や消化管閉鎖などを認めることもある．

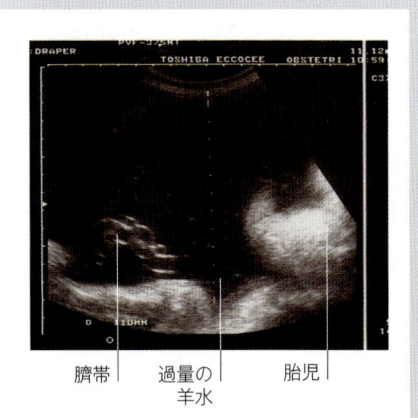

羊水過多
図の超音波写真は羊水過多を示す．母体と胎児の双方に問題を引き起こす可能性がある．

胎位異常

頭が下で顔面を母体の背側へ向けているのが分娩時の正常な胎位で，そうでない場合は異常とみなされる．

胎児の80％は，頭が下で，顔面を母体の背側へ向けた正常な分娩時の胎位をとる．胎児は通常，36週までにはこの胎位になる．その他の異常な胎位では，出産時に問題を生じうる．骨盤位（p.210参照）と後方後頭位（右図参照）が，胎位異常では最もよくみられるものである．骨盤位分娩では，胎児の殿部が先進する．頭位でない場合には，臍帯が産道を通って下垂して，致死的な障害を引き起こす可能性がある．胎位が異常だと，子宮頸管と膣が裂けて傷つきやすくなる．

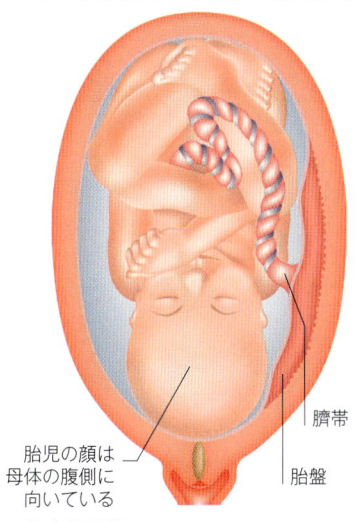

後方後頭位
胎児の頭が下方にあるのは正常であるが，顔の向きが180°逆で，母体の腹方に面している．ほとんどの場合，分娩中に自然に母体の背方を向く．

（臍帯／胎盤／胎児の顔は母体の腹側に向いている）

早期産

妊娠37週より前の分娩を早期産という．

多くの妊娠は約40週続くが，37週から41週までの間の出産を満期産という．37週未満の分娩は早期産であり，その時期によって未熟児になる場合もある．早期産が母親にとっての問題を引き起こすことはまれだが，新生児は，出産が早ければ早いほどそれだけ大きな問題に直面する．通常，早期産の原因はわからないが，複数の児を出産する場合や羊水過多（前ページ参照），尿路感染症などが，早期産を引き起こす因子として知られている．時に早期産は，治療により回避できたり，遅らせて胎児を子宮の中にもう少し留まらせたりすることができる．

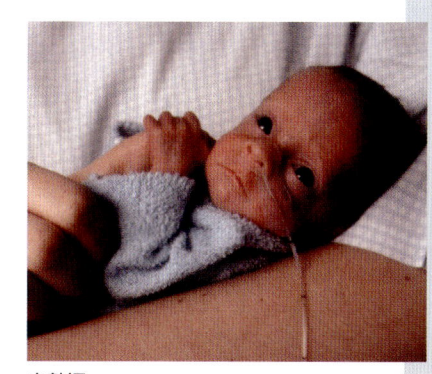

未熟児
この未熟児は，吸啜反射がまだ発達しておらず，嚥下する能力も未熟なため，経鼻胃管を通して栄養を与えられている．他に，小さな身体，しわのある黄色い肌，不均衡に大きな目などの特徴がある．

分娩時の問題

いくつかの問題が，分娩第2期を遷延させたり，正常分娩の進行を妨げたりする．

分娩第2期とは，子宮口が全開して10 cmに達した時から胎児の娩出までをさす．この時期において問題が生じることがあり，特に初産ではよく起こる．そのうちのいくつかは，分娩第1期に原因がある．微弱陣痛や胎位異常もその1つで，胎児が子宮口を開大させるための十分な圧力をかけられない．また，第1期が遷延すると母体は非常に疲弊するため，第2期に娩出する体力がほとんど残らない．問題は第2期そのものでも起こりうる．胎児が娩出のための最適の位置をとっていない場合には，産道を通り抜けるのが遅れる．また胎児が骨盤を通り抜ける際に問題がある場合もあり，これは胎児が特に大きかったり，母親の骨盤が小さすぎたり形の異常があったりする場合に発生する．さらに，胎児が膣口まで到達した時には，十分に組織が進展せず，頭部を娩出できないという問題が起こる可能性もある．これらの問題がいつ起こってもおかしくはないが，通常は正常分娩もしくは介助ありの経膣分娩が可能である．しかし，帝王切開（右図参照）が唯一の選択肢となる状況もある．

帝王切開

分娩が困難だと考えられる場合や，多胎である場合，または母親が経膣分娩を避けなければならない医学的理由がある場合に，帝王切開が行われる．下腹部を切開し，胎児と胎盤を子宮から取り出す．この処置はたいてい硬膜外麻酔の下で行われるため，母親は意識があり，出産後にすぐ胎児と触れ合うことができる．

水平切開
恥毛のすぐ下の位置で切開し，産科医はそこから胎児と胎盤を取り出すことができる．

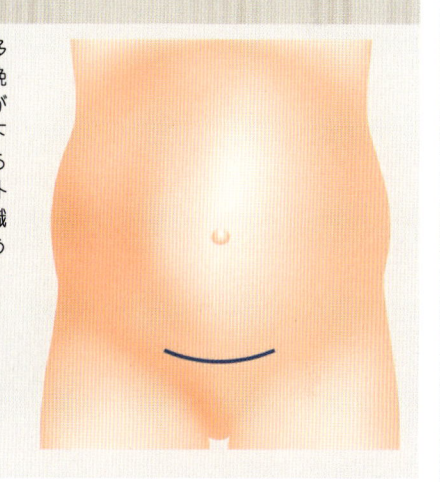

介助分娩

分娩が円滑に進まない時や時間がかかりすぎる時には，次のどちらかの介助分娩が行われることがある．介助分娩には吸引分娩と鉗子分娩がある．

介助分娩では，産道を通って子宮から胎児が出るのを物理的に助ける．母親が疲労しており胎児を娩出できない時や，胎児がはまり込んで動けなくなったり疲労困憊していたりする場合には，介助は不可欠である．可能な方法には吸引と鉗子がある．どちらの場合も，頭をひっぱって膣口から出すところまで器具が使われ，その後の分娩は通常通りに進む．器具を挿入して頭部をより容易に娩出させるために，通常，産門を広げる目的で会陰切開が行われる．局部麻酔下で，会陰（膣と肛門の間の組織）を切開する．会陰を切ることによって，裂けてひどい傷ができることを避ける．切開時には，肛門への損傷を避けるよう注意が払われる．

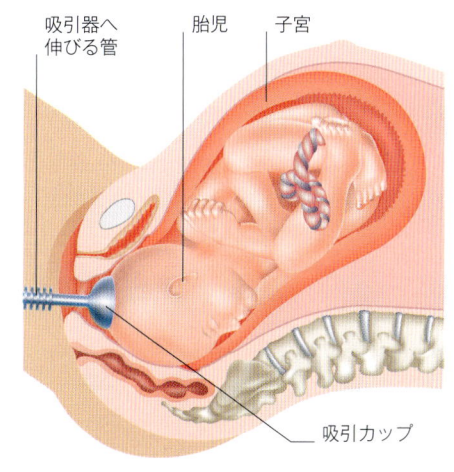

吸引分娩
吸引カップを胎児の頭に付け，それにつながった管に取り付けられたポンプのスイッチを入れる．収縮に合わせ，医師は胎児を優しく外へとひっぱり出す．

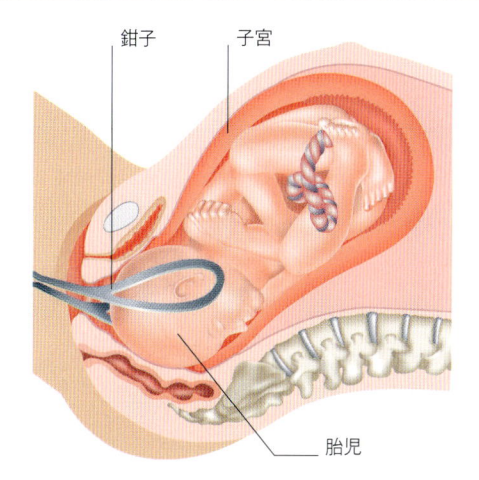

（吸引器へ伸びる管／胎児／子宮／吸引カップ）

鉗子分娩
匙状の児頭鉗子を注意深く胎児の頭のまわりに置く．陣痛に合わせ，胎児の頭が膣に達する位置まで，医師は優しく鉗子を引く．

（鉗子／子宮／胎児）

遺伝病

遺伝病は，親から子に受け継がれる遺伝子の欠損や異常な染色体によってもたらされる．遺伝病は染色体の数や構造の異常でも起こるし，また染色体上の遺伝子が1つ以上の欠陥を持っていることにより引き起こされる場合もある．

染色体異常

染色体異常は，染色体数の異常と染色体の構造異常に分けられる．モザイクは染色体の数の異常の1つであるが，全ての細胞で異常が認められるわけではないので，臨床像が明らかではない．この場合の異常は，受精以前の，卵や精子生成における細胞分裂の時点で起こる．

数の異常

卵や精子の発生における減数分裂の際に異常が起こって，正常より染色体数の多い細胞や少ない細胞が生じることがある．

染色体異常の大部分といえる3分の2がこの異常に含まれる．染色体数の過剰あるいは不足のために，多くの例では流産にいたるが，胎児が生存する例外がわずかにある．その代表的なものが21トリソミーと呼ばれるダウン症である．ダウン症では21番染色体が1本余分に存在する．また，性染色体の数の異常の場合は，常染色体ほど重篤な影響が出ないことが多く，X染色体を1本過剰に持つ女児やY染色体を1本過剰に持つ男児では，異常に気づかないことがある．しかし，X染色体を1本過剰に持つ男児のクラインフェルター症候群では，第二次性徴の発現を認めないため，異常が明らかになる．また，X染色体が1本だけのターナー症候群も，この染色体の数の異常の1つである．

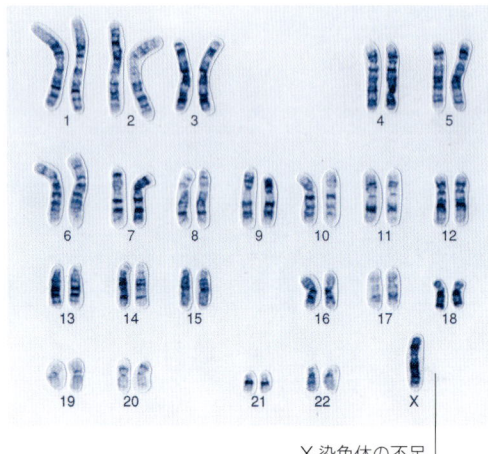

X染色体の不足

ターナー症候群
ターナー症候群の女児の染色体を示した．ターナー症候群では，本来2つあるX染色体が1つしかない．本疾患では精神発達遅滞はなく，生命予後も良好であるが，低身長・不妊を呈する．

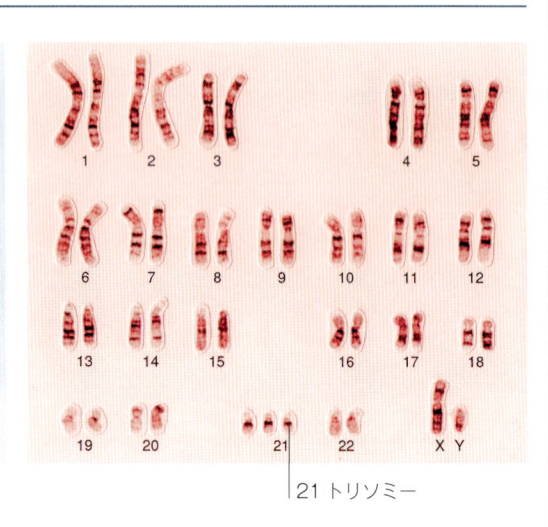

21トリソミー

ダウン症候群
ダウン症候群の男児の染色体を示した．21トリソミーとして知られるように，21番染色体が1本多い．本疾患は最も頻度の高い染色体異常の疾患であり，特徴的な風貌・知的障害・心奇形を示す．

構造異常

卵や精子の減数分裂の際に，染色体の構造の一部が変化することがある．

染色体間での遺伝形質の交換の際に，染色体の構造の一部に欠失，重複，挿入，逆位をきたすことがある．このような構造の異常がある場合はしばしば流産にいたるが，分娩にいたった場合には，変化した遺伝形質の量と種類に応じて，先天的な異常のある子が生まれることになる．2つの染色体の間で，染色体の一部を交換する転座が起こることもある．遺伝子の欠落がない均衡型転座の場合には表現型は正常となるが，不均衡転座の場合には表現型に異常が生じたり，重度の場合には流産の確率が上昇したりする．

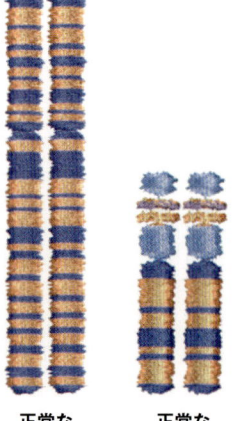

正常な7番染色体 **正常な21番染色体**

21番染色体の下部から転座した部分
7番染色体の上部から転座した部分

転座した7番染色体 **転座した21番染色体**

相同染色体
正常では，対になる染色体は，長腕・短腕の長さや遺伝子の位置はまったく同じである．このことは7番染色体のように長い染色体でも，21番染色体のように短い染色体でも同様である．

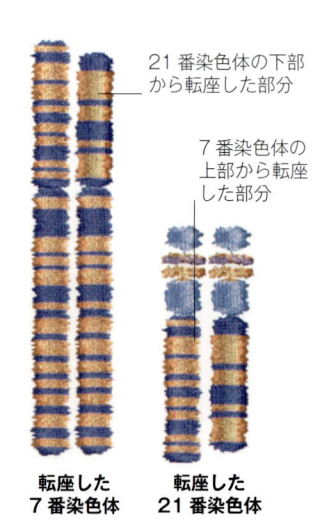

均衡型転座
典型的な転座では，1つの染色体の大部分が他の染色体に結合する．ここに示したのは7番と21番染色体の転座である．均衡型の場合には遺伝情報の増減はないので，表現型は正常である．

モザイク

モザイクでは複数の核型の細胞が混在しており，正常核型と異常核型の両者を持つことがある．

1つの個体に2つ以上の核型を持つものをモザイクと呼ぶ．例えば，46個の染色体を持つ細胞と47個の染色体を持つ細胞が同一個体にある場合などである．ごく少数の細胞のみが異常な数の染色体を持つ場合には表現型は正常であるので，染色体分析を行って初めて診断されることになる．一方，異常な数の染色体を持つ細胞が多数の場合には，表現型は正常ではなくなり，障害が現れることがある．この場合，一般的な染色体異常と同様の症状を呈する．例えばダウン症候群でも，1-2%と少ないがモザイクの例が存在する．ターナー症候群やクラインフェルター症候群でもモザイクを認める．

遺伝子異常

遺伝子の異常により多くの疾患が起こるが，異常の程度により表現型は異なる．出生直後から明らかな疾患もあれば，ハンチントン病のように成人してから発症する疾患もある．遺伝形式には優性遺伝，劣性遺伝，X連鎖遺伝がある（p.225参照）．

ハンチントン病

常染色体優性遺伝の神経変性疾患である．

ハンチントン病は常染色体優性遺伝の疾患で，かつてはハンチントン舞踏病とも呼ばれ，不随意運動や精神症状，痴呆を呈する．15年から20年かけて症状が進行する．症状は30歳以降に初めて出現するので，次の世代に受け継がれる可能性がある．このため，近親者に発症した場合には遺伝カウンセリングと発症前検査が行われる．

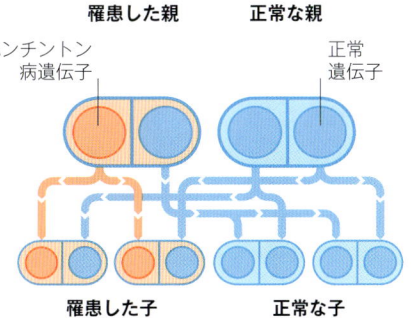

優性遺伝
この例では，両親の一方が異常遺伝子を持ち，もう一方は正常である．子は2分の1の確率で，異常遺伝子を受け継ぎ将来発症することとなる．

白皮症

メラニンの欠如により起こる疾患である．

白皮症は常染色体劣性遺伝の疾患で，メラニンの産生に必要な酵素を欠く．2万人に1例の発症頻度の低い疾患である．皮膚，毛髪，眼球に色素がなく，白い髪，青白い皮膚，ピンク色または薄い青色の瞳をしており，光に過敏なためしばしば視力障害をきたす．

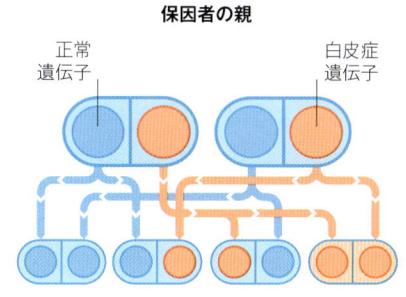

劣性遺伝
両親とも保因者の場合，子は4分の1が正常，2分の1が保因者となり，4分の1で発症する．

色覚異常

色覚異常は赤色と緑色，まれに青色と黄色の区別が困難な疾患である．

色覚異常を発症していると，網膜錐体の異常により2つの色が識別できない．この疾患はX染色体により遺伝する．最も頻度の高い色覚異常である赤色と緑色の区別ができないタイプは，X染色体劣性遺伝であるので，男性のみに認められる．女性の場合，2つのX染色体のうち1つが異常である場合には発症せず，保因者となる．青色と黄色の色覚異常はX染色体によらない遺伝形式をとる．

X連鎖劣性遺伝
この例では母親はX染色体に異常遺伝子を持つが，発症はしない．男児の場合は2分の1の確率で本疾患を発症する．女児では2分の1の確率で保因者になるが発症はしない．

嚢胞性線維症

嚢胞性線維症では，粘液を分泌する腺細胞による粘性の高い分泌液の産生によって，身体のさまざまな器官に障害が引き起こされる．

嚢胞性線維症は，欧米人では頻度が高く重篤な遺伝疾患で，多くの合併症をきたし生命予後の悪い疾患である．全身，特に肺と膵臓からの過剰な粘液分泌が，反復する呼吸器感染症や消化器異常，発育障害を引き起こす．本症は7番染色体の異常による劣性遺伝の疾患である．したがって，患児を持つ両親が次の妊娠を望む場合には，出生前診断と遺伝カウンセリングが勧められる．

肺の障害
嚢胞性線維症の患者の胸部X線像である．過剰な気道分泌物によって気道感染が繰り返され，気管支壁（オレンジ色で示す）が肥厚している．

嚢胞性線維症の影響
過剰な粘液分泌により身体の多くの部位が影響を受ける．その結果，病弱，身体の発育不全，重篤な疾患の頻回の発症などがみられる．

- **副鼻腔**：慢性の副鼻腔炎
- **肺**：慢性呼吸器感染症，持続する咳
- **膵臓**：膵液分泌の不足により消化が不十分になる
- **小腸**：栄養素の吸収障害
- **精巣**：精細管と精巣上体が十分に発達しないことによる不妊

がん

がんとは，1つの疾患の名称ではなく，異なる症状を呈する，多様な一群の疾患である．ほぼ全てのがんは同じ基本的な原因により，正常な細胞分裂の調節が障害されているため，際限なく細胞が増える．問題の根底にあるのは欠陥を持つ遺伝子で，そのような遺伝子が1つ以上存在して初めて，がんが発生する．欠陥遺伝子は，遺伝的に引き継いだものである場合があり，それ以外に，発がん物質（がんの原因となる物質）や老化の過程により生じる場合もある．

がん性（悪性）腫瘍

がんは増殖してまわりの組織や器官を傷つけ，身体の別の部位に転移することがある．

正常では，細胞は制御された速度で分裂し，置き換わる．悪性またはがん性の腫瘍は，過度に速く分裂し，正常な組織の機能を実行できない異常な細胞の集まりである．これらの細胞は，たいていその大きさと形が異常であり，もとの正常な細胞とはほとんど似ていない．この見た目の異常は，腫瘍組織から採取された小さな標本を顕微鏡で観察してがんを診断することにしばしば利用される．腫瘍は徐々に大きくなり，正常な細胞を締め出し，神経を圧迫し，血管とリンパ管に浸潤する．がん細胞は体の他の部位に転移することがあるため，悪性の腫瘍とそうでないものを見分けることが重要である．

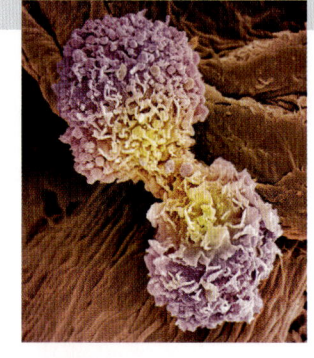

がん細胞の分裂
1つのがん細胞が2つの異常遺伝物質を含む細胞へと分裂している時の拡大図である．もし治療しなければ，細胞は際限なく増殖していく．

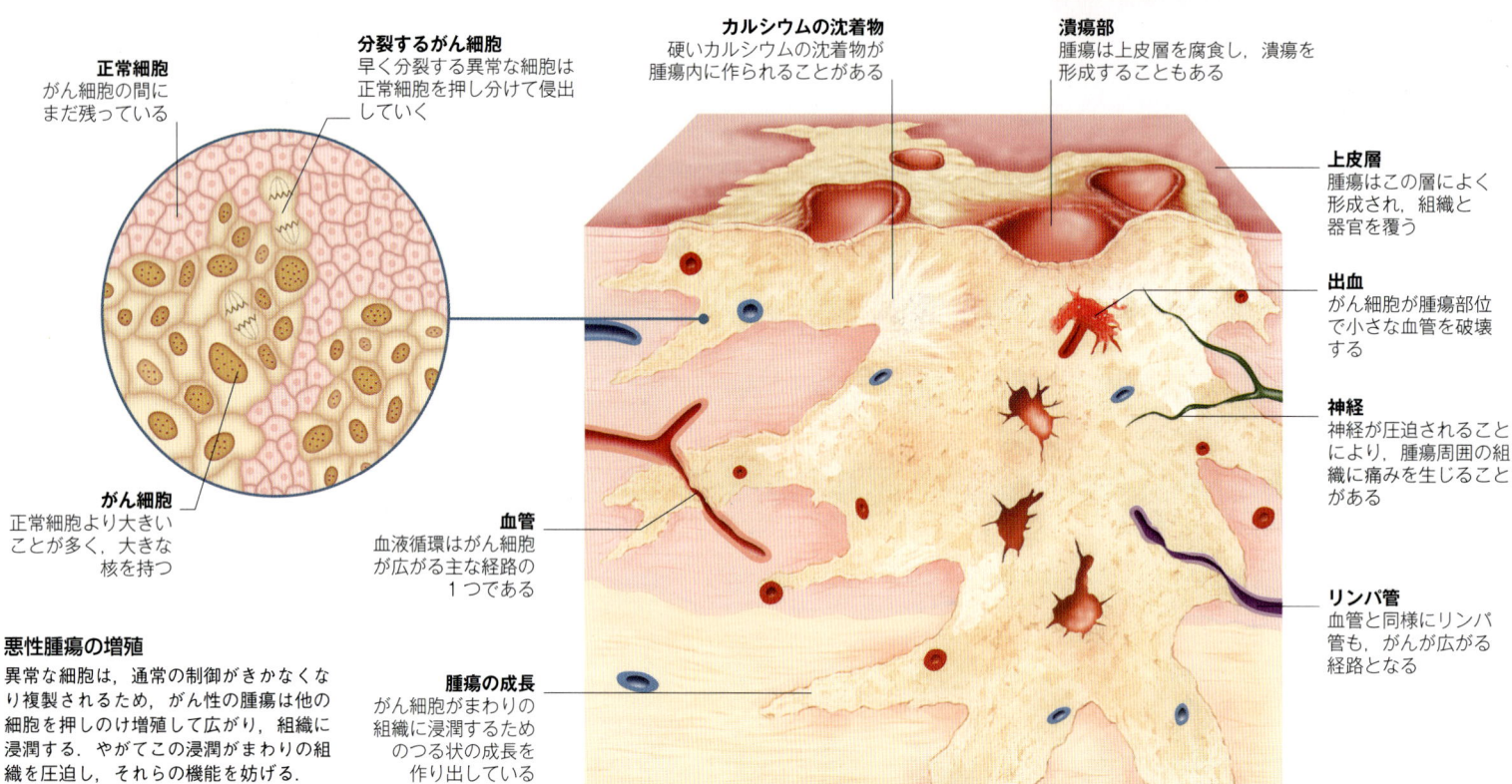

正常細胞
がん細胞の間にまだ残っている

分裂するがん細胞
早く分裂する異常な細胞は正常細胞を押し分けて侵出していく

カルシウムの沈着物
硬いカルシウムの沈着物が腫瘍内に作られることがある

潰瘍部
腫瘍は上皮層を腐食し，潰瘍を形成することもある

上皮層
腫瘍はこの層によく形成され，組織と器官を覆う

出血
がん細胞が腫瘍部位で小さな血管を破壊する

神経
神経が圧迫されることにより，腫瘍周囲の組織に痛みを生じることがある

がん細胞
正常細胞より大きいことが多く，大きな核を持つ

血管
血液循環はがん細胞が広がる主な経路の1つである

腫瘍の成長
がん細胞がまわりの組織に浸潤するためのつる状の成長を作り出している

リンパ管
血管と同様にリンパ管も，がんが広がる経路となる

悪性腫瘍の増殖
異常な細胞は，通常の制御がきかなくなり複製されるため，がん性の腫瘍は他の細胞を押しのけ増殖して広がり，組織に浸潤する．やがてこの浸潤がまわりの組織を圧迫し，それらの機能を妨げる．

非がん性（良性）腫瘍

良性腫瘍は，細胞が異常に増殖し通常の機能を行わなくなったものである．しかし，これらの細胞は普通，自制的であり，周辺の組織や他の身体部位には広がらない．治療そのものがわずかながら危険を伴うため，良性腫瘍が問題を引き起こさない場合には治療を行わないこともある．しかし，増殖して美容的な問題が生じたり，まわりの部位を圧迫したりすることもあり，その場合は治療が勧められることもある．

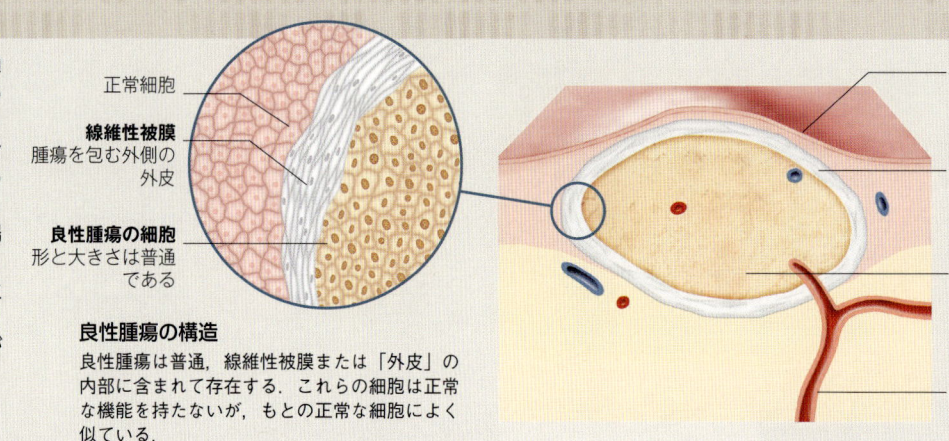

正常細胞

線維性被膜
腫瘍を包む外側の外皮

良性腫瘍の細胞
形と大きさは普通である

良性腫瘍の構造
良性腫瘍は普通，線維性被膜または「外皮」の内部に含まれて存在する．これらの細胞は正常な機能を持たないが，もとの正常な細胞によく似ている．

周囲の組織
形が歪められることはあるが，破れたり浸潤されたりすることはない

線維性被膜
境界を形成し腫瘍の細胞が広がるのを防ぐ

腫瘍本体
増大のしかたが遅いか速いかは，細胞内で起きた遺伝的な変化による

血管
酸素と栄養が血管系を通って腫瘍に到達する

がんが生じるしくみ

がんは喫煙やある種のウイルスなどの発がん物質により引き起こされることが多いが，それと別に欠陥のある遺伝子を受け継ぐことも，がんの発生にかかわる．

がんを惹起する物質，すなわち発がん物質は，腫瘍遺伝子と呼ばれる特定の遺伝子（DNAの1部分）を傷害する．腫瘍遺伝子は，細胞分裂や細胞増殖，遺伝子修復，欠陥細胞の自己破壊などといった重要な過程を制御している．傷ついた遺伝子のほとんどは，細胞における正常な代謝の一環として修復される．しかしその一部は一定の発がん物質に曝露されることにより，徐々に突然変異することがあり，その結果，正常な機能を実行することができなくなる．腫瘍遺伝子に傷がつくと，細胞内部の化学物質の種類を変化させる場合があり，それらの物質が，細胞を「だます」分子錠や分子鍵のように作用して，細胞の機能を異常にする．ついにはその細胞はがんになり，分裂して腫瘍を形成するようになることがある．

1 発がん物質による損傷
発がん物質が継続的に細胞を攻撃し，ついには染色体上の遺伝子に影響を及ぼすことがある．通常，がん遺伝子への新たな傷害は限局しており，またすぐに修復される．

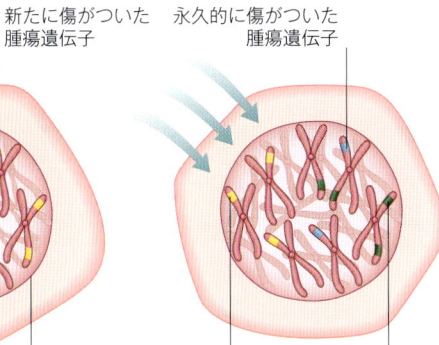

（発がん物質／正常な遺伝子／新たに傷がついた腫瘍遺伝子／細胞膜／染色体／核）

2 永久的な損傷
腫瘍遺伝子への傷害と修復は継続するが，時間とともに，または通常より多量の発がん物質に曝露すると，腫瘍遺伝子のいくつかが永久的な傷害をこうむる．

（永久的に傷がついた腫瘍遺伝子／新たに傷がついた腫瘍遺伝子／修復された腫瘍遺伝子）

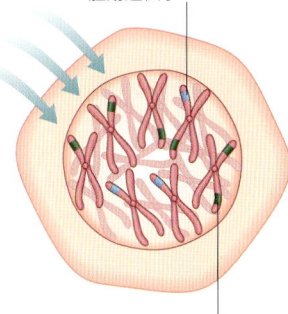

3 細胞ががん化する
最終的に，がん遺伝子の多くが永久的に変化した．鍵となる細胞の機能は修復できないほど影響を受け，がん性の状態に転じてしまう．

（永久的に傷がついた腫瘍遺伝子／修復された腫瘍遺伝子）

腫瘍の形成
がん性の変化が起きて腫瘍が形成されるには，最初はたった1つの細胞があればよい．修復されなかった1つの細胞が2つに分裂し，それぞれが同様に分裂を繰り返す．生じた細胞は全てがん性の変化を受け継いでいる．細胞の総数は分裂ごとに2倍になる．固形腫瘍は，25-30回の分裂が起こり約10億の細胞からなる腫瘍となった時に検出可能となる．

（損傷を受けた腫瘍遺伝子を含む核／損傷を受けたがん遺伝子は細胞分裂の際に受け渡される／がん細胞／最初の分裂）

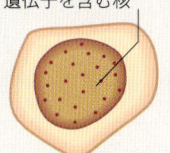

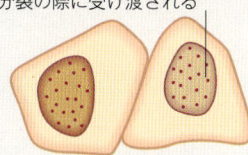

腫瘍の増殖
ちょうど4回目の分裂で16個の細胞となり，10回の増殖の後は1,000以上となる．倍加の時間は腫瘍の種類によって異なり，1ヵ月から2年にわたる．

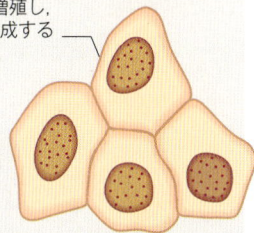

（異常な細胞が増殖し，固形腫瘍を形成する／2度目の分裂）

がんが広がるしくみ

悪性腫瘍の特徴は，局部的に近くの組織に広がるだけではなく，遠く離れた部位にも広がる能力である．

がん細胞が身体の遠くの部位に広がる現象は，転移と呼ばれる．原発の腫瘍を一次腫瘍といい，そこから離れた場所で増殖するものは二次腫瘍または転移と呼ばれる．二次腫瘍は不規則に発現するわけではない．例えば乳がんでは，腫瘍は骨や肺に広がる傾向がある．転移するためには，がん細胞は，それを除去する作用を有する白血球やその他の身体の免疫など，多くの障害を克服しなくてはならない．しかし，いったん健康な組織を突破すると，がん細胞は血管系に進入し，血管を刺激する化学物質を産生して悪性腫瘍のための血管系を作り出し，腫瘍を浸潤させる（血管新生）．がんが広がる主要な経路は，栄養を分配し老廃物を集める身体の2つの「高速道路」である血管系とリンパ管系である．

リンパによる転移
リンパ系は，リンパ液を含むリンパ管のネットワークと白血球を含むリンパ節（腺）からなる系である．がん細胞はリンパ管に入ってリンパ節まで移動し，そこで腫瘍に発達することがある．いくつかの細胞は免疫系に破壊され，一時的に拡大が中断されることもある．

血流による転移
原発腫瘍はしばしば，豊富な血液の供給のある肺や脳といった部位に広がる．肝臓は特に，心臓からの血流と，門脈血管系（p.179参照）を介して腸から多くの血液の供給を受けるため，転移しやすい．がん細胞は小さな血管に到達すると，血管壁の細胞の間から，血管の外側の組織に侵入することができる．

1 リンパ管への侵入
一次腫瘍（原発腫瘍）が育つにつれ，その細胞は隣接した組織に侵入する．ほとんどの場合リンパ系の小さな管が付近にあるので，がん細胞はリンパ液に入り，リンパ管に沿って最も近いリンパ節へ達する．

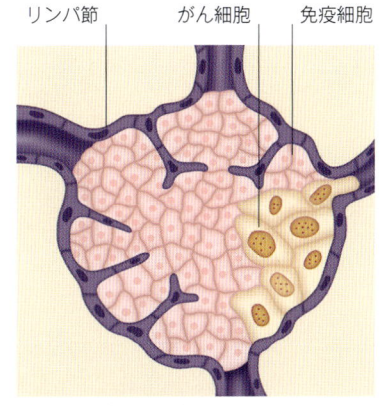

（がん細胞／リンパ管／がん細胞）

2 リンパ節の腫瘍
たった1つのがん細胞が局所のリンパ節に入れば，分裂し増殖し始めることができ，二次腫瘍（転移）となる．リンパ節の免疫細胞ががん細胞の一部を壊し，一時的にがんの広がりを中断する場合もある．

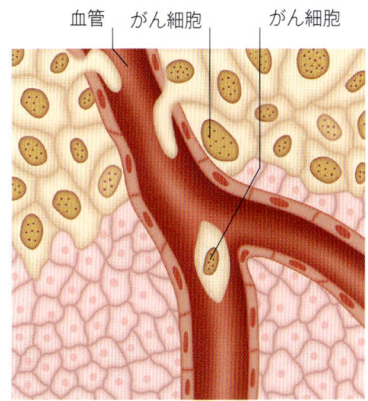

（リンパ節／がん細胞／免疫細胞）

1 血管壁への侵入
一次腫瘍が広がり浸潤するにつれ，この細胞のいくつかが血管壁を破る．がん細胞が剥がれると，血液によって押し流され，循環系を流れる．

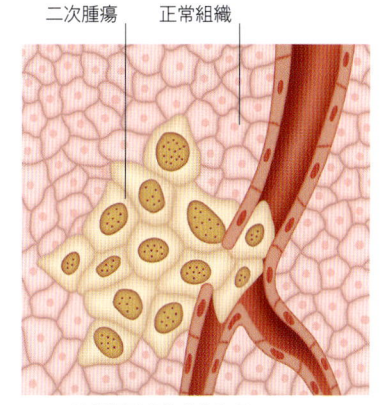

（血管／がん細胞／がん細胞）

2 二次腫瘍が形成される
がん細胞は赤血球より大きいことが多く，原発部位から離れた狭い血管にひっかかる．細胞はそこで分裂し，まわりの組織を押しのけて二次腫瘍を作る．

（二次腫瘍／正常組織）

用語解説

解説中，（ ）内に欧文を併記した語句は用語解説の別項目を参照のこと．

あ

悪性 malignant
体全体に浸潤し，死をもたらすことのある癌性の腫瘍（tumor）に用いられる言葉．良性（benign）と対照的に用いられる．

アデノイド adenoids
左右の上咽頭後部に位置するリンパ組織の塊．

アテローム性動脈硬化症 atherosclerosis
脂質の沈着によりプラークが形成され，血流障害，さらには局所の血栓を引き起こす動脈の変性疾患．

アブミ骨摘出術 stapedectomy
耳硬化症（otosclerosis）などで引き起こされる難聴を改善するための手術．

アミノ酸 amino acid
タンパク質を構成する物質．約20種類存在する．

RNA（リボ核酸）RNA (ribonucleic acid)
遺伝情報の転写やタンパク質（proteins）の構築など，さまざまな機能を実行する異なる型を持つ核酸．

アルツハイマー病 Alzheimer's disease
脳内の神経細胞の消失による進行性の痴呆（dementia）．65歳以上の10％以上が罹患している．

アレルゲン allergen
アレルギー反応を誘発する物質．ある物質に曝露経験を持つヒトに対してはたらく．

い

胃液 gastric juice
塩酸と消化酵素を含む，胃で産生される混合液．

胃炎 gastritis
感染やアルコール摂取などで起こる胃粘膜の炎症．

一過性虚血発作 transient ischemic attack (TIA)
24時間以内に完全に回復する小さな発作．この発作は全般的な脳卒中（stroke）を引き起こす危険性をはらんでいる．

遺伝子 gene
遺伝の基本単位である染色体の特定の部位．各々の遺伝子は，特定タンパク質の産生を支配するコードを含むデオキシリボ核酸（DNA）から構成される．

いぼ wart
ヒトパピローマウイルス（virus）によって引き起こされる．痛みを伴わない接触感染性の皮膚増殖．

インターフェロン interferon
ウイルス感染やある種のがんを防御するため，細胞によって産生されるタンパク質．

咽頭 pharynx
鼻腔や口腔の後部から食道につながる通り道．鼻咽頭，口部咽頭，喉頭咽頭よりなる．

う

ウイルス virus
感染性病原体（微生物 germ）のうち最も小さいもの．自身の複製を作るために細胞に入り込む．

膿 pus
細菌感染の場で作られる黄緑色の液体．細菌（bacteria），死滅した白血球（white blood cells），傷害された組織を含む．

運動神経 motor neuron
筋に刺激を与え，動きをもたらす神経細胞．

運動神経疾患 motor neuron disease
運動神経（motor neurons）が進行性に破壊されるまれな疾患．破壊した神経に呼応した動きの消失を生じる．

運動皮質 moter cortex
大脳のそれぞれの半球にある最表層の部分．ここで随意運動が始まる．運動皮質は体の特定の部分ごとに決まった領域が位置づけられている．

え

エウスタキオ管，耳管 Eustachian tube
鼻腔の後部と中耳腔を連結する管．両者の空気圧を等しくする．

エストロゲン oestrogen
受精卵が着床できるよう子宮内膜を成熟させ，女性の第2次性徴の発達を刺激する性ホルモン．

X線 X-ray
超短波長で非可視電磁エネルギー．十分に注意して制御しないと，身体を貫通し，組織を破壊することがある．画像診断および治療（放射線治療 radiotherapy）に用いられる．

X染色体 X chromosome
性染色体の1つ．女性の体細胞は2つのX染色体を持つ．

塩基 base
核酸（nucleic acid）（DNA，RNA）を構成する，窒素含有化合物または窒素含有塩基（アデニン，チミン，グアニン，シトシン，ウラシル）．この配列により遺伝情報が決定する．

遠近調節 accommodation
近くの物または遠くの物に焦点を合わせるための，眼のはたらき．

エンドルフィン endorphine
痛みやストレスに対して産生されるモルヒネ様物質．運動中にも産生される．

お

横隔膜 diaphragm
胸部と腹部とを分ける，筋性のドーム状の膜．横隔膜が収縮すると，ドームは平坦になり胸部の容積は増え，空気が肺に送り込まれる．

黄疸 jaundice
胆汁色素の沈着によって皮膚と眼の白い部分が黄染すること．黄疸は肝臓の機能が障害された結果生じる．

オステオン osteon
ハヴァース系とも呼ばれる円柱状の構造単位．緻密骨の基礎単位である．

か

回腸 ileum
小腸の最後の部分．栄養分のほとんどの吸収が行われる．

海馬 hippocampus
学習と長期記憶（memory）に関与する脳の部分．

灰白質 grey matter
脳と脊髄の暗色の領域．おもに神経細胞体から構成される．一方，白質（white matter）は神経線維から構成される．

化学療法 chemotherapy
強力な薬品を用いた治療．しばしば悪性腫瘍細胞を死滅させることに用いられる．

蝸牛 cochlea
内耳にあるらせん状の構造物．音の振動を神経の活動電位に変え，脳に伝えるはたらきをするコルチ器を持つ．

核 nucleus（複. nuclei）
遺伝物質であるDNAを含む，細胞の調節の中心．核膜によって隔てられている．

顎下腺 submandibular glands
下顎角付近で下顎骨直下にある1対の唾液腺．

拡散 diffusion
溶液中の溶質を分散して濃度を均等にするという液体の性質．

核酸 nucleic acid
デオキシリボ核酸（DNA）またはリボ核酸（RNA）．ヌクレオチド（nucleotides）塩基の配列として遺伝的情報を運ぶ，ヌクレオチド鎖のこと．

拡張期 diastole
心周期のうち，4つの部屋全てが弛緩し，心臓内に血液がみたされる期間．

角膜 cornea
眼球の前面にある透明なドーム状の構造物．眼の主たる集束レンズである．

下垂体 pituitary gland
脳の下部から垂れ下がる腺．身体にある他の腺を調節するホルモンを分泌し，視床下部によって制御される．

滑液 synovial fluid
関節内に薄く張られたなめらかな液体．

滑膜性の連結 synovial joint
滑液を産生する膜を持つ，可動性関節．

括約筋 sphincter
身体の開口部を取り囲む，輪状の筋または筋の局所的な肥厚のこと．

過敏性大腸炎 irritable bowel syndrome
頻回のガスの貯留，腹部不快感，交互に繰り返す便秘と下痢が起こる．ストレスと関連することが多い．

カポジ肉腫 Kaposi's sarcoma
エイズ患者にみられることのある，進行のゆるやかな血管の腫瘍．散在する青茶色の結節が皮膚または内臓にみられる．

カルシウムチャネル遮断薬 calcium-channel blocker
カルシウムイオンが生体膜を通過するのを制限する薬．高血圧および不整脈（arrhythmia）の治療に用いられる．

がん cancer
周囲組織に浸潤するような，異常な制御不能な細胞産生による腫瘍（tumour）のこと．治療がされない場合には，身体の他の部位に広がりうる（転移 metastasis 参照）．

肝炎 hepatitis
ウイルス感染，過剰のアルコール，または毒性物質が原因で生じる，肝臓（liver）の炎症．症状として，熱（fever），黄疸（jaundice）がある．

肝硬変 cirrhosis
肝組織（liver tissue）が細い線維性組織に置き換わった状態．肝臓は硬くなり，機能不全を引き起こす．過剰のアルコール摂取や感染によることもある．

肝細胞 hepatocyte
多くの機能を持つ，肝臓（liver）の細胞の一種．

幹細胞 stem cell
通常，速い分裂能を持ち，多種類の特別な細胞に分化しうる能力を備えた汎用細胞．

冠状の coronary
「王冠 crown」に由来する語．心臓を取り囲み，血液を供給する血管をさすこともある．

関節 articulation
関節．または関節を構成する構造の接合のしかた．

関節炎 arthritis
疼痛，腫脹，発赤および運動制限など，さまざまな症状を呈する関節の炎症．

関節リウマチ rheumatoid arthritis
関節の変形や破壊を呈する疾患．小さな関節に初発する．

肝臓 liver
右上腹部に存在し，小腸からの栄養を加工し，糖・タンパク質・脂質の新生，解毒作用，排泄物の尿素への変換など，生化学的な機能を持つ大きな器官．

肝臓の hepatic
肝臓に関する語．

き

記憶 memory
過去の体験のデータの蓄積．短期記憶の蓄積は少なく，その内容は繰り返し更新されないかぎりすぐに失われる．長期記憶の蓄積は莫大だが，いつでもすぐにアクセスできるわけではない．

器官 organ
重要な機能を担う，独立した身体の部分または構造．例えば，心臓，肝臓（liver），脳，脾臓（spleen）などがある．

気管 trachea
空気の通り道．筋性の管であり，粘膜（mucous membrane）に裏打ちされ，約20個の軟骨の輪によって強化されている．

気管支 bronchus（複. bronchi）
肺の主たる気道の1つ．左右の肺はさらに細い気管支に分岐していく主気管枝を持つ．

気管支炎 bronchitis
気道上皮の炎症．痰（粘液）が多量に出るような咳を引き起こす．

気管支樹 bronchial tree
気管および肺に空気を運ぶ，枝分かれした管系．徐々に細くなる気管支（bronchi）や細気管支などを含む．

気胸 pneumothorax
胸膜（pleura）内の間隙に空気が入ること．肺の虚脱を引き起こす．

寄生生物 parasite
他の生物（宿主）の表面や内部に住み，宿主に依存して利益を得る生物．

基底核 basal ganglia
脳の深部に存在する1対の神経細胞の集合，核．運動の調節に関与している．

嗅神経 olfactory nerve
鼻腔の頂上部にある嗅球から，直接脳の下部に走行する嗅覚をつかさどる神経（nerve）．

急性 acute
急に始まること．持続時間が短い場合がある．慢性（chronic）と対照的に用いられる．

胸郭 thorax
心臓と肺を含む，くびと腹部の間の体幹の一部．

血液凝塊 blood clot
血管傷害時に形成される，フィブリン（fibrin），血小板（platelets），血球の塊．

狭心痛 angina
激しい運動に伴って生じる胸部中央の締め付けられるような痛み．心筋の虚血に起因する．

胸水 pleural effusion
胸膜（pleura）の層の間に生じた過剰な液体の蓄積．2層の胸膜を分離し，下にある肺を圧迫する．

胸膜 pleura
内層が肺を覆い，外層が胸腔を裏打ちする膜．液体の層が2層間のはたらきを円滑にしている．

胸膜炎 pleurisy
通常，肺炎（pneumonia）などの肺の感染から生じる胸膜（pleura）の炎症．吸気時の痛みを伴い，2層の胸膜の癒着を引き起こすことがある．

キラーT細胞 killer T cells
傷害や感染を受けたり，がん化したりした体細胞を，破壊する白血球（white blood cells）．

筋原線維 myofibril
筋細胞（線維）内にある，細い線維からなる円柱の構造．筋収縮を行う時に動く．

筋ジストロフィー muscular dystrophy
ゆっくり進行する筋の変性または脱力を特徴とする，遺伝的筋疾患の1つ．

筋フィラメント myofilament
筋細胞の筋原線維（myofibril）中にある，長くて糸状のタンパク質．

クモ膜下出血 subarachnoid haemorrhage
破裂した動脈（artery）や動脈瘤（aneurysm）からの出血が，髄膜（meninges）のうちクモ膜の下で生じたもの．

く

クラミジア Chlamydia
眼の病気であるトラコーマや，骨盤炎症性疾患（pelvic inflammatory disease）を引き起こす小型の細菌（bacterium）．

グリア細胞，神経膠細胞 glial tissue
ニューロン（neurons）を養い，支持する神経細胞．

グルコース，ブドウ糖 glucose
デンプンなどの食物に含まれる長鎖炭水化物の分解によって得られる単糖．グルコースは血糖としても知られ，体内の主要なエネルギーの1つである．

クローン病 Crohn's disease
消化器系を冒す炎症性疾患．症状として，痛み，熱（fever），下痢などがある．

け

憩室性疾患 diverticular disease
憩室の存在する疾患．憩室とは腸壁を越えて腸の内層上皮の突出によって作られる小さな袋状構造のこと．

血管形成術 angioplasty
病的に狭窄した動脈の内腔を広げる手術．バルーン血管形成術（ballon angioplasty）の項参照．

血管造影法 angiography
造影剤（contrast medium）を注入して行う．血管のX線（X-rays）撮影法．

血腫 haematoma
血管が破れることによって，身体のどこにでも生じうる血の塊．

血漿 plasma
全ての細胞成分を取り除いた，血液の液体部分．タンパク質，塩，さまざまな栄養分を含む．

血小板 platelet
血液中に多量に存在し凝血の際に必要な，巨核球と呼ばれる大細胞の断片．

結節腫 ganglion
腱（tendon），関節，または骨の近くにできる，内部が液体で満たされた，限局性の囊胞（cyst）性の塊．

血栓 thrombus（複．thrombi）
通常，血管内皮の傷害に起因する凝血塊（blood clot）．

血栓溶解薬 thrombolytic drug
凝血塊（blood clots）を溶かし，閉塞した動脈（arteries）の血流を回復させる薬．

結腸 colon
盲腸から直腸の間の大腸の部分．おもな機能は，腸内容物から水分を吸収し体内水分量を保つことである．

血友病 haemophilia
凝固因子の欠損によって引き起こされる遺伝性血液疾患．

ゲノム genome
生命体の遺伝情報．すなわち遺伝子（gene）のひと揃い全て．ヒトゲノムは約30,000〜35,000個の遺伝子から構成される．

腱 tendon
筋と骨を結合し，筋収縮によって生じる張力を伝えるコラーゲン（collagen）線維の強力な帯．

腱炎 tendinitis
通常，損傷によって，痛み，圧痛を引き起こす腱（tendon）の炎症．

腱滑膜炎 tenosynovitis
通常，使いすぎによる過剰の摩擦によって生じる腱鞘の内層の炎症．

減数分裂 meiosis
精子形成と卵形成の1段階．染色体が不規則に再分配され，染色体数が，他の体細胞において通常みられる46個ではなく23個に減る．

原発の primary
疾患の存在する部位と発生部位が一致することを表す語．

顕微鏡検査 microscopy
しばしば診断をつけるために行う，顕微鏡による検査．集束光線と拡大レンズを用いるという簡単な方法である．強拡大の場合には電子線が使われる．

こ

睾丸 testis（複．testes）
精巣の項参照．

交感神経系 sympathetic nervous system
2つある自律神経系のうちの1つ．腸管と皮膚血管の収縮，眼の瞳孔の散大，心拍数の上昇など，活動に適した身体に調整する．

抗凝固薬 anticoagulant
動脈（artery）および静脈（vein）の内腔で，血液が凝固するのを防ぐ薬．

膠原線維 collagen
コラーゲン（collagen）参照．

抗生物質 antibiotics
主に細菌（bacteria）に抗して作用する薬剤．ウイルスに対してはほとんど作用しない．

酵素 enzyme
化学反応を増進するタンパク質．

抗体 antibody
細菌（bacteria）などの身体に対する異物（抗原）と結合し，それらを除去するためにはたらく可溶性タンパク質．

後天性免疫不全症候群 acquired immune deficiency syndrome (AIDS)
性交渉や感染血液を介してヒト免疫不全ウイルス（HIV）が感染した結果として起こる症状．感染，およびある種のがん（cancer）に対する抵抗性が失われる．

喉頭 larynx
頸部にある構造で，気管（trachea）の入り口に位置する．発声器であり，声帯（vocal cords）を含む．

喉頭蓋 epiglottis
喉頭の入り口に存在する軟骨の葉形の蓋．嚥下時に気道の入り口を覆い，食物や液体が気管に入るのを防ぐ．

硬膜 dura mater
髄膜（meninges）の最外層で，脳と脊髄を覆う硬い膜．クモ膜と軟膜を覆い，頭蓋骨の内側に密着する．

硬膜下出血 subdural haemorrhage
髄膜（meninges）のうち，硬膜（dura mater）とクモ膜の層の間の出血．

呼吸，換気 respiration
1. 呼吸時の身体の動き，2. 肺内での二酸化炭素と酸素のガス交換，3. 組織（tissue）内での2.と同様のガス交換（細胞");
内呼吸），4. 細胞活動のためのエネルギーを産出するためのグルコース（glucose）などの分子の分解．

骨化 ossification
骨の形成，再生，修復の過程．体内のほとんどの骨は軟骨（cartilage）から発生する．

骨硬化症 osteosclerosis
重篤な外傷，骨関節炎，骨髄炎などが原因で，骨密度が増加すること．単純X線写真で極端な陰影濃度の増強がみられる．

骨髄 bone marrow
赤色や黄色を呈する，骨髄腔内の脂肪様組織．赤色骨髄は赤血球（red blood cells）を産生する．

骨粗鬆症 osteoporosis
骨形成よりも骨吸収の方が速いことによる骨成分の消失．骨はもろく，容易に骨折する．

骨単位 osteon
オステオン（osteon）参照．

骨軟化症 osteomalacia
石灰化の不足によって生じる骨の軟化．通常，ビタミンDの欠乏によるカルシウムの吸収不良に起因する．

骨肉腫 osteosarcoma
おもに思春期に好発し，骨腫瘍のうち悪性度の高いタイプ．しばしば膝の近くに発生する．

骨盤 pelvis
水鉢のような形の骨．脊椎（spine）の最下部と接合し，大腿骨と関節する．この用語は骨盤内の軟部組織を表すのにも用いる．

骨盤位分娩 breech delivery
胎児（fetus）の殿部が先に娩出されること．頭部が先行する分娩よりもやや危険を伴う．

骨盤炎症性疾患 pelvic inflammatory disease
女性の生殖器官の感染．原因は知られていないが，性行為感染症に引き続いて起こることが多い．

骨膜 periosteum
関節を除く全ての骨表面を覆う硬い組織．ここから新しい骨が形成され，血管と神経を含む．

鼓膜 eardrum
音に対して振動する，外耳と中耳（middle ear）を分ける膜．

コラーゲン collagen
骨，腱（tendons），靱帯（ligaments）その他の結合組織に存在する．人体で最も重要な構造タンパク質．コラーゲン原線維は絡み合って，線維束を形成する．

さ

細菌 bacterium（複 bacteria）
単細胞の微生物．多くは病気を引き起こす．

臍帯 umbilical cord
胎盤（placenta）と胎児（fetus）をつなぐ構造．免疫，栄養，ホルモンの面で母体とのつながりを持たせる．

細胞質 cytoplasm
細胞の大部分を満たす水性またはゼリー状の物質．多くの細胞小器官を含む．

細胞小器官 organelle
特別な役割を持つ細胞内の小器官．核（nucleus），ミトコンドリア（mitochondria），リボソームなどがある．

坐骨神経痛 sciatica
坐骨神経への圧迫によって起こる痛み．殿部と大腿後部に痛みを感じる．

し

痔核 haemorrhoids
肛門上皮にある（外痔核），または直腸の下部にある（内痔核）静脈の瘤．

耳下腺 parotid glands
下顎角の上で耳の直下および直前に位置する1対の大きな唾液腺．

子宮 uterus
胎児（fetus）を育て，出生まで内部で栄養し続ける，筋性の中空構造．

子宮外妊娠 ectopic pregnancy
子宮内膜以外の場所に受精卵が着床すること．

子宮筋腫，類線維 fibroid
子宮壁において，線維性または筋性組織の増殖を起こす良性腫瘍（benign tumour）．30歳以上の女性に好発する．類線維腫は多発性であり，症状を呈することもある．

軸索 axon
神経細胞の長い線維性の突起．細胞体からの，または細胞体への神経のインパルスを伝達する．軸索の集合体が神経を形成する．

耳硬化症 otosclerosis
内耳を冒す遺伝性骨疾患．内側の耳小骨（ossicle）の1つであるアブミ骨が周囲の骨と癒合する．

自己免疫疾患 autoimmune disease
免疫系の異常によって起こり，自己の組織を破壊する疾患．

脂質 lipid
体内でさまざまな役割を果たし，不溶性の脂肪に富む物質．脂肪組織（adipose tissue），細胞膜（リン脂質），ステロイドホルモンの形成にかかわる．

四肢麻痺 quadriplegia
通常，頸部領域の脊髄の重篤な傷害によって起こる両上肢，両下肢，体幹の麻痺（paralysis）．

視床 thalamus
脳の深部に存在する灰白質（gray matter）の塊．感覚情報を受容し，調節する．

視床下部 hypothalamus
脳の底部に位置する小さな構造．神経系とホルモン系が相互にはたらく場所である．上部は視床（thalamus）と，下部は下垂体（pituitary gland）とつながっている．

耳小骨 ossicle
中耳（middle ear）にある3つの小さな骨（ツチ骨，キヌタ骨，アブミ骨）の1つ．鼓膜（eardrum）の振動を内耳に伝える．

視神経 optic nerve
視覚をつかさどる神経（nerve）．2つある神経のそれぞれが約100万本の神経線維を持ち，網膜から脳に向けて走行し，視覚刺激を伝えている．

室 ventricle
通常，液体に満たされている部屋または区画．例えば，心臓の2つの心室（cardiac ventricle）や，脳の4つの脳室などがある．

シナプス，接合部 synapse
2つの神経細胞どうし，神経細胞と筋線維または腺との間の接合．標的細胞の反応を促すためにシナプス間を化学伝達物質が運ばれる．

脂肪組織 adipose tissue
脂溶性の物質（脂質）を蓄積する特殊な細胞からなる組織．エネルギーや緩衝材，および断熱材としてはたらく．

十二指腸 duodenum
胃から流入するCの文字の形をした小腸の最初の部分．胆嚢（gallbladder），肝臓（liver），膵臓（pancreas）からの管が全て十二指腸に入る．

絨毛採取法 chorionic villus sampling
染色体（chromosome）および遺伝子（gene）診断のために胎盤（placenta）から組織切片を採取する方法．胎児の異常を早期に発見できる．

手根管症候群 carpal tunnel syndrome
母指ならびに手の中央部の指のしびれと痛み．手根の前部に張る靱帯の間隙を通過する正中神経が圧迫されることにより生じる．

受精 fertilization
性交渉，人工授精後，または試験管内でできた精子と卵の結合．

出血 haemorrhage
通常，外傷の結果として，血管から血液が漏れ出ること．

腫瘍 tumor
良性（benign）または悪性（malignant）の腫脹．特に制御不能な増殖に起因する細胞の一塊である．

消化管 gastrointestinal tract
口，咽頭（pharynx），食道，胃，小腸，大腸，そして直腸にいたるまでの筋性の管．

消化器系 digestive system
口，咽頭（pharynx），食道，胃，腸および膵臓（pancreas），肝臓（liver），胆嚢（gallbladder）などの器官（organs）とそれらに付随する管腔がある．

消化性潰瘍 peptic ulcer
ヘリコバクター・ピロリ，胃酸，消化酵素（enzymes）の影響によって食道，胃，十二指腸（duodenum）の内層が局所的に傷害される．

小動脈 arteriole
静脈（vein）につながる毛細血管（capillary）直前の終末動脈．

小脳 cerebellum
脳幹（brainstem）後部にある脳の部分．体のバランス，精細なはたらきの調節に関与する．

上皮 epithelium
多くの器官（organs）や組織（tissues）の周囲または内部を覆っている1層の組織．

静脈 vein
低圧で心臓に血液を戻す内壁の薄い血管．

食細胞 phagocyte
侵入してきた微生物や細胞の破片など，不要な物質を飲み込むはたらきをする白血球（white blood cell）または同様の細胞．

食道炎 oesophagitis
胃酸が食道に逆流することによって起こる，食道の炎症．

除細動 defibrillation
心臓を正常な調律に回復するために使われる強力な電気刺激．

徐脈 bradycardia
心拍数が少ないこと．運動選手では正常であるが，一般には異常が疑われることがある．

自律神経系 autonomic nervous system（ANS）
心拍，呼吸など，無意識な機能を調節する神経系．

侵害受容器 nociceptor
痛みの刺激に対して反応する神経終末．

心筋 myocardium
心臓にある特殊な筋．線維束は自主的に収縮できる線維網を形成する．

神経 nerve
線維鞘によってまとまっている個々の神経細胞体とその糸状の突起．神

経は電気的刺激を脳や脊髄から他の身体の部分に伝えるものと，その逆向きに伝えるものがある．

神経節 ganglion
神経間のつながりを多く持つ神経細胞の細胞体（ニューロン neurons）の塊状の集まり．

人工心肺 heart-lung machine
心臓の（cardiac）手術中に心臓と肺の機能を担い，血液を送り出し，酸素化する装置．

腎臓 kidney
腹腔の後部にある2つの豆のような形状の器官．血液をろ過し，排泄物，特に尿素を取り除く．

心臓の cardiac
心臓に関する語．

腎臓の renal
腎臓に関する語．

心臓弁 heart valve
血液の流れを1方向に限定するための構造．心臓に4つある．

靱帯 ligament
強く線維性に富み，弾性のあるタンパク質（protein）である膠原線維を含む組織の束．靱帯は，おもに関節内または周囲の骨を支持する．

心電図記録（法），心電図検査（法） electrocardiography
心臓の電気的活動を記録，解析する方法．

心内膜炎 endocarditis
心臓の内膜または心臓弁（heart valve）に生じる炎症．

塵肺 pneumoconiosis
塵埃吸入による肺の瘢痕性疾患．瘢痕は肺における血中への酸素供給効率を減らす．

真皮 dermis
結合組織からなる皮膚の厚い内層．汗腺などの構造物を含む．

心房 atrium（複. atria）
薄い壁で覆われている心臓の上部の2部屋のうちの1つ．

心房細動 atrial fibrillation
心房が急速に拍動する状態．

心房中隔欠損 atrial septal defect
心臓の上部にある2部屋（心房）を隔てる壁（中隔）の欠損．

心膜 pericardium
心臓を取り囲む膜構造．外側は線維性の袋で，心臓や大血管の根部を覆っている．内側の層は心臓壁に付着している．

心膜炎 pericarditis
心臓を取り囲む心膜（pericardium）の炎症．痛みや，心内膜浸出液と呼ばれる液体の貯留をきたすことがある．

す

髄質 medulla
腎臓（kidney）や副腎などの器官（organ）の深部の部分．また medulla は脳幹（brainstem）のうち脊髄の直上で小脳（cerebellum）の前面に接する領域（延髄）を示すこともある．

水晶体，レンズ lens
眼球の内部にあるレンズ．水晶体の厚さを調節することによって焦点を正確に合わせる．眼球の表面のレンズ様の膜は角膜（cornea）と呼ばれる．

膵臓 pancreas
消化酵素や，血糖（glucose）値を調節するホルモン（hormones）を分泌する，胃の後方にある消化腺．

髄膜 meninges
脳と脊髄を取り囲む3層の膜で，内側にある軟膜，クモ膜，そして頭蓋骨直下にある硬膜からなる．

髄膜炎 meningitis
髄膜の炎症．ウイルス感染の結果として生じることがある．

ステロイド薬 steroid drugs
体内にある副腎皮質ステロイド（またはコルチコステロイド）（corticosteroids）や性ホルモン（sex hormones）の作用に類似する薬剤．

せ

精管 vas deferens
精巣（testis）からつながる1対の管で，精子を運搬する．精子は，尿道（urethra）に入る前にここで精液と混ざり合う．

精管切除術 vasectomy
それぞれの精管を切断，結紮する男性の不妊手術の方法．

生検 biopsy
病変が疑われる部位から採取された組織標本．顕微鏡検査に用いられる．

精巣 testis（複. testes）
陰嚢の中にあり，精子またはホルモン（hormone）を産生する1対の性腺．

声帯 vocal cords
喉頭（larynx）内部に伸びる2枚の粘膜ヒダ．左右のヒダの間を空気が通る際，声を発生させるために振動する．

性ホルモン sex hormones
肉体的な性的特徴の発生をもたらすステロイド物質．性ホルモンは精子と卵の形成，月経周期を調節するはたらきもある．

脊髄神経 spinal nerves
脊髄から出る31対の運動神経と脊髄に戻る31対の感覚神経．

脊椎 spine
椎骨（vertebrae）と呼ばれる33個の輪状骨の柱．7個の頸椎，12個の胸椎，5個の腰椎，5個の仙椎が癒合して1つになった仙骨と，癒合して1つになった尾骨に分けられる．

脊椎固定術 spinal fusion
脊椎（spine）を安定させるために，隣接した2個以上の椎骨（vertebrae）を固定させる手術方法．

癤（せつ） boil
膿（pus）でみたされた炎症性の皮膚病変．通常，感染した毛包（hair follicle）に認められる．

舌下腺 sublingual glands
口腔底にある1対の唾液腺．

赤血球 red blood cells
核を持たず，内部にヘモグロビンを含有する両凹面の皿状の細胞．1 mL の血液中に400〜500万の赤血球がある．

接合体，接合子 zygote
卵が受精した際に生じる細胞．新しく作られる個体のための遺伝物質を含む．

線維症，線維増多 fibrosis
外傷や火傷に対しての自然治癒過程として形成される．過形成瘢痕または結合組織．線維組織は器官の構造を変化させ，その結果，器官のはたらきを損なう．

染色体 chromosome
身体の全ての有核細胞に存在する糸状の構造体．ヒトの形成に関与する遺伝暗号を持つ．細胞分裂時，染色体はXのような形になる．通常，ヒトは23対の染色体を有する．

喘息 asthma
気道が狭窄し，可逆的に呼吸が困難になる疾患．

先天的 congenital
出生時にすでに存在すること．先天性疾患は，遺伝性に起こる場合もあり，または妊娠中や出産時の疾患や外傷に起因することもある．

蠕動 peristalsis
内容物を動かす腸など管腔構造の筋性の壁の，収縮と弛緩の秩序だった連続運動．

腺様増殖症 adenoids
アデノイドの項参照．

前立腺 prostate gland
男性の膀胱の下部に位置し，尿道（urethtra）に開口する性腺．精液中の液体の一部を分泌する．

そ

叢 plexus
神経（nerves）や血管の，絡み合った網状構造．

造影剤 contrast medium
X線が透過できない物質．

僧帽弁 mitral valve
心臓の左心房（atrium）と左心室（ventricle）の間にある弁．

塞栓 embolus（複. emboli）
血液凝塊（blood clots），気泡，骨髄（bone marrow），脂肪，腫瘍細胞など，血流に乗って運ばれ，血

流を妨げる物質.

続発性の secondary
原発性疾患に続いて起こる疾患に関する用語.

組織 tissue
1つのおもな機能を持つ類似の細胞からなる構造.

た

体外授精 *in vitro* fertilization
採取した卵に精子または精子核を加えることによって，試験管内で行う受精．生じた胚は子宮内に移植する.

胎児 fetus
受精（fertilization）後第8週から出生時にいたるまでの発育中の児．胚芽（embryo）参照.

代謝 metabolism
体内で起きる全ての生理学的または化学的過程の総称.

大静脈 vena cava
右心房につながる2つの大きな静脈．上大静脈と下大静脈がある.

大動脈 aorta
心血管系の主幹であり最も大きな動脈（artery）．左心室から起こり，肺動脈を除く全ての動脈に十分に酸素化された血液を供給する.

大動脈弁 aortic valve
大動脈の起始部に存在し，左心室（ventricle）から駆出された血液の逆流を防ぐはたらきをする弁で，3つの弁尖を持つ.

大脳 cerebrum
2つの大脳半球よりなる，脳の最も大きな部分．思考，性格，感覚，随意運動をつかさどる神経（nerve）の中枢が存在する.

胎盤 placenta
妊娠中に，子宮（uterus）内に形成される皿状の器官．臍帯（umbilical cord）を通して母体と胎児の血液供給に関与し，成長する胚芽を栄養する.

対立遺伝子 allele
ある遺伝子（gene）のタイプや種類のこと．例えば，眼の色の遺伝子には青色と茶色の対立遺伝子がある.

ダウン症候群 Down's syndrome
過剰（通常の2つではなくて3つ）の第21番染色体（chromosome）を細胞内に持つ遺伝的疾患．このことから21トリソミー（3倍体）としても知られている.

唾液 saliva
咀嚼，味覚，消化の目的で，唾液腺によって口腔内に分泌される水様液体.

胆管系 biliary system
肝臓（liver）と胆嚢（gallbladder）から出る胆管のネットワーク，および胆嚢.

胆汁 bile
肝臓（liver）で産生される，緑褐色の液体．胆嚢（gallbladder）で濃縮・貯蔵され，脂肪の消化を助ける.

胆汁うっ帯 cholestasis
肝臓（liver）内での胆汁（bile）の流れが遅くなる，または止まること.

胆石 gallstone
コレステロール，カルシウム，胆汁色素を含む，卵形または多面体の結石．胆嚢内で形成される．胆石の大きさはさまざまで，女性に多くみられる.

胆嚢 gallbladder
肝臓（liver）の下にある，小さなイチジク形の袋．肝臓で分泌された胆汁（bile）がこの中に蓄えられる.

胆嚢炎 cholecystitis
胆嚢（gallbladder）の炎症．主に，胆石（gallstone）により胆汁（bile）の流出が妨げられることが原因で生じる.

胆嚢造影法 cholecystography
造影剤を投与したうえで行う，胆嚢（gallbladder）のX線撮影.

タンパク質 protein
アミノ酸（amino acids）鎖からなる巨大分子．多くの構造物質（ケラチン，コラーゲン collagen）線維，酵素（enzymes），抗体のもととなる.

ち

腟 vagina
性交または出産時に伸展する，子宮（uterus）から外陰部までの通り道.

痴呆 dementia
知能および記憶（memory）を失うこと．見当識障害も伴う．痴呆は脳の変性の結果生じることが多い.

中隔欠損 septal defect
血液が右側から左側に，またはその逆方向に流れることを可能にする心臓の中心部の壁が，病的に開口すること.

中耳 middle ear
鼓膜（eardrum）および内耳の外壁に囲まれた，側頭骨内の空気に満たされた間隙．耳小骨（ossicles）を含む．鼓室とも呼ばれる.

中耳炎 otitis media
中耳腔の炎症．鼻やのどから広がる感染によって生じることが多い.

虫垂 appendix
大腸に付着する虫様の構造．機能は知られていない.

中枢神経系 central nervous system (CNS)
脳と脊髄．感覚情報を受容・分析し，それに対し反応する.

聴神経腫 acoustic neuroma
耳と脳をつなぐ神経（聴神経）の腫瘍.

つ

椎骨 vertebra（複. vertebrae）
脊柱（脊椎 spine）の33個ある骨の1つ.

対麻痺 paraplegia
通常，脊髄または脳の損傷や疾患に起因する，下肢の麻痺（paralysis）.

痛風 gout
関節炎（arthritis）を引き起こす代謝性疾患．通常は1つの関節が冒される.

て

DNA（デオキシリボ核酸） DNA (deoxyribonucleic acid)
二重らせん構造を持つ化学物質．その塩基（bases）の配列形態によって遺伝情報を決定する.

テストステロン testosterone
精巣（睾丸 testis）で産生される，重要な男性性ホルモン．副腎皮質（cortex），卵巣（ovary）の中でも少量が産生される.

転移 metastasis
病気がもとの場所から他の場所に広がること．特にがん（cancer）に用いられる.

てんかん epilepsy
脳全体またはその一部で不規則な放電を認めることを特徴とする疾患.

と

洞徐脈 sinus bradycardia
洞房結節（sinoatrial node）の遅い調律のために，心拍が規則的ではあるが病的に遅いこと.

透析 dialysis
可溶性物質を分離する人工腎臓装置の基本原理．ろ過装置は半透膜を持ち，水分の排出を促し，体に必要な栄養分を保つ.

洞房結節 sinoatrial node
特殊心筋細胞の一群．心臓のペースメーカー（pacemaker）としてはたらき，右心房に存在する.

動脈 artery
血液を心臓から身体の各部へ運ぶ，弾力性があり筋質に富んだ血管.

動脈瘤 aneurysm
血管壁の傷害や血管壁が弱いことにより起こる動脈の拡張.

糖類 saccharide
糖質を構成する基本単位のこと.

ドーパミン dopamine
身体の動きの調節に関与する脳内の化学伝達物質（神経伝達物質）.

な

内視鏡検査（法）endoscopy
開口部や切開創を通して，体内を観察する装置を挿入する方法．内部を観察し，標本を採取し，治療を進めるために行う．

内分泌腺 endocrine gland
ホルモン（hormones）（化学伝達物質）を産生する腺．腺管に放出されるのではなく，直接血液中に放出される．

軟骨 cartilage
硬くて弾力性のある構造を作る結合組織の一系．耳や鼻または関節内の骨表面にみられる．

に

膠耳 glue ear
中耳（middle ear）内に粘稠液が貯まり，耳小骨（ossicles）の動きが障害される疾患．

肉腫 sarcoma
結合組織（骨など），筋，線維性組織，血管から生じるがん．

乳腺炎，乳房炎 mastitis
乳房の炎症．通常，授乳時の感染によって起こる．細菌が乳頭の傷を通して進入する．症状として，発熱，乳房の硬結または圧痛がある．

乳房切除術 mastectomy
乳房を部分的または全体的に，手術で取り除くこと．通常，乳がんを治療するために施行され，その後に放射線治療を加える．

ニューモシスチス肺炎 Pneumocystis pneumonia
日和見感染性微生物であるニューモシスチス・カリニによる肺感染．おもに免疫不全（immune deficiency）疾患で起きる．

ニューロン，神経単位 neuron
電気的刺激を伝える機能を持つ1つの神経細胞．

尿素 urea
タンパク質の分解により生じる老廃物．尿に含まれる窒素含有物．

尿道 urethra
膀胱から外部に尿を運ぶ管．女性よりも男性の方が長い．

尿道炎 urethritis
通常，性行為感染症によって引き起こされる尿道（urethra）の内層の炎症．

尿路 urinary tract
尿を生成し，排出する器官系．腎臓（kidneys），尿管，膀胱，および尿道（urethra）からなる．

ぬ

ヌクレオチド nucleotide
糖，リン酸，窒素含有塩基を含む，核酸（DNA，RNA）の構成単位．

ね

熱 fever
口腔内測定で37℃，直腸内測定では37.7℃を超える体温．

ネフロン nephron
腎臓（kidney）のろ過装置と管の1系．糸球体と呼ばれるろ過被膜，液体のバランスを調節するために，水や排泄物を再吸収または排泄する一連の管系からなる．

粘液腫 mucocoele
粘膜（mucous membrane）から生じる，粘液にみたされた囊胞（cyst）様の病的な袋．

粘膜 mucous membrane
体内の管や腔を裏打ちする，柔らかく皮膚様の粘液分泌層．

の

脳幹 brainstem
脳の下部．呼吸や心拍など，生命活動を調節する中心である．

脳神経 cranial nerves
脳および脳幹（brainstem）から出る12対の神経．嗅覚，視覚，眼球運動，顔の運動と感覚，聴覚，味覚，頭の動きをつかさどる神経（nerve）を含む．

脳脊髄液 cerebrospinal fluid
脳と脊髄を浮かべる液体．

脳卒中 stroke
血液供給が滞ったり，破裂した血管から血液が漏れたりすることによる脳の障害．運動，感覚，視野，発話，知性の障害をもたらしうる．

脳波記録（法），脳波検査（法）electroencephalography
脳電位を記録，解析する方法．

囊胞 cyst
液体または半固体の物質で満たされた，通常は球形をした限局的な腔．良性であることが多い．

囊胞腺腫 cystadenoma
腺組織が無害に囊胞（cyst）状に発育したもの．

膿瘍 abscess
炎症性または壊死性組織に囲まれた，膿（pus）を含む限局した腔．

脳梁 corpus callosum
大脳（cerebrum）の2つの半球をつなぎ，約2,000万本の神経線維からなる幅の広い弓状の神経束．

は

パーキンソン病 Parkinson's disease
不随意振戦，筋固縮，緩慢な動き，よちよち歩き，小字症を特徴とする神経疾患．知能は障害されない．

肺炎 pneumonia
感染，または吸入性刺激物質や毒物への曝露によって起こる，肺内の細い気道と肺胞（alveoli）の炎症．

肺動脈 pulmonary artery
心臓の右心室からの酸素の少ない血液を，再酸素化するために肺に運ぶ動脈（artery）．

梅毒 syphilis
性行為感染症．母親を介して先天性（congenital）に感染することもある．治療がなされない場合，3段階のステージを経て神経系に重篤な障害をもたらす．先天性梅毒は非常にまれである．

肺胞 alveolus（複.　alveoli）
肺に多数存在する，空気を含む小さな袋．肺胞の壁を介して血液とのガス交換を行う．

胚 embryo
受精から，妊娠第8週までの発育中の児．

排卵 ovulation
月経周期の中間にみられ，卵巣（ovary）内の成熟した濾胞から卵（ovum）が放出されること．受精しなかった場合，卵は月経前に流れる．

白質 white matter
おもに投射線維やニューロン（神経細胞）の軸索（axon）から構成される神経組織（nerve tissue）．

バクテリア bacterium（複. bacteria）
細菌（bacterium）参照．

パジェット病 Paget's disese
骨の軟化，肥厚，弯曲を引き起こす疾患．

白血球 white blood cell
免疫系でさまざまな役割を持つ，無色の血球．

白血病 leukemia
骨髄（bone marrow）で悪性の白血球（malignant white blood cells）が増殖する血液疾患の一群．体のあらゆるところに浸潤しうる．

バルーン血管形成術 balloon angioplasty
膨らませることのできるチップの付いたカテーテルを用いて，動脈の内腔を拡大する手術．

斑 macula
皮膚にある小さく平らな色のついたしみ．また，網膜（retina）の中心領域や耳の前庭にみられる構造もさす．

半月切除術 meniscectomy
膝関節の断裂または転位した軟骨（半月板 meniscus）を手術的に取り除くこと．通常，関節に挿入するための光ファイバーやテレビモニターを使用する．

半月板 meniscus
膝や他の関節内に存在する，軟骨（cartilage）からなる半月状の緩衝材．

半側麻痺 hemiplegia
片麻痺（hemiplegia）参照．

ひ

光ファイバー fibreoptics
柔軟性に富むガラス製もしくはプラスチック製の糸の束を通して映像を伝達すること．内視鏡の中には，光ファイバー装置を使って，直接的に人体内部に位置する構造を観察，治療するものがある．

皮質 cortex
大脳皮質，腎皮質，副腎皮質など，さまざまな器官の外層にあたる部分をいう．

非侵襲性の noninvasive
皮膚を貫通させたり，身体開口部から体内に侵入したりすることのない，医学的手技のこと．

脾臓 spleen
左上腹部に位置するリンパ系器官．赤血球（red blood cells）が古くなるとそれを取り除いて壊し，感染からの防御にもかかわる．

ヒト免疫不全ウイルス human immunodeficiency virus (HIV)
エイズを引き起こして免疫にかかわる細胞を破壊し，その結果，免疫系を蝕むウイルス．

表皮 epidermis
皮膚の外層．細胞は，表層に行くにしたがって徐々に扁平になり，剥がれ落ちる．

貧血 anaemia
血液中に含まれるヘモグロビン（haemoglobin）の量が正常より少ない状態．

ふ

ファロピウス管 Fallopian tube
卵管（Fallopian tube）参照．

フィステル fistula
瘻（fistula）参照．

フィブリン，線維素 fibrin
血液タンパク（protein）であるフィブリノゲンから変換された不溶性タンパク質（protein）．線維網を形成する（血液凝塊 blod clot 生成期）．

風疹 rubella
ドイツ麻疹としても知られる緩徐なウイルス感染．妊娠初期にかかると胎児（fetus）に重篤な障害をもたらすことがある．

副交感神経系 parasympathetic nerve system
自律神経系の2つある系のうちの1つ．例えば心拍数を下げるなどによって，エネルギーを維持・蓄積する．

副甲状腺 parathyroid glands
甲状腺の後部に位置し血中カルシウムの値を調節する．黄色の2対の内分泌腺（endocric glands）．

副腎皮質ステロイド corticosteroid
副腎の外層（皮質 cortex）から産生されるステロイドホルモンに類似のはたらきをする薬剤．

腹膜 peritoneum
腹部の内壁を裏打ちする膜．腹膜は腹部器官を覆い，一部支える．また，腸のはたらきをなめらかにする液体を分泌する．

腹膜炎 peritonitis
細菌（bacteria），胆汁（bile），膵酵素，化学物質などによる，腹膜（peritoneum）の炎症．原因がわからないことがある．

不整脈 arrhythmia
心筋の収縮をつかさどる電気的インパルスの欠損，または刺激伝導路の異常による不規則な心拍．

腹腔鏡検査 laparoscopy
腹部の内部を視診すること．細い光学装置，しばしばビデオカメラの付いた機器を用いる．

ブドウ糖 glucose
グルコースの項参照．

プロゲステロン progesterone
卵巣（ovary）と胎盤（placenta）から分泌される女性の性ホルモン．受精卵を子宮（uterus）に着床させ，妊娠を維持することを可能にする．

プロスタグランジン prostaglandin
ホルモンのように作用する，体内で作られる脂肪酸の1群．

プロテーゼ，人工器官 prosthesis
機能的目的か美容的目的かにかかわらず，体の内部または外部の一部を人工物へ置き換えること．

分子 molecule
結合した原子の集合体．水（H_2O）は3つの原子からなり，2つの水素原子と1つの酸素原子を持つ．タンパク質（proteins）やDNAなどの大きな分子は，数百万の原子からなる．

へ

閉経 menopause
女性における生殖期間の終了．卵巣（ovaries）は排卵を終え，月経が止まる．

ペースメーカー pacemaker
胸の中に埋め込まれる電気的装置．電極を通して短い電気パルスを心筋に与え，心拍数を正常に戻す．

β遮断薬 beta-blocker
アドレナリン（エピネフリン）のはたらきを阻害する薬．脈拍（pulse）を減少させ，血圧を下げるはたらきがある．

壁側の parietal
体腔の壁に関する用語．体腔内の内容物ではない．

ヘモグロビン haemoglobin
赤血球（red blood cells）内に存在し，酸素と結合するタンパク質（protein）．酸素を肺から全身に運ぶ．

ヘルニア，脱出 hernia
器官または組織が通常の場所から飛び出すこと．最も多いのは裂孔ヘルニア（hiatus hernia）である．

変異 mutation
通常，1つまたは複数の核酸塩基の変化による，遺伝的性質の変化．

辺縁系 limbic system
自律運動系（不随意），感情，または嗅覚に関する役割を果たす脳の中の構造体．

変形性関節症 osteoarthritis
軟骨に覆われた，負荷のかかる関節表面の損傷を特徴とする，変性関節疾患．

偏頭痛 migraine
頭蓋骨または脳の動脈（arteries）の狭窄と拡張の結果生じる．症状として，視野障害，悪心，激しい頭痛があげられる．

扁桃 tonsils
のどの後部と軟口蓋の両側にある，卵形のリンパ組織（lymphoid tissue）の塊．小児期の感染を防ぐはたらきがある．

片麻痺 hemiplegia
脳の運動野または運動野につながる脊髄の神経伝導路の傷害による，半側の麻痺（paralysis）．

ほ

縫合 suture
傷や切開創を外科的に縫うこと．

膀胱炎 cystitis
通常，感染によって引き起こされる膀胱の炎症．頻尿，排尿時痛，尿失禁を引き起こす．

放射線治療 radiotherapy
通常，悪性（malignant）細胞に対して用いられる，X線や放射性物質を用いた治療．

房水 aqueous humour
角膜（cornea）の後部と，虹彩と水晶体（lens）の前部を満たす液体．

ボーラス bolus
飲み込める程度に噛み砕かれた食物のこと．また，血管内に急速に注入される薬，の意もある．

母斑 mole
母斑，色素斑，腫瘍，または先天性の皮膚上の染み．平らなことも，隆起がみられることや毛が生えていることもある．

ホメオスタシス，恒常性 homeostasis
生物が体内状態を一定に保つ能動的な過程．

ホルモン hormone
内分泌腺（endocrine glands）や組織から放出される化学物質．ホルモンは体の他の部位に存在する特定の受容体の結合部位に作用する．

ま

末梢神経系 peripheral nervous system
脳と脊髄から出て体の他の部分をつなぐ，被膜を伴った全ての神経．脳神経（cranial nerves）と脊髄神経（spinal nerves）からなる．

麻痺 paralysis
神経（nerve）や筋の疾患により身体の一部を動かす力が消失すること．

慢性の chronic
持続的な病態．通常6ヵ月以上続き，体に長期的な変化をもたらすことがある．急性（acute）と対照的に用いられる．

マンモグラフィー，乳房撮影法 mammography
低線量X線（X-rays）を用いた乳房の検査．早期の乳癌をみつけるために使われる．

み

ミトコンドリア mitochondrion（複. mitochondria）
遺伝物質を含む細胞小器官（organelle）．細胞機能の中で，エネルギー産生の場としてもかかわっている．2重膜で覆われている．

脈拍 pulse
血液が動脈（artery）内を押し出される時に生じる，規則的な拡張と収縮．

味蕾 taste bud
おもに舌上面に存在する受容器細胞の球状の細胞巣．それぞれが，甘味，塩味，酸味，苦味に最も強く反応する．

め

迷走神経 vagus nerves
第10脳神経（cranial nerves）．心拍動や消化などの自律神経機能を調節する．

免疫 immunity
病気，特に感染に対して，抵抗または防御すること．

免疫不全 immune deficiency
エイズ，がん（cancer）の治療，老化などが原因で生じる免疫システムの障害．

免疫抑制薬 immunosuppressant
ある種のリンパ球の産生と活動性を阻害する薬．

も

毛細血管 capillary
最も細い動脈と最も細い静脈をつなぐ血管．

毛包 hair follicle
毛が生育する，皮膚表面のくぼみ．

網膜 retina
眼の後部の内面を裏打ちする光感受性のある内層．視像を神経インパルスに変換し，視神経（optic nerve）を経由して脳に伝える．

網様体 reticular formation
外界に対する注意喚起や注意の方向づけに関与する，脳幹内に広がる神経細胞．

ゆ

有糸分裂 mitosis
細胞核が分裂して2つの娘細胞を作る過程．それぞれの娘細胞は親細胞と同一の遺伝構成を持つ．

優性 dominant
ある遺伝子（gene）において，1つの対立遺伝子（allele）がもう1つの劣性の対立遺伝子より遺伝学的に「まさって」いる状態．

疣贅 wart
いぼの項参照．

よ

葉 lobe
脳，肺，肝臓（liver）など，大きな構造の一部を構成する，丸みを帯びた突出部または区域．

羊水穿刺 amniocentesis
子宮（uterus）から液体（羊水）を吸引する操作．胎児（fetus）の状態や遺伝子構成を知るために行う．

ら

卵，卵子 ovum（複. ova）
卵細胞．受精（fertilization）した場合には，胚芽（embryo）に成長する．

卵管 Fallopian tube
卵子（ovum）が卵巣から放出された後，子宮（uterus）へ送られていく通路をなす2つの管．子宮外妊娠（ectopic pregnancy）が好発する場所である．

卵巣 ovary
子宮（uterus）の両側にある卵管端に存在する構造．卵胞を含み，成熟した卵（ova）を放出し，女性の性ホルモン（sex hormones）（エストロゲン oestrogen，プロゲステロン progesterone）を産生する．

り

リボソーム ribosome
アミノ酸（amino acids）からタンパク質（proteins）を構築するのにかかわる，細胞内の球状の細胞小器官（organelle）．

流産 miscarriage
胎児が子宮外で十分に成熟できる状態になる前の段階で，妊娠が自然に終わること．

良性 benign
進行がゆるやかで浸潤傾向がないこと．悪性（malignant）と対照的に用いられる．

緑内障 glaucoma
眼球内部の液体の圧力の異常亢進．十分な治療がなされない場合は，眼球内部が傷害され，視力が失われることもある．

リンパ球 lymphcyte
免疫系の一部を担う白血球．ウイルス（virus）感染や，がん（cancer）に対してはたらく．

リンパ系 lymphatic system
透明なリンパ管やリンパ節の大規模なネットワーク．過剰な組織液を血行に戻したり，感染やがん細胞から身を守ったりするはたらきがある．

リンパ節 lymph node
感染の拡大を阻止する作用を持つ白血球（white blood cells）を多く含んだ，小型の卵形の腺．リンパ節はリンパ管に沿ってみられる．

リンパ組織 lymphoid tissue
リンパ節（lymph nodes），脾臓（spleen），小腸，扁桃（tonsils）にみられる，リンパ球（lymphocytes）を多く含む組織（tissue）．

淋病 gonorrhea
女性では骨盤の炎症を，男性では尿道出口の狭窄を引き起こす性行為感染症．治療がなされない場合，病変は体の他の部分に広がる．

れ

裂孔ヘルニア hiatus hernia
横隔膜の開口部を通して胃が上方に滑脱すること．

劣性 recessive
遺伝学的に，遺伝子の一型（対立遺伝子 allele）がもう一方（優性対立遺伝子）より「弱く」，優性対立遺伝子に支配されること．

ろ

瘻 fistula
身体の内部と皮膚の表面を，または2つの内部器官どうしをつなぐ異常な管．

わ

Y染色体 Y chromosome
性染色体（chromosome）の1つ．男性の特徴を発生させるのに不可欠である．男性の体細胞は，1つのY染色体とX染色体（X chromosome）を持つ．

索引

和文

あ
α細胞　107, 110
アカラシア　186
アキレス腱　59
アクセサリー腺　203
アクチン　62
アスベスト症　142
アデニン　28, 222
アデノイド　139, 156
アテローム　122-123, 126-127
アドレナリン　107, 108
アナフィラキシー反応　166
アプガースコア　214
アプサンス　96
アブミ骨　42, 90-91
アミラーゼ　182
アルコール　188
アルコール性肝炎　188
アルコール性肝疾患　188
アルツハイマー病　97
アルドステロン　107
アレルギー　166
アレルギー反応　166
アレルギー性鼻炎　166
アレルゲン　166
アンドロゲン　105, 107
悪性骨腫瘍　49
悪性腫瘍　49, 202, 236
痣　153
圧迫骨折　46-47
誤り蓄積仮設　219
鞍関節　40

い
1型糖尿病　110
インスリン　105, 107, 110-111
インスリン注射　110
インスリン抵抗性　111
インスリン療法　110
イントロン　29
インパルス　72-73, 120-121, 127
インフルエンザ　138
インフルエンザウイルス　162-165
いぼ　152
胃　105, 173, 176-177, 182
胃液　176
胃炎　187
胃がん　187
胃酸の逆流　186
胃小窩　176, 182
胃動脈　114
胃粘膜ヒダ　176
胃壁　176
胃リパーゼ　182
異化作用　185
異物　161
移行上皮　149
遺伝　222-223, 224-225
遺伝子　222, 224, 236
遺伝子異常　235
遺伝子発現　31
遺伝病　234-235
鋳型　29, 223
一過性脳虚血発作　95
一次感覚野　86
一次骨化中心　216
一次腫瘍　237
一卵性双胎　210
逸脱酵素　123
咽喉頭　130
咽頭　130, 172, 174-175

咽頭炎　139
咽頭口　175
咽頭喉頭部　175
咽頭鼻部　175
咽頭扁桃　139, 156
陰核　204-205
陰茎　195, 202
陰茎海綿体　202-203
陰囊　202-203
陰囊水腫　228
陰部神経　68

う
ウィリス動脈輪　75
ウイルス　138-139, 162, 163
ウェルニッケ言語中枢　86
右心室　119
右心房　119
右肺静脈　119（→みぎはいじょうみゃく）
右リンパ本幹　156（→みぎりんぱほんかん）
烏口突起　36
内果　37（→ないか）
運動技能　217
運動神経根　80-81
運動麻痺　98
運搬RNA　29

え
M帯　62
S状結腸　181
X線　12
X染色体　222, 224
X連鎖遺伝　235
エイズ　167
エウスタキオ管　90
エキソン　29
エコノミー症候群　126
エストロゲン　107-108, 204, 218-219
エナメル質　174
エネルギー代謝　135
エマルジョン　182
エリスロポエチン　105
エンベロープ　162-165
永久歯　174, 217
栄養素　184
栄養膜　207
液性免疫　159
液胞　26
腋窩静脈　114
腋窩神経　68
腋窩動脈　114
炎症　158, 160-161
炎症反応　160-161
延髄　89
遠位曲尿細管　197
遠近調節　92
遠視　101
塩基　222-223
塩基対　28
塩酸　182
嚥下　174

お
オキシトシン　106
オキシヘモグロビン　116
オステオン　39
オーディオグラム　91
オトガイ筋　56, 60
オルガネラ　25-27
おでき　152
黄色骨髄　38-39
黄体　204, 219

黄体形成ホルモン　106, 108, 204, 219
黄疸　188
横隔神経　68
横隔膜　131, 136-137, 187
横行結腸　181
横骨折　46（→よここっせつ）
横線　43
横突起　43
横突乳　43
横紋筋　62
温度記録図　22
温度制御　149

か
カウパー腺　203
ガス交換　134-135
カテーテル　122-123
カプシド　162-165
カポジ肉腫　167
ガラス軟骨　32, 39
カルシウム塩　48
カルシトニン　108
カンジダ症　165
かぜ症候群　138
がん　236-237
がん細胞　236
下顎骨　36, 42
下甲状腺静脈　114
下行結腸　181
下行膝動脈　115
下行大動脈　114, 119
下肢骨　36
下唇下制筋　56, 60-61
下垂体　74, 104, 106, 108, 219
　──後葉　106
　──前葉　106
　──中葉　106
下垂体腫瘍　109
下双子筋　58
下大静脈　118-119, 134, 178, 194
下頭斜筋　61
下鼻甲介　42
化学感覚　88
加齢　219-220
仮骨　46
仮肋　44
過敏性大腸炎　190
蝸牛器官　90
蝸牛神経　91
顆粒細胞　146
画像診断　12
介助分娩　233
回　75
回腸　177
回盲弁　180
灰白質　77, 80
海馬　78
海馬傍回　78
海綿質　33, 39, 48
海綿状骨組織　33
階層構造　25
開放骨折　46
塊状運動　181
解剖学　10
潰瘍性大腸炎　190
外陰部　204
外果　37（→そとくるぶし）
外眼筋　93
外頸静脈　94, 114
外肛門括約筋　181
外耳　90
外耳道　90
外痔核　191
外縦筋層　177
外傷性頸部症候群　47

外舌筋　175
外側顆　37
外側胸筋神経　68
外側楔状骨　37, 45
外側広筋　57, 59
外側溝　76
外側上顆　36
外側足底神経　69
外側大腿回旋動脈　114
外側半月　50
外腸骨リンパ節　156
外転神経　82
外胚葉　207
外反母趾　50
外腹斜筋　56, 58
外肋間筋　56, 58, 136
概日周期　18
拡散　27, 134-135
拡張型心筋症　124
拡張後期　120
拡張前期　121
核　26
核型　30
核酸　29
核質　26
核小体　26
核膜　26, 92-93
核様体　31
顎下腺　172, 175
顎下腺管　175
顎関節　41
顎動脈　114
片麻痺　99（→へんまひ）
肩関節　40（→けんかんせつ）
活動電位　18, 73
滑液　41
滑液包炎　51
滑車神経　82
滑脱型ヘルニア　187
滑膜　41
滑膜の肥厚　53
滑膜性の関節　40
滑面小胞体　26
鎌状赤血球症　169
汗管　147
汗腺　146-147
肝炎　189
肝鎌状間膜　24, 179
肝管　178-179
肝硬変　188
肝細胞　25
肝小葉　24, 178
肝静脈　178
肝臓　24, 173, 178-179
肝動脈　25, 179
肝膿瘍　189
肝門脈　178-179
肝類洞　178
冠血管　118
冠状静脈　118, 120
冠状動脈　118, 120, 123
冠状動脈血栓　123
冠状動脈性心疾患　122-123
冠状動脈造影　122
陥入爪　153
桿菌　164
桿体細胞　92
乾癬　153
貫通静脈　115
貫通動脈　115
間質液　21
間脳　76
鉗子分娩　232
感音性の障害　100
感覚受容器　63
感覚消失　98

247

感染 **162-165**
寛骨 44
幹細胞 27, **31**, 169
関節 **40-41**, 44-45
関節炎 **52-53**
関節窩 40
関節吸引 53
関節鏡 50
関節疾患 **50-53**
関節脱臼 **51**
関節置換術 **52**
関節頭 40
関節軟骨 41
　　——の破壊 53
関節半月 41, 50
　　——の損傷 **50**
関節包 41
関節リウマチ **53**
環椎 40, 43
眼角静脈 114
眼房水 101
眼輪筋 56, **60-61**
眼瞼 93
顔面筋 60
顔面静脈 114
顔面神経 68, 82
顔面動脈 114

き

キニン 160
キヌタ骨 42, **90-91**
キラーT細胞 159
切り傷 153
気管 **130-133, 137**, 172
気管支 **131-133**
気胸 **141**
希突起グリア細胞 71
記憶 86
起始 56
寄生虫 **165**
基礎代謝率 221
基底細胞 146
基底細胞がん 151
器官 24
器官系 **14-15, 24-25**
偽関節 51
傷 153
喫煙 **142-143**
脚ブロック 127
逆位 234
逆行性射精 231
逆転写 167
弓状静脈 196
弓状動脈 115
吸引分娩 232
吸息 **136**
急性気管支炎 **139**
球関節 40
球菌 164
嗅覚 **88**, 89
嗅球 78, 89
嗅細胞 88
嗅神経 82, 89
虚血 122
距骨 37, 45
狭窄部位 123
狭心症 **122**
狭心痛 122
胸郭 **44**
胸管 156
胸腔 131
胸骨 44, 137
　　——体 36, 44
　　——柄 36, 44
胸骨舌骨筋 56, 60
胸鎖乳突筋 56, 61, 136
胸神経 83
胸水 **140**
胸腺 156, 214
胸椎 43

胸膜 80, 131, 133, 141
強靱結合組織 33
強直間代性発作 96
強皮症 **168**
頬骨 42
橘 76
凝血 147
局所感染 **158**
棘筋 58
棘細胞 146
棘上筋 58
棘突起 43
近位曲尿細管 197
近視 101
筋外膜 62
筋原線維 62
筋細胞 31
筋ジストロフィー **65**
筋節 62
筋線維 62
筋束 62
筋組織 32, **59**
筋断裂 64
筋内膜 62
筋皮神経 68
筋ポンプ作用 156
筋紡錘 17, 63

く

グアニン 28, 222
クッシング症候群 **109**
クッパー細胞 25
クモ膜 **80-81**
クモ膜下腔 **80-81**
クモ膜下出血 **94**
クラインフェルター症候群 234
クラミジア感染症 **229**
グリア細胞 32, **70-71**
グリコーゲン 110
グルカゴン 105, 107, 110
グルコース 110, 134-135, 178, 183, 185
クロイツフェルト-ヤコブ病 **96**
クローン病 190
グロブリン 116, 159
クロマチン 29
くしゃみ **137-138**
くる病 49
区域気管支 **132-133**
空腸 177
口 **174-175**

け

ケトアシドーシス 110
ケトン体 110
ゲノム **30-31**, 222
ケラチン 146
茎突舌骨靱帯 43
珪肺症 142
脛骨 37
脛骨神経 69
脛腓靱帯 45
頸管開大 **211**
頸管熟化 **210**
頸神経 83
頸椎 37, 43
頸板状筋 58
頸部栓 208
頸リンパ節 156
憩室疾患 **190**
欠失 234
欠神発作 96
血圧グラフ 127
血液 33, 116-117
　　——の組成 **116-117**
血液型 **116**
血液凝塊 126
血管 114, 116-117

血管形成術 **123**
血管性浮腫 **166**
血管造影 12
血漿 21, 116
血小板 **116-117**
血栓 123
血栓形成 **126**
血栓症 **126**
血栓溶解 **123**
血糖 178
血糖値 **110**
血流障害 122
結核 140
結合組織 32
結腸 **180-181**
結腸がん **191**
結腸ヒモ 181
結腸壁 **180**
結腸膨起 181
楔状骨 45
楔状軟骨 137
月経 219
犬歯 174
肩関節 40
肩関節周囲炎 50
肩関節脱臼 51
肩甲挙筋 58, 61
肩甲骨 37
肩峰 37
剣状突起 36, 44
腱 **63**
　　——の断裂 65
腱炎 64
腱間結合 63
腱索 118-121
腱鞘 63
腱鞘炎 64
腱膜瘤 50
言語技能 217
原始脳 78
原生動物 **165**
原虫 **165**
原発性悪性骨腫瘍 **49**
減数分裂 223

こ

コア単位 28
コーレス骨折 46
コドン 223
ゴナドトロピン 108
コラーゲン 48
　　——線維 48, 63
ゴルジ体 26-27
コルチ器 91
コルチゾール 107
コレステロール 27, 188
股関節 40
股関節骨折 46
股関節疾患 51
呼吸 **136**
呼吸器疾患 **138-143**
呼吸反射 **137**
呼息 **137**
固有感覚 17
固有掌側指神経 69
固有卵巣索 204, 206
鼓膜 90
五十肩 50
口蓋骨 42
口蓋垂 175
口蓋扁桃 139
口角下制筋 60-61
口輪筋 56, 60
広頸筋 60-61
広背筋 58
甲状腺 104, 106-108
甲状腺機能亢進症 **109**
甲状腺機能低下症 **109**
甲状腺刺激ホルモン 106, 108
甲状腺刺激ホルモン放出ホルモン

106, 108
甲状腺腫 109
甲状腺ホルモン 107-108
好塩基球 158
好酸球 158
好中球 158, 160-161
光学顕微鏡 12
交感神経 84-85
交感神経節鎖 68
抗原抗体反応 159
抗原提示 159
抗生物質 **163-164**
抗精子抗体 230
抗利尿ホルモン 106, 197
肛門 173, 181
肛門括約筋 181
肛門管 181
肛門がん **191**
拘束型心筋症 124
咬筋 61
後脛骨筋 59
後脛骨静脈 115
後脛骨動脈 115
後天性免疫不全症候群 167
後方後頭位 232
後結節 43
後根 80-81
後頭骨 37, 42
後頭葉 75-76
後弯症 48
虹彩 93
高血圧症 **127**
喉頭 130, **137**
喉頭炎 139
喉頭蓋 130, 172, **174-175**
硬膜 81
硬膜下血腫 **95**
硬膜外腔 81
硬膜外麻酔 **213**
鉤虫 165
合胞体栄養膜細部 208
黒質 96
黒色腫 151
骨芽細胞 38, 46
骨格 **36**
骨格筋 59, 62
骨格筋組織 33
骨幹 **38-39**
骨間神経 69
骨間動脈 114
骨構造 48
骨細管 48
骨細胞 38, 48
　　——の突起 48
骨修復 46
骨腫瘍 49
骨小腔 39
骨髄 38, 169
骨髄炎 48
骨折 46
骨粗鬆症 **48**, 221
骨損傷 **46-49**
骨単位 39
骨端核 216
骨端線 216
骨端軟骨 38
骨端板 38
骨軟化症 49
骨肉腫 49
骨の成長 **216**
骨破壊 53
骨盤 36, **44**
　　——の形態 **212**
骨盤位 232
骨盤炎症性疾患 **229**
骨盤下口 44
骨盤上口 44
骨肥厚 49
骨膜 38, 48

さ

サーファクタント　134
サーモグラム　22
サイロキシン　107
サルコイドーシス　**168**
左心室　119
左心房　119
左肺静脈　119（→ひだりはいじょうみゃく）
作用筋　63
鎖骨　36
鎖骨下静脈　114, 156
鎖骨上神経　68
坐骨　44
坐骨神経　69
坐骨神経痛　**47**
再生不良性貧血　169
再分極　72
細気管支　132-133
細菌　139, 163, **164**
細静脈　117
細動脈　117
細胞　25, **26-27**
細胞外液　21
細胞骨格　26-27
細胞質　26
細胞小器官　25-26
細胞性免疫　**159**
細胞体　70, 72
細胞透過液　21
細胞内液　21
細胞膜　26-27
最長筋　58
臍帯　208, 212, 214
臍帯静脈　209, 215
臍帯動脈　209, 215
擦過傷　153
三角筋　56, 58
三角骨　45
三叉神経　82, 89
三尖弁　118-121
三半規管　90-91, 101
産徴　211
酸素　116, 134-135

し

シトシン　28, 222
シナプス　70, 73
シャーピー線維　63
ジャンクDNA　30
シュワン細胞　70, 72
子宮　205
子宮外妊娠　**232**
子宮下垂　227
子宮筋腫　**227**, 230
子宮頸がん　**226**
子宮頸部　205, 208
子宮収縮　210-213
子宮体がん　**227**
子宮脱　**227**
子宮内膜　204, 207-209
子宮内膜症　**226**
子宮復古　215
四肢麻痺　99
矢状静脈洞　114
自然流産　232
糸球体　196-197
糸球体腎炎　198
刺創　153
指骨　37, 45
指伸筋　63
指節間関節　45
思春期　**218-219**
脂腺　146
脂肪　182, 184-185
脂肪肝　188
脂肪細胞　32-32
脂肪組織　33, 185
脂溶性ビタミン　184
視覚皮質　93
視交叉　93
視交叉上核　18, 79
視細胞　32
視索　93
視索上核　79
視床　74, 77, **79**, 87
視床下部　104, 106, 108, 219
視神経　82, 92
趾骨　37, 45
紫外線　150
歯冠　174
歯頸　174
歯根　174
歯根膜　174
歯髄　174
歯肉炎　**186**
篩骨　42
篩骨洞　42
自己免疫疾患　168-169
自己免疫性の関節炎　53
自由神経終末　148
自律神経系　68, 84
自律反応　85
耳下腺　172, 175
耳下腺管　172, 175
耳介　90
耳介側頭神経　68
耳管　90
耳小骨　42, 90
児頭　212-213
　──嵌入　211
痔　**191**
色覚異常　225, **235**
軸骨格　36
軸索　70, 72, 87
軸椎　40, 43
室周孔　77
室傍核　79
湿疹　151
膝窩筋　59
膝窩静脈　115
膝窩動脈　115
膝窩リンパ管　157
膝蓋腱反射　83
膝蓋骨　37
膝蓋靱帯　41
社会的技能　217
車軸関節　40
射精　202
射精管　203
射精障害　**231**
斜角筋　56, 61, 136
尺骨　36
尺骨静脈　114
尺骨神経　68
尺骨動脈　114
尺側手根屈筋　58
尺側手根伸筋　58
尺側皮静脈　114
若年性関節リウマチ　51
手根管症候群　65
手根骨　36, 45
手根中手関節　45
手根部　45
手掌腱膜　57
手部　44-45
主膵管　179
腫脹　158, 160
腫瘍遺伝子　237
種子骨　37
受精　206
受精卵　206
受動免疫化　**163**
受容器　148
授乳　215
樹状突起　70, 72
舟状骨　37, 45
終糸　68
終末細気管支　133
終末受容器　148
集合管　196-197
集合リンパ管　156-157
皺眉筋　60-61
十二指腸　176-177, 182
住血吸虫　165
重症筋無力症　65
重層上皮　149
重炭酸塩　182
重複　234（→ちょうふく）
絨毛間腔　209
絨毛膜　209
絨毛膜絨毛　209
宿主細胞　**162-165**
出産　**212-213**
初経　218
鋤骨　42
女性型骨盤　212
女性生殖器系　**204-205**
女性不妊　230
小陰唇　204
小円筋　58
小臼歯　174
小胸筋　56, 136
小頰骨筋　56, 60-61
小後頭直筋　61
小趾外転筋　59
小腸　173, 176-177, 183
小殿筋　58
小脳　74, 76, 85
小伏在静脈　115
小胞体　26-27
小葉間動静脈　196
小菱形筋　58
小菱形骨　45
松果体　104, 108
松果体ホルモン　108
消化　182-183
消化酵素　182-183
消化性潰瘍　**187**
笑筋　60-61
掌側指動脈　115
焦点調節異常　**101**
踵骨　37, 45
踵骨腱　59
踵腓靱帯　45
上衣細胞　71
上顎骨　42
上顎洞　42
上関節突起　43
上気道　139
上気道感染症　**139**
上行結腸　180
上耳介筋　58
上肢骨　36
上唇挙筋　56, 60-61
上双子筋　58
上大静脈　114, 118-120
上腸間膜動脈　114
上殿神経　69
上頭斜筋　61
上皮　149
上皮細胞　32
上皮組織　32, 148
上皮小体　107-108
上腕筋　56
上腕骨　36
上腕骨滑車　36
上腕三頭筋　56, 58
上腕静脈　114
上腕動脈　114
上腕二頭筋　56
娘細胞　223
情動　86
静脈　**117**
静脈管　215
食中毒　**186**
食道　172, 179
食道-胃接合部　176
食道がん　**186**
食道静脈瘤　188
食道裂孔　187
食物アレルギー　**166**
触覚　**88**, 148
職業性肺疾患　142
心外膜　119
心筋　59, 124, 119
　──の障害　122, **124**
心筋梗塞　**123**
心筋疾患　124
心雑音　**125**
心室　120-121
心室収縮期　121
心室中隔欠損　125
心室頻拍　127
心臓　105, 114, 118-121
　──の構造　**118-119**
　──の構造異常　**125**
　──の拍動　**120-121**
　──の肥大　124
心臓骨格　118
心臓神経　121
心臓弁　**118**
心電図　13
心囊　124, 131
心囊浸出液　124
心拍数　121, 126-127
心不全　124
心房　120-121
心房細動　127
心房収縮　120
心房性ナトリウム利尿ペプチド　105
心房中隔欠損　125
心膜炎　124
伸筋支帯　57-58, 63
身体バランス　216
神経インパルス　**73**
神経下垂体　106
神経筋接合部　60
神経膠細胞　71
神経細胞　32, 70, 87
神経線維　70, **71**
神経線維腫　72
神経組織　32
神経伝達物質　73
神経微小管　73
神経分泌細胞　106
真菌　**165**
真皮　146-148
真肋　44
深掌動脈弓　115
深腓骨神経　69
深部静脈血栓症　**126**
深部鼠径リンパ節　157
新生児　214
新生児期　**214-215**
新生児期循環　215
滲出性中耳炎　100
人工関節　52
人工股関節　52
陣痛　211-212
靱帯　41, **45**
靱帯損傷　**50**
靱帯断裂　50
腎盂　194, 196
腎盂腎炎　198
腎結石　**199**
腎静脈　196
腎髄質　196
腎錐体　196
腎臓　105, 194-199
　──の構造　**196-197**
腎動脈　114, 194, 196
腎杯　196
腎皮質　196
腎不全　**199**
塵肺症　142
蕁麻疹　166

す

スーパーバグ　164

スティル病　51
ステノン管　175
ステロイドホルモン　105-108
ステロイドホルモン受容体　108
ステント　123
スポロゾイト　165
頭蓋　36，42（→とうがい）
水晶体　92-93
水疱　153
水溶性ビタミン　184
睡眠周期　79
膵液　177，182
膵炎　189
膵管　179
膵臓　105，107，110，173，178，179
膵臓のがん　189
膵体部　179
膵頭部　179
膵尾部　179
錐体細胞　92
随意反応　85
髄核　43，47
髄腔　38，48
髄膜　74-75，80
髄膜炎　98
髄膜炎発疹　98
髄膜瘤　97

せ

Z帯　62
セーフセックス　229
セメント質　174
セルロース　180，184
セロトニン　95
セントロメア　222-223
生殖器　202-205
生殖補助医療　231
生体恒常性　22
生理学　10
正中神経　68
成長　216-217
成長板　216
成長ホルモン　106，109
声帯　130，137
声帯ヒダ　137
制御領域　29
性行為感染症　229
性交渉　206
性染色体　30，224
性腺　107-108
性腺刺激ホルモン放出ホルモン　218-219
性ホルモン　107
星状グリア細胞　32，71
精液　202，203
精管　203
精細管　202
精子　32-32，202，206
　──の産生　218
精子産生障害　231
精巣　105，107，202-203，219
精巣がん　228
精巣上体　202-203
精通　218
精嚢　203
静止膜電位　72
赤色骨髄　38-39
赤血球　32，116-117，134-135
咳　137，142
脊髄　68，80，81
脊髄神経　80，83
脊髄神経根　43
脊髄神経節　68，83
脊髄髄膜瘤　97
脊髄反射　83
脊柱　16，36，43
脊柱起立筋　58
脊椎骨折　47
脊椎披裂　97
切歯　174
切迫流産　232

節後神経線維　84
節前神経線維　84
癤　152
舌　174-175
舌咽神経　82，89
舌下神経　82
舌下腺　172，175
舌下腺管　175
舌骨　42，43
舌根　175
舌小帯　175
仙骨　36，43-44
仙骨孔　43
仙骨神経　83
仙骨翼　43
先端巨大症　109
先天性股関節形成不全　51
先天性股関節脱臼　51
先天性心疾患　125
浅指屈筋　56
浅掌動脈弓　115
浅側頭静脈　114
浅腓骨神経　69
泉門　214，216
染色体　28，30，31，222-223
染色体異常　234
腺　149
腺下垂体　106
線維　184
線維化　168
線維芽細胞　46
線維軟骨　39
線維輪　47
潜在性二分脊椎　97
全身性エリスマトーデス　168
前鋸筋　56，58
前駆細胞　31
前脛骨筋　57
前脛骨静脈　115
前脛骨動脈　115
前根　80-81
前耳介筋　61
前斜角筋　56
前置胎盤　232
前庭蝸牛神経　82
前庭器官　90-91，101
前庭神経　90-91
前頭筋　56，60
前頭前野　86-87
前頭骨　42
前頭洞　42
前頭葉　75-76
前立腺　49，195，202-203，228
前立腺炎　228
前立腺がん　228
前立腺肥大　228
前弯症　48
喘息　141
蠕動運動　172，181，176-177

そ

ソマトスタチン　107
組織　25
組織呼吸　135
粗面小胞体　26
疎性結合組織　32
鼠径靱帯　56
双極性ニューロン　70
早期産　233
走査電子顕微鏡　12
相同染色体　30
桑実胚　206
挿入　234
僧帽筋　56
僧帽弁　120-121，125
総肝管　179
総頸動脈　114
総頸動脈　114
総指伸筋　58
総胆管　179

総腸骨静脈　114
総腸骨動脈　114
総腓骨神経　69
層板　39，48
造血能　39
象牙質　174
足根骨　37，45
足底　45
足底筋　59
足底静脈弓　115
足底動脈　115
足背静脈弓　115
足部　44-45
促通拡散　27
側頭筋　61
側頭骨　42
側頭骨茎状突起　43
側頭頭頂筋　58
側頭動脈　114
側頭葉　75-76
側頭葉てんかん　96
側脳室　77
側副神経節　84
塞栓　95
塞栓症　126
続発性悪性骨腫瘍　49
外果　37（→がいか）

た

ターナー症候群　234
ダウン症　125，234
タンパク質　182，184-185
タンパク質分解酵素　182
多因子遺伝　225
多極性ニューロン　70
多胎妊娠　210
多嚢胞性卵巣症候群　227
多発性硬化症　97
多発性腎囊胞　199
多発性動脈炎　168
多列上皮　149
唾液腺　172，175
楕円関節　40
体温調節　22
体外受精　231
体細胞分裂　223
体脂肪　221
体内時計　18
対合　223（→ついごう）
対立遺伝子　224
対立筋　63
胎位異常　233
胎芽　206-207
胎児期　206
胎脂　214
胎児　208-213
胎芽期　208
胎児期循環　215
胎児モニタリング　213
胎盤　208，212-213，215，232
胎盤機能　209
胎盤剥離　232
帯状回　78
大陰唇　204
大臼歯　174
大胸筋　56
大頬骨筋　56，60-61
大後頭直筋　61
大腿筋膜張筋　57
大腿骨　37
大腿骨頭すべり症　51
大腿静脈　115
大腿神経　68-69
大腿直筋　57
大腿動脈　115
大腿二頭筋　59
大腿ヘルニア　191
大腿方形筋　59
大腸　173，180-181
大殿筋　59

大動脈　118-121，134，194
　──の縮窄　125
大動脈弓　114
大動脈弁　119-121
大内転筋　59
大脳　74，76
大脳基底核　77，85
大脳静脈　114
大脳皮質　76，85
大伏在静脈　115
大菱形筋　58
大菱形骨　45
第1分裂　223
第2分裂　223
第三脳室　77
第四脳室　77
脱分極　72
脱毛症　153
胆管　25，178
胆汁　177，179，182
胆汁酸　182
胆膵管膨大部　179
胆石症　189
胆道　179
胆囊　173，178-179
胆囊管　179
胆囊結石　189
単球　158
単極性ニューロン　70
単純X線写真　12
単純骨折　46
単純ヘルペスウイルス　162-165
単層上皮　149
単殿位　210
炭水化物　182，184-185
短期記憶　87
短骨　37
短趾伸筋　57
短内転筋　57
短腓骨筋　57，59
短母指外転筋　56
短母趾伸筋　57
男性型骨盤　212
男性生殖器系　202-203
男性ホルモン　105，107
弾性軟骨　32，39

ち

チアノーゼ　125
チミン　28，222
知覚神経根　80-81
恥骨　44
恥骨下角　44
恥骨筋　56
恥骨結合　44，203，205
緻密質　33，38，48
膣　205，208，212
着床障害　230
中咽頭　130
中隔　119
中間楔状骨　37，45
中間足背皮神経　69
中手骨　37，45
中手指節関節　45
中耳　39，80
中心後回　76
中心静脈　24-25，178
中心乳び管　177，183
中心粒　26
中枢神経系　68
中足骨　37
中脳水道　77
中胚葉　207
中輪筋層　177
虫垂　173，180
虫垂炎　190
肘窩リンパ節　156
肘関節　40（→ひじかんせつ）
肘筋　58
長期記憶　87

長骨 37
長趾屈筋 57, 59
長趾伸筋 57
長内転筋 57
長腓骨筋 57, 59
長母趾屈筋 59
重複 234（→じゅうふく）
超音波検査 13
超らせん 29
超らせん状DNA 28
腸 105
腸骨 44
腸骨下腹神経 68
腸骨鼠径神経 68
腸重積 191
腸絨毛 177, 183
腸内細菌叢 180
腸閉塞 191
腸ペプチダーゼ 183
腸ヘルニア 191
腸ポリープ 191
腸腰筋 56
腸肋筋 58
蝶形骨 37, 42
蝶形骨洞 42
蝶番関節 40
聴覚 90
聴力低下 219
直腸 173, 181
直腸横ヒダ 181

つ

ツチ骨 42, 90-91
対合 223（→たいごう）
対麻痺 99
椎間円板 41, 43, 47
椎間関節 43
椎間板ヘルニア 47
椎孔 43
椎骨動脈 94
椎体 43
痛風 53
爪 147

て

δ細胞 107
Tリンパ球 159
デオキシヘモグロビン 116
デオキシリボ核酸 28
テストステロン 105, 107-108, 218-219
テニス肘 64
デンプン 182, 185
てこ 63
てんかん 96
帝王切開 233
停止 56
転移 237
転移骨折 46
転移性骨腫瘍 49
転写 29
伝音性の障害 100
伝導線維 120-121
電解質コルチコイド 107
電気インパルス 120-121, 127

と

ドーパミン 96
ドナー 116
トリパノソーマ 165
トリプレットコドン 29
トリヨードサイロニン 107
トロポミオシン 62
とびひ 151
投射線維 77
豆状骨 45
疼痛 158, 160
透過電子顕微鏡 12
透析 199

糖 185
糖質コルチコイド 107
糖尿病 110-111
糖尿病性腎症 198
糖尿病性網膜症 111
糖輸送体 111
橈骨 36
橈骨手根関節 41
橈骨静脈 114
橈骨神経 68
橈骨動脈 114
橈側手根屈筋 56
橈側皮静脈 114
頭蓋 36, 42（→ずがい）
頭頂骨 37, 42
頭頂葉 75-76
頭髪 150
頭半棘筋 58, 61
頭板状筋 58, 61
頭部外傷 99
同化作用 185
洞頻脈 127
洞房結節 120-121, 127
動眼神経 82
動静脈奇形 94
動脈 117
動脈管 215
動脈硬化 122
動脈硬化性プラーク 122
動脈瘤 94, 127
動揺病 100
瞳孔 93
瞳孔散大 85
瞳孔収縮 85
特異的反応 159
鳥インフルエンザ 138
貪食 159, 161

な

内果 37, (→うちくるぶし)
内頸静脈 94, 114
内肛門括約筋 181
内細胞塊 207
内視鏡 13
内耳 90
内耳神経 82
内痔核 191
内斜筋層 177
内舌筋 175
内臓脂肪 111
内側顆 37
内側楔状骨 37, 45
内側広筋 57
内側上顆 36
内側足底神経 69
内側足背皮神経 69
内側半月 50
内胚葉 207
内部環境 22
内分泌腺 104
内閉鎖筋 58
内肋間筋 56, 137
軟口蓋 175
軟骨 38, 39
軟骨細胞 38-39
軟骨軟化症 50
軟骨肉腫 49
軟組織の炎症 64
軟膜 80-81
難聴 100

に

2型糖尿病 111
ニューロン 19, 70, 87
　――の構造 70, 87
　――の種類 70
におい物質 88
にきび 152
二酸化炭素 134-135

二次骨化中心 216
二次腫瘍 237
二重らせん 28, 222-223
二尖弁 118
二分脊椎 97
二卵性双胎 210
肉離れ 64
乳管 204
乳がん 226
乳歯 217
乳腺 204, 215
乳腺葉 204
乳頭 204
乳頭体 78
乳び槽 156
乳房 204, 226
　――のしこり 226
尿 197
尿管 194, 196
尿管口 195
尿細管 196-197
尿酸結晶 53
尿失禁 198
尿道 195, 203
尿道海綿体 195, 202-203
尿道球腺 203
尿路感染症 198
尿路障害 198-199
妊娠高血圧症候群 232
妊娠糖尿病 111
認知症 97

ぬ

ヌクレオソーム 28
ヌクレオチド 29

ね

ネガティブフィードバック 219
ネフロン 196-197
熱感 158, 160
捻挫 50

の

のど 174-175
能動免疫 163
能動輸送 27
脳 68, 74-77, 216
脳幹 74, 76-77
脳弓 78
脳弓柱 78
脳血管障害 94
脳腫瘍 99
脳神経 82
脳性麻痺 99
脳脊髄液 75, 77, 81
脳卒中 94
脳地図 86
脳底動脈 94
脳内出血 94
脳膿瘍 98
脳波 13
脳梁 74, 78
膿痂疹 151
膿疱 152
膿瘍 158
嚢胞性線維症 30, 235

は

パーキンソン病 96
パイエル板 156
ハウストラ 181
ハヴァース管 39
バクテリオファージ 163
バジェット病 49
バセドウ病 109
バソプレッシン 106, 197
パチニ小体 148

ハムストリング 59, 64
バルーン 123
ハンチントン病 235
破骨細胞 38
破水 211
歯 174, 175
　――の成長 217
肺 131, 132-133, 136-137
肺炎 140
肺がん 143
肺気腫 142
肺気量 136
肺静脈 114, 118-119, 131, 133
肺静脈弁 119-121
肺線維症 168
肺尖部 133
肺塞栓症 126
肺動脈 114, 118-121, 131, 133
肺内の圧 136
肺胞 132, 134, 142
肺胞管 131-132
胚移植 231
胚性幹細胞 31
胚中心 158
胚盤胞 206-207
胚盤葉 207
背側趾静脈 115
背側趾動脈 115
背側手根動脈 115
背側中足静脈 115
背側中足動脈 115
背面筋 61
排便 181
排卵 204, 219
排卵障害 230
梅毒 229
白血球 116-117, 138, 140
　――の種類 158
白血病 169
白質 77, 80
白線 56
白癬 165
白体 219
白内障 101
白斑 151
白皮症 235
薄筋 57, 58-59
発育 216-217
発がん物質 236, 237
発声 137
発達 216-217
発熱 138
反射 85
半可動関節 40
半規管 91
半月弁 118
半腱様筋 59
半膜様筋 59
伴性遺伝 225

ひ

Bリンパ球 159
ヒスタミン 160, 166
ヒストン 28-29
ビタミン 184
ビタミン類 185
ヒト絨毛性性腺刺激ホルモン 219
ヒト免疫不全ウイルス 167
ヒラメ筋 57
日焼け 153
日和見感染症 167
皮下脂肪 111, 146-147
皮膚 146-153
　――の修復 147
皮膚がん 151
皮膚分節 83
皮膚分節図 83
非開放骨折 46
非コード領域 30
非特異性尿道炎 229

非特異的反応 **158**
非ホジキンリンパ腫 169
非淋菌性尿道炎 **229**
肥大型心筋症 124
肥満 **111**
披裂軟骨 137
疲労骨折 46
腓骨 37
腓骨静脈 115
腓腹筋 57, 59
脾臓 156
尾骨 37, 43-44
鼻咽頭 130
鼻筋 60
鼻腔 89, 130, 175
鼻骨 42
鼻根筋 60
微絨毛 26
微小管 26
微小線維 26
膝十字靭帯 41
膝の静脈網 115
肘関節 40(→ちゅうかんせつ)
左肺静脈 119(→さはいじょうみゃく)
表情 61
表皮 146-148
標的組織 104
貧血 **169**

ふ

ファーテル膨大部 179
ファロー四徴症 125
フィードバック 22, 219
フィードバック調節 108
フィブリン線維 126
フケ 153
プラーク 122-123, 126-127
プラスミド 164
プラスモジウム原虫 165
プリオン 96
ブローカ言語中枢 86
プロゲステロン 107, 218-219
プロラクチン 106, 109
プロラクチン産生腫瘍 **109**
不規則骨 37
不随意反応 **85**
不整脈 **127**
不動関節 40
不妊症 **230-231**
付属肢骨格 36
付属性腺 **203**
浮遊肋 44
伏在神経 69
副交感神経 84-85
副甲状腺 107-108
副甲状腺ホルモン 107
副耳下腺 175
副神経 82
副腎 105-106, **107**
——髄質 107, 108
——皮質 107
副腎アンドロゲン 107
副腎皮質刺激ホルモン 106, 108
副腎皮質ステロイド剤 141
副膵管 179
副鼻腔 42
副鼻腔炎 139
副伏在静脈 115
腹横筋 56, 58
腹直筋 56, 137
腹膜 173
腹膜透析 199
複雑骨折 46
複殿位 210
粉砕骨折 46
糞便 181
分化 31
分節運動 177, 181
分泌小胞 26
分娩 **211**, 232

——の準備 210
——の前兆 211
分娩第3期 212
分娩誘発 **211**

へ

β細胞 107, 110
ヘイフリック限界 219
ペクチン 184
ペプシノーゲン 182
ペプシン 182-183
ペプチダーゼ 183
ヘム 116
ヘモグロビン 116, 134-135
ヘリコバクター・ピロリ 187
ペルオキシソーム 26
ペルテス病 **51**
ヘルパーT細胞 159
ヘンレ下行脚 197
ヘンレ上行脚 197
ヘンレループ 196-197
平滑筋 59
平滑筋細胞 32
平滑筋組織 33
平衡感覚 90
平衡器官 101
平面関節 40
閉経 **221**
閉鎖神経 68
閉塞 123
片頭痛 **95**
片麻痺 99(→かたまひ)
辺縁系 75, **78**
変異 223
変形性関節症 **52**, 221
変形性骨炎 49
扁桃炎 139
扁桃核 87
扁桃腺 156
扁桃体 78
扁平骨 37
扁平上皮 149
弁疾患 125
弁尖 117

ほ

ボウマン嚢 196-197
ホジキンリンパ腫 **169**
ポジトロンCT 13
ホメオスタシス 22
ポリープ 191
ホルモン 104-109, 218
ホルモンコントロール 219
ホルモン受容体 108
ほくろ **152**
補助的な免疫系 157
補体系 **159**
母趾外転筋 57
母趾球 45
放射性核医学検査 13
放線冠 77
胞胚 207
縫合 40, 42
縫工筋 57
乏精子症 231
防御機能 150
防御反応 **160**
房室結節 120-121, 127
紡錘体 223
傍食道型ヘルニア 187
膀胱 194-195, 203, 205
膀胱炎 198
膀胱腫瘍 **199**
膀胱粘膜 195
発疹 151
発赤 158, 160
勃起 202
翻訳 29

ま

マイスナー小体 148
マクロファージ 132, 140, 159-160
マラリア 165
マルターゼ 183
マルトース 182
麻痺 **99**
膜チャネルタンパク 73
末梢神経 82
末梢神経系 68
眉 150
慢性関節リウマチ 53
慢性気管支炎 **142**
慢性閉塞性肺疾患 **142**

み

ミエリン鞘 71-72, 97
ミオシン 62
ミトコンドリア 26-27
ミトコンドリア遺伝子 31
右肺静脈 119(→うはいじょうみゃく)
右リンパ本幹 156(→うりんぱほんかん)
味覚 88, 89
味細胞 88-89
味蕾 88
水 184
水虫 165
耳 90
耳鳴り **100**

む

無機質 184-185
鞭打ち症 **47**
胸焼け 186

め

メチシリン抵抗性黄色ブドウ球菌 164
メッセンジャーRNA 29
メニエール病 **101**
メモリーB細胞 159
メモリーT細胞 159
メラトニン 104, 108
メラニン 150
メラニン細胞刺激ホルモン 106
メラノサイト 150
メラノソーム 150
メルケル円板 148
メロゾイト 165
めまい **100**
迷走神経 68, 82, 121
免疫化 163
免疫機構 156, **158-159**
免疫系 138

も

モザイク 234
毛球 146
毛細血管 114, **117**, 134-135
毛細胆管 25
毛細リンパ管 156, 177
毛包 146
毛様体筋 92
盲腸 180, 184
網膜 92
網様体 79
網様体賦活系 79
門脈 25, 118
門脈圧亢進症 **188**

や

やけど 153
薬剤耐性 164

ゆ

輸出細動脈 197
輸出リンパ管 158
輸入細動脈 197
輸入リンパ管 158
癒着性関節包炎 50
有鈎骨 45
有頭骨 45
有毛細胞 91
幽門括約筋 176
遊離軟骨 50
優性遺伝 225, 235
優性遺伝子 225

よ

予備能 221
羊水 209
羊水過多 **232**
羊膜 208
葉気管支 131-133
溶血性貧血 169
腰神経 83
腰椎 43
腰椎穿刺 **98**
腰リンパ節 156
横骨折 46(→おうこっせつ)

ら

ラクターゼ 183
ラクナ梗塞 94
ランヴィエの絞輪 71
ランゲルハンス島 105, 107, 110
らせん 29
らせん菌 164
螺旋骨折 46
卵 204, 206, 219
卵円孔 215
卵黄嚢 207
卵管 205-206
卵管采 205-206
卵管閉塞 230
卵細胞 32
卵細胞質内精子注入法 **231**
卵巣 105, 107, 204, 205-206, 218
卵巣がん **227**
卵巣嚢腫 **227**
卵胞 204, 218-219
卵胞刺激ホルモン 106, 108, 204, 219

り

リーシュマニア原虫 165
リード-シュテルンベルグ細胞 169
リウマチ因子 53
リソソーム 26
リパーゼ 182
リボソーム 26, 29
リボソームRNA 31
リン脂質 27
リンパ 21
リンパ芽球 169
リンパ球 158
リンパ系 156
リンパ系疾患 169
リンパ腫 169
リンパ節 **158**, 159
リンパ梁 158
リンホカイン 159
梨状筋 58
立方骨 37, 45
立方上皮 149
立毛筋 146
流産 **232**
両眼視 93
良性腫瘍 49, **236**
緑内障 **101**
淋病 **229**

る

ループス **168**
ルフィニ小体 148
涙骨 42
涙腺 93, 157
類洞 25

れ

レイノー現象 168
レジオネラ症 **140**
レシピエント 116
レトロウイルス 167
劣性遺伝 225, 235
劣性遺伝子 **225**
裂孔ヘルニア **187**
連合野 86

ろ

狼瘡 **168**
肋下神経 68
肋間筋 56, 58, 131, 136-137
肋間神経 68
肋骨 36, 44, 131, 136-137
肋骨窩 43
肋骨突起 43
肋軟骨 44

わ

Y染色体 222, 224
ワクチン 163
若木骨折 46
笑いじわ **60**
腕神経叢 68
腕橈骨筋 56

欧文

A

ACTH 106, 108
ADH 106, 197
ANP 105
ANS 84
α 細胞 107, 110

B

BMI (body mass index) 111
BMR 221
β 細胞 107, 110
Bリンパ球 159

C

CD4+リンパ球 167
CHD 122, 125
CNS 68
COPD 142
CT 13

D

DNA **28-29**, 30, 222
――の複製 223
DVT 126
δ 細胞 107

F

fMRI 87
FSH 106, 108, 204, 219

G

GH 106, 109
GnRH 108, 218-219

H

H5N1ウイルス 138
hCG 219
HIV 167
HIV感染症 **167**
HPV感染 226

I

ICSI 231
IVF 231

L

LH 106, 108, 219

LHサージ 204

M

MRI 13
mRNA 29
MRSA 164
MSH 106
M帯 62

N

NREM 79

O

osteoblast 38
osteoclast 38
osteocyte 38

P

PET 13
PID **229**
PNS 68
PTH 107

R

REM 79

rRNA 31

S

SLE 168
STD **229**
S状結腸 181

T

TIA 95
TRH 106, 108
tRNA 29
TSH 106, 108
Tリンパ球 159

X

X線 12
X染色体 222, 224
X連鎖遺伝 235

Y

Y染色体 222, 224

Z

Z帯 62

謝辞

Dorling Kindersley 社は，本書の編纂にあたり以下の人物たちに感謝を捧げたい．Annna Barlow は，心臓血管系に関する貴重な意見を与えてくれた．Peter Laws からは画像作成にあたって協力を得，Mark Lloyd はそれにさらなるデザイン作業を施してくれた．3D のイラストは，Zygote Media Group 社の手によるモデルをもとに作成されている．また Ben Hoare と Peter Frances, Ed Wilson には彼らの編集協力に対して，Marianne Markham と Andrea Bagg には本書の着手段階における貢献に，感謝する．

The Human Body Book Picture Credits

The publisher would like to thank the following for their kind permission to reproduce their photographs:

(Key: a–above; b–below/bottom; c–centre; f–far; l–left; r–right; t–top)

Abbreviations
Alamy: Alamy Images; **DK:** DK Picture Library www.dkimages.com; **SPL:** Science Photo Library; **Wellcome:** The Wellcome Institute Library, London.

Sidebar Images: 34–53 Skeletal System – **Wellcome:** Professor Alan Boyde; **54–65** Muscular System – **SPL:** Eye of Science; **66–101** Nervous System – **SPL:** Nancy Kedersha; **102–111** Endocrine System – **Wellcome:** University of Edinburgh; **112–127** Cardiovascular System – **Wellcome:** EM Unit / Royal Free Med. School; **128–143** Respiratory System – **SPL:** GJLP; **144–153** Skin, Hair, and Nails – **SPL:** Steve Gschmeissner; **154–169** Lymph and Immunity – **SPL:** Francis Leroy, Biocosmos; **170–191** Digestive System – **SPL:** Eye of Science; **200–237** Reproduction and Life Cycle – **SPL:** Susumu Nishinaga.

6 SPL: Sovereign, ISM. **10–11 SPL:** Francois Paquet-Durand. **12 Alamy:** Phototake Inc. (c); Rob Walls (br). **SPL:** CNRI (bl). **Wellcome:** Prof. R. Bellairs (tr); K. Hodivala-Dilke & M. Stone (tr). **13 Alamy:** Chad Ehlers (bl). **Getty Images:** Science Faction / L. Steinmark – CMSP (br). **SPL:** CNRI (bc); GJLP (cl); Wellcome Dept. of Cognitive Neurology (cr); Zephyr (tr, cra). **Wellcome:** Mark Lythgoe & Chloe Hutton (tc). **16 SPL. 17 DK:** Andy Crawford (cl). **SPL:** Steve Gschmeissner (bc). **18 Still Pictures:** PHONE Labat J.M. / F. Rouquette (crb); Volker Steger (ca). **19 SPL:** Francois Paquet-Durand. **20 SPL:** CNRI. **22 SPL:** Adam Hart-Davis (cr); Adam Hart-Smith (crb). **23 SPL:** Richard Wehr / Custom Medical Stock Photo. **25 Corbis:** Visuals Unlimited (cr). **27 SPL:** Professors P. Motta & T. Naguro (bl/Golgi, bl/Endoplasmic, bl/Mitochondrion); Volker Steger (cla). **28 SPL:** Lawrence Livermore Laboratory (cra). **29 Alamy:** Bjanka Kadic (ca). **30 SPL:** Biophoto Associates (ca); L. Willatt, East Anglian Regional Genetics Service (tr). **31 SPL:** Alain Pol, ISM (cr). **Wellcome:** Annie Cavanagh (bl). **32 Alamy:** Phototake Inc. (br). **SPL:** Nancy Kedersha / UCLA (cl). **Still Pictures:** Ed Reschke (bl). **33 Corbis:** Visuals Unlimited (bl). **SPL:** Innerspace Imaging (tr); Claude Nuridsany & Marie Perennou (cl). **Still Pictures:** Ed Reschke (tl, cr). **Wellcome:** David Gregory & Debbie Marshall (br). **38 SPL:** Steve Gschmeissner (bl). **Wellcome:** Professor Alan Boyde (c). **39 SPL:** Biophoto Associates (c); Prof. P. Motta / Dept. of Anatomy / University "La Sapienza", Rome (bl). **Wellcome:** M.I. Walker (cra). **40 DK:** Philip Dowell / Courtesy of The Natural History Museum, London (tr). **Wellcome:** (ca). **41 SPL:** Eye of Science (tl); GJLP (bc). **42 SPL:** Simon Brown (cl). **43 SPL:** Anatomical Travelogue (cl). **46 SPL:** Sovereign, ISM (cr). **Wellcome:** (c). **47 Wellcome:** (tl). **48 Wellcome:** (tr). **49 SPL:** CNRI (br); GCa (cr). **Wellcome:** (tc, tr/Above, tr/Below). **50 SPL:** CNRI (tcr); Zephyr (bc). **Wellcome:** (cr). **51 SPL:** Biophoto Associates (tl); St Bartholomew's Hospital, London (tr). **52 SPL:** Princess Margaret Rose Orthopaedic Hospital (ca); Antonia Reeve (br). **53 Mediscan:** (bc). **SPL:** CNRI (tl). **59 SPL:** (bl/Smooth). **Wellcome:** M.I. Walker (bl/Striated, bl/Cardiac). **60 Getty Images:** Stone / Catherine Ledner (bc). **Still Pictures:** Ed Reschke (cl). **61 SPL:** Neil Borden (cla). **62 SPL:** Steve Gschmeissner (br). **64 SPL:** Biophoto Associates (br). **65 Mediscan:** (bl). **Wellcome:** (ca). **70 Wellcome:** Dr Jonathan Clarke (cla). **71 Wellcome:** (tr); Prof. Peter Brophy (ca). **75 Alamy:** allOver Photography (bl/Willis). **SPL:** Zephyr (bl/Blood Supply). **Still Pictures:** Alfred Pasieka (cla). **76 SPL:** Alexander Tsiaras (cla). **77 SPL:** Bo Veisland, MI&I (bl); Zephyr (tc). **78 SPL:** Sovereign, ISM (bl). **80 Alamy:** Phototake Inc, (cl). **83 SPL:** CNRI (c). **84 SPL:** Steve Gschmeissner (tr). **85 Wellcome:** (cl, c). **86 Still Pictures:** Volker Steger (tc). **87 Corbis:** Visuals Unlimited (c). **88 SPL:** Eye of Science (cl). **89 Alamy:** Phototake Inc. (tl). **SPL:** Pascal Goetgheluck (tl). **91 DK:** (bc). **SPL:** Susumu Nishinaga (tc). **92 SPL:** Prof. P. Motta / Dept. of Anatomy / University "La Sapienza", Rome (tc). Louise Thomas: (br/Above, br/Below). **93 DK:** (bc). **95 SPL:** Dr. G. Ravily (bl). **96 SPL:** Simon Fraser / Royal Victoria Infirmary, Newcastle Upon Tyne (br); Alfred Pasieka (bl). **97 SPL:** Alfred Pasieka (cra). **98 Alamy:** Medical-on-Line (br); Phototake Inc. (fbl, bl). **99 SPL:** Ctesibius, ISM (c). **100 SPL:** Bo Veisland (tc); Professor Tony Wright, Institute of Laryngology & Otology (clb). **Wellcome:** (cr). **101 SPL:** Sue Ford (br). **107 SPL:** Steve Gschmeissner (br); Manfred Kage (bc). **109 Alamy:** Medical-on-Line (cr). **Wellcome:** (br). **110 DK:** (br). **Still Pictures:** Ed Reschke (cl). **111 Alamy:** Scott Camazine (crb). **Wellcome:** (cr). **116 DK:** Steve Gorton (cl). **118 DK:** Dave King (cl). **SPL:** (c). **119 SPL:** CNRI (bl); Manfred Kage (tr). **120 Alamy:** Phototake Inc. (tr). **122 SPL:** BSIP VEM (cra); Alain Pol, ISM (br). **123 SPL:** CNRI (br); Prof. P. Motta / G. Macchiarelli / University "La Sapienza", Rome (tc). **124 Alamy:** Medical-on-Line (bl). **125 SPL:** Professors P.M. Motta & G. Macchiarelli (bl). **126 SPL:** James King-Holmes (br). **132 Alamy:** Phototake Inc. (bc). **DK:** Dave King (c). **Mediscan:** (cl). **SPL:** BSIP, Cavallini James (tr). **136 SPL:** Zephyr (cl). **137 SPL:** CNRI (cra, fcra); Dr Gary Settles (br). **138 SPL:** Dr Gopal Murti (br); Dr Gary Settles (cl). **Wellcome:** R. Dourmashkin (bc). **139 Alamy:** Scott Camazine (c). **SPL:** CNRI (cr). **140 Alamy:** Phototake Inc. (cl). **SPL:** CNRI (bl). **Wellcome:** (cr). **141 istockphoto:** (bc); Daniel Fascia (cl). **142 SPL:** Biophoto Associates (c); CNRI (bc). **143 SPL:** ISM (tr); James Stevenson (crb). **146 SPL:** Sheila Terry (cl). **148 Alamy:** Phototake Inc. (crb). **SPL:** J.C. Revy (ca). **149 SPL:** Steve Gschmeissner (clb); Prof. P. Motta / Dept. of Anatomy / University "La Sapienza", Rome (cr, br). **150 DK:** Steve Gorton (tr); Susanna Price (cb/Light); Jules Selmes and Debi Treloar (ca, cb/Dark, cb/Intermediate). **SPL:** Alfred Pasieka (c). **151 Alamy:** Medical-on-Line (bl). **Mediscan:** (cl). **Wellcome:** (c, bc). **153 Alamy:** Ian Leonard (cra); Medical-on-Line (bl); SHOUT (clb); WoodyStock (cla). **SPL:** BSIP, Laurent (crb); Dr P. Marazzi (br). **159 SPL:** CNRI (bl). **160 Alamy:** Phototake Inc. (cra/Macrophage, cra/Neutrophil). **162 Alamy:** Phototake Inc. (cla). **163 SPL:** (clb); Eye of Science (br); NIBSC (cra). **Wellcome:** (bl). **164 Alamy:** Scott Camazine (bc). **165 SPL:** Eye of Science (cla); NIBSC (bc); David Scharf (tr, br). **166 Alamy:** Phototake Inc. (cl). **SPL:** (br); Dr P. Marazzi (bc). **Wellcome:** Annie Cavanagh (c). **167 SPL:** Sue Ford (cra). **168 SPL:** CNRI (br). **Wellcome:** (bl). **169 SPL:** ISM (bc); Manfred Kage, Peter Arnold Inc. (cl). **174 Science Photo Library:** CNRI (c); Eye of Science (tr). **175 Science Photo Library:** Steve Gschmeissner (bl). **176 Science Photo Library:** Eye of Science (ca). **177 Alamy Images:** Phototake Inc. (bc). **178 Science Photo Library:** Prof. P. Motta / Dept. of Anatomy / University "La Sapienza", Rome (br). **180 Science Photo Library:** Prof. P. Motta / Dept. of Anatomy / University "La Sapienza", Rome (ca); Alain Pol, ISM (cl); Professors P. Motta & F. Carpino / University "La Sapienza", Rome (bc). **183 Science Photo Library:** Dr T. Blundell, Dept. of Crystallography, Birkbeck College (cra). **185 Corbis:** Frank Lane Picture Agency (bl). **186 Mediscan:** (c). **SPL:** David M. Martin, MD (cra). **Wellcome:** David Gregory & Debbie Marshall (br). **187 SPL:** P. Hawtin, University of Southampton (cla). **189 SPL:** Alfred Pasieka (tc). **191 SPL:** David M. Martin, MD (cra). **196 Wellcome:** David Gregory & Debbie Marshall (cl). **197 SPL:** Manfred Kage (c). **198 SPL:** Professor P.M. Motta et Al (cl). **199 SPL:** CNRI (bl); Steve Gschmeissner (tc); Alain Pol, ISM (cla); Zephyr (cra). **202 SPL:** Steve Gschmeissner (cr); Parviz M. Pour (br). **204 SPL:** Professors P.M. Motta & J. Van Blerkom (tr). **Wellcome:** Yorgos Nikas (ca). **205 Alamy:** Phototake Inc. (tc). **208 Mediscan:** Chineze Otigbah (cl). **SPL:** CIMN, ISM (c). **210 SPL:** Alfred Pasieka (c). **212 SPL:** Keith / Custom Medical Stock Photo (cl). **213 SPL:** BSIP, Laurent (tl). **214 Alamy:** Pavel Filatov (cl); Ross Marks Photography (clb); SHOUT (bl). **216 SPL:** (cl). **217 Corbis:** Jose Luis Pelaez, Inc. (cr). **SPL:** BSIP VEM (tl). **218 SPL:** Professor P.M. Motta, G. Macchiarelli, S.A, Nottola (cl); Susumu Nishinaga (br). **220 Alamy:** Chad Ehlers (cl). **SPL:** (clb). **221 SPL:** Wellcome (tr). **222 Corbis:** Andrew Brookes (bl). **SPL:** Philippe Plailly (br). **225 Alamy:** Albert Biest (crb). **DK:** Jules Selmes and Debi Treloar (br). **226 SPL:** Dr Isabelle Cartier, ISM (br); CNRI (bc); Sovereign, ISN (cr). **227 SPL:** GJLP (cra). **228 SPL:** CNRI (br). **229 Mediscan:** CDC (cla). **SPL:** (br). **231 SPL:** James King-Holmes (fcl, cl). **Still Pictures:** Jochen Tack (br). **232 Mediscan:** Chineze Otigbah (br). **233 Alamy:** Janine Wiedel Photolibrary (tr). **234 Wellcome:** Wessex Reg. Genetics Centre (c, cr). **235 SPL:** Simon Fraser (bc). **236 SPL:** Steve Gschmeissner (tr)

Endpapers: **Wellcome:** K. Hardy.

All other images © Dorling Kindersley
For further information see:
www.dkimages.com

みえる人体—構造・機能・病態

2009年10月15日　第1刷発行	著　者　Steve Parker
2019年 3月10日　第6刷発行	監訳者　佐藤達夫，松尾　理
	発行者　小立鉦彦
	発行所　株式会社 南 江 堂
	〒113-8410　東京都文京区本郷三丁目42番6号
	☎(出版) 03-3811-7235　(営業) 03-3811-7239
	ホームページ　http://www.nankodo.co.jp/
	振替口座　00120-1-149

The Human Body Book
© Nankodo, Co., Ltd., 2009

定価は表紙に表示してあります．　　　　　　　　　　　　Printed and Bound in China
落丁・乱丁の場合はお取り替えいたします．　　　　　　　ISBN978-4-524-25071-4

本書の無断複写を禁じます．

JCOPY 〈(社)出版者著作権管理機構　委託出版物〉

本書の無断複写は，著作権法上での例外を除き，禁じられています．複写される場合は，そのつど事前に，(社)出版者著作権管理機構(TEL 03-3513-6969，FAX 03-3513-6979，e-mail: info@jcopy.or.jp)の許諾を得てください．

本書をスキャン，デジタルデータ化するなどの複製を無許諾で行う行為は，著作権法上での限られた例外(『私的使用のための複製』など)を除き禁じられています．大学，病院，企業などにおいて，内部的に業務上使用する目的で上記の行為を行うことは私的使用には該当せず違法です．また私的使用のためであっても，代行業者等の第三者に依頼して上記の行為を行うことは違法です．

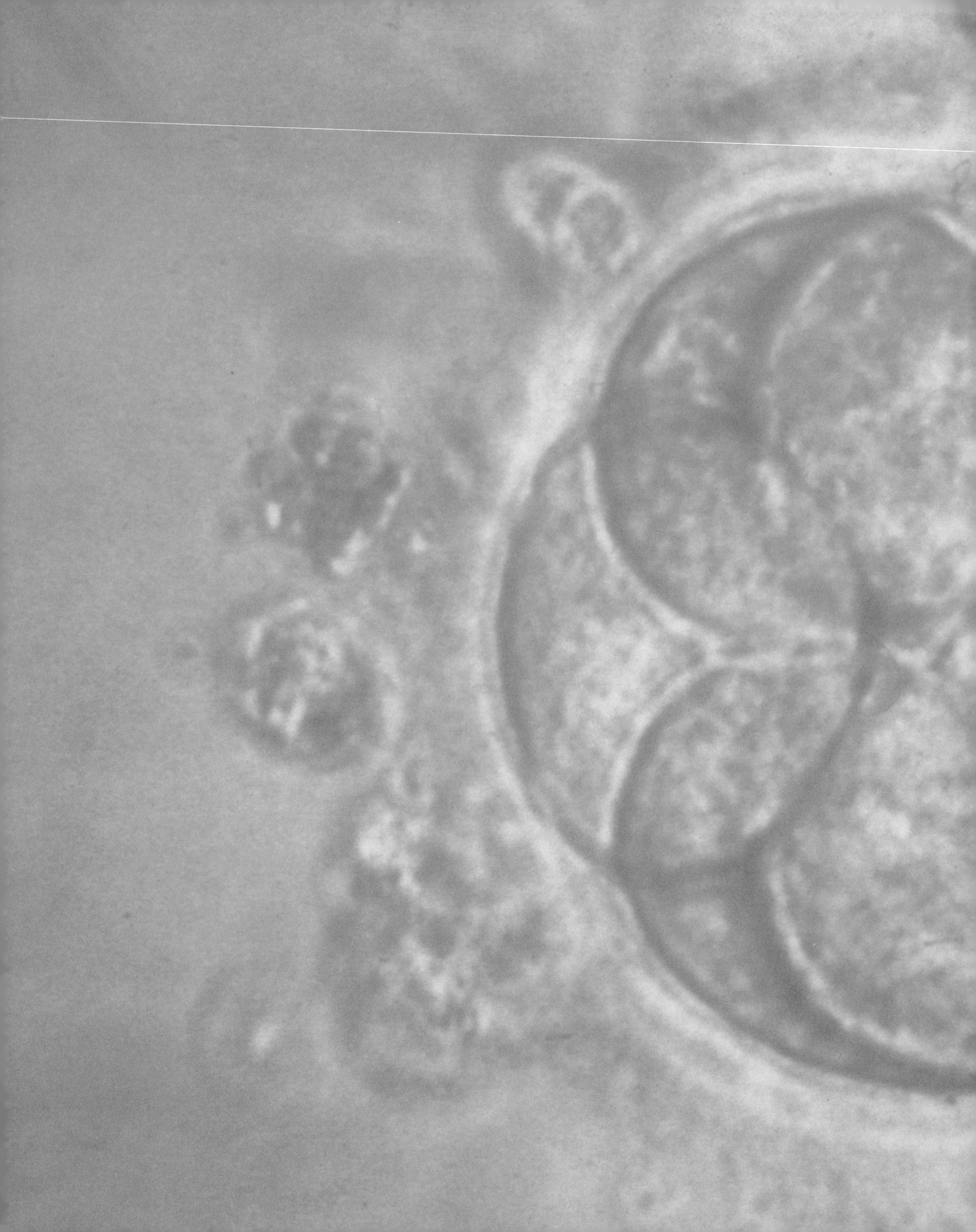